LA LÈPRE

A TRAVERS LES SIÈCLES

ET LES CONTRÉES

PAR

LE Dr DEMÉTRIUS AL. ZAMBACO PACHA (DE BYZANCE)

Correspondant de l'Institut de France (Académie des Sciences)
Membre associé national de l'Académie de Médecine de Paris,
de l'Académie de Médecine de Saint-Pétersbourg,
de la Société de Dermatologie de Paris et de Vienne.
Membre honoraire de la Société de Médecine et d'Hygiène tropicales.
Commandeur de la Légion d'honneur.

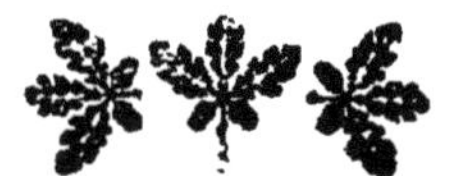

MASSON & Cie, ÉDITEURS
LIBRAIRES DE L'ACADÉMIE DE MÉDECINE
120, BOULEVARD SAINT-GERMAIN, PARIS

ANTHOLOGIE

LA LÈPRE
A TRAVERS LES SIÈCLES ET LES CONTRÉES

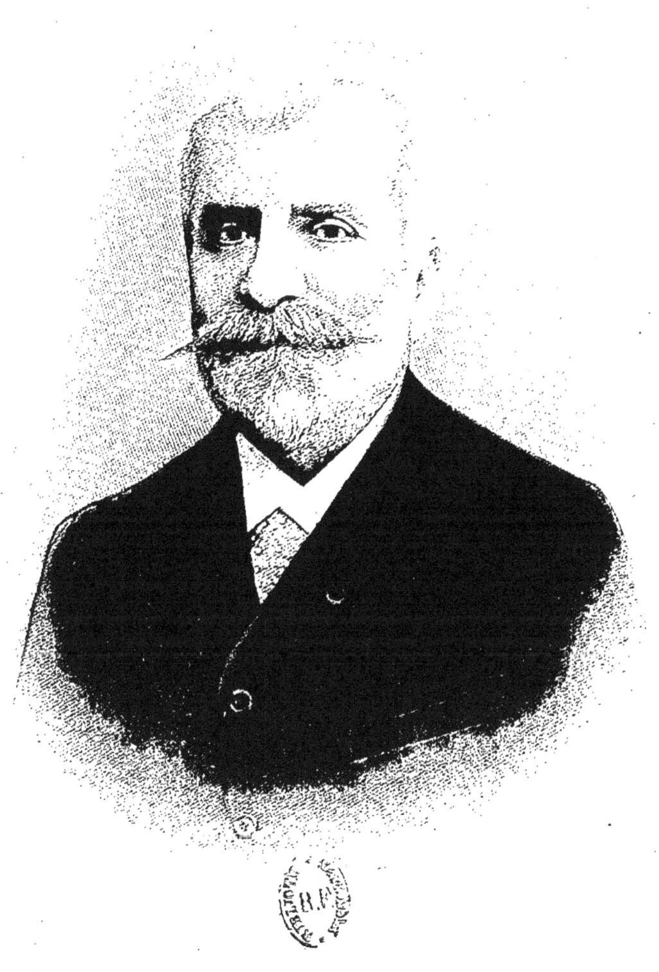

ANTHOLOGIE

LA LÈPRE
A TRAVERS LES SIÈCLES
ET LES CONTRÉES

PAR

LE Dr DÉMÉTRIUS AL. ZAMBACO PACHA (DE BYZANCE)

CORRESPONDANT DE L'INSTITUT DE FRANCE (ACADÉMIE DES SCIENCES).
MEMBRE ASSOCIÉ NATIONAL DE L'ACADÉMIE DE MÉDECINE DE PARIS,
DE L'ACADÉMIE DE MÉDECINE DE SAINT-PÉTERSBOURG,
DE LA SOCIÉTÉ DE DERMATOLOGIE DE PARIS ET DE VIENNE.
MEMBRE HONORAIRE DE LA SOCIÉTÉ DE MÉDECINE ET D'HYGIÈNE TROPICALES.
COMMANDEUR DE LA LÉGION D'HONNEUR.

MASSON & Cie, ÉDITEURS
LIBRAIRES DE L'ACADÉMIE DE MÉDECINE
120, BOULEVARD SAINT-GERMAIN, PARIS (VIe)
1914

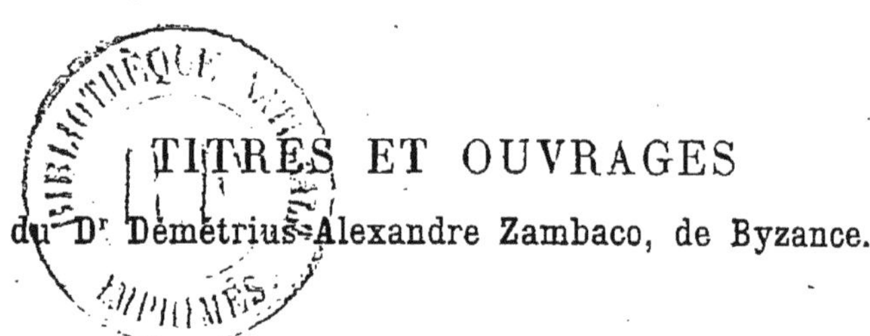

TITRES ET OUVRAGES

du Dr Démétrius-Alexandre Zambaco, de Byzance.

Bachelier de l'Université de Paris, interne des hôpitaux de Paris, lauréat de l'internat, quatrième année (première mention), la seconde fut accordée *ex æquo* à Dolbeau et Tarnier nommés, depuis, professeurs à la Faculté de Paris.

Ancien chef de clinique médicale à la Faculté de médecine de Paris.

Il obtint la grande naturalisation pour services exceptionnels rendus aux hôpitaux, à l'enseignement et à la science.

Appelé en 1872, de Paris à Constantinople par le gouvernement Ottoman pour organiser l'école et les hôpitaux, cet engagement resta lettre morte. En Orient, promettre, même officiellement, et tenir, cela a toujours fait deux. Il s'établit depuis, à Constantinople.

Lauréat de l'Institut de France, 1893 et 1898, prix Montyon, Académie des sciences.

Lauréat de la Faculté de médecine de Paris (prix Château Villard, 1898).

Membre associé national de l'Académie de médecine de Paris.

Correspondant de l'Institut de France (Académie des sciences, 1900).

Membre honoraire de la Société de médecine tropicale de Paris.

Correspondant de l'Académie de médecine de Saint-Pétersbourg.

Membre de la Société de dermatologie de Paris, des Sociétés médicales de Vienne, Buda-Pesth, d'Athènes, d'Odessa.

Membre honoraire et ancien président de la Société médicale de Constantinople.

Médecin honoraire de l'hôpital russe, ancien membre de la Haute commission d'hygiène publique.

TRAVAUX PRINCIPAUX

La gangrène par perturbation nerveuse, sans artérite, ni phlébite.

L'hypertrophie du cœur pendant la grossesse (communiqué par le Pr Andral à l'*Institut de France*, en 1862).

Mémoire sur le Lupulin en collaboration avec le Dr Débout, in *Bulletin thérapeutique*.

Les affections nerveuses syphilitiques, ouvrage couronné par l'Académie de médecine de Paris, 1861, prix Civrieux, partagé avec le Dr Lancereaux et Gros.

La morphinomanie, chez Masson et in *Encéphale*. 1883 et 1884.

Nombreux mémoires sur la lèpre, communiqués à l'Académie de médecine de Paris et figurant dans ses Bulletins (lèpre, cagots. La syphilis chez les Pharaons).

Les hémorroïdes de la vessie, communication faite au Congrès d'Athènes, 1887 et tirage à part.

Voyages chez les lépreux, Masson, Paris, 1891, récompensé par l'Institut.

Les lépreux ambulants de Constantinople, avec chromo-lithographie (ouvrage couronné par l'Institut de France), prix Montyon, par la Faculté de médecine de Paris (prix Château Villard, 1898), et qui fut honoré d'une souscription du ministère de l'Instruction publique de France pour distribuer à toutes les Facultés de l'État.

La survivance de la lèpre en France (la Bretagne et le midi de la France, brochures chez Masson).

Conférence sur la lèpre faite à l'Amphithéâtre du Pr Potain, à la Charité, publiée dans les *Annales de médecine scientifique*, 1893.

Nombreuses communications faites aux Congrès internationaux de médecine à Londres, à Copenhague, Paris, Rome, Vienne, Moscow, Madrid, Lisbonne... sur la lèpre.

La femme en Orient.

Les exaltations religieuses en Orient, congrès international tenu à Copenhague, 1884.

L'antiquité de la syphilis dans l'Ancien continent, bien avant le retour de Christophe Colomb.

Des rapports de la maladie de Morvan, la syringomyélie et la lèpre, travail sollicité pour la conférence de Berlin, sur la lèpre, 1896.

Les monuments mégalithiques de l'Armorique, démonstration de l'introduction de la lèpre en Brétagne par les Phéniciens (*Revue d'Europe*, 1901 et tirage à part).

La contagiosité de la lèpre.

L'hérédité de la lèpre, Masson, 1907 et 1908.

Les Eunuques d'aujourd'hui et ceux de jadis, Masson, 1911.

La lèpre dans l'Antique Byzance (*Journal de dermatologie de New-York*, 1911).

Anthologie. La lèpre à travers les siècles et les contrées, Masson, 1914.

DISTINCTIONS HONORIFIQUES

Commandeur de la Légion d'honneur.

Officier de l'Instruction publique.

Croix de chevalier de l'Ordre du Sauveur, décernée par le roi Othon de Grèce, à son effigie, 1861.

Grand cordon de l'Osmanié, avec plaque en brillants.

Grand cordon du Medjidié.

Grand cordon de Saint-Stanislas de Russie.

Grand officier de Sainte-Anne de Russie.

Grand cordon du Soleil et du Lion de Perse.

Grand cordon de Serbie, Saint-Savas.

Grand cordon de Bulgarie (ordre national du mérite civil).

Commandeur avec plaque de l'ordre de Saint-Jacques de l'Épée du Portugal (mérite scientifique et littéraire) dont il n'y a que 30 gradés : 25 Portugais et 5 étrangers.

Officier de Charles d'Espagne.

Officier du Nichan, Tunis.

Médailles d'or et d'argent de l'imtiase (privilège).

Médaille d'or du Liakat (mérite).

Médaille des Beaux-Arts.

Médaille, pour le choléra, du ministère du Commerce et d'Agriculture de France.

Médaille de l'Assistance publique de France.

Médaille de l'internat.

Médailles de l'Exposition universelle de France pour les Beaux-Arts, 1867, comme membre du Jury.

Promu par iradé impérial, au titre de Pacha, Beyler-bey Paéssi, équivalent au grade de général de division.

PROLÉGOMÈNES

La science ne progresse qu'en se détruisant tous les 25 ans.

PASTEUR.

La destinée des théories est d'être éphémère ou fausse.

POINCARÉ.

L'œuvre que nous avons entreprise est tellement considérable qu'elle dépasse les efforts d'un seul homme, lors même qu'il y consacrerait tout son temps et qu'il ne se ménagerait aucune peine. Nous ne nous sommes aperçu de l'immensité du sujet qu'après avoir mis la main à la pâte, lorsque les recherches de plus en plus ardues, forcément incomplètes dans un milieu arriéré privé de bibliothèques, nous ont dessillé les yeux et démontré ce que notre tâche avait de téméraire et même de chimérique, si elle visait à la perfection.

Aussi, bien loin de nous cette prétention. Nous nous bornerons à un rôle bien plus modeste : à porter notre pierre à l'édifice, à consigner les faits les plus saillants, à notre connaissance, et le fruit de nos études personnelles.

Nous avons eu, néanmoins, le tort d'avoir trop compté sur nos forces que nous avons mesurées à l'étendue de notre bonne volonté. Les grands maîtres parisiens font souvent paraître de ces chrestomathies, trésors d'érudition et de science. Mais, sous leur haute direction, un essaim de jeunes savants rassemble les précieux matériaux en y mettant aussi le meilleur d'eux-mêmes, et collaborent activement pour ériger ces glorieux édifices qui constituent d'impérissables monuments scientifiques, traités, dictionnaires, compendia.

Dumas fils écrivait à son père : « Cher père, je suis seul à faire mes travaux. Je ne dicte même pas ; j'écris tout de ma main » (lettre transcrite par Jules Claretie, *Le Temps*, 8 décembre 1897).

Je suis absolument dans le même cas.

Cependant de distingués confrères, d'éminents léprologues, observant dans les nombreuses contrées où ils dirigent des asiles ou des colonies de lépreux, en état d'étudier longuement et de suivre assidûment les malades confiés à leurs soins pendant de longues années, ont bien voulu répondre à notre appel et nous transmettre les résultats de leur expérience déjà publiés, souvent enrichis de recherches postérieures. Ils nous ont mis en état de voir comment ce terrible fléau mondial se comporte dans la localité où chacun d'eux observe, en se livrant, non à des vues de l'esprit, mais à des études cliniques, les seules, selon nous, capables de résoudre les graves questions en suspens. D'après nous, toute idée, toute notion que l'esprit se forme doit être enracinée dans les faits et non dans des théories creuses qui ne sont pas de taille à affronter les assauts de la clinique, c'est-à-dire l'épreuve du réel.

Nous avons inséré dans ce travail, avec impartialité, les opinions qui se combattent, pourvu que leurs conclusions fussent basées sur la bonne clinique, sur des observations méticuleuses pouvant édifier même le lecteur qui n'en a pas été témoin personnel et oculaire, tout en les soumettant au creuset d'une logique critique ; car la recherche de la vérité est l'ardent objectif de tous les hommes de science.

Que tous ces aimables et dignes confrères reçoivent l'expression de ma vive reconnaissance. Plusieurs d'entre eux m'ont fourni des documents si précis qu'ils imposent au lecteur la persuasion que la lèpre agit d'une manière contradictoire, de telle ou telle façon sur les lieux respectifs. En comparant entre eux tous ces remarquables travaux, on se voit obligé d'admettre que les allures, la gravité, le danger de propagation, varient selon des contingences, et diffèrent d'après les contrées et les diversités ethniques.

L'étude de la lèpre dans l'univers constitue donc une œuvre qui embrasse dans une large vue d'ensemble, son évolution à travers le monde et les divers organismes humains. Cette étude, composée d'abord d'observations locales, permet de se livrer ensuite, par la comparaison des similitudes et des dissemblances, à un travail de synthèse concluant.

Pour lutter avec succès contre cette pandémie mondiale, sœur des grandes faucheuses, — la tuberculose et la syphilose — les médecins, les philanthropes et les pouvoirs publics, doivent collaborer incessamment, afin de modifier, par leurs efforts combinés, la vie des collectivités qui sont exposées à ses attaques.

Nul ne doit ignorer que près de quatre millions d'êtres, mutilés, estropiés, cadavres ambulants en putréfaction, d'après l'expression réaliste de saint Basile, gémissent désespérés dans les affres d'une lente et cruelle agonie !

Cette publication a aussi pour but d'exciter la compassion générale et de faire converger pour l'extinction du fléau, tous les efforts bienfaisants, toutes les bonnes volontés, combinées, conformément aux exigences de la civilisation et de la solidarité humaine. Dans cette lutte assidue et synergique il incombe à chacun d'offrir son contingent personnel d'après son cercle d'action et dans la mesure de ses moyens.

Il est à espérer que grâce à l'amélioration progressive de l'état social, du prolétariat, la lèpre disparaîtra de la surface de notre planète, si cruellement éprouvée pendant les siècles passés de barbarie, d'ignorance et d'insouciance pour la misère profonde où croupissaient les populaces d'antan, conditions si favorables à l'exaltation de la virulence du mal qui, dans son apogée, peut aussi atteindre les classes les plus fortunées.

La conclusion bien réconfortante qui ressort d'une manière lumineuse de l'étude concrète des faits cliniques puisés à toutes les sources, dans toutes les contrées, c'est que partout où la plèbe a pu être arrachée à la misère et à toutes ses fatales conséquences, la lèpre a de plus en plus reculé d'une manière prodigieuse et qu'elle finit par disparaître même, sans la moindre intervention de la thérapeutique médicale. L'amélioration du bien-être et des conditions hygiéniques enfreint bien plus sa propagation et oppose à la maladie une barrière autrement infranchissable que l'isolement et les inhumaines tracasseries, inspirées par la doctrine de l'ultra-contagionnisme. Tous ces procédés anachroniques aboutissent à des applications cruelles et parfois à des actes sauvages. On en verra d'horribles exemples dans le courant de ce travail ; ces scènes féroces constituent une insulte à la civilisationd u XXe siècle. En un mot l'amélioration de l'état social du *tiers état* est le moyen le plus certain, le plus efficace pour déterminer sûrement et prochainement l'extinction définitive de la léprose, à l'instar de la tuberculose.

L'historique de la lèpre est, selon nous, de la plus haute

importance. Il fournit de précieux renseignements sur la propagation de la maladie par les peuples émigrants et conquérants, par les marées humaines envahissantes, qui transmettaient partout sur leurs parcours leurs us et coutumes, leurs déïtes, voire même les affections dont elles étaient profondément affligées. Ces études ethnologiques éclairent d'une vive lumière l'origine et l'expansion de la lèpre dans l'univers.

Pour établir ses itinéraires, il a fallu faire de nombreux emprunts à l'histoire des guerres, des conquêtes, des colonisations des peuples antiques. On verra à mesure que ce ne sont pas là d'inutiles digressions. L'histoire générale de la lèpre et celle des nations de l'antiquité sont si connexes, si intriquées ensemble qu'on ne saurait les dissocier. D'ailleurs l'attention de tous les peuples, même des plus primitifs, fut attirée sur cette calamité mondiale de tout temps, même aux âges les plus reculés de l'humanité.

Nos recherches historiques, fastidieuses en apparence, se justifient donc par la lumière qu'elles projettent sur l'étude de notre sujet. Chemin faisant, le lecteur sera convaincu de cette nécessité absolue et il nous saura gré d'avoir rafraîchi ses souvenirs de l'histoire antique si attrayante, si utile même à la science médicale.

Le grand Littré a dit quelque part : « La science de la médecine, si elle ne veut pas être rabaissée au rang de métier, doit s'occuper de son histoire et soigner les vieux monuments que les temps passés lui ont légués. »

La multiplicité des faits bien observés sont le matériel de la science, a dit un grand maître (Bouchard). On y trouva l'invitation à penser et le loisir de réfléchir. Ces judicieuses paroles s'appliquent sans contredit à l'étude de la lèpre qui parfois se comporte, si différemment dans certaines localités que, sans l'appui de faits documentaires, ses allures si disparates ne rencontreraient que des incrédules quant à l'essence unique de ces nombreuses manifestations souvent peu dessinées, larvées et si frustes que l'affection a pu échapper même aux princes de la science.

Si l'on compare entre eux les lépreux de divers pays, on est surpris de voir qu'une maladie, bien que partout identique quant à sa nature, présente parfois des dissemblances bien tranchées et disparates quant à sa morphologie, son évolution et sa durée.

D'autre part les points similaires dans les diverses contrées conduisent à des synthèses qui ne doivent pas être non plus par trop compréhensives. Car il faut toujours dégager attentivement tant les relations que les dissidences. On ne peut se dissimuler que, pour opérer un si délicat triage, on doit s'armer d'une grande patience et user de tact et de sagacité.

Ainsi dans certaines localités, les réactions sont très prononcées, et très tapageuses ; tandis que dans d'autres, les lésions les plus graves ne déterminent la moindre révolte, n'incitent aucune lutte de la part de l'organisme, lors même qu'un membre tout entier, frappé de mort, se détache spontanément du corps ! c'est que chez certains sujets et chez certains peuples torpides, la sensibilité, tant physique que morale, est très émoussée et même nulle. Un nègre subit une amputation chirurgicale — en dehors de la lèpre dont le caractère général est l'hypoesthésie et même l'anesthésie — sans narcose, sans souffrances, sans lamentations. C'est là une question de psychisme, de même que la mentalité ethnique et les sens imaginatifs. Les lépreux des peuples imbus de fatalisme supportent stoïquement leur cruel sort, avec la plus grande résignation, le sourire sur les lèvres, en répétant : cela devait avoir lieu, *c'était écrit,* là-haut.

Enfin certaines races sont plus enclines à contracter la lèpre; tandis que d'autres paraissent jouir d'une vraie immunité. Les peaux rouges auraient ce privilège. Or le léprologue généralisateur doit tenir compte de toutes ces conditions et contingences.

Les observations détaillées des malades apportent l'évidence. La vraie science doit toujours baser ses conclusions sur des certitudes et non sur des suppositions. La narration impartiale des faits, avec abnégation de toute théorie, débarrassée des routines et des traditions, transforme les observations en documents inébranlables, irrésistibles, d'où ne sauraient s'évader ni la réalité, ni la vérité. Les discussions scientifiques ont pour but de démontrer la vérité et non de donner satisfaction aux parties en opposition de vue. Les conclusions ainsi inférées imposent d'éclatantes conséquences. La théorie est fascinante mais la clinique est captivante et obligatoire ; car seule elle conduit à l'application. En médecine on ne saurait se prévaloir des paroles de Platon que la plus belle science est la plus inutile. C'est là la raison plausible pour exiger des faits cliniques bien observés, lorsqu'il s'agit de proclamer une opinion qui peut retentir sur les mesures à prendre et sur le sort de ces malheureux parias. « Une des tâches habituelles qu'accomplit l'histoire est de créer et de propager de longues erreurs dont on ne peut triompher définitivement, que par la stricte observation des faits (Le Bon, Les lois psychologiques de l'évolution des peuples).

Enfin pour terminer, nous répéterons que nous ne nous faisons aucune illusion sur les nombreuses lacunes que présente ce travail, lacunes qui seront comblées, nous l'espérons, dans l'avenir par quelque travailleur plus jeune, plus actif, bien doué et bien placé pour solutionner d'une manière définitive les questions en litige, tant au point de vue scientifique que social.

En tout état de choses, on ne saurait nous refuser le mérite d'avoir imprimé la première impulsion dans cette direction. Nous ne revendiquons que cette infime récompense que le lecteur bienveillant nous accordera certes en toute justice en accueillant avec faveur ce modeste travail destiné à lui épargner de longues recherches et à ménager son temps, en lui fournissant l'assemblage d'opinions et un résumé des plus importants travaux sur la léprose jusqu'à ce jour.

Vale.

ZAMBACO.

Byzance, novembre 1913.

ANTHOLOGIE

LA LÈPRE A TRAVERS LES SIÈCLES ET LES CONTRÉES

Antiquité de la lèpre, synonymie et statistique. — La lèpre est une maladie mondiale qui a régné dès la plus haute antiquité, chez les peuples les plus primitifs, et qui continue à sévir, plus ou moins, dans toutes les contrées des deux hémisphères. Ses diverses dénominations prouvent son universalité.

C'est tout d'abord la Kushta des Indes ; Zind, Paésô Pîsî, Pisaga des anciens Perses (selon le savant Darmesteter, professeur au collège de France) ; le Zaraath du troisième livre de Moïse (maladie tuberculeuse et ulcéreuse de la peau) est rendu par le mot lèpre dans la traduction grecque de la Bible de septante, faite par 72 Juifs d'Égypte, sous Ptolémée Philadelphe, 300 ans avant Jésus-Christ ; c'est le morbus phenicicus des Phéniciens, l'éléphantiasis græcorum, la leucé d'Hippocrate (Littré), Lépra Arabum, Jusdan, lèpre, ladrerie [1], mal de Saint Lazare, Maalzeu des Allemands, Spedaskld (Scandinavie), Léprosy des Anglais, Melaatshneïd (Hollande), Likthria (Islande), Ngerengère (Nouvelle Zélande), Lova (Grèce moderne), Morphea, Feu de Saint Antoine du Mexique et de l'Amérique Latine, Malrosse de Cayenne, Kisruen de Siam, Kakoba, Djendzam, Baassi de Surinam, Carash Djuzam, Barra de l'Afrique, Ruesta Costa (Indassan), Piségé de la Perse actuelle, Miskinlik des Turcs, Por ou Koss des Arméniens, etc.

1. Aujourd'hui la ladrerie consiste en l'envahissement des chairs de l'homme ou d'un autre animal par les larves de certains tænias. C'est la cysticercose. La ladrerie des animaux a été connue dans les temps les plus reculés ; mais celle de l'homme n'a été observée qu'au XVIIe siècle.

On a soutenu que le mot lèpre vient de l'indien *Lap* qui signifie maladie d'écailles, lépides. Hippocrate s'en servait aussi, mais pour désigner les dartres.

Quel serait le chiffre approximatif des lépreux dans l'univers ? Cette évaluation ne saurait être faite avec précision. Car dans la plupart des contrées une telle statistique n'a jamais été même tentée. Elle est absolument impraticable dans les pays barbares. J'ajouterai que, même là où elle a été entreprise par ordre des autorités, elle fut toujours incomplète et inférieure à la réalité ; et cela pour plusieurs difficultés insurmontables. Bien des lépreux se dérobent et sont même cachés par leurs familles, principalement dans les rangs aisés et riches de la société, pour s'épargner une tache divulgatrice, une tare qui rejaillit sur toute la parenté. En outre, la lèpre, dans ses débuts, échappe absolument aux malades eux-mêmes, à leur entourage et même aux médecins qui ne se sont pas appliqués à l'étude de la maladie d'une manière spéciale, voire même dans ses foyers les plus actifs, ainsi que nous l'avons constaté maintes fois. La lèpre même manifeste est souvent prise pour une tout autre affection, savoir pour une maladie cutanée vulgaire, invétérée et le plus souvent pour la syphilis. De telles bévues, du moins temporaires, sont commises encore par des médecins instruits qui n'ont pas l'expérience voulue sur la matière. Souvent la lèpre débute par des phénomènes qui induisent facilement en erreur les non-initiés : le pemphigus, un exanthème érysipéloïde, une pigmentation, des panaris, des légères atrophies des muscles interosseux des mains ou des régions thénar et hypothénar, des mots perforants, etc. ; signes initiaux dont la signification peut facilement échapper au médecin non léprologue.

Enfin dans les formes atténuées et frustes, le diagnostic est si difficile que même les gens du métier peuvent se tromper. J'ai tant de fois vu la lèpre méconnue par des confrères éminents et, j'avouerai dans l'intérêt de la vérité, par des princes de la science, même par les éminents médecins de l'hôpital Saint-Louis de Paris, que je reste très indulgent pour les confrères non spécialisés (Voir de ces erreurs illustres de diagnostic dans mon livre *Les Lépreux ambulants de Constantinople*. Masson, Paris, 1897).

Les dermatologues sont, certes, moins exposés à méconnaître la lèpre. Néanmoins ceux qui n'ont pas étudié longuement la maladie dans ses foyers actifs et qui n'ont pas le sens, — je puis hasarder le mot, — le flair clinique, commettent des erreurs de diagnostic fréquentes et regrettables.

On a prétendu que le criterium est la constatation du bacille spécifique, sans lequel il ne peut y avoir de lèpre. Erreur profonde et bien fréquemment commise! Au début de la lèpre, excepté dans la forme tubéreuse, et encore, le bacille fait absolument défaut, principalement dans la lèpre maculeuse, la nerveuse, la mutilante. Et alors on nie la lèpre et l'on qualifie la maladie tout autrement. De sorte que si la biopsie, l'examen du sang et du mucus nasal ne fournissent pas le bacille lépreux, des spécialistes même éminents, nient la lèpre et font fausse route. De telles erreurs ont été commises même au sein de la Société de Dermatologie de Paris où nous étions seul de notre avis combattu par tous nos éminents collègues. On se basait sur ce que le bacille n'a pu être constaté. Il fit son apparition au bout de deux ou trois ans, lorsque la lèpre avait bien évolué et devint reconnaissable par tout le monde au seul aspect du malade. Et alors, ces même savants collègues rectifièrent leur premier diagnostic avec contrition. Enfin l'apparition de nouvelles maladies, soi-disant méconnues jusqu'à présent, syringomyélie, maladie du Morvan, et même la paralysie progressive de Duchêne de Boulogne, a souvent contribué à faire méconnaître même la lèpre classique. J'ai les mains pleines de tels faits ; j'en ai publié plusieurs.

Voilà les raisons plausibles qui me font dire qu'il y a énormément bien plus de lépreux dispersés sur la surface de notre terre qu'on ne le pense.

Un jeune médecin de l'Hellade fit paraître, en 1902, un travail sur la lèpre, dans lequel il récapitule l'énumération des léprologues exerçant dans les diverses contrées, et arrive ainsi au chiffre total, pour l'Europe, de 4500. Ce nombre est bien insuffisant. Je n'entre donc pas dans les détails de son énumération.

Le Dr Dom Sauton, qui entreprit de nombreux voyages en pays lépreux, s'occupa sérieusement d'énumérer, autant que possible, les lépreux des contrées qu'il visita. Il estime à plus d'un million les lépreux dispersés sur la surface du globe. Nous pensons de notre côté que leur nombre dépasse du triple ce chiffre. On en sera persuadé par la lecture de ce livre.

On voit donc que l'étude de la lèpre constitue un des plus sérieux problèmes de la vie sociale, et qu'elle est de toute actualité. Ce fléau règne partout plus ou moins, d'une manière endémique ou sporadique. Il y a bien peu de contrées qui en sont épargnées. Je vais emprunter à la remarquable brochure de notre distingué confrère, en les rectifiant parfois, les chiffres qu'il a recueillis personnellement dans son apostolat humanitaire et scientifique (*De l'assistance aux lépreux à l'époque actuelle en France et à l'étranger,* Dom Sauton, Masson, 1900).

La situation faite à ces malheureux, gémissant sous les plus dures souffrances morales, et sous les tortures physiques les plus cruelles, abandonnés, méprisés, maltraités, persécutés par la société, reniés même par leurs parents les plus proches, est déchirante et mérite d'émouvoir les cœurs compatissants. Il faut les voir de près, les fréquenter, vivre dans leur intimité, cueillir leurs confidences, pour comprendre leur géhenne. On compara leur supplice à celui de saint Laurent qui fut martyrisé sur un gril ardent! On en brûla même de vivants et des lépreuses avec leurs enfants! Faut-il mentionner ce qu'a dit la femme de Job à son mari? « Maudissez Dieu et mourez », il ne reste que cela à faire.

En Europe, Dom Sauton ne concède que 38 lépreux à l'Allemagne. Il y en a certes bien plus, car on a constaté dernièrement, 34 cas à Mémel, 13 à Hambourg et selon le Dr Blaschko, il y en a d'autres (Congrès de Londres, 1896). Le Pr Jolli, le Charcot de Berlin, a présenté à la conférence sur la lèpre de 1896, un syringomyélique qui, séance tenante, fut reconnu lépreux. Si la lèpre échappe aux professeurs des maladies nerveuses, aux Facultés de Paris et de Berlin, n'est-on pas autorisé à proclamer qu'elle passe souvent méconnue en Allemagne, en France, et partout?

En Autriche, outre les 133 cas constatés par Newmann en Bosnie-Herzégovine, il y en a en Hongrie, Galicie, Dalmatie, les Carpathes, Bucovine, un nombre indéterminé. Il en est de même du Tyrol. Nous avons vu à Constantinople quelques lépreux de ces provenances. En Bessarabie, on n'a jamais compté ses nombreuses victimes; selon Ehlers, il y en aurait près de 800 en tout dont 15 à l'île Méléda.

En Espagne on évalue le nombre des lépreux à 700 (?) mais jamais on n'en a entrepris la statistique officielle, exacte. Il doit en avoir bien plus. En Hollande, il y en aurait 30 cas, selon Broes van Dort.

En France, outre les petits foyers de la Côte d'Azur (Cannes, Nice, Ez) où les Drs Chantemesse et Moriez avaient trouvé une vingtaine de cas en 1888, et nous plus de 30 pendant notre rapide parcours, en ajoutant à la liste de ces confrères ceux que nous avons découverts à La Turbie, à Monaco, à Monte-Carlo, à Roquebrune, on arrive à une cinquantaine; et qui sait le nombre des inaperçus? car nul ne se vante d'être lépreux. On verra dans les chapitres spéciaux le grand nombre de lépreux constatés dans le Nord et le Midi de la France, et qui étaient ignorés jusqu'à nous.

Dans la Grande-Bretagne, il n'y aurait eu que 85 cas en 1898, selon sir Abraham. Mais il y en a certes bien plus. Et la preuve, c'est qu'au Congrès de dermatologie tenu à Londres en 1888, des distingués confrères avaient présenté 4 lépreux classiques sous d'autres étiquettes. Pourtant, nous y avons reconnu la lèpre, et les Drs Kaposi, Zaferino Falcao, Ehlers et Besnier ont confirmé notre diagnostic. En plus, il y en avait alors 6 en Écosse et 5 en Irlande, d'après Abraham Phinéas.

Grèce : on prétend qu'il n'y en a pas plus de 140; certainement, il y en a bien davantage. Les riches se cachent et les pauvres sont partout dispersés et souvent méconnus. Il n'y a pas eu de statistique officielle.

En Islande : 160 environ, selon le Dr Ehlers.

Italie : en Sicile, 200 selon Ferrari, et autant en Ligurie. Elle a presque disparu à San-Remo. Mais on n'a pas compté les lépreux de Gênes, Turin, Naples, Sardaigne, Novare, Plaisance, Apulie... On en aura plus loin la preuve. On n'en attribue à la Norvège que 205, il y en a tout au moins cinq fois autant. Le Portugal n'en a que 1000, dit-on. J'attends les informations du Dr Zaferino Falcao à ce sujet.

La Roumanie en aurait 250 environ; il n'y a pas de statistique officielle. La Russie, 1250. Mais il ressort des publications et des communications faites dans les congrès, que ce chiffre est de beaucoup inférieur à la réalité.

La Suisse n'en aurait que 2 cas? Le Dr Lardy m'écrit en avoir découvert de nouveaux. Hutchinson en a vu 2 à Louèche et 4 à Berne, en passant.

La Turquie d'Europe en a plus de 5000, selon notre vague

estimation. Total présumé en Europe, d'après les chiffres ci-dessus, 6176. Mais bien des localités lépreuses ne sont même pas mentionnées, et les chiffres donnés sont très incomplets. Nous croyons qu'il y a, en somme, plus de 60000 lépreux dans les localités ci-dessus mentionnées; si l'on additionne les chiffres fournis, si incomplets, on obtient déjà plus de 15000 que l'on doit tout au moins quadrupler pour s'approcher de la réalité.

En Asie. — Birmanie, 6464; Ceylan (?); Colombo, 150; Boukarie (?); Chine, il n'y a pas de statistique exacte. Sauton lui attribue 84000. Chypre, 52 cas. Lorsque j'ai visité cette île, il y en avait 60 à la léproserie. Mais le Dr Handestam, inspecteur sanitaire, m'affirma qu'il y en avait en outre bien des lépreux errants qu'il se proposait de placer dans l'asile. Le Dr Mandoui y en a vu plus de 200 quelques années auparavant.

Indes anglaises : à cause des coutumes, on ne peut examiner ni les femmes musulmanes, ni les Indoues. Or, les statistiques sont loin d'être concluantes. On croit qu'il n'y en a que 130000. Pour prouver que c'est là un chiffre dérisoire, il suffit de dire qu'à Penjab sur plus de 10000 lépreux, on n'en a inscrit officiellement que 6271, les hospitalisés seuls.

Inde française, 580. A Pondichéry, on en a isolé dans la léproserie 56 seulement, tandis que 96 circulent en toute liberté (Sauton). Indochine : au minimum, 2000. Cambodge : il y a des localités dont tous les habitants sont lépreux; mais on ne saurait en donner un chiffre même approximatif. Cochinchine, 3527. Les 7 léproseries sont insuffisantes pour les contenir. Tonkin : la lèpre est très commune; il y a des villages de lépreux; on ne saurait en évaluer le nombre.

Japon : le Dr Baelz, qui y a une haute situation, a dit au Dr Sauton qu'il y en a de *30000* à *50000*; mais, selon Burnier, plus de 106000 (*Presse Médicale*, 7 déc. 1912). L'oscillation est bien ample et prouve l'incertitude; Kamchatka, 50 environ (?); Macao, 56 (?).

La Mecque : nombreux lépreux parmi les habitants, outre les pèlerins venant de tous les pays. On ignore même le nombre des résidents musulmans, la Mecque étant fermée à tout non musulman. A Malacca, 500 sont cantonnés dans la léproserie de l'île Pulan-Yerjak, entretenue par le Gouvernement anglais. Turquie d'Asie : dans mes nombreux voyages dans l'intérieur de l'empire, en Europe, en Asie, aux îles de l'Archipel... il m'a été impossible d'établir une statistique sur une base même approximative. Les lépreux se cachent, fuient et échappent à tout contrôle. Le Gouvernement s'en soucie bien peu. Je me risquerai à dire qu'il y en a plus de 10000; car j'en ai vu provenant de tous les départements (Europe, Asie, Afrique, les îles de l'Archipel).

Perse : la lèpre fait de grands ravages; on ignore absolument le nombre de ses victimes. Le Turkestan en est très infecté (?). Et en Afganistan? Total prétendu en Asie : près de 2 millions.

Afrique. — *Abyssinie.* La lèpre y règne d'une manière terrible. Le Dr Parisis, ancien médecin de l'Empereur, publia un mémoire sur la lèpre qu'il étudia sur les lieux mêmes. Il m'a dit qu'il y a des milliers de lépreux. C'est bien vague. Les Açores, 300 cas environ (Sauton). Algérie : on ne sait au juste le nombre des lépreux. D'après les travaux de Gémy, Raynaud et Arnould, j'estime qu'il y en a près de 300 (?).

Bagamoyo ou Est-Africain allemand : Il y a des lépreux indigènes et étrangers ; mais qui sait combien ? Iles Canaries, 600 environ. Cap et ses dépendances, 850 à peu près. Griqualand et Transkel, 650 (?). Basutoland, 250. Congo français (?). on n'en connaît pas le nombre. Côte-d'Or, 250 à 300 cas (?). Dahomey, 5 pour mille habitants (?) le total en est inconnu. Darfour : la lèpre y existe pour sûr, mais dans quelle proportion ? Centre de l'Afrique, Tripoli, Tunisie ?

Égypte. — La lèpre sévit avec violence. Le Dr Engel Bey, directeur de la statistique médicale, en a enregistré une première fois 1 500, puis 3 000, puis 4 000, et enfin 10 000, si je ne me trompe, et encore ? Car les lépreux se cachent et il est impossible de constater la maladie chez les femmes musulmanes qui fuient les mâles. Un fait à signaler en passant : jamais un étranger n'a contracté la maladie, de l'aveu même d'Engel Bey, très contagionniste, bien que les lépreux déambulent, partout, qu'ils sont marchands, domestiques employés chez les étrangers, etc.

Gabon, nombreux cas (?) *Guinée* également (?). *Madagascar,* 7 000 lépreux, dit Sauton ; mais il ressort des publications locales qu'il y en a bien plus. Madère, 72 cas selon le Dr Goldschmidt. Mais il paraît qu'il y en a près de 500.

Maroc. — Très nombreux cas (?). Espérons que, sous le protectorat, les médecins français nous éclaireront sur ce point. Et Tripoli de Barbarie? Attendons un peu pour le savoir. Ile Maurice, 1500 cas environ. Mozambique, quelques cas seulement (Sauton). Natal, 230 environ (?) Nossi-Bé et Mayotte (îles françaises près de Madagascar), 57 cas. Nubie, cas nombreux (?). Orange, 200 cas. Réunion : 100 lépreux (?). Rodriguez, 26 cas. Sainte-Hélène, quelques cas vus par le Dr Brassac. Sénégal et Senégambie : on ignore le nombre. Seychelles : 30 cas. Sierra-Léone, nombreux cas (?). (Côte de la Guinée, à l'Angleterre), Transvaal : pas de statistique, mais il en a en quantité. Tunis : on ignore le nombre. Cependant la lèpre est commune, nous a dit le Dr Remlinger, de l'Institut Pasteur, qui y a exercé pendant quelques années. West-Africa-Togoland, on ne sait combien? Zambèze, rares (?). Zanzibar (Sultanat protégé par l'Angleterre) (?) Zoulouland (à l'Angleterre), cas assez nombreux (?). Livingston a rencontré de nombreux lépreux dans l'Afrique centrale, chez les Battucos et les Makolodos. Le prince égyptien Halim, fils de Mehmed Ali, m'a dit en avoir rencontré un grand nombre dans le Soudan ; mais il ne remarqua pourtant que les lépreux à figure léonine et ceux dont les mains étaient très mutilées ; ils ne conservaient que quelques doigts ; quelques-uns avaient perdu les phalanges et les doigts constitués uniquement par les parties molles ressemblaient à des doigts, de gant, sans squelette.

Les Congos en sont infectés ainsi que toute l'Afrique centrale.

Amérique du Nord. — Alasca, quelques cas (?). Canada, 21 (?). États-Unis, 500 cas, d'après Hyde. On fait faire quarantaine à celui qui visite la léproserie de Sandy-Hopp, sise sur un îlot désert, à l'entrée du chenal de New-York. Aucun médecin ne peut donc la visiter. A San-Francisco, on les séquestre au Pest-House, sorte de prison malsaine où ils sont absolument abandonnés! Le Dr Sauton y trouva un paralytique vulgaire qui n'était point lépreux. Nouvelle-Orléans : 35 lépreux dans Lepers Home Parish, plus une colonie à Bazon-Lafourche, où ils vivent isolés. On n'en sait pas le nombre.

Groenland : pas de statistique. Mexique (?), grand nombre, d'après ce que m'a dit le Dr Poncet de Cluny. Républiques de l'Amérique centrale, il y en a en grand nombre dans toutes ; mais on n'en connaît pas le chiffre. Antilles : toutes sont affectées ; 16 à l'hôpital de la Havane (?). Curaçao, Désiderade,

Jamaïque, Guadeloupe, en abondent; mais quel en est le nombre? Chi lo sa(?) Trinidad : 500, sur une population de 260 000 habitants; il y en a 280 dans une léproserie établie et entretenue par le gouvernement anglais.

L'Amérique du Sud en est décimée. — Bolivie, quelques foyers (?). Brésil: grand nombre, plusieurs léproseries; total? La Colombie est ravagée: 20 000, on dit même 30 000 lépreux, sur une population de 4 millions. Elle sévit même parmi les riches. Dans bien des léproseries des personnes saines sont entassées avec les lépreux. Selon le Dr Sauton, dans une asile il y a 1 100 lépreux et 2 000 personnes saines; dans une autre, 800 avec 1 500 indemnes. En outre un grand nombre ne sont pas hospitalisés, principalement les riches; les pauvres mendient. On se propose d'établir une vaste léproserie dans les Cordillères. Bref on ignore le chiffre exact des lépreux en Colombie. Costa-Rica, 100 (?). Équateur, 150 environ (?). Nouvelle-Calédonie: cas nombreux (?). Guyane Anglaise: 900 environ sur une population de 28 000 habitants. Guyanne française: 300 séquestrés dans les léproseries, et un grand nombre circulant librement partout (?). Guyane hollandaise: on n'en connaît pas le nombre. Pérou: assez grand nombre, mais combien (?). Uruguay: environ 30 cas (?). Vénézuela: 320 environ; d'après le Dr Labastida bien plus (?). République Argentine (?). Et le Brésil, le Mexique et tout le reste de l'Amérique latine, où grouillent tant de ces malheureux (???).

On voit donc qu'il est absolument impossible d'évaluer, même approximativement, les lépreux de la terre. Il y a fort peu de statistiques dans les contrées où l'on s'occupe quelque peu de ces malheureux et encore, celles-ci même laissent, en général, beaucoup à désirer quant à leur exactitude. Nous avions donc bien raison de dire en commençant que le nombre des lépreux partout dispersés atteint plusieurs millions; ce qui impose le devoir de s'en occuper, tant dans l'intérêt commun de la société que pour accorder à ces pauvres déshérités de la nature, misérables impotents, honnis du monde, les soins que réclame leur état lamentable dictés par l'humanité, la charité et la solidarité. Mais continuons.

Océanie. — Australie: D'après le Dr Thompson, 114 environ, la plupart sont des Chinois. L'asile de Little-Bay, près de Sidney, en abrite 40. Célèbes: 25 cas. Fidji (île appartenant à la Hollande): nombreux (?). Havaï ou Sandwich. Le total serait de 5 092 dont 4 975 canaques. Le nombre des canaques diminue pourtant : car de 58 000 qu'ils étaient, en chiffre rond, en 1866, il n'en reste actuellement que 35 000. Il y en aurait en outre de nombreux cas cachés, de 1 000 à 1 100. Le Dr Sauton n'a trouvé à la léproserie que 14 blancs ; il y a rencontré, parmi les séquestrés, des individus sains placés là par erreur de diagnostic. Le gouvernement dépense 45 000 francs par an pour les lépreux. Java : 70 lépreux sont hospitalisés ; les autres circulent librement. Le gouvernement ne croit pas à la contagion. Marquises : la lèpre est très répandue, pas de statistique. A Marschall, elle est fréquente ; pas de statistique. Nouvelle-Calédonie : 1 200 environ ; il y a 14 léproseries ; mais quel en est le chiffre total ? il y en a beaucoup d'ambulants.

Nouvelle-Guinée anglaise : une dizaine de cas, dit-on. Nouvelles-Hébrides : la lèpre y est assez commune ? Nouvelle-Zélande : 23 cas sur 13 000 habitants, dit-on. Philippines : 6 200 lépreux sur 2 000 000 d'habitants, selon le Dr Marsh. Samoa (?) : on ne sait combien. Iles de la Sonde : 4 000 environ, d'après Broes van Dort. Sumatra : très commune, mais pas de statistique. Tahiti : nombreux, pas de statistique. Togoland : parmi les 6 000 habitants de ces 25 îles, qui constituent cet état, 40 lépreux abandonnés à leur sort. Somme toute, les lépreux pullulent dans tous les pays. En général on s'en occupe peu ou point. Et, à part quelques gouvernements, les autres les persécutent ou tout au moins les négligent ; et lorsqu'ils les isolent ils leur rendent la vie bien dure ! Si l'on osait, on les ferait bien occire pour s'en débarrasser. Or, au point de vue de l'humanité, de la charité et dans l'intérêt même de la société, on devrait s'en occuper, établir partout des asiles, les empêcher de se marier, et, par pitié, rendre leur sort meilleur !

Nous avions donc bien raison de dire, en commençant, que la lèpre est une maladie mondiale, cosmopolite, toujours identique, quant à son essence, et la même dans ses manifestations classiques ; elle imprime, à son apogée, son expression constante à la figure ; à tel point que toute caractéristique de race disparaît ; le *facies lépreux léonin* est le même, qu'il s'agisse d'un Européen, d'un Asiatique, d'un Africain ou d'un Polynésien ; de sorte que la distinction ethnique est rendue presque impossible.

De tous les souffrants malheureux, les lépreux sont ceux

dont on détourne les yeux et s'occupe le moins. Cependant leurs souffrances sont cruelles et leur malheur épouvantable ! On évite, on poursuit, on persécute ces pauvres parias, bien que la souffrance n'est pas une honte (J. Claretie) et que le malheur ne tache pas (G. Sand).

Bien que la lèpre survive partout en Europe depuis le moyen âge, ses misérables victimes n'attiraient plus aucun regard compassif, excepté en Norvège où, vu leur grand nombre, le gouvernement créa des asiles pour les abriter, les soigner et les consoler de la manière la plus humanitaire et la plus noble. Partout ailleurs, on s'en désintéressait jusque dans ces dernières années et on les abandonnait à leur malheureux sort.

Nous croyons avoir le droit de revendiquer la priorité d'avoir appelé l'attention sur eux, par nos communications aux corps savants et à la presse, ainsi que par nos nombreuses publications qui s'efforçaient de démontrer la survivance de la lèpre partout, même dans l'Europe centrale.

On avait oublié qu'autrefois 2 000 léproseries regorgeaient en France de ces malheureux, que chaque ville posédait ses asiles et qu'à Paris même plusieurs léproseries abritaient de nombreux *misels*, dont une à Saint-Germain-des-Prés, une autre à Bourg-la-Reine, une autre à l'endroit même où existait l'hospice des Ménages, avant qu'il ne fût transféré à Issy en 1863, et bien d'autres.

Elle devait donc avoir laissé partout des reliquats ; c'est ce que nous avons prouvé devant l'Académie de médecine en 1892, fait unanimement accepté depuis.

L'ancienneté de la lèpre et de la syphilis, leur confusion. — La génération spontanée n'existant plus depuis la création, toute maladie microbienne doit être aussi vieille que la création elle-même. Or la lèpre et la syphilis ont sévi dès la plus haute antiquité, de tout temps, sur la pauvre humanité, et furent toujours confondues ensemble.

Virchow dit à propos des petites statuettes trouvées dans les anciens tombeaux Péruviens qu'elles peuvent relever tout aussi bien de la lèpre que de la syphilis. Il arrive qu'on trouve dans les anciennes sépultures de Tennessee et de Keutuchy des os présentant des altérations syphilitiques. Néanmoins Virchow reste dans la réserve parce qu'il a trouvé sur le squelette d'un ours de caverne des hyperostoses et des caries presque analogues. Peut-être, dit-il, l'homme préhistorique avait des affections osseuses aboutissant à l'hyperostose et à la carie, ressemblant à celles de la syphilis. Il a ajouté, en finissant, que l'intoxication phosphorique peut présenter des lésions osseuses pareilles à celles de la syphilis (22 novembre 1895, Société de Dermatologie de Berlin, séance extraordinaire à l'occasion du jubilé du Pr Georges Lewin). Mais peut-on supposer que l'homme préhistorique pouvait être empoisonné par le phosphore ?

Le Nemrod assyrien *Iztubar,* a-t-il eu la lèpre ou la syphilis ? Selon J.-K. Proksh, il s'agirait de lèpre (*Monatshefte für Praktische Dermatologie,* mai 1891, Archaïsme). Ce savant avait compulsé les traductions de Zahnplund et de Jérémias, deux érudits qui ont interprété les inscriptions cunéiformes trouvées sur des briques babyloniennes. Ces tablettes auraient fait partie de la Bibliothèque royale d'Assurbanipal (Sardanapale). A cette époque (VIIe siècle avant le Christ), les tablettes constituaient les livres des Bibliothèques. Elles étaient en briques, en marbre ou en granit, avec inscriptions cunéiformes.

Le Dr Buret, dans un premier travail remarquable tant par l'érudition que par sa stricte logique (*La syphilis chez les anciens,* Paris, 1890), et dans son second livre tout aussi savant (*Le gros mal du moyen âge,* Paris, 1894), démontra que les anciens désignaient sous le nom de lèpre bien des affections dont plusieurs contagieuses. Dans la proportion, dit-il, de 90 pour 100, la vérole, les lupus et bien d'autres affections étaient conglobées sous la désignation commune de lèpre. Les léproseries des anciens temps avaient une clientèle analogue à celle de l'hôpital Saint-Louis de Paris où tout individu affecté d'une maladie cutanée invétérée trouve refuge. Il suffit de parcourir quelques anciens auteurs pour voir de suite que parmi leurs lépreux il y a des vénériens. La contagiosité serait un moyen de différenciation. Le Dr Buret cite, à l'appui de son opinion, le cas de ce lépreux de Samos que nous avons inséré dans notre livre, *Voyages chez les lépreux* (1891, Masson). Le mari lépreux porteur d'ulcères du palais et de la gorge chercha vainement à communiquer sa lèpre à sa belle épouse en l'embrassant longuement avec volupté. Il ne veut pas qu'elle lui survive et qu'elle soit à un autre, après qu'il sera mort ; et il n'arriva pas à lui transmettre sa maladie

(Congrès médical d'Alger). Buret raconte une légende bien intéressante qu'un scribe de *Sardanapale* a gravée, en caractères cunéiformes, sur des briques que conserve le British Museum. Istar (Vénus), déesse de l'amour criminel, de la fertilité et de la guerre, mère des dieux et des hommes, séduite par la vigueur d'Izdubar (Nemrod), avait demandé au héros de la prendre pour femme. Refus du peu galant qui continue à courir les bois avec son camarade *Rabani,* un mâle lui aussi ; car il pouvait sans interruption « employer six jours et sept nuits à s'amuser avec le *la-lu* de son bien-aimé ». Istar furieuse demande à son père Anu d'envoyer contre le rebelle à l'amour le taureau sacré. Mais Rabani n'a pas peur des bêtes féroces ; il saisit le pénis du taureau et le jette à la figure de la déesse. Fureur d'Istar. Tout le système planétaire tremble ; après 12 jours de lutte, Rabani est frappé à mort. Quant à Isdubar, atteint d'une *lèpre honteuse* qui fait tomber ses cheveux, couvre sa peau de squames et de pustules, il descendra dans les enfers où il devra se purifier à la Fontaine de vie. Buret, qui a donné dans son livre si instructif sur la *syphilis chez les anciens* des preuves évidentes de l'origine ancienne de la vérole, trouve, dans la punition d'Izdubar, confirmation de son dire.

Il est certain, d'après leurs archives, que les Chinois connaissaient la syphilis 27 siècles avant le Christ, et la lèpre aussi. Selon le Dr Richard d'Aulnay, la Chine paraît, d'après les études du capitaine Dabry, avoir été infectée de la syphilis depuis les temps les plus reculés dans toutes ses régions.

Morache qui a vécu longtemps en Chine dit: Les immenses plaines de la terre des herbes sont parcourues par des nomades saturés du virus syphilitique ; ils présentent des accidents cutanés analogues à la lèpre biblique, qui, après l'usage heureux d'une médication spécifique, doivent être regardés comme des manifestations éloignées de la vérole..

En 1863, le capitaine Dabry, consul de France en Chine, publia un livre intitulé *La médecine chez les Chinois.* On y trouve nettement la description de la vérole, d'après les manuscrits datant de 2500 ans avant le Christ.

Le Dr Scheube, de Leipzig, publia la traduction d'un manuscrit japonais (Dai-do-Eui-chin-ho) qui fut composé l'an 808 après le Christ. La syphilis y est clairement décrite et paraît confondue avec la lèpre.

Scot dépeint des ulcérations génitales contagieuses capables de produire des accidents locaux et généraux qu'il qualifie de *lèpre*. Il décrit aussi avec soin les manifestations que portent les enfants de lépreux, lorsqu'ils viennent au monde. Sa description s'applique parfaitement à la syphilis congénitale.

Avant nous, on n'avait pas vu d'enfants portant des manifestations lépreuses, lors de la naissance, ou paraissant peu après; tandis que le fait est très commun dans la syphilis. Nous avons été le premier et le seul, jusqu'à présent, favorisé par le hasard, pour observer la lèpre congénitale que nous avons reproduite en chromo-lithographie dans notre ouvrage *Les lépreux ambulants de Constantinople.*

Michel Scot dit, en 1477, si une femme souffre d'un flux, l'homme aura la verge attaquée, comme les adolescents inexpérimentés qui sont souvent contaminés à la verge et parfois même prennent la lèpre. Certains auteurs considèrent la syphilis comme une transformation de la lèpre.

Gordon, professeur à Montpellier, en 1303, admet que la lèpre se transmet par le coït, d'où éruptions cutanées, engorgements glandulaires, exostoses, effondrement du nez. Appelé à soigner une comtesse atteinte de lèpre, il la confia à un bachelier qui eut des relations avec elle et gagna de suite la lèpre. Il dit même que la contagion de la lèpre par le coït est fatale.

Philippe Schop cite le cas d'un charpentier qui, peu de temps après avoir eu des rapports avec une lépreuse, devint lui-même lépreux. Cependant nous avons vu des centaines de mariages mixtes sans que jamais le conjoint lépreux infectât l'autre, lors même qu'il y a eu des lépromes suppurés aux organes génitaux. D'ailleurs la rapidité avec laquelle eut lieu la contamination suffit pour prouver que dans ces cas il s'agissait bien de syphilis.

Bibeiro Sanchez démontra l'ancienneté de la syphilis (dissertation sur la maladie vénérienne, dans laquelle on prouve qu'elle n'a point été apportée d'Amérique, 1750).

On a accusé les Juifs chassés d'Espagne, les hordes maranes, d'avoir introduit la syphilis en Italie, au XVe siècle. Ces Juifs, descendants directs des Hébreux de l'exode, étaient tout bonnement lépreux (Antiquité de la syphilis, Congrès international de Médecine tenu à Moscou en 1896. La syphilis chez les Pharaons, communication à l'Académie de Paris, le 3 juillet 1900).

Or, la lèpre de Michel Scot et de Bernard Gordon, avec contagiosité excessive, n'était que la vérole, aussi vieille que l'humanité. Dès que la syphilis attira l'attention, les léproseries furent fermées et les hôpitaux des vénériens les remplacèrent.

Au XVIe siècle, les malheureux atteints de mal vénérien invoquaient Job, peint alors sur les vitraux des églises, couvert d'ulcères. Il y avait même une messe dite à la fête de saint Job, au profit des vénériens; et pourtant selon la Bible et le monde profane, Job aurait été lépreux.

Broca a signalé, en 1876, les lésions osseuses syphilitiques, à propos du défrichement du cimetière lépreux de la place Vintimille actuelle, rue de Douai.

Lancereaux a décrit ces mêmes lésions, en 1885, dans son *Anatomie pathologique* (tome III).

La syphilis et la lèpre se ressemblent parfois tellement dans leurs manifestations réciproques, que les erreurs de diagnostic sont commises encore de nos jours, malgré les progrès de la science et la facilité de différencier aujourd'hui ces deux sœurs. La confusion était inévitable dans les temps antiques. Nous avons trouvé nous-même des lésions osseuses syphilitiques, des exostoses, sur des squelettes provenant des cimetières d'anciennes léproseries où l'on n'enterrait que des lépreux, soi-disant. Enfin la découverte, par nous et plus tard par le Pr Lortet, de Lyon, des lésions syphilitiques sur des os provenant de nécropoles égyptiennes de l'époque Pharaonienne, et datant de plus de 4 000 ans, démontre l'existence de la syphilis dans l'ancien continent, bien avant la découverte par Christophe Colomb de l'Amérique (1492) que l'on a accusé d'avoir infecté l'Europe, bien que l'inverse plutôt paraisse être la vérité.

Devant les antiques descriptions et les tableaux anciens censés reproduire les scènes de Job et de Lazare et jusqu'à nos jours, la même question se trouve légitimement posée : est-ce bien la lèpre ou la syphilis ? Parrot eut tort de considérer le rachitisme comme conséquence directe de l'hérédité syphilitique ; mais il était dans le vrai lorsqu'il défendait l'ancienneté de la syphilis. Des cinq crânes Péruviens antéhistoriques que possède l'Institut anthropologique de Paris, quatre portent des traces irrécusables de syphilis tertiaire. Le Pr Campana, le Dr Santis, de Naples, et Sigmund ont trouvé sur des ossements provenant de Pompéï, ville ensevelie en 79, des lésions syphilitiques que décrivit avec détails le Dr Amabile. La syphilis et la lèpre se ressemblent parfois d'une manière étonnante dès leur invasion. Elles annoncent leur début, en général, par des phénomènes généraux de réaction de la part de l'organisme, identiques, qui peuvent induire en erreur : fièvre, courbature, douleurs rhumatoïdes, céphalées, parfois anémie, palpitations, étourdissements, adénites cervicales et inguinales, angines par amygdalites, érythèmes, plus tard iritis, ophtalmites... Mais dans la lèpre, pas de chute de cheveux comme dans la syphilis. A une période avancée, la syphilis atteint les viscères et les os ; cependant, dans la lèpre, il n'y a pas d'exostoses. Les lésions du palais et du nez se ressemblent énormément ; il en est de même de celles de la langue et des ongles. Toutes les deux sont des maladies dépressives. Parfois, il y a la lèpre rapide, comme la syphilis galopante.

Arétée dit positivement avoir vu souvent la luette détruite, de même que les os du palais. Archigène décrit parfaitement les douleurs des os, désignées plus tard par Galien sous le nom d'*ostéocopes*. En remontant bien plus haut dans l'histoire, on trouve dans Hérodote la description d'une maladie des Scythes qui paraît avoir été la syphilis ou la lèpre. Dion Chrysostome, célèbre rhéteur grec du premier siècle de l'ère chrétienne, dit à propos des débauchés de *Tars* — ville de l'Asie Mineure, capitale de la Cilicie orientale, patrie de saint Paul, près de l'embouchure de Cydnus dans la Méditerranée — que leur respiration était ronflante et rauque et que la colère divine a détruit le nez du plus grand nombre d'entre eux (?).

Si l'on a recours à la lumière projetée par les recherches entreprises dans le nouveau continent, on voit que l'antique céramique de Pérou, datant d'avant la conquête par les Espagnols, représente des lésions dont les unes appartiennent à la lépre, les autres à la syphilis, la distinction est parfois difficile et même impossible (voir plus loin le chapitre : *la lèpre dans les Beaux-Arts*). Or ces maladies similaires ont existé simultanément dans le nouveau et dans l'ancien continent. Il n'y a donc pas de doute que dans les anciens temps, la lèpre était confondue avec la syphilis. Cette confusion continua en Scandinavie jusqu'au milieu du XIXe siècle. Les léproseries abritaient aussi les syphilitiques. Les Drs Danielssen et Bœck ont eu le grand mérite de constater cette confusion et de différencier ces deux maladies. D'ailleurs jusqu'au XVe siècle on englobait sous le nom de *lèpre* toutes les maladies graves de la peau, principalement s'il y avait mutilations du nez, des membres, lésion des os de la tête, etc. Quand Fracastor a créé le mot syphilis qu'il chanta en vers, en 1530, la maladie s'exaspéra et attira l'attention par sa gravité et le nombre de ses victimes; mais elle existait déjà bien avant. Lorsque Torella contracta le *mal français* (syphilis), il s'est vu perdu croyant que c'était la lèpre.

En 1518, Pierre de Bayrs, médecin de Charles II, donna la recette des pilules que François Ier, roi des Français, envoya à son allié Barberousse (roi d'Alger, sous le règne du sultan Sélim Ier); tous les deux auraient eu la vérole dont ils seraient morts, François en 1544 et Barberousse en 1546. Ces pilules étaient composées de mercure métallique, rhubarbe, aloès, ambre, mastic et myrrhe. Pour blanchir leurs mémoires on a soutenu qu'ils étaient lépreux (?).

Gilles de la Tourette publia dans le *Progrès médical* du 14 juin 1884 un article sur l'ancienne origine de la syphilis. Mais à l'époque de la renaissance, les communications entre peuples furent plus actives et favorisèrent la diffusion de la maladie. Des auteurs instruits se mirent alors à décrire une affection que l'Église déclarait impure et indigne de compassion et de soins! Cependant elle s'occupa dans le temps des syhilitiques confondus avec les lépreux.

La lèpre dans l'antique Égypte. — La lèpre fut un des plus horribles fléaux de l'humanité dès l'antiquité la plus reculée, ainsi qu'en font foi les plus anciens documents en notre possession, que les fouilles et les recherches des érudits archéologues ont successivement découverts dans les premiers témoignages des hommes qui ont fixé leurs impressions et leurs souffrances par les signes idéographiques, les inscriptions sur les briques et les papyrus. C'est ainsi que l'écriture cunéiforme et les hiéropglyphes accusent déjà cette maladie d'une manière suffisamment claire pour ne laisser le moindre doute. Les peuples les plus primitifs que l'histoire nous dénonce en étaient atteints.

Quelle est la contrée où la lèpre parut en premier lieu et comment fut-elle engendrée? Le serait-elle en une seule localité? Serait-elle monogénique ou polygénique? Il faudrait d'abord tomber d'accord sur la création de l'homme. N'y eût-il eu dans le principe qu'un Adam ou bien plusieurs? et dans la dernière hypothèse, ont-ils poussé simultanément sur tous les continents? Autant de questions qui divisent à jamais les anthropologistes.

Quoi qu'il en soit, quel a pu être le lieu d'origine de la lèpre? L'Asie centrale paraît en avoir été le berceau, du moins pour l'ancien hémisphère; et c'est de là qu'elle se propagea dans toutes les contrées avoisinantes où on la rencontre encore aujourd'hui, à l'état endémique ou sporadique, sans le moindre privilège de nationalité.

Les recherches anthropologiques démontrent que les premiers Européens, savoir les Celtes, les Germains, Pelasges, Hellènes, Slaves, Scandinaves, ainsi que les Iraniens ou Perses, ont émigré du plateau du Pamir qui se trouve aux environs des sources du fleuve Indus dans la région de l'Hindou-Kouch. De ce point et de la plaine Senâar, les peuples ont envahi l'Europe. Les Scandinaves émanent du Caucase, Askenez, près de la mer homonyme ou Pont-Euxin (*Altas de géographie,* par Diroux et Ch. Leroy). Or, la *Kushta* ou la lèpre a existé aux Indes dès l'antiquité la plus reculée. Les livres sanscrits sacrés des Indous, les védas, mentionnent la lèpre. L'Inde paraît donc avoir été le premier berceau de la lèpre qui de là fut transmise à l'Égypte où elle rencontra des conditions favorables à son développement.

Les conquérants asiatiques de l'Égypte sont venus de l'Orient, peut-être de la Mésopotamie, de l'Arabie heureuse, selon Wiedman et Schweinfurth. Ils ont eu sur les autochtones armés de pierres taillées, l'usage du métal et surtout du cuivre.

Selon Brugsch Pacha aussi, la race égyptienne vint du centre de l'Asie, et traversa l'isthme de Suez. Il est probable que les peuples asiatiques antiques, en communication, par terre, avec les Indes fussent atteints de lèpre avant les Phéniciens, et qu'ils l'aient transportée en Afrique avant ceux-ci. Selon Maspéro, le premier peuple asiatique habitant la Chaldée fut le Scythe, quinze siècles avant l'avènement des grandes nations conquérantes (*Histoire ancienne des peuples d'Orient,* 1878). Les Scythes seraient les plus anciens des hommes. Ils appartenaient à la race Touranienne qui habite encore aujourd'hui le Nord de l'Europe et de l'Asie. Toutes les contrées de l'Asie ont été et sont toujours éprouvées par la lèpre: Scythie, Perse, Arménie, Assyrie, Chaldée, etc. Pendant quinze siècles les Égyptiens ignoraient l'existence des peuples asiatiques.

A côté des Touraniens il y avait les Koushites dont le pays était le Koush, en Bactriane, compris aujourd'hui dans le Turkestan et la Perse. Ces Koushites pénétrèrent de la Boukharia et du plateau de l'Iran, jusque dans l'Asie Mineure et firent les Cares qui avaient aussi le droit d'avoir la lèpre. Quelques Koushites entrèrent en Perse et en Arabie, jusqu'au détroit de Bab-el-Mandel. Une de leurs branches se fixa, dès la plus haute antiquité, aux rives méridionales du golfe Persique d'où ils sont allés s'installer aux bords de la Méditerranée (Maspéro, *Histoire ancienne des peuples d'Orient*, p. 145). C'est sur les rives du golfe Persique que commença la civilisation, ainsi que le commerce avec l'Égypte qui désignait les tribus Koushites sous le nom de *Poun*, Paeni, Puni. Selon Muller, l'étymologie du mot phénicien serait de Feu-Hu qui signifie, en ancien Égyptien, pirate, voleur. En 2 400 avant le Christ, ces koushites ont remonté l'Euphrate et pénétrèrent en Syrie qu'ils conquirent. La métropole des Kourshites paraît avoir été l'Abyssinie. Ces Koushites sont les ancêtres des Phéniciens. Une de leurs tribus occupa Tsour et Arad (Tyros et Arados de Strabon, t. XV, p. 766). D'après Pline (VI, p. 32), l'île se nommait Tylos[1].

La tradition conservée sur les monuments de la vallée du Nil remonte jusqu'au premier âge, celui de la pierre. Le premier roi des Dieux, le constructeur (créateur), était Amon-râ (roi soleil). Selon Bunsen et Lepsius aussi la langue de l'ancienne Égypte doit être considérée comme un terme de transition entre les langues Sémitiques et les langues Ariennes. Ces deux races se sont croisées. Blumenbach et Bruner bey trouvèrent aux anciens crânes d'Égypte des ressemblances avec ceux des Hindous. De sorte que l'on est porté à admettre que les Égyptiens ont pris la lèpre des Ariens.

Les statues, les bas-reliefs, les momies prouvent en faveu-

1. Les Phéniciens ont laissé partout des souvenirs. En Syrie, le Dr Bouvier, professeur à l'École de Médecine de Beyrouth, que j'ai connu personnellement, découvrit en 1898, hors de cette ville, sur l'emplacement de l'ancienne Beryle, plusieurs puits funéraires phéniciens datant du XIIe siècle avant le Christ. Il en fit une communication à l'Académie des Inscriptions et Belles-Lettres. Il m'en promit des détails; mais il ne tint pas parole. La lèpre survit toujours dans toute la Syrie.

de l'origine asiatique des anciens dominateurs de l'Égypte. L'aristocratie appartenait aux races blanches et non aux Éthiopiens. D'ailleurs, nous l'avons dit, la langue égyptienne se rattache aussi aux langues sémitiques. Elle a des rapprochements avec le syriaque et l'arabe (Maspero). Puis les mélanges opérés successivement avec les Scythes, les Khéttites ou Hittites, les Phéniciens, les Sémites de la Palestine et de la Syrie, ont renforcé et rallumé le fléau et contribuèrent à le propager partout. Selon Maspéro, sur vingt fonctionnaires ou officiers qui entouraient les Pharaons, dix étaient d'origine syrienne, berbère, éthiopienne, et les Pharaons avaient dans les veines du sang de princesses asiatiques ou nubiennes que les hasards des conquêtes firent entrer au harem des ancêtres. Dans son *Histoire ancienne,* publiée en 1890, l'illustre égyptologue dit, à propos des morts et des tombeaux chaldéens, qu'on admettait que sous la terre il y avait un pays ténébreux où régnait le dieu *Nergal* et la déesse *Allat* qui jugeaient et condamnaient à des tortures et à *la lèpre* qui rongerait, jusqu'à la fin des temps, ceux qui leur déplaisaient.

La Bible aussi attribuait aux Égyptiens une provenance asiatique. Mizpaïm, fils de Cham, frère de Koush l'Éthiopien et de Canaan, se fixa sur les bords du Nil avec ses enfants (Genèse, ch. xv), dont l'aîné, Loudin, personnifie les Égyptiens proprement dits, les *Rotou* ou Lodou des inscriptions hiéroglyphiques. Ananim représente la nation des *Anou* qui fonda *On* ou Héliopolis et Hermonthis dans les temps préhistoriques (Maspéro, *Histoire ancienne des peuples d'Orient*).

La période de formation du sol et de la nation de l'Égypte dura des myriades d'années (Maspéro). C'est bien plus tard qu'une fusion s'opéra avec les autres peuples qui ont conquis l'Égypte successivement: Assyriens, Perses, Arabes, Grecs, Romains, Turcs d'une part et, grâce à ces derniers, aux Mamelouks, les Circassiens, les Albanais, et d'autre part avec les Nubiens, les Éthiopiens, les Soudanais. Aussi loin qu'on puisse remonter dans l'antiquité, grâce au papyrus de Berlin (Brugsch), le premier roi d'Égypte fut Ména (première dynastie).

Il est donc logique d'admettre que les Asiatiques atteints de la lèpre régnant aux Indes, dès la plus haute antiquité, aient infecté l'Égypte.

Quelques notions historiques doivent être relatées ici avant d'aborder l'étude spéciale de la lèpre dans l'antique Égypte.

Le premier roi cosmique Mena serait monté sur le trône 5004 ans avant l'ère chrétienne. La science médicale existait à une époque très reculée en Égypte, du temps des premières dynasties. Dans le grand papyrus médical découvert dans la nécropole de Memphis et conservé aujourd'hui dans le musée égyptien de Berlin, figurent bien des recettes pour guérir *un certain nombre de maladies du genre de la lèpre* (Brugsch, *Histoire d'Égypte*). Selon Joachim, on trouve dans ce manuscrit la description d'une maladie identique à la lèpre. Manéthon et même Tacite sont d'avis que les Hébreux furent relégués au Delta par les Pharaons parce que lépreux. Dans ce papyrus se trouve un passage qui fait remonter l'origine d'une partie de l'ouvrage jusqu'au cinquième roi de la table d'Abydos, jusqu'à *Husapti,* c'est-à-dire à 4300 ans avant le Christ. Le texte dit : c'est le commencement du recueil de recettes pour guérir les exanthèmes (uxet). Ce papyrus si ancien fut trouvé enfermé dans un écritoire, au-dessous des pieds d'une statue du dieu Anubis, à l'époque du règne du roi Husapti. Selon le prêtre Manéthon, Athothis le Tota successeur de Mena fit des livres sur l'anatomie. Le Pharaon Tosorthros (3e dynastie) se distingua par ses connaissances médicales qui lui valurent le nom honorifique d'Esculape.

Selon Maspéro (*Loc. cit.,* p. 77), il y avait des livres scientifiques écrits même pendant les rois antérieurs à Mena, sur la médecine, l'astrologie, la géométrie, malheureusement égarés. L'Almanach Égyptien remonte aux temps mythiques antérieurs à l'avènement de Mena. Cet almanach partageait l'année en 12 mois de 30 jours chacun. Les astronomes d'alors, ayant remarqué l'écart entre l'année égyptienne et l'année fixe, ont fait la rectification en y ajoutant cinq jours complémentaires. Les données monumentales éclairent et déterminent à peine avec quelque exactitude les connaissances qu'avaient alors les Égyptiens.

Un haut fonctionnaire du Pharaon Menta-Hotep fut envoyé en Arabie pour rapporter des aromes. Or, les Egyptiens entretenaient des relations commerciales, dès la plus haute antiquité, avec l'Arabie (Yémen, Hadramant et le Pun-t) où la lèpre sévit toujours. J'ajouterai par anticipation, que toutes ces relations propageaient la lèpre. Le Pun-t était l'île divine d'où tiraient leur origine les grandes divinités de l'Égypte. C'étaient une station préhistorique des conquérants avant leur entrée en Égypte ; c'était un point d'arrêt de la race *Koushite.*

Ainsi, pendant des siècles les autochtones Égyptiens ignoraient la présence des peuples asiatiques habitant la Chaldée dont les Scythes paraissent avoir constitué le tout premier peuple pendant quinze siècles avant l'avènement des grandes nations conquérantes. Les Scythes, les plus anciens des hommes, appartenaient à la race touranienne. Ils habitent encore aujourd'hui le nord de l'Europe et de l'Asie, des marais de la Finlande aux bords de l'Amour. Or à côté des Touraniens il y avait les Koushites, aux traits réguliers, délicats. Leur pays était en Bactriane, le pays de Koush, qu'arrose le fleuve *Gihon.* Ils pénétrèrent dans la Boukharie, l'Iran et jusque dans l'Asie mineure où ils firent les *Cares.* En outre quelques-uns pénétrèrent en Perse, en Arabie jusqu'au détroit de Bab-el Mandeb près du golfe Persique. Ces Koushites étaient des navigateurs. Ils ont été, des bouches de l'Indus, des côtes de Malabar, depuis la Karamanie, le golfe Persique, aux rives de l'Éthiopie, jusqu'au golfe Élanitique. Ils ont sillonné la Méditerranée, depuis le delta de l'Égypte jusqu'à Joppé (Jaffa), sur les rivages de la Palestine. Ainsi la race Koush s'étendit du Gange au Nil, de la mer des Indes à la mer de Grèce. Les Koushites étaient une branche ancienne de la famille sémitique, qui s'éleva la première à la civilisation. Les peuples sémites étaient établis sur les confins de la Chaldée. Cantonnés en Arménie, au pied de l'Ararat, ils descendirent en Mésopotamie et de là en Syrie. « Des Koushites se fixèrent dans les alentours du golfe Persique, d'où ils se rendirent aux bords de la Méditerranée. *Ils furent les ancêtres des Phéniciens* » (Maspéro, *Histoire ancienne de l'Orient,* 1878).

Or, la lèpre ayant existé en Asie, dès la plus haute antiquité, les Scythes et les Koushites, ancêtres des Phéniciens, en étaient infectés, et paraissent l'avoir communiquée les premiers aux Égyptiens.

Plus tard, à la suite des guerres, les Libyens, les Nubiens, les Asiatiques et les Bédouins du désert furent mêlés aux Égyptiens qui tantôt subissaient leurs incursions, tantôt les subjuguaient (Maspéro). Tous ces peuples ont eu la lèpre et en sont encore ravagés à l'heure qu'il est. Dès la plus haute antiquité la Perse, l'Assyrie, la Syrie, la Mésopotamie en étaient éprouvées. Et le peuple égyptien, mélange d'une race autochtone, la Lybienne, et d'envahisseurs asiatiques ayant une affinité avec les Chaldéens infectés de lèpre, en était décimé aussi.

L'usage du cylindre pour imprimer le nom du roi sur les objets appartenant aux Pharaons archaïques est une démonstration de l'origine asiatique des Égyptiens. Car le cylindre est exclusivement chaldéen et assyrien. Ce n'est que plus tard que chez les Égyptiens le *scarabé* remplaça le cylindre, sous forme de sceau.

Toutes ces pérégrinations des peuples nous font suivre la propagation de la lèpre originaire de l'Asie, de l'Inde, et transmise aux diverses nations auxquelles ils se mêlaient.

Voici les inductions qu'on peut tirer de toutes ces émigrations : 1° l'Inde fut le berceau de la lèpre et aussi la première patrie des Égyptiens ; 2° les Égyptiens tenaient la lèpre des Indes ; 3° les Phéniciens, descendants des Koushites, lépreux par excellence, atteints du *Morbus Phénicicus* (la lèpre), leur maladie nationale, la tenaient également de la même source et la propagèrent partout, grâce à leurs voyages nautiques et à leurs nombreuses colonies.

Sardanapale, roi d'Assyrie, fit une expédition contre Téaros, roi d'Égypte et d'Éthiopie ; il parvint à la ville de Karabanit ou Karabana. Oppert en interpréta le texte cunéiforme (*Mémoire sur les rapports de l'Égypte et de l'Assyrie*). Les sémites existaient partout alors à l'Est de la branche *Tanite* du Nil. *Tanis* était le centre d'une population sémitique soumise à l'Égypte. Les canaux et lacs de l'alentour portent encore des noms sémitiques.

Tous ces renseignements prouvent d'abord que les Koushites, venant de l'Asie, envahirent l'Égypte ; puis, que les Juifs étaient établis en Égypte bien des siècles avant l'exode, où ils avaient contracté la lèpre, et que, néanmoins, peut-être l'avaient-ils déjà empruntée à l'Asie, à l'Assyrie, aux Indes, où elle a toujours régné. Cette supposition est probable.

La lèpre chez les Hébreux. — Le séjour des Hébreux en Égypte, depuis l'émigration du patriarche Jacob jusqu'à l'exode, a été de 430 ans environ. La lèpre ravageait l'Égypte bien avant l'exode ; Pharaon le savait. Les miracles opérés par Moïse devant lui, sur l'ordre de l'Éternel, le prouvent péremptoirement. En effet la Bible enseigne que l'Éternel intima l'ordre à Moïse de convaincre Pharaon que le peuple d'Israël était son peuple favori et qu'il devait lui permettre d'aller sacrifier dans le désert.

Les Hébreux étaient alors cantonnés au pays de Goshen. Pharaon refusa. Or, parmi les miracles dont l'Éternel enseigna le truc à Moïse, il y avait celui de la verge transformée en serpent et vice-versa, et celui de la lèpre : Et l'Éternel dit à Moïse mets ta main dans ton sein, sors la... et la main était couverte de lèpre ; remets ta main dans ton sein ; sors la ; et la main redevint saine comme son autre chair (paragraphe 2 du chapitre IV de l'*Exode*).

Donc, d'après la Bible, Moïse devint lépreux et en guérit par miracle. Or, la lèpre existait en Égypte et Pharaon le savait bien. Autrement il n'aurait pas été en état d'apprécier le miracle qui d'ailleurs ne le convainquit guère et lui fit dire que ses jongleurs, à lui, faisaient des tours bien plus forts que ceux de Moïse. Les Hébreux, souffrant terriblement de la cruauté de Pharaon et des corvées interminables, n'attendaient qu'une occasion pour se dérober à cette servitude.

Ainsi bien avant l'exode, et l'on peut dire dans les temps les plus archaïques, la lèpre sévissait en Égypte, à tel point qu'on a considéré, bien à tort, ce pays comme en ayant été le berceau.

On lit dans le papyrus si antique de Brugsh Pacha, déposé au Musée de Berlin : Pharaon Thomsés II ayant demandé aux voyants comment il devait se prendre pour invoquer l'apparition d'Amon que ses prédécesseurs avaient vu en personne, les divins répondirent qu'il devait d'abord *purger son empire des lépreux et des impurs,* et alors, par ordre supérieur, ceux-ci furent ramassés au nombre de *80 000* et relégués d'abord aux carrières de Tourah à Sinaï, et plus tard, par faveur du souverain, ils obtinrent l'autorisation d'habiter la ville *Avaris,* située au Nord-Est du Delta, sur la branche du Nil dite tanique, aujourd'hui Samnah, Héroopolis, construite par les rois pasteurs, et restée inhabitée après leur expulsion. Ces *lépreux* y constituèrent une colonie de tarés. C'est de cet endroit que les Hébreux sortirent nuitamment pour se rendre dans le désert, fuyant les mauvais traitements des Égyptiens.

Maintenant voici la tradition juive. La population israélite, augmentant rapidement, Pharaon ordonna d'en tuer les enfants mâles. Une femme de la tribu de Lévi cacha son enfant pendant trois mois ; puis le sauva en le mettant dans une corbeille d'osier qu'elle confia aux vagues du Nil. Cette corbeille ayant été trouvée par la fille de Pharaon, l'enfant fut ainsi sauvé, et, sur l'instance de celle-ci, Ramsès II en fut le père adoptif; on l'appela Moïse, le sauvé des eaux; elle le fit élever dans toute la science de l'Égypte. Tout autre est la légende égyptienne, on l'a vu. Quoi qu'il en soit, Moïse ou Osarsyph, fils adoptif de Ramsès II, voulant sauver ses coreligionnaires de la tyrannie des Pharaons qui les faisaient travailler comme des bêtes de somme aux travaux publics, à transporter des pierres pour la construction des pyramides et des temples, et les méprisaient sous le nom d'*Apériu,* décida leur émigration dans le désert. Moïse, ayant été plusieurs fois déjà au mont Sinaï, après avoir fui de l'Égypte pour avoir assassiné un Égyptien rudoyant un israélite, connaissait le gué de l'isthme de Suez pendant les basses marées. D'ailleurs, la localité, la contrée de Tanis, où demeuraient les Hébreux n'en était pas éloignée. Lorsque les troupes de Pharaon Ménophtés, premier fils de Ramsès II, voulurent poursuivre les Juifs, la marée était haute; elles furent noyées, ignorant le flux et le reflux des eaux. Tout cela est simple à comprendre sans faire intervenir un miracle.

La ville de *Tanis* (ville étrangère selon les textes égyptiens) était le centre d'une population sémitiqne, bien qu'appelée ville de Ramsès II. On attribue sa fondation aux Phéniciens. Toutes les régions orientales autour du lac Menzaleh étaient habitées par les sémites (Mariette Bey). *Avaris* — ville de boue — était habitée par les *impurs* ou lépreux. Après avoir quitté le Delta, les Hébreux firent leur première station à Soucak, mot qui signifie *tente* en Hébreux.

M. Daressy, conservateur du Musée égyptien dont la haute direction est confiée au savant égyptologue Maspéro, fit le 6 février 1911, à l'Institut égyptien du Caire — dont la création remonte à Napoléon — une conférence très savante sur l'*exode des Hébreux* de l'Égypte (en emportant la lèpre), à laquelle j'ai assisté. Lorsqu'il s'agit de tracer la route que Moïse fit suivre à son peuple depuis le départ de la terre de servitude jusqu'au passage de la mer, le premier point à établir, dit le conférencier, c'est de fixer ce que le texte hébreu appelle la mer des roseaux, et que toutes les traductions ont rendu par mer Rouge. La marée se faisait-elle sentir à cette époque jusqu'au lac Timsah, les seuils qui séparent ce lac de la mer n'étant pas encore fermés? La traversée miraculeuse avait eu lieu près de Suez ou à travers le lac. Les lacs étaient alors en communication avec la mer. Les Grecs désignaient l'extrémité de la mer Rouge sous le nom de golfe d'Héroopolis dont l'emplacement fut reconnu être à Tell-el-Maskhouta d'aujourd'hui, à l'Ouest d'Ismaïlia. La région assignée aux Hébreux pour leur résidence avant l'exode occupait l'Est du Delta près du *Zagazig* actuel. Un fragment de papyrus démotique, *découvert récemment* à Saggarah, et qui doit dater de Ptolémée Philadelphe, renferme une liste des villes frontières de la Basse-Égypte. On y rencontre Pitoum-Téka, autrement *Succoth,* où les Hébreux s'assemblèrent et célébrèrent la Pâque avant leur départ, et le lac de Kherta près duquel était la forteresse Pi-ha-Khirot, mantionnée dans la Bible, ainsi que celle de Migdol ou Bal-Tséphon qui était, selon l'Exode, en face du camp des Hébreux, au moment où les Égyptiens les rejoignirent. Ces noms se suivent dans le papyrus, tout comme ils sont groupés dans le récit mosaïque. Or, ce fut vers le Sud de la *Simsah* que s'effectua la traversée *de la mer ou plutôt des lagunes* en communication avec la mer, après le plus court trajet possible. Au delà c'était le désert. L'armée égyptienne, en admettant qu'elle n'ait pas péri en entier dans les eaux, dans tous les cas elle avait été rassemblée à la hâte et n'était pas munie du nécessaire pour une expédition dans les sables et les rochers du Sinaï. Elle ne pouvait donc pas se lancer à la poursuite des fugitifs. Voilà donc comment les miracles s'évanouissent devant les faits et les lois naturelles constatées par l'histoire et par la science.

Les Israélites étaient établis en Égypte depuis l'an 1706 avant le Christ; et l'exode eut lieu sous le Pharaon Menophtés Ier, fils de Ramsès II, en 1491 avant le Christ. Il y aurait eu dans l'exode 600000 hommes en état de porter les armes, sans parler des femmes et des enfants. Les Hébreux se sont prodigieusement multipliés dans l'espace de 40 ans qu'ils passèrent dans le désert, et la lèpre aussi augmenta parmi eux. Or les Hébreux ont pénétré en Arabie et s'arrêtèrent au pied du Mont Sinaï. Plus tard, sous Josuë, ils s'établirent dans le pays de Chanaan, patrie d'Abraham et de Jacob qui, plus tard, fut attiré en Égypte par Joseph, son fils.

Selon quelques antiques auteurs, l'origine des Hébreux serait tout autre. Ils remonteraient à une colonie égyptienne qui rejeta du temps d'Isis, sous la conduite d'Hiérosolymus, la surcharge de sa population sur les contrées voisines ; selon d'autres ce serait une race d'Éthiopiens que la crainte et la haine forcèrent, sous le règne de Céphée, de quitter leur patrie. D'autres en font une peuplade d'Assyriens qui, manquant de terre, s'établirent sur une partie d'Égypte et bientôt se rapprochèrent de la Syrie. Quoi qu'il en soit, toujours est-il que la lèpre sévissait dans leurs rangs. Mosen ou Moïse les exhorta à ne plus supporter les vexations des Pharaons et les décida à le suivre comme un guide que le ciel leur envoya.

Une fois l'exode faite, n'ayant aucune connaissance des lieux, fatigués et souffrant du manque d'eau, près de périr étendus dans la campagne, ils aperçurent un troupeau d'ânes sauvages qui sortait d'une pâture pour gagner une roche couverte d'un bois touffu. Moïse suivit ces animaux et, conjecturant à l'épaisseur de l'herbe que le sol recélait des sources abondantes, il parvint à les découvrir. Ce fut le salut. Puis, après avoir marché pendant six jours, ils arrivèrent, le septième, dans un canton dont ils chassèrent les habitants et y bâtirent leur ville et leur temple. Moïse, pour mieux assujettir la nation, lui donna une religion toute nouvelle et absolument contraire à celles des autres peuples. La figure de l'âne, animal dont les traces leur avaient indiqué l'eau et le chemin, fut consacrée dans leur sanctuaire[1].

Les Juifs sacrifièrent le bélier, comme pour insulter Ammon et, par la même raison, ils immolèrent le bœuf que les Égyptiens adoraient sous le nom d'Apis. Ils s'abstinrent du porc en mémoire de cette maladie honteuse, le *scabies* dont eux-mêmes avaient été jadis frappés, et à laquelle cet animal

1. *Le Christ à tête d'âne du Palatin :* On accusa les premiers Chrétiens d'adorer aussi un dieu à tête d'âne dont le Christ, découvert en 1856 au Palatin près de Rome, est la représentation la moins douteuse. L'accusation est nettement formulée dans la deuxième moitié du Ier siècle, dans Josephe contre les Juifs. Cet historien la trouva chez Apion qui l'avait exposée en 39, devant Caligula. Voilà donc expliqué l'autre miracle de Moïse qui fit jaillir l'eau en frappant la terre avec sa baguette ; cela se trouve réduit à une simple ânerie.

De Mély communiqua à l'Académie des Inscriptions et Belles-Lettres, le 14 février 1908, ses recherches sur ce sujet. Dans le texte d'Apion, dit-il, on trouve *tête de Canthare,* mot grec qui signifie âne, escabot, vase à boire. C'est donc un jeu de mots. A l'origine de la légende, on n'aurait nulle idée de la rattacher au culte de Set-typhon ; mais simplement à la reconnaissance des Hébreux pour les ânes qui les avaient sauvés de la soif quand ils traversaient le désert. Saint Epiphane déclara au IVe siècle que les gnostiques adoraient un dieu à tête d'âné.

est sujet... Les Hébreux ont pris des Égyptiens l'usage d'ensevelir les morts, au lieu de les brûler.

Les Hébreux avaient donc la lèpre avant l'exode, ainsi qu'un ramassis de maladies cutanées. Moïse savait bien que dans le camp de son peuple sévissait la lèpre ; et, en bon hygiéniste qu'il était, il prit des mesures souvent draconiennes pour en empêcher la propagation : le lépreux était tenu d'avoir ses vêtements décousus, de s'éloigner du camp, de se placer au-dessous du vent, de crier *impur,* de s'isoler jusqu'à ce que le lévite l'eût déclaré guéri ; ce qui pouvait parfois être obtenu dans l'espace d'un ou de deux septenaires, et qui nous suffit pour prouver que l'on confondait la lèpre — et il n'en pouvait être autrement dans ces temps reculés — avec une foule de maladies cutanées dont plusieurs bénignes. Toutes les maladies cutanées, la teigne et même la syphilis, étaient englobées sous le nom de lèpre.

On lit aussi dans les Nombres, chapitre XII : « Alors Marie et Aaron parlèrent contre Moïse à l'occasion de la femme qu'il avait prise, parce qu'elle était éthiopienne. La colère de l'Éternel s'alluma contre eux; et voici Marie était lépreuse .... et Moïse cria à l'Éternel : ô Dieu fort guéris-la, je te prie; et l'Éternel répondit .... qu'elle demeure donc enfermée sept jours hors du camp. » Après quoi elle y fut reçue.

La proclamation de cette contagion excessive et toutes ces superstitions et persécutions contre les pauvres lépreux ont survécu depuis, avec d'atroces cruautés, telles que l'on lapidait les lépreux en Écosse et que l'on brûlait même vive avec son enfant, la lépreuse qui accouchait. Messieurs les ultra-contaginistes voudraient-ils faire revivre toutes ces ridicules rigueurs en plein XXe siècle ?

C'est bien à tort que Munch soutint que le mot *Zaraath* du Pentateuque représentait de nombreuses affections cutanées dont la lèpre ne fait point partie. La vérité est qu'au milieu d'une foule de maladies, la vraie lèpre figurait aussi. Et chose significative : le mot *Zaraath* veut dire *insensibilité.* L'on sait que ce symptôme constitue un des meilleurs signes distinctifs de cette maladie. Ce qui n'avait pas échappé au perspicace législateur juif.

Selon Maspéro, Azariah, fils de Jehoash, roi d'Israel, fut lépreux vers la fin de son règne. Job et Lazare serait dans le même cas. Cependant nous verrons plus loin les arguments qui plaident plutôt en faveur de la syphilis (Voir aussi la syphilis du temps des Pharaons, communication faite par Zambaco, à l'Académie de médecine, le 3 juillet 1900, sur la syphilis du temps des Pharaons, et au congrès international de médecine tenu à Moscou en 1896).

Lorsque nous avons scruté l'admirable collection de momies du Musée égyptien, grâce à l'amabilité de son savant directeur, Maspéro, nous avons constaté dans la troisième vitrine de la seconde chambre du palais de Ghizeh (où se trouvait alors installé le musée) une momie dont la peau était couverte de cicatrices stellées, comme des astéries, en tout semblables aux cicatrices consécutives à la suppuration spontanée et à la guérison de la lèpre tubéreuse ; ainsi que j'en ai vu de nombreux exemples parmi les lépreux abandonnés à leur sort.

Une parcelle de peau de la momie du Pharaon Thomsès II portant aussi des altérations qu'on pourrait attribuer à la lèpre, a été présentée par nous à la Société de Dermatologie de Paris et fut examinée microscopiquement par le regretté Quinquaud. Cette peau était couverte, dans son entier, de boutons desséchés d'aspect chagriné. Notre distingué collègue n'y trouva que de belles fibres élastiques et du tissu conjonctif. L'opinion qui avait prévalu parmi les membres de la société fut que très probablement il s'agissait de lèpre. Nous devons rappeler que c'est ce Pharaon, Thomsès II qui, désirant voir Ammon, comme ses ancêtres, il lui fut conseillé par les voyants de renvoyer les lépreux et les impurs de sa capitale ; et que ceux-ci, au nombre de 80 000, furent alors ramassés et envoyés aux carrières de Sinaï. Plus tard, ils obtinrent l'autorisation de se fixer au Delta d'où se fit l'exode des Hébreux qui comptaient bien des lépreux parmi eux.

Signalons aussi que Ptolémée II roi d'Égypte (285 à 247 avant le Christ) avait la figure pleine de boutons et fut considéré comme atteint de lèpre.

La lèpre chez les phéniciens. — Clermont-Ganneau trouva l'origine de la tradition qui, depuis Hérodote, fait venir les Phéniciens du golfe Persique, dans les textes assyriens qui montrent Asarhaddan prenant Sidan, transportant ses habitants en Syrie et les remplaçant par des colons transplantés des pays avoisinant le golfe Persique (*Rev. Histor.*, 1891, juillet-août, 392).

Babelon a rétabli, par la numismatique, la chronologie des rois de Sidon sous les Achéménides et confirmé les inductions de Clermont-Ganneau qui faisait descendre la dynastie d'Esmurnazar et de Tabnit de l'époque Perse où on la plaçait jadis, à l'époque Ptolémaïque (*Bullet. de la correspondance hellénique,* t. XV, 293-320).

Le roi Tabnit, dont j'ai étudié le sarcophage et dépouillé la momie du musée de Constantinople où mon regretté ami, le directeur Hamdy Bey, les fit transporter de Sidon, était Phénicien ; son crâne est du type dolicocéphale le plus accusé ; la peau de sa momie était couverte de cicatrices stellées pareilles à celles de la momie du Pharaon Thomsès II. Ces cicatrices sont-elles consécutives à la fonte de lépromes, comme nous en avons observé de nombreux exemples, ou bien à une syphilis tuberculeuse suppurée ?

Feu Menant, de l'Institut de France (Académie des inscriptions et belles-lettres), m'a dit que Héron de Villefosse exposa à cette docte Compagnie qu'un masque funéraire effrayant, reproduisant un *facies lépreux,* fut trouvé dans une nécropole punique, près de l'emplacement du temple de Sérapis, nécropole de Memphis, où l'on inhumait les Apis. On sait que les Apis devenaient des Osiris après leur mort.

Les Phéniciens, si éprouvés par leur maladie nationale, le morbus Phénicicus, grands colporteurs universels de la lèpre, étaient en relations continuelles avec les Égyptiens antiques. Ils étaient en grand nombre sujets des Pharaons : domestiques, employés supérieurs, trafiquants... Ils étaient établis surtout dans les régions orientales de l'Égypte, autour du lac Menzaleh d'aujourd'hui.

Jusqu'à quel point les Phéniciens avaient-ils pénétré en Afrique ? Maspéro nous éclaire sur leurs grandes migrations maritimes, leurs relations avec l'Égypte et, consécutivement, sur la propagation de leur maladie nationale, le *morbus Phénicicus,* la lèpre. Ayant reconnu sans résistance la suprématie des Pharaons, les Phéniciens n'ont pas eu à souffrir de leur invasion, comme les autres nations de Chanaan. Ils avaient le privilège de faire le commerce dans toute l'Égypte, depuis Thomsès I jusqu'à Ramsès III ; et l'on doit remarquer que, grâce à leurs rapports continus avec l'Égypte, un certain nombre de Dieux d'origine asiatique s'introduisirent en Égypte (*Histoire de l'Égypte*, par Brugsh Pacha). D'ailleurs les

Égyptiens ont si souvent varié dans leurs croyances religieuses !

Au point de vue de notre sujet, de la propagation de la lèpre par les Phéniciens dans l'univers entier, nous devons insister sur le fait qu'ils trafiquaient par terre et par mer dans l'Inde, la Bactriane, la Chaldée, l'Assyrie, l'Afrique, principalement l'Arabie, les régions du Caucase... tous ces pays furent ravagés par la lèpre, depuis cette époque et le sont jusqu'à nos jours. La Méditerranée fut une mer Phénicienne. La mer Rouge, l'océan Atlantique furent sillonnés par ces intrépides navigateurs. Grâce à leur commerce et à leurs échanges, ils pénétraient partout. Possesseurs du pourpre, qu'ils tiraient du *murex* (coquille univalve hérissée de pointes) et plus tard fabriquant le bronze, ils étaient les bienvenus aux pays les plus lointains qui appréciaient leurs marchandises et trafiquaient avec eux. Hannon, navigateur carthaginois du IVe siècle avant Jésus-Christ, fit une expédition sur les côtes occidentales de l'Afrique et y fonda des colonies Lybi-Phéniciennes. Les Phéniciens avaient visité tous les pays barbaresques, Maroc, Algérie, Tunisie, Tripolitaine. Étouffant dans leur patrie, constituée par un ruban insuffisant de terre, ils se sont ainsi livrés à la navigation et aux colonisations. Il est à remarquer que les hommes seuls s'expatriaient, qu'ils prenaient femmes parmi les indigènes des contrées qu'ils accostaient et qu'ils propageaient ainsi partout leur maladie nationale, le morbus Phénicicus. La lèpre continue toujours à sévir dans toutes leurs anciennes colonies. On sait qu'ils se rendaient à Ophir situé dans l'Arabie heureuse, dans la mer Rouge ou Erythrée. Ophir serait dans le Yémen d'aujourd'hui. Ils pénétrèrent aussi dans bien des points du continent Africain. Ils ont été à Rodésia. Il est possible que la Cité Zimboë dont parle le livre des Rois et d'où était extrait l'or, fut Ophir, disent quelques géographes.

Dans le n° 3440 de la collection of British Authers Tauchnitz edition, p. 83, se trouve une note très intéressante que je vais résumer. « Elisa or the Doom of Zimbaowe ou les ruines de Zimboë, au sud de l'Afrique centrale, sont entourées de mystère ; quant à leurs constructeurs et à leur usage Wilmot prouva qu'au moyen âge Zimboë était une ville sauvage de l'empire de Monomotapa, et que les Jésuites y avaient installé une église dans une construction antique. Mais on ignore le peuple qui a construit ce vieux monument. Théodore Bint soutint qu'il eut à Zimboë une colonie phénicienne. Il démontra que les habitants de cette ville avaient les us et coutumes et même les divinités phéniciennes. J'insisterai derechef sur ce que toutes ces localités continuent à être éprouvées par la lèpre. En effet la lèpre se trouve en toute activité dans toute l'Afrique. Elle y a toujours fait des ravages dès la plus haute antiquité. Le Maroc en est infecté, comme l'Algérie, la Tunisie, le Soudan, les Congos, l'Abyssinie, le pays de Somalis, le Zanguebar (colonie allemande), la Mozambique (colonie portugaise), le Zanzibar (île de l'océan Indien près de la côte de Zanguebar, sous le protectorat de l'Angleterre), Sénégal, le Gabon, les Canaries, Cap-Vert, l'Ascension et Sainte-Hélène, le cap de Bonne-Espérance, enfin toute l'Afrique en est infectée tant sur le parcours du Nil et du Niger, que dans l'intérieur.

Les Hycsos ou rois Pasteurs ou rois des Bédouins, toujours lépreux jusqu'aujourd'hui, envahirent aussi l'Égypte et s'y établirent, principalement dans la Basse-Égypte, à Tanis et Avaris ; ils y sont restés pendant 300 ans ; ils avaient même emprunté aux Phéniciens leurs divinités : *Baal* et *Astarté,* souvent mentionnés dans les inscriptions hiéroglyphiques. A Memphis il y a eu, comme à Sidon, un sanctuaire de la déesse Astarté ; et Ramsès II lui consacra un temple dans la ville Ramsès-Tanis, en 1350 avant le Christ. En outre les tribus de Sasu du pays Adumar ou Idumée (Arabes Bédouins), qui ont toujours habité le désert entre l'Égypte et la terre de Chanaan jusqu'à l'Euphrate, ont toujours eu la lèpre et continuent à l'avoir.

La Bible ne compte guère plus de 6 070(?) ans. On n'y trouve aucune mention de l'homme des grottes, ni de l'âge de silex. La lèpre a dû sévir chez les hommes préhistoriques. Toujours est-il que la Bible prouve que la lèpre existait en Égypte avant l'exode et que les Hébreux de Moïse en étaient atteints l'an 1675 avant Jésus-Christ. Ils continuèrent à en être éprouvés 40 ans après, lorsqu'ils arrivèrent aux bords du Jourdain. Ils ont toujours eu la lèpre depuis, ainsi qu'on le verra plus loin.

Nous avons vu quelle était l'origine des Phéniciens descendants des Koushites d'origine Touranienne. Les Phéniciens ont été les plus grands propagateurs de la lèpre dont l'histoire est intimement liée à leurs voyages, à leurs pérégrinations, à la fondation de leurs nombreuses colonies. Les Phéniciens étaient décimés par la lèpre qu'ils ont dû prendre à l'Inde. Les médecins de l'antiquité ont reconnu le fait, aussi désignaient-ils la lèpre sous le nom de *maladie phénicienne*. Hippocrate l'appelle Φοινικική νοῦσος ; cette dénomination continua à être employée par les auteurs postérieurs. Elle fut admise par Galien et par Aétius, bien qu'on confondit sous ce vocable de nombreuses affections cutanées qui n'avaient rien de commun avec la lèpre. D'ailleurs cette confusion a eu lieu de tout temps et continue encore.

Les Phéniciens, contemporains d'Abraham et de Nemrod, arrière-petits-fils de Noë qui créa l'empire des Assyriens et de Sémiramis reine de Babylone, quatre siècles avant l'ère héroïque où Minos donna les lois à la Crète, six siècles avant la guerre de Troie, huit siècles avant David et Salomon, dix siècles avant la fondation de Rome, 2000 avant le Christ, les Phéniciens s'étaient révélés par leur génie initiateur. Ils battaient monnaie, teignaient la pourpre et en faisaient des tissus, construisaient des horloges de bois, fabriquaient des émaux sur métal, le verre, la terre cuite avec couleurs, inventaient l'alphabet ; et Cadmus le Phénicien était élevé par les Grecs au rang des Dieux. Ce furent les premiers navigateurs.

Sous le roi égyptien Néchao, ils firent le tour de l'Afrique, découvrirent les rivages Nord-Ouest de l'Europe et opéraient des échanges à Gibraltar, la Scandinavie, l'île d'Albion et les voisines, où ils trouvaient de l'étain et une sorte de murex pour la teinture noire. Mille ans avant eux, il n'était question que de l'Égypte et la Chaldée (André Lefèvre, Sarzec, Heuzey). Le bronze fut fabriqué en premier lieu par les Phéniciens. Les bronzes étaient de plusieurs compositions ; il y en avait de constitué avec du cuivre, de l'étain et une petite quantité de plomb ou de zinc ; parfois aussi on y ajoutait un peu d'argent. Avant cette fabrication des bronzes, due aux Phéniciens, les instruments tranchants étaient en silex sous forme de couteaux imitant le *tranchant* dont se servent aujourd'hui les bottiers pour couper le cuir[1]. Or l'humanité doit

1. Les médecins Aztèques de l'époque pré-colombienne pratiquaient les incisions chirurgicales même avec des couteaux d'obsidienne (itztli). Bertillon, La pathologie précolombienne, d'après les ex-voto Aztèques ; *Bulletin de la Société de Médecine de Paris*, 9 juin 1911.

être reconnaissante envers cette nation et lui pardonner de l'avoir léprosée. Notons en passant que cette invention du bronze si utile des Phéniciens qui, faisant abandonner le silex, facilita l'industrie, a de beaucoup précédé la découverte du fer qui, à son tour, détrôna plus tard le bronze. Les Égyptiens ont connu le fer 4 000 et les Grecs 1 450 ans avant le Christ. Au temps d'Homère les armes étaient en bronze. Les Phéniciens allaient chercher partout l'étain pour fabriquer ce dernier et en cachaient la provenance.

Poursuivons les explorations des Phéniciens, grands colporteurs de marchandises variées, dans les pays les plus éloignés, et en même temps de la lèpre. Le roi Hiram prêta ses flottes et ses marins à Salomon pour aller à Ophir chercher l'or qui décora le temple de Jérusalem. Hercule le Phénicien, dit Amédée Thierry dans son histoire des Gaules, né à Tyr, où il eut sa statue de Dieu voyageur, intrépide fondateur des villes tyriennes, est le génie tyrien personnifié, déifié.

Plus tard la race indo-européenne poursuivit la race sémitique. Les Grecs et les Ioniens furent contre les Phéniciens auxquels pourtant ils étaient redevables de la civilisation et aussi de la lèpre, l'*Éléphantiasis*. Tyr, ville des richesses, fut anéantie. Les Phéniciens furent poursuivis, comme les Israélites. Nabuchodonosor détruit Tyr. Plus tard, attaqués par l'armée et la flotte d'Alexandre le Macédonien, roi aryen, les Phéniciens envoyèrent à Carthage leurs femmes et leurs enfants. Ils résistèrent pendant sept mois (Plutarque). Enfin Tyr prise d'assaut fut détruite, ses habitants égorgés et 2 000 ont été crucifiés le long du rivage. Alexandre a été plus cruel que jamais contre les descendants de Sem. La lèpre régnait dans son armée. Était ce une vengeance que ce don phénicien ?

Les Phéniciens furent les promoteurs de l'émigration qui fonda la nationalité des Cantabres et des Basques, selon Garat (*Origine des Basques de France et d'Espagne*, Paris, Hachette, 1869). Les Cantabres, sur le rivage de l'*Atlantique*, formaient une étape, une escale pour les navigateurs phéniciens. Nous en parlerons plus loin.

Ce petit peuple, le Phénicien, cerné par l'Empire Babylonien, la Palestine, l'Asie-Mineure et l'Arabie, se donna donc aux voyages. Les Phéniciens créèrent aussi des rapports avec les peuples de la Grande-Bretagne. Ils abordèrent même trois fois l'Amérique (*Histoire universelle*, Amsterdam et Leipsick, 1752)[1].

Ainsi, les Phéniciens sillonnèrent la Méditerranée dans tous les sens et les mers du Nord, en semant partout la lèpre. Voyageant sans femmes, ils en prenaient partout où ils fondaient des colonies et transmettaient ainsi largement partout leur mal national, par leurs descendances. Ils touchaient même à l'Atlantide, continent plus grand que l'Asie-Mineure et la Lybie réunies, qui, selon Platon, était située dans l'Atlantique, en face des colonnes d'Hercule (*Dict. univ. d'Hist. et de Géogr. Bouillet*). Les Atlantes ont dû avoir la lèpre.

Vu leur petit nombre, les Phéniciens prenaient des auxiliaires des montagnes de l'Arménie, la mer Caspienne, le fleuve Oxus, les monts Imaüs, le cours de l'Indus et le bassin du Tigré (Abyssinie). Disons en passant que tous ces pays étaient ravagés par la lèpre et le sont encore. Ezéchiel a dit des Phéniciens : « Tous les matelots étaient engagés dans votre commerce ; les habitants d'Arad ont été vos rameurs ; les Perses, les Lydiens, les Libyens étaient soldats dans vos armées ; les Arabiens étaient autour de vos murailles. »

Les Phéniciens allaient à leurs conquêtes colonisatrices vêtus somptueusement avec de brillantes armures. Isaï disait qu'ils étaient des princes et les personnes les plus éclatantes de la terre ; mais qu'ils se sont prostitués à tous les peuples pour l'argent. Ils fondèrent nombre de colonies sur le littoral de l'Afrique, de la Grèce, de l'Italie, de la Gaule méridionale, à l'Est et au Sud de l'Espagne, etc.

L'inscription phénicienne trouvée à Marseille en 1845, que nous avons vue au Musée Borelli, prouve la fondation par eux de cette ville avant les Phocéens (Abbé Bargès, *Un Temple de Baal*). Nous en parlerons longuement plus loin. Carthage

1. Hjalmar Rued Holand, de l'Université de Wisconsin (États-Unis), montra au Congrès de Rouen, lors du Millénaire Normand, en juin 1911, une pierre de granit sur laquelle existent des caractères gravés qui témoignent que les Scandinaves, partis jadis à la découverte de terres nouvelles sur leurs fragiles drakars, ont touché en Amérique : « Huit Goths, 22 Norvégiens partis de Visseland, nous avons campé à deux sknies (une journée de marche) au Nord de cette pierre. Nous avons pêché un jour et sommes rentrés au camp. Nous avons trouvé dix hommes rouges de sang et morts. A. V. M. (Ave Virgo Maria), préservez-nous du mal. Nous avons 10 hommes à la mer gardant notre navire, à 41 jours de cette île, an 1362. » Christophe Colomb ne devait naître que 75 ans plus tard et découvrir de nouveau l'Amérique en 1492. Or l'Amérique fut découverte trois fois : par les Phéniciens, les Scandinaves et par Christophe Colomb. Notons que les Scandinaves ont toujours eu la lèpre.

a été une colonie célèbre qui avait la même langue, les mêmes dieux, les mêmes fêtes, les mêmes blasons que les Phéniciens (Gébelin). Carthage, en phénicien Kartha-Hadath, signifie ville neuve.

Étienne de Byzance parle de leurs colonies à Cadix, à Gibraltar, Tripoli, Sabart et Hébéda, Gadès, Calpé, Sabatra-Heptis. Sur la côte orientale de la Gaule, ils fondèrent la colonie d'Illibéris; sur le détroit d'Hercule, celle de Carteïa, Thebès en Béotie. Selon Tacite, les Elisii, qui de son temps existaient sur le rivage occidental de la Gaule, en tiraient leur origine. C'est plus tard qu'ils doublèrent Gibraltar. Ils ne sortirent de la Méditerranée pour naviguer dans l'Océan qu'en 1250 avant le Christ. Guidés dans leurs voyages par la grande et la petite Ours, ils s'avancèrent sur les côtes de France, de l'Irlande, de la Suède, pour opérer leurs échanges. Les établissements qu'on a attribués aux premiers Basques étaient phéniciens. D'ailleurs, les ancêtres des Basques étaient les Sémiti-Phéniciens, selon le savant suédois Nilson qui établit le fait à propos du monument de *Kivik,* près de la ville de Cimbrishamm.

Des colonies phéniciennes florissaient en nombre sur les côtes de la Sardaigne, de la Gaule, de l'Ibérie. Aux Phéniciens succédèrent les Carthaginois, et à ceux-ci les Rhodiens qui continuèrent les échanges avec l'Inde et la Chine. Est-il donc étonnant qu'ils aient infecté l'univers entier de leur mal national?

Les Phéniciens dirigeaient toutes les marchandises vers Babylone, par le golfe Persique, et de Babylone par l'Euphrate au port de Thapsacus où ils les chargeaient sur les chameaux ou des voitures, et, sous forme de caravanes dont Alexandre suivit la voie pour battre Darius près d'Arbelles. Les marchandises arrivaient ainsi à Tyr, d'où on les réexpédiait par mer sur les entrepôts de la Méditerranée et de l'Atlantique. Ils transportaient partout des marchandises de toutes ces provenances qu'ils échangeaient, ainsi que des objets de culte, des statuettes d'Astarté, des images de leurs divinités et des reliques égyptiennes. Ils propageaient ainsi leur propre religion dont on trouva partout des spécimens en France, en Espagne, en Grèce (Cadix, Rhodes, Nîmes, etc.). Mayer-Lambert découvrit à Avignon le tombeau de Zaybequat, prêtresse, fille d'Abdechemoun. Plus tard, le commerce passa des Phéniciens aux Carthaginois, de ceux-ci aux Rhodiens et aux Phocéens de Massilia (et la lèpre continua les mêmes itinéraires).

Ainsi, il est prouvé que les trois peuples qui ont contribué à propager dans l'univers la lèpre, dont ils étaient ravagés, furent les Hébreux, les Phéniciens et les Grecs, grâce à leurs translations, leurs émigrations, leurs voyages, leurs colonisations. Plus tard, la même accusation fut portée contre les Sarrazins. En effet, pendant quelque temps, à la suite de leur invasion dans le Midi de la France, on désigna la lèpre sous le nom de *mal arabe*. Ainsi, la lèpre, maladie d'origine indienne, fut transmise d'abord par terre, puis par mer partout, et les Phéniciens furent les grands colporteurs de leur maladie nationale, le *morbus phénicicus,* qui n'est pas autre chose que la lèpre.

Nous avons vu que les Hébreux, chassés d'Égypte, en tant que lépreux et confinés à la ville d'Avaris, située dans le Delta, partirent pour le désert, infectés de la lèpre qu'ils ont transmise, à leur tour, aux divers peuples habitant alors l'Asie, et plus tard aux peuples de la Palestine, avec lesquels ils se trouvaient en relations ou en guerre, mais toujours en immixtion continuelle. Car qu'il fussent vainqueurs ou vaincus, il y avait saisie d'esclaves de part et d'autre, enlèvement des enfants et des femmes, prise de possession de celles-ci, lors même qu'ils traitaient le pays à la façon de l'interdit ; ce qui leur était habituel; les uns et les autres étaient agrégés à la tribu victorieuse qui s'accroissait ainsi. Plus tard, le transport en masse de toute une population vaincue en dehors de ses foyers, au milieu du peuple conquérant, tantôt par les Juifs, tantôt par les Babyloniens ou les Assyriens, amenait forcément un amalgame de ces divers peuples, un mélange de sang, une fusion des races qui, certes, se communiquaient et se passaient leurs vices héréditaires, leurs tares réciproques dont la lèpre qui se renforçait ainsi de plus en plus.

Le premier foyer de la lèpre — autant qu'on puisse remonter dans l'histoire — ayant été l'Inde, il est plus que probable que la maladie a dû être transmise tout d'abord par terre dans toutes les contrées asiatiques voisines. Nous avons dit que dans les plus anciens ouvrages indiens on trouve décrite sous le nom de *Charaka* la lèpre tubéreuse, et sous le vocable *Kushta,* l'anesthésique. Ainsi la lèpre a pu se propager parmi tous les anciens peuples d'Asie en guerres périodiques entre eux.

La captivité de Babylone a dû, à son tour, être une cause principale de l'extension de la lèpre parmi les ancêtres des Persans et des Kurdes, chez lesquels la maladie sévissait déjà, d'ailleurs, avec violence et, chose intéressante, elle continue à le faire même de nos jours. Les invasions des Assyriens et plus tard des Perses en Égypte, et, réciproquement, des Égyptiens dans les grands empires asiatiques du centre, ont encore favorisé l'extension de la lèpre, peut-être par la contagion, probablement bien plus active alors qu'elle ne l'est aujourd'hui et dans tous les cas par les alliances matrimoniales et la procréation, c'est-à-dire par hérédité.

Les anciens Hébreux, peu voyageurs dans le principe, ne se trouvaient pas en fréquentes relations avec les peuples vivant loin d'eux, jusqu'à la prise de Jérusalem par les Romains. Ce n'est qu'à cette époque surtout qu'ils se sont éparpillés dans la Méditerranée et un peu partout. Cependant nous verrons plus loin que déjà après la captivité de Babylone ils ont dû infecter l'Ibérie.

Néanmoins on ne peut pas les accuser, avec quelque apparence de raison, d'avoir été, comme les Phéniciens, parmi les tout premiers propagateurs de la lèpre — bien qu'ils furent dûment lépreux — aux peuples éloignés des localités qu'ils occupaient et que l'on ne pouvait atteindre que par de longs voyages par mer ; ce qui fut l'œuvre des Phéniciens, peuple navigateur et colonisateur par excellence. De fait, le seul peuple marin, pendant l'époque hébraïque, qui pût entrer en relations avec les insulaires de la Méditerranée et les habitants du littoral fut alors le Phénicien. Cependant, on ne doit pas oublier le miracle que l'Éternel enseigna à Moïse, dans un de ces familiers tête-à-tête, fréquents, afin que son prophète le répétât, devant Pharaon — pour le persuader que les Hébreux étaient son peuple bien-aimé — lorsque son favori alla solliciter l'autorisation de sortir de l'Égypte pour aller sacrifier dans le désert. Dans ce miracle il s'agissait de lèpre blanche. Il est certain que la lèpre *blanche,* bien que vaguement décrite, existait tant chez les Hébreux que chez les Phéniciens et les Grecs, et continue encore à se montrer, bien que rarement, sous forme de placards plus blancs que la peau normale, entourés par un cercle sinueux hyperchromique brun, pigmentaire, légèrement saillant. Ces îlots de la peau qui a perdu sa coloration normale sont en même temps insensibles. Plus tard la *Leucée* des Grecs était souvent aussi la vraie lèpre blanche. Nous en avons vu des spécimens dont quelques-uns ont été reproduits dans notre travail *Les lépreux ambulants de Constantinople,* par le pinceau d'un habile peintre, feu Aquarone. Chez les nègres, ces placards achromiques tranchent d'une manière bien plus remarquable sur les téguments noirs normaux. Nous en avons vu des exemples aussi. Nous avons rencontré cette variété blanche de la lèpre chez quelques Juifs espagnols établis en Turquie, qui sont, ainsi que nous l'avons prouvé ailleurs, les descendants directs des anciens Hébreux de l'exode. Nous l'avons vue aussi, cette lèpre blanche, chez quelques Grecs des îles de l'Archipel, descendants sans aucun doute des anciennes colonies phéniciennes. Dans la traduction de la Bible des septantes faite par 72 savants juifs de l'hébreu au grec, 300 ans avant le Christ, sous le règne de Ptolémée Philadelphe, le mot *Zaraath* est traduit par celui de *lèpre.* Selon le Pr Caposi, de Vienne, d'origine israélite, les mots Nega et Zaraath signifient lèpre et gale, deux maladies alors confondues ensemble, comme toutes les maladies malignes de la peau. Le fait est que la lèpre tuberculeuse même existait chez les Hébreux de l'exode. Dans le 3e livre de Moïse, chapitre 13, il est question d'une maladie cutanée phymatode et ulcéreuse, et ailleurs de la chute des doigts et des membres entiers (lèpre mutilante). On y voit aussi le tableau de la lèpre, dans le livre de Job, à moins qu'il ne s'agisse de syphilis. En effet dans le livre de Job, chapitre II, il est dit : Ainsi Satan sortit de devant l'Éternel et frappa Job d'un ulcère malin, depuis la plante des pieds jusqu'au sommet de la tête. Bien des auteurs voient sur la maladie de Job l'éléphantiase, à commencer par Origène. Mais les observateurs sévères de nos jours se trouvent dans l'embarras et ne sauraient se prononcer entre la lèpre et la syphilis.

Certains savants Israélites soutiennent que les Hébreux de Moïse n'avaient point la lèpre et qu'on les a injustement accusés d'avoir été les propagateurs de cette maladie (Janselme et Marc Sée) ; comme si la lèpre était une tare qui déprécierait le mérite de la nation juive. Les Grecs aussi avaient la lèpre, l'*éléphantiasis.* Est-ce que cela les a empêchés d'avoir des pages glorieuses dans l'histoire de l'humanité ? Selon Maspéro aussi le prêtre Osersyph ou Moïse fit l'exode placé à la tête du peuple qui habitait *Avaris* plein d'impurs et de lépreux. J'ajouterai en passant que souvent, à Constantinople, des rabbins m'ont envoyé comme lépreux des israélites atteints de toutes sortes de maladies cutanées invétérées. Je ne pense pas que les Lévites du temps de Moïse aient été, en fait de diagnostic, plus savants que les Hahams de nos jours. Et pourtant j'ai vu parfois prononcer le divorce sur un faux diagnostic de lèpre.

Dernièrement Clermont-Ganneau donna lecture à l'Académie des inscriptions et belles-lettres de France d'un travail sur un israélite adorateur du dieu égyptien *Horus*. Il s'agit d'un texte araméen d'Égypte mal compris jusqu'à ce jour. C'est un acte de dévotion. Azariah, fils de Jehoash, roi d'Israël, fut lépreux vers la fin de son règne (Maspéro, p. 372). Or, chez les Israélites, plusieurs siècles avant l'ère chrétienne, l'emploi de la langue araméenne et l'existence d'un culte rendu publiquement à une divinité égyptienne est à signaler pour établir le mélange, la fusion des Juifs et des Phéniciens, leurs cousins.

Pour puiser des renseignements authentiques, j'ai lu moi-même attentivement la Bible, l'édition admise par les Juifs, texte hébreu, avec traduction française. Tout ce que la Bible décrit sous le nom de lèpre du cuir chevelu n'en est point. Voyons maintenant qu'est-ce que le *Bohak*? selon le septante c'est l'Alphos. On lit aux versets 38 et 39 : « Si un individu présente plusieurs *Béharoth* (c'est le pluriel de Behareth) blanches, et si le prêtre voit sur la peau les Béharoth d'un blanc obscur, c'est un bohak (Alphos) ; l'individu est pur. » Je ferai remarquer qu'il y a pourtant une vraie lèpre blanche, la Morphea Alba, et que cette fois-ci encore la manière de faire du prêtre n'est point dans le vrai. Aux versets 40-44, il est dit : si sur une tête atteinte de calvitie, il survient une éruption d'un blanc rougeâtre, c'est la lèpre. L'individu est impur. En résumé les signes de diagnostic fournis par la Bible conduisent à l'erreur. Aussi la plus profonde confusion se fit pendant des siècles, entre toutes sortes de maladies cutanées et la lèpre, grâce à la Bible qui déclarait souvent la maladie curable dans l'espace d'une ou de deux semaines ; Le Cohen désinfectait alors la maison avec le sang d'un oiseau égorgé ou l'eau du bois de cèdre !

Le général syrien Nahaman désola la Palestine. Devenu lépreux, il est mandé au Nabi Élisée (prophète) qui le fait laver sept fois au Jourdain et le guérit. Les paroles de Jacob sont ici applicables : taisez-vous Roper Elilim, médecin du néant, tristes consolateurs (Dr Corbeau-Beugnies).

Voyons maintenant les idées des Docteurs du Thalmud sur la lèpre. Nous ferons encore des emprunts au livre du Dr Babbinowicz. D'abord ils n'admettent pas la contagion. Les vêtements et les maisons des lépreux ne sont pas impurs. A. Si le fiancé paraît, le jour de son mariage, atteint de la lèpre, on lui permet de ne se faire examiner qu'à la fin du septième jour de la noce. B. Il en est de même d'un individu participant à la fête de Pâques ou des tabernacles. S'il y a doute sur l'existence de la lèpre, le malade doit être considéré comme pur. C. Les poils blancs sur une partie affectée ne constituent pas une impureté. La tradition talmudique admettait quatre nuances principales de la couleur blanche pour la lèpre : comme la neige, la chaux, le blanc d'œuf, la laine blanche. En se basant sur telle ou telle nuance on pouvait poser le diagnostic de lèpre ! La Bible divise la lèpre en blanche et en ulcéreuse ; tandis que la Mischah n'admet pas cette division, mais celle en lèpre généralisée et en lèpre limitée. On ne considérait la lèpre comme généralisée que si elle envahissait le visage, et, lorsque l'individu était chauve et sans poils, le cuir chevelu. Bien que commettant moins d'erreurs que la Bible, le Talmud ne fournissait pas encore les signes précis de diagnostic ; loin de là. A chaque instant on parle soit dans la Bible, soit dans le Talmud, de la lèpre du cuir chevelu. Or la vraie lèpre, notre lèpre, n'atteint le cuir chevelu que très rarement et lorsqu'il y a calvitie. Les lépreux conservent toujours leur chevelure. La véritable lèpre fait tomber les sourcils, la barbe, la moustache, mais non les cheveux. Elle ne les blanchit pas non plus ; et les squames ne se rencontrent pas très souvent sur la peau des lépreux. Bien des lépreux de la Bible étaient teigneux ou syphilitiques. Enfin la lèpre n'est pas habituellement douloureuse. La syphilis, au contraire, produit la chute des cheveux et détermine des douleurs violentes (ostéocopes) à sa troisième période. Moïse qualifiait de lèpre toute maladie cutanée qui inspirait du dégoût et l'horreur. Cependant Moïse avait constaté l'altération de la voix chez les lépreux. Aussi les faisait-il parler lorsqu'il les examinait.

La confusion de la lèpre avec les dermatoses vulgaires a continué jusqu'à nos jours. Gibert, médecin de l'hôpital Saint-Louis et membre de l'Académie, confondit aussi la lèpre avec le psoriasis qu'il appelle lèpre nostras dans son livre paru en 1864. Dans l'immense majorité des cas les soi-disant lépreux de la Bible ne l'étaient point. La lecture attentive de la Bible et du Talmud m'en a convaincu. De plus le mot *impur* ne veut point dire contagieux. On se sert de ce mot dans le sens de *malpropre,* sale. La propreté individuelle était imposée aux Hébreux. Ainsi une femme à son époque cataméniale est *Zab* : impure ; il en est de même d'un individu atteint de spermatorrhée. Les Musulmans agissent de même ; un homme qui a coïté ou bien qui eut une pollution nocturne est *impur* et doit prendre un bain pour se purifier ; si un chien touche un bon musulman après ses ablutions, celui-là devient impur, et il doit recommencer avant la prière ; les rigoristes en font autant s'ils sont touchés par une femme ou par un eunuque.

La lèpre était une cause de divorce chez les Hébreux et cela continue encore de nos jours chez les Juifs, au même titre qu'un *polype putride* des fosses nasales ; je pense que l'on voulait parler de l'*Ozène*. Si le mari a une profession qui l'imprégne d'infectes odeurs (vidangeur), la femme a le droit de divorcer, selon Rabbi Meyer. Les autres docteurs restent dans la réserve dans le cas où la femme aurait eu connaissance de ces défauts avant le mariage, sauf pour la lèpre. Car le commerce conjugal est nuisible à la santé de l'autre conjoint (Rabbinoviz, article *Ghémara,* p. 161).

On lit dans le *Deutéronome,* XXVIII : Dieu le frappera d'ulcères d'Égypte. Or les uns y ont vu la *lèpre*, les autres la *syphilis*. La syphilis, certes, a dû exister chez les Hébreux et fut confondue avec la lèpre ; il est vrai qu'on n'en trouve pas indiqués nettement dans la Bible les symptômes qui la caractérisent. Cependant comme la syphilis existait en Égypte du temps des Pharaons, de même que la lèpre, les Hébreux devaient aussi la posséder. (Voir l'antiquité de la syphilis, communication faite par le Dr Zambaco au XIIe congrès international de médecine, tenu à Moscou en 1896 ; la syphilis, chez les Pharaons, communication à l'Académie de Médecine de Paris en juillet 1900, et la communication confirmative faite par le Dr Lartet, doyen de la Faculté de Lyon, à l'Institut de

France en 1907.) Disons, en passant, que l'écriture parle de la blennorrhagie chez l'homme mûr ; mais pas de celle de la femme. Cependant l'une ne peut exister sans l'autre et, si l'on voulait, absolument, lui assigner une origine sexuelle, on devrait en placer la source chez la femme.

Un savant allemand, Offele de Newenbar, a étudié plusieurs papyrus de l'antique Égypte, qui parlent d'une maladie que l'on reconnaît facilement être la blennorrhagie. Les hiéroglyphes déchiffrés indiquent déjà de nombreuses injections pour la combattre. Dans le papyrus d'Erbers, on mentionne le pus qui ronge la chair de l'homme et de la femme. L'entête d'une prescription est interprété comme il suit : un autre remède pour chasser la purulence de la voie urinaire. Il y est aussi question des moyens à employer contre l'érection douloureuse, inflammatoire du pénis. Tous ces passages prouvent que les Égyptiens de l'antiquité ont connu la chaudepisse tout comme la syphilis, ainsi que nous le verrons derechef plus loin, et qu'ils ont confondu cette dernière avec la lèpre, comme tout le monde, du reste. Il est dit dans la Bible que Moïse ayant su que les filles moabites avaient infecté le camp des Hébreux (?) fit exécuter vingt-quatre mille juifs, pour arrêter la propagation de la *maladie des organes génitaux*. (Laquelle ?). Et après avoir défait les Médianistes dont on égorgea tous les hommes, Moïse fit étrangler toutes les femmes, n'épargnant que les vierges qui ne pouvaient avoir été infectées. La maladie de Baaltéore, qui sévit dans le camp de Moïse, était d'une contagiosité excessive et se transmettait selon l'historien juif Josephe, à tous les membres d'une famille[1].

Selon d'Hamonic cette affection devait être la syphilis (*Des maladies vénériennes chez les Hébreux à l'époque biblique*). L'alopécie dont parle Isaïe et l'ulcère dit d'Égypte avec lésions à la partie du corps d'où sortent les matières stercorales, les ulcères de mauvaise nature que l'on aura transmises à la progéniture se rapportent bien à la syphilis (Proverbes de Salomon, § 59).

Nous avons déjà dit que David et Salomon, Job et Lazare étaient probablement syphilitiques, et qu'une de sept plaies des Pharaons était la syphilis que Sara avait communiquée à

1. Flavius Josephe, auteur des *Antiquités Juives*, 37-45.

Pharaon son amant (Proverbes de Salomon, 59). « Celui qui s'adonne à la fornication (Aberah) a des plaies que l'on traduit par les mots plaques muqueuses et syphilides » (*La médecine du Talmud*, par le Dr Rabbinovicz, p. 33). On trouve dans les livres religieux hébraïques des passages qui peuvent bien se rapporter à la syphilis, malgré le vague qui règne toujours dans ces écrits à propos de toutes les maladies, en commençant par la lèpre.

Selon le Dr Mason Good et le Dr Belcher (*Les maladies de la Bible*, sir Bennett), il y aurait dans la Bible trois espèces de lèpre : la Bahereth qui serait la Τηλαυγής, la kéhath : 'Αμαυρά et la Bohak qui serait l'"Αλφος des auteurs grecs.

Concluons : il est indéniable que les Hébreux avaient la lèpre avant l'exode, qu'ils l'ont conservée pendant les 40 années de séjour dans le désert et que leurs descendants directs, les Juifs d'Espagne, l'ont toujours gardée depuis, ainsi que nous le constatons chez les Israélites d'Orient, dits *Spagnols*. Après la prise de Jérusalem par les Romains, les Juifs se sont rendus en masse en Espagne et de là, sous l'inquisition, en Turquie, au xve siècle. Leurs descendants, les Juifs d'Orient conservent toujours l'héritage de leurs ancêtres : la lèpre sévit parmi eux encore de nos jours. Doit-on attribuer aux Hébreux lépreux, partis d'Égypte. la propagation de la lèpre dans les diverses contrées en contact avec eux depuis l'exode? ou bien la maladie existait-elle déjà partout en Asie ? Cette dernière opinion paraît la plus probable. Toujours est-il que les Hébreux se sont mêlés avec les divers peuples voisins avec lesquels ils étaient en relations ou en guerre : les Philistins, les Ammonites, Madianites, Assyriens, Amorrhéens, Guirgaciens, Héviens Harkiens, Siniens, Arvadiens, Cananéens, Chaldéens, Mohabites. Tous ces peuples idolâtres se sont croisés avec les Israélites, et proviennent de Sem, un des trois fils de Noë, les deux autres étaient Caïn et Japhet. Tous ces peuples ont le même type anthropologique que les Hébreux ; tous ont eu la lèpre et leurs descendants la conservent toujours.

Sous Jéhu, les Syriens s'emparèrent de la contrée située à l'Est du Jourdain (830 ans environ avant Jésus-Christ). Salmanaser, roi d'Assyrie, qui régna de 727 à 722 avant le Christ, s'empara de Samarie et conduisit la plus grande partie des habitants du royaume d'Israël captifs en Assyrie. Il les remplaca par des colonies assyriennes. Beaucoup de Juifs se sont répandus alors en Egypte et dans l'Empire grec. Consécutivement les peuples juif et assyrien se mêlèrent, se croisèrent, et de ce mélange, même au point de vue religieux, sortit le peuple Samaritain.

L'hébreu archaïque fut pendant 10 siècles la langue des Hébreux. Puis pendant les 70 années, de leur captivité à Babylone, ils se sont habitués au dialecte chaldéen qui s'y parlait; plus tard ils avaient admis l'arabe avec mélange du syriaque et du grec. Et enfin dispersés, ils ont adopté, partout, la langue du pays qu'ils ont habité, l'espagnol, l'arabe, etc.

Puis les rois assyriens ont soumis presque toute l'Asie, la Phénicie (excepté Tyr), l'Arménie, la Médie, Babylone et le pays arabe du fleuve Tigre (700 avant Jésus-Christ). En 538, Cyrus fit de l'Assyrie et de Babylone une province de Perse (La lèpre régnait dans son armée). Ainsi tous les peuples de ces diverses contrées se sont amalgamés et léprosés. Tous payent encore aujourd'hui large tribut à la lèpre. Il m'est donné de recevoir à ma polyclinique, à Constantinople, des lépreux de toutes ces provenances. Car on sait dans toutes ces contrées que je m'occupe du sort de ces malheureux.

Les Assyriens étaient Sémites et leur langue fut l'assyrien avec son écriture cunéiforme, elle est aussi parente de l'arabe, de l'hébraïque, syriaque, chaldaïque. Plus tard la langue assyrienne fut supplantée par l'Araméenne (vers le Ier siècle) et enfin celle-ci fut remplacée peu à peu par l'arabe. Au XIe siècle, la fortune des Juifs se confondit avec celle du Califat. Cyrus avait octroyé aux Israélites leur retour en Palestine. Ils se fixèrent dans la Judée et prirent alors le nom de Juifs. Il importe pour l'histoire de la lèpre de suivre toutes les translations de ces peuples qui tous souffraient de la lèpre qu'ils propageaient sur leurs parcours.

Les grandes migrations humaines ont propagé les maladies infectieuses et héréditaires par la fusion des peuples (Phéniciens, Hébreux, Grecs, Romains, Arabes). Les Juifs, chargés toujours de l'héritage ethnique de la lèpre, ont puissamment contribué à la propagation de la maladie à travers les siècles et les contrées.

Ce serait nous éloigner trop du but de notre travail que de nous attarder ici dans trop de détails. Nous abrégerons donc autant que possible. Les Juifs vivaient heureux sous les Perses jusqu'à Alexandre. Après la mort de celui-ci, qui eut lieu en 323, Jérusalem étant pris par Ptolémée Lagus (320), une masse de Juifs fut déportée en Égypte. Mais passons et arrivons jusqu'à la prise de Jérusalem par Titus, l'an 70 après le Christ. Les habitants, les Juifs, furent massacrés ou vendus. Puis en 135, Adrien détruisit Jérusalem, *massacra 500000 Juifs,* et dispersa les survivants dans les diverses parties de l'empire romain. Ces malheureux furent alors obligés d'émigrer derechef partout, tant en Occident qu'en Orient jusqu'en Chine, les Indes, l'Afghanistan. A Byzance qu'ils avaient envahi aussi, Constantin et plus tard Justinien les persécutèrent terriblement (en 330 et 350). En Espagne ils vivaient tranquilles sous les musulmans ; mais, sous Ferdinand le Catholique, l'inquisition les massacra et chassa les survivants qui n'ont pas voulu se faire chrétiens. Un grand nombre s'est réfugié en Turquie où ils obtinrent bon accueil, ils s'y sont fixés depuis cette époque. Rappelons que les Juifs de l'Ibérie étaient de vrais Hébreux. Ils y ont immigré à plusieurs dates. D'abord après la captivité de Babylone (l'an 4 avant Jésus-Christ), puis sous Titus (l'an 69 après Jésus-Christ) et sous Adrien. Ayant conservé la lèpre biblique, ils l'ont partout colportée. Ils l'ont transmise aux Espagnols par leurs renégats, qui embrassèrent le catholicisme sous Torquemada.

En 1492, le lendemain de la prise de Grenade, le saint office chassa d'Espagne 70000 familles juives. Déjà les décrets du 18e Concile de Tolède, tenu en 694, enlèvent aux Juifs leurs richesses et leurs enfants, de crainte qu'ils ne livrent l'Espagne aux Maures qu'ils affectionnaient. Lors de leur persécution et de leur massacre par le saint office, un nombre considérable de ces malheureux se sont réfugiés en Turquie où ils furent bien reçus. Ferdinand et Isabelle les avait placés entre l'abjuration et l'exil. Cependant la cupidité du catholicisme pour soutirer de l'argent condamnait, comme *relaps,* même les Juifs devenus chrétiens pour échapper à la mort. On les accusait d'être restés Juifs en cachette. Ces néochrétiens on les torturait et livrait au bûcher pour confisquer leurs biens partagés en trois : une partie pour le Pape, une autre pour le Roi, et la troisième pour la clique des inquisiteurs : familiers, juges, etc. La lèpre, bien qu'existant déjà parmi les Espagnols, éprouva donc une grande recrudescence par ces diverses immigrations juives et les renégats mêlés aux indigènes. Elle règne toujours partout en Ibérie.

Les Israélites venus en Turquie, ne s'alliant qu'entre eux, la conservent toujours. Ce sont les seuls natifs de Constantinople qui comptent des lépreux parmi eux; tous les autres Constantinopolitains, Musulmans ou Chrétiens, n'ont jamais présenté un seul lépreux. Les nombreux lépreux ambulants de Constantinople (de 400 à 500) proviennent des départements ou bien sont des Juifs qui s'y introduisirent à plusieurs reprises, notamment il y a quatre siècles, sous l'inquisition qui ne fut définitivement supprimée que par Napoléon en 1808.

Nous avons prouvé le fait, soit devant l'Académie de Médecine de Paris, soit dans notre livre : *Les lépreux ambulants de Constantinople.*

Maintenant, faisons une petite digression. Selon Renan, le Phénicien antique est semblable à l'Hébreu qui est l'expression commune du génie de la race sémitique. Les Hébreux étaient voisins et parents des Phéniciens. L'écriture primitive des Hébreux aurait été confectionnée avec l'alphabet Samaritain qui est presque identique à l'alphabet phénicien. Car l'écriture hébraïque eut deux formes: la chaldéenne et la samaritaine (Les langues sémitiques sont l'hébreu, le phénicien, l'arabe, le chaldéen, le syriaque). Plus tard, lorsque les Israélites vinrent à la Judée et qu'ils prirent le nom de *Juifs,* ils avaient oublié l'hébreu et parlaient l'araméen. Plus tard encore, ils y mêlèrent des mots arabes et grecs nous l'avons déjà dit.

Déjà à l'époque des Patriarches, des caravanes se rendaient de la Palestine en Égypte. Salomon fit l'exportation des chevaux d'Égypte en Syrie, surtout à Tyr. Le Yémen avait encore des rois juifs au ve et au vi^e^ siècles. En Abyssinie même les Juifs ont eu la principauté juive de Samen. Aux ixe et xe siècles, ils possédaient le royaume de Khozar, à l'embouchure du Volga. Au xe siècle après le Christ, les Juifs prirent l'arabe comme langue littéraire. Il existe encore des Samaritains, notamment en Palestine, à Naplouse, et leur langue est l'arabe.

Les Hébreux et les Phéniciens, leurs parents, se sont toujours mêlés ensemble. Les premiers étaient déjà lépreux avant l'exode et ils ont toujours conservé, depuis, la lèpre. L'histoire nous enseigne aussi que les Phéniciens étaient également lépreux et que la lèpre fut désignée dans l'antiquité sous le nom de *maladie phénicienne* ; nous l'avons dit à plusieurs reprises. Reste à savoir si ceux-ci sont redevables de leur lèpre aux Juifs. Comme l'Égypte antique était ravagée par la lèpre et que les Phéniciens avaient toujours des relations continuelles avec les peuples des Pharaons, il se pourrait bien qu'ils y eussent puisé la lèpre directement. D'autre part n'oublions pas que les Koushites, les ancêtres des Phéniciens, étaient originaires de l'Asie, de la Bactriane, et que le premier foyer de la lèpre fut l'Inde. Il est donc probable que les Phéniciens ou les Koushites fussent déjà lépreux, avant leur émigration vers le golfe Persique et avant tout contact avec les Hébreux et les Égyptiens. Quoi qu'il en soit, ces deux peuples, les Hébreux et les Phéniciens, ont colporté et propagé partout la lèpre par leur expansion et leur commerce.

Les richesses acquises par les Phéniciens, grâce au commerce, ont excité la jalousie des Juifs sous David et Salomon. Aussi ceux-ci eurent-ils des flottes dirigées par des pilotes phéniciens. Ils firent alliance avec les rois du Liban, avec Hiram, roi de Tyr. Ils conquirent même *Idumée,* dans la mer Rouge (ce serait l'Arabie pêtrée de nos jours). La flotte de Salomon, montée par ses serviteurs et ceux d'Hiram, roi de Tyr, flotte dite *Africaine,* se rendit à Tarsis et à Ophyr, ports de l'Inde et de l'Afrique (Ophyr serait le port actuel d'Akala, où l'on allait chercher de l'or). Plus tard, les Phéniciens se sont alliés aux Grecs et aux Romains. Les Israélites entretenaient aussi des relations commerciales par terre.

C'est Hyrcan, le premier souverain pontife des Juifs, qui soumit les Iduméens à la nation juive, l'an 120 avant le Christ, et les força de se circoncire. Bien plus tard, les habitants de l'Idumée furent appelés Arabes et parlaient la langue syriaque. Les anciens Édémites étaient les Bédouins de l'antiquité, qui avaient refusé aux Hébreux le passage à travers leur territoire, lors de l'exode.

Voilà donc une autre fusion des peuples antiques avec les Hébreux qui, recéleurs de la lèpre, la communiquèrent partout, autour d'eux et sur leurs passages. Selon Maspéro, le roi des Chananéens, fut appelé roi de Shous, Hiq-shous dont les Grecs ont fait Hykoussos, Hyksos. Les Égyptiens, à cause de leurs cruautés, les chargèrent d'épithètes ignominieuses : *lé-*

preux, pestiférés, maudits, ils avaient la lèpre. En effet il est impossible d'admettre que les Hébreux, ravagés par la lèpre, ne l'aient pas communiquée aux divers peuples qu'ils avaient conquis ou bien qui les ont vaincus : Assyriens, Syriens, Amorrhéens, Guirgasciens, Heviens, Harkiens, Pharisiens, Chananéens, Moabites, Philistins, Chaldéens, avec lesquels ils se sont forcément mêlés.

Il est dit dans la Bible que, par ordre de l'Éternel, les Hébreux tombaient à l'improviste sur leurs paisibles voisins, dont ils n'avaient pas pourtant à se plaindre, et qu'ils les traitaient à *la façon de l'interdit,* c'est-à-dire ils passaient les hommes au fil de l'épée et amenaient en captivité les femmes et les enfants dont ils grossissaient ainsi leurs propres rangs. Moïse en donna l'exemple lui-même en prenant une Moabite. Vaincus à leur tour par la révolte des subjugués, ils subissaient le même sort. Et de ces flux et reflux, résultait une fusion, un mélange de sang des conquérants et des conquis ; on s'infectait ainsi réciproquement en se communiquant ses vices et ses tares héréditaires dont la lèpre était la principale. Plus tard, à une époque plus avancée de leur installation en Palestine, les Hébreux ont eu à soutenir de grands chocs de la part des grandes collectivités, des Perses, des Égyptiens, etc., dont le plus remarquable fut, huit siècles avant le Christ, la coalition, avec les Babyloniens qui amenèrent en captivité en masse toute la population de Jérusalem qu'ils ont remplacée par une colonie à eux. D'ailleurs à part les captifs, la règle a été de tout temps, que tout pays envahi par l'ennemi s'en ressentît dans ses générations ultérieures par les caprices assouvis de la soldatesque. Or, les Hébreux ont effectué des contaminations, et transmis, pendant leur existence nationale, leur lèpre biblique, par terre et par mer aussi ; puisqu'ils se rendirent jusqu'à Ophir sur les côtes de l'Érythrée.

Après la captivité de Babylone les Juifs fuirent ou bien ils furent transportés en masse, par mer, et se sont éparpillés dans tous les ports de la Méditerranée, en Europe, en Asie, en Afrique. Libérés de cette captivité, qui dura de 605 à 536 avant le Christ, ils émigrèrent dans tous les sens et colportèrent ainsi leur lèpre en renforçant par leur contingent la maladie phénicienne qui régnait déjà partout. C'est alors qu'ils ont envahi les Cyclades, les Sporades, et surtout l'Ibérie. Mais les Phéniciens les avaient devancés dans cette voie.

Ainsi après les Phéniciens, qui ont transmis la lèpre à leurs nombreuses colonies, surtout le littoral de la Méditerranée et à toutes les îles baignées par cette mer, viennent les Hébreux qui propagèrent à leur tour leur zaarath à tous ces endroits déjà infectés par leurs cousins, les Sémites de la Syrie. C'est de cette dernière époque que date surtout l'émigration juive aux îles de l'Archipel, principalement à Chio, à Corfou, en Crète, où ils sont toujours nombreux, et en Espagne. Dans cette énumération nous ne devons oublier ni l'Italie, ni Tunis, ni le Maroc. Les Israélites ont donc puissamment contribué à propager partout la lèpre qui les ravageait dans la vallée du Nil pendant leur séjour de 400 ans, si tant est qu'ils ne la possédaient pas déjà avant leur installation dans les terres des Pharaons.

Des émigrants israélites envahirent aussi en nombre Bagdad, où ils ont fourni de grands savants, des Hellénistes et des Arabistes. Cette dispersion des Juifs mit fin à leur indépendance. Ils n'ont plus jamais formé, depuis, un foyer où pût flotter leur drapeau national. C'est à quoi ils aspirent et ils s'efforcent de l'obtenir aujourd'hui en envahissant Jérusalem où ils se rendent possesseurs de grandes propriétés. Ce grand peuple, jadis si guerrier, si conquérant, s'est émietté et partout dispersé. Moïse mourant saluait la terre promise, la terre de Chanaan sur laquelle il ne posa jamais les pieds, pour avoir douté de la parole du Seigneur dans une circonstance solennelle. Néanmoins on s'entête à placer sa tombe à une petite distance de Jérusalem. De nombreux pèlerins musulmans s'y rendent chaque année, en procession avec parades et bruits d'assourdissants instruments primitifs, sauvages, avec vociférations (triangles, tambours, tambourins à peau d'âne, cloches et clochettes faisant en s'ébranlant à la fois une cacophonie qui nous ont horripilé et abasourdi !) Mais ce qui est à signaler, c'est que le fanatisme irrationnel empêche tout individu non mahométan de se rendre à cette tombe censée de Moïse. Les Juifs même n'ont pas le droit d'y aller !

Ainsi la terre promise ou Chanaan ne fut atteinte que par Josué. Ainsi Moïse, né en 1705, fit l'exode en 1675, lorsqu'il avait 80 ans, et mourut en 1585 avant le Christ, âgé de 120 ans, sans aller en Palestine. Mais on doit remarquer que l'année des Hébreux n'était pas de 365 jours : l'Éternel dit à Abraham ou Abram que Sarah enfantera dans un an ou 12 mois.

Enfin, puisque nous nous occupons de chronologie, faisons remarquer que les Hébreux possédaient le fer, l'or et l'argent; ils cultivaient le blé ; ils étaient même avancés en agriculture, de sorte qu'on ne peut les classer, chronologiquement, qu'à des milliers de siècles après l'homme préhistorique et l'âge de pierre. Nulle part, dans la Bible, il n'est fait mention de l'homme des grottes et de l'âge de silex. Néanmoins nous devons rectifier une erreur accréditée pendant de longs siècles et qui compte encore des crédules.

Origène d'Alexandrie, docteur de l'Église (185-253), soutint que l'hébreu fut la langue d'Adam, et saint Jérôme que la langue hébraïque fut le commencement de toute langue humaine, c'est là une grande erreur; car les Hétéens ou Hittites avaient précédé les Hébreux dans l'histoire du genre humain et leur langue fut antérieure à l'hébreu (Maspéro).

En résumé et comme conclusion finale, nous disons que la lèpre existait chez les Hébreux et qu'elle est clairement désignée dans l'ancien testament. Job, dont le corps n'était qu'une plaie infecte, et que tout le monde fuyait, s'écriait que le jour où je naquis périsse et la nuit en laquelle il fut dit un homme est né. Dans le nouveau testament aussi, il est fait maintes fois mention de la lèpre: Marie-Magdeleine oignit les pieds du Christ (dans la maison de Simon le lépreux), de nard, parfum que les anciens retiraient de certaines plantes aromatiques et dont l'épouse se parfumait, selon le cantique de Salomon.

Voici un fait qui doit attirer notre attention sur la lèpre biblique et qui prouve son hérédité. Les Juifs se divisent en talmudistes, rabbinistes et en karaïtes. Ces derniers s'attachent exclusivement à la lettre de la Bible et rejettent les interprétations des rabbins. Ces karaïtes se rencontrent en Égypte, en Syrie, à Constantinople, en Russie et en Galicie. Le Talmud est comme le complément de la Bible. C'est un code civil religieux. Il y a deux Talmuds: celui de Jérusalem, inintelligible, inusité, et celui de Babylone. Les karaïtes ne reconnaissent ni l'un ni l'autre.

Les Juifs d'aujourd'hui peuvent être catégorisés de la manière suivante: Il y a d'abord les vrais descendants des Hébreux de l'exode. Ce sont eux qui, après la captivité de Babylone d'abord, et plus tard sous les empereurs romains, Titus et Adrien, sortis de la Palestine, où ils enduraient toutes sortes de persécutions, se sont dirigés vers les côtes de la Méditerranée et ont inondé l'Ibérie, le Maroc, l'Algérie, la Tunisie, le littoral de l'Italie, de la Grèce, les îles de l'Archipel, etc.; ces Juifs ont propagé la lèpre qui ravageait le camp de Moïse, et ils la conservent pour leur compte encore aujourd'hui. Puis il y a les Néo-Juifs et les Karaïtes sur lesquels nous allons fournir quelques renseignements. Ce qu'il importe de savoir, avant tout, c'est que ces Néo-Juifs et les Karaïtes, provenant d'autres races, n'ayant rien de commun avec les Juifs issus des Hébreux de la Bible, n'ont point de lépreux parmi eux. Seuls les Juilfs descendant des Hébreux de l'exode conservent leur maladie héréditaire, le tzaraath ou zaraat, la lèpre. Le nom *Juifs* ou *Israélites* est le mot générique employé pour désigner tous ceux dont la religion reconnaît, comme fondement, l'ancien testament; de même que le mot *chrétiens* comprend l'ensemble de ceux qui croient à la divinité du Christ. Mais, ainsi que ces derniers, les Israélites doivent être distingués en sectes plus ou moins disparates et en dissidence. En effet, de même que des différences essentielles sectionnent les adeptes du Christ et les partagent en catholiques, orthodoxes, protestants, calvinistes, luthériens, etc., on compte parmi les Israélites, les talmudistes, les karaïtes, les samaritains...

Les Karaïtes, dont nous nous occupons en ce moment, forment une secte à part. Ils ne ressemblent aux vrais Juifs descendants des Hébreux de la Palestine, ni par leurs croyances, ni par leurs caractères anthropologiques, ni par leurs habitudes sociales. Ils ne sont pas sémites, dolicocéphales, à traits spéciaux inhérents à l'ancienne race des Hébreux de l'exode, conservés chez leurs descendants purs qui sont les Juifs d'Orient dont la race demeure inaltérable, grâce à leur non-croisement avec les autres peuples, à leur vie de famille et à leurs mariages excluant tout mélange avec les autres éléments de l'humanité. Les Karaïtes sont brachicéphales; ils n'ont rien de l'expression physionomique des vrais Juifs, ne parlent pas l'espagnol corrompu, idiome qui constitue la langue intime, la langue de famille des descendants des Hébreux émigrés en Europe, principalement en Ibérie où ils ont fabriqué leur baragouin.

Tous les Karaïtes que j'ai rencontrés ignoraient l'idiome espagnol; ils parlaient le russe, le grec ou le turc. Ce sont des néo-Juifs, des convertis relativement récents, au judaïsme.

Ils n'admettent pas le talmud et ne s'allient jamais aux Juifs dits *Spaniotes* ou Spagniols, auxquels ils sont même très hostiles.

Nous dirons par anticipation, pour justifier ces remarques, qui paraîtraient être une digression inutile, que les Juifs *vrais, descendants des Hébreux de l'exode, ont la lèpre encore actuellement*; tandis que les néo-Juifs n'en sont point atteints. Nous n'avons en effet rencontré la lèpre, ni chez les Karaïtes, ni chez les Juifs de la Russie, de l'Autriche, de la Hongrie, qu'il nous a été donné d'observer, malgré nos recherches assidues. Cependant j'ai vu quelques Juifs Finnois lépreux. Mais leur lèpre n'est pas héréditaire, atavique *hébreuse*. Elle fut tout simplement occasionnée par l'ambiance; car la lèpre est endémique en Finlande et sévit, indistinctement de leur religion, sur tous les Finnois. Voici l'origine des Karaïtes : Vers l'année 762 après le Christ, sous le règne du khalif Abou-Jaafer-el-Mansour, à la suite de la mort de Salomon le *Nassy*, chef de la nation juive (reconnu comme tel par les khalifs pour défendre les prérogatives de ses coreligionnaires), décédé sans enfant mâle, ce fut son frère David, héritier naturel de la hiérarchie qui le remplaça. Celui-ci avait deux fils : l'aîné *Anan* et *Hanianay* le puîné. Or, les droits d'Anan furent méconnus ; et à la mort de David c'est Hanianay qui fut élu grand rabbin. Anan, ainsi frustré de ses droits, déclara la guerre aux Rabbinistes et aux Talmudistes ; il combattit donc le *talmud*, recueil de traditions rabbiniques datant du XIe siècle. *Anan* se sauva avec ses disciples à Jérusalem où se sont formées les tout premières sociétés karaïtes. La propagande eut du succès jusqu'à Babylone. En outre, des missionnaires, voyageant partout, faisaient des prosélytes. Quelques-uns de ceux-là se sont rendus en Crimée sous le règne des Khans, du côté de la mer Caspienne. La conversion des indigènes y eut quelque succès. Plus tard un grand nombre de ces néo-Juifs ou *Karaïtes*, se sont sauvés à Byzance où l'on compte encore de nombreuses familles. *Les Karaïtes n'ont pas la lèpre.* Je l'ai recherchée tant chez les Karaïtes vivants en Russie et dont les ascendants vinrent s'établir à Byzance bien avant la prise de Constantinople par Mahomet II, que chez les Karaïtes demeurant dans le Caucase. Pour me procurer des documents sur la secte des Karaïtes, je me suis mis en communication scientifique avec un érudit anthropologiste, feu le Dr Lagneau, membre de l'Académie de médecine de Paris.

Le Dr Lagneau confirma de toute son autorité la différence d'origine et par conséquent de l'hérédité ethnique et pathologique que j'avais établie entre les Juifs descendants des Hébreux qui ont envahi le bassin méditerranéen, principalement après leurs persécutions terribles par les empereurs romains (Titus et Adrien) conquérants de Jérusalem, et les néophytes juifs ou les Karaïtes.

Le fait de la fréquence de la lèpre chez les Juifs espagnols ou spaniotes, et son absence chez les Karaïtes de Crimée, n'a rien d'étonnant, dit le Dr Lagneau. Les Juifs véritables de race syro-arabe dite sémitique, ainsi que les Phéniciens leurs voisins, s'étaient répandus dès avant l'ère chrétienne dans la plupart des pays alors civilisés, en particulier dans les villes du bassin de la Méditerranée, notamment à partir du sac de Jérusalem par Titus, en 70 avant J.-Ch., sous Vespasien, et enfin sous Adrien en 135. Chassés alors de la Judée, ils se dispersèrent dans tous les pays, en particulier en Espagne. Plus tard, persécutés en Espagne, d'abord à partir du VIe siècle par les rois Wisigoths, puis à la fin du XVe siècle par Ferdinand le Catholique et les bûchers de l'Inquisition, ils refluèrent vers l'Orient; tandis que les Juifs de Crimée descendent des Khazars et de quelques autres peuplades tartares ou finnoises qui, des confins du Nord-Ouest de l'Asie, se sont fixés sur les rives du Volga et sur les bords de la mer Caspienne. Repoussant les Perses; ils ont envahi l'Arménie s'assimilant les Bulgares.

Voici leur histoire selon le Dr Lagneau. Vers le milieu du VIIIe siècle, un Khazar nommé Khozoi, converti par Isaac Sangari, adopta le Judaïsme Karaïte. Cette secte karaïte, fondée en Orient par Anan Ben-David, suivait strictement l'écriture, la Mikva, repoussant le talmud et les autres interprétations. Le Judaïsme adopté par le Chazan ou Khazan, puis par les chefs, les seigneurs de ces peuplades, s'étendit bientôt à la plupart des sujets antérieurement idolâtres et quelques-uns musulmans. Jusqu'au XIe siècle, les Khazars restèrent puissants. Les empereurs de Byzance les redoutaient. Irène, femme de Constantin Copronime et mère de Léon le Khazar, était elle-même Khazare. Plus tard, ils furent successivement vaincus et repoussés par les Russes. Néanmoins les Chazans ou Khazars régnèrent en Crimée jusqu'au XIIe siècle. D'ailleurs, après la substitution de la domination russe à la domination khazare, les descendants des peuples finnois ou tatares, khazars ou bourtas, convertis au Judaïsme Karaïte, n'en restèrent pas moins dans les mêmes contrées surtout en Crimée, dans les régions de Diepner et le bas-Danube où leur présence est encore constatée. Ils se trouvèrent en contact avec les Juifs de Hongrie et de Pologne venus d'Allemagne qui ne sont pas non plus des descendants des Hébreux, mais *des néo-Juifs et qui ne comptent pas non plus de lépreux parmi eux.*

Il semble donc naturel que la lèpre se manifeste chez les Juifs Espagnols de race syro-arabe, dite sémitique, race anciennement sujette à cette affection dès avant l'exode d'Égypte. Mais il n'en est pas ainsi pour les Juifs de Crimée, convertis au Judaïsme Karaïte, mais de race finnoise ou tartare, tout à fait différente de la première. Ces derniers sont des néo-Juifs.

Voilà donc l'explication judicieuse de la persistance de la lèpre chez les Juifs de Turquie, dits *Spagnols,* descendants des Hébreux de la Palestine, Juifs de l'exode éprouvés par la lèpre du temps des Pharaons et de Moïse, et qui conservent toujours, par hérédité et par leurs mariages consanguins sans immixtion de sang étranger, *la lèpre biblique.* Tandis que les Karaïtes, les Juifs hongrois, polonais, allemands ou néo-juifs, d'origine tartare, n'ont pas cette tare héréditaire. L'érudit Dr Lagneau confirma donc par ses recherches historiques si savantes, si claires, ce que nous avions nous-mêmes constaté. Le regretté académicien fit une communication très intéressante sur ce sujet à l'Académie de médecine de Paris, en 1891, confirmative des opinions émises par moi dans un mémoire que j'avais présenté à la docte compagnie sur ce sujet si intéressant. Il fournit ainsi les arguments historiques très plausibles concordant en tous points avec nos études cliniques et avec mes informations obtenues auprès des savants karaïtes nos contemporains d'Orient, avec lesquels je me suis mis en relation.

Les Samaritains constituent aussi une autre fraction juive. Considérés comme impies dans le Juda, ils avaient, jadis, un sanctuaire sur le mont Garizim ; ils formèrent ensuite une secte qui n'admettait que la Pentateuque, conservant les livres sacrés rédigés dans l'ancienne langue hébraïque pure, et écrits en caractères particuliers que l'on appelle caractères samaritains. Dans les premiers siècles du moyen âge, ils furent fréquemment persécutés par les empereurs byzantins.

Actuellement il y en a pas mal en Palestine. Ils sont de la race des Hébreux. La lèpre existe parmi eux.

La lèpre dans la Perse antique. — Nous avons déjà vu que les Perses étaient un des premiers peuples de l'antiquité atteints de la lèpre; c'est-à-dire des peuples asiatiques. On peut même remonter plus haut. Les Scythes, qui, d'après Maspéro, constituaient le peuple le plus ancien, voisins des Perses, étaient ravagés par la lèpre, selon Xénophon.

Hérote écrit (t. I, 138) : ὅς ἄν δὲ τῶν ἀστῶν λέπρην ἢ λεύκην ἔχῃ (deux mots qu'il considère comme synonymes), εἰς πόλιν οὗτος οὐ κατέρχεται οὔτε συμμίσγεται τοῖσιν ἄλλοισι Πέρσῃσιν (le lépreux ne descend — des faubourgs en ville — ni ne communique avec les autres Perses), il a dû pécher contre le soleil pour avoir ce mal. Ktisias de Cnide rapporte aussi que le lépreux est désigné par les Perses sous le nom de Pisagas et qu'il ne doit pas être abordé : Πισάγας δὲ λέγεται παρὰ Πέρσαις ὁ λεπρός καὶ ἔστι πᾶσιν ἀπρόσιτος. Méyabyze exilé s'échappa en simulant la *Pisaga*.

Un savant, trop tôt enlevé à la science et aux lettres, J. Darmesteter, professeur au Collège de France, homme d'une vaste érudition, m'a fourni, verbalement et par écrit, des renseignements extrêmement importants sur la lèpre dans les temps les plus reculés. « La lèpre, zind Paésô, penau Pîs, est mentionnée une fois dans l'Avesta: vendidod, chapitre II, § 29 (p. 27 du vol. II de la traduction de l'Avesta, publiée dans les *Annales du musée Guimet*). » Il n'y aura là ni difforme par devant, ni difforme par derrière..., ni homme aux dents mal faites, ni *lépreux* (50) ; *qu'il faut isoler* (51), ni aucun des signes dont Angra Maingo marque le corps des mortels. Dans le Var de *Yima,* sorte de Paradis où Yima recueille les plus beaux spécimens de toutes les espèces dans l'attente de catastrophes qui dépeupleront le monde vers la fin des temps. (50) *Paéso,* pessam *pîs* ; le manuscrit de Munich traduit *Pis* qui a le même sens; le lexique sachan traduit *Pîsi Pîsti* : un homme dont tout le corps est blanc. Πισάγας λεπρός. (51) Vîtaretô-Tanuch, *Yût-Kart ya Koyamûnît taa* ; il est traité comme armesht.

Dans un remarquable article, paru dans la *Presse Médicale* le 16 juin 1906, sur la médecine au XXe siècle avant notre ère, par le Dr Létienne, il est dit qu'en Chaldée, au temps de Hammourabi, les médecins pratiquaient la chirurgie et la médecine ; ils étaient honorés d'après un tarif y inséré. Cet article est puisé aux mémoires de la délégation de Perse de Morgan et Scheil. Dans les inscriptions, qui couvrent certaines pierres appelées *Koudourrous,* figurent des contrats et des donations concernant les terres, que l'on plaçait sur les champs mêmes qu'elles visaient. Or, on y inscrivait aussi des imprécations contre quiconque aurait déplacé ces bornes. Sur un Koudourrou on lit: si un homme ne craignant pas les malédictions, ravit ce champ que j'ai donné à mon fils..., s'il enlève ou déplace cette pierre... que *Sin*, puissant parmi les Dieux, couvre son corps de lèpre, ainsi que d'un vêtement; que les Dieux le rendent sourd, aveugle, muet. Feu Oppert, membre de l'Institut de France, m'a dit aussi verbalement, que 11 siècles avant le Christ, il était écrit sur les bornes des champs en Chaldée : celui qui y touchera offensera le dieu de la lune et sera couvert de maladie qui brûle, *Isrubû,* comme par un manteau, et sera chassé hors la ville. Ce qui paraît être la lèpre.

Il est certain que la lèpre a toujours sévi en Perse et que l'armée de Cyrus, à une date bien plus récente, traînait avec elle des lépreux (550 avant Jésus-Christ environ).

Les Phéniciens et la lèpre dans la Grèce antique. — On ne saurait préciser d'une manière exacte à quelle date la lèpre fit ses entrées en Grèce. Ce fut probablement avec les premières excursions phéniciennes, vers le XVIe siècle avant le Christ.

« C'est donc en vain que la sagesse éternelle voulut séparer par un inviolable océan, les différentes parties de la terre, si des navires impis osent franchir les barrières sacrées. L'audacieux fils de Japhet dérobe le feu céleste et vient l'apporter aux mortels » (Bible). La témérité nautique des Phéniciens est appréciée en ces termes par Horace dans son ode si belle, où il recommande son ami Virgile, cette moitié de lui-même, au vaisseau qui l'emporte sur les rives de l'Attique, et déplore l'audace de la race humaine : il avait un cœur formé de chêne le plus dur et trois fois cuirassé de bronze celui qui, le premier, osa confier un frêle esquif à la fureur des flots, qui ne redouta le vent impétieux d'Afrique, qui contempla d'un œil tranquille les monstres marins, la mer gonflée et les fameuses roches acrocérauniennes !

L'empire Égéen ou bien Mycéen s'étendait sur tout le bassin oriental de la Méditerranée, depuis la Thrace jusqu'à l'Égypte, embrassant la Thessalie, la Grèce entière, les Cyclades, la Crète, Rhodes, Chypre et la plus grande partie de la côte asiatique. Les peuples de cet empire Mycénien étaient les Achéens, les Danaens ; ces mots employés par Homère ne sont pas très connus, ni clairs. Les trouvailles de Schliemann sur l'emplacement de Mycènes ont ébloui tout le monde : épées, poignards incrustés, vases d'or et d'argent, armures, masques funéraires, ornements pour la coiffure et le vêtement... Cependant Perrot ne partage pas les hypothèses de Schliemann qui baptise ces sépultures somptueuses des noms sonores de l'Épopée Agamemnon, Cassandre, etc. Pour lui, l'endroit trouvé est l'enclos où l'on a enseveli les premiers princes du pays.

Quels sont les artistes de ces chefs-d'œuvre ? Probablement des Sidoniens ; ils auraient été transportés par des Phéniciens, notamment les vases de vaphie (Perrot et Chipiez, *La Grèce primitive, l'art Mycénien*, 1894).

L'hercule phénicien, Melkarth (roi fort), à la tête d'une flotte et d'une armée, conquit l'Ibérie, bâtit Gadès et revint en Asie par la Gaule, l'Italie, la Sicile. Il se rendit à Chypre, Rhodes, Malte, Crète, Théra (Santorin), Thasos dont ses compatriotes exploitèrent les mines, la Boétie où Cadmus bâtit Thèbes et apporta l'alphabet.

De plus, comme nous l'avons dit, les ancêtres des Phéniciens, les Koushites et les Touraniens, ont envahi l'Asie Mineure et furent les ancêtres des Cariens ou Cares. Au nord de la Phrygie, quelques tribus ariennes se rendirent aussi dans les forêts du Pont-Euxin et devinrent les Paphlagoniens. La Paphlagonie constitue aujourd'hui le département (vilayet) de Castambol de la Turquie où la syphilis et la lèpre font de grands ravages, à tel point que lors de la conscription, la commission médicale admet à peine vingt recrues sur cent jeunes gens. Et parmi ces conscrits acceptés avons-nous souvent découvert des victimes de ces deux maladies, parfois réunies sur le même individu. Aux Phéniciens succédèrent les Cares d'abord, puis les Argonautes et les Ioniens qui furent également trafiqueurs, pirates, marchands d'esclaves et en même temps colporteurs de la léprose qui, de maladie phénicienne, devint l'*éléphantiasis des Grecs*. Or les Koushites, ou Khitis ou Hittites ou Hétéens paraissent avoir été les ancêtres des Cariens. Les Phéniciens, associés d'abord de leurs successeurs, furent plus tard subjugués et chassés par eux. Les Grecs avaient dépassé leurs initiateurs, en navigation et en piraterie à tel point que, selon Thucydide, cette profession n'était pas considérée comme réprobative, et que l'épithète de pirate sur une pierre tombale n'était pas considérée comme un déshonneur. D'ailleurs tous les peuples marins ont passé par là : Armoricains, Bretons, Scandinaves, Ibériens, Hollandais, Romains, tous se sont illustrés par la perpétration de ces crimes.

Les Cares, montés sur les vaisseaux phéniciens, coururent aussi le monde. Ils disparurent, à leur tour, le jour où la colonie égéenne des Phéniciens succomba sous l'influx de la civilisation grecque. Leur flotte occupa l'île de Crète où, ils ont ouvert les pêcheries de pourpre, en chassant les indigènes vers la montagne *Ida*. Ceux-ci passèrent à Cythère, située dans le golfe de Laconie où se remisaient les navires qui d'Orient se rendaient en Italie, selon Thucydide (IV, 53). Le murex brandaris y étant très abondant, l'île fut nommée la *Pourprée Porphyrœssa,* selon Maspéro (*Les grandes Migrations maritimes et la XX*e *dynastie*). Ils y bâtirent un sanctuaire d'Astarté, selon Hérodote. De là ils se rendirent dans le Péloponèse, en Illyrie, en Italie, dans l'isthme de Corinthe, l'Égine, la Salamine, l'Attique.

Les Cares, les Lydiens, les Phrygiens, les Mysiens (Troyens), peuples appartenant à la race phrygo-pélasgique, ont été civilisés par les Phéniciens et perdirent leur physionomie aryenne. Or, ces peuples maritimes de l'Asie Mineure chassèrent plus tard les Phéniciens, ce furent les Grecs d'alors. Disons en passant que ce fut un roi phénicien, Minos, qui détruisit la piraterie dans l'archipel, vers 1800 avant le Christ ; cette date correspond à la 18e dynastie pharaonienne [1].

Après l'archipel Grec, les Phéniciens se rendirent aux îles

1. Hellig fit une communication à l'Académie des Inscriptions et Belles-Lettres, en juin 1895, sur l'art mycéen. Selon le marquis de Vogüé, les Phéniciens, semblables aux Vénitiens du moyen âge et de la renaissance, ont joué un immense rôle dans la fusion des idées artistiques, grâce à leurs relations commerciales avec l'Egypte et d'autres pays encore. J'ajouterai de mon côté qu'ils ont opéré aussi la diffusion de la lèpre et de la syphilis très répandue alors partout où régnait la civilisation de l'époque et la débauche, compagnon inséparable de cette dernière. A la même séance de l'Académie, Dieulafoy a dit que l'art mycénien a beaucoup emprunté à la Phénicie et à l'Egypte et indirectement à la Chaldée. Il se base sur l'ornementation, rosaces, méandres, spirales, trouvés à Mycène, qui sont absolument copiés sur ceux d'Egypte. Cette ornementation accuse la part que les habitants de la Grèce, des îles de l'Archipel et des côtes de l'Asie-Mineure prirent à l'élaboration de l'art mycénien. D'ailleurs entre Mycènes et Sidon il y eut des unions si nombreuses que le type moyen des habitants de la Grèce en fut modifié : de blond il devint brun. Mycènes était une des principales villes de l'Argolide, au Nord de l'Argos.

Ioniennes. Ils bâtirent à Corfou ou Kerkyra la ville de Pamphlagosa où fit naufrage Ulisse (Odyssée) et rencontra Nausikaa. Le vaisseau chypriote qui accosta à cette île s'appelait *Kerkouse* ou *Kerkyre,* selon Pline (Victor Bérard, *Revue des Deux Mondes,* mai et juin, 1902). Ainsi le nom de Kerkyre a été donné à l'île de Corfou, île de la *Serpe* des Hellènes, par les premiers navigateurs sémites, descendant de Sem, fils de Noë. L'île Corcyre de la mer Ionienne, appelée *Skéria* dans Homère, habitée par les Phéaciens jusqu'à 700 ans avant le Christ, et colonisée alors par les Corinthiens, est l'île de Corfou ou Kerkyra d'aujourd'hui.

Selon Bertrand, il s'est passé de 150 à 200 ans entre la fondation de Kume et la rédaction de l'Odyssée (composée vers 850 ans avant le Christ) par un poète grec, disciple des Phéniciens, comme dit Strabon : οἱ γάρ Φοίνινες ἐδήλουν τοῦτο.

Le Pomdikonissi (île aux rats, charmante par sa végétation), n'est pas l'île d'Ulysse, comme on l'a prétendu. L'île d'Ulysse est un îlot pittoresque avec une chapelle qui ferme la lagune de Kallichiopoulo.

La lèpre exista toujours aux îles Ioniennes à Corfou surtout, bien que d'une manière sporadique et persiste même aujourd'hui.

Chose curieuse : les Arabes dont les relations avec les anciens Phéniciens furent très suivies, construisent encore aujourd'hui de ces vaisseaux d'antique forme qu'ils nomment *Kurkura.* Et les Hébreux appelaient Kerkera, les chameaux coureurs, les dromadaires, renommés pour leur rapidité, que les Anglais et les Français utilisent actuellement dans leurs colonies réciproques, pour constituer les régiments africains légers dits *Askaris.* Les Phéniciens se sont servis de ce mot pour désigner leurs croiseurs rapides, leurs coursiers marins; ils possédaient des *Kourkours* dans leurs flottes. Les Phéaciens étaient des colons étrangers qui vinrent se fixer à Kerkyra à deux générations avant l'Odyssée. Avant de venir à cette île, ils habitaient l'Hypérie près des Kyklopes qui les tracassaient.

Les habitants de Sidon, avant d'accoster aux Sporades et aux Cyclades, ont débarqué tout d'abord aux îles de Chypre, d'Oliaros et de Rhodes. Selon Hérodote, les Phéniciens enlevaient les femmes qu'ils vendaient en Égypte et ailleurs ; c'est ainsi qu'ils ont enlevé dix filles d'Inachos, premier roi d'Argos

(T. I. I.). Ces trafiqueurs vendaient aux divers peuples qu'ils fréquentaient des marchandises égyptiennes, assyriennes. A la page 890, l'immortel historien s'exprime ainsi : « Ils n'ont ni la passion du vrai, ni celle du beau ; la seule qu'on leur connaisse est celle du gain. » L'île de Délos était leur grand dépôt et marché d'esclaves. Ils y transportaient les prisonniers de guerre asiatiques achetés par eux aux vainqueurs. Ce dépôt a été alimenté plus tard par les Ioniens.

Les Phéniciens se sont portés aussi aux îles de Paros et de Siphuus qui fut appelée alors *Acis* du nom d'Acé, une ville tyrienne (Étienne, de Byzance). Des habitants de Biblos occupèrent l'île de Mélos (Milo). L'île de Nissyro reçut un nom phénicien (Bochardus de Phœnicicum coloniis, T. 7). Gyaros fut une station phénicienne de pêcherie de pourpre (Movers, p. 263). Cos et Amorgos devinrent des centres de l'industrie de pourpre et de manufactures d'étoffes. On éleva dans cette dernière île un temple en l'honneur de vénus Uranie (Bockh, n. 2264), déesse de l'amour et de la fécondité, qui, comme toujours, avait une de ses mains placée sur le ventre pour attirer l'attention sur les organes génitaux, tandis que l'autre était au-dessus des seins pour indiquer l'idée de l'allaitement. De telles poses ont été rencontrées sur nombre de statues phéniciennes trouvées dans leurs colonies et sur les plus belles statues de la Grèce. On soutient même que l'admirable statue de Vénus de Milo a dû avoir cette pose. Nous pensons que c'étaient plutôt là des gestes instinctifs de la pudeur.

A une époque postérieure, sous Cadmus, vers le XIVe siècle avant Jésus-Christ, les Sidoniens s'emparèrent de Samothrace (Étienne de Byzance, Diodore de Sicile, p. 48), de Lemnos (Philistor, t. II, p. 25, Maspéro, *Hist. anc. des peuples de l'Orient,* p. 245), et de Ténédos (Pline, *Hist. naturelle,* 39).

Vers le XVIIIe siècle avant Jésus-Christ, un chef phénicien, Thasos, conduisit des colons à l'île qui porte son nom (Hérod., II, 44)[1] ; un autre chef phénicien donne également son nom de Membriarus à l'île d'Anaphé (Étienne de Byzance). Les îles de Théra et de Naxos conservent toujours leurs dénominations

1. Disons par anticipation que la lèpre sévit toujours cruellement sur cette île où leur domination s'est bien attardée à cause des riches mines qu'ils y exploitaient dont les scories furent concédées par Sultan Hamid à une société allemande qui est en train de faire fortune. La population de Thasos est de 30 000 habitants, parmi lesquels on compte cinq cents lépreux dont j'ai soigné un grand nombre.

phéniciennes. L'île d'Ios[1] s'appelait jadis Phœnice (Pline, Étienne de Byzance). Une flotte phénicienne, partie de Rhodes, occupa l'île de Crète (Hœck, Maspéro, p. 246) et donna le nom phénicien d'Ellotis à la ville de Gortgna (*Etymologicum magnum*) et d'Aradem à d'autres villes crétoises. De Crète ils passent à l'île de Cythère (Cérigo), ainsi dénommée du nom d'un de leurs chefs, où ils bâtirent un sanctuaire d'Astarté (Étienne de Byzance, Hérodote, I, 105, Pausanias, III, 3, 1).

En outre, les Phéniciens ont établi de nombreuses colonies sur les rives de la Méditerranée; ils fondèrent Sardaigne, les Baléares (Majorque, Minorque, Formentera, Ivica, Cabrera, Conejera) et, selon Strabon, 200 colonies en Espagne dont les principales sont Malaca, Hispolis, Carteira, Gadès, Tartessus. D'après le même historien-géographe, ils fondèrent aussi *300 villes sur la côte occidentale d'Afrique.* Ils faisaient des voyages sur les côtes occidentales et orientales de la Gaule, aux îles Cassitérides (Sorlingues) pour se procurer de l'étain, et jusque dans la Baltique. Toutes ces localités ont été éprouvées par la lèpre qui s'y rencontre encore dans la plupart d'entre elles.

Les rois tyriens (Hiram) avaient conclu des traités avec Salomon; et plus tard, pendant les guerres médiques, tributaires des Perses, ils ont combattu à Salamine contre Thémistocle. A une date postérieure, ils furent soumis par l'armée d'Alexandre, puis par les Romains, et au VIIe siècle par les Arabes musulmans; tous eurent à souffrir de la lèpre.

Un savant byzantin, notre ami St. d'Aristarchi, sénateur, se livra, sur notre prière, à des recherches biographiques sur l'île de Délos, que je vais utiliser.

Les ouvrages de Philochorus, Démadès, Paluephatus, mentionnés dans le lexique de Suidas, Autoclidés (Scholiaste d'Apollonius Rhodius, 1289), Dimarchus Phanodicus et Sémus de Délos (Muller, *Fragmenta historicorum graecorum*) sont égarés et ne parvinrent pas, malheureusement, jusqu'à nous (Tournefort, *Voyages,* t. I, p. 110; l'Abbé Sallier, *Académie des inscriptions et belles-lettres,* t. III, p. 376; Benoit, *Archives des missions scientifiques,* t. III, p. 386; de Leake, *Travels in Northen greece,* t. III, p. 95; Ress, *Inselreisen,* t. I, p. 30, II,

1. Homère, partant de Samos pour Athènes, aborda à Ios où il mourut. Le comte de Grunn, officier hollandais, au service de la Russie, y a découvert son tombeau.

p. 167 ; Fiedler, *Reiset,* III, p. 269 ; Schwenck, *Deliaca,* 1825), tous ces auteurs ont consacré plusieurs pages à l'histoire de l'île de Délos. Des tombeaux phéniciens furent découverts dans les îles de Délos et de Rhénée, du temps de Pisistrate, contemporain de Solon, 550 ans avant le Christ (Hérodote, I, 64, Thucydide, I, 8, avec notes de Bloomfides, *The History of the Peloponnesian war by Thucydides,* London, 1842, t. I, p. 17) ; Movers, p. 130, écrit aussi que ces Tyriens se rendirent partout dans les endroits ci-dessus mentionnés. Vers le XIVe siècle avant Jésus-Christ, ils s'emparèrent de l'île de Ténédos.

Eschine, l'ennemi acharné de Démosthène, dit dans une de ses lettres : « Au lever du soleil nous arrivâmes à Délos dont les habitants souffrent d'une maladie pestilentielle (λοιμώδη τινὰ νόσον), qui, d'après Doucas, serait l'Éléphantiase des Grecs, c'est-à-dire la lèpre. Leurs faces étaient envahies par la lèpre blanche, leurs cous et leurs poitrines étaient tuméfiés, sans douleur ; c'était la Leucé, maladie contagieuse » (Douna, t. VII, p. 239).

Toutes ces citations historiques mettent en évidence l'émigration des Phéniciens dans toutes les îles helléniques qu'ils ont colonisées et en même temps infectées de leur maladie nationale, le morbus phénicicus, c'est-à-dire la lèpre.

Pausanias (479 ans avant le Christ) mentionne une ville d'Élide appelée *Léproon,* à cause de la lèpre qui y sévissait. Il s'agissait d'une léproserie de Triphylie (τὸ λέπρειον μέν τόπος τίς ἐστὶ τῆς τρυφιλλίας ἀπὸ τοῦ πέτρας τάς ἐκεῖ λεπράδας πεφυκέναι καὶ τοὺς ἐκεῖ λεπροῦσθαι δέ τῇ ποιότητι τοῦ τὸπου) [La Périégénésis, II siècle].

On prétend aussi que les expéditions des Perses en Grèce, sous Darius et Xerxès (550 et 460 avant J.-C.) ont déterminé une exaspération de la lèpre par les soldats lépreux qu'elles amenèrent. On a soutenu aussi qu'Alexandre le Grand (IVe siècle avant J.-C.) avait propagé la lèpre à Macédoine et dans toute la Grèce, par ses armées, après ses victoires sur les bords de l'Indus et après son retour d'Égypte. La lèpre sévissait parmi ses soldats.

Après leurs visites colonisatrices à toutes les îles de la mer Égée, les Phéniciens ont pénétré dans l'Hellespont et fondèrent partout des comptoirs, en commençant par l'île de Préconèse, île de Marmara d'aujourd'hui, où la lèpre persiste toujours à l'état endémique. Puis ils bâtirent Lapsaque et Abydos fameuse par le pont de bateaux que Xerxès y fit jeter, bien plus tard, sur la mer (480 ans avant le Christ). Ils se rendirent aussi à Bithynie (Nicée, Nicomédie) jusqu'au Caucase, après avoir établi des postes fortifiés dans le Bosphore, avec leurs alliés d'alors, les Cares. Ils se rendirent à Héraclée, Sésamos, Sinope, et, par le cours du Dniéper, ils sont arrivés dans les plaines de la Russie méridionale. La lèpre règne toujours dans ces localités.

Après avoir accusé ce peuple sémite du méfait d'avoir partout propagé la lèpre, la maladie phénicienne, il est juste aussi de lui attribuer le rôle de grand civilisateur. Il a introduit partout où il a accosté, le goût du commerce, des arts et l'alphabet : ce qui constitue le plus grand bienfait dont ils ont doué l'humanité. Selon Berger, l'alphabet fut inventé par les Phéniciens 1 500 ans avant le Christ. L'écriture était inconnue à Homère et à ses contemporains. Elle ne fut introduite aux Indes que vers le ve siècle avant Jésus-Christ. En effet un vers de l'Odyssée nous apprend que sur les bâtiments du commerce, faute d'écriture, comme moyen mnémonique, un contrôleur de la cargaison appelé Fortoumnimon (Φορτουμνήμων), *souveneur du chargement,* enregistrait dans sa tête la liste des marchandises embarquées. C'était des tours de force. On sait que les rapsodes pouvaient réciter de mémoire des milliers de vers, sans sauter un seul mot. Comme aujourd'hui les *Hafiz,* illettrés musulmans, récitent par cœur tout le Koran sans omettre une seule parole et, ce qui plus est, sans comprendre un seul traître mot. Or, la civilisation, les arts, les sciences, la philosophie avaient commencé, avant la découverte des 22 lettres par les Phéniciens. Cependant, selon Renan, l'inscription de *Mésa* atteste que 1 000 ans avant le Christ, les Hébreux écrivaient couramment. Les Égyptiens appelaient l'alphabet écriture des vils Hétas et continuèrent pendant 1 000 ans encore à se servir de leur écriture nationale, l'Hiéroglyphie (Berger, *Histoire de l'écriture dans l'antiquité,* Paris, 1891).

La lèpre dans la Grèce antique. — Les auteurs grecs, en commençant par Hippocrate, désignaient sous les dénominations de Leucé, d'Alphos, de Mélas et de Lichen certains états morbides dans lesquels ils englobaient des affections cutanées vulgaires en même temps que certaines variétés de

Léprose (λειχῆνες, λευκαι, λέπραι, t. IX, édit. Littré). Le père de la médecine signale aussi la maladie phénicienne, τήν Φοινικήν νοῦσον, affection grave à l'égal de la Leucé (§ 35, t. V, trad. d'Hippocrate par Littré). La Leucé comprenait des cas de lèpre blanche et d'achromies de toute nature. Cette lèpre blanche a été admise et décrite dès la plus haute antiquité. Le livre de Moïse en parle à plusieurs reprises à propos des miracles et des jongleries faits devant Pharaon. Hérodote dit aussi qu'en Perse, si quelqu'un est atteint de Leucé ou Lèpre, on l'expulse de la ville et on lui défend d'avoir des relations avec les autres Perses (I. 138). Hérodote aurait vu en Asie le Zarahat de Moïse, comme en Égypte, avant l'Exode. De nos jours encore, parfois dans la lèpre classique, le corps se couvre de squames farineuses qui forment une abondante poussière. Nous avons constaté maintes fois cette variété. Spengal parle aussi de la lèpre blanche, dans son histoire de la médecine. Galien dit, à propos du passage d'Hippocrate : la maladie phénicienne, très fréquente en Phénicie et les autres contrées d'Orient, paraît désigner l'Éléphantiasis. Il pose le diagnostic différentiel de l'Éléphantiase, la Léontiase, l'Ophiase, la love (de λωβάω) qui détruit et mutile les extrémités des membres. Il compare ces diverses variétés, selon l'aspect de la peau, à divers animaux (IX, XI, X, IV). Criton dit : l'Élébore blanc et le noir sont indiqués contre la lèpre. Pour Dezeïméris la lèpre blanche est une forme morbide qui doit être ajoutée à l'histoire de la lèpre, pour compléter ce qui a été dit sur cette maladie au moyen âge (*Dict. de Méd.,* en 30 vol., t. XI, Éléphantiasis). Cependant l'Alphos des auteurs grecs correspond souvent au Psoriasis,

L'auteur du Prorrhétique classe la Leucé parmi les affections les plus graves, ainsi que la maladie phénicienne (II, 43) : « La leucé, constituée par des taches pigmentées, correspond parfois au vitiligo vulgaire, mais parfois aussi à la lèpre et à la morphée de l'Amérique latine qui dénomme ainsi la vraie lèpre. »

La lèpre blanche, celle de Moïse, fut également admise par Voigt, Heusler et Vidal. Elle est fréquente sous les tropiques où l'on désigne ses victimes sous le nom de *kaker-laks.* Forster (*Observ. sur l'espèce humaine, second voyage du Dr Cook dans l'hémisphère Austral*), Vossius et Lionnet, Wafer, confondent cette variété de lèpre avec les albinos et le vitiligo vulgaire que l'on observe chez les *nègres blancs*. Brassac, qui fit de remarquables travaux sur la lèpre qu'il étudia à l'asile de la Désidérada dont il fut le médecin-directeur, dit littéralement : il est un vitiligo exotique qui n'est qu'une variété de la lèpre. Il l'appelle lèpre *vitiligienne*. Nous avons vu plusieurs cas de cette lèpre blanche dont nous avons reproduit des spécimens en chromolithographie dans notre livre, les *Lépreux ambulants de Constantinople*. Nous avons cru nécessaire de nous livrer longuement à cette discussion parce qu'on avait nié l'existence de la lèpre blanche. On a dit aussi que les cagots, descendants de vrais lépreux, sont atteints de lèpre blanche. Le Pr Roger dit, en parlant d'eux, qu'ils sont atteints de paraléprose.

Le Mélas des anciens auteurs grecs est aussi parfois applicable à la vraie lèpre qui colore la peau de manière à la rendre *nigrine*. Nous avons eu aussi l'occasion de voir de tels exemples que nous avons fait également reproduire en chromolithographie. Nous avons insisté sur ces variétés de la léprose signalées par les anciens, parce qu'elles sont passées sous silence par les léprologues contemporains.

Dans la Grèce antique, la lèpre avait d'autres dénominations encore. Aristotélès (345 ans avant Jésus-Christ) la désignait sous le nom de Satyriasis, de ce que le facies de quelques lépreux exprime l'excitation érotique, ou bien parce que l'éléphantiasique est de *gaillardise sexuelle*, ainsi que cela a souvent lieu dans la première période de la lèpre tubéreuse. C'est parce que certains lépreux sont très libidineux que l'on a appelé aussi la lèpre maladie Herculéenne. Enfin, les auteurs anciens confondaient la lèpre, éléphantiasis grecorum, avec l'éléphantiasis des Arabes, et cela de ce que chez certains lépreux tubéreux l'infiltration néoplasique hypertrophie les membres. Pour terminer, nous devons signaler que chez les anciens et encore jusqu'à ces derniers temps, on réunissait sous le vocable de lèpre les maladies cutanées les plus disparates dont les unes bénignes, les autres d'une gravité extrême. Il suffisait que l'aspect du malade fût repoussant et la maladie récalcitrante aux traitements pour qu'on la qualifiât de lèpre; parfois, au contraire, elle guérissait dans un ou deux septenaires (Moïse). Ce n'était point la lèpre. Les lupus, la syphilis, les cancers voraces de la face, etc., étaient qualifiés de lèpre. Cette confusion inextricable fut maintenue dans le livre de Gibert, médecin de l'hôpital Saint-Louis en même temps que par Bazin, Cazenave, Devergie, tous nos contemporains, que nous avons connus. Cependant, Oribase (IVe siècle avant Jésus-Christ) donna une symptomatologie parfaite de la vraie lèpre et va jusqu'à défendre l'ichtyophagie et conseiller l'usage des eaux thermales sulfureuses; Arétée de Capadoce donna aussi une description parfaite de la lèpre tubéreuse, au Ier siècle de l'ère chrétienne.

Propagation de la lèpre par les premiers Grecs, les Argonautes. — Après les Phéniciens et les Hébreux, dont ils tenaient la lèpre, ce sont les Ioniens qui se sont identifié la maladie et la propagèrent par leurs excursions navales, leurs relations amicales et leurs colonisations, sous le vocable d'*éléphantiasis*. Ces Ioniens furent les premiers Grecs habitant l'ancienne Asie-Mineure : Milet, Ephèse, Samos, Chio, Colophon, etc.

Selon Hérodote (406 avant Jésus-Christ), ce sont les armées de Darius et de son fils Xerxès (Ve siècle avant Jésus-Christ) qui introduisirent la lèpre en Grèce, avec leurs armées. Ceux qui ont soutenu que c'est Alexandre le Grand qui transporta la lèpre avec ses armées des bords de l'Indus et de l'Égypte à la Macédoine et dans toute l'Hellade (IVe siècle avant Jésus-Christ) ont commis également une erreur; tout au plus, ces armées, ayant des lépreux dans leurs rangs, ont fourni leur contingent dans la propagation de la maladie, préalablement existant en Grèce, il n'y a pas de doute.

Le voyage des Argonautes avec toutes ses légendes si poétiques, empreintes des parfums les plus délicieux de la mythologie grecque, doit être considéré comme un fait réel quant au fond, mais enflé des surenchères de l'active imagination si inventive de l'Hellade dans l'époque.

Le si harmonieux Pindare, avec ses riches métaphores, nous légua la narration du navire *Argo,* portant Castor, Pollux, Hercule et Orphée, compagnons du Thessalien Jason, les conduisant à la conquête de la toison d'or, en Colchide, dans le Pont-Euxin, le Caucase d'aujourd'hui. A la levée de l'ancre dans le port de Pagase (Volo d'aujourd'hui), Jupiter, invoqué, brandit la foudre à travers les éclats de tonnerre. Excellent augure pour les intrépides marins, dignes successeurs des Phéniciens. Cette légende des Argonautes est, comme date, antérieure à l'époque d'Homère.

Le poète alexandrin Apollonius, réfugié à Rhodes pour

avoir été sifflé dans son pays, chanta merveilleusement l'intrigue de Jason et de Médée. François de Nion publia dans la *Revue Hebdomadaire* un bien savant et remarquable article sur la légende des Argonautes.

A l'instar de leurs maîtres, les Phéniciens, les Argonautes côtoient et, le soir venu, ils tirent leur *Argo* à terre. Voici un point vraiment intéressant, à notre point de vue, de cette excursion aventurière poétisée. Les Argonautes arrivent à l'île de Lemnos, lorsque les Lemniennes, délaissées par leurs maris préférant les captives, mirent à mort tous les mâles du pays. Ce fut là un moment bien favorable pour la conquête des belles Lemniennes. Aussi, les Argonautes s'en sont donné à cœur joie. Mais ces séduisants gaillards n'étaient pas exempts de lèpre. Bien au contraire, les Phéniciens avaient déjà passé leur *morbus phénicicus* à leurs successeurs et héritiers, les Ioniens. Et aussi l'*éléphantiasis* (lèpre) a pu être amplement distribuée par ces noces clandestines, orgiaques.

Notons que la Colchide, ainsi que toute l'Asie-Mineure, a été infectée de la lèpre dès la plus haute antiquité, et que la ville actuelle de *Volo* en est encore très éprouvée. Il y a toujours un vrai foyer; nous avons vu nombre de ses victimes, et nous possédons des mémoires très circonstanciés sur la lèpre à Volo, grâce à d'honorables confrères qui y exercent et qui ont bien voulu obtempérer à nos prières et se livrer à des recherches scientifiques bien sérieuses à cet égard. Je dois faire remarquer aussi que la légende rapporte que les femmes de Lemnos exhalaient une puanteur terrible! Serait-ce l'ozène lépreux, si repoussant, qui justifie le divorce dans toutes les contrées et dans toutes les législations? Jason fut séduit par Hypsipylé, et ses voluptés ayant trop duré, Hercule, qui dédaigna tous ces écarts, grâce au beau jeune Hylas qui resta à bord avec lui, s'écria contre ses compagnons et surtout contre Jason : « Laissez-le s'éterniser dans le lit d'Hypsipylé jusqu'à ce qu'il ait peuplé Lemnos de ses enfants, qu'une grande gloire lui soit arrivée ainsi » (Fr. de Nion). Les Argonautes, après ces reproches, se rembarquent et vont partout jeter leur gourme et semer la lèpre. Ils cinglent vers la Chersonèse de Thrace, traversent l'Hellespont, la Propondide (mer de Marmara), puis le Bosphore, et parviennent à Bithynie et à l'extrémité du Pont-Euxin où Médée, fille du roi Aétès, fournit au héros Jason les moyens de conquérir la toison d'or.

Dans tous ces périples, il y a arrêts, étapes, communications avec les autochtones et tout ce qui s'en suit, d'où transmission de la lèpre. Les Argonautes s'engagent après cela, pour leur retour, dans les eaux d'Ister, le Danube. Puis, il y a là un hiatus : on ne sait comment ils se sont trouvés dans l'Adriatique; et par le Pô (Éridan), ils atteignent le Rhône. Il y a, certes, une confusion géographique : le Rhin, le Rhône et le Pô sont pour Apollonius les trois bras d'un même fleuve! C'est que les Grecs connaissaient bien les mers et les rivages; mais ils ignoraient les cours des grands fleuves. Cependant, les Phéniciens en avaient remonté plusieurs, poursuivant leur trafic, tant en Asie qu'en Europe. Toutes ces contrées visitées par les Argonautes étaient ravagées, dans l'antiquité, par la lèpre, et lui payent encore aujourd'hui large tribut. D'ailleurs, les Phéniciens avaient précédé les Ioniens dans toutes ces pérégrinations. Ils avaient fondé déjà partout des colonies dont une importante à Paphlagonie, Castambol d'aujourd'hui dans la mer Noire dont nous avons parlé. Ils avaient ainsi déjà jeté les graines de la maladie, de la lèpre, qui a dû aussi y parvenir par terre, avant et après eux, par les émigrations terrestres à travers l'Asie.

Dans tous les cas les Ioniens, les Grecs, ont concouru aussi à leur tour à infecter toutes ces contrées par leur *éléphantiasis*. C'est ce qui ressort de toutes les légendes et de tous les faits historiques connus.

La lèpre et le christianisme. — Dans l'antiquité la lèpre était considérée comme une punition des divinités, d'où mépris et persécution de ses victimes. Dans l'ancienne Perse on croyait que les lépreux avaient péché envers le soleil en pissant en face de lui, et que la lèpre était un châtiment divin; aussi mettait-on les lépreux hors de la société.

Un poète indou s'est exprimé, 2500 ans avant le Christ, de la manière suivante: qu'il se cache et vive à l'écart sur une litière de fumier avec les chiens galeux et les animaux immondes, celui dont le corps se couvre de pustules semblables aux bulles d'air infect qui s'élèvent des marécages et crèvent à la surface. Car, il outrage la lumière. Qu'on le chasse des villages à coups de pierres et qu'on le couvre d'ordures; que les fleuves divins vomissent son cadavre.

Les Hébreux qualifiaient les lépreux d'impurs, les abhorraient, les traquaient, les fuyaient et les isolaient, bien que le plus grand nombre de ces persécutés ne fussent point lépreux et qu'ils guérissent dans un ou deux septenaires.

D'autre part, Labout, dans ses érudites recherches sur les léproseries, comprend la lèpre parmi les maladies auxquelles les anciens rendaient un culte. Un temple grec portait nom de Léproon. La ville latine de Léprum, celle de Lévroum, dans le Berry ou leprosus vicus, en témoignent. Un temple druidique avait donné le nom de *Lépréos* au bourg dans lequel il se trouvait, selon Septime Sévère. Le christianisme a parfois traité aussi les lépreux comme des êtres maudits par le ciel, et répugnants; mais le plus souvent comme des sujets vénérés, atteints du mal sacré que Dieu leur envoyait pour les éprouver. Aussi les soignait-on avec dévotion, on les embrassait même paternellement, avec effusion. De pieuses légendes plaçaient les lépreux sous la protection divine, et ils étaient souvent l'objet d'une touchante sollicitude.

D'autre part d'anciens évêques instituèrent des exorcismes et des cérémonies lugubres pour convaincre les lépreux qu'ils devaient se regarder comme des cadavres ambulants auxquels Dieu daignait conserver un souffle de vie pour leur donner le temps d'expier leurs péchés ! Les lépreux étaient les serfs de l'Église et comme tels exempts de taille.

Un révérend père, E. Brosse, eut le génie de concilier ces dissensions, dans son livre intitulé « *La lèpre est contagieuse* ». A côté d'une foule d'élucubrations absurdes, il proclame avec l'audace d'un Asclépiade mi-prêtre, mi-médecin, qu'il y a deux espèces de lèpre : celle des saints martyrs, des religieuses et des frères, et celle des débauchés, des coquins. Disons aussi en passant que cet inspiré dit avoir vu des cochons et des dindons atteints de lèpre. On est en droit de lui demander à laquelle des deux catégories il place ses frères inférieurs ? On sait qu'aucun expérimentateur ne put inoculer la lèpre aux divers animaux, et que c'est une maladie exclusive à l'homme.

Le savant et fervent catholique Montalembert dit, dans l'histoire de sainte Élisabeth, duchesse de Thuringe : « La lèpre avait à cette époque quelque chose de sacré aux yeux de l'Église et des fidèles, c'était un don de Dieu, de la bonté divine. La main de Dieu avait touché un chrétien. Le lépreux était vénéré. Il passait sa vie en prière. De bons chrétiens priaient Dieu de leur accorder la lèpre, comme une grâce.

Ainsi fit l'illustre chevalier Raoul Fitz Giroie, Guerrier de William le conquérant. Il pria avec ferveur pour devenir lépreux ; ce qui lui fut accordé. »

La vierge Eunymia, fille de Clotaire II et sœur de Dagobert, pour éviter les noces humaines et se consacrer à Dieu, demanda aussi et obtint la divine faveur de devenir lépreuse (VIIe siècle).

Bien avant les guérisons miraculeuses de lépreux par des saints et des saintes chrétiens, le Christ avait guéri plusieurs de ces malheureux par intervention divine. Voici une légende racontée par Eusèbe, évêque de Césarée, considéré comme le père de l'histoire ecclésiastique (278-338) : Le roi Abgar d'Edesse, ville opulente de Mésopotamie (Orfa d'aujourd'hui), atteint de lèpre, ayant entendu parler des miracles de Jésus lui envoya une lettre le priant d'aller à Edesse pour le guérir. Jésus le loua et répondit qu'après sa résurrection il dépêchera à Edesse un de ses disciples pour guérir le roi et lui donner, ainsi qu'à son peuple, une vie éternelle. Eusèbe affirme avoir vu la lettre dans les archives de l'église d'Edesse, qu'il traduisit du syriaque en grec. Saint Thomas délégua, après l'Ascension, saint Addui ou Khadée à Edesse. Le roi fut guéri et converti, ainsi que son peuple (Addui, un des 72 disciples, fut le premier évêque en Perse).

Au IIIe siècle, après J.-C., sainte Reine (Regina), martyre à Alise, était invoquée contre la teigne, la gale, la *rogne,* les maladies honteuses et toutes les affections caractérisées par des éruptions de boutons et de pustules, parmi lesquelles la lèpre (*Les saints patrons des corporations,* par Du Broc deSégange, t. II, p. 23). C'est à cette sainte que le cardinal de Retz dédia une chapelle qu'il fit construire, pour avoir été victime des *maladies galantes,* dit Bautru, historien du XVIIe siècle.

Les légendes de la première Belgique racontent les guérisons miraculeuses de lépreux, opérées au IVe siècle, par saint Maximin de Trèves, au VIe siècle, par saint Vaume de Verdun et par saint Gery d'Ivoy.

La fille du roi Marcellus fut miraculeusement guérie de la lèpre par le baptême que lui conféra saint Saturnin (Ne pas confondre avec Marcellus, général romain, cinq fois consul, qui prit Syracuse en 212 avant le Christ et dont les soldats massacrèrent Archimède) (Mège, *Histoire générale de Languedoc,* t. I, p. 399). Saint Antoine fit des cures miraculeuses en embrassant les lépreux. Nous avons consigné dans le chapitre *la lèpre dans les beaux-arts,* un grand nombre de telles guérisons miraculeuses. Mahomet en fit aussi quelques-unes ; et Moïse en opéra bien avant tout ce monde, à l'instigation de l'éternel.

Le concile d'Orléans en 549, et celui de Lyon en 588, se sont occupés des lépreux et décidèrent qu'ils devaient être nourris aux dépens de l'Église par les soins des évêques. C'est au VIIe siècle, en 643, que le roi lombard Rotharis prit des mesures sévères contre les lépreux et les déclara morts civilement. Le pape Étienne III menaça d'excommunier Charlemagne s'il épousait la fille du roi des Lombards et mêlait ainsi le noble sang des Français avec celui des perfides et lépreux lombards. En 634 Adalgise, diacre de l'église Saint-Pierre de Verdun, proche parent du roi Dagobert, dotait avec libéralité les lépreux de Metz et de Verdun (*Mém. de la soc. philomatique de Verdun,* 1846, III, 32).

Pendant la dynastie carlovingienne, depuis Pépin le Bref jusqu'à Louis V (de 751 à 987), de nombreux hôpitaux et plusieurs léproseries furent fondés en France.

Sous la dynastie capétienne (3e race des rois de France) depuis Hugues Capet, on s'occupa beaucoup des lépreux. Le fils de Hugues Capet, le pieux Robert (de 996 à 1031) voyagea de Maladrerie, à Magdeleine, depuis Orléans jusqu'à Toulouse, consolant les lépreux, leur distribuant des aumônes et les embrassant avec sympathie.

Il est de fait que la lèpre eut en France une recrudescence au XIIe siècle bien qu'elle y existât bien avant. Louis VII dit le jeune, allant prendre l'étendard à Saint-Denis, avant de partir pour la 2e croisade (1147), se rendit à la léproserie située entre Paris et Saint-Denis et consistant en une série de cabanes. Saint François d'Assise (1206) faisait ses délices d'habiter les léproseries ; il servait les malades, lavait leurs pieds, pansait leurs plaies et les embrassait très amoureusement (*Les lépreux du moyen âge,* par l'abbé Chavin, Bonaventure). Un jour le saint rencontra un homme de Spoléte près de Pérouse dont la bouche et les joues étaient rongées d'un horrible chancre, il le baisa au visage.

Il se peut que les croisés de Palestine aient ravivé la maladie qu'ils y avaient gagnée. Les pèlerins ont toujours appelé les Syriens et les Égyptiens Malandriosi. Mais la syphilis devint aussi bien plus fréquente. Et, aussitôt que *la grosse vérole* attira l'attention, la lèpre diminua, les léproseries furent fermées ; il fut décrété qu'elle disparut, et les hôpitaux pour vérolés succédèrent à ces dernières, et en bien des endroits sur les mêmes lieux.

Au moyen âge, les prêtres médecins, à l'exemple des Asclépiades grecs, avaient presque le monopole de la médecine. Ce sont eux qui employèrent la compression contre les lépreux et toutes les rigueurs connues. Les paroisses entretenaient à leur extrême limite des sortes de prieurés dans lesquels on enfermait les malheureux nés de funestes rapprochements. Des moines avaient souvent l'administration des léproseries et ordinairement le maître était un chanoine parfois lui-même lépreux.

Les léproseries se sont vidées plus tôt au Nord par ordonnance de François Ier, en 1545, qui mit leurs biens à la disposition du grand aumônier de France. Néanmoins un certain nombre en a été conservé et servait de refuge aux vagabonds ou bien à des héritiers avides qui, sous prétexte d'une dartre, faisaient enfermer leurs parents pour s'emparer de leurs biens. Aussi Louis XIII, à l'incitation de Richelieu, ordonna une enquête qui mit à jour nombre de ces abus. Des vagabonds simulaient la lèpre en irritant leur peau avec des herbes, pour être nourris dans l'oisiveté. La dernière léproserie fonctionnant fut celle de Saint-Mesmin d'Orléans.

C'est surtout pendant le XIIe et le XIIIe siècle que les léproseries se multiplièrent, principalement sous saint Louis qui légua par testament cent sols à chaque lépreux. On comptait alors 2 000 léproseries en France et près de 20 000 dans toute l'Europe.

Saint Louis (Louis IX) qui entreprit la 8e croisade (la dernière en 1250), le vaincu et prisonnier des Mameluks à Mansourah, admettait dans sa tente avec intimité les chevaliers de saint Lazare atteints de lèpre (ou de vérole) qui l'accompagnèrent à son retour à la cour de France ; il baisait les ulcères des lépreux. Cependant le sire de Joinville répondit à saint Louis, à qui oncques il ne mentit « qu'il aimerait mieux avoir commis cent péchés mortels que d'être lépreux ».

En 1439, le dauphin Louis, plus tard Louis XI, se trouvant à Toulouse, envoya des commissaires visiter hommes, femmes et enfants qui étaient malades ou entichés d'une très horrible et griève maladie, la lèpre ou capoterie, pour les empêcher de se mêler avec les habitants.

Chimène dans le *Cid* de Corneille, passant un jour dans une vallée en route pour un pèlerinage, entend des gémissements; un abominable lépreux, tombé dans un trou, supplie qu'on l'en retire; aucun des gens qui sont avec le Cid ne veut l'aider. Le Cid lui tend la main, après avoir retiré son gant, et le sauve. Le lépreux lui baise la main et les compagnons du Cid lui crient: malheureux que fais tu? Mais le Cid embrasse le lépreux, et l'on trouve que c'est beau, c'est chrétien. Voici les noms de quelques bienfaiteurs des pauvres lépreux.

Au moyen âge, selon Grégoire le Grand, le moine Martyrius avait trouvé sur sa route un pauvre lépreux tout rongé d'ulcères (?), tout épuisé. Le saint homme l'enveloppe dans son manteau, le charge sur ses épaules et l'emporte à son monastère (A. Rousselet).

De hauts personnages s'imposaient comme pénitence, pour être agréables à Dieu, de s'exposer à la contagion en baisant même leurs ulcères (et pourtant il s'agissait parfois de syphilis)! Bruno, archevêque de Toul, plus tard pape Léon IX, fit coucher un lépreux dans son lit. Louis VIII, roi de France, et Henri II, roi d'Angleterre, servent les lépreux. Sainte Élisabeth pose leur tête sur ses genoux, coupe leurs cheveux et panse leurs ulcères. Saint Thomas accorde les soins les plus vulgaires aux lépreux du Mont-aux-Malades, près de Rouen. L'impératrice Mathilde, femme de Henri Ier l'oiseleur, empereur d'Allemagne (xe siècle), vend le matelas sur lequel elle avait couché pendant une longue maladie, à leur profit (*La lèpre et les lépreux en France,* Dr Cabanés). La reine Blanche de Castille, femme de Louis VIII, mère de saint Louis (XIIe siècle), prodiguait aux lépreux les soins les plus dévoués. Sainte Élisabeth, fille d'André II, roi de Hongrie, et sainte Cunégonde, impératrice d'Allemagne, en firent autant. La comtesse Sybille de Flandre, femme du croisé Théodorick, resta à Jérusalem et se consacra au service des lépreux à l'hospice de Saint-Jean. Henri III d'Angleterre soignait aussi personnellement les lépreux, il lavait les pieds aux Mezeaux et les baisait. L'archevêque de Milan lavait les lépreux le jour des Rameaux. Le D^{r} von Bolnier, en compulsant les archives de la municipalité de Cologne, découvrit des arrêts concernant les lépreux et leur hospitalisation. A la fin du XIIe siècle, il y avait, hors de la ville, de petites maisons destinées à ces parias dont une centaine était soignée par des moines dévoués.

Une commission composée de trois lépreux se prononçait sur les nouveaux récipiendaires. Les suspects étaient surveillés pendant un an. Plus tard, les lépreux furent placés sous la direction des professeurs de la Faculté qui diagnostiquaient la lèpre sur les signes suivants : color morpheatus, tumeurs sublinguales, anesthésie, alopécie, exanthèmes, déformation des oreilles, des yeux, du nez, des lèvres, altération de la voix, regard satyrique, fixe, féroce. Le Dr Bolnier a scruté les procès-verbaux de 174 individus examinés, dont 10 furent déclarés lépreux et isolés. Les suspects étaient obligés de se représenter au bout d'un an. Cette léproserie fut abolie et les habitants disséminés par un ordre du premier magistrat de Cologne, lorsqu'il ne restait plus de lépreux. En 630, saint Arnould, évêque de Metz, réunit sur le Saint-Mont, près de Remiremont, plusieurs lépreux qu'il soignait lui-même (Digot, *Histoire de la Lorraine*).

En France, la première léproserie fut fondée à Saint-Ouen, en 460, et la deuxième à Châlon-sur-Saône, en 570 (Broda). Une léproserie existait à Saint-Denis au XIIe siècle. Louis VII la visita avant de partir pour la seconde croisade. Nous l'avons dit, une autre se trouvait installée bien avant, à Saint-Jacques de Châlons-sur-Marne, le VIe siècle. Il fut un moment où de nombreuses léproseries existaient dans le diocèse de Paris. On y a compté jusqu'à 43 dont plusieurs à la banlieue : Bourg-la-Reine, Charenton, Corbeil, Saint-Lazare, etc. (Abbé Lebeuf, *Histoire du diocèse de Paris*). Au Dauphiné, il y eut une léproserie pour la plèbe, une autre pour les nobles et une troisième pour les dames de la cour. Qui sait le nombre de syphilitiques soignés dans ces établissements censés ne contenir que des lépreux ? En Lutèce des établissements spéciaux accueillaient et hébergeaient les lépreux (Coyecque, *L'Hôtel-Dieu de Paris*).

Selon Virchow, une léproserie fut organisée à Metz, à une lieue de la ville, sous le nom de Maison de Dieu ou maladrerie de Longeau, en 636.

C'est en l'an 936 que la première léproserie fut fondée en Angleterre, à York ; puis bientôt d'autres et d'autres. Les règlements en étaient très sévères. Les plus simples infractions étaient punies de mort (Arnoths, *History of Lepra*, Édimbourg et Brassac). Les nobles pouvaient être soignés chez eux. On ne constata la lèpre en Irlande, officiellement, qu'en 869, à

Valence en 1100, à Gand en 1147. Mais elle y existait bien avant sans attirer l'attention.

En Orient, de nombreux *Xénons*, destinés à héberger les voyageurs et les malades, parmi lesquels figuraient aussi des lépreux, ont été établis dans la Nouvelle Rome (Constantinople) dès la translation du trône, au commencement du IVe siècle. Saint Basile érigea une léproserie en Césarée en 370. Nous nous sommes longuement étendus sur ces asiles dans le chapitre consacré *aux lépreux de Byzance.*

De hauts personnages des deux sexes furent atteints de la lèpre qui parfois pouvait bien n'être que sa sœur jumelle, la syphilis. Nous en citerons quelques-uns. Antoine Vernet, fils d'Etienne, lépreux de Saint-Gilles et frère de François également lépreux, se réfugia en 1621 à la maladrerie de Comps (Var). Raoul, comte de Vermandois (1160), Baudouin, roi de Jérusalem (1135) furent lépreux, sinon syphilitiques Léon Bruce, le libérateur de l'Ecosse qu'il arracha à l'Angleterre en 1314, mourut de la lèpre. Sainte Catherine de Sienne fut lépreuse (XIVe siècle). Le roi Philippe le Bel fut lépreux (1321). La reine Thérèse d'Aragon fut lépreuse. Thibaut VI, comte de Chartres, mort au siège d'Andrinople (1205) fut lépreux, selon A. Broda.

En remontant dans l'histoire, on trouve que le Pharaon Thomsès II fut lépreux. Sa momie, déposée au Musée du Caire, porte les cicatrices de lépromes suppurés ou d'une syphilide pustuleuse. Il en fut de même de la momie de Tabnit, roi de Sidon, qui se trouve au Musée de Constantinople et que j'ai développée moi-même devant feu Hamdy Bey alors directeur.

Au Trocadéro, se trouve la statue de Piméan-Acas en granit, qui régna en 1057 à Agkor. Son corps est couvert de manifestations lépreuses et sa main gauche est en griffe. On l'appelait le roi lépreux (Les ruines d'Agkor, monuments ; Cambodze Siamois par Fourneau architecte, chargé d'une mission, Porcher, Paris 1890). On trouvera dans le corps de cet ouvrage les noms de bien d'autres lépreux de haute situation, qu'il est inutile de répéter ici.

LA LÈPRE DANS L'ANCIENNE BYZANCE

Selon Eusèbe, le Pamphyle Byzas, roi de Mégare, séduit par la beauté enchanteresse de l'admirable contrée formant comme une presqu'île, entre le Bosphore, la Corne d'Or et la Propontide, y jeta les premiers fondements d'une ville, l'an 658 avant le Christ, qu'il appela Byzance.

Erigée d'abord en démocratie jusqu'à sa subjugation par Darius fils d'Ystapes, ensuite soumise par les Lacédémoniens, puis par les Athéniens, sous Alcibiade (404 avant le Christ), Byzance recouvra son indépendance plus tard, fit alliance avec les Athéniens, résista à Philippe de Macédoine et fut conquise par les Romains.

Vespasien et Sévère la traitèrent cruellement. Ce dernier cependant, après l'avoir détruite de fond en comble, la rebâtit, cédant aux prières de son fils Antonin, et l'appela Antonia. Plus tard elle souffrit de l'invasion des Scythes sauvages, effectuée par le Pont Euxène. Voilà, en quelques mots, quelle fut l'origine de Byzance.

Arrivons maintenant à Constantin dit le Grand. Le christianisme et la lèpre firent ensemble leur entrée solennelle à Byzance. Voici une légende empruntée quelque peu à l'histoire : Constantinus (Aurelius-Flavius-Valérius), fils de l'empereur romain Constant Claude, de Thrace, et d'une femme de basse condition, Hélène, sa concubine, fut proclamé empereur romain en 306. Atteint de la lèpre, il lui fut conseillé d'avoir recours à un moyen héroïque, efficace, pour obtenir sa guérison : de prendre un bain de sang de vierges ! ce serait entre 311 et 312. Sylvestre, premier évêque de Rome, pour prévenir un tel massacre et servir sa propre cause, le persuada qu'un bain pris dans le Jourdain était le seul moyen capable de le débarrasser de cette horrible maladie qui le faisait cruellement souffrir. Cette promesse fallacieuse, jointe à celle du pardon de ses nombreux crimes et à l'assurance que, après avoir régné sur les hommes en ce monde, il régnerait dans l'autre, à côté du fils de Dieu, le décida à se convertir à la nouvelle religion. Il ajouta alors la toute-puissance religieuse à son autorité souveraine, fut investi de la dignité de pontife suprême et en porta les ornements, abus suivis par ses successeurs. Il persécutait, depuis, les cultes païens, confisquait leurs biens au profit des Eglises et condamnait à mort, à l'instigation de ses conseillers religieux, ceux qui continuaient la religion qu'il avait reniée. Fort de la promesse d'amnistie pour le passé et l'avenir, il se chargeait continuellement de nouveaux crimes. En effet, cet homme, que le christianisme promulgua saint, tua son propre fils Crispus, sa femme Fausta — qu'il fit étouffer au bain, — un enfant de douze ans, fils de son prédécesseur Lycinius et commit maints autres méfaits trop longs à énumérer. Ces scélératesses soulevèrent les Romains contre l'assassin et l'ennemi de leurs dieux. Aussi le renégat empereur dut-il quitter Rome précipitamment et n'y reparut plus jamais.

C'est en 323 qu'il battit Lycinius, son beau-frère, persécuteur des chrétiens, près d'Andrinople d'abord, puis à Byzance — sur les hauteurs de Scutari — dont il s'empara le 11 mai 330, et à qui il donna son nom (Constantinople). Il la désigna aussi sous le nom de nouvelle Rome, en opposition avec l'ancienne capitale de son premier empire.

C'est grâce à ce monstre, dont l'ignoble exemple fut suivi par ses successeurs, que le christianisme fut propagé en Orient, au milieu de crimes et d'opprobre. C'est ce malfaiteur qui fit, le premier, l'alliance du trône et de l'autel, avec soumission aveugle, fatale à l'humanité. Il plaça l'État dans l'Église qui, reconnaissante, le canonisa et en fit un de ses saints les plus glorieux, un de ses joyaux les plus étincelants. Si Néron avait commis toutes ces atrocités en faveur du christianisme, certes il aurait été canonisé aussi, et la Saint-Néron aurait figuré au rang des fêtes les plus splendides. « Et son nom paraîtrait dans le culte futur, entouré de gloire et du nimbe le plus pur[1] », car en religion le but en sa faveur seul suffit pour tout absoudre. Le lépreux empereur ne put réaliser son

1. « Et ton nom paraîtra dans la race future,
« Aux plus cruels tyrans une cruelle injure. »
(Racine, Agrippine).

désir d'être trempé dans le Jourdain pour guérir sa lèpre. Il fut baptisé à Achyron, en Nicomédie, à l'âge de 63 ans, peu de temps avant sa mort, l'an 330, par Eusèbe, évêque de cette ville.

Après cette digression, commise pour marquer le début de l'empire byzantin, un des foyers actifs de la lèpre dans l'antiquité, j'aborde l'étude de la charité généreuse de ces temps-là, faisant le plus frappant et le plus illogique contraste avec les scènes d'horreur et les actes abjects de cet immonde bas empire, depuis sa fondation jusqu'à sa subjugation par Mahomet II. En effet, toute l'histoire de l'empire byzantin est un amalgame de volupté, de sang, de bigotisme et de charité.

Après la translation de la capitale, la lèpre s'y répandait sur une grande échelle, ainsi que dans tout l'empire. Il a bien fallu alors aviser à s'en préserver et à secourir ses nombreuses victimes. Il est impossible, cependant, de ne pas admettre que la maladie préexistait avant l'installation du lépreux Constantin à Byzance. On ne saurait attribuer une propagation si rapide de la maladie uniquement à l'empereur léprophore. La lèpre, certes, sévissait déjà dans toute la contrée ; mais elle n'avait pas attiré l'attention des peuples insouciants d'Orient. Quoi qu'il en soit, la première léproserie fut construite sous les auspices du lépreux empereur qui continua à en souffrir de plus en plus, à tel point que, déçu de ses espérances et constatant la fausseté des promesses données, il inclinait à revenir à l'idolâtrie, influencé surtout par sa femme Fausta. Le clergé, flairant un relaps et pressentant dans ce retour un échec de sa propagande, incita Constantin à faire noyer l'impératrice dans son bain. Et aux théologiens satisfaits de dire : « Et Dieu l'attire de nouveau à lui par la lèpre qui le tourmentait et le chagrinait ». Les prêtres firent aussi trancher alors la tête du philosophe Sopatre, combattant le christianisme.

Lors de sa fuite de Rome, Constantinus fut escorté de plusieurs nobles romains : Zodécus, Eubule, Stadius, Eugénius, Olybrius..., gens doux et charitables qui bâtirent dans la nouvelle capitale des *Xénons* ou hôtels, pour abriter les pauvres voyageurs et les malades. On y était gratuitement hébergé, nourri et soigné en cas de maladie. Les lépreux y étaient pieusement traités (Michel Glycas, historien grec).

C'est le patricien Zodécus qui établit et organisa personnellement la première léproserie, sur la montagne des Oliviers située en face de Byzance. Selon un savant archéologue, le Dr Mordtmann, c'est sur l'emplacement actuel de l'hôpital allemand à Péra.

Plus tard, le patricien Eubule fonda, de son côté, un *Xénon* près de la grande église de la Sagesse (Sainte-Sophie). Après la mort de Constantin, en l'année 336, son fils et successeur, Constance, monta sur le trône. La lèpre ayant pris des proportions alarmantes, il décréta de jeter tous les lépreux dans le Bosphore. La fille de Constantin, lépreuse elle-même, allait partager leur sort.

Zodécus, possesseur d'une grande fortune, qu'il dépensait noblement en soulageant les malheureux, parvint par de grands sacrifices à les arracher aux mains du bourreau. Il payait aussi de sa personne, les visitait souvent et soutenait leur moral par sa douce parole consolatrice. En ce temps-là, Byzance était menacée de la famine et ces actes bienfaisants de Zodécus avaient excité contre lui la malveillance et la superstition du peuple qui l'accusa de gaspiller les vivres en nourrissant des bouches inutiles et d'attirer le courroux du ciel sur la ville, en prodiguant ses soins à ces maudits. Par ordre de l'empereur, ce grand bienfaiteur fut jeté en prison. D'ailleurs Constance, en sa qualité d'Arien convaincu — niant la divinité du Christ — persécutait tous les orthodoxes. Une autre raison contribua puissamment à la persécution de Zodécus : grand amateur de pierres précieuses, Constance espérait en obtenir une riche collection pour la libération de ce richissime philanthrope. Zodécus, informé de ce désir, invita l'empereur à visiter avec lui l'endroit où se trouvaient ses trésors. Il le conduisit à la montagne des Oliviers, où tous les lépreux, ayant à leur tête la fille de Constantin, le reçurent, portant des cierges allumés. « Voilà, Sire, mes plus précieuses perles », dit Zodécus, en lui montrant ses mutilés et ses ulcéreux. Constance y vit une raillerie offensante et ordonna de procéder aussitôt au supplice de l'insolent. Attaché à des mules sauvages, Zodécus fut écartelé et précipité du haut d'un rocher, sur les hauteurs de Haskioï, dit-on.

Néanmoins, ce supplice sauvage eut un bon résultat. Bientôt repenti de ce crime, Constance ordonna qu'on rendît à sa victime les honneurs de la sépulture, et il honora sa mémoire par la construction d'une grande léproserie près de celle de Zodécus, qu'il dota royalement. Ce fut en 338.

Zodécus fut plus tard canonisé et sa commémoration, fixée au 29 décembre, avait lieu, tous les ans, à l'église apostolique de saint Paul (*Vie des saints,* par Nicodème ; *idem,* par Goard). Cette léproserie, détruite par la sédition de Nica, fut rebâtie en 465, ainsi que nous le verrons plus loin.

Sous Théodose Ier, dit le Grand (379 à 395), le nombre des hôpitaux fut tellement accru que chaque église avait le sien qu'elle entretenait à ses frais. On y admettait aussi les lépreux. La pieuse impératrice Placille, sa femme, les soignait elle-même et leur administrait des médicaments de ses propres mains, comme une servante. A la fin du même siècle, Olympia, une riche veuve, devenue diaconesse, laissa son immense fortune à Jean Chrysostome, évêque de Constantinople, pour des œuvres de bienfaisance[1]. Cet exemple fut imité par plusieurs nobles romains. Sous le règne d'Arcadius, fils de Théodose (395-408), le patrice Florentin éleva un asile pour les invalides. En 455, sous le règne de Marcien, le magister Anthénus transforma sa propre maison en lieu de secours et construisit des bains publics gratuits pour les indigents. Le patrice Narcès, prepositus et eunuque, établit aussi un *Xenon.* En général, dans tous ces établissements, les lépreux étaient également reçus et entourés de soins dévoués. Sous le règne de Justin Ier (518-527), sa femme Sophie, appelée la Lovi (la lépreuse), construisit une léproserie à côté de son palais. Selon le Dr Mordthmann, ce serait sur la côte d'Asie, à Beylerbey, juste à la place où se trouve aujourd'hui le palais du sultan. C'était à proximité de l'église dite Chrysokeramos (couverte de tuiles dorées) que se trouvait le *Lovotrophion,* c'est-à-dire le refuge pour les lépreux, dans le voisinage aussi des dépôts de blé du gouvernement. Cette église existe encore. Le curé du village Tchenguel-Kioi possèderait même quelques-unes de ces anciennes tuiles dorées.

Samson, dit l'hospitalier, descendant aussi d'une noble famille de l'ancienne Rome, fut un grand philanthrope. Il employait toute sa fortune à soulager les pauvres malades. Les

1. L'institution des Diaconesses date de la première chrétienté. C'était une association de veuves, femmes du monde, prodiguant personnellement des soins gratuits aux malades pauvres.

lépreux en bénéficiaient amplement. Il vécut sous le règne de Justinien. Après avoir visité les saints lieux, il vint à Constantinople et se fit ordonner prêtre par le patriarche Minas. Selon l'histoire des saints, il fut le soutien des naufragés de la vie et le médecin des indigents. Médecin pratiquant, il eut la bonne fortune de soigner et de guérir l'empereur Justinien Ier d'une maladie grave. D'où la grande estime de l'auguste patient, que cet Esculape mit à contribution pour construire, en 528, le grand hospice dit du bienheureux Samson, où il fut enterré ! Samson fut canonisé à l'instar de Zodécus. Sa commémoration était célébrée dans le *Xénon* même qu'il avait fait bâtir, le 27 juin de chaque année. Tous les deux avaient bien mérité cette apothéose par leur inépuisable bienfaisance. Quant à l'assassin Constantin que l'Église plaça dans la galerie de ses plus illustres saints, il y fit bien injure, autant que Zola au Panthéon. Et les ombres des profanés maudissent les blasphémateurs !

La sédition de Nica, qui eut lieu en 532, sous Justinien Ier, avait incendié et détruit la plupart des édifices publics, y compris les xénons de Samson et d'Eubule. Bien des malades même y périrent (*Chronicon Pasc.*, I, p. 622). Trente-cinq mille révoltés furent massacrés alors par les généraux Bélisaire, Mandus et Narcès.

Justinien II fit rebâtir, avec sa femme Sophie, l'ancienne léproserie de Zodécus. Ils fixèrent ensemble la ration quotidienne des pensionnaires. D'après l'historien grec Procope, l'empereur et l'impératrice firent reconstruire cette léproserie entre les églises Sainte-Sophie et Sainte-Irène. Ils augmentèrent aussi le nombre des cellules, ainsi que le revenu de l'établissement. Plus tard, au XIe siècle, l'église Sainte-Sophie et la léproserie furent détruites par un tremblement de terre et reconstruites toutes deux par l'empereur Romanos Argyros, selon Zonaros et Cedrenus.

Ainsi, bâtie d'abord en bois, l'église consacrée à la divine sagesse (Sainte-Sophie), par Constantin en 326 sur l'emplacement occupé par un temple païen, brûla, ainsi que la léproserie sa voisine, en 404 et le Xénon d'Eubule à la suite d'une émeute provoquée par la persécution de Jean Chrysostome, à l'instigation de l'impératrice Eudoxie, femme d'Arcadius. Théodose le jeune les fit reconstruire en 415. En 532, tous ces bâtiments furent de nouveau détruits par le feu, lors de la révolte de Nica. Justinien Ier les fit rebâtir dans des proportions bien plus grandioses en 540.

Or, la mosquée Agia Sophia (Sainte-Sophie), si admirée aujourd'hui, est la troisième église byzantine désignée sous cette rubrique et compte quatorze siècles d'existence. Elle aurait coûté 300000 livres d'or, c'est-à-dire 394 millions de francs ; si l'on tient compte de la différence et de la valeur des métaux précieux, dit le Pr Andréadès, d'Athènes, ce serait un milliard et demi de francs ! Nous laissons à l'auteur la responsabilité de cette estimation.

C'est sous la protection de cette église de la divine sagesse que Justinien plaça les asiles consacrés aux miséreux et aux lépreux, qui avaient remplacé les anciens édifices, situés entre les églises Sainte-Sophie et Sainte-Irène. Pour avoir plus grand espace, on prit les terrains circonvoisins appartenant à l'eunuque Antiochus, à la veuve Anna et au tailleur Xénéphon. (Les ruines du *Xénon* de Samson se conservent encore aujourd'hui et portent le nom d'*Imaret* (Mordtmann), mot turc qui signifie édifice d'utilité publique. Après la prise de Constantinople on y distribuait des vivres aux pauvres, notamment du pilaff).

Selon l'historien Procope, les lépreux y étaient logés dans de nombreuses cabanes (*Les Bâtisses de Justinien,* liv. I, chap. B), c'était une vraie maladrerie, où ils recevaient les meilleurs soins.

Cet Empereur (Justinien Ier) établit deux autres *Xénons* dans les maisons de Théodora, nommés Arcadien et Théodora. Ce grand bienfaiteur promulgua des règlements sur les hospices (Xénodochia), sur les infirmiers, sur les hôpitaux (nosocomia), les asiles des pauvres (ptohia), les orphelinats (orphanotrophia), les crèches des enfants trouvés (bréphotrophia), les asiles pour vieillards (gérontocomia)... Tout donc a été prévu et organisé pour soulager les souffrances humaines, à Byzance. En 535, il fit construire un Xénon à Jérusalem pour les pauvres malades, et un autre à Jéricho (Procope, III, p. 24). Vers 540, sa femme, l'impératrice Théodora, fit bâtir un asile de repentir pour les pécheresses rentrées dans la vertu, sur la rive asiatique du Bosphore, près de l'embouchure de la mer Noire.

L'impératrice Irène, l'Athénienne, avait organisé même un service d'enterrements gratuits pour les pauvres, à l'église Saint-Luc, des fours pour distribuer du pain gratuitement aux indigents, et des maisons d'éducation pour les enfants pauvres (VIIIe siècle). Cette pieuse impératrice, qui rétablit l'iconolâtrie, fit aveugler son fils par les bourreaux en faisant enfoncer des poinçons dans ses yeux ! Elle agissait d'accord avec l'ennuque Stavrikios : elle fit couper aussi la langue à quatre césars ! (oncles de l'empereur). Après bien des crimes, elle se fit proclamer grand Basileus, *et jour et nuit elle s'élevait vers Dieu par ses constantes prières,* et se rapprochait de lui ! Voilà l'histoire des saints et des saintes. Saint Théodore de Stoudion l'appelait la bonne souveraine à l'âme sainte, la nouvelle Hélène dont les actes brillaient comme des astres ! Les prélats d'alors étaient de vils courtisans et des intrigants.

Une autre léproserie existait à Argyronion (endroit où l'on percevait les droits de passage des navires dans le Bosphore). C'était au pied du mont Géant, le Youcha-Dagh d'aujourd'hui, sur la rive asiatique, en face de Buyukdéré, séjour d'été des ambassadeurs. Cet endroit se nommait aussi le lit d'Hercule, à l'époque gréco-byzantine, et *Mal-Kart* du temps des Phéniciens, nom emprunté au Dieu de la Navigation. Le tombeau du géant, que l'on voit encore aujourd'hui, est bien le lit d'Hercule d'autrefois.

Dans l'intérêt de notre sujet, nous devons dire que le premier port des Phéniciens fut établi à Cabatach, près de Béchiktach. C'est là que ces intrépides navigateurs déchargeaient le blé qu'ils allaient chercher en Syrie et en Égypte (Mordtmann). Nous ferons remarquer, ce que nous avons déjà dit et, croyons-nous, prouvé ailleurs, que ce sont les Phéniciens, ces premiers trafiqueurs marins, qui avaient propagé la lèpre — appelée alors maladie phénicienne — partout dans leurs nombreuses colonies qui s'étendaient depuis la mer Noire, le Pont-Euxin, en Paphlagonie (aujourd'hui Castambol, où la lèpre continue toujours à faire des ravages), l'Asie Mineure, les îles de l'Archipel, les rives de la Méditerranée, en Europe, en Asie, en Afrique..... (Voir le chapitre consacré aux Phéniciens.) Grands colporteurs de la lèpre, dans l'univers entier, qu'ils avaient gagnée aux Indes, en Égypte, en Syrie... où ils avaient établi des comptoirs de commerce et d'échanges de marchandises entre les divers pays qu'ils étaient alors les seuls à visiter, avec leurs frêles bâtiments, bravant les plus imminents dangers, lépreux eux-mêmes ils contaminaient tout le monde.

On lit aussi dans la Constantiniade, œuvre du savant et éminent patriarche Constantin de Sinaï, que j'ai eu l'honneur de connaître : « Là, à Argyronion, existait un hôpital pour les torturés par l'affreuse maladie appelée lova (lèpre), que Justinien restaura (p. 147). »

En 577, Justinien II et l'impératrice Sophie restaurèrent la léproserie de Zodécus (Godin, p. 89).

En 596, l'empereur Maurice établit une léproserie à Héréon de Constantinople, près de Chalcédoine, le Phénér-Bahdjé d'aujourd'hui (Cedrène, I, p. 698).

En 970, J. Tsimiscès agrandit la léproserie du bois des Oliviers. Il y soignait les lépreux de ses mains impériales (Léon, diacre, p. 99). En 975, il y ajouta encore de nouveaux bâtiments. Ce qui prouve que le nombre des lépreux était très grand et que les locaux destinés à les recevoir devenaient insuffisants. Ce Tsimiscès, d'accord avec l'impératrice Théophane, assassina l'empereur Phocas pendant son sommeil ; il s'introduisit au Gynécée pendant la nuit, hissé dans un panier, grâce à la trahison de l'impératrice qu'il épousa ensuite. Il se fit alors proclamer empereur ; et pourtant Tsimiscès était très pieux et charitable !

En 1116, l'empereur Alexis Comnène fit agrandir l'orphelinat Saint-Paul (construit d'abord au IVe siècle par Zodécus), de manière qu'il pût contenir dix mille lits ! Il y fit établir des asiles pour les orphelins, les vieillards, les lépreux, les boiteux, les aveugles, pour les petits enfants avec leurs nourrices..... Sa fille Anne en donne une longue description dans son Alexiade, livre XV, à laquelle nous empruntons ces quelques lignes qui suffisent pour édifier sur la grandeur de l'œuvre.

« Au point extrême de la ville, l'empereur fit élever une grande église qu'il dédia à saint Paul, et une autre ville nouvelle dans la capitale, longue et large de plusieurs stades, où de nombreuses maisons servent d'habitation aux pauvres et d'abri aux estropiés : aveugles, boiteux, mutilés. Cet asile se divise en deux si grands cercles qu'il faudrait toute une journée pour parcourir chacun d'eux. C'est une vraie cité où les malheureux sont nourris et soignés, grâce aux libéralités de l'empereur qui la dota des revenus de plusieurs propriétés. Le vin y coule aussi à flots. Les aveugles sont conduits par les pensionnaires qui voient, les vieux par les jeunes, ceux qui sont privés de leurs jambes par ceux qui en possèdent, ceux qui n'ont pas de mains par ceux qui en ont ; les enfants orphelins sont allaités par d'autres mères que les leurs. Les perclus sont servis par les valides. Cet orphanotrophion fonctionne sous la surveillance d'un noble de la capitale. »

Les lépreux figuraient pour une large part parmi tous ces malheureux auxquels on prodiguait la charité et l'hospitalité dans tous les modes.

La savante et gracieuse Anne (dont un de ses admirateurs contemporains avait dit : que si elle avait vécu dans la Grèce antique, elle aurait ajouté une quatrième grâce et une dixième muse) complota avec sa mère pour faire assassiner son propre père, l'empereur Jean, et faire proclamer empereur son mari Bryenné. Toujours les aménités chrétiennes de la dévotion. En 1033, Romain III rebâtit la léproserie de Cyphé (Cedrène, II, p. 504), dans la région suburbaine.

En 1034, il fit réparer tous les asiles des pauvres ruinés par un violent tremblement de terre, ainsi que la léproserie située en face de Constantinople, dit Zonare (XVIII, p. 12), sans plus de détails, qu'il qualifie d'*Asile consacré aux souffrants de la* MALADIE SACRÉE ; tandis que selon la Bible (Exode: XV, 26 ; Lev. XIV, 34), « le mal (lèpre) lui était envoyé à cause de ses péchés et de sa désobéissance aux commandements de Dieu » ; d'autre part, il est dit que Dieu éprouve qui il aime et qu'après avoir accablé Job de toutes les calamités que celui-ci accepta sans murmurer, le Tout-Puissant envoya à son serviteur, pour dernière épreuve, le mal le plus effroyable, la lèpre. Et dire que des savants soutiennent que le mal de Job n'était autre chose que la syphilis ! De quel côté s'orienter ?

Ainsi, par une antithèse inconcevable, sous ce bas empire, foyer de débauche et de crimes, la charité était largement et luxueusement pratiquée. Les cœurs bien sensibles, compatissants aux souffrances des malheureux, des empereurs cruels jusqu'à la férocité la plus monstrueuse, qui faisaient aveugler leurs propres enfants, écarteler, torturer, couper vivants en morceaux, brûler vifs des innocents, se laissaient attendrir devant les tableaux des miséreux et des lépreux[1] ! D'autre

1. Voici quelques aménités des fervents chrétiens Byzantins dont les dévotions outrées, les litanies sans fin, la construction infinie d'églises, et les simagrées religieuses contrebalançaient leurs actes monstrueux et féroces. La torture courante

part, des magistrats spéciaux, investis de titres honorifiques, désignant leur charges (gérocomes, ptohocomes, xénotrophes), dirigeaient avec grande sollicitude tous ces établissements de bienfaisance. Ils avaient rang à la cour, selon Constantin Porphyrogénète.

A mesure que des monuments prodigieux de luxe embellissaient Byzance, au point d'en faire la plus belle cité de l'époque, les établissements de bienfaisance, les léproseries, continuaient aussi à se multiplier et les secours étaient prodigués à pleines mains, sans compter; tous ces édifices étaient

consistait à crever les yeux des accusés de trahison et des empereurs détrônés, en y enfonçant des poinçons, parfois jusqu'au cerveau; le père aveuglait son fils et réciproquement. Les cœurs maternels n'étaient guère plus nobles. Et l'impératrice Irène, qui fit crever les yeux de son fils Constantin VI, fut aussi une sainte femme!

Le tyran Phocas fit mettre à mort l'empereur Maurice et sa femme, après avoir massacré devant eux tous leurs enfants à coups de hache! Un énorme taureau en cuivre, transporté de Pergame par Théodose, sous forme de cheminée, servait à y brûler vifs ses ennemis, etc. Toutes ces atrocités étaient commises par les pieuses têtes couronnées, en foulant aux pieds les pardons accordés, les serments prêtés sur les saintes reliques, précédées et suivies de force litanies pompeuses avec chants à haute gueule. Une punition plus anodine était celle de couper la langue ou bien les pieds et les mains des vivants avant de les empaler. Enfin la mutilation génitale, celle d'asexuer, était aussi pratiquée; ce qui n'empêchait pas, le cas échéant, d'occuper de hautes fonctions, même sacerdotales et de monter aussi sur le trône malgré son état d'eunuque. En 820 l'empereur Michel le Bègue fit châtrer les 4 fils de Léon l'empereur arménien qui fut tué à coups de hache. Le peuple si dévot égalait en cruauté ses Basileis. Le cruel Antonic Comnène, qui fit assassiner son neveu Alexis, exécuter et aveugler tant de monde, embrocher vivant et rôtir un malheureux qui parla contre lui, et servir ce rôti à la femme de l'infortuné, eut son expiation. Et pourtant ce monstre portait toujours au cou une parcelle de la vraie croix et adorait une icône miraculeuse de saint Paul, qui versait des larmes dans les moments critiques! Le peuple se vengea en le torturant à son tour. Détrôné, chargé de chaînes, il fut livré à toutes les insultes de la population. On brisa ses dents, on lui arracha la barbe. Accablé de coups de poings, même par les femmes, il eut la main droite tranchée, un œil crevé; assis sur un chameau galeux, promené dans les rues de la capitale qu'il traversait autrefois couvert de pourpre et de costumes éblouissants aux applaudissements de la foule enthousiaste! La dévote plèbe lui jeta des excréments en pleine figure; le cortège atteignit, au milieu de sauvages huées, l'Hippodrome; on le suspendit alors à un linteau, la tête en bas, et, après avoir subi toutes les humiliations imaginables, il fut percé de glaives; on s'acharna même après le cadavre qui fut abandonné dans un coin pendant plusieurs jours, exposé à toutes les imprécations de ce peuple si pieux, si dévot et ivre de vengeance! Et le clergé, ayant à sa tête les plus hauts prélats, approuvait, bénissait et coopérait toujours, tantôt avec les tyrans, tantôt avec la populace, se plaçant toujours du côté du vainqueur et du puissant du jour! Ce clergé indigne était à la fois courtisan et religieux, intrigant et fanatique; s'occupant plus de politique que de religion, il fermait les yeux aux injustices et aux crimes. Maintes fois il conspirait contre l'empereur avec les infâmes impératrices et les eunuques du palais! Parfois le patriarche s'avilissait même jusqu'à gouverner avec ces derniers. Une telle conduite infâme fut surtout suivie du temps d'Irène et de son proteunuque Stavrikios.

vraiment édifiants ! Cette philanthropie excessive rendrait la critique moins sévère pour les monstres hideux qui y ont successivement régné ; dans cette exécrable bas empire, tout se faisait dans un faste inouï. Mais aussi les recettes de l'empire étaient monstrueuses. Elles atteignaient le chiffre de 640 millions de francs ; ce qui vaudrait aujourd'hui 3 milliards et demi de francs ! Ces ressources aux dernières années pourraient être comparées à celles réunies de trois grands états actuels, l'Angleterre, la France et l'Allemagne, a dit le Pr Andréadès d'Athènes, dans une savante conférence sur les finances byzantines. Cette évaluation fait rêver. Certains empereurs laissaient en mourant plus d'un milliard de fortune ! Le système des impôts était écrasant à Byzance, comme d'ailleurs partout en Europe, au moyen âge.

La lèpre continuait à ravager toujours cette malheureuse contrée. Il est probable que la syphilis avait aussi à revendiquer sa part parmi les nombreux malades qualifiés de lépreux. Toujours est-il que les têtes couronnées n'étaient pas non plus épargnées. Après Constantin et sa fille, Beaudouin IV, roi d'Antioche, en fut atteint, et une léproserie fut installée dans la capitale autrefois si florissante de la Syrie.

La basiliade ou léproserie de Basile. — Sous l'empire byzantin, la lèpre ne sévissait pas uniquement dans la capitale, la nouvelle Rome ; toute la banlieue et les provinces en étaient également infestées ; et des âmes compatissantes s'efforçaient à secourir les malheureux lépreux, à les soigner avec un dévouement et une admirable abnégation, à tel point qu'on en faisait des saints. D'ailleurs tous les malades souffrant de n'importe quelle maladie, et les indigents privés de ressources étaient largement secourus par des personnes charitables qui consacraient toute leur vie à cette noble mission. Du reste, la solidarité, l'hospitalité et la charité ont existé de tout temps chez les peuples d'Orient, bien avant le christianisme ; et Chateaubriand commet une erreur et une injustice envers les anciens — que nous rectifierons ailleurs — en soutenant qu'inconnue avant, la charité est due aux préceptes évangéliques. A toutes les époques de l'humanité, il s'est trouvé des gens d'élite doués d'une sensibilité exquise, incapables d'assister froidement aux malheurs de leurs semblables, sans leur porter secours.

Il y a bien longtemps que nous avons dit cela. Nous n'avons

pas lu avec déplaisir ce que le grand conférencier Jules Lemaître a dit tout dernièrement à propos des *Martyrs* de *Chateaubriand*: que le mysticisme chrétien est absent des martyrs parce que Chateaubriand ne l'eut jamais en lui. Nulle part ne se trouvent exprimées les nouveautés dont l'âme humaine fut redevable au christianisme sauf la *pudeur et la charité qui encore n'étaient pas ignorées des Païens*. En résumé les martyrs nous charment dans la mesure où ils prouvent le contraire de ce qu'ils prétendaient prouver (*Le Temps,* 29 févr. 1912).

Dans son *Histoire de la charité aux diverses époques de la civilisation,* L. Lallemand insiste sur les sentiments compatissants chez les peuples de l'antique Orient, de l'Égypte surtout avant les Lagides (4 siècles av. J.-Chr.), et démontre la charité antique.

L'altruisme est inné, de même que l'égoïsme chez l'homme; et il n'y a que les natures ordinaires qui font le bien en vue d'une récompense future, en plaçaut leurs bienfaits à grosses usures, remboursables dans l'autre monde, selon l'expression d'un grand théologien. En effet Massillon dit: l'aumône est un gain, c'est une sainte usure; et Boiste: qu'il n'y a qu'une manière équitable de placer son bien à usure: c'est de le donner aux pauvres. Littré était athée et l'homme le plus charitable du monde; il donnait aux pauvres à fonds perdus. Ce n'était pas un usurier spéculateur.

La lèpre faisant de grands ravages en Cappadoce et dans toute l'Asie Mineure, Basile fit construire une grande léproserie en Césarée, sa ville natale.

Les historiens Théodoret (IVe siècle), G. Théophane, écrivain byzantin; Ch. Beau, dans son histoire du Bas Empire; Rohrbacher, dans son histoire universelle de l'église, tous affirment unanimement que les discours de Basile en faveur des lépreux ont touché le cœur de l'empereur arien, Valens (de 364 à 378) qui devint même plus humain envers les orthodoxes, grâce à son intervention. La charité de Basile le désarma au point de donner de très belles terres pour l'entretien des malheureux lépreux patronnés par l'évêque (histoire de Sozoménos). Cet homme de bien consacra toute sa fortune et sa vie au soulagement des lépreux. Il fit bâtir, aux portes de Césarée, en 372, une cité nouvelle pour héberger les voyageurs, les malades et surtout les lépreux qui y occupaient de nombreuses cellules ou cabanons. La Basiliade était une grande ville, avec annexes, outre les refuges pour étrangers, pour les employés qui enseignaient des métiers utiles, et une bâtisse pour les moines. Mais le but principal de la fondation de la Basiliade était une vaste léproserie qui abritait un grand nombre de lépreux dont la plupart très avancés offraient un spectacle affreux. Basile s'en occupait personnellement. Il les visitait continuellement, les touchait, les pansait lui-même, les consolait et poussait l'abnégation jusqu'à les embrasser, donnant ainsi le meilleur exemple de compassion au personnel chargé de les soigner. Il instruisait lui-même les gardes-malades sur la manière de les traiter. Les dons aussi affluaient de tous côtés, à l'instigation de Basile, respecté, vénéré et admiré par tout le monde indistinctement, les chrétiens, les païens, les juifs. Néanmoins Basile a dû lutter contre toutes sortes d'intrigues et d'accusations ourdies, chose étrange, par les évêques, ses collègues, ayant à leur tête Anthime qui tissait de monstrueuses manigances et lui prêtait de vilaines arrière-pensées : de vouloir gagner le peuple et d'en abuser plus tard contre le pouvoir! La protection que lui accorda l'empereur paralysa toutes ces odieuses manœuvres : « Mais le roi l'affectionna et offrit de belles propriétés pour ceux qu'il soignait » (Sozomène, *Hist. ecclésiastique,* liv. IV, chap. XVI).

Malheureusement, après la mort de ce vrai saint homme, la Basiliade déclina et fut même plus tard anéantie. Néanmoins, en 438, elle fonctionnait encore sous la protection de l'évêque Prapidius.

Dans l'oraison funèbre prononcée à la mort de Basile, en 379, par le patriarche de Constantinople, le grand orateur, Grégoire de Nazianze, s'exprima en ces termes qui esquissent en quelques traits la grandeur de l'œuvre de cet admirable philanthrope. A part la forme oratoire, tout ce qui se rapporte aux malheureux lépreux est frappé au coin de la vérité la plus absolue. Nous croyons intéresser le lecteur en relatant ici les principaux passages de cette épitaphe : « Que sont les murailles de Babylone, le colosse de Rhodes, le tombeau de Mausole, les sept merveilles du monde, les Pyramides et les temples gigantesques que les hommes ont tant admirés et les historiens tant loués, à côté de l'œuvre immense et admirable où Basile prodiguait ses soins à ces hommes déjà morts avant le trépas, souvent aphones, aux corps putréfiés, dont les membres insensibles se détachent décomposés! Navrant et horrible spectacle de débris humains, objets de répugnance et de terreur, pourchassés des maisons, des Agoras, des villes, des fontaines, persécutés même par leurs parents, défigurés, méconnaissables, par leurs noms seuls discernés, qu'évitent, fuient, détestent et méprisent leurs plus proches, pères, mères, épouses, enfants! La plupart errent de nuit et de jour, nus, sans ressources, exposant leur hideur aux regards des passants pour les émouvoir et obtenir quelque aumône! » Ce tableau est encore palpitant de vérité dans tout l'Orient. Basile parvint à persuader que ces infortunés étaient des épaves humaines ayant droit à la compassion, à la sympathie des heureux de ce monde. En les embrassant de ses lèvres, il combattait les superstitions et la répugnance du peuple pour ces éprouvés, ces *cadavres ambulants*, ne conservant parfois que le souffle comme dernier vestige de la vie persistante pendant cette lente agonie!

D'ailleurs, Grégoire de Nazianze plaida avec ferveur la cause des lépreux dans tous ses émouvants discours.

Migne, dans sa patrologie, fit aussi l'éloge si mérité de Basile, en termes éloquents, tout en faisant une description circonstanciée et fidèle de ses protégés, les lépreux, au point de vue physique et moral, tels que nous les voyons encore partout aujourd'hui.

Cependant un léger nuage obscurcit le nimbe si flamboyant de saint Basile! Cet homme juste, si bon, si charitable, était partisan de l'esclavage! Il s'appuyait sur les Écritures et répétait « que l'esclavage est une des lois essentielles des sociétés » (Homélies, *Epistolæ*).

D'ailleurs, saint Paul défendait la même hérésie anti-humaine, il soutenait que les esclaves doivent être soumis à leurs maîtres, car il n'y a pas de puissance qui ne vienne de Dieu! « Êtes-vous esclave? N'essayez pas, même le pouvant, de briser votre esclavage, a-t-il dit dans son épître aux Romains (chap. XIII, v. 1, et ép. aux Corinthiens, chap. VIII, v. 20 et 21). Les devins et les sorciers seront fouettés et vendus comme esclaves » (concile de Narbonne, an 589). Bossuet était aussi pour le maintien de l'esclavage, conformément aux doctrines de saint Paul (avertissements aux protestants). D'ailleurs, l'Église a toujours été pour le maintien de cette abominable institution (Rivière, *l'Église et l'Esclavage*). Où est donc l'application de la doctrine que le rédempteur descendit du ciel pour proclamer la justice et l'égalité entre tous les hommes ?

Je ferai remarquer en passant que les chaînes de l'esclavage chrétien ont été autrement lourdes et bien plus cruellement rivées que celles de l'islamisme. Le prophète prêcha toujours que le maître doit traiter ses esclaves comme ses propres enfants. Ce qui fut, en général, pratiqué par les musulmans. C'est bien loin de la manière barbare et cruelle dont usaient vis-à-vis des esclaves noirs les colonies espagnoles, si chrétiennes, si bigotes, sous la férule du clergé abrutissant, omnipotent, des petites Républiques d'Amérique et du Brésil ! A Saint-Domingue, pendant que les missionnaires leur enseignaient les principes du christianisme et qu'ils possédaient une âme comme les blancs, on les timbrait au fer chaud pour indiquer leur maître et on les soumettait aux punitions suivantes selon leurs fautes : cinquante coups de fouet et pansement des plaies consécutives avec du piment ou de la chaux vive. On les clouait par les oreilles ; on les enterrait vivants jusqu'au cou et l'on enduisait leur tête de miel pour appeler les mouches et les fourmis ; et pour les fautes graves on les bourrait de poudre à canon, comme des bombardes, et on les faisait sauter par une mèche, après les avoir confessés et fait communier ; toutes ces atrocités se commettaient jusqu'en 1779 (*La société et la vie créole sous l'ancien régime,* par Pierre de Vaissière). Après telles souffrances endurées pendant cinquante ans, la vengeance de ces malheureux nègres n'est-elle pas justifiée et les massacres des blancs mérités ? (Haïti).

Quel contraste avec les traitements paternels des mahométans dont les esclaves parviennent aux plus hautes fonctions et situations (ministres, grands vizirs, femmes de pachas et mères de sultan). J'ai bien des fois vu refuser la liberté que les maîtres leur offraient et insister pour être plutôt vendus ; ce qui prouve plus que toutes les paroles. Nous avons vu aussi des esclaves lépreux être conservés et soignés dans les maisons des maîtres musulmans qui ne se décidaient pas à les envoyer à la léproserie. Et leur récompense fut de n'avoir pas vu la lèpre se propager dans leurs familles ou parmi leur personnel, malgré une cohabitation de plusieurs années, sans la moindre prophylaxie. Les planteurs chassaient à la forêt les esclaves lépreux.

Actuellement, ainsi que je l'ai dit, dans une publication

antérieure (*Voyages chez les lépreux*), il n'y a à Byzance qu'une misérable léproserie, à peine capable de contenir une trentaine de lépreux. Tandis que plus de 450 de ces malheureux errent par la ville, sans gîte, sans ressources, comme nos chiens ambulants ! La plupart nous viennent des départements qui les obligent de s'isoler ou de fuir. La léproserie de Scutari est un couvent islamique, consacré exclusivement aux musulmans qui y sont installés avec leurs familles. Car l'islamisme, mieux convaincu de la sagesse de la création et des lois immuables de la nature, n'admet pas la vie monastique et la pureté soi-disant du célibat pour l'exaucement de la prière, même de la part du clergé[1].

Ce serait le sultan Soliman le Magnifique qui fit construire la léproserie de Scutari en 1540. C'est un affreux hangar qui constitue un anachronisme, une insulte à l'hygiène et à la civilisation de notre temps ! Nous y reviendrons plus loin.

La lèpre chez les Sarrasins. — Le nom Sarrasin vient de l'arabe *Saraka* qui se traduit par le mot voler.

Les Sarrasins étaient un ramassis d'individus venant d'Arabie, d'indigènes de diverses parties d'Afrique qu'ils avaient soumis, et d'Égyptiens. La lèpre sévissait dans tous les pays d'origine de ces bandes bigarrées, et certes il y avait de nombreux lépreux parmi ces aventuriers. Il n'y a rien que de très naturel qu'ils aient contribué à exalter la maladie dans le Midi de la France et en Ibérie, et d'autant plus que, comme les Phéniciens, ils faisaient partout leur pénétration sans femmes, qu'ils épousaient des indigènes et créaient ainsi des souches lépreuses. Peut-être transmettaient-ils aussi la maladie directement très contagieuse dans ces temps reculés. Tarik fut le premier général arabe qui envahit l'Espagne, après la conquête de la Tarraconaise en 710. Ils formèrent une race mêlée dite Mozarabe, mixte Arabe. Le chef Munuza donna l'exemple du mélange des conquérants et des conquis, en épousant la pieuse *Lampagie,* fille du roi d'Aquitaine, Eudon.

Roland, neveu de Charlemagne, ne délivra les Basses-Pyrénées, et surtout l'abbaye de Saint-Savin, de l'oppression d'Alabastre et Passamont qu'après nombre d'années d'immixtion sanguine. L'abbaye était défendue aussi par les tem-

1. Et en cela l'Islam est d'accord avec saint Paul, le créateur du christianisme, qui prêchait le mariage des prêtres.

pliers, milice qui associait la croix à l'épée. Ce castel, établi par Charlemagne, qui résista à l'invasion de l'Islam, est encore conservé avec ses meurtrières. Nous y avons vu le bénetier spécial des cagots sur lequel figure sculpté un de ces descendants des lépreux. Partout dans les environs de la vallée d'Aspe nous avons rencontré des ruines d'anciennes léproseries, soit dit en passant.

L'invasion de l'Europe par les Arabes amena de grands bouleversements dans les divers états ; et leur domination marqua dans l'histoire, tant par les actes barbares auxquels ils se sont livrés contre les conquis, que par les progrès qu'ils ont imprimés plus tard aux sciences, aux arts et même à la littérature.

Cette invasion n'a pas été préjudiciable à l'élément juif. Au contraire les deux nations descendant de la même souche propatorale de *Sem* se sont sympathisées et mutuellement protégées. Enfants de Japhet, troisième fils de Noë, les Arabes ont particulièrement favorisé les Israélites dans leur prospère colonie d'Espagne. Ceux-ci ont également périclité après l'expulsion des Sarrasins de la terre ibérique. Ils ont été cruellement décimés, les uns et les autres, par la sainte inquisition qui en fit des autodafés, la croix à la main, et se livra à des actes d'abominables sauvageries, contrairement aux paroles du fils de Nazareth : *que la paix règne entre vous ; aimez-vous les uns les autres* [1].

Pour échapper à l'inquisition et avoir la vie sauve, des milliers de Juifs et d'Arabes ont dû embrasser le catholicisme. Car le sacré tribunal de Torquemada, ayant comme auxiliaires, par des décrets rendus à l'ombre du crucifix, quarante bourreaux, littéralement, toujours en activité, condamnait avec férocité tout accusé suspect d'hostilité envers le catholicisme.

Or les Juifs de l'Ibérie et les Sarrasins comptaient dans leurs rangs beaucoup de lépreux. Les nombreuses familles de ces deux nations qui abjurèrent la foi de leurs ancêtres se sont mêlées aux Ibères, leur imprimèrent leur cachet ethnique, an-

1. Les Juifs portaient en France, principalement dans le Midi, une marque d'étoffe aune, les lépreux de rouge ou bleue, et les Sarrasins une marque du pied d'oie parce que ces Mahométans avaient coutume de se baigner souvent. Cependant dans bien des départements, les lépreux avaient aussi comme signe distinctif la patte d'un palmipède placée sur le côté gauche de leur vêtement.

thropologique, avec leurs caractères sémitiques, et les dotèrent aussi de leur maladie, le *zaraath* et le *màl arabe,* c'est-à-dire la lèpre. Et de fait actuellement encore les Espagnols et les Portugais, leurs héritiers, se ressentent de cette fusion obligatoire des deux éléments sémitiques, le Juif et l'Arabe. Ils conservent, en majorité, le type de ces deux éléments, le Juif surtout, et le cadeau que ces sémites leur ont fait de leur lèpre. Les Ibères d'aujourd'hui, héritiers de ces renégats nouveaux chrétiens, ont aussi conservé cet héritage morbide. Bien que la lèpre fût, bien avant l'inquisition, importée en Ibérie par les Phéniciens qui établirent d'importantes colonies, et par les Hébreux qui y émigrèrent à plusieurs reprises savoir, après la captivité de Babylone, la prise de Jérusalem par Titus et plus tard par Adrien, l'inquisition, qui obligea soixante mille Juifs et un plus grand nombre de Sarrasins d'abjurer, en favorisant le mélange de sang des Ibériens avec ces néophytes, a renforcé le propagation de la lèpre aux indigènes. Car avant ces conversions forcées par la perspective des tortures et de l'échafaud, il n'y avait pas de liaisons matrimoniales entre les deux éléments sémites et les Ibères de l'Espagne et du Portugal, catholiques fervents ; ces liaisons étaient évitées également par les deux souches sémites. C'est pendant cette persécution féroce des Juifs de race hébraïque et des Arabes, qu'un grand nombre se sont réfugiés en France sous Charlemagne, et en Turquie sous Bejazet II, où ils rencontrèrent très bon accueil.

En effet ces derniers, après avoir dominé l'Espagne pendant huit siècles, en furent chassés par Philippe II. Deux cents mille passèrent en France et un grand nombre en Afrique. Le pape ordonna à Charlemagne de les convertir au catholicisme ou de les expulser. Des milliers ont préféré se convertir et rester en France. Ils se sont fondus dans la population du Midi. On verra, dans le chapitre *La lèpre au Midi de la France,* les souvenirs qu'ils y ont laissés, tant en fait de lèpre que pour ce qui concerne leurs mœurs et leurs tours ou castels.

On a accusé ces Arabes convertis au catholicisme d'avoir transmis les premiers la lèpre aux habitants ; mais la lèpre y existait déjà bien avant, nous l'avons prouvé.

Quatrefages a rencontré dans quelques villages du Midi de la France, éloignés des grands centres populaires, le type arabe le plus pur, ce qu'il attribue précisément à l'établissement des Sarrasins. De notre côté nous avons été surpris de voir les traits arabes chez les habitants de certains villages visités par nous dans les Basses-Pyrénées, lors de notre enquête sur la survivance de la lèpre. Certaines familles, issues des Sarrasins, ont conservé les noms de leurs ancêtres. Elles demeurent encore au voisinage des ruines des monuments arabes. Les Arabes furent donc, à leur tour, de grands propagateurs de la lèpre en Europe, en Asie, en Afrique, sous les noms de Sarrasins, de Maures ou de Berbères. D'abord guerriers et envahisseurs, ces sémites descendants de Jarab, fondateur de la race, issu lui-même de Sem, fils aîné de Noë, colportèrent partout la lèpre, à tel point qu'en Europe on l'a désignée pendant quelque temps sous le nom de *maladie arabe*.

Il ne serait pas impossible que ces Arabes aient gagné la lèpre au contact des Égyptiens, chez lesquels elle a toujours régné dès la plus haute antiquité. Peut-on supposer qu'ils l'aient contractée des Égyptiens surtout après la conquête de la terre des Pharaons par les rois pasteurs ?

Les Sarrasins n'étaient que des Arabes nomades, ravageant l'Asie, l'Afrique et plus tard l'Europe, aidés par les Berbères. Ils ont été maîtres même de l'Afrique centrale. S'étant emparés, pendant leur splendeur, de l'Espagne, du Midi de la France et du Nord de l'Italie, ils fournirent leur contingent morbide aux divers peuples subjugués par eux, bien que ces peuples conquis eussent déjà la lèpre par suite de leur contact avec les Phéniciens et les Hébreux.

Parmi les médecins arabes ce sont surtout Razès et Avicenne qui ont écrit sur la lèpre. Le premier en fit une bonne description sous le nom de Djudzam dont il admet quatre variétés : l'éléphantine, la léonine, l'alopécique, la tyria. Il parle en outre de la Bara (Alba et Nigra) et de la Morphée probablement identique au vitiligo et au Mélas de Celse. Il désigne l'éléphantiasis des Arabes, qu'il différencie de la vraie lèpre, par le nom de Dal-fil.

Lors de l'invasion des Sarrasins en France, au VIIe siècle, une léproserie fut fondée à Montpellier. Plus tard cet asile protégé par les seigneurs Melgueil continua à fonctionner jusqu'à 1672, lorsqu'il fut fermé par décret royal. Ses revenus passèrent alors à l'hôpital général.

Francis Michel et de Rochas, qui ont publié de remarquables travaux sur la lèpre, accusent aussi les Sarrasins d'avoir infecté la France en transmettant partout sur leur passage le *mal arabe,* expression synonyme de lèpre. Encore une fois, que l'invasion sarrasine ait contribué à son tour à la propagation de la lèpre, la chose me paraît indiscutable ; car les lépreux pullulaient parmi eux. Cependant la maladie y sévissait déjà depuis longtemps. Au VIe siècle le conseil de Lyon constata la lèpre en France et l'histoire nous enseigne qu'elle y sévissait bien avant l'invasion des Sarrasins. Le pape Grégoire empêcha Charlemagne d'épouser une princesse italienne sous prétexte qu'elle pouvait être atteinte de la lèpre qui sévissait en Italie. Enfin les Preux chevaliers ont rapporté de leurs folichonnes excursions en Orient la lèpre et autre chose aussi : la vérole, sa sœur, qui parfois lui ressemble tellement dans ses manifestations, qu'elle peut être confondue avec elle. Cette confusion continue toujours, même dans les pays lépreux. Nous avons constaté le fait maintes fois dans nos nombreux voyages dans les foyers les plus actifs de la lèpre. Les nobles Croisés vérolés pourrissaient sous leurs armures dans la plus dégoûtante saleté qui rendait leur vérole bien grave et qu'ils transmettaient, en usurpant le titre de lépreux. Voilà l'explication de toutes les légendes : communication de la lèpre par le verre, la cuiller, le baiser et le coït. Cette similitude des deux maladies fit considérer comme lépreux de nombreux syphilitiques et propagea l'erreur de la grande contagiosité de la lèpre. Les lésions osseuses pertinemment syphilitiques furent rencontrées sur les os enfouis dans les cimetières réservés exclusivement aux lépreux. On en verra les détails plus loin. Les anciens auteurs et quelques-uns même pas très éloignés de nous confondaient l'éléphantiasis des Grecs avec l'éléphantiasis des Arabes ou éléphas morbus de Lucrèce ou le Dal-fil des Arabes. Cependant ces deux affections sont bien distinctes ; et l'on sait que cette dernière est due au fillaria, tandis que la première a son bacille spécial. C'est l'augmentation du volume des membres inférieurs surtout chez quelques lépreux, que l'on compara à ceux du pachyderme probochydien, qui fut la cause de cette confusion. Dans la lèpre tubéreuse, il peut arriver en effet que les jambes acquièrent un volume considérable avec modification de la peau, comme épaisseur et aspect ; d'où la confusion. Cependant Arétée et Archigènes établirent bien la distinction et désignaient de préférence la lèpre tubéreuse par le mot *léontiasis* qui donne à la face l'aspect de la tête du lion. Du reste on a signalé parfois sur le même sujet la coïncidence des deux éléphantiasis, l'arabe et la grecque. Or la dualité est suffisamment démontrée.

La léprose et la syphilose dans les beaux-arts. — Dès la plus haute antiquité, la léprose et la syphilose, parfois si similaires dans leurs manifestations objectives, ont été confondues ensemble ; et cette confusion n'est pas encore évitée de nos jours par les médecins peu initiés aux allures de ces deux maladies infectieuses, principalement à certaines phases de leur cycle morbide. Nous avons vu dans maintes léproseries détenir abusivement des vérolés et même des lupiques et des individus atteints de maladies cutanées invétérées. D'autres léprologues aussi firent des constatations identiques.

On ne peut certes en vouloir à Moïse d'avoir donné une si grande extension au mot Zaraath qui pouvait parfois guérir dans l'espace d'un ou de deux septenaires.

Les médecins grecs, en commençant par Hippocrate, ne sont pas à l'abri de la même incrimination. Les lichens, les psoriasis, la leucé, le mélas et le morbus phénicus — qui était déjà considéré comme une affection des plus graves — se trouvaient englobés ensemble sous la dénomination de lèpre.

A ce propos il surgit, tout d'abord, une première question fort importante, concernant le sujet que nous traitons. Est-ce bien certain que la syphilis ait existé sur l'ancien continent avant le retour de Christophe Colomb en Europe, qui eut lieu en 1492 ? Assurément oui. Sans entrer dans les détails de cette démonstration que nous avons faite dans des publications spéciales (L'antiquité de la syphilis, la syphilis du temps des Pharaons, congrès international de Médecine, Moscow 1896 et communication à l'Académie de Paris, 1900) et que d'autres avaient entreprises avant nous, nous rappellerons que des os provenant d'inhumations de beaucoup antérieures à cette date (1492) et remontant même à des époques préhistoriques portaient les stigmates incontestables de la syphilose. Ces témoignages irrécusables figurent dans plusieurs musées pathologiques (Perrot, Broca, Virchow, Ollier, Tibias syphilitiques du squelette de solustré).

Le Dr Sanctis de Naples a trouvé avec Campana et Sigmund sur des ossements de Pompéi (ville ensevelie l'an 79) des lésions syphilitiques que le Dr Amabile a décrites avec soin.

Enfin la bonne fortune nous a réservé la chance de découvrir sur des squelettes exhumés des nécropoles pharaonniennes, datant de plus de quatre mille cinq cents années, des lésions osseuses incontestablement syphilitiques.

Le Pr Lortet, doyen de la Faculté de Médecine de Lyon, faisant des fouilles en Égypte dans d'autres cimetières, datant également de l'époque des Pharaons, confirma par les mêmes constatations, ce que nous avions établi dix ans auparavant.

Certains passages des œuvres d'Hippocrate peuvent être aussi interprétés en faveur de l'antiquité de la syphilis en Europe. Il en est de même des traductions des plus vieux écrits médicaux chinois. La question est donc jugée sans appel.

La Bible mosaïque nous a aussi transmis des notions dont quelques-unes autorisent, par leur précision, à admettre que les Hébreux n'étaient pas non plus indemnes de vérole qu'on reconnut dans les ulcères d'Égypte du Deutéronome (XXVIII). Moïse avait fait exécuter 24 000 juifs que les filles Moabites avaient infectés, pour arrêter la propagation de la *maladie des organes génitaux*. La maladie de Baaltéor sévit dans le camp ; elle était d'une contagiosité excessive et se transmettait, selon l'historien juif Flavius Josèphe (*Antiquités juives*, 37-45), à tous les membres d'une famille. Hamonic admet aussi qu'il s'agissait de syphilis (*Des maladies vénériennes chez les Hébreux à l'époque biblique*). Une des sept plaies de Pharaon était la syphilis. Sarah la communiqua à Pharaon (Rabbinovitz, *La médecine du Talmud*). Après avoir défait les Médianistes, dont il égorgea tous les hommes, Moïse fit étrangler aussi toutes les femmes, n'épargnant que les vierges qui ne pouvaient être infectées.

Les vénériens du XVIe siècle invoquaient souvent Job pour leur guérison.

D'ailleurs du moment que la syphilose existait dans les états des Pharaons, il est tout naturel et logique d'admettre que les Hébreux en fussent atteints, comme de la lèpre qu'ils ont aussi emportée de l'Égypte, lors de l'Exode. Voilà donc prouvée l'antiquité de la syphilose, à l'égal de la léprose. Maintenant voici la démonstration palpable de la confusion de ces deux affections sœurs, lorsque le terrible fléau (la lèpre) ravageait l'Europe entière. Au moyen âge, les lépreux, bannis de la société des vivants, isolés, séquestrés, ne pouvaient, même après leur mort effective, — ayant lieu après leur mort civile prononcée bien avant, lors de leur placement aux léproseries — être enterrés dans les cimetières publics. Chaque léproserie possédait un cimetière spécial, exclusif à ces parias.

Or, en fouillant dans ces cimetières spéciaux, nous avons trouvé sur plusieurs os des lésions indélébiles de la syphilose ; telles que exostoses, ostéïtes poreuses, destructions circonscrites des os de la voûte crânienne, parfois avec travail réparateur régularisant les bords (sous forme de cercle uni) des pertes de substance, travail spontané de la nature réparatrice. Or jamais la léprose ne détermine de telles lésions osseuses. Broca a signalé aussi en 1876, des lésions syphilitiques sur les os du cimetière lépreux de la place Vintimille (rue de Douai) à Paris. Lancereaux fit les mêmes constatations sur des os déposés aux catacombes de Paris, et provenant de l'exhumation de l'ancienne léproserie de la rue de Douai (*Anatomie pathologique*, t. III, 1885).

Plus récemment, le 13 décembre 1894, le Dr Paul Raymond présenta à la Société de Dermatologie de Paris des os syphilitiques (un péroné avec exostose et cicatrices classiques de syphilis sur deux crânes), provenant d'une léproserie de templiers du département du Gard. Il fit cette découverte en fouillant les ruines de style roman du moyen âge d'une Madeleine (léproserie) du XIIe siècle.

Conclusion : Des syphilitiques, considérés comme lépreux, étaient placés dans les léproseries et enterrés *dans les terrains des pourris,* confondus avec leur co-sequestrés, les lépreux.

Enfin voici une attestation vivante, donnée par un éminent léprologue, de la possibilité de confondre, même de nos jours, la lèpre avec la syphilis. Lors de notre visite à la léproserie de Bergen, en Norvège, avec notre bien regretté confrère et ami, le Dr Constantin Paul, membre de l'Académie de Médecine de France, le Dr Danielssen, après nous avoir montré son service de lépreux, si intéressant, si bien organisé, nous engagea à retourner le lendemain pour examiner ensemble attentivement un malade nouvellement reçu, couvert d'une éruption confluente, *qui pourrait, selon les apparences, être atteint tout aussi bien de lèpre que de syphilis.*

Le Pr Fournier, d'autre part, en examinant la collection d'aquarelles de lépreux (ulcères, lésions du palais, de la luette, éruptions diverses) que j'ai offertes au musée de l'hôpital Saint-Louis, s'est exclamé : *mais on dirait que c'est de la syphilis.*

Si de si grandes autorités sont parfois embarrassées à première vue, on peut absoudre le commun des mortels de commettre des erreurs de diagnostic.

Deux publications extrêmement intéressantes, dues, la première à Charcot et Paul Richer, l'autre à Henri Meige, ont rendu compte de quelques œuvres de grands artistes qui ont fixé, par leurs habiles pinceaux, avec une exactitude remarquable, diverses lésions de la lèpre, lorsque le fléau ravageait cruellement l'Europe, au moyen âge[1]. Ces divers tableaux immortalisent des philanthropes qui ont combattu les exagérations et les superstitions des populaces terrorisées qui persécutaient et tyrannisaient les pauvres lépreux, en les fuyant et les traquant comme des fauves ! La plupart de ces âmes charitables furent canonisées, comme si l'on ne pouvait être miséricordieux et humanitaire en dehors du giron de l'Église !

Quoi qu'il en soit, avant de signaler les principales toiles dont les auteurs, excellents observateurs, ont fixé le caractère de la lèpre avec une exactitude qui souvent impose le diagnostic, nous osons, pour commencer, combattre les assertions du grand Virchow, à propos du tableau peint par Hans Holbein le vieux, conservé dans l'ancienne pinacothèque de Munich, représentant sainte Élisabeth de Hongrie secourant les lépreux. Les sujets se prosternant aux pieds de la sainte femme qui vint à leur aide, sont porteurs de macules, de pustules et d'ulcères. Or ces lésions s'observent tout aussi bien dans la lèpre que dans la syphilis ; de manière qu'un examen méticuleux de la part d'un médecin expérimenté, tant sur l'une que sur l'autre de ces maladies, parvient seul à poser le diagnostic différentiel ; tellement la similitude est parfois grande entre ces deux maladies. Nous avons établi le fait dans plusieurs de nos publications, même avec chromolithographies. Seule la mutilation de plusieurs doigts et la griffe des mains, caractéristiques de la forme nerveuse de la lèpre, autorisent immédiatement à différencier la syphilis de cette dernière maladie, et sont des signes presque pathognomoniques de celle-ci.

Vichow reconnut la lèpre sur les secourus de la reine hongroise, et il rejette la syphilis d'une manière tranchante, de ce que celle-ci *de date trop récente en Europe,* n'avait pas eu le

1. Difformes et malades dans l'art ; la lèpre dans l'art.

temps d'attirer encore l'attention publique sur elle, à cette époque ; et que d'ailleurs l'artiste n'aurait pas osé faire figurer des vérolés sur une toile qui apothéose les actes d'une sainte. Mais, bien des médecins firent et font encore erreur ; ce qui, à plus forte raison, est permis aux artistes. Nous répéterons donc que la syphilis a existé de tout temps en Europe, et que son importation par l'équipage de Christophe Colomb est une fable inadmissible. D'ailleurs Virchow lui-même a contribué à prouver, par ses recherches sur les squelettes provenant de cimetières consacrés exclusivement aux lépreux et d'une date antérieure au retour de Christophe Colomb en Europe (1492), que parmi ceux-ci il y avait des syphilitiques ; témoins les exostoses et les ostéïtes spéciales à la vérole. Encore une fois Broca, Lancereaux et Zambaco ont confirmé cette confusion des deux maladies *sœurs jumelles*, se ressemblant parfois d'une manière si identique qu'aujourd'hui encore, malgré les progrès de la science, leur confusion est possible, réelle et fréquente. Qu'advient-il alors d'un diagnostic posé au XIVe siècle, lorsque la syphilis était ignorée et la différenciation de la lèpre si difficile, pour ne pas dire impossible d'une manière ferme ?

Or la lèpre et la syphilis ont existé de tout temps et leurs microbes réciproques datent certes, des premiers habitants de la terre.

Les croisés, Preux chevaliers, étaient autant lépreux que vérolés. Nous pensons qu'il en était de même du peuple de l'exode ; car la syphilis existait du temps des Pharaons.

Or saint Louis et tous les saints et les saintes ont dû soigner des lépreux et des vérolés confondus ensemble ; il n'y a pas à en douter. Les travaux sérieux du XVe siècle ont donné une personnalité à la syphilis dont l'acceptation, comme entité morbide, date de cette époque ; ce qui ne veut point dire que la maladie n'existait pas auparavant. Job pouvait être tout aussi bien lépreux que syphilitique. Cette thèse a déjà été soutenue par des compétences.

Les documents figurés de la lèpre — bien qu'il soit probable que plusieurs d'entre eux relèvent de la syphilis — sont nombreux (sans parler pour le moment de l'ancienne céramique du Mexique, du Pérou et de quelques statues de Camboche, qui reproduisent des mutilations redevables à la lèpre ou à la syphilis), les tableaux peints par de grands artistes ont fidèlement copié avec une objective réalité les lésions de ces deux maladies ; *la lèpre et son sosie la syphilis.* Les mémoires de Charcot et Paul Richer, et plus tard de H. Meige sont d'une lecture captivante, ils reproduisent par la lithographie, quelques-unes de ces toiles déposées dans les principales galeries de l'Europe, et dues tant à l'école allemande qu'aux écoles italienne et flamande, depuis le XIVe jusqu'au XVIe siècle. Ces tableaux symbolisaient toujours des miracles et des saints ou des saintes thaumaturges. Saint Martin se dépouille de son manteau en faveur d'un lépreux. Saint Pierre et saint Jean opèrent des guérisons de lépreux, à leur sortie du temple, etc. Toutes les formes de la lèpre sont figurées dans ces nombreux tableaux. La syphilis et la lèpre tubéreuse et la maculeuse sont souvent et facilement confondues avec la syphilis sur ces toiles ; et l'atrophie musculaire Aran-Duchenne n'est parfois que la lèpre de Danielssen, dite nerveuse.

Parmi les plus remarquables tableaux représentant des lépreux, nous citerons ceux des peintres florentins Taddeo-gardi, Ant. Venezialo, Andréa de Firenze, de la première moitié du XIVe siècle, qui ont immortalisé les bienfaiteurs des malheureux lépreux. Nous avons admiré ces œuvres à Florence, dans la chapelle dite des Espagnols (capella degli Spagnoli).

Cosmos Ier avait épousé Éléonore de Tolède ; une fresque de sa charmante chapelle, à Florence, représente une cohorte d'infirmes implorant leur guérison miraculeuse ; parmi eux on distingue un lépreux qui ne conserve que trois orteils au pied droit ; un large ulcère en a dévoré le nez et la lèvre supérieure. Dans le musée des offices à Florence, une toile de l'école toscane représente un saint faisant l'aumône à des lépreux dont les doigts sont mutilés ou en griffes. Dans la chapelle Brancacci, à Florence, une fresque de Masaccio représente saint Pierre et saint Jean guérissant les malades avec leur ombre. Parmi ceux-ci il y a des lépreux au nez et aux lèvres rongés et aux mains en griffe. Dans le campo-santo de Pise, se trouve une fresque de Lorenzetti (XIVe siècle), *le Triomphe de la Mort* ; on y voit de nombreux lépreux. Au musée de Naples, il existe un tableau, intitulé *la Charité de Saint Martin,* attribué à Donzello (XVe siècle) le Florentin. Le saint partage son manteau avec un mendiant aux mains mutilées et en griffe. Dans la chapelle Sixtine, on voit une peinture de Cossimo Rosselli, de Florence (XVe siècle) qui obtint le prix proposé par le pape Sixte IV. Le sujet est *le Sermon de Jésus sur la montagne*. Un malade à genoux, lépreux ou syphilitique, couvert de macules et de tubercules, sans mutilations, sans griffes, par conséquent de diagnostic douteux, implore sa guérison. Le Dr H. Meige, qui reproduisit ce tableau, croit qu'il s'agit d'un lépreux. Nous n'osons pas nous prononcer à cause de la similitude parfois absolue des lésions cutanées de ces deux affections sœurs, comme c'est le cas.

Dans les cartons de Raphaël (ces cartons destinés aux tapisseries de la chapelle Sixtine, se trouvaient autrefois à Hampton Court, où nous les avons vus ; ils sont aujourd'hui à South Kinsington Museum, à Londres), il y a des rachitiques et des sujets avec déformations des pieds que nous sommes porté à attribuer à la lèpre ; l'aspect des orteils déformés et mutilés plaide en faveur de cette manière de voir, contre l'hypothèse qui y voit des sujets atteints de rachitisme lequel ne détermine jamais de telles déformations. Nous avons souvent rencontré cette déformation avec une musculature puissante dans la lèpre mutilante. L'atrophie musculaire n'est constante que dans la lèpre de Danielssen ou en griffes.

L'art allemand s'est souvent occupé des lépreux. Charcot et Paul Richer nous ont fait connaître quatre tableaux de cette école dans lesquels on peut diagnostiquer facilement la lèpre. Le Dr H. Meige a ajouté d'autre toiles à ce nombre. D'abord une peinture de Cologne (1430-1550) représentant sainte Élisabeth de Hongrie qui accomplit les *sept œuvres de la miséricorde*. Cette bienfaisante reine donnait tous les jours à dîner à neuf cents pauvres. Elle embrassait les têtes infectes des malades qu'elle soignait de ses mains royales. Cette miraculeuse reine guérit des aveugles, des sourds, des boiteux, des lépreux. Le tableau du musée de Cologne perpétue la mémoire de cette bonne reine. On y voit des lépreux aux membres inférieurs profondément mutilés sans orteils, sans pieds même ; mais n'y a-t-il pas aussi des syphilitiques ?

Au musée de Bâle se trouve un tableau de Conrad Witz (xve siècle) représentant saint Martin partageant son manteau avec un lépreux.

A l'ancienne pinacothèque de Munich, un fragment de retable, attribué à Hans Holbein, le vieux, réprésente sainte Élisabeth de Hongrie secourant les lépreux. Virchow a étudié cet objet d'art et conclut à la lèpre. Pour nous, comme il n'y a ni mutilation des doigts, ni griffe, le malade qui y figure pourrait tout aussi bien être syphilitique que lépreux. Tandis que, il s'agit incontestablement d'un lépreux à mains à griffes très prononcées sur l'eau-forte d'Albert Dürer (1543), reproduite tant dans le mémoire de Charcot et Paul Richer que dans celui de H. Meige (forme d'atrophie musculaire Duchenne). Charcot et Paul Richer ont représenté aussi deux dessins de lépreux de Hans Burgkmair, dans l'Iconographie de la Salpêtrière (1473-1531). C'est saint Édouard, le confesseur, devant une petite voiture où se trouve assis un lépreux impotent, porteur de tubercules et d'ulcères et ayant des mains en griffe. Nous possédons un dessin absolument pareil pris sur nature. C'est un lépreux impotent, ambulant que l'on traîne dans les rues de Constantinople pour obtenir des aumônes ; sur l'autre dessin, sainte Adelaïde, reine d'Italie, prie pour la guérison d'un groupe de lépreux placé derrière elle. Le Dr H. Meige signale le tableau de Hans Burgkmair du musée d'Augsbourg et un autre de Mathias Grunewold (XVIe siècle), qui représente saint Antoine tourmenté par les démons. Ce tableau est déposé au musée de Colmar où nous l'avons vu : un individu couvert d'éruptions cutanées se trouve au bas du tableau ; mais encore celles-ci ressemblent absolument à celles de la syphilis et peuvent appartenir aussi bien à celle-ci qu'à la lèpre. Le Dr Keller y reconnut le cachet de la première. C'eût été notre avis aussi, n'était la mutilation de la main droite qui n'a que trois doigts ; ce qui plaide plutôt en faveur de la lèpre mutilante. Le Dr H. Meige a reconnu aussi un lépreux sur la toile de Manuel Deutch, déposée au musée de Bâle et qui représente sainte Anne, saint Jacques et saint Roch, invoqués contre les maladies, ainsi que sur deux tableaux de Hans Holbein le jeune, qui se trouvent au même musée. Notre examen confirma cette opinion. Quant aux écoles flamande et hollandaise, nous mentionnerons, avec le même auteur, le triptyque de Van Orley au musée d'Anvers : le Jugement dernier et les sept œuvres de miséricorde, où figure un lépreux qui a perdu le pied droit, et un autre ayant une main en griffe et d'une maigreur de momie, avec mutilation des doigts et disposition sclérodermique.

Au château de Windsor, en Angleterre, se trouve une peinture de P. Rubens (1577-1640) : la charité de saint Martin, sur laquelle on voit un individu couvert de boutons, avec nez et lèvres rongés par des ulcères. H. Meige y voit un lépreux ; il en est de même d'un tableau déposé au musée de Gand et appartenant à l'école flamande, où le peintre inconnu fit figurer un lépreux avec mutilations des extrémités, et un autre à face ulcérée et porteur d'une sonnette que les lépreux du moyen âge étaient obligés d'agiter (le plus souvent une cliquette) pour que le peuple pût fuir, et pour demander l'aumône. Il n'y a donc le moindre doute qu'il s'agit d'un lépreux. D'autres toiles citées par H. Meige représentent des lépreux du moyen âge, que l'auteur découvrit à la pinacothèque de Munich, à la Haye, à Bruges, à Stockholm. Nous avons vu aussi et attentivement examiné la plupart de ces tableaux des maîtres célèbres. Job est toujours représenté couvert de boutons et d'ulcères. Mais a-t-il eu la lèpre ou bien la vérole, ou une affection cutanée vulgaire invétérée ? *Chi lo sa.* Toutes les trois suppositions sont possibles. Ce malheureux a été maintes fois reproduit dans tous les pays ; et le doute persiste toujours. Il en est de même de Lazare, le patron des lépreux. On sait que ce Lazare n'est pas celui que le Christ ressuscita ; mais celui qui était couché à la porte du riche et dont les chiens léchaient les ulcères. Toujours est-il qu'autrefois on disait, chaque année, en faveur des syphilitiques, une *messe de saint Job.*

Charcot et Paul Richer se sont, en outre, occupés de quelques documents artistiques qu'ils attribuent à la syphilis positivement ; savoir d'une gravure extraite du traité de Joseph Grümpeck de Burckhausen, publiée en 1496, représentant *la vierge aux syphilitiques.* Au premier plan est étendu un sujet dont le corps est couvert d'une éruption qui ressemble grossièrement au Rupia. Sur la droite, deux femmes agenouillées ont la figure, le cou et les mains couverts des mêmes lésions. Jésus au bras de sa mère, porté sur un nuage, regarde et sourit aux syphilitiques, et celle-ci offre une couronne à un chevalier *sain* qui porte un étendard ; serait-ce le couronnement de la vertu ? Ce que l'on doit remarquer, c'est la date de ce tableau, *1496*. Or le retour de Christophe Colomb d'Amérique eut lieu en 1492, et apporta la syphilis, prétend-on, jusqu'alors inconnue en Europe. Quatre ans ont donc suffi pour infecter toute l'Europe et pour que les artistes aussi s'occupassent de peindre des syphilitiques sur leurs toiles ?

Au musée de Colmar, en Alsace, se trouve un tableau de

Mathias Grunevald qui représenterait, a-t-on dit, un syphilitique. Cet artiste a vécu de 1450 à 1530. Mais s'agit-il vraiment d'un cas de vérole ? La main droite n'a que trois doigts ; la gauche n'est qu'un moignon boursouflé au bout duquel apparaît une seule phalange mise à nu. Or, ces mutilations appartiennent plutôt à la lèpre. Enfin le sujet a à la place de pieds, *des pattes d'oiseaux* palmées, ce qui a toujours été le *symbole de la lèpre.*

Dans le livre d'heures d'Anne de Bretagne, qui date du XVe siècle, Job est sur son fumier, conversant avec ses amis ; il porte sur le corps une éruption hideuse. Ce livre est certes le monument le plus complet de l'art français du XVe siècle. C'est une superbe miniature. Le corps presque nu est couvert, sans en excepter la face, de pustules jaunâtres de dimensions variées, entourées d'une auréole rouge. Mais on doit se demander encore si c'est la syphilis ou la lèpre ?

A Séville, au-dessus de la porte de la chapelle d'un ancien couvent qui est aujourd'hui l'hôpital des lépreux, une majolique représente un *lépreux* tenant une cliquette à la main ; il n'y a pas de doute quant à la nature de la maladie.

Virchow a signalé déjà le tableau de Hans Holbein le vieux, qui représente sainte Élisabeth donnant à manger et à boire aux lépreux dont les corps sont couverts de taches et de boutons avec chutes des sourcils ; le facies en est absolument lépreux (XIIIe siècle). Enfin Albert Dürer (1513) nous a légué une eau-forte : la guérison du boiteux à la porte du temple par les apôtres saint Jean et saint Pierre. A la face il y a des tubercules et les muscles des membres sont atrophiés, émaciés, principalement les interosseux des mains, avec la griffe caractéristique de Duchenne de Boulogne.

La vieille céramique du Mexique et du Pérou, dont plusieurs collectionneurs possèdent des spécimens (pots, vases ou statuettes), offre des mutilations de la face et, bien plus rarement, des membres, qui peuvent tout autant avoir été consécutives à la syphilis qu'à la lèpre. Les auteurs de quelques publications sur ce sujet, presque tous des amateurs de collections, étant des médecins de l'Ancien ou du Nouveau Continent, sont portés à y voir plutôt des lésions syphilitiques que lépreuses. Mais en vérité, si l'on examine attentivement les gravures insérées dans leurs travaux, on se trouve devant un écueil inévitable. Car toutes les deux (la syphilose et la léprose) ont également ravagé, dès la plus haute antiquité et simultanément, toutes ces contrées. Et, vu leur similitude dans leurs manifestations, on est fort embarrassé pour résoudre la question dans un sens ou dans l'autre, lorsqu'on veut fonder son opinion d'une manière stricte et scientifique.

Dans l'antiquité plusieurs peuples avaient l'habitude d'accrocher aux temples ou bien aux abords des sanctuaires des ex-voto, petites statuettes votives, sur lesquelles figuraient des lésions pathologiques. C'était pour éclairer et faciliter l'intervention de la divinité tutélaire et bienfaisante qui devait guérir les patients. Sur ces statuettes on représentait les maladies des invoquants afin d'appeler ainsi avec précision l'attention sur l'organe malade.

Dans l'antique Égypte, dans les temples de la Grèce, chez les Incas et les habitants de l'ancien Pérou, cette habitude a toujours dominé. Aussi trouve-t-on dans les fouilles de ces diverses parties du monde, de ces *ex-voto* représentant l'organe souffrant (œil, oreille, mamelles, phallus, etc.) ou bien encore mieux que ça ; on y a reproduit la lésion même de la maladie pour laquelle on invoquait l'intervention divine. En Orient cette habitude se perpétue et l'on voit sur des icônes thaumaturges suspendues de petites statuettes en argent ou en or dédiées à la vierge ou au saint invoqué. De tels documents précolombiens procèdent de deux civilisations, ceux de l'Amérique du Sud, des Incas, et de ceux de l'Amérique du Nord, des Aztèques.

Le Dr Albert Ashmead, de Pensylvanie, publia dans l'*American Journal of Dermatology,* numéro d'octobre 1910 (sous la rubrique utosic syphilis and some other things of interest to Paleo-American Medecine as represented on the Huacos potteries of old Peru), des informations sur la vieille poterie de ces pays. Après quelques études sur les poses représentant l'acte de la copulation chez ces peuples primitifs, il aborde l'interprétation des mutilations, de la face surtout qu'il a vues sur divers objets, principalement du nez et des lèvres ; et il les attribue à la syphilis. Nous avons attentivement examiné ces dessins et nous les considérons comme fort équivoques. Sont-ce des manifestations de la syphilose ou bien de la léprose ? Pour nous on ne saurait trancher la question.

Le Dr Velez Lopez publia aussi avec détails, dans le *Cronica*

Medica de Lima, une étude sur la céramique découverte dans les fouilles des ruines (nov. 1909). Il trouve des marques évidentes de syphilis (éruptions et mutilations de la face).

Des poteries, provenant des fouilles des sépultures des Incas de Moquega, contrée située dans l'Amérique du Sud (Pérou), et antérieures à la conquête par l'Espagne, représentent également des individus à figures déformées, mutilées que l'on attribue à la vérole (Dr Montenegro). Mais ne s'agirait-il pas plutôt de lépreux ?

Dans un second article, paru en novembre 1910 dans le même périodique *(American Journal of Dermatology)*, le Dr Albert Ashmead de New-York, se livre à de savantes et fort intéressantes considérations sur l'histoire et sur les poteries anthropomorphes de la vallée de Chicama et de Pérou, ainsi que sur leurs représentations pathologiques de nature syphilitique (?) datant approximativement, du XIIe siècle avant le Christ, du temps des Incas, probablement, sous le règne de leur dernier roi Atahualpa, que fit traîtreusement condamner à mort, par le garrot, le tribunal sacré. C'est à la même époque que le même peuple conquérant, l'Espagnol, condamna au pal et au rôtissage tout vif le roi Arancanie campolican (1534) !

« Tant que l'homme est en possession de ses organes génitaux, il s'en sert et les affections des parties sexuelles doivent prévaloir. Toutes ces maladies, sans en excepter la syphilis, ont dû exister de tout temps » dit l'auteur. Nous partageons son opinion, sans la moindre réserve.

J'ajouterai que toutes les maladies à microbe ne sauraient se déclarer spontanément, de toutes pièces. La génération spontanée ne pouvant pas s'effectuer de notre temps, force est d'accepter que tous les bacilles ont pris naissance à une époque où la nature créatrice avait, par son activité, le pouvoir, dans des conditions disparues depuis, de faire paraître des êtres grands ou petits tirés du néant et non issus de géniteurs identiques à eux-mêmes et préalablement existants. On ne saurait admettre que, depuis les temps historiques les plus reculés, un être vivant animal ou végétal puisse se développer sans préexistence préalable d'identiques géniteurs. Virchow a admirablement exprimé cette loi immuable : toute cellule provient d'une cellule qu'on peut paraphraser ainsi : tout microbe procède d'un microbe. Il se peut qu'une affection soit ici bénigne et là très virulente ; comme elle peut de sporadique devenir épidémique, sous l'influence du climat et des conditions générales topographiques et météorologiques qui nous échappent, ainsi que de la réceptivité variant selon les races ; mais leur graine provient nécessairement d'une souche identique tout en éprouvant l'influence du milieu, de l'ambiance, eu égard à sa germination. Il en est ainsi de la syphilis, de la lèpre et de toutes les maladies bacillaires infectieuses. Cependant les microbes peuvent de virulents devenir avirulents et, le cas échéant, redevenir virulents. Il se peut même qu'ils subissent des transformations morphologiques. Ainsi on a soutenu que les bacilles pseudo-diptlhéritiques peuvent se transformer en bacilles de Loeffler (Dr Sacquépée, professeur agrégé au Val-de-Grâce, *Revue d'hygiène et de police sanitaire,* juin 1912, Paris).

Le Dr Ashmead a intercalé dans son remarquable travail la reproduction d'une collection très variée de terres cuites antiques datant de l'époque des Incas, parmi lesquelles il y en a qui représentent des destrnctions du nez, et des ulcérations qu'il attribue, avec le Dr Veles, à la syphilis. Mais nous pensons qu'on n'est pas en droit de trancher la question. La légende des deux frères jumeaux absolument pareils et indiscernables trouve sa place ici. Un de leurs amis rencontrant dans la rue l'un d'eux, lui posa cette question *est-ce bien vous ou votre frère* ? Nous dirons aussi à propos de ces lésions : sont-elles consécutives à la syphilis ou bien à la lèpre ? tellement elles sont identiques dans les deux cas lorsqu'on les a représentées grossièrement et sans détails caractéristiques, comme on le voit souvent, même sur les tableaux des grands maîtres du XVe siècle.

La *Presse médicale,* du 10 juillet 1909, mentionne une communication faite par le Dr Capitan à l'Académie de Médecine de Paris, avec présentation de quatre vases péruviens pré-incasiques de sa collection, et inédits. Sur un de ces vases, on voit un personnage au nez mutilé, ayant les membres pelviens atrophiés ; sur un autre, un Péruvien couché a également le nez mutilé avec large perte de substance de la lèvre supérieure ; ses membres inférieurs se terminent par deux moignons. Ces lésions ont été diversement interprétées. Les uns y ont vu de la syphilis ; les autres une sorte de lupus. Virchow a pensé à la lèpre.

Presque en même temps, le Dr Kronfeld présentait à la société império-royale de Vienne, le 18 juin, un vase grec appartenant au musée autrichien des Arts et de l'Industrie. Sur ce vase, qui date du VIIe siècle environ avant le Christ, deux figures représentent, — ainsi que l'apprennent leurs inscriptions —, l'une la vertu, l'autre le vice. La vertu c'est une femme grecque du type le plus pur, sans défaut; le vice au contraire est figuré par une femme du type nègre ayant sur les bras et sur les jambes des ulcères serpigineux. « Ces ulcères peuvent être considérés comme des stigmates de lèpre ou de syphilis. » Nous partageons la judicieuse hésitation de l'auteur. Le Dr Kronfeld est pourtant porté à les attribuer à cette dernière. Il cite des passages d'Hippocrate et de Martial ayant trait probablement à la syphilis. Il montre qu'en Grèce et à Rome le mercure était déjà employé sous diverses formes, pour certaines maladies cutanées, qui, probablement, étaient de nature syphilitique. L'auteur en conclut, que médecins, écrivains et artistes concordent à démontrer que la syphilis existait dans l'Europe antique et que c'est une erreur de prétendre qu'elle a été apportée en Europe au moyen âge par les compagnons de Christophe Colomb à son retour d'Amérique (*La chronique médicale,* p. 501). Rien n'autorise à trancher le diagnostic en faveur de la léprose ou de la syphilose dans la communication du Dr Kronfeld.

Le Dr Raffour, qui soutint à Paris, en 1900, sa thèse inaugurale sur la *médecine chez les Mexicains précolombiens,* dit « qu'il y avait au Mexique deux sortes de Bubas: le *nanaualt* que Sahagun traduit par lèpre, et le *pachonanualt,* d'un aspect moins repoussant, qui paraît être la syphilis. *Ces deux maladies étaient confondues ensemble* ».

La syphilis existait au Mexique avant le XVIe siècle. On a découvert, il y a une trentaine d'années, à Arica (Pérou) trois crânes d'authentique ancienneté précolombienne qui, présentés à la société d'Anthropologie de Paris, par Perrot et Broca, portaient de manifestes lésions syphilitiques. Des trouvailles tout aussi concluantes, en faveur de l'ancienneté de la syphilis, ont été faites à Guayaquil (Equateur), à Chancaï (Pérou) et dans les *stones graves* du Tennessé dans les Mounds de l'Iowa, de l'Illinois, de Rock-River et sur un crâne des paraderos de la Patagonie. Broca n'hésita pas à déclarer que c'étaient des lésions syphilitiques. Tous ces documents démontrent que la syphilis n'a pas été plus importée d'Europe en Amérique que de celle-ci en Europe. Nous en dirons autant de la lèpre qui a existé dès la plus haute antiquité, de tout temps, et simultanément dans diverses parties des deux hémisphères. Nous répéterons à satiété que ces deux maladies ont toujours été confondues ensemble, vu leur similitude fréquente dans leurs manifestations.

Le Dr Raffour, tout en parlant de la céramique qui témoigne de l'existence antique de la syphilis (et j'ajouterai de la lèpre aussi), n'insère dans son travail aucune gravure reproduisant ces lésions. Ce qui est regrettable.

Les Chinois connaissaient aussi la syphilis et la lèpre, 2 600 ans avant l'ère chrétienne. Hoang-ti préconisait déjà le traitement mercuriel. Or encore une fois, l'ancien et le nouveau monde n'ont rien eu à se donner l'un à l'autre.

De même l'étude des vieux auteurs de la Grèce, de Rome et de notre moyen âge (en Europe) et les découvertes de la préhistoire permettent d'affirmer qu'avant Colomb existaient en Europe le mal vénérien et la lèpre. G. Raynaud a soutenu la même thèse dans une conférence faite, en avril 1878, à l'écolede s *Hautes Études de Paris.*

En outre cinq vases péruviens, conservés au musée du Trocadéro de Paris et provenant de Moche, représentent aussi des lésions destructives du nez, de la cloison et de la lèvre supérieure. Sur l'un de ces vases une femme tient un enfant dont le nez est détruit en entier à partir de sa racine. Le directeur du musée nous a dit que des poteries pareilles existent au musée de Plata, et nous en a montré les photographies. Toutes ces lésions sont attribuées par les uns à la syphilis par les autres à la lèpre.

Au même musée du Trocadéro se trouve la statue du roi Piméan-Acas, en granit, qui régna à Agkor en 1057. Le corps est couvert de tubercules, de lépromes probablement, et sa main gauche est en griffe. On l'appelait le roi lépreux (*Les ruines d'Agkor, monuments du Cambodge siamois,* par Fourneau, architecte, chargé d'une mission, Porcher, Paris, 1890. On trouve dans ce livre bien d'autres lépreux ou syphilitiques de haute situation).

Au musée du Caire se trouve la momie du Pharaon Thomsès I I. Elle est couverte de cicatrices stellées. Doit-on les attribuer à la lèpre ou bien à la syphilis ? C'est bien embarrassant; car toutes les deux existaient dans l'antique Égypte.

J'ai développé moi-même, au musée de Constantinople, la momie de Tabnit, roi de Sidon, dont le directeur Hamdy Bey, y avait fait transporter le sarcophage. Cette momie présentait çà et là des cicatrices pareilles à celles de Thomsès. Les mêmes doutes peuvent être formulés, quant à leur nature. Ces momies ne rentrent pas dans la classe des beaux-arts. Mais comme elles figurent dans les musées, nous avons cru devoir en parler aussi, pour défendre la thèse que nous soutenons.

Enfin, dernièrement, le 9 juin 1911, le Dr Bérillon fit, à la Société de médecine de Paris, une communication sur la pathologie précolombienne d'après les ex-voto Aztèques (avec photographies à l'appui) d'une collection qu'il possède, provenant du Mexique. Ce sont des figures votives en terre cuite, représentant des sujets atteints de diverses maladies, parmi lesquelles on reconnaît les ravages de la lèpre ou de la syphilis. Dans la discussion qui suivit cette communication, le Dr Vidal dit avoir eu l'occasion d'examiner un certain nombre d'ossements provenant des tombeaux de Sousse et de Carthage, datant de 300 ans avant le Christ, et d'autres ayant appartenu à des chrétiens du IIe et du IIIe siècles, parmi lesquels plusieurs portent des stigmates de la syphilis ; il y a même des tibias en lame de sabre. Or, les communications récentes corroborent tout ce que nous avons longuement exposé dans ce chapitre.

Conclusion finale : La syphilis et la lèpre ont existé depuis les temps préhistoriques les plus reculés et furent confondues en une seule maladie dénommée *lèpre* jusqu'à la fin du XVe siècle.

D'abord les léproseries contenaient des syphilitiques méconnus et considérés comme lépreux. Plus tard, la lèpre ayant disparu soi-disant, bien des lépreux étaient censés être atteints de syphilis ; et l'on créa des asiles pour les vérolés auxquels on céda parfois les léproseries.

Mais la science a marché depuis et donne à chaque César ce qui lui revient de droit. Nous pouvons discerner aujourd'hui la lèpre de la syphilis et les différencier de la manière la plus nette et la plus sûre, à condition de connaître à fond toutes les deux maladies.

ANCIENNETÉ ET PROPAGATION DE LA LÈPRE EN EUROPE, PRINCIPALEMENT EN FRANCE

Une opinion généralement accréditée et exprimée même dans les livres scientifiques, c'est que la lèpre a été transportée en Europe, et particulièrement en France, par les Croisés, à leur retour de la Palestine. Or il est aisé, documents en mains, de prouver que c'est là une erreur facile à rectifier.

Trois peuples de l'antiquité ont propagé la lèpre dans l'univers, par leurs migrations et leurs colonies : Les Phéniciens, les Hébreux et les Grecs ou Ioniens, successeurs des Phéniciens, comme navigateurs, commerçants et colonisateurs.

En effet les premiers étaient atteints de *morbus Phenicicus,* les seconds de *Zarahat* et les troisièmes de l'*elephantiasis Graecorum,* trois dénominations synonymes de la lèpre. Suivre les migrations de ces peuples, c'est tracer les lignes de propagation de cette maladie.

Enfin les Sarrasins ont contribué aussi, bien que dans un cercle plus restreint, lorsqu'ils ont envahi l'Ibérie et le Midi de la France, à étendre cette maladie que l'on a désignée, dans les Basses-Pyrénées surtout, sous le vocable de *mal arabe.*

Grégoire de Tours, au VIe siècle, les actes des conciles d'Orléans, en 549, et de Lyon, en 583, décidèrent que les lépreux seraient placés sous la protection des évêques et nourris aux dépens de l'Église. Le pape Grégoire II (715 à 731) ordonna d'accorder aux lépreux la sainte Eucharistie. Le concile de Worms, tenu en 868, confirma le même canon.

Le pape Étienne II (752-757), sous Pépin le Bref, fils de Charles Martin, frère de Carloman, ne séparait pas les lépreux, lors même que l'autre conjoint était sain ; tandis que le concil de Compiègne prescrivit le divorce, et le conjoint sain pouvait contracter un nouveau mariage. Mais Pépin le Bref et Charlemagne (789) exigeaient le consentement des deux époux. Il est superflu de multiplier ces citations qui démontrent que la lèpre sévissait en France bien avant la première croisade. Les preuves en abondent dans ce travail. Enfin, pour couper court à toute discussion à cet égard, nous dirons que la première léproserie fut fondée en France à Saint-Ouen en 460 et la seconde à Châlon-sur-Saône en 570 (Breda Loc.).

Selon toutes les probabilités, ce sont les Phéniciens qui ont, les premiers, propagé la lèpre, le morbus Phenicicus, tant en France qu'en Ibérie, et en Italie. En France les souvenirs du passage des Phéniciens se conservent encore en Ligurie dans la Novempopulanie et la Gaule. Strabon mentionne une mine près de Tarbes, fréquentée par les Phéniciens. Nîmes fut fondée par eux et les armes de cette ville sont encore, actuellement, un crocrodile attaché par une chaîne à un palmier, arbre appelé autrefois *Phénix* et qui est souvent l'emblème de ce peuple, dénommé jadis Xal ou Khar ou bien *Fenx,* Fénix les Φοίνικες des Grecs.

Bordeaux sur la Garonne, Corbil (ville détruite) sur la Loire, Narbonne, sont également des villes phéniciennes.

Plus tard des Ioniens ou Grecs, les Phocéens, les Hellènes en un mot, qui succédèrent aux Phéniciens dont ils ont été contaminés, ces héritiers des Phéniciens comme navigateurs, trafiquants et colonisateurs, continuèrent à propager l'*elephantiasis Graecorum* c'est-à-dire la lèpre, partout dans leurs excursions et leurs colonies. Car, après la ruine de Tyr par Alexandre, le commerce passa aux Carthaginois, puis aux Rhodiens et aux Phocéens.

Les mêmes Tyriens avaient fondé Illibéris, sur la côte orientale de la Gaule, ainsi que Heraclea dans l'estuaire du Rhône, berceau de la ville Saint-Gilles.

Le nom Agad, port commercial du Languedoc, vient du mot grec Agathi (Ἀγαθὴ). Constantin donna le nom de sa mère à la ville d'*Elne*. La Ciotat, Antibes, Nice, Monaco (Monoïco de μόνος οἰκῶ), qui rappelle le culte exclusif d'Hercule, le demi-dieu voyageur et conquérant, trahissent la présence dans ces contrées des Grecs, Phocéens et Ioniens dans les temps reculés.

Un historien anonyme, très érudit (J.-P. XXX, chez Firmin Didot frères, 1832) dit, dans son livre intitulé *Voyages aux Pyrénées Francaises et Espagnoles,* avec note sur le Bigorre : les premiers habitants des Pyrénées n'étaient pas des sauvages féroces vivant dans les bois ; ils étaient en communications fréquentes avec les Phéniciens et plus tard avec les Phocéens, peuples les plus éclairés dans l'ancien monde. Dois-je ajouter que le mot *Pyrénées* est grec et qu'il provient de *Pyr*, montagnes de feu d'après le témoignage même de Platon ? Plus anciennement on les appelait Ryphées.

Le père des Gascons aurait été Hercule le Tyrien. On sait que dans l'antiquité, le nom d'Hercule était donné à tout grand capitaine. L'historien Arnobe, parlant du grand incendie qui commença au centre des Hautes-Pyrénées et qui fut plutôt une éruption volcanique et dura fort longtemps, dit que les métaux en ont été fondus ; ce qui y attira les Phéniciens toujours à la recherche des métaux pour fabriquer *en secret*, leurs bronzes. Les Phéniciens abordaient les côtes pour faire avec les Ligures et les indigènes, le commerce des métaux provenant des Cévennes et des Alpes.

Dès avant le XIe siècle, les Phéniciens avaient créé dans l'intérieur de la Gaule des colonies et établi des routes, pour transporter leurs marchandises, (via Heraclea), qui desservaient leurs comptoirs établis sur le littoral de la Celto-Ligurie, à l'époque de la seconde guerre punique, d'après Polybe, 140 ans avant Jésus-Christ (*Publications de la Société archéologique de Montpellier*, tome VII, n° 39, p. 282). Selon Tacite, les Elisusoï ou Elesyces ou Ligures occupaient la côte après les Phéniciens. Rhadamantus fonda le royaume d'Elusion sur le territoire des Sordes ou Shardance, peuple ibère, conquis plus tard par les Phéniciens. Toutes ces études si intéressantes jettent une vive lumière sur la propagation de la lèpre par les Orientaux dans le Midi de la France où le fléau opéra de grands ravages. Les Phéniciens établirent des comptoirs et des colonies partout où ils allaient. Ayant la lèpre, comme nous l'avons dit et répété, ils y prenaient femmes et engendraient des enfants qui héritaient de leur morbidité, car ils voyageaient célibataires. La lèpre était donc transmise à leurs progénitures qui peuplaient toutes les localités où ces navigateurs trafiquants lépreux s'établissaient. Il y a eu donc fusion entre eux et les divers peuples du Midi de la France à leur origine.

En 1845, en creusant les fondations d'une maison à Marseille, on découvrit une inscription phénicienne gravée sur une pierre d'origine tyrienne, comme il n'y en a pas en France.

Des stèles trouvées antérieurement à Marseille, d'origine phénicienne, furent décrites par Fnaber, ancien conservateur des antiquités du Louvre, dans son catalogue. Or, bien avant les Phocéens, les Phéniciens avaient visité et fondé une ville qui fut l'origine de Massalia. Nous avons vu cette inscription phénicienne au musée Borelli, à Marseille. Un archéologue distingué de Montpellier, M. Cazalis de Fondouce, président de la Société d'archéologie, possède une feuille de *fac-simile* au verso de laquelle se trouve la traduction du texte. Grâce à l'amabilité du possesseur, j'y ai lu, à l'article 16 : « Tout lépreux et toute personne attaquée de la teigne et quiconque implorera les Dieux et la totalité des hommes qui sacrifient... » c'est là un document précieux qui prouve la présence autrefois de Phéniciens lépreux à Marseille.

Un savant ethnographe et anthropologue de Montpellier, M. Lapouge est d'avis que les Phéniciens traversaient Montpellier, Castelnau[1] et Nîmes pour se rendre en Italie par la vallée du Rhône, et Béziers et *Narbonne* pour atteindre l'Espagne où ils fondèrent plusieurs villes, ainsi que nous le verrons plus loin, parmi lesquelles Barcino, Barcelone, Tarraco, Tarragone, Gades, Cadix. D'après le savant J. Darmesteter, professeur au collège de France, les Phéniciens apparaissent dans la Méditerranée occidentale 1100 ans avant Jésus-Christ. Nous pensons que leurs excursions remontent bien plus haut dans l'histoire.

La présence des Phéniciens dans la Ligurie est évoquée par le cap *Creus*, autrefois promontoire d'Aphrodite, le port de Vénus port Vindres (où régnait le culte d'Astarté). Heraclea, Caccabria dans la baie du Calvaire, rappellent Hercule.

L'expédition de Pytheus partie de Cadix arriva jusqu'au canal de Bristol, reconnut la presqu'île Cumbrique et poussa jusqu'à la Baltique et Bibracte (Bab, porte, et Rakt, danser), promontoire au Sud de Morvan qui commande la Loire, la Saône et la Seine. Les Phéniciens furent les promoteurs de l'émigration qui fonda la nationalité des Cantabres, sur le ri-

1. J'ai visité Castelnau, situé à une demi-heure de Montpellier, avec le regretté Brousse, professeur agrégé. Nous y avons vu les traces d'une ancienne léproserie. Nous y reviendrons plus tard. Chose bien intéressante : le Pr Grasset a constaté la lèpre léonine autochtone chez un habitant de Castelnau, qui n'a jamais quitté le pays. C'est donc là un spécimen de la survivance de la lèpre par atavisme. La ville de *Cette*, du même département (l'Hérault), est d'origine phénicienne. Seth signifie montagne en phénicien.

vage de l'Atlantique, afin de se créer une étape pour leur navigation, selon Garat; c'étaient les ancêtres des Basques de France et d'Espagne (Garat, Paris, 1869). Le savant Suédois Nilson est du même avis. Probablement les Cantabres étaient les descendants des pasteurs de la Bactriane et de la Sogdiane[1], rameurs sur les galères des Phéniciens qui, en seigneurs toujours richement parés, imposaient par leur luxe aux peuples qu'ils visitaient. Ces rameurs, établis sur le rivage de l'Atlantique, ont donc été, tout au moins en grande partie, les ancêtres des Basques, Vascons ou Kabourdiens qui furent, dans la suite, les Escuariens (qui ont la main heureuse). Aussi, grâce à leur double origine, ont-ils hérité du génie nautique des Phéniciens et de l'instinct pastoral des Bactriens, les auxiliaires asiatiques des Phéniciens. Cette fédération cantabre, fondée à la base des Pyrénées occidentales, figure dans les guerres de J. César dans l'Aquitaine, et de César Auguste en Espagne. Le Basque est donc de la race de Sem. C'est une épave sémiti-phénicienne. Outre le lucre de gain par la traite des esclaves, le commerce des métaux, de l'ambre jaune, la recherche des coquillages pour la teinture des pourpres stimulait les Sémites de Sidon à cingler toutes les mers. Parmi les métaux, celui qui rapportait le plus et était en même temps d'un besoin immédiat, c'était l'étain dont l'alliage avec le cuivre donnait le bronze qui servait pour confectionner des armes, des statues et divers objets; ce qui constituait une source de richesse, surtout avant la découverte du fer.

L'Ibérie, à cause de ses riches mines d'étain, a eu de nombreux comptoirs phéniciens (Malaca, Abdera, Gadés). Diodore de Sicile (V, XXXV, 316) et Strabon mentionnent une mine à Tarbès qui attira les Phéniciens. D'après Polybe, à l'époque de la seconde guerre punique, les Tyriens avaient fondé Heraclea dans l'estuaire du Rhône (Berceau de la ville Saint-Gilles). La voie ancienne d'origine phénicienne qui desservait les comptoirs établis sur le littoral de la Celto-Ligurie a été retrouvée et décrite (*Publ. de la Soc. d'archéologie de Montpellier,* t. VII, n° 39, p. 282).

En Bretagne, divers objets découverts dans les monuments funéraires du Morbihan, érigés près de la mer et remontant à

1. La Bactriane est comprise aujourd'hui dans le Turkestan, la Perse et la Sogdiane. Elle correspond au Khanat de Boukhara. Toutes ces contrées sont ravagées aujourd'hui encore par la lèpre.

une époque préhistorique, bien antérieure à l'invasion romaine, témoignent de l'immigration de ces sémites navigateurs intrépides, en même temps que commerçants de premier ordre, qui y allaient chercher les métaux, principalement l'étain. Nous en parlerons en détails au chapitre consacré à l'Armorique. Les marchandises n'allaient plus à Tyr, ni à Gadés. Le transit se faisait par l'Ouest de la Gaule et les îles Britanniques et par la mer Rouge et l'isthme de Suez ; puis par la Méditerranée et enfin par les fleuves de France, l'Aude, la Garonne, le Rhône, la Seine, la Loire. Cette voie fut suivie plus tard par les Massaliotes, à cause du danger et du peu de leur science nautique. Les Romains reprochaient aussi aux Phéniciens et aux Cathaginois leur amour effréné pour le négoce et le lucre, qui leur faisait braver tout danger.

Les Basques furent d'intrépides marins, comme leurs ancêtres les Phéniciens, et se livraient à la grande pêche (baleines, morues ou cabillauds) ; ils se rendaient jusqu'au Groënland ; ils parcouraient l'Océan, comme les Phéniciens, avec grand courage et succès. Le type et l'idiome des Basques plaident aussi en faveur de leur origine sémiti-phénicienne. Les Basques sont les ancêtres de Scotts de l'Irlande. Ceux-ci passèrent plus tard en Écosse dont le peuple entend encore de nos jours l'idiome des Basques. Et tout naturellement, tant l'Irlande que l'Écosse a été infectée par le morbus phénicicus.

Les colons des Pyrénées occidentales, les Cantabres, après la ruine de Tyr, furent appelés *Vascons,* Labourdins, Basques, Esquariens (qui ont la main heureuse). Après l'anéantissement de Carthage par les Romains, la civilisation phénicienne disparut et leurs colonies se dispersèrent dans la Méditerranée. Les ancêtres des Basques, échappés au naufrage de l'*Atlantide,* apportèrent aux rivages occidentaux de la France et de l'Espagne un dialecte primitif. Ce sont les Phéniciens qui donnèrent à l'Ibérie le nom de *Spania, Hispania,* à cause de ses nombreux lapins (Garat, *Loc. cito*). La langue basque serait un idiome sémiti-phénicien.

Enfin, au commencement du VIIIe siècle les Sarrasins vinrent se mêler et se fondre à toutes ces populations de l'Ibérie qu'ils civilisèrent.

Conclusions : Les Phéniciens et leurs auxiliaires de l'Asie, de l'Ouest de l'Indus, fondèrent à la base des Pyrénées occidentales la nationalité cantabre. Le peuple basque est un débris des peuples primitifs antéhistoriques de l'Asie ; il a continué la race de Sem et eut aussi la lèpre en partage. C'est donc bien à tort qu'on a accusé les Croisés d'avoir transporté la lèpre en Europe, à leur retour de la Palestine.

Le Pr Achille Breda de Venise compulsa les Archives de l'histoire de la lèpre dans la vieille Europe et, dans un vrai travail de bénédictin, il consigna, avec une patience exemplaire et une minutie consciencieuse, les nombreuses léproseries du moyen âge, avec leurs dates et des détails fort intéressants. Il ressort manifestement de ce travail si bien documenté qu'aussi loin que l'on puisse remonter dans l'histoire, la lèpre sévissait déjà dans presque tous les États de l'ancien continent (*Contributo alla storia des Lazzäretti (Leprosari) medioevali in Europa*, Venezia, 1909). Considérée, dit-il, comme une grave punition du ciel, les législateurs de diverses nations employèrent de graves mesures contre sa marche. L'auteur remonte jusqu'à quinze siècles avant le Christ, jusqu'au fameux papyrus d'Eber et les livres sacrés sanscrits des Hindous, les Vedas dont nous avons déjà parlé. Il repasse ainsi en revue toutes les léproseries et les précautions prophylactiques qui opposèrent une digue à l'extension du fléau.

On sait, d'autre part, que de vieilles sculptures et des vases, de l'ancien et du nouveau continent, ont reproduit, d'une manière parfois très grossière, mais exacte, les mutilations consécutives à cette maladie ou à la syphilis dont la confusion était inévitable surtout aux âges reculés. Nous insistons, avec tous les détails que comporte l'importance du sujet, dans les chapitres consacrés aux études de ces deux sœurs en morbidité (la syphilose et la léprose), en citant divers auteurs.

Les historiens Manethon et Hérodote, pour ne parler que des plus illustres, insistent sur la présence de la lèpre en Afrique et en Assyrie. Et de fait, les Hébreux que l'on accuse partout comme les premiers colporteurs de la lèpre, en étaient redevables à l'Égypte, d'où ils ont emporté dans le désert le Zaraath.

Dans le chapitre *La lèpre en Égypte*, nous insistons sur cette partie de l'histoire de la lèpre, d'après les documents empruntés à l'histoire. Déjà du temps des Pharaons et des anciens Perses, on évitait les lépreux et on les reléguait loin des populations saines. Et pourtant le Dr A. Breda sacrifie à l'erreur universelle et se met en contradiction avec les documents qu'il publie lui-même, en répétant que la lèpre ne se montra en Italie que lors du retour de Pompée de la Syrie, l'an 730 avant le Christ. Une autre erreur s'est glissée sous sa plume ; l'Italie avait déjà été contaminée par les Phéniciens qui fondèrent tant de colonies sur ses côtes. La maladie préexistante déjà, il se peut qu'elle fut exaltée par les invasions des Sarrasins et le retour des armées romaines et des croisés de leurs excursions en pays lépreux où ils ont été eux-mêmes atteints.

Il en fut de même de la France, un temple dénommé *leprosum* fut érigé pour conjurer les dieux (*Dictionnaire Encyclopédique* de Décembre, 1852). Elle existait aussi en Lombardie et en Espagne, dès les temps les plus reculés.

Selon Bergmann, toute l'Europe : les Pays-Bas, l'Angleterre, l'Irlande, l'Écosse, la Scandinavie, étaient infectés au XVe siècle. Les guerres, les invasions, les trafiquants, les prisonniers, les esclaves même venant d'Asie et d'Afrique, pays infectés, contribuèrent à diffusionner la lèpre qui sévissait dans les localités de départ de ces diverses migrations dans toute l'Europe.

La lèpre dans le vieux Paris. — La lèpre fut introduite en France, comme dans toute l'Europe dès la plus haute antiquité, par les Phéniciens et cela tant dans l'Aquitaine, la Gaule, la Novempopulanie que dans l'Armorique. Ces navigateurs trafiqueurs ne se bornaient pas à traverser les mers lointaines, la Méditerranée, les Océans, au grand péril de leur vie ; ils remontaient aussi les fleuves. Ils se sont ainsi rendus à Arles, à Lyon et jusqu'à Paris. Un tableau dû au pinceau d'un artiste distingué, Paul Baudouin, qui figura à l'exposition annuelle, au salon de Paris, en 1893, représentait *les Phéniciens apportant aux populations primitives des bords de la Seine l'Alphabet et le Papyrus*. Il concrèta ainsi d'une manière heureuse et saisissante la pénétration de ces civilisateurs sémites jusqu'au centre de la France, jusqu'à Lutèce : Quatre Phéniciens dont deux au premier rang, à physionomie ethnique très expressive et dans leur costume national primitif, débarquent de leur frêle navire, tenant le premier un papyrus sur lequel il montre de l'index droit les signes idéographiques de la pensée, tandis que l'autre paraît tenir déjà sous forme d'un volume, le premier recueil de cette merveilleuse découverte.

Autrefois on a compté jusqu'à 43 léproseries dans le diocèse de Paris. A ces asiles on accueillait et hébergeait les lépreux très charitablement. Deux de ces asiles ont été établis dès la plus haute antiquité, l'un à Saint-Lazare, l'hôpital actuel de la Préfecture de police, destiné aux femmes accusées de crimes ou de délits ou bien avariées (qui conserve toujours le nom du patron des lépreux), et l'autre au faubourg Saint-Germain dans le local occupé de notre temps par les *petites maisons* des indigents âgés. Selon l'abbé Lebœuf (*Histoire du Diocèse de Paris*), il y a eu de nombreuses léproseries dans la banlieue : Bourg-la-Reine, Paris N. D. Brie, *Champ pourri*, Charenton, Corbeil, Saint-Valère, etc.

On trouve dans un rituel de Sens imprimé chez Jean Savine, par ordre du cardinal de Pellévé, le cérémonial dont on usait à Paris pour isoler le lépreux, c'est-à-dire pour son enterrement de son vivant. Cette lugubre mise en scène ressemble à celle des novices qui prennent le voile. Le lépreux était conduit à l'église, étendu sur un brancard comme un mort, couvert d'un drap noir, par le prêtre chantant le *Libera me* (c'était une vraie levée du corps) ; à l'église celui-ci disait la messe des morts ; après quoi il le conduisait à la léproserie. Lorsqu'il n'y avait pas de maladrerie, on bâtissait, à vingt pieds du chemin, une cabane sur quatre poteaux qui, à la mort du lépreux, devait être brûlée avec son cadavre et ses vêtements. On verra plus loin des détails circonstanciés de cette cérémonie, dans les départements plus tard.

Pendant tout le moyen âge, principalement du XIIIe au XVIe siècle, des crieurs publics avertissaient les habitants de Lutèce, le jour et même la nuit, des principaux événements, les mettaient en garde des malfaiteurs et des dérogations aux règlements de la ville ; ils déclaraient aussi les heures. Guillaume de la Ville Neuve cite de bien curieuses annonces de ce genre dans ces crieries : *que nuls ne soustiengne en leurs mesons bordiaux de jour ni de nuit mesianses ni mesels ni autres genz diffamez de nuit.* Les mésels étaient les lépreux et les mésiauses, les lépreuses. *De plus que nuls ne chauffe estuves en jour de Dimanche ne en jour de feste.* Étienne Boileau cite aussi dans son livre des métiers : *que nuls ne crie ne face crier leurs étuves jusques au temps qu'il soit jour pour les périlz qui peuvent avenir.*

Enfin un certain Prévôt de Paris intima aux lépreux l'ordre

de vider Lutèce et ses environs, sous peine d'être précipités dans la Seine !

Le 5 juillet 1695, le parlement de Paris ordonna que les revenus des léproseries soient affectés aux hôpitaux généraux.

Examen, certificat et enterrement du lépreux de son vivant, en France, au moyen âge. — Le lépreux, pauvre hère frappé par la main de Dieu, était redouté et exclu de la société ; mort civilement, divorcé, son héritage ouvert ; il ne comptait plus parmi les vivants.

Tout individu soupçonné de lèpre subissait un examen conforme aux règles posées par Ambroise Paré, par les chirurgiens jurés qui donnaient un certificat dont voici la teneur : « Nous chirurgiens jurés à Paris par l'ordonnance de M. le Procureur du Roy au Châtelet, donnée le 28 jour d'Août 1583, par lequel nous avons été nommés pour faire rapport savoir si X... est lépreux. Partant l'avons examiné comme suit : premièrement nous avons trouvé la couleur de son visage couperosée, blafarde et pleine de saphirs. Aussi avons tiré et arraché de ses cheveux et du poil de sa barbe et de ses sourcils et avons vu qu'à la racine du poil était attachée quelque petite portion de chair. Aux sourcils et derrière les oreilles avons trouvé de petits tubercules glanduleux, le front ridé, le regard fixe et immobile, les yeux rouges étincelants, les narines larges par dehors et étroites par dedans, quasi bouchées avec ulcères et croûtes. La langue enflée et noire et au-dessus et au-dessous avons trouvé trois petits grains, comme on voit aux pourceaux ladres, les gencives corrodées, les dents décharnées, l'haleine fort puante, la voix enrouée, parlant du nez. L'avons vu nu et trouvé tout son cuir crespy et inégal, comme celui d'une oie maigre plumée et en certains lieux plusieurs dartres. Davantage l'avons piqué assez profondément d'une aiguille au tendon du talon sans l'avoir à peine senti. Par ces signes, tant univoques qu'équivoques disons que le dit X... est ladre confirmé. Par quoi sera bien qu'il soit séparé de la compagnie des sains, d'autant plus que ce mal est contagieux. Le tout certificat estre vray, tesmoins nos seings manuels cy mis. » Nous n'insisterons pas sur ce qu'il y a d'insuffisant dans ce certificat pour déclarer pertinemment qu'il s'agit de lèpre. C'est qu'il faut, certes, tenir compte, de l'époque d'Ambroise Paré. Toujours est-il que des malades non lépreux étaient déclarés tels et d'autres dûment lépreux échappaient aux investigations si incomplètes des hommes de l'art. Après l'examen des maîtres en médecine et des scurgiens, il y avait arrêt *absolutif* pour les sains, *sequestratif* pour les lépreux et *admonitif* pour ceux qui y inclinaient.

Arrivons maintenant à l'enterrement prématuré du lépreux, presque identique par toute la France, bien avant qu'il n'ait rendu son âme. Le cérémonial précédant l'isolement de ces malheureux, sous la haute direction du clergé, était réellement émouvant, macabre. Les autorités civiles, en possession du certificat vérificateur, informaient le curé paroissien qui précédait aux solennités, de mettre le condamné hors de siècle (*Rituel de Reims,* 1585). L'église était tendue de noir ; on y simulait des tombes de lépreux antérieurement exécutés ; et là, devant le public assistant à distance, le lépreux, conduit par le recteur de la léproserie, escorté de ses parents et amis et placé devant le chœur, assistait à la messe des morts dite à son intention. Après quoi, couché sur une civière en cordes, il était couvert d'un linceul et transporté au cimetière où une tombe béante était creusée pour lui. Le prêtre mettait de la terre sur la tête du *Méseau,* après quoi il le conduisait à la léproserie où il était matriculé. Voici un extrait des statuts synodaux de l'évêque de Troyes en 1425 dont le rituel est comme suit. Il y avait quelque adoucissement des rigueurs ordinaires. *Manière de recevoir le ladre et mettre hors du siècle et rendre en sa Borde* (cabane), là où il n'y avait pas de grandes léproseries. Le lépreux se rendait à l'église et assistait à une messe qui n'était pas celle des morts ; il était séparé des autres assistants et avait le visage couvert. Enseveli dans un linceul *comme jour de trépassés.* Il doit baiser le pied et non la main du prêtre. A l'issue de l'église le curé prend, par trois fois, de la terre du cimetière et dit, en la mettant sur la tête du ladre : mon ami, c'est signe que tu es mort, quant au monde, renais à Dieu et pour ce sois patient, *sis mortuus mundo, vivus iterum Deo.* Puis, le curé, avec la croix et l'eau bénite, le conduisait à sa borde processionnellement, où il le sermonnait et l'exhortait en ces termes : aies patience comme le Christ et les saints, mon frère, cher pauvre du bon Dieu, pour avoir à souffrir moult tristesse, tribulation, mésellerie, on parvient au paradis où il n'y a nulle maladie, où sont tous purs et nets, sans ordures, ni taches, plus resplendissants que le soleil, où que vous irez, si Dieu plaît. Soyez bon chrétien et patient. Dieu vous en donne la grâce. Telle séparation n'est que corporelle. Quant à l'esprit, le principal, vous aurez part à toutes les prières de notre mère la sainte église, comme si vous assistiez tous les jours au service divin. Quant à vos petites nécessités, les gens de bien y pourvoiront et Dieu ne vous délaissera point. Prenez garde et ayez patience. Dieu demeure avec vous, Amen. Le curé lui laissait les instructions écrites que voici : ami, tu es éprouvé de la maladie de saint Ladre ; tant que tu seras malade tu n'entreras dans nulle autre maison que ta borde ; tu ne découcheras pas ; en moulin tu n'entreras (or, on admettait la possibilité de la guérison ; et il y eut de telles constatations ; on ressuscitait alors le ladre civilement mort, on lui restituait ses biens et l'autorisation de rentrer dans la société) ; tu ne regarderas ni en fontaine, ni en puits et que tu ne mangeras que tout par toi, tu n'entreras plus en nul logement ; tu n'entreras plus en l'église ; quand tu parleras à une personne, tu te placeras au-dessous du vent ; tu sonneras ta tartavelle (cliquette ou crécelle) quand tu demanderas l'aumône, tu ne vagabonderas pas loin de ta borde sans être vêtu de ta housse de ladre qui sera de camelin sans couleur afin qu'on te connaisse ; tu ne boiras à autre ruisseau que le tien, à ton baril, avec ton escuelle ; tu ne puiseras à d'autres puits et fontaine que les tiens ; tu ne toucheras à la corde du puits sans gants ; tu ne toucheras à chose que tu marchandes jusqu'elle soit tienne ; tu porteras toujours tes gants et ne toucheras à rien à main nue, tu ne pourras promener dehors, ni coucher le soir hors de ta borde sans licence de ton curé et de l'official ; tu n'habiteras autre femme que la tienne ; tu ne toucheras à enfants, ni ne leur donneras aucune chose. Je te défends le boire et le manger avec compagnie, si non avec meseaux. » Puis le prêtre bénissait l'habit et le mobilier. En donnant la housse il disait : tu ne sortiras sans elle et la cliquette ; tu ne parleras à personne qu'à vos semblables et s'il y avait nécessité de demander quelque chose vous demanderez au son de cette cliquette en vous tirant loin des gens. Tu mettras dans cette pannetière ce qui te seras élargi par les gens de bien et prieras Dieu pour tes bienfaiteurs.

Le prêtre bénissait le mobilier et les ustensiles du lépreux : baril, entonnoir, courroie, escuelle, draps de lit, hache, table, selle, bassin, pot..., tout était sanctifié. En face de la porte de la cabane, il plantait une croix de bois et un tronc pour recevoir l'aumône des passants, en échange des prières du lépreux.

Selon le Dr Cuguillère (thèses de Bordeaux), il existe une tombe de lépreux dans une petite église près Dijon; sur la pierre tombale on voit sculptés le costume et le mobilier du lépreux. M. Mailhard de Chambure, savant archéologue, en a fait placer aux archives de Bourgogne un dessin exact. A Pâques, ainsi que le Christ était ressuscité, le lépreux aussi pouvait se promener avec quelque liberté. A Lille, pendant la semaine sainte, les lépreux sortaient de leurs asiles pour mendier aux carrefours sans toucher, ni parler aux passants qu'ils avertissaient avec leurs cliquettes. A certains endroits ils sonnaient 20 fois de la corne. A Caen, ils frappaient 10 fois leurs cliquettes, par 100 pas. A Arles ils chantaient à haute gueule le psaume De profundis. Dans certains départements, les lépreux pouvaient à Pâques se rendre à l'église et reprendre même leurs places dans leurs familles pour quelques heures.

Les curés devaient servir tous les droits de l'église sur les lépreux, comme sur les autres paroissiens et, en cas de décès, ils héritaient des maisons, des habits et du mobilier du ladre. J'ajouterai qu'à Toulouse on était souvent très indulgent envers les lépreux qu'on laissait circuler en liberté revêtus de leur insigne; on leur interdisait seulement l'entrée en ville. Des gardes placés aux portes de la ville empêchaient les mesels et les *roigneux* (vérolés) d'y entrer.

Un mandement du roi Philippe VI au Sénéchal de Toulouse rappelle au syndic capitulaire trop indulgent de faire examiner les suspects et d'isoler les personnes reconnues atteintes de la lèpre. Car des personnages investis d'une charge, restaient chez eux et continuaient leurs fonctions. Tel fut le cas d'un G. Gourdin, huissier du parlement de Toulouse, qui se rendait librement au marché et à l'église. A la fin, ordre lui fut donné de quitter sa maison, d'habiter quelque hostel loin des gens, bien au large, jusqu'à ce qu'il soit guéri. Deux ans après, nouvelle défense fut faite au même huissier de rester en son domicile, et à sa femme de le recevoir sous peine, en cas de non-soumission, de le priver de son office et de l'expulser de Toulouse. Aussi, après trois arrêtés infructueux l'huissier fut saisi de nuit et soumis de force au règlement.

Le lépreux, étant considéré comme mort, ne pouvait ni contracter d'engagement, ni hériter, ni tester, et cependant il pouvait contracter mariage, si la femme l'épousait en connaissance de cause. D'après une pièce conservée à l'Hôtel-Dieu de Toulouse, une lépreuse, D. Gravière, déclarée saine après visite, et sortie de la léproserie, demanda aux capitouls d'y entrer de nouveau pour épouser un lépreux ; ce qu'on avait coutume d'accorder moyennant finance. Les lépreux cultivaient les jardins de la léproserie. D'autres allaient mendier pour la communauté. Ils se soignaient entre eux. Ceux qui avaient les moyens prenaient une chambrière — souvent non lépreuse en dépit des règlements prescrivant l'isolement des lépreux. — Dans certains endroits, la chambrière devait être âgée ; je pense pour qu'elle ne pût pas concevoir. Cette restriction n'avait pas lieu à Toulouse. Les lépreux tenus de porter leur costume gris avaient une main en drap rouge cousue sur la manche. Ailleurs, ils avaient une patte d'oie sur l'épaule. Ils pouvaient sortir en groupe. On les accusait parfois de commettre toutes sortes de méfaits. Ainsi, en 1318, on les incrimina à Toulouse, suscités par les Juifs, d'avoir empoisonné des fontaines dans le Languedoc, en y jetant des herbes mêlées de sang humain pour produire la peste. Aussi le peuple les brûlait-il sans jugement préalable. De tels faits sont cités dans le livre du Dr Puech : *Les léproseries de Nîmes.* Voici les règlements de cette ville : Tous les ans les lépreux éliront un prévôt pris parmi eux, qui prêtera serment de bien régir la maison, conformément aux statuts. Les lépreux, habitants de la ville y seront reçus en payant 15 livres, et en apportant un lit avec matelas, coussin, 6 draps, 2 couvertures, 10 écuelles, 2 plats d'étain ; les pauvres seront reçus pour l'amour de Dieu. Les étrangers, si les consuls y consentent, payeront 25 livres et apporteront en outre les objets susmentionnés. Chaque malade en entrant jurera sur les évangiles d'observer les statuts et de relever aux consuls les dommages advenus, sous peine d'être mis en dehors et de perdre tout ce qu'il a apporté. Il est défendu aux lépreux de se quereller entre eux. A première contravention, ils seront punis de la privation d'une quête hebdomadaire. A la seconde, ils payeront 10 sous dont la moitié pour le luminaire de Saint-Lazare et moitié pour les réparations de la maison. A la troisième fois, ils payeront 20 sous, et à la quatrième ils seront expulsés. Le malade qui dira des injures, se livrera à des voies de fait, pour la première fois, sera privé de sa part aux profits et quêtes pendant un mois ; pour la deuxième fois, pendant 2 mois ; pour la troisième durant 3 mois. A la quatrième, il sera expulsé. Lépreux et lépreuse vivront chastement, sans commerce entre eux, à moins d'être mariés. En cas de contravention, il y aura expulsion immédiate et confiscation de tout ce qu'ils ont apporté. Ceux qui jureraient ou renieraient le nom de Dieu, de la Vierge ou des saints, payeront au luminaire de l'église Saint-Lazare, la première fois, 2 sols et 6 deniers tournois, la seconde, 5 sols, la troisième, 10 sols, à la quatrième ils seront expulsés. Les lépreux ne pouvaient disposer de leurs biens, ni tester, à moins de legs pris pour le salut de leur âme ou qu'ils aient des enfants et dans ce cas avec la permission des consuls ; sans quoi, *en cas de guérison*, ils perdraient l'habitation et tout ce qu'ils ont apporté. Encore une fois, on voit que la guérison du lépreux n'était pas considérée comme impossible, par les lois d'alors, comme par la loi mosaïque.

A Toulouse, tous les lépreux devaient aller aux fêtes et faire la quête à la demande du Prévôt ; en cas de désobéissance, ils ne participaient pas à la quête de ce jour. Ils devaient tous prendre leur repas en commun et assister au *benedicite* et aux grâces, sous peines de 2 deniers pour l'huile de la lampe de Saint-Lazare. Aucun lépreux étranger ne pouvait rester pour hôte plus de 24 heures, à moins d'excuse ou du temps, et encore avec le consentement de tous les malades. Obligation d'aller chaque jour à la messe, sous peine de 2 deniers pour l'huile de la lampe. Chose inconciliable avec la mise hors le siècle : à Toulouse du moins, si un différend survenait entre le lépreux et ses parents ou amis, il se faisait représenter par le syndic de la léproserie. Le Dr Cuguillère trouva, dans les archives du Donjon du Capitole, les pièces d'un procès curieux entre un lépreux et le syndic de la léproserie du château narbonnais, ainsi que d'autres actes civils d'achat et de vente faits par les lépreux, soit en leur nom, soit au nom de la léproserie. Voilà quelle était l'existence du lépreux à Toulouse bien que mis à l'écart et au ban de la société. Après sa mort son nom était inscrit sur une plaque placée à la porte de l'église. On sait que dans certains endroits le transept de droite était réservé aux lépreux qui s'y rendaient par une petite porte et restaient isolés des fidèles. Cette petite porte persiste encore dans l'église de Carcassonne et dans quelques autres. Nous l'avons aussi vue dans quelques églises, en Bretagne. A Toulouse, à la chapelle de Radulphe, désignée sous le nom d'infirmaria, on voit à l'entrée, comme décors, deux têtes de lépreux. Les riches lépreux de Toulouse pouvaient se faire inhumer dans les abbayes, ce qui était interdit ailleurs. Il y avait dans cette ville un cimetière pour les Juifs, un spécial aux Nobles, à condition de faire un legs, un autre pour les vulgaires, celui des frères de la pénitence, où l'on enterrait les exécutés et les pestiférés, celui des vérolés ou syphilitiques ou les *roigneux* de la roigne de Naples. Le Dr Cuguillère s'empare de ce fait pour dire que la lèpre n'était pas confondue avec la syphilis. Mais la vérole ne fut baptisée syphilis qu'au XVIe siècle. Elle ne fut dissociée et qualifiée d'entité morbide distincte qu'à partir de la fin du XVe. Jusqu'alors les syphilitiques passaient comme lépreux et la démonstration indiscutable est fournie par les lésions, les exostoses qui n'existent pas dans la lèpre; ces exostoses ont été constatées sur nombre d'os provenant des cimetières exclusifs aux lépreux, par Virchow, Lancereaux, Zambaco ; ce qui prouve qu'il y avait aussi des syphilitiques dans ces léproseries. Cette confusion est longuement traitée dans notre chapitre: Léprose et Syphilose. Donc les lépreux avaient aussi leurs cimetières exclusifs partout.

En Bretagne, lorsque la lèpre devint moins commune, on permit aux lépreux d'habiter aux portes des villes et de faire le commerce de filet de chanvre; mais on leur assignait des demeures à l'écart. Les mêmes règlements ont continué à régir les *Kakous,* comme les *cagots* du Midi de la France, considérés les uns et les autres comme descendants de lépreux. Les cérémonies à l'Église étaient par toute la France les mêmes, à quelques petites différences près.

En Bretagne, le prêtre donnait en plus au lépreux un capuchon noir, et il lui défendait de paraître aux pardons; il ne répondait aux passants que sous le vent. Si les lépreux avaient des enfants ceux-ci n'étaient pas baptisés sur les fonts sacrés; et l'eau qui avait coulé sur leurs têtes était jetée comme impure. Les *Kakous* continuent encore les métiers de leurs ancêtres, les lépreux. Ils sont cordiers ou tonneliers, et le peuple leur continue toujours la même aversion. Les chansons faites pour les lépreux ont continué à être chantées en Bretagne jusque dans ces derniers temps (Barzaz-Breiz, *Chants populaires de la Bretagne* publiés par Villemarqué, 69 rue Richelieu, Paris, Franck, éditeur).

Quelques autres législations des lépreux. — A toutes les sévérités déjà exposées, concernant les lépreux, nous ajouterons, pour compléter le tableau de leur triste existence, les particularités suivantes.

En Normandie, les descendants des lépreux ne pouvaient hériter de leurs parents, ils ne jouissaient que de l'usufruit des successions. En Angleterre le divorce était accordé même si l'on pouvait prouver qu'un ascendant de l'époux ou de l'épouse a eu la lèpre.

Dans le pays de Galles, une loi, confirmée par le pape Étienne VIII (940), privait de l'héritage les enfants après l'entrée du père dans une léproserie. La peine de mort était appliquée à la femme devenue enceinte après sa séquestration. On la brûlait avec l'enfant (Brassac).

Le pape saint Sirice (IVe siècle) prescrivait que dans le cas où un homme sain marié à une lépreuse deviendrait lui-même lépreux, leurs enfants leur seraient retirés.

Le pape Grégoire IX autorise les lépreux à se marier, mais en s'isolant du monde.

Le pape Clément XIX défendit au roi, dont la femme Thérèse d'Aragon devint lépreuse, d'épouser une autre femme, cela étant contraire à la charité chrétienne.

Les décrets du parlement de Paris de juillet 1453 condamnaient à la berline toute femme surprise en conversation avec son mari reconnu lépreux. Sous Charles VI, des lépreux accusés d'avoir lavé leur linge dans les fontaines furent brûlés vifs pour avoir empoisonné les eaux.

Philippe le Long (XIVe siècle) fit aussi brûler plusieurs lépreux et confisqua leurs biens pour avoir empoisonné les fontaines et les puits (Fodéré).

Pépin le Bref, au concile de Compiègne en 757, et Charlemagne par son édit de 789, permirent le divorce si l'un des conjoints était lépreux. L'époux sain pouvait contracter un autre mariage.

Le pape Grégoire II ordonna, en 720, de ne pas priver les lépreux de la Sainte-Eucharistie.

Ainsi les papes, malgré leur infaillibilité, ont souvent changé la réglementation des lépreux. Plusieurs de leurs édits se contredisent. Nous rappellerons surtout que le pape Étienne II ne permettait pas le divorce lorsqu'un époux devenait lépreux (752). Deux ans après, le concile de Compiègne annulait l'union contractée par un lépreux. Le pape Alexandre II maintint aussi le mariage des lépreux ; tandis que Alexandre III permet que le lépreux épouse une femme saine, si celle-ci consent ; il ordonne qu'on accorde au lépreux le tribut conjugal. Cependant l'église catholique déclare qu'il n'y a nulle obligation d'accorder ce tribut à l'époux atteint d'une maladie contagieuse et la lèpre était considérée comme l'étant excessivement. D'autre part le casuistique Sanchez et saint Ligorius précisent qu'il faut attendre par là le cas où l'on ne s'exposerait pas à être contaminé par la lèpre. Comment faire concorder toutes ces contradictions ?

Dans la si catholique Bretagne le lépreux mis au ban de la société voyait briser les liens du mariage. On répétait même partout en breton : je ne veux plus de vous, *vous êtes lépreux*.

Au XVIe siècle, le mariage était permis aux lépreux. On lit dans les archives de Voley que dans la maladrerie (U. Chevalier, p. 129), le 10 novembre 1555, eut lieu le mariage entre C. Berthon, lépreux, et P. Valanciane, lépreuse, habitant dans la maladrerie, avec donation mutuelle de leurs biens au dernier survivant. Or, dans le département de l'Yonne, les lépreux jouissaient de privilèges exceptionnels, ils conservaient leurs biens. Louis XIII ordonna, en 1612, la défense aux lépreux de se marier avec quelle personne que ce soit.

Quelques faits scandaleux de violation de sépulture d'un cordier à Lamballe, arrondissement de Saint-Brieuc (Côtes-du-Nord). — Jusqu'à 1700, les *cordiers* ne pouvaient être enterrés comme les autres personnes dans les églises en Bretagne.

On lit dans les archives des Côtes-du-Nord, série B. 591, Lamballe ; 12 May 1700 : Guillaume Sevestre, cordier, mort dans la communion ecclésiastique après avoir reçu le Saint-Sacrement, l'eucharistie et l'extrême-onction, inhumé dans l'église paroissiale en présence du prêtre et du clergé, ayant grande messe chantée, les manants et habitants de la paroisse Marconi ont déterré le corps et l'ont ignominieusement exposé dans un grand chemin, comme un excommunié ou comme un chien. Les juges de Lamballe firent réinhumer le dit cadavre en leur présence. Mais, le dimanche suivant, à l'issue de la messe, le peuple déterra derechef le corps de Sevestre et le porta à la paroisse de Saint-Caradec. La cour ordonna qu'en présence des juges de Lamballe le corps serait enterré de nouveau dans son premier tombeau, avec défense d'y toucher.

Néanmoins on déterra de nouveau le corps et on le jeta dans le grand chemin. Pour prévenir la putréfaction de ces cadavres, ainsi promenés, on les salait avec grande quantité de sel de cuisine. Deux faits identiques survenus à un nommé Matharin Rouault et à un autre cordier sont consignés dans l'*Histoire de Saint-Brieuc* (Dr Paul Aubry, de Saint-Brieuc). La cour ordonnait d'apporter derechef en sépulture ; ce qui se faisait devant les juges royaux avec les archers de la maréchalerie. En marge des notes des archives de Saint-Brieuc, il est dit qu'une telle translation et enterrement coûtèrent 700 livres.

Les cagots, descendants de lépreux, ne pouvaient aussi être enterrés dans les cimetières publics jusqu'à 1839, dans certaines localités. Ainsi, le peuple, les femmes à la tête, ont empêché un nommé Arboucan, descendant de cagots, d'être enterré au cimetière commun aux fidèles de la paroisse de Lialores-de-Grasimis et Mezin, arrondissement de Condom (Gers). Le tribunal intervint et donna raison aux cagots.

Mon distingué et regretté confrère, P. Aubry, s'est chargé sur ma prière d'enquêter autour de lui pour trouver des faits historiques concernant les *caqueux* et des cas de survivance de la lèpre. Il m'a transmis de précieux renseignements sur les caquineries des Côtes-du-Nord et du Morbihan. Jusque dans ces derniers temps, les caquins étaient obligés de demander une dispense de parenté aux curés pour pouvoir se marier entre eux, le public n'acceptant pas de liaisons patrimoniales avec eux. Or les préjugés ont survécu. Je possède des lettres de curés bretons qui m'affirment avoir accordé, encore de nos jours, des lettres dispenses, bien que la caste de Kakous ou caqueux soit mêlée à la masse depuis longtemps. Le mot *Kakous* survit et le peuple s'en sert pour désigner un impur (Perrés, vicaire général à l'évêché de Quimper, 1892 ; X..., vicaire général, évêché de Vannes, 1892). Francisque Michel (*Histoire des races maudites*, Paris, 1847) dit à propos des cagots et des caquins : repoussés par les populations, ils ne peuvent se marier qu'entre eux à des degrés de parenté tellement rapprochés qu'en Bretagne, comme en Espagne, le clergé catholique (chanoine Gauclin, de Vannes) se trouve obligé de leur accorder fréquemment des dispenses sans la moindre raison canonique (Voir les chansons de lépreux que les troubadours chantaient autrefois et que les chansonniers ambulants chantent encore en Bretagne (Publication de Buget et Leourek).

Bactériologie de la lèpre. — L'homme est bien plus ancien sur terre que ne le prétend la puérile fabrication d'un Adam limoneux (André Lefèvre, *Cours d'ethnogr. et de linguist. à l'école d'anthropol. de Paris*).

Les rédacteurs de l'ancien testament assignent à la création de notre microscopique planète 7419 années. La science, qui ne se prévaut guère de la révélation, mais de la constatation des faits et de la logique, prouve que les *mondes* sont autrement antiques et se base sur l'harmonie de la gravitation planétaire dont on ignore la date initiale.

Bernard Renaut a montré que le bacille qui fait tomber nos bois morts en poussière s'attaquait déjà aux végétaux qui ont formé la houille, il y a peut-être 40 millions d'années. Les vers qui se glissent parmi les algues et les étoiles de mer sont les mêmes qu'il y a 20 millions d'années. Les premiers poissons, les premiers animaux terrestres se sont montrés 3 millions d'années après les premières ébauches de la vie. Les premiers oiseaux datent de 3 millions d'années et 10 000 siècles après parurent les premiers mammifères. La création de l'homme remonterait à 50 000 ans !

Maspéro dit que la fondation du sol égyptien date de nombreuses myriades d'années ; et William Thomson, Lord Kelvin, donne à la terre 40 millions d'années d'existence, approximativement.

Ce serait un dieu que ce hasard qui, de myriades de combinaisons informes, amena précisément celle qui composa l'univers (Boiste).

Les musées d'égyptologie nous montrent des bijoux fabriqués sous les Pharaons des premières dynasties, qui ne le cèdent en rien, comme finesse et exactitude de travail, aux chefs-d'œuvre des contemporains orfèvres, Maurice Fromont et consorts. Les Adamiques de la Bible auraient donc été de fameux ciseleurs et fabricants d'agrafes et de broches pour attacher leur nudité !

Le fait scientifique incontestable, et dont la démonstration fut donnée par l'immortel Pasteur, c'est que la *génération spontanée* n'a pas lieu de notre temps ; et cela tant pour les grandes bêtes que pour les infiniment petits.

Les conditions générales de la création, dans ses origines, et de l'ambiance, lors de la formation des premiers êtres doués de vie, progressivement de plus en plus compliqués dans leur structure et le fonctionnement si merveilleux de leurs organes, resteront à jamais impénétrables. Tout ce qui a été débité sur ce sujet, plongé pour toujours dans les ténèbres les plus profondes, toutes ces révélations constituent des inventions d'esprits vulgaires, forgées par des prétentieux inspirés, mais absolument ignorants — comme cela devait être à ces premières étapes de l'humanité ; — toutes ces descriptions fantasques, ayant cours dans le public, ne résistent pas aux découvertes et aux raisonnements des scrutateurs successifs de la science qui infligent le plus formel démenti à toutes ces élucubrations qui se démolissent d'ailleurs elles-mêmes par leurs contradictions réciproques et s'annulent de plus en plus devant les arguments de la science positive, inlassable dans ses efforts. Celle-ci prouve de jour en jour et de plus en plus, par des faits indubitables et d'une rigueur mathématique, l'ignorance et l'inanité des historiographes idéaux, illettrés qui, certes, n'étaient pas témoins des actes qu'ils décrivent avec une minutie quasi photographique ; actes qui se sont passés bien avant l'existence de tout être humain enregistreur.

L'illustre Darwin a réduit à néant par un seul mot tous ces fatras : *La science n'a rien à faire avec les révélations*. Convenir de son ignorance est un acte de bonne foi et de haute sagesse.

Notre illustre maître et grand anthropologiste Quatrefages avoua, dans son dernier et si remarquable ouvrage, avoir toujours médité et recherché, depuis son âge de raison, le *comment* si mystérieux de la création ; et qu'il restait aussi ignorant que le premier jour. Et le grand philosophe grec Socrate a prononcé quatre siècles avant notre ère une vérité éternelle : *je ne connais bien qu'une seule chose : que je ne sais rien*. Mais cette modestie fait absolument défaut chez les grands législateurs divins qui savent tout et donnent les explications enfantines par leur naïveté, tant sur le passé que sur le futur.

Or, sans prétendre au pourquoi et au comment de la création — que l'humanité cherchera toujours, comme Œdipe devant le sphinx — qui aurait tout inventé, tout entrepris pour le seul être privilégié, *l'homme,* constatons que les bacilles tout élémentaires qu'ils soient, comme les monades, ont été créés — non certes pour le bonheur de l'être moulé sur l'image de Dieu, — dans les premiers temps de la fougue créatrice qui procéda progressivement du plus simple au plus compliqué, et certes bien avant le roi de la création que ces microbes devaient menacer et torturer par leurs exploits, dans le cours des siècles.

Mystère éternel ! Raison tu n'iras pas plus loin (Pascal).

Tous les bacilles, dont les découvertes successives nous livrent les secrets des maladies infectieuses, microbiennes, contagieuses, datent donc des époques où les forces génératrices avaient la puissance de créer de toute pièce, de rien. Les microbes ont donc existé dès le début des maladies infectueuses, microbiennes, dès l'antiquité la plus reculée.

Mais dans le principe n'y aurait-il eu qu'une seule espèce de bacilles qui, modifiés par les circonstances ambiantes, ont produit une foule de variétés ? Cela est probable. Aujourd'hui encore on parvient à modifier les bactéries en changeant les conditions du milieu. Le Pr Roger fit une expérience très instructive à ce point de vue ; il ensemença un bouillon de culture avec des bactéries ; puis il agita le liquide, en modifia la température, fit agir la lumière ou l'électricité, y ajouta certaines substances chimiques et y introduisit un autre microbe. Ainsi il mit en œuvre quatre ordres de causes : mécaniques, physiques, chimiques, et animées ; et il obtint des résultats surprenants. La végétation fut plus ou moins retardée, les sécrétions et les fermentations furent modifiées, *et le microscope révéla de profondes altérations morphologiques* (Cours de pathologie expérim. et compar., *Presse médicale,* 11 nov. 1911). Si de telles modifications morphologiques peuvent être obtenues par la main de l'homme qui ne possède que des moyens bien restreints, certes lors de l'activité merveilleuse de la création si puissante, le concours de circonstances qui mettaient en jeu et en présence tous les éléments, produisait des changements, que nous sommes incapables de déterminer.

Le *polymorphisme* des bacilles est indéniable. Sous l'influence de certaines circonstances leurs formes se trouvent modifiées de manière à les rendre méconnaissables Ils ne sont donc pas immuables. Cela fut prouvé par Guichard et Charrin pour les bactéries pyocyaniques qui, de courtes et trapues dans leur culture dans le bouillon à 42°, deviennent longues et menues, si l'on additionne à ce bouillon 0,75 pour 100 de créosote ou 0,20 pour 100 de naphtol ou 50 pour 100 de thymol. Par l'addition de 0,20 pour 100 de bichromate de potasse, ces bactéries deviennent des filaments enchevêtrés, c'est-à-dire des spirilles. En présence de l'acide borique, elles s'incurvent comme une virgule ; puis elles deviennent micro-coques. On peut leur restituer derechef leur forme primitive par des cultures appropriées.

La bactérie charbonneuse peut aussi se transformer ; de bâtonnet court, elle devient allongée, filamenteuse dans le sang d'un animal inoculé avec une culture de bactérie atténuée. La virulence des microbes peut être atténuée aussi par la chaleur, l'air comprimé, la lumière et certains antiseptiques. Or, la virulence n'est pas une propriété essentielle des microbes. On peut changer la nature de leurs sécrétions en modifiant leurs conditions d'existence. La virulence des microbes est une fonction mobile et changeante (*Progrès médical*, 28 déc. 1895).

Voici une autre expérience qui démontre les modifications surprenantes que le temps et les actions progressives et graduelles amènent dans la vie des êtres animés : On sait que l'amibe d'eau douce meurt si on la transporte brusquement dans une eau contenant 2 pour 100 de sel marin. Or, en la faisant passer par des milieux progressivement de plus en plus salés, Zerny arriva à l'y faire vivre ; et cette adaptation devient tellement parfaite que cette amibe succombe si on la remet dans l'eau douce, son premier milieu vital.

Que de modifications ont dû survenir à travers les siècles dans les manières d'être des êtres vivants par les changements radicaux, mais successifs et lents des milieux, dans le concert de toutes les forces de la nature ! On peut en juger encore parce que l'on parvient à obtenir aujourd'hui expérimentalement sur les protophytes et les protozoaires. Pourtant les hommes de science n'imitent que grossièrement et bien imparfaitement les actes de la nature qui procédait dans ces efforts puissants et variés par des combinaisons qui nous échappent.

Néanmoins ces mutations évolutives ont continué toujours.

Nous les constatons chez quelques êtres inférieurs. Ainsi, M. Bouvier présenta à l'Institut de France, Académie des Sciences, le 28 juin 1911, un travail très savant sur les *mutations évolutives* contemporaines. Ce sont des *transformations* même brusques, semblables à celles signalées par de Vries dans le règne végétal, qui conduisent à la formation de types génériques très distincts. Les observations de Bouvier ont été faites sur des crevettes (caridina apiocheles) qui sautent au stade d'ortmania et de celle-ci elles passent au genre *Atya*. Ce sont là des espèces mutantes. Les *mutations évolutives s'élaborent surtout avec lenteur et continuité durant des siècles,* par une action des influences extérieures ; car la nature n'agit jamais par saut (Leibniz). *Ces mutations évolutives,* ces transformations des êtres se produisent surtout, actuellement, dans presque toutes les îles indo-pacifiques ; les *Ortmania* se transforment en *Atya*. Bordase constata le fait à l'île de la Réunion. Il n'est donc pas étrange de conjecturer que les bacilles tuberculeux et lépreux si semblables procèdent d'un même type.

Les divers bacilles auraient-ils été autrefois bien plus actifs, plus virulents qu'ils ne le sont aujourd'hui ? C'est possible et même probable, d'après la déchéance actuelle de leur contagiosité et de leur virulence. Car il est évident que la peste et le choléra, pour ne parler que de ces deux maladies, sont bien moins violentes et mortelles aujourd'hui qu'elles ne l'ont été autrefois, à une époque même peu éloignée de nous. Aujourd'hui, pas plus que les plus gros quadrupèdes, les bacilles ne peuvent prendre naissance autrement que par la pullulation provenant d'un générateur identique, et point par génération spontanée. C'est là la loi immuable, générale, incontestable. Notre regretté et illustre maître, dont je m'enorgueillis d'avoir été l'interne, Ricord, disait avec sa pétulence et sa gaîté ironique constante, Dieu a créé dès l'origine, le couple humain et la chaudepisse, peut-être même la vérole ; paroles qui se traduisent aujourd'hui par les mots les *gonocoques* et les *spirochètes*. Donc, aucune maladie infectieuse, contagieuse, microbienne, ne peut se développer autrement que par la transmission de son bacille spécial de l'être qui le colporte à sa nouvelle victime ; c'est comme on disait, *omne vivum ex ovo, et omnis cellula ex cellula (Virchow).* Et père Noë avait, certes, ramassé tous les bacilles dans son arche afin que la postérité ne soit pas privée de leurs supplices dans la succession des siècles ! Or toute maladie microbienne date de la plus haute antiquité. Chaque maladie infectieuse possède son bacille spécial déterminant, propagateur, révélateur, qui la perpétue. C'est bien entendu. La lèpre est dans ce cas, à cette différence près que souvent, dans les formes mutilante et tropho-nerveuse surtout, on n'arrive pas à constater son bacille spécial. Mais les microbiologistes qui prétendent tout expliquer par la nouvelle science sont, à leur tour, incapables de nous dire comment il se fait que ce bacille spécial immuable de nos jours (?) dans ses attributs apparents, s'exalte ou s'émousse dans ses effets de manière à produire de terribles épidémies, ou bien une sporadicité presque anodine.

La prédisposition et l'immunité. Des Européens, des Français, soldats ou colons, se rendent dans une colonie où la lèpre est endémique, et vivent tous dans les mêmes conditions apparentes, pendant un certain nombre d'années. Quelques-uns d'entre eux, heureusement un bien petit nombre, se trouvent atteints de la maladie. Comment expliquer la réceptivité exceptionnelle des uns et la résistance des autres ? d'où cette inégalité dans l'action des bacilles ? Dans cet envahissement d'un morbus venant de dehors, dans ce xenisme comme dit le Pr Grasset, dans cette triste préférence ou xénophilie, pour nous servir d'un terme du Pr Achard, on doit inéluctablement admettre une prédisposition ; tandis que ceux qui ont été épargnés, les *imuns,* sont des privilégiés doués d'une invulnérabilité qui les met à l'abri du fléau. D'ailleurs n'en est-il pas ainsi de toutes les maladies infectieuses microbiennes même les plus contagieuses ? Ne voit-on pas dans les épidémies les plus violentes de diphtérie, variole, scarlatine, choléra, peste... des individus d'une même famille, prêtant les soins les plus dévoués, sans aucune précaution, rester indemnes ; tandis que certains d'entre eux tombent victimes de ce sacrifice que le cœur impose sans égoïsme, sans réflexion pour soi-même? Si cette immunité heureuse n'existait pas les épidémies meurtrières ne respecteraient personne; les populations seraient indistinctement fauchées, les familles éteintes, les collectivités décimées.

Autre problème impénétrable ! un individu eut la scarlatine ou la variole. Il s'est, certes, passé dans son organisme, dans ses humeurs de profondes modifications d'où ce sujet devient à l'avenir invulnérable au virus de ces maladies. Les propriétés immunisantes persistent probablement dans le sérum. Car si on recueille ce sérum, on a *l'immunité en bouteille*. D'où la sérothérapie.

Je sais bien que si je voulais me montrer à la hauteur des conceptions actuelles biologico-pathologiques, il faudrait m'occuper des anticorps, des antigènes, d'anaphylaxie et de tous les agents immunisateurs nouveaux; mais je laisse de côté le mystère humoral et je me borne à la constatation des faits; et j'avoue ne pas comprendre comment l'immunité de la mère passe à l'enfant pendant la vie intra-utérine. On dira que les deux corps ne font alors qu'un seul organisme, d'où immunité de l'enfant aux infections subies par la mère, c'est comme l'insuccès de la vaccination des nouveau-nés dont les mères furent immunisées par une vaccination antérieure. J'avoue aussi, humblement, ne pas saisir pourquoi dans une épidémie de diphtérie, par exemple, des cinq enfants d'une famille un seul est mortellement atteint, tandis que les autres résistent à toute contagiosité, malgré la promiscuité familiale; ni pourquoi un autre enfant de la même ville, sans s'exposer directement à un foyer infectant, sans relations avec un diphtéritique, sans communications ostensibles directes avec des malades, vivant soi-disant en toute sécurité apparente, se trouve tout d'un coup atteint mortellement, lors même qu'il se trouverait dans les meilleures conditions d'hygiène et de santé antérieure. Enfin j'ignore pourquoi des deux jumeaux enfantés par une lépreuse l'un devient lépreux et l'autre reste indemne. Tout cela reste aussi inexplicable dans le domaine des bacilles, tant pour la diphtérie, la scarlatine... que pour la lèpre, qui choisissent leurs sujets avec une prédilection incomprise.

Les mots *prédisposition et immunité* traduisent des concepts abstraits qui ne concrétisent pas. Ils ne nous livrent pas le complaisant secret des actions occultes de ces expressions, de ce déterminisme, pour nous servir de l'acception de Claude-Bernard. Il y a des sujets qui résistent à l'agent infectieux bacillaire même introduit dans l'organisme. Selon Metchnikoff, l'immunité et la réceptivité pour le choléra dépendent d'associations microbiennes nécessaires au développement du bacille virgule[1]. Le vibrion cholérique ingéré devient dange-

1. Cohendy a compté 143 870 000 bactéries d'espèces variées pour un milligramme

reux ou reste inactif dans l'intestin, selon qu'il y rencontre d'autres microbes favorables ou non. Mais cette hypothèse manque de preuves pour expliquer pourquoi le *terrain homme* est propice ou réfractaire tant pour le choléra que pour la lèpre. Et les individus sains porteurs de bacilles inoffensifs pour eux-mêmes, mais dangereux pour les personnes en relations avec ces privilégiés colporteurs ? Le Dr Metchnikoff est un de ces privilégiés ; il a avalé impunément force bacilles virgules !

La lèpre est une maladie bacillaire. Lorsque, après les découvertes de l'immortel Pasteur, tout le monde se mit à la recherche de microbes pathogènes, le Dr Hansen, médecin de la léproserie de Bergen, trouva le bacille de la lèpre, dont l'étude fut complétée plus tard par Neisser. Ce microbe ressemble à celui de la tuberculose découvert par Koch ; mais il s'en distingue surtout par certains réactifs chimiques auxquels chacun d'eux répond différemment. Nous ne voulons pas entrer dans les détails techniques afférents à ce sujet.

Ce bacille *pathognomonique* devrait être toujours constaté chez tous les lépreux, indistinctement, comme cela a lieu en général pour toutes les maladies bacillaires. Cependant, il n'en est pas ainsi. Le bacille n'est trouvable d'une manière constante que dans la forme tubéreuse de la lèpre ; et encore, des léprologues éminents n'ont pu le découvrir chez certains lépreux de cette catégorie. Nous le verrons plus loin. Il manque très fréquemment, ou du moins nos moyens actuels ne parviennent à le déceler que rarement dans la lèpre anesthésique ou tropho-nerveuse et la maculeuse, et l'on peut dire toujours dans la lèpre mutilante pure, ainsi que dans les lèpres atténuées et dans les paraléproses. En effet nous avons envoyé des doigts provenant de malades atteints de cette dernière forme de la lèpre (la mutilante) tombés spontanément ou bien enlevés chirurgicalement et sans nulle souffrance, pour soustraire ces malheureux à des suppurations interminables et à une gêne continuelle de ces appendices devenus inutiles, à

de fèces, chez le chien. Il doit en être à peu près de même pour l'homme. Mais la vie sans microbe est-elle possible ? Selon Schottolius, non. Cependant Cohendy a prouvé, par ses expériences sur l'éclosion des œufs, que les poussins peuvent prospérer et grandir sans l'intervention des microbes. On en a conclu que la flore intestinale n'est pas indispensable aux fonctions digestives. Les expériences de Metchnikoff sur la roussette ont confirmé l'opinion de Cohendy.

Nocard, Strauss, Bouchard, Vidal, et jamais aucun de ces maîtres si compétents n'a pu y trouver le bacille de Hansen. Je tirerai, immédiatement, comme corollaire de *cette absence du bacille qu'on ne doit pas diagnostiquer la lèpre, en se basant sur sa constatation*; *et qu'il est erroné de proclamer qu'il ne s'agit pas d'elle toutes les fois que l'on n'a pu trouver son bacille.* Les signes cliniques suffisent à eux seuls pour poser le diagnostic. Il nous est arrivé bien des fois de reconnaître ainsi la lèpre en l'absence de son bacille, et de poser notre diagnostic contesté par les dermatologues les plus compétents, même au sein de la Société de Dermatologie de Paris. Notre diagnostic fut combattu et rejeté, parce qu'on n'avait pu trouver le bacille. Mais plus tard, la lèpre évoluant de plus en plus, l'aspect seul du malade trahissait la maladie ; et le bacille fit aussi son apparition dans les biopsies, parfois 2, 3 et 4 ans après le début, après que nous avions posé notre diagnostic. Nos contradicteurs revinrent alors sur leur erreur et nous rendirent justice.

La clinique administre une leçon de choses devant lesquelles les plus ingénieuses théories ou abstractions doivent lâcher pied. La théorie ne vaut qu'autant que la pratique la confirme.

Actuellement on est revenu de ce fanatisme scientifique, de cet enthousiasme exagéré de la nouvelle science qui faisait que l'on ne se préoccupait que du microbe et pas assez de la clinique. C'est tout comme les chimistes modernes qui assimilent l'organisme à une cornue sans tenir compte du psychisme. Pour faire de la bonne médecine on doit concilier les anciennes traditions de la médecine française, basée sur la clinique, avec les aspirations modernes qui commencent à s'orienter de plus en plus vers l'évolution clinique. La médecine scientifique allie ces deux sœurs d'âge si différent, mais que l'on aurait également tort de croire l'une trop âgée et l'autre trop jeune. Elles marchent maintenant la main dans la main et rien ne pourra plus les séparer (Chauffard, *Leçon inaugurale*).

Actuellement, même à Saint-Louis et à l'hôpital Pasteur on diagnostique la lèpre sur ses phénomènes cliniques, en l'absence de son bacille, sans même le rechercher. Nous avons consigné de tels faits en nombre dans notre livre les *Lépreux ambulants de Constantinople*, et il serait oiseux de les reproduire ici. Néanmoins, on objecte toujours qu'il ne pourrait avoir de lèpre sans bacille et que celui-ci existe constamment; mais il se loge parfois dans les organes profonds, dans la moelle épinière, dans la lèpre systématisée nerveuse par exemple; cependant ce siège n'est pas constant. Mais en admettant même que cela fût ainsi, du moment qu'on ne parvient pas à constater le bacille par la biopsie chez bien des lépreux, ne doit-on pas diagnostiquer la maladie cliniquement et en son absence? N'est-on pas obligé de procéder de la même manière dans bien des cas de tuberculose débutante? D'ailleurs les lésions constatées par Jeanselme et Pierre Marie sur les cordons postérieurs de la moelle chez 5 lépreux (dégénérescence des fibres dans toute la longueur dans la zone surtout du *triangle cornu marginal*) rendent compte des troubles trophonévrotiques. Ces altérations pathologiques sont surtout localisées dans la région lombaire (*Revue Nev.*, 1898). Cependant on doit savoir aussi que le Dr Jeanselme trouva en outre, 9 fois sur 22 lépreux, les bacilles de Hansen dans les cellules ganglionnaires des cornes antérieures et dans les colonnes de Goll.

Volper aussi estime que, outre les névrites périphériques de la lèpre il y a des lésions trophiques de la moelle bien que parfois on y trouve des bacilles de Hansen aussi qui y déterminent des scléroses (*Thèse*, Paris, 1898). Le Dr Sterlin (*Des troubles sensitifs de la lèpre*, Paris, 1898) paraît être du même avis. Danielssen avait déjà décrit des lésions de la moelle dans la lèpre anesthésique : hyperémie des méninges, exsudat entre la dure-mère et l'arachnoïde, épaississement de celles-ci. Parfois la moelle était dure, cartilagineuse, et la substance grise jaunâtre. Langhaus (*Arch.*, vol. 64, cah. 2) trouva chez un lépreux sporadique une myélite avec ramollissement des cornes postérieures des col. de Clark et de la commissure grise, et formation d'une *cavité prononcée* (syringomyélie) surtout à la région cervicale. Le Dr Carl Looft, assistant de Hansen à Bergen, autopsiant aussi les lépreux anesthésiques trouva (*Contribut. à l'anat. pathol. de la lèpre anesthésique*) la dégénérescence des cordons postérieurs, l'atrophie des racines et des vacuoles; et au microscope, après les préparations techniques, gonflement des fibres nerveuses à myéline avec épaississement du tissu conjonctif entourant le tissu ganglionnaire, dont plusieurs manquaient de noyau, et point de *bacilles* ; mais çà et là de petits noyaux colorés comme des bacilles (?) Parfois atrophie des racines postérieures. Looft compare ces lésions à celles du tabes ; enfin il trouva des névrites périphériques du cubital. Il est porté à admettre que les bacilles avaient envahi toutes ces parties à la première période de la lèpre et avaient disparu plus tard. Les racines antérieures et les cellules ganglionnaires des cornes antérieures étaient normales. Babés trouva les bacilles dans la moelle, les testicules et les ovaires. Selon Jeanselme la sclérose des cordons qu'il a rencontrée, n'était pas produite par le bacille, qu'il n'y a jamais vu, mais par ses toxines ; elle diffère de celle du tabes et ressemble à celle de la pellagre.

On s'est servi de cet argument, l'absence du bacille de Hansen, pour soutenir que la maladie de Morvan et bien des cas de syringomyélie ne sont pas tributaires de la lèpre ; mais que ce sont là des maladies spéciales donnant le change. Cependant, cliniquement, ces affections nouvelles ont une similitude parfaite avec la lèpre, de sorte qu'on ne saurait les en distraire, parce qu'on ne trouve pas le bacille, puisque celui-ci reste introuvable même chez les lépreux incontestables pour tout le monde. D'ailleurs chez quelques sujets atteints soi-disant de ces entités morbides nouvelles, dont le diagnostic a été posé par des maîtres, on trouva plus tard le bacille et l'on dut rectifier le diagnostic (Charcot, Pittres, Chauffard, Suza de Lisbonne, etc.).

Du reste tout le monde admet aujourd'hui la nature tuberculeuse du lupus érythémateux, — fait annoncé d'abord par Besnier, — et cependant on ne put jamais y constater le bacille de Koch. Il suffit que l'inoculation sur les cobayes de substances émanant de cet érythème les tuberculisât, pour conclure à la nature tuberculeuse de cette maladie. Malheureusement la lèpre n'a pas son réactif animal. C'est une maladie exclusive à l'homme ; on ne parvint jamais à l'inoculer à un animal quelconque, malgré le grand nombre de tentatives de la part des plus éminents expérimentateurs. Or le criterium de l'inoculation aux animaux manque à la lèpre. L'inoculation de la lèpre aux divers animaux fut vainement tentée à diverses dates par de nombreux expérimentateurs : Kobner, Vidal, Kaposi, Petrone, Hansen, Hillairet et Gaucher, Manson, Arning, Bordoni, Katz. La commission of the National leprosy fund ne parvint pas à le cultiver non plus. Neïsser croit avoir obtenu des foyers lépreux chez les cobayes et les chats ; mais dans aucun cas il n'y eut pullulation, infection générale ; les effets sont restés locaux. Puis, les bacilles de Koch et de Hansen se ressemblent tellement qu'il arriva qu'on prit les premiers pour les seconds, et souvent les animaux inoculés avec des lépromes succombèrent à une tuberculose généralisée. Le Dr Campana, dans de nombreuses expériences, constata aussi que les bacilles lépreux peuvent vivre longtemps confinés aux points d'inoculation, sans multiplication, sans généralisation. En aucune façon on n'est autorisé à dire qu'il y a eu une lèpre locale. La lèpre est une maladie générale, infectieuse et l'on ne peut conclure à son inoculation que s'il y a généralisation.

Ainsi de nombreux expérimentateurs ont essayé d'inoculer la lèpre à divers animaux et ils n'ont obtenu que des résultats négatifs. Encore une fois la lèpre est une affection exclusivement humaine. Parfois les bacilles se sont multipliés quelque peu localement, à l'endroit où l'on avait pratiqué l'inoculation. Mais ils n'ont jamais cultivé ; ils n'ont pas fait de colonies, et jamais la lèpre ne s'est généralisée. Voilà un fait certain.

Cependant de distingués microbiologistes ne se lassent pas de persévérer dans cette voie d'expérimentation. Et ils sont arrivés à des résultats qu'il importe de mentionner. Il y en a eu qui se sont fait des illusions ; ils se sont trop hâtés de répéter le fameux mot d'Archimède, Euréka. En fait de science, on ne doit pas s'emballer. Le Dr During déclara, il y a quelques années, à la Société Impériale de Médecine de Constantinople, qu'il eut le bonheur de résoudre la question de l'inoculabilité de la lèpre sur les gallinacés ; ce qu'aucun expérimentateur ne put obtenir avant lui. Il promit de présenter le corps du délit, les animaux léprosés. Mais il ne l'a jamais fait, bien que tout le monde réclamât pendant des mois. Son fameux coq et sa poule léprosés se sont transformés en palmipèdes, en *canards* de haute volée. D'autres infatigables confrères continuent à expérimenter et dotent, ainsi faisant, la science de nouvelles connaissances très intéressantes à d'autres points de vue. Jezierski, de Zurich, mit des cobayes dans la chambre de lépreux ulcéreux et les y tint pendant longtemps sans qu'ils présentassent des bacilles de Hansen nulle part, même après six mois de séjour. Des frottements de la muqueuse nasale des cobayes avec du liquide nasal de lépreux tuberculeux, grouillant de bacilles de Hansen, n'ont pas cultivé. Sept mois après, l'animal tué présenta les poumons farcis de bacilles de Koch. Il en fut de même dans d'autres expériences, lorsqu'on fit des injections de liquide provenant de lépreux et riche en bacilles spécifiques sous la peau, au nerf sciatique, au péritoine et dans les veines des oreilles. Ces bacilles n'ont jamais cultivé. Iwanow expérimenta aussi à l'Institut Pasteur, en injectant des liquides de lépreux, charriant de nombreux bacilles de Hansen ; au bout de 5 mois il ne retrouva les bacilles que chez quelques-uns de ces animaux.

Le Dr Thiroux, médecin-major de première classe des troupes coloniales, inocula à 3 lapins sous la muqueuse des fosses nasales et sous la dure-mère, après trépanation, des tubercules lépreux broyés aseptiquement, ainsi que dans le péritoine; sur un quatrième animal, l'inoculation fut faite au moyen de scarifications. Les *animaux se sont bien portés* et ont engraissé. Quelques-uns d'entre eux ont succombé plus tard à la tuberculose. D'autres lapins, inoculés avec des tubercules cueillis sur les premiers, devinrent également tuberculeux. Les poumons ont présenté surtout des lésions profondes avec bacilles de Koch et engorgements ganglionnaires de même nature. Des lésions oculaires graves survinrent chez quelques-uns de ces lapins inoculés; ces lésions sont comparables, selon l'auteur, à certaines lésions oculaires des lépreux (*An. d'Hyg. et de Méd. coloniales,* mars 1905). Ces faits plaideraient en faveur de l'opinion de Danielssen qui niait la dualité du bacille de Hansen et du bacille de Koch, si semblables entre eux.

Les tentatives d'inoculation aux animaux de Melcher et Orthmann, de Damsch, de Tedeschi, etc., ont également toujours déterminé la *tuberculose*.

D'un autre côté, Nocard prouva qu'un bacille tuberculeux humain devient bacille aviaire après un séjour de plusieurs mois dans le péritoine de la poule. Est-il plus difficile, ajoute le Dr Thiroux, d'admettre qu'un bacille lépreux peut, dans certaines conditions, devenir bacille tuberculeux? Quelques tuberculoses cutanées offrent de grandes ressemblances avec la lèpre. En outre, la lèpre se termine souvent chez l'homme par la tuberculose de Koch, il ajoute : « La lèpre a presque complètement disparu d'Europe et la tuberculose semble avoir gagné le terrain perdu par la lèpre. » Il cite aussi ce que nous avons noté dans notre livre (*Les lépreux ambulants de Constantinople*) à propos de Belle-Isle en Bretagne, savoir les renseignements qui nous ont été communiqués par l'honorable Dr Calmette, médecin militaire, frère du Dr Calmette, de Lille : la lèpre était commune dans cette localité, à Belle-Isle, jusqu'il y a 50 ans et la tuberculose y aurait été inconnue. Mais, depuis que la lèpre a disparu, la tuberculose ravage le pays, principalement le quartier occupé autrefois par les lépreux. Les registres de l'hôpital de Belle-Isle en témoignent. Cependant la lèpre, même la plus accusée, la tubéreuse, survit encore à Belle-Isle. Nous avons reproduit la photographie d'un tel lépreux de cette localité dans notre ouvrage des lépreux ambulants de Constantinople.

Le Dr Jeanselme a publié, dans la *Presse médicale* du 9 septembre 1911, un savant article reflétant nos connaissances actuelles sur la bactériologie de la lèpre. Le bacille de la lèpre, sa structure, ses toxines, son mode de reproduction sont encore imparfaitement connus. *Vainement a-t-on cherché à le cultiver et à l'inoculer*. Se transmet-il directement d'homme à homme ou est-il convoyé par un ectoparasite ? L'auteur décrit avec détails la coloration et la morphologie du bacille, bâtonnet acidophile qui, en vieillissant, devient granuleux. Il expose les divers modes de préparation et les nombreux réactifs employés. Il cite dans tous leurs détails les expériences du Dr Unna et les conséquences qu'il en tire pour l'évolution et le pronostic de la lèpre, et insiste sur ce que les *méthodes de coloration sont incapables d'établir une distinction entre le bacille de la tuberculose et celui de la léprose*. Mais dans la lèpre le nombre des bacilles est colossal. Jamais on ne parvint ni à les cultiver, ni à les inoculer et l'existence de spores reste problématique.

Czaplewski, Bezançon, Leredde, Rost et d'autres croient avoir réussi à cultiver le bacille de la lèpre par divers procédés ingénieux. Ce dernier aurait obtenu des colonies ressemblant à celles du bacille de Koch, dont il a extrait la léproline analogue à la tuberculine, et dont l'injection aux lépreux déterminerait une réaction locale et générale. On objecta que cette culture était celle du bacille de Koch tout bonnement très fréquent chez les lépreux. Enfin Deycke cultiva un microorganisme qui n'est pas le bacille de la lèpre ; mais un streptothrix léproïde dont il extrait par l'éther une graisse neutre qu'il appelle *nastine*, qui, combinée avec le chlorure de benzoyle, produirait une bactériolye susceptible d'enrayer l'évolution de la lèpre ; ce qui est plus que douteux, et ne fut pas confirmé par des compétences. Enfin Campana, Ducrey, Marchoux ont prétendu aussi, chacun de son côté et par des méthodes personnelles, avoir cultivé le bacille de Hansen. Chacun de tous ces habiles expérimentateurs croit avoir réussi ; mais le fait est que rien n'est encore bien démontré à cet égard. Le Dr Jeanselme répète enfin que la plupart des inoculations tentées ont échoué. Je me permettrai de dire *toutes et non la plupart*. Eh. Nicolle prétendit être parvenu, récemment, en injectant sous la peau, le péritoine et dans le crâne du singe, dit bonnet chinois, le suc de lépromes, à produire des nodules avec quelques bacilles ; mais tout resta encore local, sans infection généralisée, comme dans les expériences de Marchoux et Bourret faites sur un chimpanzé. Aucun des singes de Nicolle ne devint tuberculeux de Koch. Kitasato (2e conférence sur la lèpre, Bergen, 1909) injecta dans la chambre antérieure d'un orang-outang le jus de lépromes broyés, et Wesener dans celle du lapin, sans plus de succès.

Bref, ni la culture, ni l'inoculation n'ont jamais été réalisées. Jamais on n'obtint une infection généralisée. Pour en finir, nous dirons que Stefansky, d'Odessa, dans ses expériences sur les rats, à propos de la peste, constata chez ces animaux une affection léproïde déterminée par un bacille identique à celui de Hansen. D'autres ont signalé, depuis, cette affection léproïde des rats : Babinowitsh à Berlin, Dean en Angleterre, Marchoux à Paris, Mezincescu à Bucarest, etc. Les animaux portent des nodules et des ulcérations cutanés infiltrés de bacilles, avec engorgement des ganglions inguinaux et axillaires correspondants. C'est là une maladie spéciale aux rats qui mérite d'être étudiée. Mais certes ce n'est pas la lèpre. D'aucuns se sont demandé après toutes ces analogies si vraiment le bacille Hansen est pathogène. On ignore si ce bacille peut vivre en saprophyte, en dehors de l'organisme humain, ainsi que s'il peut végéter sur la matière organique en décomposition : poisson et viandes pourris ou dans le sol.

Le fait que la lèpre se propage par contagion dans certaines contrées, alors que dans *d'autres elle paraît dénuée de toute virulence*[1], porta à supposer que son bacille ne s'inocule pas directement, d'homme à homme ; mais doit être transporté par un hôte intermédiaire.

Selon Stilher, la lèpre se transmet de nez à nez. Il trouva les bacilles de Hansen dans le mucus nasal chez 83 sur 100 de ses lépreux, tandis que Lie de Bergen ne les rencontra que sur 35 pour 100. Ainsi les recherchant sur 142 lépreux, il les a trouvés sur 46 tubéreux, et seulement sur 4 anesthésiques. Selon Schüffer, ces bacilles sont rejetés par la toux, l'éternuement, le parler, avec des gouttelettes de mucus, par trillions et non par la respiration.

Les poumons peuvent être envahis, dans la lèpre tubéreuse avancée, par les bacilles spécifiques très ressemblants à ceux de la tuberculose. Il y a parfois en même temps des bacilles des deux maladies ; enfin la tuberculose seule peut attaquer les poumons chez les lépreux tubéreux, et l'on ne trouve pas dans cette phtisie que le bacille de Koch. Babés insista aussi sur ces faits que nous avons également observés.

Le Dr Hansen m'écrivit, quelque temps avant sa mort, avoir souvent rencontré les bacilles de Koch dans les poumons de lépreux tubéreux, seuls ou en compagnie de ceux de la lèpre. Nos observations concordent avec celles de l'éminent et regretté léprologue de Norvège. Dans les cas de ce genre, l'inoculation sur des cobayes vient en aide pour la différenciation. Les lésions pulmonaires lépreuses ressemblent beaucoup à celles de la tuberculose. Mais à part les dissemblances des deux bacilles, l'inoculation aux animaux est la pierre de touche ; car, encore une fois, on n'a jamais pu inoculer la lèpre ; tandis que la tuberculose est facilement inoculable aux cobayes et aux lapins.

Le journal le *Caducée* du 18 mars 1911 mentionne aussi que la tuberculose du poumon, aiguë ou chronique, est dans la lèpre tubéreuse un mode de terminaison habituel. Néanmoins

1. Nous sommes heureux de voir que le Dr Jeanselme finit par admettre que la lèpre est dénuée de toute virulence dans certaines contrées. Ainsi, à Paris, elle n'est pas contagieuse. C'est un fait indéniable. Or, logiquement, mon distingué confrère ne devrait pas prêcher l'isolement, la déclaration obligatoire et toutes ces mesures aussi vexatoires qu'inopportunes contre les 200 lépreux ambulants de Paris qui n'ont jamais transmis la lèpre à personne.

l'existence de la lèpre pulmonaire, quelle que soit sa rareté, est établie par des observations indiscutables. Sa caractéristique est une sclérose lente dont l'aspect rappelle celui d'une broncho-pneumonie tuberculeuse chronique avec cirrhose. Mais, elle en diffère par l'absence de fonte caséeuse, par la présence de cellules de Virchow, par l'abondance et le mode d'intrication des bacilles qui se groupent en Zooglées ; enfin, point capital, par le résultat négatif des inoculations sur les animaux (Jeanselme). Cependant celles-ci doivent toujours être tentées dans ce genre de recherches.

Les bacilles se rencontrent donc dans les viscères, dans les glandes salivaires, le foie, les gloméruIes rénaux (Sougai, *Journ. Jap. de Dermat.*, févr. 1911, vol. XI, p. 187). Jeanselme les a vus dans les testicules et dans le pus d'une urétrite.

Hématologie de la lèpre. — M. Marchoux fit connaître à l'Académie de médecine, le 23 février 1909, les résultats de ses observations sur le rôle des leucocytes dans la migration des bacilles de Hansen. En faisant avec une aiguille une piqûre légère au voisinage d'un léprome ou sur un tubercule lépreux, on peut obtenir, par expression, une gouttelette de sang dans laquelle les préparations montrent un certain nombre de globules blancs renfermant des quantités plus ou moins grandes de bacilles de lèpre. Ces leucocytes, ainsi parasités qui, à l'état normal, siègent à la périphérie du léprome, peuvent devenir migrateurs au cours des poussées fébriles, des infections intercurrentes, etc. Ils deviennent ainsi les agents de la dissémination du bacille à travers l'organisme. Le procédé de l'examen du sang recueilli au voisinage des lépromes peut, dit-il, rendre de grands services au point de vue du diagnostic. Il est beaucoup plus facile à employer que la biopsie.

Sous le titre de *Contribution à l'hématologie de la lèpre,* les Drs Legers firent une communication à la Société de pathologie exotique de Paris (14 octobre 1908) qui résume leurs études sur 40 lépreux de Madagascar. Dans la lèpre nerveuse, il y a eu augmentation du nombre des mononucléaires jusqu'à 17 pour 100. Dans la lèpre tubéreuse le pourcentage serait normal ; mais il y a une éosinophilie marquée qui ne se voit pas dans la lèpre nerveuse.

Le 9 janvier 1909, le Dr Bouret fit savoir qu'en présence des divergences au sujet de la formule leucocytaire de la lèpre, il a examiné un lépreux tubéreux et qu'il vit de considérables variations des polynucléaires, 23,78 pour 100, et pour les lymphocytes 23,88, tandis que chez un sujet sain ces variations n'ont été que de 14,16 à 15,22 pour 100. Il conclut qu'on ne doit pas accorder une valeur séméiologique à ces constatations.

Le bacille circule-t-il dans le sang? Doutrelepont dit l'y avoir rencontré (Congrès de Leipzig). Au congrès de Glascow tenu en 1888, Beauven Rake, médecin directeur de la léproserie de Trinidad, communiqua ses remarques sur le sang des lépreux. Il ne parle pas de bacilles, mais il serait très riche en fibrine. Les analyses lui ont montré les proportions de 0,12 à 1,87 pour 100, tandis que dans le sang normal elle est de 0,2. Le sang qui s'écoule pendant les opérations faites sur les lépreux se coagule très rapidement, dit-il, et quelquefois il tombe en grumeaux dans le bassin. Les lépreux guérissent après les opérations et la cicatrisation paraît se faire chez eux plus promptement que chez les individus non lépreux. A l'autopsie d'un lépreux, il a découvert un anévrisme de l'aorte complètement oblitéré et guéri par la formation de caillots concentriques laminés, très résistants. Nous avons toujours vu la cicatrisation des plaies déterminées par des opérations chirurgicales s'obtenir rapidement, à notre grande surprise, même chez les lépreux très avancés. Le Dr Lardy, chirurgien de l'hôpital français à Constantinople, fit la même remarque.

M. Lagane put trouver le bacille de Hansen dans les urines des lépreux à la suite d'injections répétées d'arsénobenzol. Il pense qu'il y a mise en liberté des bacilles contenus dans les mononucléaires du sang. Dans le cas étudié, il n'y avait pas bacillurie, ni au moment des poussées éruptives, ni après l'ingestion de l'iodure de potassium (*Soc. de Pathol. exotique de Paris*, 11 déc. 1912). La bacillurie n'existerait que dans la forme tubéreuse. Les bacilles peu nombreux étaient réunis sous forme de *globi* dans les culots d'urine.

Les matières fécales, — malgré la déglutition incessante des mucus pharyngien et nasal, — le mucus utérin et le vaginal ne contiendraient pas de bacilles, selon quelques auteurs. Par contre le mucus nasal en charrie et de bonne heure en nombre infini. Le sperme en contient souvent, vu la fréquence et la précocité du testicule lépreux (Besnier, Acad. de médec., 11 octobre 1887). Quant au liquide vaccinal[1], il ne

1. Nous en parlerons *in extenso* dans un article spécial.

contient de bacilles et il ne pourrait transmettre la lèpre que dans la forme tubéreuse et lorsqu'il est puisé dans les lépromes ou bien dans leur voisinage. En dehors de ces cas, le vaccin pris sur les lépreux n'est pas capable de transmettre la lèpre. Or l'accusation portée contre la vaccination de bras à bras, dans la propagation de la lèpre aux îles Sadwich (Arning), ne paraît pas fondée. Quant à la lèpre en simple *incubation* qui pourrait être transmise par cette inoculation et la lèpre vaccinale du Pr Gairdner, de Glascow, ce sont des mythes comme nous l'avons prouvé dans notre livre *sur la contagiosité de la lèpre en l'état de la science en 1907* (Masson).

Le Pr Bouchard a présenté à l'Institut de France, de la part de C. Fouquet, le 19 novembre 1906, un travail fort intéressant sur la présence du spirochète pâle de Schaudinn dans le testicule d'un nouveau-né hérédo-syphilitique. Peu avant, Levaditi et Sauvage avaient rapporté l'observation d'un enfant hérédosyphilitique dont les ovaires contenaient de ces mêmes spirochètes. Ces auteurs pensent que ces microbes peuvent sommeiller un temps plus ou moins long dans l'organisme, puis récupérer, à un moment donné, leur virulence et produire des accidents. Ce serait un microbisme latent correspondant aux périodes parfois très longues passées sans manifestations. Ces spirochètes pourraient retrouver leur virulence au moment de la procréation, et donner soit un spermatozoïde, soit un ovule héréditairement infecté; ce qui expliquerait la syphilis de troisième génération, *la syphilis atavique*. Ces remarques peuvent s'appliquer peut-être à la lèpre héréditaire et même *atavique*, comme nous la surnommons lorsqu'elle est familiale ou ethnique, telle qu'on la voit chez les Juifs descendant des Hébreux.

Tout ce qui précède nous conduit directement à l'hérédité. Nous avons traité séparément et *in extenso* ces importantes questions (*La contagiosité de la lèpre en l'état de la science, 1907. L'hérédité de la lèpre, 1908*, Masson, Paris). D'ailleurs nous y reviendrons plus loin.

Kelsch (*Revue d'hygiène et de police sanitaire*, 2 janvier 1911), à propos de la variation de l'activité des bacilles, compare les conclusions diamétralement opposées de deux éminents observateurs sur la suette: Grisolle, envoyé dans le Poitou en 1841 pour étudier une épidémie de suette qui ravageait le pays, déclara qu'elle n'était pas contagieuse. Et 46 ans après, en

1887, Brouardel s'en fut aussi dans le même département de Vienne pour étudier une autre épidémie de suette, et à son retour il déclara à l'Académie que la *suette était éminemment contagieuse.* Voilà comment les meilleurs observateurs subissent l'influence des idées régnantes. Brouardel s'est laissé entraîner par les théories du jour. Grisolle appartenait à l'ancienne école d'observation. Le Dr Kelsch ne voit dans la dissidence de ces deux éminents observateurs que l'alternative *d'exaltation et d'extinction des fonctions dévolues aux germes.* A quoi est due, dit-il, l'impulsion épidémique périodique? C'est que le microbe pathogène, ayant existé de tout temps, a subi des modifications dans ses aptitudes à actionner. Il y a certes une différence entre le microbe qui cause des atteintes sporadiques et celui qui déchaîne les bourrasques épidémiques.

Le Dr Sacquépée, professeur agrégé au Val-de-Grâce, publia, dans la *Revue d'hygiène et de police sanitaire* du mois de juin 1912, un travail intitulé : *Les porteurs de bacilles diphtériques devant l'hygiène.* Nous empruntons à ce travail remarquable les idées qu'émet l'auteur sur les bacilles spécifiques de la diphtérie, idées que l'on peut généraliser à toutes les maladies infectieuses bacillaires. Après s'être occupé de la morphologie du bacille pseudo-diphtéritique, de sa brièveté, l'absence de granulations visibles dans le corps bacillaire, l'inaptitude de fermenter le glucose, etc., et de son *avirulence,* il avoue que ces caractères sont contingents et que Roux et Yersin admettent, avec bien des auteurs, que le bacille de Loeffler et le bacille pseudo-diphtéritique constituent une seule et même espèce. Dans la pratique, dit-il, il est presque toujours possible de discerner ces deux bacilles. D'aucuns considèrent les bacilles pseudo-diphtéritiques comme des bacilles de Loeffler atténués, tandis que d'autres leur dénient toute parenté avec ce dernier. Cependant tous sont unanimes pour admettre que les bacilles de Loeffler provoquent et propagent la diphtérie, tandis que les *pseudos* sont inoffensifs. Néanmoins ces derniers peuvent devenir agressifs à la suite de circonstances mal connues. Les épidémies de diphtérie reconnaissent deux origines: elles sont importées par un malade ou par un convalescent diphtérique, ou bien elles sont autochtones, sans aucune importation, et se développent par l'exaltation du bacille pseudo-diphtériquc ou diphtérique atténué, — très répandu dans l'espèce humaine, — par des circonstances extérieures inconnues, bien que Roux et Yersin attribuent cette exaltation ou transformation des bacilles *avirulents* en *virulents* à une association microbienne avec le streptocoque, agent habituel des angines banales, sous l'influence de la constitution médicale (?). Le bacille *avirulent* deviendrait virulent, dangereux, engendrant des épidémies de diphtérie, par son réveil succédant à son assoupissement. C'est là une transformation du même bacille qui provoque alors la diphtérie. On sait que le regretté Kelsch soutenait avec talent et conviction cette *autogenèse* qui, une fois née, se propage par contagion interhumaine. Ainsi la diphtérie peut toujours renaître spontanément sans émaner d'un sujet diphtérique.

La propagation des maladies infectieuses bacillaires peut avoir lieu par des porteurs sains de ces bacilles. Ces colporteurs transmettent la maladie sans en être atteints eux-mêmes. Les causes secondes jouent un grand rôle dans leur genèse. C'est ainsi que le même bacille virulent infecte *A* et non *B*, son voisin, sans qu'on ait droit d'incriminer les objets inertes (linge, vêtements...) qui, néanmoins, peuvent également transmettre la maladie, la diphtérie dans l'espèce, tout aussi bien que les colporteurs sains, porteurs du bacille dans leur mucus naso-pharyngien. Ce bacille peut persister même après guérison du diphtéritique pendant deux, trois et six mois, avec le pouvoir de transmettre la maladie dans un moment donné. Aussi ne doit-on considérer les convalescents comme inoffensifs qu'après constatation que le bacille n'existe plus sur eux, sans quoi les bacillifères peuvent transmettre la maladie dès qu'ils rencontrent des sujets réceptifs. De même chez des lépreux guéris le bacille peut persister.

Ce que l'on doit retenir du bactériologue distingué du Val-de-Grâce, c'est que le bacille pseudo-diphtéritique peut devenir bacille diphtéritique et engendrer des épidémies, sous l'influence de la *constitution médicale,* bien qu'on ne sache pas au juste en quoi celle-ci consiste, et que le bacille vulnérant, virulent, n'émane pas toujours d'un diphtéritique ; il peut y avoir autogenèse. Pourrait-on appliquer ce raisonnement à une autre maladie bacillaire infectieuse, telle que la lèpre ? Pasteur avait constaté ces oscillations dans l'activité des virus, selon les circonstances ambiantes ; témoin ses expériences sur le charbon, entreprises sur les poules qu'il rendait réceptives en abaissant leur température. Il doit y avoir d'autres circonstances, en dehors de la température, qui agissent sur les germes pour les rendre plus ou moins actifs à se propager, à attaquer. Leur exaltation les fait passer de la sporadicité à l'épidémicité. C'est cette force mystérieuse, impénétrable, que les anciens rendaient par les mots *quid ignotum*. .

Les agents physico-chimiques et cosmo-telluriques de la nature exercent une influence toute puissante sur la morbidité des bacilles. Aujourd'hui on doit enregistrer, outre la température, la pression, l'état hygrométique et la radio-activité. Il faut donc tenir compte des contingences créées par le monde physique ambiant. Après avoir reconnu le microbe, on doit rechercher les causes qui l'actionnent. Tous ces principes furent exposés avec talent à propos de la méningite cérébro-spinale par l'éminent académicien Kelsch qui ajoute : c'est nourrir des illusions chimériques *sur le rôle de la séquestration dans l'extinction des épidémies microbiennes.* Mais les ultra-contagionistes sont aveuglés par leurs conceptions. Ils dédaignent les renseignements de l'observation clinique séculaire.

Le Pr Gaucher admet l'hérédité et la contagiosité de la lèpre. « L'hérédité, dit-il, ne contredit pas la contagion. Une maladie infectieuse peut être à la fois contagieuse et héréditaire, comme la syphilis et la tuberculose. L'hérédité explique la persistance de la lèpre chez les juifs espagnols qui se marient exclusivement entre eux. Elle explique également l'existence des lépreux autochtones de la Bretagne démontrée par Zambaco, et des cas récemment trouvés dans le Cantal par Milian. Mais elle est quelquefois malaisée à déceler. La contagion est indiscutable dans les pays où la lèpre est endémique. *On ne l'observe pas aujourd'hui en France.* Si la contagion est parfois si difficile à retrouver, c'est parce que l'incubation de la maladie peut être extrêmement longue, comme le prouve l'histoire de trois malades de notre service atteints des formes tubéreuse, nerveuse et mixte. La recherche du bacille n'est pratiquement possible que dans la lèpre tuberculeuse tégumentaire. »

Gaucher et Abrami ont établi un sérodiagnostic de la lèpre contenant deux séries d'opérations : 1° Recherche de l'agglutination ; 2° Recherche de la réaction de fixation. En l'absence de culture, il faut utiliser, pour la recherche d'agglutination, l'émulsion dans quelques centimètres cubes d'eau chlorurée à

8 pour 1 000, du centre caséeux de tubercules ramollis, très riches en bacilles de Hansen. Les résultats obtenus ont été positifs avec huit malades atteints de lèpre maculeuse et tuberculeuse ; par contre ils ont été négatifs avec le sérum de nombreux sujets atteints d'affections diverses et en particulier avec le sérum de quatre syringomyéliques typiques. Ces auteurs ont recours en outre, à la recherche d'une sensibilisatrice spécifique dans le sérum des lépreux, fondée sur la réaction de fixation. La réaction s'est montrée toujours positive chez huit lépreux tubéreux ; elle a été négative avec le sérum d'affections diverses. Il en fut de même chez huit syringomyéliques. Elle s'est au contraire montrée positive chez un malade atteint de lèpre tropho-nécrotique et chez un malade atteint de panaris analgésique du type Morvan (or c'est la lèpre).

« La recherche de l'agglutination, complétée par celle de la réaction de fixation, semble donc pouvoir servir de base à un séro-diagnostic de la lèpre, et permettre de déterminer parmi les cas classés jusqu'ici par certains auteurs comme lèpres atypiques (sclérodactylie, maladie de Raynaud, etc.), ceux qui relèvent du bacille de Hansen » (*Journal de médecine interne*, p. 1, 1909).

On sait que la tuberculine de Koch injectée a la spécificité de produire chez les tuberculeux *une réaction fébrile* générale et une *action congestive locale* sur les foyers tuberculeux. Lorsque la dose inoculée atteint un *centigramme* de tuberculine brute, ces phénomènes sont intenses et dangereux. Ils déterminent une généralisation rapide des bacilles et un réveil des foyers anciens même cicatrisés ; cependant, à dose minime, elle fut employée depuis et l'est de plus en plus pour déceler la tuberculose débutante et même endormie et occulte ; par exemple quelques millièmes de milligramme de tuberculine brute (un millième de milligramme chez l'enfant et cinq chez l'adulte). Si le malade ne réagit pas à la première injection, on pratique au bout de 3 jours une seconde injection et s'il n'y a pas encore de réaction on fait une troisième injection. L'absence de fièvre après cette troisième épreuve affirme l'absence de toute lésion tuberculeuse. On sait aussi que le regretté Nocard appliqua cette méthode aux vaches laitières pour déceler la tuberculose, lors même que l'état général est florissant.

Nous avons expérimenté chez nos lépreux avec de la tuberculine qui nous a été donnée par feu le Dr Strauss, professeur à la Faculté de Paris. La réaction a eu lieu d'abord d'une manière constante et même forte chez les lépreux tubéreux avancés. Dans la lèpre tubéreuse commençante et la maculeuse elle fut légère, bien que presque toujours constatée, à quelques exceptions rares près ; mais cette réaction fut nulle dans la lèpre tropho-nerveuse débutante bien que certaine, lorsqu'il n'y avait pas de manifestations cutanées concomitantes (tubercules ou macules). Chez ces malades qui n'ont pas réagi, l'expérience répétée plus tard, lorsque les placards de macules ou quelques tubercules bien discrets ont apparu, donna des résultats positifs. Mais dans tous les cas nous n'avons jamais vu une amélioration fondamentale. Chez les lépreux tubéreux avancés la maladie a semblé s'arrêter dans son évolution, les exsudats (tubercules ou placards) parurent s'affaisser, se ramollir, s'amoindrir. Mais ces effets étaient éphémères ; 20 ou 40 jours après, les malades récupéraient leur état antérieur aux injections, et la maladie reprenait sa marche, parfois même plus aiguë, plus rapide, plus envahissante qu'avant les inoculations. Nous n'avons jamais obtenu une guérison, lors même que des séries d'inoculations ont été pratiquées dans l'espace de plusieurs mois, à titre d'essai thérapeutique.

Absence du bacille de Hansen chez des lépreux incontestables. — Unna et Boeck n'ont pu trouver le bacille dans les érythèmes et les pigmentations de la lèpre maculeuse (*Congrès de Dermatologie de Paris*, 1889). Les Drs Ducastel et Hallopeau ont aussi *fini par admettre* qu'on ne peut rejeter le diagnostic de lèpre de ce que le bacille spécifique manque. Car la biopsie fut souvent négative chez quelques lépreux incontestables (*Société de Dermatologie et de Syphilis de Paris*, 8 février 1894).

Dans une récente publication dans les archives de Virchow, 1902, Hansen et Looft ont fini par admettre, après longue réticence, la lèpre en absence du bacille, ce qu'ils niaient mordicus auparavant en nous combattant. L'examen des nerfs des lépreux anesthésiques leur a toujours donné des résultats négatifs. Mais, disent-ils, les bacilles ont existé et ont disparu à cause de l'ancienneté de la maladie. C'est là une pure hypothèse. Car ils n'ont point fait des expériences qui les autorisassent à formuler cette opinion ; pour ce faire il aurait fallu constater le bacille chez des lépreux anesthésiques débutant et ne plus le retrouver chez ces mêmes malades, lorsque la lèpre aurait vieilli chez eux.

Au congrès tenu à Bergen en 1904, le Dr Lie a soutenu aussi que la lèpre maculo-anesthésique présente à son début des bacilles spécifiques qui, bien qu'en petit nombre, provoquent les phénomènes locaux. Mais bientôt ils disparaissent des macules, tout en persistant dans le système nerveux. Il les aurait trouvés dans les parties terminales des nerfs périphériques, dans les ganglions spinaux et dans la moelle. Dans les parties centrales des nerfs périphériques, ils provoquent une atrophie et une dégénérescence qui se propagent jusqu'à la moelle, principalement aux cordons postérieurs et dans les racines motrices et sensitives.

Retenons pour le moment que la lèpre existe pour tous ces messieurs lors même que la biopsie n'a pas fait découvrir le bacille. C'est là une conversion louable de probité scientifique. Car ils rejetaient ce fait lorsque nous le proclamions, il y a déjà plus de 20 ans. Nous savons aussi, bien que cela soit très rare, que Kaposi et Carl Brutzer de Riga n'ont pu trouver le bacille de Hansen même chez des lépreux tubéreux ayant des infiltrations, des lépromes du front, du tronc et des extrémités. Le malade de ce dernier confrère avait 75 ans (Conférence de Berlin, 1896). En 1900 Hansen inséra lui-même un fait identique dans la *Bibliothèque internationale*. Darier aussi publia une observation de lèpre maculeuse *sans bacilles*. (Mémoire présenté à la conférence de Berlin, 1896). Nous reviendrons plus loin sur ce sujet.

Les individus qui fréquentent les lépreux tubéreux peuvent présenter des bacilles de Hansen dans leur mucus nasal, sans être lépreux eux-mêmes, comme cela a lieu pour les bacilles de Koch et d'Éberth.

Le Dr Sorel trouva le bacille de Hansen dans les ganglions accessibles à une ponction facile (ganglions inguinaux, épitrochléens, cervicaux) chez des lépreux et même sur des personnes vivant dans l'entourage de lépreux et n'ayant aucune manifestation de lèpre. La lèpre existerait, selon Marchoux, à l'état latent, comme cela a lieu dans la lèpre dite des rats (Lebeuf et Marchoux) ; ce qui établirait une analogie entre ces deux lèpres qui peuvent rester cantonnées dans les ganglions et longtemps ignorées, peut-être toujours (*Société de Pathol. exotique de Paris,* 13 novembre 1912).

Le bacille de la lèpre n'a jamais été trouvé sur le sol des léproseries. Gavarna l'aurait rencontré sur les monnaies portées par des lépreux. Nous avons dit qu'à la Mecque, où affluent de nombreux lépreux, les pèlerins, craignant la contagion, ne donnent pas d'argent aux miséreux, mais des aliments en nature.

Dernièrement, Römer trouva les bacilles spécifiques sur quelques araignées et sur la mouche ordinaire, mais pas sur les poux. Marchoux se livra aux mêmes recherches sur les moustiques, les punaises et les acariens ; les résultats obtenus furent négatifs. Tandis que Ehlers, With, Bourret... auraient trouvé quelques bacilles rares dans le tube digestif de ces parasites après qu'ils avaient sucé le sang de lépreux. M. Nicolas se livra à des recherches analogues. A l'archipel de Loyalty il rencontra la lèpre dans des localités où il n'y a point de moustiques (*Soc. de Pathol. exotique de Paris*, 14 octobre 1908). Arning et Blanchard admettent l'inoculation de la lèpre par les moustiques. Noc aurait constaté dans le tube digestif de ces insectes, nourris sur des lépreux, la présence de bacilles de Hansen. Cependant la Commission anglaise envoyée aux Indes pour étudier la lèpre plaça des moustiques dans des sacs de tulle qu'on maintint sur des ulcères lépreux jusqu'à ce qu'ils se gorgeassent de sang et celui-ci ne présentait pas de bacilles.

Donald et Curie répétèrent les mêmes expériences plus de cinq cents fois. Les résultats ont toujours été négatifs ; voici leur conclusion : « Si tant est que les insectes absorbent des bacilles de Hansen, le fait est si rare qu'on ne peut considérer la transmission de la lèpre comme ordinaire par cette voie. » Les mouches nourries de sucs lépreux peuvent présenter des bacilles dans leur tube digestif et dans leurs déjections.

Leindsay Sandes, attaché au laboratoire de recherches à la léproserie de Robben-Island (Sud Afrique), s'est appliqué aussi à déterminer le rôle que pouvaient jouer, comme agents de transmission de la lèpre, les insectes domestiques les plus répandus. C'est dans cet esprit qu'il a étudié la mouche commune (*Musca domestica*), la puce commune (*Pulex irritans*), les variétés locales des moustiques (*Calex et Anophètes*), et enfin la punaise (*Acanthia lectularia*). Les méthodes suivies dans ses expériences ont été fort simples. Les insectes étaient enfermés, pendant une période allant de vingt-quatre heures à vingt jours, dans un tube à essai avec tampon de ouate. Le tube était conservé dans une étuve. Les insectes, à jeun, étaient ensuite déposés sur le point choisi, en l'espèce un lépromé ulcéré de la face postérieure de l'avant-bras. Les puces y étaient maintenues sous un verre de montre et les mouches et les moustiques par un petit filet tendu sur un léger cadre métallique. Cette partie de l'expérience dura au plus une demi-heure. Les examens pratiqués dans ces conditions ont fourni les résultats suivants : sur 70 mouches expérimentées, l'une présenta deux bacilles acido-résistants dans son estomac, et une autre un seul. Parmi les 80 moustiques expérimentés, un seul contenait 8 bacilles acido-résistants. Parmi les 60 puces expérimentées l'une contenait deux et une autre un seul bacille acido-résistant. Parmi les 75 punaises expérimentées, 20 contenaient des bacilles acido-résistants. Donc, à l'inverse de ce qui se passe pour les moustiques, puces et mouches, chez qui les bacilles ne se trouvent que très rarement ou pendant un temps très court, les punaises, dans des conditions identiques, contiennent fréquemment des bacilles. Ceux-ci sont en nombre souvent élevé, et se retrouvent dans le tube digestif et dans divers organes et même dans les excreta. De plus cette constatation a pu être faite jusqu'à seize jours après l'expérience de morsure, et en ce qui concerne la trompe de l'insecte au bout de cinq jours. — Les recherches portant sur des punaises non nourries de sang de lépreux sont au contraire toujours demeurées négatives. — Les bacilles ainsi observés conservent leur pouvoir acido-résistant et présentent toutes les caractéristiques morphologiques du bacille de la lèpre. Se basant sur ses expériences qui lui ont permis de retrouver le bacille chez la punaise dans 30 pour 100 des cas, et cela au bout d'une période pouvant aller jusqu'à seize jours, notre confrère se croit fondé à penser que l'*Acanthia lectularia* constitue un très important agent de diffusion de la lèpre (*Annales d'Hygiène et de Médecine coloniales*, 1911, n° 4). Il y a donc désaccord entre les expérimentateurs.

Le Dr A. Borrel fit, le 4 janvier 1909, la communication suivante à l'Institut de France, sous le titre de *Lèpre et Démodex*. « Les *Démodex* sont des parasites fréquents chez l'homme et la femme, surtout à un âge avancé ; ses lieux d'élection sont le nez, les oreilles, la face, le mamelon. Ils existent dans les cancers de la face et du mamelon : c'est un acarien. Est-il capable de provoquer la formation de tumeurs ? Nous ne pouvons faire que des hypothèses. Mais il est une autre maladie humaine, la lèpre, pour laquelle nous pouvons être plus affirmatif. On a invoqué, pour la lèpre comme pour le cancer, l'hérédité. Il y a des familles lépreuses comme il y a des maisons à cancer. C'est à la face, au nez surtout que se développent les lésions initiales ; il faut examiner les lépromes du nez qui sont constitués par une accumulation des cellules lépreuses, bourrées de bacilles, situées au-dessous de la couche malpighienne. Les follicules pileux et les glandes sébacées chez les lépreux, comme chez l'homme sain, contiennent de nombreux démodex et les acariens sont couverts de bacilles visibles au microscope. Ces démodex prennent, avec le sébum, des bacilles lépreux ; ils peuvent, en émigrant d'un nez lépreux à un nez sain, réaliser la contamination des glandes sébacées nouvellement envahies. L'examen de ces préparations suggère l'idée que la contagion de la lèpre serait la contamination par les démodex lépreux. Mais la démonstration expérimentale reste à faire ; pratiquée chez l'homme seulement elle pourrait donner des résultats décisifs. Dans tous les cas on devrait entreprendre de détruire chez les lépreux et les personnes exposées à la contagion l'agent supposé de l'inoculation, le démodex. Peut-être la toilette des régions du corps infectées, celle de la face surtout, par le savon noir, le xylol, ou le pétrole, donnerait d'excellents résultats. Une telle prophylaxie, qui paraît rationnelle, n'offre aucun inconvénient. Bertalleri et Paranchos ont trouvé le démodex 15 fois sur 60 lépreux : 3 fois chez des sujets ayant d'abondants comédons, 12 fois chez d'autres n'en ayant que fort peu. Par contre chez 15 sujets ayant des comédons, même en grande quantité, ils n'ont pas trouvé de démodex (*Gior. ital. delle mal. ven. et della Pelle,* n° VI, 1910, et *Revue de Méd. et d'Hyg. tropicales,* n° 1, 1911, Paris).

Bref on ne sait sur quel point de l'organisme se greffe le bacille en premier lieu. Le Dr Jeanselme et Laurens constatèrent la grande fréquence des lésions nasales au début de la lèpre (*Soc. méd. des Hôpitaux de Paris,* juillet 1897). Ils admettent que le bacille pénètre dans l'organisme par une érosion de la pituitaire. Striker aussi admet la transmission de nez à nez. Cependant le Dr Jeanselme ne veut pas généraliser et dire que la lèpre débute toujours par le nez. Il rejette l'origine pulmonaire et gastro-intestinale, et considère comme hypothétique la pénétration par une érosion de la peau, le vaccin ou la piqûre d'un ectoparasite, moustiques, punaises, etc. Le Dr Jeanselme est enclin à accepter la transmission par le coït. Or nous avons suivi pendant plus de 40 ans d'études sur la lèpre, des centaines de couples conjugaux mixtes, et *jamais* nous n'avons vu la lèpre d'un époux se transmettre à l'autre, après des vies matrimoniales de 10, 20 années et davantage lors même que des lépromes ulcérés siégeaient sur les organes génitaux. Et ce qui est plus étonnant, lors même que la femme a conçu par le fait du mari lépreux et que l'enfant le devient; et ce qui est plus fort encore lorsque l'enfant d'un tel couple est venu au monde portant les signes incontestables de la lèpre, les mères qui ont porté dans leur sein ces enfants lépreux sont restées saines. Besnier, à qui nous avions communiqué nos observations, expliquait ces faits par la loi de Colles.

Bref chez les lépreux atteints de la forme tubéreuse, seulement les bacilles grouillent partout; tous les lépromes en sont farcis; les ulcères, tant de la peau que des muqueuses, nez, palais, arrière-gorge en éliminent continuellement.

Toxicité des urines des lépreux. — La toxicité des urines des individus sains a été prouvée par les expériences démonstratives de Bouchard. Dans les maladies infectieuses, cette toxicité peut augmenter et l'injection de ces urines aux animaux détermine alors des phénomènes graves qui entraînent même la mort. Plusieurs auteurs se sont occupés de l'étude de la toxicité des urines des lépreux : Fisichella, Campana de Rome, Chatinière, Thorel, Colombini, Pétrini. Ce dernier fit de nombreuses expériences en se servant, tantôt des urines du jour, tantôt de celles de la nuit. Les injections ont été faites sur des lapins, les rats et les souris blanches. De grandes divergences se remarquent quant aux résultats obtenus par ces divers expérimentateurs. Fischella constata que les urines des lépreux tubéreux sont plus toxiques que celles des individus sains, et que cette toxicité est en rapport avec l'état plus ou moins grave du lépreux. Leur injection chez les animaux occasionna des convulsions et l'hypothermie. Le traitement (?) diminuerait la toxicité (Lepra confer., 1896, p. 465).

Le Dr Lara de Rio Janeiro du Brésil, où le nombre des lépreux est toujours considérable, fit à l'Académie de Médecine de Paris, le 23 janvier 1906, une communication sur les ptomaïnes de l'urine des lépreux. Il a réussi à isoler de cette urine deux ptomaïnes qu'il rapprocha de la muscarine et de la choline. L'urine a été fournie par des malades du service du Dr Hallopeau, à l'hôpital Saint-Louis de Paris. Je passe sous silence les procédés techniques employés pour extraire deux bases de chloroplatinates en quantité notable. L'un de ces sels, injecté sous la peau des cobayes et des grenouilles, produisit les mêmes symptômes d'empoisonnement que la muscarine. Les animaux furent finalement paralysés et morts dans un état léthargique, avec myosis. La seconde base, injectée à un chat, détermina une fréquence de la respiration, abaissement de la température, diminution de la sensibilité et dissociation. Ce sont là deux ptomaïnes toxiques. Les auteurs de ce travail, Lara et Guillemard, soupçonnent que ces poisons, sécrétés probablement par les bacilles, causent la plupart des désordres pathologiques de la lèpre, par leur action sur le système nerveux. Enfin ces Messieurs font remarquer que la muscarine a été signalée par Brieger dans la chair des poissons, en état de décomposition et même frais ; ce qui justifierait le développement de la lèpre par l'ichthyophagie dans les localités lépreuses, disent-ils.

Le Pr Armand Gauthier, chargé de faire un rapport sur le travail de Lara et Guillemard, a confirmé l'extraction des urines des lépreux des deux bases signalées et les résultats des injections obtenus chez les animaux. « Ces deux bases n'ont jamais été trouvées dans les urines normales ou pathologiques. Leur présence éclaire la pathogénie de la lèpre et vient à l'appui du principe énoncé par ce professeur en 1883, que la *maladie est un empoisonnement.* »

Quelle est la voie par laquelle le bacille lépreux pénètre dans l'économie ?

Les anciens croyaient que c'était par les parties découvertes du corps, par la peau exposée au contagium. Ils avaient observé que les premières manifestations avaient lieu le plus souvent du côté de la face, des oreilles et des membres, principalement les inférieurs. Aussi défendait-on aux lépreux de marcher *pieds-nus*. Les recherches récentes assignent comme voie d'entrée du bacille les fosses nasales infectées par la pénétration de la colonne d'air inspiré charriant les bacilles provenant des émanations du corps de lépreux : air expiré, mucus nasal projeté par la toux, les ulcères, etc. Ainsi les bacilles détermineraient les premiers symptômes (macules, tubercules, coryza) à l'endroit même par où ils sont entrés dans le corps de l'individu contagionné. On a même prétendu qu'un enfant allaité par sa mère lépreuse présente comme première manifestation, des taches aux lèvres. Mais le mamelon était-il ulcéré? Ses solutions de continuité présentaient-elles des bacilles? Le lait en charriait-il? D'ailleurs l'incubation de la lèpre, de l'aveu de tous les observateurs, est bien longue; elle dure plusieurs années. Et dans le cas unique, cité comme un exemple de la contagion de la mère à l'enfant par l'allaitement, la déclaration de la lèpre aurait été d'une rapidité inadmissible, Pour les léprologues, il ne pourrait avoir qu'un dilemme: il s'agissait de syphilis ou bien d'une lèpre héréditaire congénitale. On ne doit pas faire entrer dans les discussions scientifiques, comme argument, des lambeaux d'observations qui ne disent, qui ne décident rien, et s'en servir comme des documents. C'est là un bien mauvais procédé qui sert mal la science. Pour bien voir, il faut apprendre à voir.

Est-ce que l'inoculation se ferait par inhalation, par l'air inspiré chargé de microbes? Les recherches de Strauss, Dubreuilh, Grancher, ont prouvé que l'air expiré ne contient pas de bacilles. La muqueuse pulmonaire fixe les particules solides et les microbes. Cependant Courtade, en examinant l'air expiré à l'ultra-microscope, a pu retrouver ces petits corps étrangers. Mais selon le Pr Roger, le poumon est doué d'un haut pouvoir bactéricide. Néanmoins ce pouvoir diminue, si les animaux sont placés dans des conditions défavorables: changements brusques de température, grandes fatigues, etc. (*Leçon sur les fonctions du poumon,* nov. 1912). Calmette a prouvé que les germes infectants peuvent s'introduire dans le sang par l'intestin, dans la tuberculose et la pneumonie. Mais Roger soutient que le poumon arrête et détruit les microbes introduits par la respiration et même charriés par le sang; ces fonctions protectrices ressemblent à celle du foie. Somme toute, nous ignorons toujours la manière dont les colons et les soldats gagnent la lèpre dans les colonies où la maladie est endémique.

Le Dr Patersen de Saint-Pétersbourg pense que les taches et les nodosités par lesquelles commence généralement la lèpre, sont des phénomènes locaux, dus a la pénétration des bacilles spécifiques dans la peau (Conférence de Berlin sur la lèpre, 1896).

Quant à nous, ces manifestations sont l'expression d'un état déjà général, de l'envahissement de l'économie, de l'empoisonnement de l'organisme, de l'infection, et il ne s'agit point de phénomènes locaux, infectants, comme le chancre induré. Si l'on admettait la manière de voir du Dr Patersen, en excisant la tache ou le premier tubercule paru, on préviendrait le développement de la lèpre, de même que l'on a cru qu'en excisant un chancre induré on sauverait le malade de la syphilis constitutionnelle ; ce qui ne me paraît pas admissible. Car l'infection a déjà pris possession du sujet et ces accidents, qualifiés de locaux, sont déjà l'expression de l'état général, de l'intoxication constitutionnelle du malade.

Les Drs Leloir et Magalhaës du Brésil, parlant de mon procédé de brûler, de détruire les lépromes par le thermocautère ou le galvanocautère, m'attribuent la pensée de prévenir, d'arrêter, de juguler la lèpre, en l'arrêtant dans son œuf. Telle n'est pas ma pensée. En détruisant par la chaleur les lépromes, je n'ai en vue que de détruire sur place les colonies bacillaires, d'empêcher, autant que possible, leur émigration, leur multiplicité, de prévenir les suppurations locales qui épuisent et infectent l'individu et, enfin de déterminer un tissu cicatriciel qui constitue une barrière infranchissable aux bacilles qui sont ainsi confinés, circonscrits, étranglés, anéantis sur place, pendant que, par les mesures hygiéniques, aidées de la thérapeutique, je tâche d'améliorer le terrain, d'arrêter les progrès de la maladie et de la faire même reculer, en imitant ainsi, autant que possible, les efforts spontanés de la nature bienfaisante dans sa lutte contre l'envahisseur. Car c'est par la suppuration, par ce mécanisme qu'a lieu la guérison spontanée de la lèpre tubéreuse.

Je m'empresse d'ajouter que j'ai eu, parfois la satisfaction de voir mes efforts couronnés de succès ; si je ne m'abuse, je crois avoir ainsi contribué à la guérison de quelques lépreux soumis à ce traitement. Mais je ne puis admettre qu'il y ait une lèpre locale. La lèpre est toujours une affection générale *totus substantiæ,* dès son début. Je suis en cela de l'avis de Schilling et de Gibert contre Biett qui prétendait empêcher le développement de la lèpre par l'application de vésicatoires et l'emploi local des douches à vapeur.

Enfin, revenant à la porte d'entrée du bacille qui produirait sur place les premiers accidents aux endroits même par où il a pénétré (parties nues, jambes, face ou narines), je dirai que souvent les premières manifestations siègent sur les genoux (pemphigus) ou sur les fesses (placards d'érythème et de pigmentation), c'est-à-dire sur des régions non exposées au vent malfaiteur qui se chargerait de transporter les bacilles émergeant des corps de lépreux.

Le Dr Jeanselme publia, dans la *Presse médicale* du 27 juillet 1912, un travail très intéressant sur la cytologie et la sérologie de la lèpre, dont nous résumons brièvement les points les plus essentiels. Il n'existe pas de formule hématologique de la lèpre. La constitution sanguine varie selon que la maladie est en période d'activité ou de silence, selon qu'elle évolue à l'état de pureté ou se complique d'associations morbides, telles que la streptococcie, la tuberculose, le paludisme ou l'hélminthiase intestinale si commune dans les régions intertropicales. Examinant le sang de huit lépreux avec Dominici, il arriva aux conclusions suivantes : L'hypochromie existait chez tous. Elle peut être en corrélation avec l'hypoglobulie ; parfois légère hyperleucocytose passagère, en rapport avec une poussée aiguë éosinophilienne constante ; parfois élévation de la proportion des lymphocytes grands et petits. Dans la forme nerveuse, le pourcentage leucocytaire est élevé, dans la lèpre tubéreuse, au contraire, il reste dans les limites normales. Les éosinophiles étaient augmentés lorsqu'il y avait, en même temps que la lèpre, un parasitisme intestinal : ascaris, tricocéphales, ankylostomes. Pas de lymphocytose rachidienne, comme dans la syphilis. Le sérum des lépreux contient des anticorps et produit la déviation du complément.

Le Dr Jeanselme mentionne les expériences de Gaucher et Abrami sur la séro-agglutination, en préparant l'antigène d'après leur procédé. La réaction fut positive et intensive chez huit lépreux tubéreux, et négative chez des syphilitiques, des cancéreux, lupeux, tuberculeux de Koch, ainsi que chez huit syringomyéliques ; positive, chez un lépreux trophoneurotique et dans un panaris analgésique type Morvan ; mais dans un autre cas de Morvan, elle fut négative.

Biehler et J. Eliasberg ont utilisé un antigène préparé par un procédé particulier. Ils ont expérimenté sur 18 lépreux de tous les types ; sans aucune exception la réaction de fixation a été positive, dans la lèpre tubéreuse. Chez deux lépreux tubéreux, évoluant plus tard dans la forme *anesthésique même avec mutilations, les bacilles de Hansen avaient disparu depuis trois ans.* Chez un lépreux de la forme nerveuse pure, qui avait été confondue avec la syringomyélie, la réaction fut négative. Cependant des dissidents sérologistes contestent la valeur et la spécificité de la réaction de la fixation dans la lèpre, malgré le pourcentage de succès de 86 pour 100 cas, signalé par Halvar Akerberg, Almkvist et Jundell, Eitner, Gaucher et Abrami, Sugai, etc. ; chaque expérimentateur avait opéré avec son extrait préparé d'après son propre procédé. Akerberg, Almkvist et Jundell ne se rallient pas aux conclusions de ceux qui regardent la fixation du complément comme constante et presque spécifique de la lèpre, parce que dans deux séries d'épreuves ils ont eu, sur 27 lépreux, des résultats identiques, savoir : 18 fois le résultat fut négatif, 7 fois positif et 2 fois douteux. Les 18 réactions négatives concernaient 11 cas de la forme anesthésique et 7 de lèpre tubéreuse ou mixte. Les 7 réactions positives ont été constatées chez 6 lépreux tubéreux ou mixtes et sur un seul type anesthésique.

Oluf Thomsen et S. Bjarnhjedinson se sont servis des sérums provenant de l'hôpital des lépreux de Reykjavik. Le sérum de 16 lépreux anesthésiques donna avec l'antigène lépreux une réaction négative. Le sérum de trois lépreux tubéreux et de trois syphilitiques donna une réaction positive. Or, *en employant comme antigène l'extrait du cœur de cobaye, au lieu de l'extrait de léprome, les résultats furent absolument identiques.* Et la conclusion de ces derniers confrères est que l'existence dans le sérum des lépreux d'anticorps spéciaux capables de fixer le complément ne ressort point de leurs propres expériences.

Jeanselme et Joltrain ont, de leur côté, recherché la réaction de fixation dans le sérum de 11 lépreux. Ils obtinrent l'antigène en broyant un léprome et le laissant macérer plusieurs jours dans de l'alcool absolu ou dans un mélange d'alcool et d'éther à parties égales. Deux sérums des lépreux examinés ne purent être utilisés ; car l'un était *fixant* par lui-même et l'autre hémolitique ; des 9 sérums restants, 5 ont donné des réactions positives et 4 négatives. Les auteurs, en rapprochant l'examen sérologique de l'examen clinique, ont trouvé que dans les 5 cas où la réaction de fixation a été positive, les principaux symptômes au moment de la prise de sang étaient : 1° névrites hypertrophiques des nerfs cubitaux et médians chez un sujet ; 2° chez l'autre, forme maculotuberculeuse, 15 jours après les poussées de macules et de tubercules ; 3e cas : forme maculotubéreuse en poussée ; 4e cas : forme mixte, tubercules, névrites, amyotrophie, iritis lépreux 15 jours avant l'examen du sérum ; 5° cas : troubles trophiques cutanés et anesthésies ; début de la lèpre remontant à 6 ans, marqué par des poussées de tubercules avec violentes douleurs. Les 4 réactions négatives étaient : 1° chez un lépreux de forme mixte à larges placards à bordure érythémateuse au moment de l'expérience, mains en griffe, insuffisance des orbiculaires des paupières, sans réaction générale ; 2° malades atteints de lèpre maculopigmentaire avec sensibilités thermique et douloureuse émoussées et même abolies sur certaines macules ; pas de réaction générale ; 3e cas : lèpre mutilante, élimination et résorption des phalanges, sclérodactylie, crises douloureuses d'asphyxie des extrémités. Paresthésies très nettes au niveau de la plupart des doigts et sur trois médaillons pigmentés du tronc ; 4e cas : 32 ans avant, poussée de macules lépreuses, puis mutilations des pieds et des mains, plus tard tout processus lépreux disparut et plus de bacilles. En somme, la réaction de fixation, constante lorsque la lèpre était en activité, faisait défaut dans une lèpre érythémateuse apyrétique ; mais elle existait chez un lépreux tubéreux qui ne présentait plus que des troubles trophiques cutanés et des anesthésies. Sur 8 sérums de syphilitiques non lépreux, deux ont donné avec l'antigène lépreux une réaction positive. Enfin dans un cas, un résultat positif a été obtenu avec le sérum d'un sujet sain. Le Dr Jeanselme dit qu'il demeure établi que le sérum des lépreux possède à un plus haut degré que la plupart des autres sérums la propriété de fixer le complément. Cependant J. Meier employa l'extrait alcoolique de cœur d'un homme ou un extrait du foie de fœtus syphilitique ou une solution de lécithine à 1 pour 100, et il obtint par ces 3 antigènes une fixation du complément chez un lépreux maculeux dont le mucus nasal contenait en abondance les bacilles de Hansen.

Il est inutile de répéter toutes les expériences tentées dans le même sens par de nombreux expérimentateurs. Oluf Thomsen et Bjarnhjedinson disent que le pouvoir de fixation appartient tant au sérum lépreux qu'à celui des tuberculeux, des syphilitiques, des cancéreux, etc. Enfin Jeanselme et Vernes ont entrepris des expériences sur l'existence de la réaction d'Eitner et celle de Wassermann chez les lépreux. Ils ont utilisé, comme antigène, un léprome fourmillant de bacilles de Hansen. 40 fois le Wassermann fut positif et 33 fois la réaction d'Eitner. Ils concluent que l'antigène de Wassermann et celui d'Eitner peuvent, l'un et l'autre, donner la réaction du complément, soit avec un sérum lépreux, soit avec un sérum syphilitique.

On voit donc que tous ces procédés de fixation n'offrant rien de constant ne sauraient servir pour le diagnostic de la lèpre, et que c'est toujours la clinique qui triomphe dans les cas mêmes où le bacille de Hansen pourrait manquer et que, en définitive, rien d'utile ne saurait se créer en dehors d'elle et sans son appoint.

Propagation de la lèpre par la vaccination. — M. William Tebb, l'un des membres les plus convaincus de la *Ligue des antivaccinateurs,* aime à se rendre compte, par lui-même et sur place, des faits scientifiques quand ceux-ci donnent lieu à une polémique passionnée. A l'époque de l'épidémie de syphilis vaccinale du régiment de zouaves d'Alger, il n'hésita pas à faire le voyage d'Afrique pour recueillir, *de visu et de auditu,* les renseignements précis qui lui avaient été refusés à Paris, dans les bureaux du ministère de la Guerre. Pour la question de la lèpre, il n'a pas craint d'entreprendre une grande pérégrination dans les Indes occidentales (West Indies) à l'effet de déterminer : 1° si cette terrible maladie était réellement contagieuse ; 2° si dans l'Extrême-Orient, comme l'ont affirmé le Dr R. Hall Bakewell d'une part et le Dr H.-N. Mozley de l'autre, il existe une corrélation directe entre les progrès d'extension de la lèpre et la pratique de plus en plus généralisée de la vaccination jennérienne. Voici quelques extraits de la lettre que M. Tebb a adressée au *British Medical Journal* sur *the spread of Leprosy.* « De la longue et patiente enquête que je viens d'entreprendre aux Indes occidentales, dans les îles de l'Archipel indien et dans la Guyane anglaise, résulte pour moi la conviction que la lèpre existe à l'état endémique dans toutes ces localités. Dans plusieurs de ces îles on trouve des colonies ou communautés de lépreux qui échangent journellement des visites avec leurs voisins ; parfois ils élèvent de la volaille qu'ils vont vendre au marché ; parfois ils exercent d'autres professions qui les mettent en relations constantes avec leurs concitoyens. Un médecin qui réside à la Guyane anglaise depuis 16 ans m'affirme que la maladie s'y est disséminée d'une manière notable sans raisons plausibles et que le nombre des habitants contaminés a pris au cours de ces dernières années des proportions effrayantes. On rencontre des lépreux dans les églises, dans les salles de bal, dans les réunions publiques, dans les rues, et sur les places où se tiennent les marchés. Dans l'*hôpital colonial,* j'ai vu des malades atteints de lèpre, couchés à côté de personnes traitées dans les mêmes salles pour toutes autres maladies. Les lazarets de Gorchum et de Mohaica, dans la Guyane anglaise, de même que ceux des îles de la Trinidad et des Barbades en sont toujours encombrés, et malgré la construction de nouveaux pavillons, les demandes d'admission sont sans cesse supérieures aux lits disponibles. Dans ces agglomérations, personne n'est effrayé du mot contagion et ne redoute la chose ! Après avoir traversé les divers bâtiments de l'asile des lépreux à Mucurapa (île de la Trinité) en voyant ces infortunés malades avec toutes les formes hideuses de l'ulcération et de la mutilation, j'eus avec la surintendante de l'ordre des sœurs dominicaines, en fonction depuis 16 ans, le dialogue suivant :

D. — Avez-vous peur de la contagion ? R. — Pas le moins du monde (*not the slightest*), répondit-elle avec assurance. D. — Vous et vos infirmiers faites-vous consciencieusement et sans sourciller tout ce que réclame votre état ? R. — Certainement oui ; et je regarde comme un bonheur et un privilège d'être préposée au service de ces infortunés. D. — Pendant votre surintendance, avez-vous entendu parler de cas d'infection par contact, parmi les médecins, leurs aides, vos infirmiers et infirmières, vos gens de service, vos blanchisseuses, etc. ? R. — Je n'en connais aucun (*not one*). Au cours de ma visite dans le lazaret des îles Barbades, j'ai procédé à un interrogatoire analogue qui a donné lieu à des réponses semblables. Les conclusions que M. William Tebb tire de son enquête sont très précises. 1° Toutes les autorités gouvernementales, administratives et médicales sont unanimes à reconnaître que la lèpre augmente d'une façon sérieuse sur tous les points des Indes occidentales. Cependant William Tebb, dans un article paru dans *The recrud. of leprosy and its causation, med. Rev.*, New-York, 1893, vol. 44, dit : La lèpre aurait dû augmenter aux Indes, si elle était très contagieuse. Or en 1881, il y avait 131 000 lépreux et en 1891, 127 000. 2° La théorie de la contagion que l'on a invoquée pour rendre compte de cette extension n'est pas acceptée par les médecins anglais ou étrangers les plus éminents ; cette théorie ne pourrait expliquer qu'un nombre très limité de cas (infinitésimale portion). 3° Toutes les autorités susdites admettent que la lèpre peut se communiquer par inoculation. 4° Que la seule méthode d'inoculation, qui soit pratiquée sur une vaste échelle, s'applique à la vaccination jennérienne de bras en bras.

La lèpre dans sa marche progressive, écrit en terminant M. William Tebb, suit la même route que la pratique de la vaccine ; c'est ce que démontrent l'expérience des praticiens des Indes occidentales, de la Norvège, des îles Havaï, les témoignages des directeurs d'asiles et de lazarets, les observations et recherches de savants médecins : Tilbury Fox, Sir Erasmus Wilson, Dr Gavin Milroy, Pr Gardiner, de Glascow, Dr Edward Arning d'Honolulu, Dr A.-M. Brown, Dr Hall Bakewell, Dr Bechlinger et tant d'autres (*Compulsory vaccination in the west Indies the invaccination of leprosy*).

Mouritz évalue à 2 pour 100 le nombre des malades qui contractent la lèpre par la vaccination. Arning trouva chez les lépreux qu'il avait vaccinés le bacille dans la croûte et dans la lymphe ; mais dans la forme tubéreuse, et point chez les lépreux dits anesthésiques ; ce qui est tout naturel et ne prouve rien, selon nous. Car dans la forme tubéreuse les bacilles grouillent partout, dans tout le tégument. Cependant Arning admet que la lèpre peut être inoculée par le vaccin, lorsque le vaccinifère n'aurait le bacille qu'à l'état sporulaire et Besnier ne repousse pas cette conception imaginative.

D'ailleurs qui est-ce qui commettra l'imprudence de puiser du vaccin chez les lépreux, lorsqu'on se méfie aujourd'hui, en général, du vaccin humain, et que l'on se sert exclusivement du vaccin de veau ?

La commission du Cap, chargée par le gouvernement de faire un rapport sur la lèpre qui y sévit, dit, à propos de la dissémination de la maladie, qu'aucun fait n'est porté à sa connaissance de la transmission de la maladie par la vaccination. Elle fait remarquer que la lèpre est bien plus fréquente parmi les races indigènes, généralement opposées à la vaccination, que chez les Européens.

La commission de National Leprosy Fund de 1893 s'occupa aussi de cette accusation injustifiable contre la vaccination d'avoir propagé la lèpre. Après avoir mentionné le cas unique et si discutable de Gaidner et des expériences du Dr Arning, elle cite les recherches faites à l'asile de Trinidad du liquide des vésicules vaccinales chez les lépreux tubéreux, les trophonerveux et les animaux vaccinés avec la lymphe des boutons vaccinifères des lépreux ; on n'y trouva point le bacille de Hansen. Selon Daubler, deux femmes de Robben Islande, l'une de 15 et l'autre de 35 ans, lui parurent avoir pris la lèpre par la vaccination. Il est dit, vaguement, que le vaccin fut puisé sur un individu mort *plus tard* de lèpre tubéreuse. Mais quel était l'état de cet homme qui a fourni le vaccin, au moment même ? Au bout de combien de temps, après la vaccination incriminée, est-il mort ? Quels étaient les antécédents héréditaires de ces femmes prétendues victimes de cette inoculation ? Pas un mot de renseignements n'est donné sur toutes ces questions ; mais on conclut légèrement à l'inoculation de la lèpre par un vaccin pris chez un individu dont on n'examina même pas l'état de santé lors de la vaccination ! Chez l'une de ces femmes la piqûre s'enfla quelques jours après et devint brune, sans former de vésicule ; elle eut de la fièvre et quatre mois après environ, un gonflement parut sur le côté droit du front. La seconde patiente eut la figure léonine de la lèpre tubéreuse *deux mois après la vaccination*. Ces faits ainsi présentés sont loin d'être concluants ; pourtant ils servirent souvent d'arguments contre la vaccination ! La commission ajoute, avec raison, une maladie aussi essentiellement chronique (la lèpre) ne saurait se développer si rapidement après l'inoculation.

Le Dr Simpson vaccina des lépreux à Calcutta et déclara avoir rencontré le bacille lépreux dans la lymphe vaccinale. Mais de quelle forme de lèpre étaient atteints ces lépreux ? A l'asile d'Almora, on vaccina 87 lépreux ; 40 d'entre eux ont eu des vésicules ; 34 étaient anesthésiques, 5 mixtes et 1 tubéreux. Chez aucun on ne put constater le bacille. La commission demande de nouvelles expériences bien conduites, avant de conclure. Et d'autant plus qu'on ne vaccina que des lépreux. Il aurait fallu vacciner des individus sains avec du vaccin puisé sur des boutons vaccinifères de lépreux. On ne saurait affirmer, à la rigueur, qu'il n'y aurait aucun danger à prendre du vaccin sur un lépreux, lors même qu'on le puiserait sur une partie de peau saine ne contenant pas de bacille. Personne ne voudrait endosser une telle responsabilité. Mais il n'y aurait pas de danger de transmettre la lèpre en se servant d'un enfant vaccinifère non lépreux et par le seul fait qu'il y a quelque lépreux dans sa famille.

Le Dr W. Munro, directeur du service de santé à la Trinidad, a énergiquement combattu l'accusation portée contre la vaccination d'être un mode d'extension de la lèpre, et le Dr Backewell la qualifie d'absurde (*On the etiologie and history of Leprosy,* Manchester, nov. 1879).

Mais encore une fois quel serait le médecin imprudent qui entreprendrait aujourd'hui des vaccinations dans de telles conditions, et ne se servirait pas de vaccin de veau ?

Un confrère distingué, le Dr Bargigli, qui a exercé pendant de nombreuses années à l'île de Mitylène (Lesbos des anciens), foyer actif de lèpre depuis l'antiquité jusqu'à nous, se livra à des études très intéressantes sur cette maladie avec le Dr Bourgoing, plus tard médecin de Suez où il succomba. Ces honorables médecins ont d'abord essayé d'inoculer la matière sanieuse d'ulcères lépreux sur des enfants de six à huit ans issus de lépreux. Les résultats furent négatifs. Puis, ayant observé que les lépreux étaient réfractaires à une épidémie de variole (?) qui avait sévi dans la contrée, ils conçurent l'idée originale, avec l'espoir de déterminer une immunité, d'inoculer aux enfants de lépreux, non vaccinés préalablement, du pus variolique. Ils pensaient qu'il y avait antagonisme entre la variole et la lèpre, et qu'on pouvait mettre ainsi à l'abri de la lèpre héréditaire. Dix enfants ont été ainsi vaccinés par le Dr Bargigli qui me fit parvenir une note succincte, où il avoue que ses tentatives n'obtinrent aucun résultat heureux. Le Dr Jérusalemy communiqua à la société de médecine et d'hygiène tropicales de Paris (Séance du 25 janvier 1912, *Revue*, 1912, n°1) un travail *sur la possibilité de contracter la lèpre par la variolisation.* En Chine la variolisation remplace la vaccine, on procède de la manière suivante : on pique le bouton variolé avec une forte aiguille, on essuie le liquide lactescent avec des boulettes de coton que l'on introduit dans les narines de l'enfant à préserver de la variole, aussi profondément que possible. Au bout de quelques jours une variole discrète se déclare et l'enfant est ainsi à l'abri puor l'avenir. Mais une rhino-pharyngite survient consécutivement et dure un certain temps. Chez un tel petit opéré, âgé de 10 ans, le Dr Jérusalemy observa, six mois après la variolisation, des ulcérations sur la cloison et le cornet inférieur du côté où fut pratiquée l'opération, et des ulcérations, avec flux nasal dans lequel il trouva un grand nombre de bacilles de Hansen. Les parents de l'enfant n'étaient ni lépreux, ni syphilitiques. Le père de l'enfant, sur lequel le médecin chinois puisa le pus varioleux, âgé de 40 ans, était lépreux tubéreux avec bacilles de Hansen. Cela fut constaté par le Dr Jérusalemy. Quant à l'enfant qui fournit le pus il n'a pu le voir, ayant succombé à une chute grave. Notre confrère a conclu que la transmission de la lèpre peut se faire par la variolisation.

De Dr Jeanselme objecta séance tenante, d'abord qu'on n'a pu examiner l'enfant qui fournit le pus variolique et constater la lèpre chez lui ; et que en outre, il existe parfois dans le mucus nasal, dans les rhinites chroniques, un bacille acidophile qui n'est pas celui de Hansen. Enfin, que l'incubation a été bien courte (six mois). Cependant ce fait doit attirer, à l'avenir, l'attention des observateurs dans les localités où l'on pratique la variolisation d'après la méthode chinoise. Nous partageons les judicieuses réserves faites par le Dr Jeanselme. Pour trancher ces importantes questions afférentes à la lèpre : inoculation, contagiosité, hérédité... on doit se baser sur des observations précises, détaillées, complètes, sans aucune lacune, indiscutables, qui ne prêtent à aucune objection. Or les faits que l'on a cités pour soutenir l'inoculation de la lèpre, Kéanu, Gander, etc..., sont bien loin d'offrir les garanties voulues. Je dirai même qu'ils sont de nulle valeur, tant les observations ont été mal prises.

Notons comme curiosité que le Dr Finlay, de la Havane, emploie les moustiques comme vaccinateurs contre la fièvre jaune, depuis 10 ans avec succès, dit-il, chez les personnes arrivées d'Europe. Avis aux inoculateurs amateurs.

La lèpre est une affection bacillaire, dyscrasique, nerveuse. — La lèpre est une maladie bacillaire, infectieuse, dyscrasique, nerveuse. L'infection est annoncée par les phénomènes généraux qui trahissent un empoisonnement général de l'organisme, comme dans toutes les maladies similaires : frissons, courbature, douleurs dans les membres, inappétence, faiblesse générale, fièvre... La réaction, qui suit la pénétration du poison dans l'économie, est aussi accompagnée de troubles intenses du système nerveux : engourdissement, fourmillements, troubles de la sensibilité, éruptions cutanées dont le pemphigus est la plus fréquente et la plus précoce. La perturbation du système nerveux est aussi démontrée par les troubles capillaires de la peau : congestions cutanées, asphyxies locales, c'est-à-dire par des troubles de la respiration de la peau, qui se trouve sous l'influence directe du système nerveux, par défaut d'oxygène ou excès d'acide carbonique dans les tissus, et jusqu'à la gangrène. Cette symptomatologie d'une véritable toxémie est-elle consécutive à la pénétration du microbe dans l'organisme ? Ce microbe a-t-il eu le temps, dès son entrée, de sécréter les toxines infectantes ? Quoi qu'il en soit, le système nerveux est profondément troublé dans son fonctionnement dès le début de la lèpre, au point de légitimer, jusqu'à un certain point, le classement de la maladie parmi les affections nerveuses. L'hyperesthésie et bientôt l'anesthésie cutanée, précédant parfois toute éruption cutanée, sont une preuve de la perturbation profonde du système nerveux, et constituent des symptômes initiaux. Ces troubles nerveux peuvent être expliqués par l'empoisonnement du sang, par la toxémie. La forme tropho-nerveuse de la lèpre, avec ses phénomènes nerveux si accentués (*anesthésies, dissociations de la sensibilité, amyotrophies*) s'oppose pertinemment à distraire la lèpre du groupe des maladies nerveuses avec lesquelles de fait on l'a bien souvent confondue, principalement avec l'amyotrophie Aran-Duchenne. D'ailleurs les éruptions cutanées (le pemphigus surtout) sont des témoignages de la manière d'être du système nerveux. Les neurologues Charcot, Bénedict, Chwostek, Eulunburg, Leyden, etc., reconnaissent comme cause première du pemphigus une lésion des nerfs trophiques de même que dans l'érythème noueux, l'herpès, l'urticaire. Radjiszewski a bien résumé les opinions des divers auteurs sur la nature nerveuse du pemphigus, dont le zona peut être considéré comme une variété (*Progrès médical*, 2 mai 1889).

Selon Landouzy, le zona et les exanthèmes zostifères sont l'expression cutanée d'un trouble nerveux de nature irritative portant sur les nerfs sensitifs périphériques ou sur les ganglions qui constituent leur centre trophique. *La dermopathie* est la traduction de la neuropathie. Le zona est l'expression locale d'une maladie générale de nature infectieuse (*Semaine médicale,* sept. 1883). Le zona offre, comme complication, de l'engourdissement, des parésies, des paralysies. Enfin Jackson a remarqué que la plupart des malades atteints d'herpès zoster avaient des peines morales. La lèpre à son début présente aussi l'engorgement des ganglions lymphatiques, des troubles nerveux, en même temps que des éruptions cutanées bulleuses et vésiculeuses comme le zona, savoir le pemphigus et des exanthèmes érythémateux. Tout ce qui concerne les exanthèmes zostérifères s'applique à la lèpre, maladie dyscrasique, appartenant au groupe des tropho-névroses, tout en ayant son bacille.

Les substances alimentaires putrides, principalement lorsque leur usage est prolongé, constituent un facteur important dans la production de la lèpre, en préparant le terrain, le bouillon de culture. La température ambiante par ses grandes oscillations agit aussi sur la circulation capillaire de la peau qui devient un *locus minoris resistentiæ.* Les émotions morales violentes agissent aussi sur le système nerveux et consécutivement sur le système capillaire de la peau, d'où ses troubles capillaires (comme la rougeur, pâleur par la frayeur et la pudeur) et contribuent, à leur tour, comme cause seconde à la provocation des affections cutanées quelle qu'en soit la cause essentielle, la cause déterminante.

Une émotion morale vive agit même subitement sur la composition du sang et détermine la chlorose.

Bien des léprologues et des lépreux eux-mêmes ont raison d'accuser, comme facteurs contributifs de la maladie, la nourriture putride, les changements brusques habituels de la température ambiante, les infractions aux préceptes de l'hygiène, qui favorisent et créent l'opportunité morbide. Et alors, si une cause occasionnelle violente comme une grande émotion morale vient à éclater c'est la chiquenaude imprimant l'impulsion qui fait exploser la lèpre chez le prédisposé de longue main, habitant une localité lépreuse. Ainsi bien de nos lépreux ont insisté sur la violente frayeur éprouvée peu de temps avant l'apparition des premiers symptômes de la maladie, et plusieurs auteurs ont signalé ce fait dans leurs observations : Godart, Leloire...

La lèpre présente une certaine analogie avec d'autres maladies infectieuses dont la pellagre est aussi un spécimen. D'ailleurs ces deux affections se ressemblent parfois tellement dans leurs symptomatologies qu'elles ont été confondues ensemble, et qu'elles le sont encore, à l'heure qu'il est, en Afrique (Égypte, Soudan) et même en Europe (Dax et l'Italie) où il arrive de prendre l'une pour l'autre. Ainsi en remontant à l'étiologie de la lèpre, on ne saurait nier l'influence qu'exercent sur sa reciptibilite, son explosion et son évolution, les causes dites secondes: nourriture, température, défauts d'hygiène, émotions morales violentes. Ainsi elle est incontestable l'action du maïs altéré sur le développement de la pellagre. Lombroso a prouvé, par les statistiques, sa décroissance progressive depuis 1881, grâce à la société de bienfaisance qui surveille l'alimentation des campagnards, et aux précautions prises pour prévenir l'altération du maïs. De même pour la lèpre, en dehors de l'action du bacille, il y a des circonstances qui renforcent l'aptitude de la contracter, dans les localités où elle est endémique. Or les conditions ambiantes et individuelles et la nourriture ne sauraient être contestées dans leur rôle coopératif. La mauvaise nourriture, en altérant les humeurs, la qualité du sang, détermine une dyscrasie préparatoire qui favorise l'infection. Tous ceux qui ont étudié la lèpre dans ses foyers ont accusé la mauvaise nourriture, principalement l'abus des poissons conservés (riches en toxines, en ptomaïnes), l'huile rance, le porc cru et rance, en même temps que l'abus des alcooliques et des condiments excitants. En sa qualité de maladie cutanée, la lèpre trouve un terrain très favorablement préparé dans cette dyscrasie du sang, milieu où cultivera aisément le bacille spécifique. Est-ce que l'alimentation, même fortuite, ne joue pas un rôle incontestable en dermatologie? Peut-on nier l'effet des huîtres, des moules, des fraises et surtout des ptomaïnes et des intoxications alimentaires, en général, dans le développement des maladies cutanées? et leur traitement ne consiste-t-il pas principalement en l'antisepsie intestinale et l'asepsie alimentaire? L'effet doit certes être plus désastreux lorsque, pendant des années, on a mangé continuellement de ces matières putrides qui empoisonnent chroniquement l'économie, comme le font les populations des localités où règne la lèpre (poissons pourris, caviar rouge infecté, etc.).

L'école de Saint-Louis reconnaît l'action fâcheuse de certains aliments sur les affections cutanées dont elle fait des maladies dyscrasiques, à l'encontre de l'école de Hébra, de Vienne, qui considère toute affection de la peau comme locale et n'institue, pour être conséquente avec elle-même, qu'un traitement local : grattage, plâtrage, badigeonnage, etc. ; tandis qu'il n'y a pas de prescription émanant d'un dermatologue français dans laquelle, en même temps que les épithèmes, il n'y figure des conseils abstentifs pour telle ou telle nourriture, des dépuratifs par une cure interne et par telle eau minérale.

Déjà Moïse, pour purifier le sang cacochyme de son troupeau, a ordonné l'abstention du porc, des coquillages et le *hamoursouze,* l'azyme ou pain sans sel ; et tous les peuples de l'Orient (Juifs, Turcs, Chrétiens) s'abstiennent de sel dès qu'ils ont une affection cutanée, voire même la syphilis et la blennorrhagie, lors même qu'ils ne prennent pas de mercure.

Chez les anciens Égyptiens la religion défendait de manger des poissons, qui n'avaient jamais été offerts en sacrifice par aucun peuple, à cause de la facilité avec laquelle ils se décomposent. Moïse défendait de se nourrir des poissons sans écailles; les Grecs n'auraient pas mangé de poissons jusqu'à la guerre de Troie, et Platon en défend l'usage à la jeunesse.

Tout le monde accepte, avec le Pr Bouchard, que les fermentations intestinales vicieuses peuvent enflammer la peau par dyscrasie, c'est là un effort salutaire de la nature qui élimine les produits morbides par cette voie. Le passage dans les capillaires du derme des produits septiques détermine des affections cutanées selon les dispositions individuelles. Les ptomaïnes, absorbées dans l'estomac et les intestins, produisent des dermatoses. Il fut prouvé par des expériences sur des animaux que la Pélidine (une ptomaïne) agit sur les nerfs vasomoteurs dont elle occasionne la paralysie. Le Pr Richet a bien établi que les poissons agissent surtout sur les cellules nerveuses, centrales ou périphériques. Toutes ces données concourent à nous montrer de quelle manière les substances riches en ptomaïnes déterminent les maladies cutanées. Nous disons que dans la lèpre, elles prédisposent à la contracter par la dyscrasie du sang qui devient un excellent bouillon de culture pour son bacille. L'abus de poissons, surtout lorsqu'ils sont altérés, a attiré l'attention de bien des médecins à propos de la prédisposition à contracter la lèpre; on ne saurait rejeter cette cause, tout en conservant au bacille spécifique son rôle essentiel. Dans quelques localités lépreuses, en Islande par exemple, le peuple mange le poisson cru, après sa putréfaction par son enterrement pendant des mois! A Fidji, le peuple consomme pour son alimentation et parfois d'une manière exclusive, des kilogrammes de moules crues. Bertherand d'Alger a trouvé sur les morues sèches altérées (nourriture fréquente dans les pays à lèpre d'Orient), un champignon, un alcaloïde cadavérique. Le micrographe Mégnin et le chimiste Dévoillier trouvèrent dans les chairs altérées, vermillonnées, de ces poissons des cryptogames du groupe de comothécium, et les alcaloïdes cadavériques, des ptomaïnes, la gadinine. 175 hommes sur 387 du navire la *Vengeance*, qui avaient mangé de la morue altérée sont devenus malades (Berranger-Ferraud). Disons en passant qu'on a conseillé d'arroser les morues, — pour les préserver de la maladie du rouge — à mesure qu'on les empile dans les cales (à Terre-Neuve) avec une solution contenant deux grammes d'acide salicylique par litre d'eau, comme antiseptique.

Donc, peut-on soutenir que les Crétois, — par exemple, ravagés par la lèpre —, qui abusent de la morue de mauvaise qualité et d'alcooliques, en même temps qu'ils sont exposés aux grandes intempéries de saison et à tous les effets de la plus grande inobservance des préceptes de l'hygiène dans un milieu où la lèpre est endémique, n'augmentent pas leur aptitude à la contracter? Or, toutes ces causes dites *secondes* jouent un grand rôle dans le développement, dans l'évolution et la propagation de la lèpre. Elles agissent sur la dyscrasie sanguine, le système capillaire de la peau et le système nerveux. Partout où les règles de l'hygiène ont été appliquées avec assiduité, la lèpre a diminué progressivement et même disparu. Il est à observer aussi que l'hygiène du corps telle qu'elle est observée par les *bons* Musulmans — ce qui est loin d'être constant — préserve, dans une grande proportion, les adeptes pratiquants du Coran, de la lèpre endémique, ainsi que nous l'avons constaté dans nos voyages sur les lieux où il y avait des Chrétiens et des Islams. Ceux-ci sont bien moins atteints que les premiers. Si les Juifs, ceux qui descendent des Hébreux — et non les néo-Juifs qui sont d'une autre race, ainsi que nous l'avons démontré — si les Juifs d'Orient par exemple, payent large tribut à la lèpre, c'est qu'ils sont loin de suivre les préceptes de Moïse concernant la propreté du corps. Ils ont en outre l'hérédité ethnique datant d'avant l'exode d'Égypte.

De même, si la lèpre fut exaltée par le retour des croisés, c'est que tous ces nobles aventuriers étaient d'une saleté révoltante, et la lèpre rencontra ainsi un terrain très propice à sa réviviscence. En effet les croisés croupissaient dans la plus sordide saleté. Sous leurs lourdes armures qu'ils quittaient rarement, tout soin hygiènique était omis. On se privait de ce luxe superflu. D'ailleurs la noblesse d'autrefois a toujours enfreint tous les soins de propreté. Les nobles et galants seigneurs puaient comme *une charogne près de leurs favorites, disait-on.* La vie intime de Louis XIV était, dans ses détails, d'une saleté ignoble. Les chevaliers soigneux de leur personne ne se baignaient, ni ne se lavaient, mais se bornaient à promener, le matin, sur leur visage un petit tampon de coton trempé dans quelque parfum ! C'était tout leur débarbouillage ! Quant aux femmes de la cour, leurs perruques, ces pyramides gonflées de crin et chargées de poudre et de pommades, servaient de réceptacles à de nombreuses colonies. L'étiquette permettait de calmer les démangeaisons que produisaient leurs morsures, en se tapotant coquettement la tête avec un doigt ou bien avec une petite main en ivoire placée au bout d'un grâcieux bâton ! Et les ceintures de vertu, dont des spécimens se trouvent au musée de Cluny, rendaient impossible tout soin intime, pendant les longues années d'absence des légitimes. Peut-on douter que la peau des nobles, et forcément de la plèbe d'alors, malpropre et mal nourrie fût couverte de toutes maladies cutanées et que la lèpre dans toute sa puissance dans ces siècles y trouvât un terrain favorable à sa propagation, un excellent bouillon de culture pour son bacille ? On peut affirmer, ayant comme documents irrécusables les livres les plus sacrés et les aveux et recommandations des saints chrétiens que, jusqu'à Mahomet, les soins de toilette et de propreté du corps étaient non seulement négligés, mais interdits de par les princes de la religion chrétienne. Moïse, frappé de la malpropreté d'Israël, prescrivit de se baigner au moins une fois par an et de laver les écluses d'oxénération après chaque ouverture des barrières ainsi qu'après les rapprochements sexuels. Mais ces excellents principes du législateur hébreu sont bien négligés en Orient où les maladies cutanées et la lèpre sévissent atrocement chez les Juifs. En effet le peuple ne prend aucun soin du corps. Nous avons visité à Balata (un quartier israélite dans la corne d'or), un bain public affecté aux habitants. Il y a une piscine (Bataque) où les baigneurs se plongent tous à la fois; les peaux ulcérées, couvertes de pustules, de gale et de lèpre n'y manquent pas. L'eau stagnante n'est renouvelée qu'une fois tous les 15 jours ; mais chaque matin on ramasse avec un râteau à bord plat la crasse qui surnage.

Les anciens Grecs aimaient à se baigner ; et dans leurs Asclépions, ou temples desservis par les prêtres médecins, où de nombreux malades affluaient, il y avait toujours des bains dont profitaient les patients dès le début du traitement. Les Romains se baignaient toujours, et leur prédilection pour les sources thermales dont ils abusaient même, faisait ériger partout de luxurieux établissements dont les ruines sont conservées jusqu'à nos jours.

Le christianisme a toujours considéré les soins accordés à la propreté du corps comme inutiles et même comme scandaleux s'ils concernaient les régions génitales ! Saint Benoit interdisait aux moines de se baigner, si ce n'est à Noël et à Pâques. Tous ceux dont la vie était consacrée aux pratiques religieuses tiraient vanité de leur saleté corporelle. C'était commettre un péché que de donner de l'importance à la matière destinée à pourrir un jour, au détriment de l'âme impérissable qui seule devait absorber les moments de la vie chrétienne. Saint Ladre est le modèle du bon chrétien méprisant la matière pour les aspirations célestes ; aussi vivait-il dans la crasse et la vermine. Il cultivait et nourrissait les bêtes du Bon Dieu (les poux) en les plaçant soigneusement sur son corps. Franklin, administrateur de la Bibliothèque Mazarine, a publié, sous le titre de *la vie privée d'autrefois,* des renseignements très originaux sur les défauts de propreté du corps à travers les âges.

La survivance de la lèpre en France (Bretagne). — Avant d'aborder l'étude de la lèpre en Bretagne, nous croyons devoir exposer quelques connaissances générales sur l'Armorique ; ce qui facilitera la compréhension de notre sujet. Ces notions seront puisées dans divers travaux historiques.

Les indigènes de la Grande-Bretagne, chassés de leur île

par la guerre, vinrent chercher un refuge en Gaule en 455. A ces immigrés on doit ajouter les *Armoricains* qui habitaient déjà la Péninsule, plus les Gaulois et les Romains, population mêlée qui s'y trouvait. Voilà l'origine des populations armoricaines. Cependant, je ferai remarquer que les savants auteurs des *origines bretonnes* commencent à l'an 56 avant Jésus-Christ et vont jusqu'à 938. Ils ne remontent pas plus haut ; ce qui est bien fâcheux. Ils ne nous fournissent aucune lumière sur l'histoire antique de l'Armorique, aucun éclaircissement sur les Phéniciens qui vinrent y fonder des colonies à des époques bien antérieures à cette date. Pourtant les Phéniciens ont envoyé une flotte au secours des Vénétes, lors de la guerre entre les Romains et les Armoricains.

La race gaëlique, dit-on, et la race kymrique, réunies, constituaient la race celtique, le tronc national antérieur. Les Gaëls précédèrent les Kymrys. Les premiers étaient bien plus anciens ; on ne saurait leur assigner une date précise ; tandis que les Kymrys arrivèrent dans la Gaule et dans l'archipel britannique 500 ou 600 ans avant le Christ.

Le mot Armorique vient des mots bretons *reich ar mor*, royaume sur mer ; parce que son territoire est bordé par la mer dans les cinq sixièmes de son périmètre. Les Armoricains sont issus de ce mélange et leur nom signifie *maritimes*. Les Armoricains étaient subdivisés en *Namnètes*, habitant la Loire-Inférieure, les *Vénètes* le Morbihan, les Ossismes, le Finistère, les Cariosolites les Côtes-du-Nord et les Bédons l'Ile-et-Vilaine. Quoi qu'il en soit, tous les vieux monuments mégalithiques sont d'anciens tombeaux antéhistoriques, disent les historiens. Les dolmens les plus anciens datent de l'âge de silex, et les menhirs, plus élégants, moins barbares, leur sont postérieurs; le bronze et le fer s'y substituent à la pierre.

Nous verrons plus loin quelle a été la part des Phéniciens, bien avant toutes ces dates, dans la colonisation de l'Armorique, dans l'érection des monuments conservés jusqu'à nos jours. Disons cependant, par anticipation, que, selon nos recherches, ce sont les Phéniciens qui ont introduit la lèpre dans l'Armorique.

La conquête de l'Armorique par César date de l'année 56 avant Jésus-Christ. Les Vénètes résistèrent d'abord glorieusement à leurs aventuriers conquérants ; mais ils succombèrent à la fin ; leur marine fut détruite, les sénateurs égorgés et la population virile fut vendue à l'encan.

Le polythéïsme romain n'a pas beaucoup pris dans l'Armorique.

Le siège de Rome envoya plus tard saint Clair pour prêcher les Vénètes et les Redons. Ce serait vers la fin du Ier siècle. Le peuple, imprégné des souvenirs druidiques, fut très dur à convertir. Le proverce, *il a la tête dure comme un breton,* est de toute ancienneté, tant à propos de croyance que pour tout le reste, les superstitions surtout. Jusqu'à la fin du ve siècle, les Armoricains étaient presque tous païens ; c'est plutôt le druidisme qui y régnait que le polythéïsme. Dans l'Armorique, de même qu'en Afrique, on a trouvé des *ex-voto* attribués aux dieux de Rome, identifiés avec les dieux du pays. Il en fut de même de l'Algérie, la Tunisie, le Maroc, la Cyrénaïque et la Tripolitaine. Ces *ex-voto* sont attribués à Saturne dont le culte s'est substitué à celui de Baal. Les attributs des deux divinités s'amalgament comme ceux de Diane et de Tanit de Carthage, comme ceux du christianisme et du druidisme dans l'Armorique actuelle.

Saint Brieuc et saint Tugdual ont évangélisé le pays en 480 et 520. Saint Brieuc instruisit même son père et sa mère au christianisme qui, *par un saint retour, devinrent les enfants spirituels de leur fils.*

Les entêtés Bretons ont conservé toutes leurs superstitions de druides. L'adoration des fontaines et des arbres continue toujours. On a tracé une croix sur les rochers d'où les eaux jaillissent ou bien on a placé une croix sur les menhirs et les voilà christianisés. Les générations nouvelles ont pu ainsi continuer à les adorer et à croire à l'effet miraculeux de ces fontaines en conservant les mêmes légendes. Le christianisme, dit Bulliot, président de la Société Éduenne, ne put que les transformer, mais non les détruire. Il exorcisa les fontaines et s'empara des chapelles. On hante toujours les mêmes sources sacrées et les génies cédèrent leurs places aux saints. Cette substitution date du cinquième siècle. Les pèlerinages continuent toujours aux mêmes fontaines miraculeuses. Il y a des eaux fébrifuges, d'autres qui combattent la stérilité, d'autres qui favorisent les mariages ou qui *dénouent* les enfants. On suspend encore les jarretières autour des croix, après avoir fait 3 ou 9 fois le tour de la fontaine et déposé une offrande en nature ou bien en monnaie. Les herbes cueillies tout autour et mises dans les étables préservent le bétail des épidémies. D'autres eaux font abonder le lait dans les seins qu'on y plonge. Souvent les statues des saints sont des statues gallo-romaines. Nous y avons même vu des statues égyptiennes. On transforma Isis et Horus en vierge avec son Jésus. Parfois on gratte la statue et l'on en avale la poussière avec de l'eau de la fontaine pour devenir mère. En se baignant dans certaines fontaines on guérissait de maladies cutanées ; et certes la lèpre y avait sa part. Ainsi la Bretagne très conservatrice a même gardé sa lèpre d'antan. Plus tard le fanatisme religieux catholique fut tel qu'en 1590 le parlement de Bretagne défendit, sous peine d'être pendu, de manger de la viande pendant le carême ; les bouchers qui l'auraient vendue étaient passibles de la même peine.

Dans les premiers âges, la Bretagne était appelée *Brit-Brith* ou *Breith-Bret*. C'est sous la domination des Romains qu'elle prit le nom de *Britannia* et *Bretannia*. Elle porta aussi pendant longtemps le sobriquet de *Corn-Gall* ou *Cornu-Callia,* ou *Cornu-Walliæ,* d'où *Cornouailles,* parce qu'elle forme la pointe ou la corne de la Gaule.

Les pierres brutes de Carnac, au nombre de cinq mille (il n'en reste aujourd'hui que 3000, car on s'en est servi pour des constructions) paraissent avoir été érigées en commémoration de quelque grande bataille dans laquelle autant de guerriers armoricains seraient morts sur place (?).

Les idées nouvelles ont toujours pénétré difficilement en Bretagne. Les Bretons vivent toujours, pendant de longues années, arriérés dans leur croyance et leurs superstitions de toute nature. Ainsi, malgré l'édit royal qui supprimait les léproseries, et la permission autorisant les lépreux de circuler dans toute la France, en 1606, l'évêque de Saint-Brieuc, Melchior de Marconay, président aux *États,* fit imprimer des statuts pour son diocèse et publia un rituel dont un chapitre dit comment les lépreux devaient être séparés du reste des fidèles. *Modus separandi leprosos a consortio sanorum.*

Toutes ces connaissances serviront à mieux approfondir le sujet que nous traitons.

Le 23 août 1892 je fis une communication à l'Académie de Médecine de Paris sur la lèpre actuelle en Bretagne. Cette communication fit une sensation profonde dans le corps médical.

La lecture des brillantes et retentissantes leçons du Pr Charcot, à la Salpêtrière, sur les nouvelles maladies qu'il baptisa *mal de Morvan et syringomyélie,* avec reproductions photographiques dans l'iconographie de la Salpêtrière, fit naître le doute dans mon esprit sur la nature de ces nouveautés pathologiques *jusqu'alors inconnues* et absolument semblables pourtant à certaines formes de la lèpre si commune en Orient, et dont j'avais fait, depuis quelques années, le sujet de mes études de prédilection. Étant dans d'excellentes relations avec l'éminent professeur, je lui ai écrit une longue lettre dans laquelle j'exposais timidement ma pensée que ces nouvelles affections me paraissaient être des reliquats de la lèpre qui avait tant ravagé l'Europe et la France pendant le moyen âge.

Charcot voulut bien répondre à ma lettre scientifique en rejetant mes arguments et affirmant, comme conclusion, que la lèpre n'existait plus en France depuis le XVIe siècle.

Cependant plus j'étudiai cliniquement mes lépreux et plus je trouvai l'identité entre eux et les malades que Charcot exhibait chaque semaine, pendant des années, à ses nombreux auditeurs, sous la rubrique *maladie de Morvan.*

C'est pour éclairer cette question litigieuse de toute importance que je me suis rendu en Bretagne pour voir moi-même les malades du Dr Morvan, de Lannilis, qui, le premier, attira l'attention de l'illustre professeur sur le *Panaris analgésique,* et lui envoya à Paris les Bretons atteints de cette nouvelle entité morbide.

Je ne ferai ici qu'un succinct résumé de ma communication qui fut consignée longuement dans les Bulletins de l'Académie (juin 1892).

Je m'adressai tout d'abord aux distingués professeurs de l'École de Médecine navale installée alors à Brest, et dont le Dr Luccas était le directeur. La plupart de ces professeurs connaissaient parfaitement la lèpre pour avoir été, pendant plusieurs années, directeurs de léproseries dans les colonies d'outre-mer, où la lèpre continue à sévir endémiquement. Plusieurs de ces distingués et aimables confrères m'ont accordé leur efficace concours dans mes recherches ; quelques-uns même m'ont accompagné dans mes excursions, tant dans les environs de Brest, de Quimper, de Morlaix, de Saint-Aubin, etc., que dans les divers pardons où se rend annuellement en masse la population bretonne si dévote, si conservatrice. J'espérais que dans ces divers pardons où des milliers de Bretons, hommes et femmes de toutes conditions, accourent annuellement de tous les recoins de l'Armorique, je découvrirais des personnes atteintes de la maladie de *Morvan*. Le pardon de Sainte-Anne-d'Auray réunit chaque année plus de deux cent mille pèlerins ; celui de Saint-Jean-du-Doigt moins, ainsi que celui de Rumengol. Mes espérances se sont réalisées. Parmi les campagnards et le grand afflux de mendiants sordides, j'ai rencontré nombre de lépreux atteints de la forme *mutilante* et *syringomyélitique*, dont mon honorable confrère le Dr Morvan avait constitué son *panaris analgésique*, maladie nouvelle à laquelle Charcot donna plus tard le nom du Dr *Morvan* qui le premier avait attiré son attention sur cette *entité morbide*, jusqu'alors *passée inaperçue*.

Le nombre de ces lépreux vus par moi dans toutes mes excursions en Bretagne fut considérable. Il y avait toutes les formes, tous les spécimens. Et chose curieuse, qui confirmait le diagnostic des cas atténués et frustes, c'est que nous y avons rencontré aussi la lèpre classique, des types des formes tubéreuse, maculeuse, ulcéreuse, mutilante, tropho-nerveuse. Ces cas indéniables de lèpre, à symptômes incontestables, confirmaient la valeur des cas atténués, frustes, que j'avais également rencontrés dans les foyers les plus actifs de la lèpre, pendant mes nombreux voyages scientifiques, tant en Orient qu'en Europe (Norvège). J'ai photographié plusieurs de ces lépreux dont je présentai les reproductions à l'Académie pour lui faire partager mes convictions. D'ailleurs je montrai plusieurs de ces lépreux à mes honorables confrères de la marine en retraite ou en activité résidant en Bretagne ; et tous furent unanimes pour confirmer mon diagnostic. Je citerai parmi ces distingués médecins de la marine : Luccas, Forné, Maréchal, Duburquois, Corre, Marion, Paul Aubry, Carof, Piton, Bremont, professeurs à l'école navale de Brest. Plusieurs de ces honorables confrères m'ont dit avoir déjà constaté la présence de lépreux en Bretagne, absolument identiques à ceux qu'ils avaient soignés dans les léproseries des colonies (île de Réunion, Martinique, Guadeloupe, Cochinchine, etc.). Mais ils ne s'en sont pas occupés autrement, si ce n'est dans quelques conversations entre eux, sans aucune publication. Quelques confrères de la marine en retraite ou en activité et des médecins civils, Léseleuc, médecin de l'hôpital de Brest, Prouff, de Morlaix (collaborateur du Dr Morvan dans ses publications), Closmadeuc de Vannes, Calmette, ancien interne de l'hôpital Saint-Louis de Paris, Baret, Coffer, Collin de Quimper, ne se sont pas bornés à m'aider dans mes recherches et à me porter leur confirmation éclairée dans le diagnostic ; ils ont poussé l'amabilité bien plus loin ; s'intéressant de tout cœur à la question scientifique, ils sont allés jusqu'à chercher partout, chacun de son côté, des lépreux dans leurs villes et campagnes réciproques, et à m'en avertir pour que je pusse les étudier personnellement et les photographier. Je ne saurais les remercier assez de ces témoignages de bonne confraternité qui ont contribué puissamment à édifier mes travaux sur des bases inébranlables.

Le fait donc acquis, péremptoirement démontré, c'est que la lèpre existe bel et bien de nos jours en Bretagne, parfois classique, typique dans toutes ses variétés, même la tubéreuse ; mais le plus souvent atténuée, fruste, et que finalement, la maladie dite de *Morvan* n'est que la *lèpre mutilante*. Les confrères de la marine, anciens directeurs de léproseries dans les colonies, ont partagé unanimement mon opinion, à cet égard.

A ce sujet, je citerai le témoignage d'un léprologue émérite qui dota la science d'importants travaux sur la lèpre. Feu le Dr Brassac (directeur de l'école principale du service de santé de la marine à Bordeaux, après sa translation de Brest), à qui je m'adressai plus tard, répondant à ma lettre m'écrivit « je crois, comme vous, à l'existence en France, de nos jours, des cas de lèpre dégénérée pour la plupart. Ces cas, si modifiés qu'ils soient, rappellent bien certaines formes de la maladie ; et quand on les rencontre dans les provinces autrefois foyers de la lèpre, dans les localités où ils reconnaissent pour cause une *hérédité manifeste*, on est porté à admettre qu'on a affaire à des reliquats de lèpre. Je connais le cas présenté par le Dr Thibierge à la Société des médecins des hôpitaux de Paris et votre lettre ouverte que vous lui aviez adressée. Vos observations faites alors sont parfaitement justes (*Gazette hebdomadaire de médecine et de chirurgie*, du 25 avril 1891). Et vous avez bien raison que si tous ces cas étaient observés dans les pays à lèpre, personne n'aurait songé à créer pour eux des noms de maladies nouvelles ».

Cependant mes contradicteurs, élèves distingués de l'école

de la Salpêtrière, réclamaient absolument, pour se rendre, la constatation du bacille de Hansen. C'est que, ne s'étant pas livrés à l'étude spéciale de la lèpre, ils ignoraient que dans les foyers même les plus actifs de la lèpre, chez les éléphantiasiques confinés dans les léproseries, les sujets atteints de la forme mutilante simple, pure, sans lépromes, sans macules, n'ont jamais présenté aux examens les plus rigoureux le moindre bacille spécifique. En effet j'ai envoyé des doigts entiers de lépreux incontestables, spontanément détachés ou amputés par moi, à Nocard, Strauss, Vidal, au Pr Bouchard ; et, malgré les plus scrupuleuses recherches de ces compétences irrécusables, jamais un seul bacille de Hansen n'y a pu être constaté. Le Dr Hansen finit par admettre aussi ce fait certain, que son bacille peut manquer sur des lépreux incontestables. Cet argument n'a donc aucune valeur.

On sait que le Pr Charcot finit par subdiviser la nouvelle soi-disant entité morbide, en syringomyélie, variété semblable à l'amyotrophie Aran-Duchenne, et en maladie de Morvan proprement dite, avec panaris et mutilation des doigts. Le Pr Déjérine ne partagea pas cette manière de voir. Il en fit deux maladies indépendantes et me concéda de suite que la maladie de Morvan était bien la lèpre mutilante ; tandis que la syringomyélie, dit-il, ne présente rien de commun avec celle-ci, et constitue une affection spéciale qu'on ne saurait confondre avec la lèpre. De mon côté j'avais soutenu, qu'à part la maladie de Morvan, qui était indubitablement la lèpre mutilante, la *syringomyélie* n'est point une entité morbide ; mais un *syndrome* appartenant à une foule d'affections ; et que parmi les malades dits *syringomyéliques* il y avait des lépreux incontestables. Dans la suite de nombreux *faits me donnèrent absolument raison,* comme on le verra plus loin. Mes contradicteurs se sont encore retranchés derrière le même argument spécieux pour admettre la lèpre. Ils ont réclamé l'exhibition du bacille de Hansen, condition *sine qua non, pour eux,* de la présence de la lèpre. Nous nous étendrons longuement plus loin sur la valeur de cette objection. Pour le moment qu'il me suffise de dire que bien des lépreux à forme syringomyélique, pour ne pas dire l'immense majorité, ne présentent pas de bacilles de Hansen pendant de longues années et parfois jamais, à moins qu'il y ait complication de tubercules lépreux, de lépromes, ou de macules annonçant une forme mixte.

D'ailleurs mes distingués confrères de l'hôpital Saint-Louis posent en ce moment couramment leur diagnostic de *lèpre tropho-nerveuse,* en se basant uniquement sur les signes cliniques, et malgré l'absence du bacille spécifique qu'ils ont en vain recherché sur bien de ces malades. A cette objection j'ai répondu : le lupus érythémateux est unanimement considéré, depuis Besnier, par tout le monde, comme appartenant à la tuberculose, et pourtant on n'a jamais pu y déceler le bacille de Koch. En outre, chez bien des malades, que j'avais déclarés lépreux, des distingués dermatologues n'y ont vu que de la syringomyélie pendant des années. Mais plus tard, au bout de 3, 5 et même de 8 ans, la maladie ayant évolué, des tubercules ou lépromes ont apparu et alors le bacille de Hansen fut constaté par tout le monde ; ce qui a confondu mes contradicteurs ; aussi à l'heure qu'il est, posent-ils tous leur diagnostic de *lèpre* se basant uniquement sur les signes cliniques, et cela tant à l'hôpital Saint-Louis qu'à l'hôpital annexé à l'Institut Pasteur de Paris dont le directeur est le Dr Martin. Or la partie me paraît définitivement gagnée.

Quelque temps après ma communication à l'Académie, le bacille de Hansen a même été trouvé chez quelques lépreux de la Bretagne par le Pr Strauss. On n'a donc plus qu'à tirer l'échelle. Le lecteur qui désirerait suivre cette polémique dans toutes ses péripéties n'a qu'à voir mes deux ouvrages : *Les lépreux ambulants de Constantinople* et *La contagiosité de la lèpre,* parus chez l'éditeur Masson, à Paris, l'un en 1897 et l'autre en 1908.

Or la lèpre survit toujours en Bretagne, et la soi-disant nouvelle maladie, dénommée d'abord *panaris analgésique* et plus tard par Charcot, maladie de Morvan, n'est que la lèpre mutilante. Enfin bien des malades, *si disparates* les uns par rapport aux autres, aux déformations amyotrophiques des mains avec griffes d'Aran-Duchenne (de Boulogne), englobés dans l'entité morbide nouvelle dite *syringomyélie,* ne sont que des lépreux classiques ou bien des lépreux frustes, atténués. Des rectifications de diagnostic effectuées par des princes de la science eux-mêmes, avec la plus grande probité scientifique, qui ont avoué leur erreur après avoir bien étudié leurs malades une seconde fois après ma communication à l'Académie, vinrent enfin clore la discussion et me donner définitivement raison, devant les plus doctes assemblées scientifiques : la

Société des médecins des hôpitaux de Paris et l'Académie de médecine. La cause est donc définitivement entendue, comme on dit au Palais.

Il était à prévoir que la lèpre devait survivre dans l'Armorique. En effet une maladie essentiellement héréditaire (malgré les dénégations théoriques ; voir *L'hérédité de la lèpre* par Zambaco, Masson, Paris, 1908) qui, pendant des siècles, a ravagé cette contrée, qui laissa des souvenirs ineffaçables encore bien vivaces que le voyageur rencontre partout tant dans les villes que dans les campagnes et les plus petits hameaux de la Bretagne, ne pouvait disparaître comme par enchantement sans laisser des traces à la queue leu-leu. Le peuple Breton conserve à l'heure qu'il est les dénominations de kakous, caquets, cagneux, cachets, capots, cordiers, aux descendants des lépreux, qui habitent encore les localités où l'on isolait les lépreux, leurs ancêtres.

Dans le Finistère, dans le Morbihan, dans les Côtes-du-Nord, partout dans l'Armorique, on désigne encore les anciennes localités jadis habitées par les lépreux sous les noms de léproseries, de corderies, de madeleines, de caquineries, de cimetières de pourris (où poussent d'excellents légumes), de pont de lépreux, de trou de lépreux, lande de lépreux. *Lambezellec,* situé à une demi-heure de Brest, veut dire mot à mot village de lépreux. Les désignations conservées encore Roz-an-Ohlan (maison du malade), Arc'hlandi (pont du lépreux), Poulic-af-Lor (fosse de lépreux), l'île de Tudyou, île aux lépreux, sont des souvenirs du grand nombre de lépreux en Bretagne, ainsi que les nombreuses fontaines des Kakous. Dans plusieurs anciennes églises, j'ai pu voir la porte réservée aux Kakous, bien que murée actuellement; exemple l'église de Faou dont la construction remonte à 1640, d'après une inscription conservée sur le mur.

A Saint-Gouesnou, nous avons visité avec le Dr Leseleuc une église construite en 1608, selon la chronologie gravée à droite de la porte d'entrée. Nous avons trouvé aussi la petite porte conduisant sous le clocher, à un espace carré réservé aux Kakous, ainsi que leur bénitier spécial. A Ploumiliau-Moëdec (Côtes-du-Nord), existent encore les guérites dites *Ti-an-Haour* (maison de lépreux) annexées aux églises, d'où les lépreux entendaient l'office sans être vus par les fidèles sains. On leur passait le pain bénit au bout d'un bâton. La croisée grillée du lépreux existe encore à la cathédrale de Quimper. Mais la guérite a été démolie peu avant notre visite.

Rochas (*Les Parias de France et d'Espagne*) rapporte un fait historique à signaler : un Kakous ayant osé prendre de l'eau bénite dans le grand bénitier commun eut la main abattue d'un coup de sabre par un militaire, et le peuple cloua cette main au-dessus de la grande porte de l'église pour avertir qui de droit.

L'abbé Péron et M. Luzel, membre de la Société archéologique, conservateur des archives de la ville de Quimper, deux érudits Bretons, m'ont fourni des informations très importantes sur les maladreries et les kakouseries qui étaient nombreuses autour de Quimper, jusqu'à la première révolution de 1792.

Dans la collection des chants populaires de la Basse-Bretagne, que publia Luzel, figure uue chanson intitulée *L'enfant du lépreux,* que l'auteur a entendu lui-même chanter à Plouaret en 1863. En voici trois strophes.

« L'enfant de cinq ans disait en arrivant à la maison :

J'ai un petit frère sur la montagne
A qui l'on a bâti une maison neuve peinte en blanc,
Comme celle qu'on bâtit aux lépreux ;
Je vais laver la chemise à mon père ;
Il y a trois ans qu'elle n'a été lavée ;
Je crains qu'elle ne soit pourrie sur lui. »

En voici une autre qu'il a entendu chanter à Plouigneau, près Morlaix : Iannik demande à ses parents d'épouser Marie Tili ; il lui est répondu : vous n'épouserez pas une lépreuse. Il se rend alors au pardon de Sainte-Anne d'Auray avec la lépreuse pour demander grâce à Dieu, pour manger dans la même écuelle et coucher dans le même lit.

Il revient du pardon, après avoir gagné la lèpre, et Marie Tili répète en arrivant à Morlaix :

« J'ai aimé dix-huit clercs et je leur ai donné la lèpre à tous ; mais Iannik me brise le cœur. »

Je me permettrai de faire remarquer que si Marie Tili a infecté dix-huit clercs, plus Iannik, c'est qu'elle avait tout simplement la *grosse vérole* et non la lèpre, deux maladies toujours confondues ensemble depuis la plus haute antiquité jusqu'à nos jours, soit dit en passant.

La survivance de la lèpre en Bretagne. — Douze ans après notre enquête en Bretagne sur la survivance de la lèpre qui fut le sujet de notre communication à l'Académie de médecine de Paris, le 23 août 1892, le Dr Plateau, de Quimper, Breton du Finistère, soutint sa thèse inaugurale (le 18 mai 1904) devant la Faculté de Paris, intitulée *Recherches historiques et topographiques sur la lèpre en Bretagne* et sur ses rapports avec le syndrome de Morvan.

Nous avons dit et, si nous ne nous abusons, prouvé que *le mal de Morvan,* parésie analgésique des extrémités, n'est que la lèpre mutilante, parfois classique, souvent atténuée. La symptomatologie est absolument identique dans la lèpre mutilante : panaris multiples indolores, tout comme dans la prétendue maladie nouvelle, déformations des mains, chute des phalanges, comme on les voit encore dans les foyers actifs de la maladie, etc.

En outre, dans la *syringomyélie* de Charcot, variété de la maladie de Morvan selon cet illustre maître, qui rappelle très souvent l'*atrophie musculaire progressive Aran-Duchenne,* il s'agit bien souvent de lèpre encore, ainsi que nous l'avons démontré. Nous avons mis hors de doute cette confusion sur des malades soignés dans les services nosocomiaux des plus grands maîtres parisiens, qu'ils considéraient comme des types de syringomyélie, lorsqu'il ne s'agissait réellement que de lépreux classiques (services de Charcot, de Potin, de Strauss, etc.).

D'ailleurs cette confusion fut reconnue, avouée, et le diagnostic rectifié de la meilleure bonne foi, après notre communication à l'Académie, par des confrères éminents tels que le Pr Pitres, de Bordeaux, un des élèves les plus distingués de l'école de la Salpêtrière (séance de l'Académie de Paris de juillet 1893), par le Pr Chauffard, et le Pr Sussa, de Lisbonne, également disciple distingué du Pr Charcot, etc.

Nous avons prouvé qu'en Bretagne les formes les plus classiques de la lèpre, la tubéreuse même et la maculeuse survivent, et que les formes atténuées, frustes n'y étaient pas rares (Communication à l'Académie, voir aussi les *Lépreux ambulants de Constantinople*). Dans ces publications la reproduction de tels malades par la chromolithographie coupe court à toute controverse.

Mon savant confrère, le Dr Jeanselme combattit mes opinions dans un remarquable travail paru dans la *Presse médicale* en 1897. De son côté, il exige absolument l'exhibition du bacille de Hansen pour diagnostiquer la lèpre. Je doute que les léprologues consommés partagent son avis. Est-ce que, encore une fois, dans le lupus érythémateux, admis par tout le monde, comme de nature tuberculeuse, on a jamais constaté le bacille de Koch. Besnier se basa, comme criterium, sur l'inoculation aux cobayes qui deviennent tuberculeux. La lèpre n'étant pas transmise aux animaux, cette démonstration est impossible. Mais la clinique suffit pour poser le diagnostic.

Le Dr Plateau, élève du Dr Jeanselme, voit par les yeux de son maître et maintient la maladie de Morvan comme maladie indépendante de la lèpre.

Mais ce qui me paraît tiré par les cheveux, c'est lorsqu'il dit : « Ne pouvant nier la *similitude absolue* entre la lèpre mutilante et la maladie de Morvan, *la lèpre peut parfois ressembler à la maladie de Morvan et alors il s'agirait d'une lèpre fruste à type syndrome de Morvan* ! » L'arrière-petite-fille, de naissance toute récente, donnerait à la grand'mère son titre de famille, tout comme dans un arbre généalogique une branche jeune rabougrie, dégénérée, aurait la prétention de décerner son nom au vieux tronc primitif ! Je doute que le Dr Plateau ait convaincu ses lecteurs. Il admet pourtant qu'il y a des lépreux classiques avérés en Bretagne. Le fait est indéniable. Mais notre confrère ne veut pas que la lèpre soit atténuée, quelque peu modifiée par le temps et par les conditions ambiantes, au point de déroger, pas beaucoup cependant, au tableau des formes classiques, parfaites, données par les auteurs comme caractéristiques. Cependant, en nosologie, en général, on admet et il y a incontestablement des cas typiques et des cas légers, à peine ébauchés. Dans les foyers actifs même de la lèpre, on trouve actuellement, à côté de malades à séméiologie complète, des exemples de lèpre à peine esquissée. Et cependant les malades censés atteints de la nouvelle maladie, de celle de Morvan, sont absolument identiques, comme symptômes et comme mutilations, aux lépreux atteints de la forme mutilante désignée encore dans certaines contrées sous le vocable de maladie de Saint-Antoine. Ces faits ne sauraient échapper à la sagacité d'un observateur de l'envergure du Dr Jeanselme.

Dans les léproseries de l'ancien et du nouveau continent de tels malades sont très communs. Est-ce qu'on va les distraire de leurs congénères et en faire une classe de malades de Morvan et de syringomyéliques, à côté des autres éléphantiasiques typiques ? Tous les médecins de la marine domiciliés à Brest, anciens directeurs de léproseries, sont de mon avis.

Le Dr Corre m'écrivit une lettre dont j'extrais le passage suivant. « Je suis avec vous ; vous êtes pleinement dans le vrai, lorsque vous identifiez le mal de Morvan avec la lèpre mutilante. » Il me dit aussi avoir rencontré autrefois au lieu encore appelé Poublic-à-Lor, à Brest, des types très suspects que, rétrospectivement, il a rapprochés des lépreux. Ici et là, dans la campagne, où la mendicité s'est réfugiée, il a rencontré chez des cheminots des mutilations et des déformations atrophiques qu'il considéra comme des manifestations d'une lèpre modifiée. Il estime que la lèpre n'a jamais disparu de la Bretagne et qu'elle y persiste encore sous des formes frustes qui expliquent sa moindre contagiosité. Le Dr Corre admettait la contagiosité, mais à un très faible degré. Bref il n'a pas hésité à me donner raison et à considérer la maladie de Morvan et la syringomyélie de Charcot comme de la lèpre méconnue. Il ajouta que dans une autopsie d'un Béribérique, relatée par le Dr Treille, il constata dans la moelle une vraie syringomyélie. « Je suis donc avec vous. A mon avis vous êtes pleinement dans le vrai. Courage et succès. » Le Dr Corre était un homme de science qui fit de remarquables travaux. Il étudia la lèpre dans les colonies. C'était un ancien médecin de la marine. Dans une autre lettre, il nous dit, à propos des symptômes du mal de Morvan, prétendus pathognomoniques : « ce n'est pas avec des plus et des moins dans l'intensité et la fréquence de tels ou tels symptômes qu'on établit des différenciations entre les maladies similaires. On a été trop prompt à vouloir faire du neuf au dépens du vieux perdu de vue. Puis nombre d'incompétences en matière lépreuse ont apporté le poids d'une autorité très discutable, locale ou académique, pour contribuer à la diffusion d'une erreur nosologique. »

Le Dr Plateau, Breton lui-même, a voulu laver son pays de toute macule de la survivance de la lèpre, comme d'une avanie. Et pourtant, il reconnaît également qu'on y rencontre encore de nos jours des lépreux classiques, indéniables; fait que nous avons été le premier à constater, mais bien vérifié, depuis, par d'autres confrères. Selon lui les habitants de la Cornouille bretonne, dont Quimper est la ville principale, avaient la lèpre, tout comme ceux de la Cornouille anglaise ou Cornwall. Saint Finnan, qui en était originaire, était lépreux. On le désignait sous le nom de *lobhar*; il vécut dans le VIIe siècle. Les ancêtres des habitants de l'Armorique étaient les Bretons de l'île de Bretagne; est-ce que ceux-ci auraient transporté la lèpre dans la Bretagne française, dit-il? Nous avons soutenu et nous croyons avoir prouvé que les Phéniciens, qui ont établi des colonies bien avant dans l'Armorique, ont été, selon toutes les apparences et toute logique, les premiers à y introduire leur maladie ethnique, *le morbus phenicicus* qui, incontestablement, était tout bonnement la lèpre.

Selon le savant archéologue Trévédy, que nous avons connu lors de nos recherches scientifiques en Bretagne, à la science duquel nous avons puisé d'importants renseignements, il y avait dans la haute Bretagne bien des femmes nobles lépreuses, avant le XIe siècle, il est possible que les croisés à leur retour de *la terre sainte* aient provoqué une exaltation de la lèpre. Mais nous répéterons qu'ils étaient tout autant pourris par la vérole que par la lèpre, et que celle-ci ravageait déjà depuis longtemps la France, l'Italie et toute l'Europe.

Lobineau, historien de la Bretagne, dit que dans *le Dol*, arrondissement de Saint-Malo (Ile-et-Vilaine), des nobles dont les femmes seraient devenues lépreuses, convolaient à de nouveaux mariages, en 1199, avec l'autorisation de Rome: car les lépreux étaient considérés absolument, comme morts. Et de fait, en les séquestrant dans les léproseries, on célébrait pour eux l'office des morts. Les barbiers étaient alors appelés pour constater la lèpre; et les lépreux de la léproserie voisine étaient aussi nommés experts.

Les léproseries étaient appelées *ladreries, maladreries, caquineries, mesellleries*; et les lépreux *ladres, malars, caquins, caqueux* ou *kakous, méseaulx* ou *mésélleux*. En Bretagne, il n'y avait pas d'établissement qui réunît dans un seul édifice tous les lépreux, comme cela avait lieu ailleurs en France; mais chacun avait sa petite cabane; et ces agglomérations constituaient des villages de lépreux, comme nous en avons vu en Orient, dans les îles de l'Archipel, en Crète et en Anatolie.

En 1536 les léproseries se vident en Bretagne. Les caqueux peuvent circuler, voyager ; mais ils auront leur marque, un placard rouge de quatre *doibtz* de large *en croix, et de l'autre costé un bleu de mesme largeur*. Au XVIIe siècle (le 23 août 1693) les léproseries furent transformées, par décret royal, en établissements hospitaliers.

La lèpre a donc ravagé pendant des siècles la Bretagne et ses souvenirs y sont très vivaces. Un proverbe breton dit : *Les gars de la Madeleine ne se marient pas sans peine*. A l'heure qu'il est encore on les évite et on les stigmatise. Eugène Herpin a publié, dans la *Revue des traditions populaires,* une note fort curieuse montrant combien y était répandue la lèpre au moyen âge et même à une époque plus tardive. Émile Souvestre s'occupe également, dans son livre les *Derniers Bretons,* des corderies et des Madeleines.

Lors de notre voyage dans le Morbihan, nous avons pu constater, avec notre savant confrère le Dr de Closmadeuc, que le peuple conserve les mêmes préjugés à l'égard des Cordiers ou Kakous, qu'Ambroise Paré à l'égard des *Ladres blancs*.

D'où venaient les ancêtres ces lépreux kakous ? L'expression *homines dicentur esse de Lege* et in vulgari verbo cacosi nominantur (statut synod, 1436) semble indiquer qu'on les considérait comme d'origine juive (de lege judaïco). D'après cette thèse, ce sont les Hébreux qui auraient importé la lèpre en Bretagne ; ce qui est une erreur. Car ce sont les Phéniciens qui l'y ont colportée. Nous avons suffisamment insisté sur ce point. Puis vint la légende que les cacous ou kakous, Hébreux, ont fait la corde dont on a garotté le Christ. Le fait est que ce sont les sémites voisins des Hébreux, les Phéniciens, qui ont transporté la lèpre en Bretagne. Mais les enthousiasmes sont difficiles à détrôner ; auprès des partisans à outrance d'une légende et contre le mouvement populaire enraciné de misoseïsme on doit longuement lutter.

Au voisinage de la mer jusqu'au cap Sizum, à l'extrême pointe du Raz (dans le Finistère, sur l'océan Atlantique), les désignations cadastrales et les traditions populaires placent le séjour des lépreux le long de la voie romaine de Corhain qui aboutit à Troguer, à la baie des trépassés. Dans le cap Sizum, on trouve les trois principaux genres de refuges affectés aux lépreux : chapelles de Madeleine, les léproseries nommées en Basse-Bretagne *Orchlaon* (ce qui se traduit par le mot Maladrerie) et les corderies.

Le Dr de Closmadeuc s'est occupé des monuments mégalithiques et des signes qui y sont gravés qu'il a reproduits dans ses mémoires aussi nombreux que savants. Le Dr Letourneur les a interprétés et les a attribués aux Phéniciens. C'est ce que je me suis appliqué à démontrer aussi dans une brochure intitulée *Les monuments mégalithiques de l'Armorique et leurs sculptures lapidaires, en 1902* (Voir à la fin de cette Anthologie).

Le Dr Calmette, médecin-major de 1re classe à Quimper (Finistère) en 1892, a bien voulu me guider et m'aider dans mon enquête sur la survivance de la lèpre en Bretagne ; ce dont je lui exprime derechef tous mes remerciements.

Pendant l'examen des recrues, il a observé un grand nombre de jeunes gens ayant les doigts mutilés ou les mains déformées, les doigts fléchis, les muscles interosseux atrophiés, avec anesthésie. Naturellement, ces jeunes gens étaient refusés par le conseil de revision, comme impropres au service militaire. On les qualifiait de malades de Morvan ; lorsque certes ils étaient bel et bien lépreux, plus ou moins atténués, je le veux bien.

Mon ami, le Dr de Closmadeuc, ancien interne des hôpitaux de Paris, a bien voulu m'envoyer des notes sur les kacous ou cordiers de la Bretagne, dont j'extrais ces curieux renseignements : Les Kakous du bourg de Meucon supplièrent le duc de Bretagne de leur permettre de changer de métier et de fabriquer des *fouaces*. L'autorisation leur fut accordée ; mais à condition qu'ils donneraient à leurs fouaces la forme d'une écuelle dont le bord imiterait une corde qui rappelât leur première industrie. Depuis cette époque les Meuconais continuent à fabriquer des fouaces (brioches) de la même forme qu'ils viennent vendre à Vannes, sur la place de Lisses, les jours de marché, ainsi que nous l'avons vu nous-même. Selon mon honorable confrère aussi, le peuple breton croyait que la lèpre fut introduite en Armorique par les Juifs, après la prise de Jérusalem par les Romains. C'est à cause de cette erronée croyance qu'on appelait les *kacous cordiers juifs*. Ils subissaient absolument les mêmes prohibitions pour leur entrée aux églises, leur circulation dans les rues, l'achat de comestibles, etc., que les lépreux. Les natifs étaient inscrits sur le revers de la page destinée aux habitants sains (*hominibus sanis*), avec les bâtards. Ils ne pouvaient vendre les produits des terres à eux concédées au voisinage de leurs habitations, à la population saine, ni communiquer avec Icelle, ni circuler sans leur drap rouge cousu sur leurs habits.

Le Dr de Closmadeuc écrivit : Les premières communications du Dr Zambaco à l'Académie de médecine m'avaient frappé. Dans la description qu'il a faite des différentes formes de lèpre, je retrouvais les traits qu'il m'était arrivé d'observer sur quelques malades ou infirmes qui, à diverses reprises, s'étaient présentés à moi, dans le cours d'une pratique médicale de plus de 36 ans. Ces cas, je les rangeais dans la catégorie des scrofuleux ou des syphiliques. Aujourd'hui après avoir suivi les discussions qui ont eu lieu sur le sujet, à l'Académie, et avoir longuement conversé avec le Dr Zambaco lui-même qui a fait exprès le voyage de Vannes pour élucider la question de la survivance de la lèpre, je reste convaincu que la vérité est de son côté, et que j'ai eu, plus d'une fois sous les yeux, en Bretagne, des cas de lèpre plus ou moins atténués, mais parfaitement reconnaissables.

Le Dr de Closmadeuc m'a donné la liste des léproseries qui ont existé dans le Morbihan. Elles étaient au nombre de vingt-neuf ! Combien de lépreux devaient-elles contenir ?

Dessins des Phéniciens ou gravures lapidaires scandinaves et bretonnes. — Les inscriptions lapidaires tracées sur des rochers ou des blocs de pierre uniformes, éparpillés le long des côtes bretonnes et scandinaves sont restées mystérieuses. Ce ne sont pas des gravures fortuites d'une décoration enfantine ; mais des pictographies primitives qui fixaient les pensées des peuples qui les tracèrent. Nous les avons comparées avec les dessins que l'on rencontre sur certains monuments archaïques des nécropoles pharaoniennes et nous avons conclu à leur identité : on y voit des lignes concentrées sous forme de cercles qui s'emboîtent ou bien en zigzags ou serpentantes, etc., ou bien des cercles simples ou avec points au centre, dessin idéologue du Dieu soleil, et des haches de formes variées (La hache était un symbole de puissance chez les anciens Égyptiens. M. Morgan en a signalé d'identiques sur des vases de la nécropole de Nadeh, en Égypte). Il est inadmissible que ces similitudes de dessins, bien que se rencontrant à de grandes distances, d'une part sur les rives du Nil et d'autre part sur le littoral de la Scandinavie et de la Bretagne, soient fortuites. Il ne peut y avoir qu'une interprétation logique qui s'appuie d'ailleurs sur d'autres arguments palpables, comme on le verra plus tard : la découverte de matières de provenances très lointaines (ambre, turquoises, pierres de Chine, etc.), que seuls des navigateurs eurent pu transporter des diverses contrées de l'Asie et de l'Europe. Or, dans ces temps préhistoriques, un seul peuple entreprenait de tels voyages périlleux pour établir des factoreries, des comptoirs commerciaux, des colonies. Ce sont les Phéniciens. En outre, il y a des mots phéniciens conservés en Armorique jusqu'à présent, parmi ceux que nous avons déjà signalés, on doit placer celui de Betyle (maison de Dieu) dont on se sert encore en Bretagne pour désigner les grands blocs de pierre autrefois objets d'adoration, que l'on christianisa plus tard, au VIe siècle, lorsque le christianisme y pénétra, en y plaçant des croix (*Origine phénicienne de la lèpre dans l'Europe occidentale,* par A. Ragalski, Constantinople, 1900).

L'historien Dom Lobineau rapporte qu'en 1475 la loi imposait aux kacous d'avoir sur leur robe une pièce de drap rouge, comme signe distinctif et qu'ils ne pouvaient être que cordiers et labourer leur jardin. Néanmoins une ordonnance de François II permit aux caqueux de Saint-Malo de louer par baux de 3 ans seulement les terrains proches de leurs habitations, toutes autres prescriptions étant maintenues. Quant à l'étymologie du mot Cacous ou Kakous, il proviendrait du mot grec κακός, selon Lobineau (*Journ. Encycl.,* mars 1779), et, selon Rosenz Weig, archiviste de la Société polymathique du Morbihan (*Bulletin* du 2e semestre 1871), de caque, caquus, petit tonneau ; parce que les lépreux avaient toujours un barillet pour leur usage d'abord, puis ils en fabriquaient aussi parce qu'ils pouvaient être *tonneliers,* mot synonyme de lépreux ; tout comme les cagots aussi du Midi de la France, où ils étaient désignés sous le nom de capots, capotus, parce que leurs têtes étaient couvertes d'un capuchon *capa,* et gabet, gabetus, parce qu'ils tenaient une écuelle, gabata. Il en était absolument comme des lépreux du moyen âge. Ces traditions ont duré bien longtemps. Ainsi dans un aveu rendu au roi par l'évêque de Saint-Brieuc, en 1690, que l'on trouve aux archives de la Chambre des Comptes de Bretagne, il est question des caquins existant dans une vingtaine de paroisses du diocèse; ils étaient tous cordiers.

Dans le Morbihan, les anciens lépreux de Kerroch, près d'Hennebont, s'appelaient, au XVIIe siècle, les caquins de Kerroch. En 1739 une coquinerie existait encore au Pluneret sur le chemin de Vannes; il y avait aussi la maladrerie de Vannes. Toutes ces anciennes léproseries sont occupées aujourd'hui par les cordiers descendant des lépreux. Il en est de même des endroits appelés clandy, de *clan* = malade et *ty* maison, léproseries situées près des bourgs. Il en fut de même du nom de Magdeleine qui est encore conservé, synonyme aussi de léproserie.

J'ai visité à Vannes plusieurs Kakous, avec mon collègue le Dr de Closmadeuc et, près de Saint-Brieuc, au delà du tertre Buette, avec mon regretté confrère Paul Aubry, ils demeurent encore aux endroits même où existaient les anciennes coquineries ou léproseries. Un Statut de l'évêque de Tréguier, daté de 1436, ordonne que les caqueux vivent séparés des gens sains et qu'ils se tiendraient au bas des églises. En 1475, le duc François interdisait aux Caquins de Bretagne de voyager sans avoir un morceau de drap rouge sur leur robe pour les *congnoistre* d'avec *les gens sains non suspectz ne entachez* d'icelle maladie (la ladrerie). Si on les enterrait dans le cimetière commun le peuple les déterrait et les jetait dans les rues. Trois fois le cadavre d'un Kakou fut déterré, malgré les recommandations des autorités, jeté dans les rues et dévoré par les chiens et les porcs.

Les Cacous ont continué jusqu'à la Révolution à ressortir à la juridiction ecclésiastique. Ils devaient fournir à l'évêque, pendant ses visites pastorales, un licol de bon chanvre pour cheval; et aussi les cordes aux cloches de l'église paroissiale et aux chapelles, ainsi que pour les condamnés à la pendaison.

Nous pensons intéresser le lecteur en plaçant à la fin de cet ouvrage nos recherches sur les monuments mégalithiques de l'Armorique que nous prouvons avoir été construits par les Phéniciens qui les premiers ont introduit la lèpre en Bretagne.

Tout ce qui précède prouve donc deux choses :

1° Que la lèpre survit en Armorique comme reliquat de l'ancien fléau qui a ravagé si cruellement cette contrée au moyen âge ; 2° que la lèpre a été introduite en Bretagne par les Phéniciens.

Après nos recherches en Bretagne qui ont démontré les deux assertions qui précèdent, d'éminents confrères ont voulu vérifier ce que nous avions déclaré dans notre communication à l'Académie de Médecine. Ils se sont rendus sur les lieux mêmes et se sont livrés à de méticuleuses enquêtes. Nous sommes heureux qu'ils aient confirmé la survivance de la lèpre en Armorique, corroborant ainsi notre opinion. Nous citerons surtout les Drs Jeanselme et Hallopeau. Nous relatons ici la communication faite sur ce sujet, par ce dernier éminent dermatologue, au congrès international de Médecine, tenu à Lisbonne en 1908. Il parla d'un foyer breton de la lèpre et de diverses manifestations insolites de cette maladie qu'il a vues lui-même pendant son séjour en Bretagne. Il est absolument de notre avis sur l'hérédité qu'il reconnaît comme un actif facteur de propagation. Il admet cette donnée pour expliquer le foyer lépreux qu'il a découvert à Guingamp (Bretagne). En 1892, dans ma communication à l'Académie de Médecine de Paris sur la survivance de la lèpre en Bretagne, j'avais déjà signalé la présence de quelques lépreux classiques à Guingamp (Côtes-du-Nord). Le Dr Hallopeau présenta même à la Société française de Dermatologie de Paris deux lépreux originaires de villages voisins de Guingamp. Il s'agissait de lèpre tubéreuse et nerveuse typiques, avec constatations même de bacilles de Hansen.

Le Dr Vincent, de Guingamp y avait vu trois autres lépreux, et un de ces confrères en vit dix autres cas. Mais la preuve bactériologique n'avait pas été donnée. Ce qui selon nous n'est pas de rigueur, et à ce propos nous sommes très heureux de voir que le Dr Hallopeau partage notre avis, et qu'il ne réclame plus absolument, ainsi qu'il le faisait autrefois, comme *sine qua non*, la constatation de ce bacille, pour poser le diagnostic de lèpre. Les signes cliniques lui suffisent comme à nous. « *Ce postulatum, dit-il, est empreint d'exagération. Nous a-t-il fallu la constatation du bacille de Koch et celui de Shaudssin pour faire le diagnostic de tuberculose et de syphilis ? Les caractères cliniques ne suffisent-ils pas pour l'établir ? Il en est de même pour la lèpre dont l'ensemble symptomatique est si frappant.* » Le Dr Hallopeau considère donc comme *définitivement établie l'existence d'un foyer lépreux aux environs de Guingamp en Bretagne.* C'est là une localisation endémique qui diffère de ce qu'on observe à Paris où circulent de nombreux lépreux qui ont contracté la maladie dans des foyers exotiques, par contagion. Mais, ajoute notre éminent ami : « *Cette contagion n'existe plus dans nos climats.* » Prenons acte de cette déclaration qui confirme l'opinion que nous soutenons depuis près de 30 ans !

Cependant le Dr. Hallopeau a isolé *six* des lépreux admis à l'hôpital Saint-Louis de Paris, il y a trois ans, dans le pavillon *Gabriel,* placé sous sa direction, *pour prévenir toute contagion.* Il a donc fini par reconnaître que celle-ci n'est pas à craindre à Paris. Mieux tard que jamais. D'ailleurs, ainsi que nous l'avons dit et répété (voyez *La contagion de la lèpre en l'état de la science,* Masson), de tout temps les lépreux hospitalisés à Saint-Louis, dans les salles communes à côté de malades atteints d'eczéma, d'ulcères, etc., sans la moindre précaution, n'ont contagionné personne ; pas plus que les deux cents lépreux, en chiffre rond, richards exotiques qui circulent partout dans Paris et fréquentent les hôtels, les cafés, les théâtres, le grand et le demi-monde.

Quoi qu'il en soit, après cette digression que nous avons crue utile, pour constater que notre éminent collègue a renoncé à son intransigeance ultra-contagionniste d'autrefois — ce qui nous cause une indicible joie, en nous donnant gain de cause — nous continuons à retracer les paroles de notre excellent ami : « La seule explication possible de ce fait (la non-contagiosité de la lèpre à Paris) nous paraît être dans l'armure insuffisante de nos moustiques. Le bacille de Hansen ne se multiplie pas dans l'épiderme ; il faut qu'il soit introduit profondément dans la peau pour qu'il puisse y fructifier. » (Nous remarquerons que ce n'est là qu'une hypothèse gratuite) : « Autrement tous les malades atteints d'érosions cutanées, qui sont dans nos salles de Saint-Louis, seraient infectés par les milliers de bacilles qui sortent chaque jour des fosses nasales de la plupart de nos lépreux. Les moustiques de Bretagne ne diffèrent pas de ceux de Paris. On ne concevrait guère non plus la propagation par le milieu ambiant. Reste l'hypothèse d'une transmission héréditaire. C'est la plus vraisemblable, bien que les parents de nos deux Bretons lépreux ne sont pas lépreux. Faut-il admettre avec Zambaco, que la transmission peut sauter une génération ? Nous ne le pensons pas. Nous ne concevons pas le bacille latent pendant toute l'existence d'un individu qui serait susceptible de la (lèpre) communiquer à ses enfants. On sait que le véritable générateur n'est pas toujours celui qui passe pour tel. C'est là sans doute l'explication des faits. » Ce qui veut dire que ce grand nombre de lépreux indigènes, Français, Bretons et autres, sont tous des bâtards, et que leurs pères, non les putatifs, mais les réels étaient lépreux. Je n'essayerai pas de combattre cette thèse que des lépreux voyageurs, inconnus et jamais vus, aient eu un grand succès auprès des Françaises, leurs maîtresses, — qu'ils n'ont jamais contaminées du reste, — et qu'ils aient transmis la lèpre aux produits de leurs amours clandestines, tant en Bretagne que dans les autres localités où la lèpre est très sporadique.

Le Dr Hallopeau passe ensuite en revue devant les congressistes quelques lésions lépreuses qu'il a observées, savoir l'*urétrite suppurative avec bacille de Hansen* (nous pensons que si ces individus avaient contaminé les femmes avec lesquelles ils ont coïté légalement ou clandestinement, le Dr Hallopeau, contagionniste militant, n'aurait manqué de le dire pour démontrer ses convictions). De plus, Hallopeau aurait vu des ostéopériostites, des lymphangites, des *érythèmes noueux sans bacilles* et enfin des *alopécies*. Il considère donc l'alopécie comme assez fréquente dans la lèpre ; sur 9 lépreux de son service, 2 ont eu une raréfaction des cheveux qui étaient en même temps minces et en clairières ; chez un troisième, il existait des foyers d'alopécie disséminés. Or, il est d'accord avec la description des lépreux bibliques, mais en désaccord avec les léprologues contemporains qui déclarent tous n'avoir pas vu la calvitie lépreuse, si ce n'est lorsque des lépromes siègent sur le cuir chevelu, ce qui est rarissime.

Pour compléter ce qui a été dit sur la lèpre dans ce congrès de Lisbonne, nous devons mentionner que le Dr Neisser prit la parole à la même séance pour dire que la muqueuse nasale, selon lui, n'est pas toujours le foyer primitif de la lèpre, et que les moustiques ne sont pas les intermédiaires de la contagion. Il n'est pas disposé non plus à accepter l'hérédité ; il est toujours d'avis de surveiller très étroitement tous les cas de lèpre, dans tous les pays, pour prévenir le *reflambage des épidémies de jadis*. Pour ce distingué confrère la contagion seule doit être incriminée.

La survivance de la lèpre en France. Maladie de Morvan, syringomyélie, sclérodactylie, morphée. — En l'année 1892, en comparant les nouvelles maladies créées par l'éminent Pr Charcot (maladie de Morvan et syringomyélie) avec les diverses formes de la lèpre dont l'étude m'occupait depuis plusieurs années, j'arrivai à la conclusion que celles-ci n'étaient que la lèpre antique tout à fait classique et parfois plus ou moins atténuée ou fruste. Je m'adressai donc à l'illustre professeur et lui exposai mes idées. Mais Charcot me répondit que la lèpre avait disparu de la France, depuis plus de deux siècles, et que la maladie de Morvan et la syringomyélie (qu'il fusionna plus tard en une seule entité morbide à deux variétés) avaient échappé jusqu'alors à l'observation des plus sagaces cliniciens. *Elles n'avaient donc rien de commun avec la lèpre.*

Nous avions aussi remarqué que depuis quelque temps les journaux d'Angleterre, d'Allemagne et d'Autriche signalaient souvent des faits isolés, étiquetés maladies de Morvan ou syringomyélie, et qui n'étaient, pour nous, que des cas de lèpre, mutilante ou nerveuse, classique ou bien modifiée et larvée.

La lecture de ces observations, lorsqu'elles n'étaient pas inconcluantes par leur écourtement, édifie suffisamment ceux qui se sont occupés de la lèpre d'une manière spéciale, et qui sont en état de la reconnaître même à ses esquisses les plus incomplètes. Tout donc portait à croire que le jour où un lèprologue se mettrait à la besogne, il dépisterait la lèpre dans ces divers pays, et qu'il arriverait à la conclusion que, tant en France qu'ailleurs, la lèpre survit toujours comme reliquat du terrible fléau qui ravagea l'Europe pendant plusieurs siècles, jusqu'à la fin du moyen âge. Une confirmation de ce que je viens d'énoncer se trouve dans un récent article inséré dans les journaux : un confrère germain signala dans une localité allemande, à Memel, la présence de plusieurs lépreux passés inaperçus jusqu'alors. Cette communication eut lieu le 12 octobre dans le cercle médical de Berlin (*Progrès médical* du 14 octobre 1893). Il était donc à prévoir, que l'éveil étant donné, des constatations pareilles allaient se suivre en nombre. C'est ce qui est arrivé. Bien des malades présentant le tableau le plus complet des nouvelles maladies forgées de toutes pièces par des hommes éminents d'ailleurs, mais qui n'ont pas eu l'occasion d'étudier la lèpre cliniquement, ne sont que des lépreux. Des autorités même n'ont point songé à la lèpre, étant convaincues que la maladie avait disparu totalement et définitivementt de l'Europe centrale depuis 1695, époque à laquelle un édit de Louis XIV supprima toutes les léproseries de France, faute de lépreux.

Ce qui est déjà édifiant c'est que, après mes communications à l'Académie de médecine de Paris, plusieurs cliniciens se sont livrés à l'étude spéciale de la lèpre et ont effectué l'unification de toutes ces maladies nouvelles avec la lèpre : panaris analgésique ou mal de Morvan, syringomyélie, morphée, parfois la sclérodermie et la sclérodactylie. Tous les confrères distingués de la Marine française, qui ont observé la lèpre dans les colonies, et avec lesquels j'ai eu la bonne chance de me mettre en relation, ont partagé mes opinions, ainsi que les léprologues du Brésil, de la Colombie, de San Salvator, du Mexique, etc., dont plusieurs ont eu l'amabilité de m'annoncer leur adhésion ; tandis que les savants confrères, qui se livrent à des études spéculatives dans leurs cabinets et qui n'ont fait la connaissance de la lèpre qu'à distance, ont continué à scinder la grande classe de la *léprose* et à faire des entités morbides distinctes et multiples, selon sa répartition géographique. Il en résulte que, toutes choses égales d'ailleurs, ce qui est lèpre manifeste dans les localités lépreuses, se trouve tout autrement considéré et dénommé lorsqu'il apparaît dans des endroits où l'on avait prétendu que la lèpre n'existe plus. Erreur profonde que j'ai eu l'honneur de prouver. Ce qui frappe, d'ailleurs, c'est l'absence complète de la maladie de Morvan, de la syringomyélie, de la Morphée et de toutes ces maladies de nouvelle création partout où la lèpre sévit avec activité et violence et où se rencontrent des confrères connaissant la maladie. Mais cette mode fut progressivement périmée ou bien s'est restreinte de plus en plus, grâce à l'appui qui m'a été fourni par des cliniciens émérites, tels que Hardy, Potain, Besnier, Quinquaud, Pitres, Debove, Chauffard, Grasset, Raymond...

Ainsi, il n'y a pas, à ma connaissance, de cas de mal de Morvan ou de syringomyélie au Brésil, aux Antilles, aux Marquises, à l'île de la Réunion, en Colombie, à Haïti, à Sandwich, à Constantinople, ni dans toutes les localités lépreuses que j'ai visitées, et où la lèpre règne toujours en maîtresse. Je ne sache pas non plus qu'on ait observé de tels exemples en Norvège. Et bien que, mon distingué confrère et ami, le Dr Hansen de Bergen, paraisse disposé à maintenir la syringomyélie, comme entité morbide, jamais il n'a vu un seul cas de cette affection, soi-disant indépendante de la lèpre, en Norvège. On a voulu, pour essayer de différencier la lèpre d'avec ces nouvelles entités morbides se baser sur la fréquence plus ou moins grande ou l'acuité de tel ou tel phénomène dans l'une ou dans l'autre; c'est là un procédé bien défectueux, lorsqu'il n'y a pas un seul symptôme inhérent, propre, exclusif à chacune d'elles, qui autorise cette séparation.

C'est bien surprenant, n'est-il pas vrai, que le mal de Morvan, la syringomyélie, la morphée et consorts fassent absolument défaut partout où la lèpre se trouve à l'état endémique ou d'activité ; et que toutes ces nouvelles affections se rencontrent uniquement dans les foyers éteints de la maladie, et réputés ne plus présenter aucune trace de lèpre. Prétention d'ailleurs qui a dû être réformée après notre constatation partout en France, à Paris aussi bien que dans les départements, non seulement de la lèpre atténuée, mais aussi de la lèpre classique, de la lèpre léonine même.

Il y avait déjà quelque temps que la lecture des travaux publiés sur le mal de Morvan et sur la syringomyélie avait éveillé mes soupçons sur le déguisement que pourrait affecter la lèpre par son atténuation ou par la modification de ses processus, consécutivement à la dilution de la morbidité dans les foyers éteints. Les croisements incessants des populations et leur participation aux progrès de la civilisation atténuent les vices héréditaires et améliorent successivement le bien-être des masses. Par les progrès de l'hygiène en lutte contre le paupérisme si favorable à toutes les maladies de misère, dont la tuberculose et la léprose constituent les principaux tributaires, ces maladies doivent diminuer et diminuent de fait de plus en plus.

J'avais déjà exprimé dans plusieurs mémoires, bien timidement pour commencer, mes croyances sur l'identité de la lèpre et de quelques-unes de ces nouvelles maladies dont l'école de la Salpêtrière a été le grand promoteur et même l'instigateur. Mais combattre les idées régnantes patronnées par les princes de la science, ce n'est pas chose facile. On exigeait de toutes parts une démonstration péremptoire que j'ai pu enfin fournir.

Pour prendre acte dans les *Annales de la Science,* j'adressai, en 1890, une lettre scientifique ouverte à mon distingué confrère et ami le Dr Thibierge, médecin des hôpitaux de Paris. Cette lettre, parue en avril dans la *Gazette hebdomadaire,* tendait à établir nettement, que le mal de Morvan et parfois la syringomyélie n'étaient que la lèpre souvent facile à reconnaître à ses signes classiques, mais parfois aussi larvée et plus ou moins métamorphosée.

Dans sa réponse dans le même journal, mon honorable confrère et ami contestait avec talent cette unification, bien qu'il me fournît lui-même des armes pour le combattre. En effet il a lu à la Société des hôpitaux de Paris une communication pour redresser une erreur de diagnostic commise par plusieurs médecins des hôpitaux de Paris qui avaient considéré, pendant des années, un individu bel et bien lépreux, comme atteint de syringomyélie. Or, cette erreur fut signalée par mon contradicteur lui-même d'une manière solennelle.

En 1892, étant à Paris, je me suis mis à la recherche de la syringomyélie et de la maladie de Morvan dans les divers services nosocomiaux, et j'ai pu constater, sans difficulté, que le plus grand nombre de ces malades était dûment lépreux. J'ai même eu le bonheur de faire partager mon opinion par des confrères occupant les degrés les plus élevés de la hiérarchie médicale. C'est ainsi que l'examen d'un malade qui resta pendant onze mois dans le service de feu le Pr Charcot, six mois dans celui du Dr Dejerine à Bicêtre, cinq et six mois, à plusieurs reprises dans les divisions du Dr Hayem à Saint-Antoine, de Broca, de Gombault et de Monod, et partout qualifié de *syringomyélitique,* l'examen de ce malade, dis-je, me convainquit profondément de l'erreur commise par tous ces éminents confrères.

Nous avons dit que le Pr Charcot décréta plus tard la fusion des deux individualités nosologiques de nouvelle création, de la maladie de Morvan et de la syringomyélie ; tandis que le Dr Déjérine maintint toujours leur indépendance, leur dualité. Or, ce malade du nom de Marès, qui servit souvent à démontrer dans les cours officiels l'existence incontestable de la maladie de Morvan, ne fut qu'un lépreux méconnu, bien qu'il présentât le tableau le plus accompli de la lèpre la plus vulgaire. Le diagnostic de ce malade ne pouvait être que *lèpre* sans la moindre discussion, pour tout clinicien qui a vu la lèpre de près. Et pourtant, son histoire figure dans les archives de médecine, dans les leçons de la Salpêtrière, dans les thèses de la Faculté de Paris, sous la rubrique constante de *mal de Morvan*.

Voulant étayer mon diagnostic de l'autorité des savants médecins de l'hôpital Saint-Louis, bien plus compétents que les autres célébrités parisiennes qui n'ont pas l'occasion de voir la lèpre, j'ai conduit ce malade, *Marès*, à cet hôpital, et je priai MM. Hardy, Besnier, Fournier, Quinquaud, Vidal, Hallopeau, Ducastel, Tenesson, d'exprimer leur avis sur son état. Or, tous ces savants confrères ont été unanimes pour reconnaître la lèpre, et me donnèrent officiellement raison. La partie était donc gagnée.

Ce premier succès ébranla les doctrines de bien des confrères très haut placés et impartiaux. Encouragé par ce premier gain de cause, je continuai à parcourir les hôpitaux de Paris où je découvris plusieurs autres lépreux qualifiés toujours de malades de Morvan ou de syringomyélitiques.

Une des plus grandes célébrités contemporaines, le Pr Potain, a bien voulu me montrer un malade couché dans ses salles, considéré aussi par plusieurs chefs de service comme syringomyélitique et que je déclarai lépreux. Cette erreur de diagnostic a été scellée aussi par le jury du bureau central des hôpitaux et par le candidat qui, concluant dans le même sens, obtint sa nomination. Hé bien, ici encore, il ne s'agissait que d'un lépreux classique. Je tiens à honneur de déclarer que l'illustre Pr Potain avait déjà posé le même diagnostic, contrairement à l'opinion de tous ses collègues des Hôpitaux.

Ce qui est plaisant c'est qu'un an après ce concours, le même malade a été donné à un nouveau candidat pour le bureau central. Mais, la maladie ayant évolué, le nouveau jury en fit un lépreux et le candidat également qui fut nommé par approbation. Or, le même malade considéré comme syringomyélitique d'abord et puis comme lépreux servit à la nomination de deux candidats dont les diagnostics furent diamétralement opposés !

Plus tard, les faits pareils se sont de plus en plus multipliés. Des soi-disant syringomyélitiques se sont présentés à l'observation des éminents confrères de Saint-Louis, à Besnier et Quinquaud qui ont redressé les erreurs et prononcé l'arrêt de *lèpre,* avec leur haute compétence universellement reconnue. L'attention de plus en plus éveillée amena de nouvelles adhésions, basées toujours sur la rectification de pareilles erreurs de diagnostic. Ainsi le Pr Pitres, de Bordeaux, vint déclarer à la tribune de l'Académie que, après ma communication à cette docte compagnie, il a examiné derechef un malade qu'il avait qualifié de syringomyélitique, devant ses élèves, et qu'il acquit la conviction qu'il s'agissait d'un vrai lépreux, même avec démonstration bactériologique.

MM. Chauffard, Debove, Raymond, ont eu l'occasion de corriger à leur tour des diagnostics fautifs, ainsi qu'ils l'ont déclaré à la Société médicale des hôpitaux de Paris. Tous ces savants confrères sont donc venus à mon aide, et prêtèrent successivement leur précieux concours et leur autorité à l'appui de ma thèse.

Enfin pour établir au grand jour la survivance de la lèpre en France, je me décidai à pousser mes investigations jusqu'en Bretagne, où le panaris analgésique a été tout d'abord observé.

On sait que c'est le Dr Morvan de Lannilis, qui a signalé dans le département du Finistère, où il exerçait, les premiers cas de paréso-analgésie, maladie qui consiste en la succession de plusieurs panaris indolores — à l'encontre du panaris vulgaire qui est une des affections les plus douloureuses que l'on connaisse — et qui se terminait par des mutilations, réduisant souvent les extrémités digitales à des moignons informes. Les détails de cette enquête entreprise par moi sont consignés dans le chapitre de la survivance de la lèpre en Bretagne de ce même travail. Quelques-uns de mes contradicteurs du premier moment, très rigoristes, réclamaient, pour se laisser convaincre, de leur présenter le bacille. Mon bien regretté ami, le Dr Vidal, insista sur ce point lors de ma première communication à l'Académie, en août 1892. Mais d'abord en excellent clinicien qu'il était, il a reconnu la lèpre, ainsi que tous ses collègues de l'hôpital Saint-Louis chez *Marès,* au seul examen clinique du malade. De plus, ni lui, ni ces messieurs n'ont jamais recours à l'examen bactériologique, lorsqu'il s'agit de diagnostiquer la lèpre soit en ville, soit à l'hôpital. Pourquoi donc cette rigueur apparente appliquée seulement à des malades présentant les signes cliniques les plus tranchés de la lèpre, présentés par moi?

Néanmoins la communication du Pr Pitres à l'Académie de médecine effaça même cette objection ; cet éminent confrère a eu la bonne chance de constater le bacille de la lèpre chez son malade considéré d'abord comme syringomyélitique par lui-même et qu'il restitua plus tard à la lèpre, c'est-à-dire après ma communication à cette docte compagnie.

Quelques temps après le Pr Strauss trouva aussi la bactérie spéciale chez un lépreux autochtone de la Bretagne.

Néanmoins je m'empresse d'ajouter que la constatation du bacille n'est pas toujours possible chez les lépreux. J'ai envoyé des doigts entiers de lépreux, atteints de la forme mutilante la plus évidente, aux P[rs] Bouchard, Vidal, Nocard, Strauss ; et tous m'ont dit ou écrit n'avoir pu y trouver un seul bacille. Le Dr Gombault fit aussi, bien des fois, l'examen des doigts du fameux *Marès,* spontanément mutilés ou bien amputés par le Dr Monod. N'y ayant point trouvé de bacilles, il en conclut qu'il s'agissait bien d'un cas de maladie de Morvan et non point de lèpre. Or, nous avons vu que ce *Marès* était un lépreux avéré et reconnu plus tard par tout le monde.

Le Dr Hallopeau, qui exigeait aussi que je lui montrasse le bacille, pour effacer le mal de Morvan de la liste des maladies, a bien voulu se livrer, sur ma prière, à des biopsies chez un lépreux nerveux de son service. Malgré toute son adresse et toute son application, ses recherches sont restées infructueuses ; il n'y a point vu le bacille ; et pourtant le jeune Haïtien dont il s'agit, hospitalisé à Saint-Louis pendant plus d'un an, était incontestablement lépreux pour M. Hallopeau lui-même, ainsi que pour tous ses collègues de Saint-Louis. Donc l'absence du bacille, ou bien sa non-constatation n'autorise pas à exclure la lèpre. Et de ce que des malades, présentant tous les signes cliniques de la lèpre, ne fournissent pas le bacille à l'examen bactériologique, on n'est nullement en droit d'en faire des malades de Morvan ou des syringomyélitiques, et de les distraire ainsi de la léprose, sans s'exposer à faire des erreurs inévitables de diagnostic. Celles commises par les plus grands maîtres de nos jours, dont j'ai mentionné plusieurs, en témoignent.

Tous les sujets atteints du mal de Morvan sont des lépreux. Mais tous les syringomyélitiques ne le sont pas.

Le Pr Charcot et le Dr Déjérine m'ont montré dans leurs services, en 1892, sous la désignation de syringomyélitiques, des malades qui ne se ressemblaient guère entre eux. J'ai trié parmi eux des lépreux indiscutables. Mais il en est resté aussi qui ne présentaient, ni la griffe caractéristique, ni les maux perforants, ni les autres troubles trophiques accentués, ordinaires des lépreux. Par contre, les articulations des coudes, et surtout celles des épaules, sont déformées et peu mobiles ; aussi les malades ne parvenaient-ils pas à lever les bras horizontalement ; lés membres thoraciques, ballants, tombaient le long du corps dans une attitude spéciale ; les mains, souvent plates, sont tournées en arrière et en dehors ; les déviations de la colonne vertébrale, que je rencontre aussi chez des lépreux tropho-nerveux, sont bien plus prononcées chez ces malades ; les orbiculaires des paupières ne sont pas atrophiés non plus, comme cela a lieu, en général, dans la lèpre nerveuse avancée ; enfin le port de ces individus n'est point celui des lépreux.

Qu'on fasse donc de ces malades, que je récuse, autre chose que des lépreux, des syringomyéliques, si on le désire, je ne m'y oppose point ; mais de grâce, qu'on n'englobe pas, sous ce néologisme des lépreux véritables. Voilà ce que je réclame au nom de la science exacte et de la clinique. Et je suis tellement dans le vrai, que déjà des cliniciens et des observateurs de premier ordre, et dont le nombre grossit continuellement, me donnent de plus en plus raison. D'ailleurs la *syringomyélie* n'est pas une entité morbide, mais tout simplement un *syndrome*. On a soutenu que les macules, la pigmentation et les tubercules sont constants dans la lèpre, et que leur absence autorisait à poser le diagnostic de syringomyélie. En avançant cela, l'école de la Salpêtrière a dérogé à sa réputation méritée d'observatrice rigoureuse. Il arrive souvent dans la lèpre, dans celle de notre contrée, la Turquie et d'ailleurs, que toute manifestation cutanée fasse défaut à toutes les périodes de la maladie. Le Dr Marestang, qui plaida, bien qu'avec mollesse, pour l'indépendance de la syringomyélie, avoue actuellement que la *lèpre tropho-névrotique peut exister absolument sans la moindre manifestation cutanée*. Que reste-t-il alors pour discerner les dits syringomyéliques d'avec les lépreux nerveux ? Absolument rien.

Le Dr Hansen, de Bergen, prétend que les malades de Morvan, dont la *Semaine médicale* a reproduit les dessins fournis par moi (en août 1892), n'ont pas les muscles de la main suffisamment atrophiés et les difformités absolument identiques à celles des lépreux ; comme si l'atrophie ou tout autre symptôme devait être mesuré et rencontré toujours au même degré, et que la mutilation de la main par la lèpre devait être toujours faite sur le même modèle et coulée dans le même moule. Si l'on exigeait ainsi que tous les malades d'une et même catégorie fussent servilement et constamment décalqués sur un modèle idéal, que deviendrait la maxime merveilleusement exacte : *il n'y a point de maladies, il n'y a que des malades* ; maxime dont l'oubli égarerait le clinicien ?

Il est fréquent dans la lèpre mutilante, de nos climats surtout, que les muscles ne soient pas très réduits. Parfois même les régions thénar et hypothénar sont bien saillantes, ce que je suis porté à attribuer à un surcroît de tissu cellulaire, à une fausse hypertrophie, et d'autant plus que les doigts mutilés condamnent les mains à un repos forcé. Je ne pense donc pas que les objections du Dr Hansen portent juste. Elles ne sont pas frappées au coin de l'observation clinique.

Il est certain que faire accepter d'emblée une opinion qui renverse les idées régnantes, si vraie qu'elle soit, ce n'est pas chose aisée, et d'autant plus que les maladies nouvellement créées ont eu pour parrains des sommités universellement reconnues, et que leur soi-disant découverte a été accueillie avec un enthousiasme général. Cependant, le Pr Déjerine m'avait cédé volontiers, comme lépreux, tous les malades atteints du mal de Morvan que lui, dualiste, sépare des syringomyéliques ; il maintient toujours la syringomyélie qu'il regarde comme consécutive à l'envahissement de la moelle par un gliome. Nous avons déjà dit que le canal creusé dans la moelle, ou la syringomyélie, étymologiquement parlant, n'est pas toujours liée à la présence d'un gliome.

D'autre part, le Dr Poncet de Cluny m'a affirmé avoir rencontré, à l'autopsie, des gliomes qui n'avaient présenté aucun phénomène qui pût les faire soupçonner pendant la vie. Enfin le Dr Corre a observé un canal creusé dans la mœlle dans le béribéri (communication orale).

Les malades du Pr Potain, de Pitres, de Chauffard, de Debove, de Raymond, de Besnier, de Quinquaud, étaient tous censés affectés de syringomyélie et non pas de panaris analgésique ; ils n'appartenaient pas au type Morvan. Et nous avons vu que tous ces malades étaient réellement lépreux ;

ils furent reconnus, plus tard, comme tels par ces maîtres éminents.

On peut donc se résumer de la manière suivante : la lèpre autochtone existe toujours méconnue à Paris, en France, ainsi que je l'ai établi devant l'Académie et la Société de Dermatologie, en montrant les photographies, et en présentant les observations de lépreux évidents et vivants dans plusieurs départements, d'où ils ne sont jamais sortis, et lorsqu'ils n'ont jamais été en contact avec des éléphantiasiques.

La lèpre survit donc partout. Plus tard le Pr Bernheim, de Nancy, présenta de son côté à la Société de Médecine de cette ville une malade des environs d'Epinal, sans antécédents héréditaires, qui n'a jamais été en relations avec des lépreux, et néanmoins atteinte de la lèpre tuberculeuse. Le Dr Bernheim explique le développement de cette lèpre autochtone chez sa malade, par l'hérédité en retour, c'est-à-dire par l'*atavisme* ; il signale à l'appui de son opinion la présence autrefois en Lorraine de plus de 60 léproseries.

On le voit donc, notre opinion sur la survivance de la lèpre s'affirma et se démontra de plus en plus. Depuis notre communication à l'Académie, de nouveaux faits observés ont continué à faire *boule de neige*. Et chose bien importante, — qui corrobore aussi l'opinion déjà émise par moi maintes fois — malgré les recherches les plus minutieuses on n'a pu constater un seul bacille chez cette lépreuse manifeste d'Épinal (*Mercredi médical* du 10 janvier 1894).

A côté de ces types parfaits, classiques, il y a des cas de lèpre modifiée par les croisements incessants, *atténuée, larvée* et *fruste*. Les malades du Dr Morvan sont empruntés aux uns et aux autres. Il est surprenant que notre distingué confrère, originaire de la Bretagne, où il a toujours exercé, n'ait jamais songé à l'histoire de son pays, concernant la lèpre qui l'a ravagé, et qui y a laissé des souvenirs encore bien vivaces. Et pourtant, il rencontrait chaque jour, dans ces excursions, des ruines d'anciennes léproseries qui conservent toujours leurs noms. J'ai constaté le fait moi-même ; et je ne me lasse de répéter, pour convaincre les plus incrédules, qu'on a compté jusqu'à 23 léproseries rien que dans les Côtes-du-Nord, un des cinq départements qui constituaient l'Armorique. Ne devrait-on pas penser, *a priori*, qu'après cette masse de lépreux vivants en Bretagne pendant des siècles, et dont les descendants portent encore le poids et les souvenirs de l'aversion populaire sous le nom de *Kakous,* il y devait encore exister des reliquats de cette affreuse maladie ?

Enfin on a prétendu que les malades de Morvan et les syringomyéliques ne sauraient être des lépreux, puisqu'ils ne semaient pas leur maladie autour d'eux, qu'ils ne contaminaient personne ; tandis que la lèpre est une maladie contagieuse. On verra, dans le chapitre *contagion,* ce que vaut cet argument. Voici une observation très instructive.

Lèpre atténuée, fruste, anomale, sclérodermie. — Le Dr Albert Vidal de Grasse a bien voulu me communiquer l'observation suivante. Résumé : X..., âgée de 41 ans. Les doigts et les orteils se refroidissaient et devenaient blancs, pendant plusieurs mois ; plus tard elle perdit l'extrémité du petit doigt droit, sans suppuration, avec souffrance ; il y survint une tache foncée ; tous les doigts devenaient violets d'une manière intermittente ; au bout d'un mois la phalangette tomba ; puis les extrémités devinrent blanches, ischémiques ; ulcère sur l'olécrâne à droite, stationnaire depuis un an ; ulcération de l'annulaire droit au niveau de l'articulation de la phalangine avec la phalangette, sans tendance à la cicatrisation ; à la face, éruption, datant de la chute de l'auriculaire, de petits boutons miliaires qui ne suppurent pas, avec sclérodermie, ouverture buccale rétrécie, difficulté d'ouvrir la bouche, raideur des joues et gonflement limité lorsqu'elle souffle ; chute de toutes les dents, sans carie ; sclérodermie aux ouvertures des paupières et des narines ; amaigrissement, faiblesse générale ; parfois frissons suivis de chaleur ; urines normales ; déglutition parfois difficile par constriction spasmodique et rejet du bol ; sensibilité non modifiée ; crevasses permanentes sur plusieurs doigts ; j'ai réexaminé la malade après les communications du Dr Zambaco à l'Académie ; elle est toujours dans le même état. Je suis porté à attribuer cette asphyxie, cette syncope des doigts avec tous les symptômes plus haut décrits à une lèpre modifiée. Cette demoiselle a toujours habité avec sa famille à Grasse, où je n'ai pas vu d'autre personne affectée de la même maladie. Août 1893.

Autres faits confirmatifs de la survivance de la lèpre en France. — Ainsi après notre communication persuasive à l'Académie sur la survivance de la lèpre en Bretagne et son existence actuelle tant à Paris que dans bien d'autres localités en France, d'éminents confrères confirmèrent cette vérité en faisant connaître des observations personnelles et des rectifications de leurs diagnostics, tant à la docte compagnie qu'à d'autres sociétés savantes ou par des publications dans les journaux scientifiques. Parmi ces documents confirmatifs, je citerai les plus sensationnels.

Le Dr Pittres, professeur et doyen de la Faculté de Médecine de Bordeaux, un des plus brillants élèves de l'École de la Salpêtrière, imbu des doctrines de son illustre maître Charcot, vint déclarer à l'Académie de Médecine, le 28 novembre 1892, avec toute sa probité scientifique, avoir fait à ses élèves une leçon sur un syringomyélique, soigné dans son service, qu'il avait présenté à ses élèves. « Mais après la communication de Zambaco, il a revu et étudié ce malade qu'il trouva être atteint de la *vraie lèpre* incontestable, avec constatation du bacille de Hansen. » Cette déclaration faite en ces termes, par un si éminent et compétent confrère, fut certainement un acte des plus importants, des plus solennels, prêtant un précieux appui à ma thèse, savoir que l'École de la Salpêtrière se trompait absolument dans ses diagnostics, et que des lépreux indiscutables, comme le fameux *Marès* tant de fois présenté par le grand chef à ses leçons retentissantes, et figurant dans l'iconographie de la Salpêtrière, étaient considérés comme atteints de maladie de Morvan.

Le Pr Pittres, poursuivant toujours ses recherches, a bien voulu me fournir d'autres témoignages indubitables. Il m'a communiqué l'observation d'une Bordelaise atteinte de lèpre tubéreuse autochtone. Cette femme n'avait jamais quitté la France et ne fut jamais en rapport avec des lépreux. Il ajouta qu'il a vu tant de ruines de léproseries dans le midi de la France et su tant de dénominations locales qui rappellent la lèpre qu'il doit, certes, y avoir de nombreux reliquats de la maladie, qu'il cherchera lui-même. Quant à la malade plus haut mentionnée, elle avait consulté le Pr Hardy, au début de l'affection, 8 ans avant Pittres. Hardy reconnut la lèpre qui évolua depuis. Malgré les conseils, son fiancé a voulu absolument l'épouser. Lorsque Pittres l'a vue, elle avait la face léonine. Ajoutons en passant que ce courageux mari n'a pas été contaminé par son épouse.

Le Dr Pittres m'a envoyé l'observation d'un autre lépreux bordelais. Il prouva aussi devant la Société de Médecine de

Bordeaux, qu'un malade qualifié de *léproïde* n'était qu'un vrai lépreux. Il s'inscrit donc, avec nous, en faux contre cette dénomination donnée par Leloir à quelques malades vus par le professeur de Lille.

Cette argutie de Leloir me rappelle une mémorable discussion entre Brouardel et Peter à l'Académie de Médecine, à laquelle j'assistai, à propos du choléra observé à Paris par Peter et que Brouardel s'obstinait à qualifier de *cholériforme* ; tandis que le vrai choléra sévissait dans un asile de vieillards, sis dans les environs, à Nanterre. La maladie passant la barrière devenait diarrhée cholériforme. Peter s'égosillait à la tribune en disant : je viens de voir de vrais cholériques dans mon service. Brouardel répondait : vos malades ne présentaient pas le bacille virgule, mais le *coli* ; ils ne sauraient avoir le choléra. La suite de l'épidémie généralisée à Paris donna raison à Peter. Il s'agissait du vrai choléra bien que sans virgule. Il en fut de même des lépreux des Alpes-Maritimes qui devinrent léproïdes après l'annexion à la France ; tandis qu'ils étaient lépreux et hospitalisés à San Rémo, tant qu'ils étaient au delà de la frontière, et sujets Sardes.

Le Pr Pittres a fait à la Société de Médecine et de Chirurgie de Bordeaux en décembre 1903, une autre communication dont voici le résumé : Il y a en France 500 lépreux ; on en a constaté 30 à Bordeaux ; dans ces derniers 20 ans. Mais ce savant admet que bien d'autres lépreux ont échappé à l'attention des médecins. Chez un lépreux tubéreux et pigmentaire très avancé, revacciné sur les placards lépreux, l'exsudat des pustules jenneriennes contenait des bacilles de Hansen (On doit noter que dans les cas de ce genre le tégument entier en foisonne). Ce lépreux était en même temps tuberculeux de Koch. Le professeur de Bordeaux mentionna aussi avec détails un cas de lèpre autochtone que j'ai publié dans mon livre : *Les lépreux ambulants de Constantinople*. Voici, son raisonnement à propos de ce malade. Ce lépreux n'a pu le devenir que par contagion ; car, lors même qu'on ne peut remonter à la source, la lèpre ne peut provenir que d'un lépreux, comme la syphilis ne peut se contracter que par une contamination. Pittres n'admet donc pas la survivance de la lèpre en France. Cependant les lépreux ambulants de Bordeaux n'ont contagionné aucun Bordelais et il admet la lèpre autochtone.

Peu après, le Dr Turquan publia les relevés des conseils de

revision de 1836 à 1845 et de 1887 à 1896. Il trouva 13 pour 100 et 21 pour 100 lépreux autochtones sur 190 000 conscrits. Nous pensons que si l'on entreprenait de telles recherches actuellement, lors du recrutement en France, l'attention étant réveillée sur la lèpre et la plus grande facilité de la dépister étant donnée, on trouverait une bien plus grande proportion de lépreux, principalement dans certains départements, si l'on enregistrait surtout les cas frustes qui tous échappaient autrefois aux conseils de révision.

Le Dr Chauffard communiqua aussi à la Société Médicale des hôpitaux de Paris, le 4 novembre 1892, le fait suivant sous le titre de *Lèpre systématisée nerveuse, simulant la syringomyélie*: « Thibierge et Marestang ont parlé de l'analogie symptomatique de la maladie de Morvan ; et tout récemment Zambaco, dans une remarquable communication à l'Académie de Médecine (23 août 1892) arrivait aux conclusions suivantes : la maladie de Morvan n'est pas autre chose que la lèpre mutilante qui, parfois, évolue en suivant son cycle ; mais qui, dans la plupart des cas, légère et atténuée, s'arrête à ses premières étapes et donne le change. La syringomyélie, telle qu'elle est constituée aujourd'hui, comprend les maladies dissemblables qui ont besoin d'être discernées, différenciées, triées. Plusieurs de ces malades syringomyéliques nous paraissent être atteints de la lèpre anesthésique de Danielssen plus ou moins atténuée dans certains cas. Voilà donc la question nettement posée pour trouver sa solution, au double contrôle de la clinique et de l'anatomie pathologique. »

Le Dr Chauffard présenta en même temps à la Société un malade lépreux reproduisant fidèlement bon nombre des symptômes de la syringomyélie de l'école de la Salpêtrière : X... âgé de 31 ans de l'infanterie de marine passa 2 ans à la Guyane française et 8 mois au Sénégal. La maladie débuta par la gêne des mouvements des doigts de la main gauche qui s'amaigrit. Six mois plus tard, la main droite est prise par l'atrophie des éminences thénar et hypothénar ; prolapsus léger des paupières, crises de douleurs dans les lombes. Il fut soigné dans les hôpitaux comme atteint de myélite. Au moment de la présentation du malade par Chauffard à la Société des médecins des hôpitaux de Paris, les deux mains étaient comme celles du singe ; atrophie des muscles des éminences thénar et hypothénar, des interosseux et des lombricaux (type

Aran-Duchenne), avant-bras et bras atrophiés, ainsi que les deltoïdes, les scapulaires, les trapèzes et les dentelés... ; peau du front *lisse* et *peu mobile*. Le malade pouvait à peine froncer les sourcils ; prolapsus des paupières supérieures ; buccinateurs et zygomatiques atteints ; à peine peut-il attirer en arrière ou en haut les commissures labiales ; protrusion de la langue faible ; il ne peut en élever la pointe ni la déplacer latéralement. Réactions faradiques très faibles ; sensibilité tactile conservée ; abolition des sensibilités à la température et à la douleur ; ni panaris, ni maux perforants, ni troubles vasomoteurs. Nerf cubital hypertrophié au-dessus du coude comme une grosse plume d'oie. Chauffard compare l'état du malade à celui des individus atteints de la maladie amyotrophique Aran-Duchenne et de syringomyélie. Le bacille de Hansen n'a pas été constaté. *Les preuves cliniques sont suffisantes,* dit Chauffard, pour diagnostiquer la lèpre, et il conclut que « l'on doit penser à la possibilité de la lèpre et apprendre à lui faire sa place même dans la pathologie parisienne. La maladie de Morvan doit être démembrée entre la lèpre et la syringomyélie dont plusieurs cas, à celle-ci attribués, doivent ressortir à l'infection lépreuse ».

Le Pr Chauffard a mentionné un autre malade présentant une amyotrophie Aran-Duchenne très prononcée avec griffe des mains, sensibilité au contact conservée, celles à la température et à la douleur abolies ; nerfs cubitaux un peu hypertrophiés, sens musculaire aboli : Le malade n'a pas conscience de la position de ses mains, ni de ses doigts, dès que ses yeux sont fermés ; il ne reconnaît ni le poids, ni la forme des objets alors ; téguments des pieds épaissis, d'aspect blanc, luisant ; maux perforants plantaires ; anesthésie de l'odorat et diminution de l'activité gustative, disparition de la sudation des extrémités atteintes ; pas d'anesthésie cutanée en plaques. Le Dr Chauffard considéra ce malade comme lépreux, et d'autant plus qu'il fut chauffeur pendant 10 ans à bord d'un transatlantique voyageant à Java, Bornéo et à Sumatra, où il a pu contracter l'infection lépreuse. « Ce malade apporte la preuve, dit-il, que la lèpre peut s'approprier à un assez haut degré les traits cliniques de la syringomyélie et en particulier la dissociation des sensibilités. » Babinski a fait remarquer à cette séance que la dissociation syringomyélique peut être réalisée par des altérations des nerfs périphériques dans les paralysies alcooliques, traumatiques, et à la suite de refroidissement.

Charcot avait signalé la dissociation syringomyélique à la suite de traumatisme ayant porté sur la colonne vertébrale, à la partie inférieure de la région cervicale, par un lourd sac porté sur cette région. Ce malade présentait le syndrome de Brown-Séquard, une atrophie des muscles de la main, et des troubles oculaires indiquant des altérations de la moelle et du plexus brachial. Selon Babinski, il s'agirait d'une lésion des cornes postérieures, auxquelles aboutissent les fibres du brachial cutané interne. Babinski observa aussi chez quelques lépreux une dissociation imparfaite, ainsi que Jacoby ; tandis que le malade de Chauffard la présentait parfaite. Dans la lèpre anesthésique cette dissociation n'est pas sous la dépendance d'une névrite périphérique, mais de lésions spinales des cornes postérieures, Rosenbach et Looft ont émis la même opinion.

Le Dr Rendu prit aussi la parole à cette séance, pour dire que la lèpre et la maladie de Morvan ont d'étroites affinités, sinon même une identité de nature. Il a vu à Morlaix, un cas typique de lèpre tubéreuse anesthésique avec des troubles trophiques absolument identiques à ceux de la lèpre des pays chauds. Ce malade originaire des environs de Morlaix n'avait pas été marin ; il n'avait jamais quitté le Finistère. *La maladie donc peut être considérée comme autochtone.*

Netter : J'ai eu dans mon service nosocomial le second malade de M. Chauffard ; mais je n'ai pas pensé à la lèpre ; je me suis demandé s'il ne s'agissait pas de béribéri.

Le Dr Du Castel, médecin de l'hôpital Saint-Louis, présenta à la Société de dermatologie de Paris, au mois d'avril 1893, une Dieppoise qui n'avait jamais voyagé et n'eut jamais contact avec des lépreux. Cette femme portait sur le corps des macules érythémateuses peu dessinées, insensibles. La sensibilité au contact existait dans leurs intervalles. On ne put constater le bacille de Hansen, pas même dans la sérosité d'un vésicatoire appliqué dans ce but. J'étais présent à cette séance. Nos collègues n'ont posé aucun diagnostic et repoussèrent à l'unanimité le mien qui fut *lèpre*. Ils se sont basés sur l'origine de la malade et l'absence du bacille de Hansen. Je maintins le mien.

Le 12 décembre 1895 notre bien regretté collègue Du Castel présenta derechef cette malade à la docte compagnie en pleine efflorescence lépreuse indéniable : placards érythémateux surélevés dont plusieurs de deux francs d'étendue sur le tronc et très larges sur les membres, polycycliques, séparés par des intervalles de peau saine, avec induration ; face bouffie, rouge, comme vernie, camptodactylie de l'auriculaire gauche, atrophie des muscles thénar et hypothénar ; tous les doigts sont en griffe ; présence des bacilles de la lèpre à la biopsie des placards. « *Mais d'où provient ce bacille* ajoute le Dr Du Castel ? Est-ce un cas de lèpre nostras ? S'agit-il d'une inoculation de bacille né en France ? » Ce que nous retenons de ce fait c'est que les signes cliniques nous ont suffi pour diagnostiquer la lèpre, malgré l'absence du bacille et les dénégations basées sur cette absence, par tous nos éminents collègues de la Société de dermatologie ; et enfin l'origine autochtone de la maladie. Ce fait nous remplit de satisfaction.

Le Dr Milian, médecin des hôpitaux de Paris, publia dans la *Revue des hôpitaux* de janvier 1909, un article sur la survivance de la lèpre en France, dont voici un extrait : Il reçut à l'hôpital Saint-Louis une femme de Loupiac-Saint-Christophe (Cantal), qui avait des lépromes sur les cornées obstruant la vision, des macules anesthésiques et une atrophie musculaire type Aran-Duchenne des membres. Les bacilles de Hansen fourmillaient dans les lépromes oculaires, ainsi que dans les lésions cutanées. Originaire de Rillac, département du Cantal, cette femme n'est jamais sortie de son pays. *Il s'agissait donc d'une lèpre autochtone.* Sa mère, mendiante, n'avait jamais quitté son pays non plus. Elle mourut de lèpre mutilante à l'hospice de Tulle.

Plus tard le Dr Milian se rendit sur les lieux, fit des recherches avec le Dr Rouchy et trouva trois frères de cette malade indemnes de lèpre, mais présentant au cuir chevelu la pseudo-pelade de Brocq; le troisième frère absent est atteint de la même pelade, ainsi que leur sœur lépreuse. Cette affection du cuir chevelu a-t-elle quelque rapport avec la lèpre, se demande le Dr Milian ? Dans cette excursion, le Dr Rouchy lui présenta un garçon de ferme né à Lherm près de Pléaux, qui avait les mains en griffe avec plusieurs doigts mutilés, offrant la dissociation syringomyélique de la sensibilité et tous les signes de la maladie décrite par Pierre Marie et Guillain, sous le nom de syringomyélie spasmodique (atrophie musculaire des épaules, thorax en bateau, cyphose, signe de Babinski) et, en outre, des plaques leucodermiques entourées d'une zone pigmentée avec dissociation de la sensibilité, comme on en observe dans la lèpre. La biopsie n'a pas montré le bacille de Hansen et le Dr Milian ajoute : « malgré l'absence du bacille, il s'agit indubitablement d'une *syringomyélie lépreuse*. Voilà donc que dans le Cantal on trouve la question posée et résolue aussi de la coexistence de la lèpre autochtone typique et de l'atypique à forme de syringomyélie. »

Le Dr Milian fait précéder l'exposé de cette enquête si concluante de quelques remarques *sur la lèpre en France*, que je transcris : « On se figure que la lèpre est une maladie d'un autre âge et qu'elle a disparu de la surface du globe ; malheureusement on la rencontre partout. Il est aussi de croyance que la France fait exception à cette endémie lépreuse et qu'avec l'édit de Louis XIV, du 23 août 1693, qui supprimait les léproseries en France, toute trace de la terrible maladie a disparu ; *il n'en est rien*. On retrouve dans notre pays la lèpre sous deux formes : la lèpre typique avec ses lèpromes fourmillant de bacilles et ses ulcérations, et la lèpre fruste. C'est surtout aux remarquables et captivants travaux du Dr Zambaco qu'on doit cette constatation. On lira avec le plus grand intérêt son chapitre : de la survivance de la léprose en France et dans l'Europe centrale dans son livre : *Les lépreux ambulants de Constantinople*. La partie la plus intéressante de l'œuvre de Zambaco est surtout celle qui a trait à la lèpre fruste. La croyance à la disparition de la lèpre en France, ancrée chez les médecins même les plus éminents, fait qu'on répudie le diagnostic de lèpre chez tout individu qui n'a pas quitté la France, alors même que l'affection a la plus grande similitude avec la lèpre classique ; c'est là, d'après Zambaco, le point de départ de la création de toutes ces affections nouvelles : maladie de Morvan, syringomyélie, morphée, sclérodactylie, qu'on s'efforçait de distinguer de la lèpre par un diagnostic différentiel le plus souvent fantastique. Zambaco vint à Paris pour voir les malades ainsi étiquetés, en 1892, et il vit dans les hôpitaux plusieurs sujets considérés comme atteints de ces nouvelles maladies, il constata que la plupart d'entre eux étaient des lépreux vulgaires, et d'autres des lépreux atténués ou frustes.

« Un malade, *Marés*, dont le nom a passé à la postérité,

considéré comme atteint de la maladie de Morvan par le Pr Charcot qui le garda pendant 11 mois dans son service, par le Pr Hayem, par Broca, Gombault, Monod, dont l'observation est citée dans les Archives de Médecine, dans les journaux, dans les thèses, souvent avec photographies à l'appui, n'était qu'un lépreux évident. Ce *Marés* soumis à une consultation réunie, sur la prière de Zambaco, au musée de Saint-Louis et composée des Drs Hardy, Fournier, Vidal, Besnier, Quinquaud, Hallopeau, Tenneson, Du Castel, fut déclaré lépreux, sans la moindre hésitation. La lèpre avait évolué pendant les neuf années que ce malade avait passées méconnu dans les hôpitaux de Paris. C'était là une confirmation éclatante des idées de Zambaco. Il est peut-être nécessaire d'apporter une certaine restriction aux idées de Zambaco. La lèpre peut réaliser des syndromes d'étiologie variée que d'autres maladies que la lèpre peuvent également réaliser. Cette étude doit être reprise en recherchant surtout le bacille de Hansen et la réaction de fixation d'Abrami.

« Lorsque Zambaco vint en France étudier la question de la léprose, il explora différentes régions et ne tarda pas à se convaincre que la lèpre autochtone, aussi bien sous forme avérée que sous forme fruste, existait en plusieurs contrées : en Bretagne, dans les Pyrénées, sur les bords de la Méditerranée... il se rendit aux divers Pardons de la Bretagne, ceux de Brumengol, de Saint-Jean-de-Doigt et de Sainte-Anne-d'Auray, où l'on compte, en moyenne, 200 000 pèlerins par an. On y rencontre des mutilés et des miséreux sordidement sales, parmi lesquels Zambaco trouva des lépreux qui n'étaient jamais sortis de France. Il a vu, avec le Dr Prouff, collaborateur du Dr Morvan, des individus atteints de la maladie de Morvan, et il constata sur deux sujets la lèpre classique : la tubéreuse et l'ulcéreuse.

« Dans l'arrondissement de Dax, de Pau, à Argelés, il y a de véritables lépreux. Zambaco pense aussi que les cagots sont des lépreux frustes. A Toulouse, à Montpellier, il trouva aussi des lépreux. C'est donc à tort, écrit-il, que le Pr Chantemesse a dit, dans une de ses leçons à propos d'un malade, qu'étant de Toulouse et n'ayant jamais voyagé, il ne pouvait pas être lépreux, mais syringomyélique. D'ailleurs, la description du malade, donnée dans le *Progrès médical* du 27 avril 1895, met en toute évidence l'existence de la lèpre chez cet individu. Tout le littoral ligurien, depuis Marseille jusqu'à Gênes, est infecté par la lèpre. Zambaco découvrit des lépreux à Nice, Ege. La Turbie, Roquebrune et même à la Condamine et à Monte-Carlo.

« Bernheim a présenté à la Société de Médecine de Nancy, un malade des environs d'Épinal qui n'a jamais été dans une localité lépreuse. C'était un cas de lèpre tubéreuse autochtone. »

On lit dans la *Presse médicale* du 16 mai 1908 : Un autre foyer de lèpre en France : MM. Marchoux et Bouret ont eu l'occasion d'étudier un foyer de lèpre dans les Alpes-Maritimes, à Saint-Dalmas-de-Valdeblore. « La disposition topographique du village ne permet pas l'existence de gîtes à larves de moustiques, disent-ils. De l'avis unanime d'ailleurs, ces insectes y sont inconnus. Dans les maisons, il n'a pas été possible de trouver des punaises. Il en résulte que, pour ce foyer de lèpre, on ne peut, contrairement à l'hypothèse émise par de nombreux auteurs, incriminer comme agent de transport du virus les punaises ou les moustiques. On n'y trouve que des puces et, au printemps et en été, des simulies » (Société de pathologie exotique, 13 mai 1908).

Taine a dit quelque part : « J'apporte un caillou dans une ornière... des cailloux bien tassés finissent par faire une route ». Ces paroles s'appliquent à la survivance de la lèpre en France. J'ai jeté les premiers cailloux dans l'ornière, en dépit des prétendants qu'il n'y avait plus de lèpre dans l'Europe centrale depuis la fin du XVIe siècle. Depuis mes recherches bien des cailloux nouveaux sont jetés dans cette vieille ornière par des distingués confrères chercheurs. Et la survivance de la lèpre en France n'est plus discutable.

C'est un fait définitivement acquis que les lépreux sont nombreux tant à Paris que dans plusieurs départements. Ces lépreux, circulant partout en liberté sans contaminer personne, ont gagné la lèpre dans des contrées lointaines où règne la maladie en foyers actifs ; ou bien ce sont des lépreux autochtones qui n'ont jamais quitté la France et n'ont jamais eu de contact avec des lépreux. Ce qui prouve que la lèpre survit en France et probablement partout en Europe, comme reliquat du terrible fléau dévastateur du moyen âge. Bien que la cause soit entendue, abondance de biens ne nuit pas. Nous continuons à accumuler les preuves démonstratives du fait si important de la survivance de la lèpre et de la présence de lépreux partout, bien qu'elle passât inaperçue et méconnue par les plus grands princes de la science qui qualifiaient tout autrement les manifestations lépreuses classiques ou bien atténuées et frustes qu'ils rencontraient.

Le Dr Aubert, médecin distingué de Lyon, a aussi rencontré la lèpre chez des Lyonnais qui n'avaient jamais voyagé et ne furent jamais en relations avec des lépreux.

Ferdinand Fouqué, mon bien regretté ancien camarade et ami, docteur en médecine, qui occupa une si haute situation scientifique, ancien président de l'Institut de France et professeur au Collège de France, rencontra des lépreux en Auvergne, dans le canton de Saint-Cornin, arrondissement d'Aurillac. Se livrant à des recherches sur ma prière, il a découvert une ancienne léproserie sur les lieux mêmes. L'emplacement est occupé aujourd'hui par l'hôpital de la commune de Sainte-Eulalie. Une autre léproserie existait dans la commune de Saint-Paul-des-Landes. Les lépreux étaient appelés mesels et les femmes meselles, au moyen âge.

Le Pr Grasset de Montpellier eut l'occasion de rencontrer la lèpre classique, autochtone chez des habitants de cette ville. Il en fit le sujet de ses leçons et inspira les thèses de quelques-uns de ses élèves. Il qualifie cette lèpre de *nostras*. Nous préférons la dénomination d'autochtone.

Dans une remarquable leçon, que les journaux ont reproduite, l'éminent professeur a soutenu aussi l'identité de la sclérodermie et de la sclérodactylie avec la lèpre. La thèse de son élève Apollonario est un éléquent plaidoyer en faveur de cette opinion. Nous en parlerons plus loin.

Le regretté de Gennes, médecin des hôpitaux de Paris, me transmit, le 23 novembre 1892, quelques observations de lépreux qu'il rencontra au Pardon de Sainte-Anne-La-Palue (baie de Douarnenez, Finistère), parmi lesquels un tubéreux léonin et plusieurs tropho-neurotiques ou anesthésiques avec atrophies musculaires, griffes, etc. Quelques-uns avaient de vastes ulcères.

Le 19 avril 1895, le Dr Gaston présenta à la Société de Dermatologie de Paris un malade ayant des troubles trophiques des extrémités avec syndrome syringomyélique. Il éloigna toute idée de lèpre de ce que le malade ne sortit jamais de France. « Il ne s'agirait donc pas d'une lèpre française, dont l'existence est très loin d'être prouvée, malgré les travaux de

Zambaco, a-t-il dit. » Et pourtant il s'agissait bel et bien d'un lépreux autochtone. Présent à la séance, il m'a été facile de démontrer la présence de la lèpre classique chez ce malade. Le Dr Ehlers de Copenhague, léprologue distingué, confirma mon diagnostic qui fut accepté par tous les membres présents, nos collègues (voir le *Mercredi médical,* 5 juin 1895). Il s'agissait d'un malade de 51 ans, laveur de carreaux, qui, depuis 2 ans, eut des troubles trophiques des extrémités, simulant des panaris, aux orteils, des maux perforants, atrophie musculaire, myosis, retard considérable de la sensibilité. Au moment de la présentation, il distingue difficilement le froid du chaud; la dissociation syringomyélique a fait place à une hyperesthésie à la chaleur et à la douleur, marquée surtout aux extrémités. Cet homme, tuberculeux de Koch actuellement, a toujours été sujet aux engelures et sentait les extrémités refroidies. Le Dr Abadie admit aussi qu'il s'agissait de lèpre et ajouta : « Lèpre et syringomyélie sont la même chose ». J'ai pris la parole pour dire que c'était aller trop loin et que pour moi la syringomyélie n'est qu'un syndrome commun à plusieurs états morbides, qu'elle ne constitue jamais une entité morbide, et que bien des lépreux sont à tort qualifiés de syringomyéliques. Le malade du Dr Gaston en est un exemple.

Ce fait nous conduit directement à parler de la *syringomyélie* des auteurs. Le Pr Charcot, créateur des entités morbides de Morvan et de syringomyélie, maladies nouvelles qui de suite furent accréditées tant en France qu'à l'étranger, à cause de la haute situation du *parrain,* s'exprima en ces termes devant le nombreux auditoire *select* qui suivait toujours les conférences cliniques de la Salpêtrière, le 11 décembre 1889 : « J'ai l'intention de vous entretenir aujourd'hui d'un certain nombre d'états pathologiques dans lesquels le système nerveux joue un rôle important et qui ont, comme caractère commun, une altération profonde des extrémités supérieures, particulièrement des doigts de la main. La plupart de ces états aboutissent par des mécanismes divers à des mutilations graves, parfois à la destruction complète du squelette des doigts. Parmi les affections capables d'entraîner de pareils désordres, je vous citerai tout d'abord la sclérodermie décrite par Alibert, Horteloup et plus tard par Rasmussen. C'est une maladie qui envahit tout le corps, l'enveloppe et l'enserre dans une peau dure, trop étroite. Mais ce n'est pas de cette sclérodermie que je veux vous parler ; mais d'une variété à laquelle on donne le nom de *sclérodermie dactylique.* « En 1871, on présenta à la Société de Biologie un malade atteint de cette affection. Personne n'a songé alors à la sclérodermie. Aujourd'hui nous sommes mieux éclairés. Voilà une première maladie qui amène des mutilations des extrémités supérieures. A côté de la sclérodermie dactylique, je vous citerai *une maladie dont nous ne voyons plus guère d'exemples aujourd'hui dans nos contrées, la lèpre* qui, dans la variété mutilante de sa forme anesthésique, amène des déformations du genre de celles qui doivent nous occuper. Je pourrai encore mentionner la maladie de Raynaud. Une quatrième affection qui amène les mutilations, c'est la maladie de Morvan (Charcot s'efforça alors de distinguer la maladie de Morvan d'avec la syringomyélie; mais plus tard il les fusionna ensemble et fit deux variétés de la même entité morbide). Il y a, poursuit-il, des points de ressemblance entre les deux affections, mais aussi de grandes dissemblances et les lésions anatomiques ne sont pas les mêmes. Le professeur présenta alors à son nombreux auditoire un sclérodactylique dont tous les doigts des mains étaient atteints. Les phalanges étaient presque normales ; tandis que les phalangines formaient de petites colonnes coniques sur lesquelles la peau lisse et luisante était collée ; les phalangettes manquent et les ongles sont remplacés par un petit tubercule corné. Les phalangettes ont disparu par résorption, sans issue d'os. C'est là la règle ; mais il y a des *exception avec élimination d'os.* L'illustre professeur dit avoir vu un tel exemple. L'éruption bulleuse des doigts précède et parfois même les ulcérations ; il y a en plus le masque spécial sclérodermique. La bouche ne présente plus qu'une fente droite comme coupée à l'emporte-pièce dans un morceau de cuir ; le nez est mince, la peau y adhère ; le front est sans rides et la peau comme trop étroite. Après avoir évolué quelque temps, la maladie s'arrête.

La lèpre anesthésique s'accompagne aussi parfois d'atrophie des extrémités supérieures et de mutilations des doigts. Duchenne avait remarqué dans la lèpre ces atrophies des mains débutant par les éminences thénars et hypothénars. Il avait signalé les tuméfactions fusiformes des nerfs, du cubital surtout, qui permettent de faire le diagnostic de la lèpre d'avec l'atrophie musculaire progressive. Ces atrophies ascendantes amènent des déformations analogues à celles de l'atrophie musculaire progressive, s'accompagnent d'anesthésie et d'analgésie. Ces malades portent sur le corps un certain nombre de taches dont les bords sont rouges et le centre décoloré ; celui-ci est toujours anesthésique. On appelle ces taches des plaques lépreuses ou encore *morphea,* terme dont *la synonymie avec lèpre est connue même des malades* et dont il ne faut pas se servir devant eux. »

Qu'on nous permette d'ouvrir ici une parenthèse. Il est évident que l'illustre Charcot ne connaissait point la lèpre. Il n'avait même jamais vu un lépreux. Autrement il n'aurait pas méconnu le classique et criant lépreux *Marés* qu'il garda et étudia pendant 11 mois dans son service nosocomial, l'exhibant toujours à son auditoire comme typique de la syringomyélie, maladie nouvelle qu'il avait créée.

Duchenne de Boulogne paraît avoir eu à examiner quelques lépreux anesthésiques; mais il ne connaissait pas, certes, à fond la maladie, car il a considéré comme atteints de son *amyotrophie* d'évidents lépreux. C'est ce qu'on continue encore à faire. Charcot donne comme signes pathognomoniques de la lèpre, pour faire sa différenciation avec la maladie de Morvan, les *placards lépreux* à bords rouges avec centre décoloré insensible. Mais il ignorait, ainsi que Duchenne, que ces plaques ou macules manquent chez la plupart des lépreux anesthésiques surtout à certains stades de la maladie; et alors comment discerner ces deux maladies ? Puis, ni l'un ni l'autre, bien que, grands observateurs, n'ayant pas l'occasion d'étudier à fond la lèpre, n'ont pas l'air de se douter qu'il faut tenir compte aussi des cas *anormaux, atténués, frustes,* comme dans toutes les maladies, même les plus infectieuses et bacillaires. Toutes ces maladies se modifient surtout à travers les âges. Est-ce que le typhus, le choléra, la syphilis, la peste même, conservent en Europe leur virulence d'antan ? Les épidémies auxquelles nous assistons ne présentent point la violence de jadis, d'il y a 70 et même 40 ans. La peste resta, la dernière fois, confinée en Égypte et même à Alexandrie, respectant le Caire malgré les relations quotidiennes établies par six trains entre ces deux villes distantes de trois heures l'une de l'autre. Elle resta sporadique dans bien des pays et mérita la dénomination de *Pestine,* comme la fièvre typhoïde celle de typhoïdette dans sa forme légère. De même la lèpre, si terrible au moyen âge, a perdu progressivement de sa violence et se rencontre souvent, principalement dans l'Europe centrale, modifiée, atténuée et fruste. Elle est méconnue alors et devient maladie de Morvan, syringomyélie, souvent aussi maladie de Duchenne-Aran, morphée, sclérodactylie ; autant d'erreurs entretenues par les leçons et les publications des grands maîtres. « Charcot ajoute fort judicieusement en passant : Quant à la séquestration, et l'isolement, je n'y ai pas une foi très robuste. *Je crois que la disparition de la lèpre et de la peste dépend de la grandeur et de la décadence des microbes ; leur violence s'épuise.* La combinaison de la lèpre anesthésique avec la tubéreuse ne laisse aucun doute sur la non-identité de la sclérodermie et de la lèpre (Nous ne saisissons pas la valeur de cet argument, car cette combinaison est loin d'être constante. Z.). » « La confusion ne me paraît guère possible. » (Cependant un grand clinicien, Grasset, est d'un tout autre avis : il voit bien plus de ressemblances que de dissemblances entre ces deux maladies : la lèpre et la sclérodermie. Z.).

« La maladie de Morvan, poursuit Charcot, n'a pas une histoire bien longue. (On peut même dire qu'elle n'a pas fait long feu et qu'il s'est agi d'un enfant non viable.) Elle a été décrite par Morvan en 1883. Il y a des *cas frustes*. Les symptômes de cette nouvelle maladie sont : la parésie des extrémités supérieures à l'inverse de la syringomyélie. (Charcot devint dualiste en 1889, tandis qu'avant, la maladie de Morvan et la syringomyélie constituaient pour lui une entité morbide à deux variétés.) Il n'y a pas de dissociation de la sensibilité, le tact est pris aussi ; il y a des panaris mutilants indolores ; mais les premiers qui paraissent peuvent être douloureux. De sorte que la persistance de la sensibilité à la douleur ne suffit pas pour écarter l'idée de la maladie de Morvan. (J'ajouterai qu'il en est de même de la lèpre. Z.) ; crevasses, mal perforant, gerçures, bulles, arthropathies, la plupart du temps mains froides et cyanosées. (Tous ces phénomènes se rencontrent dans la lèpre mutilante. Z.) ; dans la moitié des cas il y a cyphose ou scoliose (nous les avons parfois rencontrées dans la lèpre. Z.). La maladie est longue à évoluer. Un malade de Prouff, âgé de 55 ans et autopsié à l'hospice d'Ivry par Gombault, avait présenté son premier panaris à 12 ans ; il succomba à une infection purulente déterminée par son dernier panaris ;

(en poursuivant toujours la comparaison, je dirai que la lèpre mutilante évolue de la même manière lente absolument. Il est impossible à tout léprologue hétérochtone consommé de ne pas reconnaître la lèpre dans cette symptomatologie si précise exposée par Charcot. Z.)

« Gombault rencontra chez ce malade de Prouff des névrites périphériques, et à la moelle cervicale un foyer de myélite scléreuse diffuse qui occupait les parties centrales de la moelle et s'étendait aux cordons postérieurs. (Les mêmes lésions se rencontrent parfois chez des lépreux. Z.) Dans les syringomyélies, les parties centrales seules sont atteintes et dans toute l'étendue de la moelle. (D'identiques lésions ont été trouvées chez des lépreux. Nous en parlons en temps et lieu. Z.) Les sensations tactiles qui passent par les cordons postérieurs sont conservées, tandis que dans la maladie de Morvan les cordons postérieurs sont pris ; aussi l'anesthésie est-elle complète. (Cette assertion n'est pas rigoureusement exacte, ni pour la maladie censée de Morvan, ni pour la lèpre. Z.)

Enfin Charcot admet parfois la coïncidence de l'hystérie pour expliquer une anesthésie complète sensitive et sensorielle de tout le côté gauche, survenue sur un malade de Morvan (*Semaine médicale*, 11 décemblre 1889). Nous pensons que c'est là une superfétation absolument inutile. Le système nerveux est tellement perturbé dans la lèpre et dans la maladie de Morvan qui en est, qu'il est superflu de chercher ailleurs la cause de ces troubles nerveux. Du reste Charcot ajoute : « Le malade n'avait ni points hystérogènes, ni attaques ; chez ce malade une main seule était prise. » (On voit cette localisation dans la lèpre, temporaire ou définitive, par arrêt de la maladie. Z.) Pour empêcher l'évolution de la maladie de Morvan, Charcot employait les pointes de feu, les bromures, les iodures et le seigle ergoté, tout comme moi contre la lèpre.

La conclusion à tirer de tout ce qui précède c'est que la maladie de Morvan est la lèpre, et que la syringomyélie n'est pas une entité morbide distincte, mais un syndrome que présentent maints états nerveux, et enfin que bien des lépreux de la forme tropho-nerveuse ont été pris pour des syringomyéliques de Charcot.

Le Pr Déjerine (communication orale) m'a concédé que la maladie de Morvan n'est que la lèpre ; mais pour lui la syringomyélie est une entité morbide distincte qu'il attribue à un gliome de la moelle épinière. J'ai répondu à cet éminent confrère que les symptômes qui constituent la syringomyélie se rencontrent souvent dans la lèpre nerveuse et dans d'autres états pathologiques sans gliome.

Le Pr Lépine, de Lyon, me donna l'observation, un dessin et un tronçon de la moelle épinière qui était creusée d'un canal aux régions cervicale et dorsale par un gliome occupant tout le cordon postérieur. *Le malade n'avait présenté le moindre symptôme de syringomyélie.* Il communiqua ce fait si intéressant à la Société des sciences médicales de Lyon le 9 novembre 1892. Il s'agissait d'un alcoolique qui, en état d'ivresse, se coucha sur l'herbe humide. Il eut de l'anasarque, de l'ictère, des douleurs dans les extrémités, paraplégie, abolition des réflexes rotuliens, paralysie des extenseurs du membre supérieur gauche, puis du droit; mort de péritonite; autopsie; névrite segmentaire très accusée des nerfs des membres supérieurs et inférieurs; gliome nettement limité à la région lombaire de la moelle, en arrière du corps épendymaire et sur ses côtés. Dans la région dorsale, le gliome avait refoulé les cornes postérieures en dehors. A la région cervicale inférieure, perte de substance dans la partie centrale du gliome; les troubles de la sensibilité étaient très peu accusés; le malade n'avait ni atrophie musculaire, ni troubles trophiques.

Le Pr Carrieu, de Montpellier, m'a affirmé avoir observé un fait identique. Le Dr Corre, de Brest, ancien médecin de la marine, trouva une vraie syringomyélie à l'autopsie d'un individu atteint de béribéri sans syndrome syringomyélique.

Chez bien des lépreux présentant la variété tropho-nerveuse, le tableau syringomyélique (griffe spéciale des mains, atrophie des muscles, dissociation de la sensibilité, etc.) est complet, et cependant dans ces cas la moelle n'est qu'exceptionnellement creusée d'un canal. Le Pr Sussa, de Lisbonne, constata dans la moelle d'un lépreux tropho-névrotique un canal rempli de bacilles de Hansen. Ce fait mérite d'être relaté ici brièvement. Le Dr Sussa, élève distingué de l'école de Salpêtrière, professeur à la Facuté de médecine de Lisbonne, enseignait avec conviction les doctrines de Charcot et critiquait sévèrement mes recherches sur la syringomyélie. Il inspira même la thèse inaugurale d'un de ses élèves, thèse qu'il eut l'amabilité de m'envoyer. Il y était clairement dit que je ne voyais pas clair dans la question et que la syringomyélie n'avait rien de commun avec la lèpre. Un malade couché pendant plusieurs mois dans son service nosocomial servait à démontrer que la syringomyélie ne saurait être confondue avec la lèpre. Mais le hasard a voulu que ce malade *type* de syringomyélie mourut et l'autopsie prouva que c'était *un lépreux farci de bacilles de Hansen* jusqu'à son canal creusé dans la moelle épinière. Le Pr Sussa donna la preuve de sa probité scientifique en communiquant personnellement ce fait si intéressant au congrès de médecine international tenu à Rome, en faisant son mea maxima culpa. (Actes du Congrès de Rome, t. III, p. 349).

Il y aura plus de joie dans le royaume des cieux pour un pécheur converti que pour dix justes. Cette observation prouve qu'on ne doit pas juger les faits à la lumière des théories, mais au contraire, les théories à la clarté des faits.

Le Dr Looft signala deux cas de lèpre anesthésique avec syringomyélie dans *Virchow Arch.*, 1892.

La syringomyélie n'est donc pas une entité morbide indépendante, mais un syndrome que l'on rencontre dans la lèpre nerveuse, souvent méconnue en Europe et dans plusieurs autres maladies du système nerveux, du cerveau, de la moelle, amyotrophiques et bien dissemblables entre elles, quant à leur nature. Ce que nous devons noter, c'est que plusieurs malades censés être atteints de syringomyélie ne sont que des vulgaires lépreux méconnus. Et pour revenir à notre sujet, nous répéterons que chez bien de ces lépreux on ne peut trouver le bacille de Hansen. Mais la symptomatologie est parfois si complète qu'on ne saurait douter qu'il s'agisse de lèpre. Sur des lépreux tropho-neurotiques, il arrive souvent que, quelques années après le début de la lèpre, apparaissent des lépromes ou des macules envahies par des bacilles de Hansen. Cela constitue alors la lèpre mixte avec le bacille spécifique.

De tout ce qui précède on doit conclure que dans les formes les plus accusées de lèpre mutilante et trophonerveuse ou de Danielssen — qui le premier nous en donna une parfaite description — le bacille est introuvable, et que les signes cliniques suffisent pour asseoir le diagnostic. Je ne me lasse pas de le répéter. Il en est de même des cas frustes ou larvés que l'on rencontre disséminés en Europe, et que nous avons trouvés même dans les foyers les plus actifs actuels de la lèpre. Nous y avons souvent vu la lèpre si légère, si atténuée, qu'elle aurait certes échappé aux plus éminents praticiens qui ne se sont pas occupés spécialement de la lèpre. Ainsi, ces individus ne présentaient pour tout symptôme qu'une griffe de l'auriculaire avec légère atrophie des muscles hypothénars et insensibilité de ces régions, souvent avec dissociation syringomyélique. Cette expression si légère, topique, insidieuse peut durer des années ; puis un beau jour, la lèpre se met à évoluer progressivement en déroulant le tableau de plus en plus complet de la forme de Danielssen. Mais il peut arriver aussi que pendant des années, pendant toute une longue vie de 30 et même de 50 ans, les symptômes atténués ci-dessus décrits constituent toute la symptomatologie.

On comprend facilement que ces lépreux atténués échappent à des médecins distingués non léprologues.

Ce qui est très curieux, c'est que les lépreux des asiles, des léproseries, soient très forts en fait de diagnostic, et très habiles à reconnaître la lèpre lors même qu'elle est très atténuée et fruste. D'ailleurs, au moyen âge, lorsqu'il s'agissait de placer un lépreux dans une madeleine, les maîtres chirurgiens prenaient aussi l'avis des lépreux isolés. En Orient cette pratique continue toujours. Nous avons eu affaire à de tels cas légers, incomplets, larvés à Constantinople même. Les confrères s'obstinaient, pendant des années, à rejeter notre diagnostic de *lèpre*, et d'autant plus qu'imbus des idées à l'ordre du jour, ils réclamaient absolument la démonstration du bacille de Hansen ; or quelques-uns de ces malades sont demeurés dans le même état. Mais chez d'autres, au bout de quelques années la lèpre s'est mise à évoluer de plus en plus, a revêtir son aspect classique, indéniable, avec macules, lépromes et bacilles aux biopsies ; et aux confrères alors de me donner raison pour mon diagnostic anticipé. Ce qui certes me procura une grande satisfaction.

Bref les tubercules, les macules, la pigmentation, les bacilles de Hansen peuvent faire défaut dans la lèpre, temporairement ou définitivement, pour toujours, le syndrome syringomyélique peut seul exister, ça n'empêche qu'il s'agisse de lèpre.

Pour en finir nous répéterons que la syringomyélie n'est qu'un syndrome et que bien des syringomyéliques ne sont que des lépreux.

Arrivons maintenant à une partie des plus intéressantes de la lèpre, aux diverses *paraléproses* dans lesquelles le bacille spécifique manque toujours. Le Pr Fournier eut une heureuse élocution pour dénommer par le mot *parasyphilis*, des états syphilitiques privés des signes absolument classiques de la syphilis, et devant pourtant être placés sous la même enseigne, de par leur nature. Chez ces malades, la vérole n'est plus en activité et jamais à l'autopsie des malades morts ataxiques ou paralytiques généraux on n'a dans les centres nerveux rencontré le tréponème (Danlos, La parasyphilis, *Presse médicale*, 16 décembre 1911). Cependant la science a marché et la réaction Wassermann élucide presque toujours la question actuellement. Je me suis empressé d'appliquer le même qualificatif de paraléprose à certains états pathologiques très voisins de la lèpre de par leur symptomatologie et leur nature ; et d'autant plus que dans les localités où la lèpre sévit dans toutes ses variétés, on rencontre par-ci par-là des cas atténués s'écartant de la description livresque, et des malades simulant la morphée de Saint-Louis, la sclérodactylie, la sclérodermie, les maux perforants des pieds et l'Aïnhum d'Europe. D'ailleurs, pour ce qui concerne la sclérodactylie, un praticien éminent, le Pr Grasset, m'a précédé dans cette conception. Dans une de ses remarquables leçons sur quelques cas de lèpre autochtone, il a dit *qu'entre la lèpre et la sclérodactylie il voit bien plus d'analogies que de différences.*

La sclérodermie et la lèpre. — La dénomination *sclérodermie* est de Gintrac ; et tout d'abord on ne doit la confondre avec le sclérème des enfants. La sclérodermie s'accompagne ou non de lésions pigmentaires et de mutilations. Elle peut être limitée aux doigts et constituer la *sclérodactylie* ou bien occuper de larges surfaces sur le corps sous forme de placards durs précédés de congestion, bordées plus tard de lisière bleue ou lilas (lilas ring) qui deviendra pigmentaire. C'est la morphée de E. Wilson et de Saint-Louis. Avec cette différence que Erasmius Wilson la rattachait à la lèpre. Les troubles vasomoteurs peuvent aboutir à la sclérose. Le centre des placards devient leucodermique ; il est hyperesthésique puis hypoesthésique et parfois anesthésique. Parfois la peau se rétracte, durcit et se colle aux parties sous-jacentes qu'elle étrangle. La sclérodactylie, après l'apparition de pemphigus et d'ulcérations, amène la chute des phalanges ou leur résorption sans élimination d'os. Il y a leucodermie ou mélanodermie étendue ou vitiligoïde. C'est une trophonévrose à allures lentes qui peut durer 15 et 20 ans. La sclérodermie mutilante des doigts évolue par une asphyxie locale, les panaris, bulles, ulcérations, gangrènes. Cette *trophonévrose* attaque rarement les membres inférieurs ; mais cela peut arriver.

Tenesson dit : « Nos devanciers opposaient la sclérodermie à la lèpre. Dans les pays où la lèpre est endémique, elle produit plusieurs formes de sclérodermie, la mutilante surtout. D'autre part on sait maintenant que la lèpre existe là où l'on ne se doutait pas. Il est donc possible que certaines sclérodermies indigènes soient lépreuses » (*Traité clinique* du Dr Tenesson, médecin de Saint-Louis, 1893).

Selon Bouttier l'aïnhum est une espèce de sclérodermie mutilante.

Lagrange, dans sa thèse de 1874, relate des observations de sclérodermiques qui sont manifestement lépreux. Ainsi chez la nommée Hirsch, née à Toul, il y a même insensibilité ; ce qui s'est vu sur bien d'autres sclérodermiques. Par contre la sensibilité reste conservée pendant quelque temps et même définitivement chez des lépreux. Or la conservation de la sensibilité n'a aucune valeur ; ce n'est pas un criterium pour différencier la sclérodactylie d'avec la lèpre. Lagrange cite aussi l'observation prise par Lépine dans le service du Pr Scée, à la Charité, et déjà communiquée, en 1873, à la Société de Biologie. Or chez ce malade, il y avait aussi des placards pigmentés et blancs, tant au tronc que sur les membres ; la sensibilité était aussi très diminuée. Lagrange ajoute : ce cas n'est pas des plus simples, et Lépine conclut à l'insuffisance de la désignation de sclérodermie, appliquée à des cas semblables.

La sclérodermique de Liouville, présentée à la Société de Biologie, le 13 décembre 1893, avait perdu des doigts ; ce qui fit dire à Lagrange que les ulcérations sont superficielles dans la sclérodermie, qu'il n'y a pas d'élimination d'os et que l'on ferait bien de faire rentrer ce cas dans la lèpre.

Voilà donc des signes communs à la sclérodermie et à la lèpre, et des malades bien embarrassants lorsqu'il s'agit de les classer. La pigmentation ou mélanodermie est fréquente dans plusieurs observations de sclérodermie. C'est là encore un symptôme très fréquent de la lèpre. Cette pigmentation existait chez la malade de Liouville et dans celle de Bal. Il y a donc chez les sclérodermiques des auteurs, de l'hyperchromie et de l'achromie, comme dans la lèpre. On voit que la même symptomatologie se rencontre également dans les deux maladies.

Maintenant que nous savons que la lèpre classique et atténuée, modifiée, anomale, survit en Europe, l'identification de ces deux maladies, sclérodermie et lèpre, est légitime. Tous les auteurs qui ont comparé la sclérodermie à la lèpre et qui ont établi des différences fondamentales soi-disant, pour les distinguer l'une de l'autre, n'ont pris comme terme de comparaison que la lèpre tubéreuse. Ils en ignoraient les autres variétés nombreuses dont quelques-unes sont absolument similaires de la sclérodermie. Enfin il y en a qui cherchent le bacille de Hansen pour poser le diagnostic de lèpre. Or ce bacille est très souvent introuvable même dans les formes les plus classiques de la lèpre et d'autant plus dans les formes atténuées, anomales et frustes, nous ne nous lassons pas de le répéter.

Enfin le cheval de bataille, le grand argument décisif pour distinguer la sclérodermie de la lèpre était que depuis plus de deux siècles il n'y a plus de lèpre en Europe, et que les sclérodermiques, tous natifs de France, n'avaient jamais voyagé ; ils n'avaient jamais été en contact avec des lépreux ; or, ils ne pouvaient pas avoir la lèpre ; ils étaient atteints de sclérodermie. Nous savons actuellement que ce raisonnement pèche par la base ; car la lèpre même classique survit partout en France et, atténuée, fruste, anomale, elle se rencontre dans tout l'Europe centrale. Enfin, chose bien curieuse et décisive, chez certains sclérodermiques, il y a même eu des poussées de tubercules ou de lépromes. De tels faits sont consignés dans la thèse de Lagrange.

Si des faits pareils se présentaient à l'avenir aux observateurs, il faudrait avoir recours à la biopsie et à la recherche du bacille de Hansen, tout en sachant que celui-ci manque souvent chez bien des lépreux classiques, principalement dans les formes anesthésique, maculeuse et mutilante et parfois, bien que rarement, dans la forme tubéreuse. Nous en avons cité des exemples dans le courant de ce travail.

Le Dr Bérillon, professeur à l'Institut psycho-physiologique de Paris, rue Saint-André des Arts, originaire d'Auxerre, département de l'Yonne, a bien voulu me montrer une sclérodactylique lépreuse originaire de son pays natal. Déjà ayant réuni un certain nombre de faits de sclérodermie, il en fit, en 1886, une très intéressante communication au congrès de Nancy sous le titre de *gangrène symétrique des extrémités*. Il s'agissait surtout d'une malade qui présentait, d'après la note que notre honorable confrère a bien voulu nous remettre, des lésions ayant la plus grande analogie avec celles qui ont été décrites par Maurice Reynaud sous le nom d'asphyxie symétrique des membres. Mais, depuis cette époque ces lésions ont évolué, de nombreux symptômes se sont successivement ajoutés : panaris, onyxis, thermo-anesthésie, chute des doigts, résorption des phalanges, etc., qui modifièrent le diagnostic. On en fit de la maladie de Morvan et de la syringomyélie.

Après ma communication à l'Académie, en 1892, sur la survivance de la lèpre en France et principalement en Bretagne où le Dr Morvan a cru découvrir sa maladie nouvelle, inconnue jusqu'à lui et que le Pr Charcot a tant patronnée, le Dr Bérillon m'a montré cette malade qui était affectée tout simplement de lèpre quelque peu anomale. L'affection remontait à 10 ans. Cette femme a toujours habité le département de l'Yonne et, chose remarquable, dans la localité où elle réside son cas n'est pas isolé. D'autres malades y ont présenté ou présentent des mutilations analogues. Une de ces malades vivant encore, m'a dit le Dr Bérillon, a perdu des phalangettes de tous les doigts des deux mains. La constatation de ces faits est d'autant plus suggestive et significative que ces pays ont été ravagés, pendant plusieurs siècles par la lèpre ; ce dont témoignent encore les vestiges de nombreuses maladreries ou léproseries (Bérillon, *Semaine médicale*, 23 août 1893, p. 403).

A la ville de Noyers, dans le département de l'Yonne, arrondissement de Tonnerre, avait existé une léproserie ou maladrière à laquelle, en 1266, Mille de Noyers octroya une boschie pour pêcher. La chapelle de cette léproserie fut détruite vers le milieu du XIIIe siècle. La côte où elle était bâtie se nomme encore la maladrière.

Il est à remarquer que dans le département d'Yonne les lépreux n'ont jamais été frappés de mort civile, de l'incapacité de jouir et de disposer de leurs biens (De la capacité civile des lépreux, Molfard, *Bulletin de la Société des sciences histori-*

ques et naturelles de l'Yonne, année 1888, 42e volume). On trouve dans les Archives départementales les textes du IXe au XVIe siècle qui prouvent qu'ils pouvaient témoigner à la léproserie de Pontfraut. Une bulle du Pape Urbain III (1185), adressée à ses fils lépreux de cette léproserie, affligés par la visitation divine, les traite comme des religieux et non comme des parias ; elle les exempte des dîmes.

A la maladrerie de Saint-Siméon d'Auxerre, Laurault contracte avec sa femme communauté de biens devant notaire, en 1513. G. Lehourt fait vendre ses biens, et Mathieu et Guiscard, de la léproserie d'Auxerre, concluent des échanges.

Je vais esquisser succinctement les principaux traits de la malade que m'a montrée le Dr Bérillon. Chaton, 29 ans, pas de règles depuis 10 ans (rien d'analogue dans la famille). Il y a 10 ans, elle subit au Mont-Dore un grand refroidissement. De temps en temps les doigts devenaient d'abord bleus pendant une heure, deux ou trois fois par semaine ; puis blancs comme de la cire ; ils étaient gelés de froid ; ulcérations et crevasses aux doigts et aux dos des mains ; une ulcération de l'indicateur droit douloureuse, dure depuis plusieurs années ; l'ongle s'est déformé ; une ulcération suppurante intarissable de l'auriculaire gauche nécessita l'amputation pratiquée par Perrier. La cicatrisation ne fut obtenue que 4 mois après. Puis l'annulaire gauche fut pris ; il se déforma sans ulcération, par résorption osseuse (1886). En 1890, l'auriculaire droit présenta une petite ulcération près de l'ongle ; elle aboutit à l'élimination de l'os. Péan et Verneuil consultés n'ont pu poser de diagnostic. En 1891, à la suite d'une longue ulcération, la phalangette du médius droit fut éliminée ; puis, ulcération de l'annulaire droit qui s'est ratatiné. Peu après, le médius et l'index gauches présentèrent en même temps de petites ulcérations près des ongles. Puis les os furent résorbés. Bref seuls les deux pouces sont restés sains. Bouche, rétrécie comme contractée, à plis verticaux de la lèvre supérieure ; Chaton peut difficilement tirer la langue. Peau de la face, des mains et des avant-bras, tendue, pâle, anémique. Pied gauche : il y a 5 ans sensation de froid glacial, pendant 4 jours, sans douleur, avec engourdissement ; puis ulcération au petit orteil, qui dura 4 ans ; l'ongle tomba et les phalanges se sont résorbées ; pas d'élimination d'os. Un an après, le gros orteil gauche eut une ulcération sous l'ongle, près de la pulpe, qui s'étendit à la face plantaire ; les os se sont dénudés; puis le 2e orteil droit eut les mêmes accidents et sa 2e phalange fut éliminée. Peu après, mal perforant sous la tête du 5e métatarsien, douloureux, qui dura 4 ans. Plus tard, mal perforant sous le talon, qui dura 9 mois. En juillet 1892, sensation de grand froid au pied droit qui devint blanc jaunâtre. Aux deux genoux éruptions psoriasiformes depuis une dizaine d'années, et *pigmentation* qui descend jusqu'au milieu du tibia. Aux coudes mêmes lésions au niveau des olécrânes ; sensibilité : autour des olécrânes une surface de plus de 2 centimètres et demi ne perçoit pas le frôlement du papier; surtout l'avant-bras droit, la sensibilité est retardée et diminuée ; tandis que la sensibilité à la douleur est conservée là où le tact est aboli. A gauche sensibilité très diminuée et retardée sur le bord cubital ou interne de l'avant-bras. Au bras, le premier attouchement n'est pas senti ; tandis que le second est perçu. Il y a donc retard dans la transmission. La piqûre à l'épingle n'est pas sentie de chaque côté aux parties postérieure et externe, tandis qu'antérieurement il n'y a qu'hypoesthésie. A la face la sensibilité est conservée. Le contact du froid est très pénible aux mains et aux pieds. Le sens thermique est conservé aux avant-bras partout, même là où le tact est aboli. A la partie antérieure et externe de la jambe droite la sensibilité thermique est abolie au tiers inférieur, ainsi qu'au dos du pied. Jambe gauche : le côté externe du tiers moyen ne sent ni le chaud ni le froid ; tout le côté droit du ventre est couvert d'une pigmentation foncée.

Cette observation doit être lue attentivement et méditée avec impartialité. Elle établit, selon nous, le trait d'union, la transition de la sclérodermie à la lèpre et en suggère l'identité. Tout au plus peut-on en conclure à une lèpre anomale, atténuée, reliquat de l'ancienne lèpre qui a ravagé Auxerre et les environs où les souvenirs et les noms de léproseries persistent toujours. Cette interprétation est d'autant plus légitime que d'autres habitants de la même localité ont également présenté des symptômes attribuables à la lèpre.

Cette observation ressemble à celles d'autres malades dits sclérodermiques ou sclérodactyliques et qui doivent également rentrer dans le casier de la léprose. Ce n'est pas sur des nuances plus au moins insignifiantes que l'on doit se baser pour distraire d'une entité morbide classique, quelques cas irréguliers, anormaux, atténués. Si l'on n'admet pas cette iden tité on s'expose à une confusion déplorable et à une classification nosographique arbitraire des cas qui s'éloignent quelque peu du type primitif, du type classique. Le fait est que les ressemblances entre ces malades dits sclérodermiques et certains lépreux, sont bien plus frappantes que les dissemblances, de sorte que celles-ci n'autorisent pas à en faire une maladie distincte.

Le Dr Bérillon a aussi bien voulu me remettre la note suivante concernant quelques mutilations suggestives chez certains de ses compatriotes : Mme Garnier, de Fontenouilles, ne conserve que deux phalanges à chaque main. Philippot, cafetier, est lépreux à figure léonine. X..., de Grandchamp, eut les orteils et les pieds détachés par des mutilations successives, lentes. Me Z..., d'Auxerre, eut les doigts, les orteils, les mains et les pieds détachés, lentement et successivement. Me Bidon eut nombre de panaris mutilants. Me X. est dans le même cas : bien des doigts se sont détachés à la suite de processus de panaris. A la maison de Nanterre, on voyait, il y a quelques années, plusieurs individus dont les mains étaient mutilées à la suite de panaris successifs.

Le Pr Raymond, successeur de Charcot, fit à la Salpêtrière une leçon sur la sclérodermie, avec exhibition d'une malade, à l'appui. Voici en peu de mots l'histoire du sujet et les réflexions de l'éminent et regretté professeur : « ...les doigts sont effilés et diminués de longueur, les phalangettes réduites au tiers ou au quart de leur longueur ; il y en avait même de disparu. Ces déformations ressemblent à celles du rhumatisme chronique. Asphyxies alternatives amenant le sphacèle et l'élimination de phalanges, amyotrophies. Selon Raymond, la morphée est une variété de la sclérodermie. Il décrit les placards circonscrits par l'anneau lilas (lilac-ring des Anglais). Les doigts sont souvent fléchis ; atrophie des éminences hypothénars ; panaris successifs douloureux et parfois indolores avec mutilation ; parfois aussi diminution de la sensibilité. Cette femme, dit le Pr Raymond, *avait un grand nombre de symptômes de la forme larvée de la lèpre*. Le Dr Jeanselme ne trouva cependant pas le bacille de Hansen dans les ulcérations des membres plus ou moins étendues dont quelques-unes cicatrisées ; il y avait aussi des taches pigmentaires même sur le tronc, ainsi qu'elles sont représentées dans la *Semaine médicale* du 23 février 1898. Raymond s'empresse d'ajouter : le pus des panaris des lépreux même et des syringomyéliques ne renferme non plus que des microbes vulgaires de la suppuration et non celui de Hansen. Les panaris ont précédé, chez cette malade, les manifestations cutanées.

« Dans une observation de Mendel, aux panaris se superposaient des troubles sensitifs qui auraient pu faire poser le diagnostic de maladie de Morvan. Or par sa nature, la malade est une tropho-nerveuse. Dans ces derniers temps la question des rapports de la sclérodermie avec la lèpre, la syringomyélie et la maladie de Morvan a été agitée. Il serait prématuré de prendre parti dans le débat. »

Or, la symptomatologie de la malade présentée à cette leçon se juxtapose parfaitement à celle de certains lépreux et vraiment ce n'est qu'en se basant sur des plus et des moins que l'on poserait des diagnostics différentiels. Soustraire ces malades à la classe générale des léproses et ériger une entité morbide distincte, nous paraît forcer les raisonnements et créer des maladies à plaisir.

Je ne puis me priver, à ce propos, de la citation d'une phrase que je trouve dans une lettre que m'adressa le distingué léprologue de Lisbonne, le Dr Zeferino Falcao en 1896 : « Dans le musée de Saint-Louis de Paris, on voit des reproductions de lèpre par Bareta, qui ne sont que des spécimens de cette maladie autrement étiquetée. Le mal de Morvan, bien des syringomyélies et des cas de sclérodermie de Paris, ne sont que des cas de lèpre. Voyez le n° 861 et le n° 1193, sclérodermie mutilante des doigts du Dr Quinquaud ; il est intitulé *Morphée*. J'ai eu l'occasion de voir la note écrite de la main de Charcot et remise à un lépreux classique du Brésil ; il avait diagnostiqué une syringomyélie. »

Peu de temps avant sa mort, le Pr Hardy m'a dit : la sclérodermie appartient à la classe des lèpres modifiées certainement.

D'autre part, le Dr Hillairet, médecin de l'hôpital Saint-Louis, s'exprima ainsi dans un article paru en 1878, dans le *Progrès médical* : On a cherché à rapprocher la sclérodermie de la lèpre ; c'est une erreur. La lèpre est caractérisée par ses tubercules, les ulcères blafards qui ne se trouvent pas dans la sclérodermie. Il est évident qu'Hillairet n'a observé la lèpre que dans un cercle très restreint. Il ignorait ses nombreuses variétés et ses transfigurations. Il ne connaissait que la lèpre tubéreuse.

Herveon a dit aussi dans sa thèse (Paris, 1877) : la lèpre avec ses variétés ne peut être confondue avec la sclérodermie ; car la première est une maladie spéciale à certains climats, le plus souvent héréditaire, caractérisée par des douleurs violentes, les tubercules, l'anesthésie, des ulcérations fétides et la gangrène.

Coliez (*Thèse*, 1873) répéta que la lèpre n'a qu'une ressemblance éloignée avec la sclérodermie. « On y trouve des taches blanches (morphea alba) qui démangent et deviennent plus tard brunes et anesthésiques, ensuite paraissent des tubercules durs qui s'ulcèrent. » Pour Coliez la morphea alba n'est que la lèpre à l'inverse des médecins de l'hôpital Saint-Louis. Il est clair que ces médecins ignoraient complètement la lèpre ; car tous font une confusion déplorable, tandis que notre synthèse heureuse unifie la pathogénie de tous ces états morbides qui ressortissent à la lèpre.

Enfin mon regretté ancien camarade et ami, le Pr Benjamin Ball, soutint aussi qu'on ne saurait confondre la lèpre avec la sclérodermie. « La lèpre présente des poussées successives... il y a des tubercules, une face léonine... »

Le Dr Barety a vu des lépreux et des sclérodermiques et chercha aussi à les différencier en se basant sur l'intensité plus ou moins grande de tel ou tel symptôme. Ces deux maladies, dit-il, ont des symptômes communs et des signes différentiels. Les premiers sont les troubles nerveux, les altérations de la peau et des os ; mais l'anesthésie est propre à la lèpre ; elle succède à l'hyperesthésie et peut même être concomitante ; elle est étendue. Dans la sclérodermie, l'anesthésie est rare, limitée, peu accusée. Enfin la sensation du froid est spéciale à celle-ci. Dans toutes les deux, la peau est tendue, lisse, consistante ; mais elle est mince dans la sclérodermie, blanche ou comme de la cire ; dans la lèpre anesthésique elle peut être lisse ; mais, en général, elle est épaisse, rugueuse. Dans la sclérodermie les ulcérations se produisent par crises aiguës et ne sont pas profondes ; elles sont larges dans la lèpre. Les os s'atrophient dans les deux cas ; mais dans la sclérodermie l'atrophie est moins accusée, et ce sont surtout les dernières phalanges qui sont atteintes et s'effilent. Dans la lèpre elles s'atrophient plus sur la largeur que sur la longueur. Dans toutes les deux il peut y avoir élimination des phalanges. La griffe ne se voit pas dans la sclérodermie, tout au plus la phalange unguéale se fléchit. Toutes ces distinctions du plus au moins sont tirées par les cheveux et troublent les meilleurs esprits. Bref, il résulte de toutes ces publications qu'aucun de ces auteurs n'a suffisamment connu la lèpre et qu'à peine quelques-uns ont vu un ou deux lépreux tubéreux, à lépromes et à face léonine.

En 1879, le Pr Grasset fut frappé, comme nous en 1875, par la grande ressemblance d'un malade sclérodermique avec certains lépreux qu'il eut le hasard d'observer; et, comparant ces deux maladies l'une à l'autre, il arriva à les identifier et à les fondre en une seule entité morbide.

De notre côté, nous avons eu l'occasion de suivre pendant plus de 6 ans une femme présentant tous les signes de la sclérodactylie et de la sclérodermie faciale classique; j'avais posé le diagnostic de sclérodermie devant plusieurs confrères qui me faisaient l'honneur de suivre régulièrement ma policlinique où j'attirai une fois par semaine les nombreux lépreux ambulants de Constantinople, en inscrivant toujours sur mes registres d'observations les détails circonstanciés de l'évolution des diverses formes de la lèpre. En même temps, je faisais dessiner les malades les plus intéressants et je recueillais ainsi des matériaux, pour les publications successives sur cette maladie si commune en Orient et dont je m'occupais depuis des années déjà. C'était une Grecque dont l'observation fut insérée dans notre livre *Les lépreux ambulants de Constantinople,* avec sa reproduction en chromo-lithographie. Indigente, elle fut reçue sur ma recommandation et à plusieurs reprises, par notre regretté et distingué confrère et ami, le Dr Delacour, à l'hôpital français de Taxim, dont il était le médecin en chef et qui la suivait aussi avec intérêt. Quelle fut notre surprise à tous, lorsque cette malade sclérodactylique classique présenta, après plusieurs années, une éruption de lépromes discrets accompagnés de l'escorte ordinaire des poussées de la lèpre tubéreuse de plus en plus accentuée dont le tableau spécial se déroula sous nos yeux au point de ne laisser subsister à la fin aucun doute qu'il s'agissait bel et bien d'une lèpre indiscutable à marche insolite. Nous reviendrons plus tard sur cette bien curieuse observation si claire, si concluante, pour élucider la question pathogénique de la lèpre *dactylique* plus ou moins fruste des sujets européens qui furent considérés par des médecins éminents (Charcot, B. Ball, Dumontpallier à la Société de biologie et par plusieurs autres) comme atteints d'une entité morbide nouvelle jusqu'alors inconnue. Car il y a eu un moment où l'on était emporté par le désir fiévreux de découvrir des nouvelles maladies, passées inaperçues jusqu'alors !

Néanmoins nous devons ajouter que dans les discussions qui eurent lieu au sein de la Société de Biologie, quelques membres avaient insisté sur la grande similitude qui existait entre la sclérodactylie et certains lépreux qu'ils ont eu l'occasion de voir. Ils avaient lu les travaux de quelques médecins de la marine, directeurs de léproseries dans les colonies, du Dr Brassac surtout qui fit de la sclérodactylie une variété de l'éléphantiase grecque sous le nom de *lèpre dactylique*. Mais les promoteurs de cette nouvelle entité morbide répondirent, comme toujours, qu'il s'agissait de sujets qui n'avaient jamais quitté la France, qui n'ont jamais été en relations avec des lépreux, et que d'ailleurs, la lèpre avait radicalement disparu de France depuis plusieurs siècles ; ce qui parut un argument irréfutable et coupa court à toute controverse. Or, c'est là une erreur insoutenable aujourd'hui. La survivance de la lèpre en France est un fait démontré, indiscutable.

De son côté le Dr Apolinario, ancien chef interne de la Faculté de Montpellier, incité par son éminent maître le Pr Grasset, rentré chez lui à Las Palmas (grande Canarie) où la lèpre sévit dans toute son activité, se livra à des recherches couronnées de succès. Il rencontra à la léproserie une malade A... présentant le tableau clinique de la sclérodactylie, qui, pourtant, était absolument lépreuse.

De retour en France, le Dr Apolinario eut la bonne chance de soigner à l'hôpital Saint-Éloi, sous les auspices du Pr Grasset, la malade dont le Pr B. Ball avait présenté l'observation à la Société de Biologie de Paris, comme un type de sclérodactylie. Nous consignons ici un résumé de cette observation si intéressante, si instructive, qui est un nouveau document favorable à la démonstration que nous poursuivons. Plus tard les hasards de la clinique lui ont offert un autre malade atteint d'une sclérodermie anormale qui se révéla avec tous les signes donnés comme caractéristiques de cette maladie ; Anna H. *eut un frère mort de lèpre tubéreuse*. Des engelures des mains furent le premier symptôme ; les doigts devinrent raides, les ongles bossués avec atrophie des muscles des deux mains ; il y eut aussi des engelures des orteils, et de petites bulles de pemphigus au niveau des articulations digitales, suivies d'ulcérations et de cicatrices, avec induration, au bord interne des deux mains, et raideur ; plus tard petites ulcérations discrètes à l'avant-bras gauche, suivies de cicatrices. Puis, successivement, atrophie musculaire progressive, diminution de la sensibilité, s'étendant jusqu'au milieu de l'avant-bras ; engourdissement et grande sensibilité au froid. Peau des doigts rétractée, indurée ; auriculaire atrophié dans sa longueur et sa largeur ; ses deux articulations sont immobilisées ; la peau dorsale est dure, luisante, on ne peut la pincer ; l'atrophie des éminences thénar et hypothénar, des interosseux, des lombricaux, s'est de plus en plus accentuée ; mal perforant du pied droit. Enfin les phalanges de plusieurs doigts se sont amincies et raccourcies par résorption, la peau de la face devint par place sclérodermique ; on aurait dit que la peau se collait de plus en plus aux muscles et la malade éprouvait la sensation d'un fourreau resserrant. Au tact, on dirait toucher un morceau de bois. On ne parvenait pas à pincer la peau.

B. Ball avait donné une description parfaite de cette même malade, à la Société de Biologie. Insistons enfin sur les macules, les ulcérations de la peau et la diminution de la sensibilité, son abolition même aux doigts ; rides aux orifices, surtout autour de la bouche. Plus tard de nombreuses macules ont paru sur le corps, puis des *lépromes* aux oreilles, les conjonctives, la langue et la lèpre revêtit ses expressions les plus classiques.

Et, chose très importante à signaler, qui concourt aussi à rattacher l'Aïnhum à la lèpre — thèse que nous avons soutenue nous basant sur des faits cliniques — un doigt de ce sujet sclérodermo-lépreux s'est détaché absolument par le procédé d'une stricture à sa base, sous forme d'anneau de plus en plus resserré, comme dans l'Aïnhum.

Or chez A... la maladie débuta et évolua d'abord comme la sclérodactylie ; puis, progressivement la lèpre s'affermit de plus en plus et devint incontestable. Plusieurs symptômes attribués à l'entité morbide dite *sclérodermie* ont continué à évoluer simultanément avec la lèpre devenue classique et indéniable avec ses lépromes et tout son cortège. On ne doit pas oublier que A... eut un frère lépreux.

Grasset fit une leçon à ses élèves sur ce fait si intéressant. Cette malade fait pendant à l'observation de la lépreuse à face même *marmoréenne* que nous avons scrupuleusement suivie et que nous avons publiée dans tous ses détails. Ce n'est qu'après 3 ans que Grasset rectifia son premier diagnostic de sclérodermie et déclara qu'il s'agissait de lèpre tubéreuse. De notre côté notre malade C... nous induisit et nous maintint dans l'erreur pendant plusieurs années.

Ainsi, de même que dans la lèpre systématisée nerveuse ou tropho-nerveuse, les phénomènes du côté des doigts (griffe, atrophie musculaire, ulcérations, macules...), marquent le début de la sclérodermie et de même qu'au tableau de cette forme de la lèpre peuvent plus tard, plusieurs années après, s'ajouter les lépromes foisonnant de microbes et constituer alors la *variété mixte*, de même il est arrivé à des malades atteints de sclérodermie voir dans le courant de l'affection des lépromes survenir et compliquer la situation en imposant le diagnostic de *lèpre* à marche anomale, débutant par les phénomènes de la sclérodermie des auteurs.

On ne doit pas oublier que les multiples variétés de la lèpre sont dissemblables entre elles au point que les non-initiés hésitent à les classer dans le même casier nosologique. Ainsi la lèpre systématisée nerveuse pure de Danielssen diffère tellement de la lèpre tubéreuse que réellement on ne dirait pas qu'il s'agisse de la même affection. Des médecins éminents hésitent — s'ils ne se sont pas occupés de la lèpre — à admettre que bien des individus présentant le tableau de l'atrophie musculaire Aran-Duchenne, soient de véritables lépreux. Outre l'apparition de lépromes chez certains lépreux systématisés nerveux, l'existence dans les familles lépreuses tantôt de la lèpre tubéreuse et tantôt de la lèpre nerveuse, constitue une démonstration de l'unité morbide. Dans ces cas l'hérédité est homéomorphe ou hétéromorphe. On voit en effet un père lépreux phymatode engendrer des enfants ou de petits enfants atteints de la lèpre tropho-nerveuse et vice versa, ou bien avoir parmi ses enfants un tropho-nerveux et un tubéreux. En outre, certains léprologues considèrent la lèpre systématisée nerveuse comme la première étape de la lèpre tubéreuse et non pas comme une variété à part. La maladie, disent-ils, peut s'arrêter à ce premier stage ou bien évoluer de plus en plus et atteindre la période tubéreuse ou à lépromes.

On peut appliquer ces considérations à la *sclérodactylie* qui ne serait qu'une variété de lèpre restant le plus souvent à sa première période sans apparition de lépromes, principalement dans les contrées où la lèpre survit sporadique, atténuée, anomale, fruste, comme en France et dans toute l'Europe centrale. Or la sclérodactylie et certaines sclérodermies ne sont que des variétés de lèpre à tableau incomplet le plus souvent, c'est de la lèpre fruste. Parfois la sclérodermie aboutit à la lèpre tubéreuse.

Le Dr Taon de Nice, qui étudia bien attentivement la lèpre et publia de remarquables travaux, a dit aussi de son côté dans le *Progrès médical* du 19 novembre 1877 que *telle est la ressemblance entre la lèpre et la sclérodermie que nous avons laissé échapper un fait de lèpre anesthésique le prenant pour un cas de sclérodermie vulgaire.* Peu encore nous commettions la même faute nous-même. Ajoutons pour terminer que si l'on ne rencontre pas d'habitude dans la sclérodactylie le bacille de Hansen, ce n'est point une raison pour exclure la lèpre. Car ce bacille manque dans l'immense majorité des cas de lèpre systématisée nerveuse ordinaire, sans lépromes, et dans la lèpre mutilante, les plus classiques, les plus indéniables. Les éminents médecins de Saint-Louis et de l'hôpital Pasteur, si intransigeants autrefois, finirent par accepter ce fait. En effet actuellement tous posent le diagnostic *lèpre,* se fondant sur les signes cliniques uniquement, sans rechercher même le bacille. Enfin certains lépreux, les sclérodactyliques surtout, présentent au début, pendant des années même, les signes de l'asphyxie de Renauld : mains violacées, gerçures, rhagades, modifications unguéales, frilosité.. ; puis la lèpre s'annonce avec tous ses attributs. La même chose a parfois lieu dans la lèpre classique.

Selon l'illustre Virchow la sclérodermie et la lèpre sont des tropho-névroses au même titre.

Le Dr Miguel Rueda soutint à Paris sa thèse inaugurale sur la lèpre qu'il observa en Colombie. Parmi ses observations de lépreux, il y en a qui présentaient les signes de la sclérodermie.

Ainsi la lèpre et la sclérodermie se touchent et se confondent même dans les monographies. L'impossibilité de les séparer, de les discerner dans certains cas, établit manifestement la transition et leur identité. Théoriquement, dans les livres, la distinction paraît très aisée, mais pragmatiquement elle est impossible. C'est que les auteurs n'ont en vue que la lèpre tubéreuse et passent sous silence les autres variétés de la léprose qu'ils paraissent ignorer. Ainsi ils définissent la lèpre : « Une maladie chronique caractérisée par le développement de néoplasies qui occupent surtout les téguments et les nerfs, et renferment un microorganisme spécial, le bacille de Hansen » (traité de Médecine publié sous la direction de Charcot, Bouchard et Brissaud, article rédigé par Thibierge). Or, la lèpre n'est pas que cela. Elle est autre chose encore. Ainsi il n'y aurait pas de lèpre sans néoplasmes (lépromes), ni sans bacilles. Ce sont ces deux hérésies qui mènent fatalement à l'erreur. L'auteur ajoute plus loin « que la lèpre ne se développe pas chez les sujets nés et vivants en France, à l'exception de certaines localités des environs de Nice. Ce sont là des idées d'antan. Car, nous avons prouvé, et d'autres ont confirmé après nous, par de nombreux faits, que la lèpre autochtone existe dans bien des départements en France et qu'elle a toujours survécu. Le fait est unanimement admis aujourd'hui.

Cependant en excellent observateur, notre bien distingué ami, le Dr Thibierge, reconnaît que la persistance de la sensibilité, dont on voulait faire un signe distinctif entre la sclérodermie et la léprose, peut se rencontrer même dans cette dernière, et que d'autre part le Dr Morvan même a publié, sous la rubrique de panaris analgésique, des observations dont les sujets ne présentaient pas de modifications de la sensibilité, ni de la motilité, mais uniquement de la trophicité ; c'est là un argument précieux en faveur de l'identité de la sclérodermie, de la morphée des médecins de l'hôpital Saint-Louis et de la lèpre. Enfin, nous l'avons vu, des parents, des frères de sclérodermiques sont lépreux. La léprose est leur maladie familiale qui se manifeste absolument identique ou à expression quelque peu différente.

Le Pr Grasset a constaté aussi que le frère d'une sclérodermique était un lépreux vulgaire. De mon côté j'ai rencontré la *sclérodermie* et la *morphea alba* chez des parents de lépreux incontestables.

Érasme Wilson ajoute aux formes tubéreuse et nerveuse

de la lèpre, la *morphée* dont il fait quatre espèces : la blanche ou lardacée, l'atrophique blanche, la noire et l'alopécique.

Du reste dans bien des contrées de l'Amérique, on désigne la lèpre sous le nom de *morphea*. Or, les éminents médecins de l'hôpital Saint-Louis de Paris ont eu tort de donner ce nom de *morphea* à leur prétendue nouvelle maladie, car une confusion de termes conduit à une confusion d'idées ; et toute confusion dans les mots entraîne à des erreurs de doctrine et de diagnostic dont pâtit la pathologie. Quant à nous, nous sommes heureux de cette dénomination qui confond la *morphée* avec la lèpre dont on ne saurait la distraire cliniquement. L'analogie, la ressemblance de la lèpre et de la sclérodermie avait frappé aussi plusieurs auteurs ; mais au lieu de les identifier, ils se sont employés à les différencier se fondant sur des signes distinctifs vraiment de nulle valeur.

A propos d'un malade sclérodermique, le Pr Hardy (*Gazette des Hôpitaux*, 1877) conclut aussi comme suit : « Au point de vue clinique, la lèpre, la sclérodermie et l'asphyxie des extrémités ne constituent qu'une maladie. » Que l'on consulte le Dictionnaire encyclopédique des sciences médicales, article sclérodermie par Ball, ainsi que les discussions soulevées dans la Société de Biologie, à propos de ses communications (avant son arrivée au professorat) et l'on sera suffisamment éclairé. Encore une fois, tout léprologue consommé reste convaincu que ces derniers auteurs n'ont pas eu l'occasion d'observer toutes les formes de la lèpre et que, ne connaissant que la lèpre tubéreuse, ils s'efforcent de différencier la sclérodermie avec cette forme de la lèpre, l'éléphantiase léonine.

Lors de la discussion qui eut lieu au sein de la Société de Biologie, à propos de la communication du mémoire sur la sclérodactylie de B. Ball, le Dr Dumontpallier déclara que pour lui les sclérodermiques de Ball n'étaient que des lépreux. Nous en dirons autant de la *morphea* de l'école de Saint-Louis, affection dont des spécimens, reproduits par l'habile Bareta, figurent dans le musée de cet hôpital. Parmi ces fac-simile, il y en a qui ne s'écartent guère, comme aspect, de certains lépreux que j'ai reproduits par la chromolithographie dans mon ouvrage, *Les lépreux ambulants de Constantinople*.

Les savants médecins de l'hôpital Saint-Louis, Besnier, Vidal, Tenesson, etc., en ont fait une entité morbide nouvelle, sous la rubrique de morphée, se basant encore cette fois-ci sur l'absence du bacille de Hansen, comme pour la sclérodactylie. Néanmoins, à ces observateurs sagaces n'échappa point l'analogie qui existait entre leurs malades et certaines formes de lèpre observées soit au Mexique, soit dans tous les États de l'Amérique latine, où l'on dénomme la lèpre tout bonnement *morphea*. Tout au moins, pour éviter toute confusion, ces éminents dermatologues devaient-ils décerner un autre nom à leur maladie nouvelle. Mais en excellents observateurs, ils n'en firent rien. Frappés par la similitude de leur nouvelle entité morbide avec la lèpre américaine, ils l'ont bien désignée sous le même vocable de *morphea*, tout en soutenant que ce n'était pas la lèpre, de ce que le bacille faisait défaut. Pour nous, il s'agit encore de lèpre sans bacille de Hansen, tout comme chez d'autres malades vraiment et incontestablement lépreux, dont le bacille, si tant est qu'il existe, échappe à nos moyens d'investigation.

Enfin de tout temps on publia dans les journaux et les écrits périodiques sous le nom de faits *bizarres* ou *innommés* des observations de malades qui ne rentraient dans aucun cadre nosologique connu. On n'a qu'à bien lire ces descriptions de malades non casés. Il s'agit d'ulcérations larges, profondes, intarissables, de déformations des doigts, d'éruptions cutanées tenaces qu'on ne savait où classer. Or, ce sont tout simplement des lépreux parfois même classiques, le plus souvent anormaux, atténués. Mais la croyance générale que depuis le XVIe siècle, il n'y avait plus de lèpre en Europe, empêchait même de songer à cette maladie.

Le Dr Darier, médecin de l'hôpital Saint-Louis de Paris, fit une communication à la conférence de Berlin de 1896, sur les taches érythro-pigmentées de la lèpre; ce travail parut aussi dans les *Annales de Dermatologie*. Les idées exprimées dans ce mémoire sont déduites d'observations cliniques sagaces et méritent l'attention des léprologues. Selon l'auteur, les macules constituent un des symptômes les plus fréquents, bien que non *constants* de la lèpre. En donnant leurs synonymies, il admet que ces *léprides maculeuses* dyschromiques ont été désignées aussi sous les noms de *alphos, Leucé, Mélas, morphée*, dénominations dues au polymorphisme vraiment remarquable de ces efflorescences de grande diversité.

Le Dr Darier admet que tous ces vocables signifient lèpre. C'est là une opinion que nous avons toujours soutenue en acceptant que les auteurs, les anciens surtout, se sont servis de ces mots pour désigner la vraie lèpre. On sait que ces taches sont érythémateuses, pigmentaires ou achromiques, parfois tout à fait blanches. Souvent ces colorations se succèdent sur place dans l'ordre plus haut énoncé. Le plus souvent les décolorations étant centrifuges, on remarque sur les mêmes placards simultanément ces colorations successives. Les taches pigmentaires ressemblent parfois, dit Darier, au pityriasis versicolore. C'est parfait de vérité.

Nous avons vu que Brassac avait vu la lèpre prendre l'aspect de vitiligo (lèpre vitiligienne) à la léproserie de la Desiderade. Ces macules sont parfois infiltrées, par suite d'exsudats néoplasiques et forment des lépromes en nappe. Le Dr Darier tout en admettant la nature lépreuse de ces placards leur conserve néanmoins le nom de morphea alba ou nigra, c'est juste.

On est autorisé à croire, d'après ce qui précède, que le Dr Darier admet avec nous, que la prétendue morphée des médecins de l'hôpital Saint-Louis n'est qu'une variété de lèpre, et non une entité morbide nouvelle, comme le soutiennent ses éminents collègues. Ces placards sont le plus souvent anesthésiques. Cependant nous sommes heureux de trouver de la part de ce distingué dermatologue (le Dr Darier) la confirmation de ce que nous avons maintes fois répété dans nos discussions avec les médecins de l'hôpital Saint-Louis à savoir que l'anesthésie des placards lépreux achromiques n'est pas absolument constante. On ne peut donc arguer de la conservation de la sensibilité contre la nature lépreuse de ces placards, et distraire ainsi la *morphée* (entité morbide nouvelle de Saint-Louis), de la véritable lèpre des auteurs anciens, des léprologues contemporains du Mexique, du Brésil, de l'Amérique latine en général. Nous avons de notre côté observé cette *morphée* en Orient. Nous en avons même fait reproduire des spécimens, en chromolithographie, dans notre livre *Les lépreux ambulants de Constantinople.*

Le Dr Darier a remarqué, comme nous l'avons dit il y a longtemps, que ces placards de *morphée,* dont on voit des reproductions par l'habile Bareta au musée Saint-Louis, présentent parfois l'anesthésie totale et parfois la dissociation de la sensibilité ; le tact ou la douleur seule est abolie, les autres modes persistant. Enfin parfois il y a hypoesthésie, diminution de la sensibilité seulement.

Ces placards peuvent être successivement hyperesthésiques, anesthésiques, et récupérer plus tard leur sensibilité normale. Le Dr Darier, en excellent observateur, signale toutes ces péripéties sur lesquelles nous avions insisté à plusieurs reprises, il y a déjà longtemps. Nous nous accordons aussi avec le Dr Darier pour l'escorte des phénomènes généraux (courbature, fièvre, douleurs dans les membres, arthralgie) initiaux de l'apparition de ces morphées, puis leur disparition et leur réapparition avec les poussées successives de ces placards ou macules, qui aussi une fois survenues peuvent rester indélébiles.

Cependant le Dr Darier, après la description objective et subjective de ces macules, de ces placards de *morphée* qu'il dénomma aussi *léprides maculeuses,* n'aborde pas la question clinique pathogénique importante qui découle tout naturellement de ses observations si bien prises. Il n'ose pas dire clairement et nettement que la *morphée* des médecins de Saint-Louis (Vidal, Besnier, Hallopeau, etc.) est tout simplement la lèpre parfois tant soit peu anomale, et que dans tous les cas on ne doit pas distraire de l'éléphantiase des Grecs cette variété de la lèpre, pour confectionner une entité morbide nouvelle comme on l'a fait pour la maladie de Morvan. Mais pour ceux qui savent lire entre les lignes, la chose est évidente.

Le travail de Darier est d'une importance capitale en outre pour la bactériologie de la lèpre. Ce distingué dermatologue et habile bactériologue en même temps, n'a pu constater le bacille de Hansen chez un individu atteint de la lèpre maculeuse, *forme de morphée,* malgré ses recherches persévérantes. Et il conclut que cette variété de la léprose peut exister sans bacilles (VIIIe observation de son mémoire). Le tableau clinique complet lui a suffi pour asseoir le diagnostic de *lèpre.* Il n'y a donc aucune raison pour nier la lèpre de ce que le bacille n'a pu être constaté. Quelle différence y a-t-il alors entre la prétendue morphée européenne et la morphée américaine? C'est bien toujours la lèpre, lors même que ce prétendu criterium (le bacille) fait absolument défaut.

D'ailleurs A. Hansen a publié en 1900 lui-même dans l'Iconographie internationale une observation de lèpre *tubéreuse* sans bacilles; ceux-ci n'ont fait leur apparition qu'une année après qu'il avait posé le diagnostic de lèpre, se fondant sur le tableau clinique criant. Néanmoins, dit-il, il n'a confirmé son diagnostic que lorsqu'il a enfin trouvé son bacille. On ne pourrait s'attendre à moins de la part de l'inventeur du bacille spécifique de la lèpre. Ce qui importe de savoir c'est que la lèpre peut exister en l'absence du bacille. Le fait est indéniable ; le tableau clinique impose le diagnostic tout de même. Le bacille peut paraître plus tard ou non à tout jamais.

On est donc en droit de conclure que si la lèpre tubéreuse même peut exister sans bacille (Kaposi signala aussi le fait), à plus forte raison la lèpre fruste ou atténuée peut se présenter sans bacilles, et que ceux qui nient le fait nient la réalité et sont plus royalistes que le roi, plus bacillolâtres que celui qui a découvert le bacille qui porte son nom (Hansen). Or, il n'y a aucune raison pour soutenir que la maladie de Morvan et la morphée de Saint-Louis ne rentrent pas dans le cadre de la lèpre par le seul fait qu'on ne peut constater le bacille spécifique. Il y a plus de 18 ans que nous avons émis cette opinion. Les idées semées finissent par germer. Il y a donc plus qu'une accointance intime entre la maladie de Morvan, la morphée, plusieurs cas de syringomyélie et la lèpre ; il y a identité absolue.

L'observation n° 2 du remarquable mémoire de Darier et celle de la Dieppoise que nous avons vue, lorsque le regretté Du Castel la présenta en 1892 à la Société de dermatologie de Paris, et qui donna lieu à une grande discussion rapportée par nous, dans tous ses détails, dans *Les lépreux ambulants de Constantinople* sont démonstratives. Cette dernière est tellement importante que nous demandons la permission d'en dire quelques mots ici.

Le cas était embarrassant et le diagnostic ne fut pas posé par les membres de la docte compagnie. Cette femme, née à Dieppe, portait des macules discrètes, principalement au cou et à la face avec insensiblilité, et poussées fréquentes de bulles. Elle n'avait jamais voyagé et n'a jamais été en contact avec des lépreux. Pour ces deux raisons et de ce que la biopsie ne fit pas constater le bacille de Hansen, elle ne pouvait avoir la lèpre, que j'avais diagnostiquée, m'ont objecté mes savants collègues de la Société de dermatologie. Aucun diagnostic ne fut posé. En quittant Paris, je priai mon ami le D[r] Du Castel de la garder dans son service à Saint-Louis et de vouloir bien me tenir au courant, car tôt ou tard la lèpre allait évoluer et sera admise par tout le monde, lui avais-je dit. Je fus accusé *d'avoir la lèpre dans l'œil et de la voir partout.* Or, en 1895, la face de cette Dieppoise fut tellement lépreuse par l'apparition de placards érythémateux, granités à base indurée, l'anesthésie totale des extrémités, l'atrophie musculaire, les griffes des mains, la tuméfaction des nerfs cubitaux, que, représentée à la Société, elle fut reconnue comme lépreuse par tous les assistants qui m'ont ainsi rendu justice. Le bacille fut aussi constaté alors par la biopsie. *Ma tropo tardi.*

Ce fait est éloquent, démonstratif de la thèse que j'ai toujours soutenue, à savoir que la lèpre doit être diagnostiquée cliniquement, même en l'absence du bacille, ce qui est de plus en plus prouvé et admis. D'ailleurs n'en est-il pas de même pour la tuberculose de Koch, dite fermée ?

Le Dr Darier signala les lésions des vaisseaux dans la lèpre : infiltrats de la trame conjonctive, processus de sclérose, endartérite, dans la *morphée scléreuse.* Les lésions sont surtout périvasculaires et en manchons ; bacilles *dans la grande majorité des cas.* Ces manchons sont en nappe au niveau du plexus sous-papillaire, des glomérules sudoripares et des follicules pilosébacés. Les cellules qui composent les manchons sont conjonctives, les unes chorioplaxes, les autres géantes, mais rares. Dans les macules anciennes, il y a processus de sclérose. « *Ce travail est à son apogée dans la morphée.* »

Il est classique aujourd'hui de dire, poursuit Darier, que les taches de la lèpre maculeuse ne renferment pas de bacilles (Unna) ou bien en renferment un très petit nombre dans des conditions particulières : au moment de leur apparition ou bien au moment des poussées, et qu'ils disparaissent totalement dans les taches un peu anciennes. Ainsi A. von Bergmann dit textuellement dans *Die lepra in Deutsche chirurgie von Billroth und Luecke,* 1897, p. 59. « Selon Unna (*Histopathologie der Hautkrankheiten,* 1894), dans les macules de la lèpre ou neurolépides il y a deux stades, un premier de germination sans bacilles, et un second où les bacilles arrivent par embolie dans les taches. La règle est aussi que plus tard ceux-ci finissent par disparaître. Darier, au contraire, a toujours trouvé les bacilles quel que fût l'âge des macules, *excepté dans un cas sur neuf.* Or, dit-il, le bacille est l'agent pathogène des léprides maculeuses, comme dans les lépromes. » Et lorsque ce bacille manque peut-on lui objecter?

Darier conclut que les macules lépreuses ont une structure

histologique univoque et spéciale ; qu'elles contiennent, *dans la grande majorité des cas,* des bacilles démontrables. Ces macules se rapprochent des lépromes en nappe, et leur évolution est commandée par les conditions de virulence de la graine et la résistance du terrain.

En définitive, Darier conserve la *morphée* dans le cadre de la léprose et admet que parfois dans cette expression de la lèpre le bacille peut manquer. C'est là ce que nous avons toujours soutenu et que l'on doit retenir.

L'Aïnhum des auteurs. — En 1867, les Drs Silva Lima et Wucherer de Bahia ont décrit sous le nom d'Aïnhum, *une affection singulière des nègres africains transportés au Brésil, constituée par une stricture à la base du cinquième orteil, stricture qui en détermine à la longue l'amputation.* Dans la langue des Nagos Aïnhum signifierait serrer. D'après ces auteurs ce serait une maladie locale sans retentissement sur l'organisme. Peu après, le Dr Leroy, de Méricourt, publia dans les *Annales de la Marine* un article sur cette nouvelle maladie spéciale aux nègres, ainsi que la Société pathologique de Londres. Puis le Dr Collas, médecin en chef de la marine à Pondichéry, constata l'Aïnhum chez les Indous, et le rattacha à la lèpre, en faisant une variété de la forme *dactylienne amputante.* Le Dr Rochard, médecin aussi de la marine, admit cette opinion. Plus tard, Beauregard, Nielly, Guyot, Coni et Corre Fontan, Dupouy en ont signalé des cas à la Nouvelle-Calédonie, chez les Malgaches, les Arabes, les Indiens du Sénégal, et d'autres confrères chez les Cafres, à la Martinique, aux Indes françaises, à Bourbon, à l'Amérique du Nord et du Sud, au Dahomey. Puis Pineau, Duhring, Legroux s'en sont occupés en Europe, ainsi que Lancereaux qui en fit une *tropho-névrose autocopique,* c'est-à-dire à amputation spontanée. Or d'après tous ces travaux l'Aïnhum n'est pas une maladie exclusive des nègres. De plus l'Aïnhum n'est plus confiné au cinquième orteil, il peut détacher plusieurs doigts et la main. Vint après, une confusion regrettable avec les amputations congénitales, les ectromélies. Cependant Lannelongue et Reclus ont plus tard reconnu l'indépendance de l'Aïnhum. Nous ne voulons pas entrer dans les discussions qui ont eu lieu entre d'éminents confrères qui, selon nous, ont trop élargi le cercle de cette maladie, en y faisant entrer les cas les plus disparates, pourvu qu'il y ait eu amputation spontanée. Ce qui est certain et que nous voulons établir, ici, c'est que chez plusieurs lépreux les doigts et les orteils se détachent par une stricture de plus en plus serrée des appendices et que c'est là un *modus faciendi* de la lèpre mutilante, et que l'Aïnhum nostras n'est que la lèpre.

Le Pr de Brun, de la Faculté de Beyrouth, publia une leçon qu'il fit à ses élèves sur une Syrienne atteinte d'*Aïnhum, entité morbide indépendante de la lèpre.* Sans voir la malade, me basant sur la description méticuleuse donnée par notre distingué collègue de l'Académie, je déclarai qu'il ne s'agissait que de lèpre classique. Le Dr de Brun contesta, devant l'Académie, mon diagnostic posé à distance; ce qui m'obligea de me rendre à Beyrouth pour voir la malade de mes yeux et prouver que j'avais raison. En effet cette Syrienne était lépreuse incontestable, lorsque je l'ai vue. La lèpre avait évolué depuis la leçon faite par mon distingué contradicteur. Elle devint polysymptomatique à tel point que le Dr de Brun, qui a revu la malade avec moi, partagea cette fois-ci avec sa grande probité scientifique mon diagnostic. C'est que j'avais déjà rencontré maintes fois chez des lépreux incontestables l'amputation des doigts et des orteils par le mécanisme d'une stricture de plus en plus serrée qui détache l'appendice. Certains de mes malades présentaient en même temps d'autres signes de la lèpre qui facilitaient le diagnostic, mais quelques-uns n'offraient aucun autre symptôme de la maladie. Par rapprochement j'établis qu'il ne s'agissait que de lèpre dactylienne podique ou cheirique monosymptomatique. Enfin j'ai eu la bonne fortune de rencontrer cet état morbide chez une négresse du Soudan, vendue à Constantinople à un de nos grands pachas. D'autres lépreux de la race caucasique ont présenté aussi le détachement des doigts par un anneau rigide de plus en plus constricteur. Le même processus fut observé par Ehlers sur des lépreux d'Islande; par Boinet sur ceux de la Cochinchine, tout comme le Dr Collas le rencontra sur ceux de Pondichéry, Corre chez une Malgache, Apilonario en Colombie et Poncet à Mexico.

Or, ce qui est certain c'est que la maladie décrite par Silva Lima n'est pas exclusive aux nègres et que ce procédé d'amputation spontanée est souvent accompagné d'autres signes évidents de la léprose, signes que ne paraissent pas avoir recherchés les confrères qui ont les premiers attiré l'attention sur cette lésion. Mais il se peut aussi que les sujets ne présentent que cette amputation podique ou cheirique uniquement dans les cas atténués de léprose, sans aucun autre symptôme de la maladie, comme cela a lieu pour la lèpre atténuée, fruste, manifestée par un seul signe pathologique sans retentissement sur l'état général du sujet. On ne doit pas oublier qu'en pathologie tous les cas ne se présentent pas au grand complet; à côté des cas typiques existent des syndromes dissociés. Cette loi domine en médecine. Il y a des formes monosymptomatiques. Chez un malade que nous avons observé avec le Dr Lardy, chirurgien alors de l'hôpital français de Constantinople, le Dr Nicolle, directeur de l'établissement Pasteur de cette ville, constata le bacille de Hansen. Or la démonstration est complète.

Pour en finir nous dirons que l'Aïnhum, tel qu'il a été décrit se rencontre chez des lépreux et qu'il importe que des confrères de Bahia recherchent soigneusement les signes de la lèpre chez les nègres africains transportés à cette contrée, pour déterminer sûrement ce qui se passe chez eux. Il est donc inutile et abusif de créer une nouvelle entité morbide. Toujours est-il que, si l'on met de côté les amputations spontanées congénitales, l'Aïnhum est un mode d'évolution de la léprose même dans les localités lépreuses. Enfin nous avons eu la chance de constater à Constantinople chez une négresse atteinte de lèpre atténuée le soi-disant vrai Aïnhum (voir *Les lépreux ambulants de Constantinople*, Masson, pour plus de détails).

Plus récemment, le Dr Thiroux, médecin-major des troupes coloniales, communiqua à la Société d'hygiène et de médecine coloniales, « un cas d'*Aïnhum qui n'est que de la lèpre*. Il constata même le bacille de Hansen » (*Bull.*, t. VI, p. 562, 1903). Ce fait bien démonstratif corrobore la thèse que nous soutenons.

Le Dr Kermorgant, médecin inspecteur général des colonies, dit dans son mémoire concernant la lèpre dans les possessions françaises : « L'Aïnhum, maladie voisine de la lèpre, s'il ne constitue pas une *même entité morbide*, se voit partout (*Annal. d'hygiène et de médecine*, 1902). Le Dr Léotard, dans une mission au Boudou (Soudan), y constata un grand nombre de sujets atteints d'Aïnhum, qu'il rattacha aussi à la lèpre. Le Dr Geill, médecin militaire hollandais, étudia la lèpre à Java, il considère également l'Aïnhum comme une manifestation de la léprose. Dans tous les cas l'Aïnhum, observé en France et en général dans l'Europe centrale, appartient à la lèpre atténuée, modifiée mais parfois aussi à la variété dite mutilante, la plus classique. Il en est donc comme de la maladie de Morvan, de la sclérodactylie, de la morphée et en grande partie de la syringomyélie des auteurs, qui toutes doivent rentrer dans la grande classe de la léprose. Quant à l'Aïnhum de Bahia il est sujet aussi à caution et réclame l'intervention d'un léprologue expert sur les lieux mêmes pour trancher la question.

La lèpre en Bretagne et en Vendée au moyen âge. — Mon ancien camarade et collègue, le Pr Viaud-Grand-Marais, de Nantes, publia, sous la rubrique *Les maisons rouges,* un mémoire plein d'intérêt.

Cette dénomination (Ty Ru, en Breton) était appliquée à des maisons et des hameaux isolés destinés aux lépreux, distants de 2 à 3 kilomètres du bourg le plus voisin, souvent à la bifurcation d'une route.

Le mot Clanty (de clan, malade, et ty, maison) servait aussi à désigner la cabane du lépreux, placée le plus souvent au bord d'une voie ou à l'approche d'un pont; d'où aussi le pont du malade; tandis que les croix rouges étaient plantées aux lieux des *tueries* des Vendéens qui massacraient les bleus. La tradition jusqu'aujourd'hui attribue les maisons rouges aux lépreux; cette couleur indiquait aux passants d'avoir cure de l'asile des *Kacous* (lépreux) qui portaient aussi sur leur habit un morceau de drap rouge; c'était là une prescription rigoureuse de la loi. Ces asiles, bien qu'habités aujourd'hui par des propriétaires souvent notables, conservent toujours leur ancienne dénomination. Ces maisons rouges sont nombreuses dans le département de la Loire-Inférieure, dans les environs de Nantes.

A l'île de Noirmoutier, du département de la Vendée, existait une léproserie appelée la Magdeleine, convertie aujourd'hui en hôpital que les vieilles gens de l'île appellent encore la *maison rouge*.

Le Dr Viaud s'est adressé aux agents voyers du département qui lui ont signalé 28 *maisons rouges*. Il y en a eu aussi dans le Morbihan, dans la commune d'Hennebont près de Lorient, et dans la commune de Vannes. Les *ty ru* sont aussi les maisons désignées encore sous ce vocable et mentionnées dans les dictionnaires des localités des départements de l'Ouest. Ce sont là des souvenirs douloureux des ravages effectués par la lèpre au moyen âge.

Outre les maisons rouges, il y avait aussi dans toute la Bretagne un grand nombre de léproseries, misselleries, maladreries, magdeleines et de refuges de Saint-Lazare dont les infirmières étaient appelées Marthes et Magdeleines. A *Saint-Brieuc*, à l'Ouest de la ville, il existe une métairie appelée la caquinerie, située au delà de la verte Buette, éloignée des habitations, que nous avons visitée avec le Dr Paul Aubry; c'est une ancienne léproserie.

La lèpre était en pleine décroissance dès le XIVe siècle.

Est-ce que le mal des Ardents, feu de saint Antoine ou de saint Marcel, observé au IXe siècle et qui fit rage jusqu'au XIe, était bien la peste ou la lèpre? Paris aurait perdu, en 1130, la moitié de ses habitants. Le tableau de Puvis de Chavannes au Panthéon reflète les abominations de ce fléau! Les membres de ses victimes tombaient. C'était là le symptôme principal de cette maladie. Or la peste n'occasionne pas de tels dégâts qui sont très fréquents dans la lèpre mutilante. Et, chose à remarquer, cette forme de la lèpre est aussi désignée par le nom de lèpre antonine ou mal de Saint-Antoine, principalement au Mexique (*Études sur les maladies éteintes*, par le Pr Anglada, Montpellier, 1809). L'ordre de Saint-Antoine, créé en 1093 par le pape Urbain II, pour soigner les *Ardents*, se fondit dans celui de Saint-Jean de Jérusalem et les refuges du mal de Saint-Antoine devinrent des léproseries. Ces refuges de Saint-Antoine étaient également peints en rouge pour avertir les passants.

Au XVe siècle, le duc de Bretagne, François II, réglementa le costume spécial des *Kakous*, successeurs des lépreux, qui étaient cordiers. Ce n'est qu'au XVIIe siècle que l'on commença à les baptiser et les marier dans les églises communes, et qu'on ne les obligeait plus à toucher du bout d'un bâton ce qu'ils désiraient acheter.

Le département de la Vendée vient le troisième parmi les plus atteints. Selon Baudouin Marcel, la lèpre que l'on rencontre actuellement en Vendée n'est pas d'importation récente. La maladie y est ancrée depuis l'antiquité; elle a dû arriver par mer, car les départements limitrophes étaient indemnes. Les rivages de la Vendée ont été visités par les Anglo-Normands au IXe siècle et par les Espagnols au XIIIe. Certains d'entre eux, originaires de la Phénicie, ont pu importer la lèpre. (Park Harrison signe à l'âge des Celtes. *Assoc. française, Ac. des sciences.* Paris, 1878, p. 1889.) D'ailleurs les Phéniciens ont visité les rivages de la Vendée bien longtemps avant l'apparition des Romains. En effet on y a trouvé dans les dragages de la Loire, même à Nantes, des pièces préhistoriques phéniciennes (*Soc. Acad. de Nantes,* 1902).

Selon Turquan, on rencontre des lépreux dans les Côtes-du-Nord et même dans les Landes. Et le Dr M. Baudouin a trouvé en Vendée une pierre de caractère phénicien que l'on désigne sous le nom de polissoir. Il y a des centres qui paraissent avoir été fondés par les Phéniciens, comme la Bourgade de Sion située dans l'île de Riez, aujourd'hui submergée.

Ainsi M. Baudouin soutient pour la Vendée la même thèse que nous pour la Bretagne. A Beauvoir, il y a un lieu appelé *La Maladrerie.*

Dans le Bois-Poitou, les léproseries étaient appelées les *maisons rouges,* comme à Nantes (Viaud-Grand-Marais, *Les maisons rouges*).

Selon le Dr M. Baudouin, les populations primitives du Marais poitevin, appelées *Coliberts,* étaient aussi désignées parfois sous le nom de *Cagots.* Et l'on sait que dans les Basses-Pyrénées les cagots étaient des lépreux ou leurs descendants.

Léon Maître, archiviste du département de la Loire, fit paraître plusieurs ouvrages très documentés sur les léproseries de la Bretagne (L'*Assistance publique dans la Loire-Inférieure, avant 1789*).

Léon Cahun publia le récit des aventures du capitaine Magon, Phénicien, qui visita les côtes bretonnes (*Le Petit Phare de Nantes,* 13 juin 1902).

Le Dr M. Baudouin accepte nos idées sur l'introduction de la lèpre en Bretagne par les Phéniciens ravagés par leur maladie nationale : le *morbus phenicicus,* qui n'était que la lèpre.

Ce savant admet pour la Vendée les conclusions que nous avons formulées pour la Bretagne : 1° l'existence de colonies phéniciennes en Armorique dans les temps préhistoriques sous le nom d'*Emporiums,* comme ils l'ont fait aussi en Espagne, où l'on trouva de leurs monnaies avec l'inscription Ἐμπορία, ainsi qu'on le verra plus loin dans ce même travail. 2° La lèpre y fut introduite par les Phéniciens.

Les monuments mégalithiques de la Vendée ont dû être construits, comme ceux de la Bretagne, par les Phéniciens.

Nous sommes heureux d'évoquer la science du Dr Marcel Baudouin, le savant auteur de tant de travaux remarquables sur l'état préhistorique de la France, si favorable à notre manière de voir.

Les léproseries ou maladreries de la Normandie. — Il y a eu en Normandie, pendant les années désastreuses de la grande violence du terrible fléau, le nombre effrayant de 219 léproseries ! Selon la même rengaine dont nous avons suffisamment combattu la profonde erreur, et démontré l'absurdité, l'on a accusé le retour des croisés d'avoir colporté la lèpre dans cette partie aussi de la France. Ainsi l'on trouve répété par quelques historiens de cette contrée que les croisés revenus de la terre sainte, en 1145, avec Guillaume III, comte d'Alençon, ont apporté la maladie dans cette ville, et que ses habitants, pour se garantir de la contagion, fondèrent une léproserie dans la paroisse de Saint-Paterne, et les ducs, rois d'Angleterre, la dotèrent de 60 sols 10 deniers sur l'aumône établie. Cependant, suivant un manuscrit de la bibliothèque de Sainte-Geneviève de Paris, l'évêque Henri, Ier du nom, fonda la léproserie de Bayeux dite de la Chesnay, en 928, sur l'emplacement d'une forêt de chênes, d'où son nom. Mais, selon Herman, auteur de l'histoire du diocèse de Bayeux, cette fondation eut lieu en 922. Ces documents sont bons à enregistrer. Car ils prouvent, dans tous les cas, que des léproseries ont été organisées, bien avant la première croisade qui n'eut lieu qu'au XIe siècle, en 1096. Or la lèpre existait déjà en France ; et il est absurde d'accuser les croisés de l'y avoir transportée.

En 1208 Robert III, comte d'Alençon, accorda à la léproserie de Saint-Paterne une foire franche annuelle, ainsi que le droit d'avoir 40 porcs dans ses forêts ; en plus, deux bourgeois de la ville furent chargés de quêter pour eux.

Cette léproserie a fonctionné jusqu'à 1673. Le prieur de Chérisay et curé d'Arconnay en était l'administrateur à cette date. Mais bientôt après, Louis XIV en réunit les biens aux ordres de Saint-Lazare et du Mont-Carmel ; et enfin, par son édit du 20 juillet 1693, il affecta ces mêmes biens à l'Hôtel-Dieu d'Alençon (Odolant Desnos, t. I, p. 88 et 89). Suivant l'abbé de la Rue (*Essais histor.*, t. I, p. 353), il y a eu une maladrerie particulière pour la paroisse d'Allemagne, près de la ville de Caen, dont on attribuait l'origine à une colonie d'Alains. Il serait oiseux de nommer toutes les léproseries dispersées sur tout le territoire normand. Nous ne mentionnerons donc, à titre de curiosité, que quelques faits qui se sont passés dans quelques-uns de ces établissements. Le lecteur jugera ainsi de l'esprit qui régnait en Normandie, au sujet des lépreux, et des mesures spéciales à ce terroir, relativement aux autres parties de la France.

Un acte de tabellionage de Caen, de l'an 1389, nous fait connaître qu'un nommé Thomas Oton, lépreux à la Maladrerie de l'Arbre-Martin, donna à sa femme tous ses biens, meubles, à l'exception d'une génisse et d'une jument, afin qu'elle fût tenue à le servir, à cuire son pain et à laver ses draps, ainsi qu'à faire toutes autres choses à lui nécessaires ; ce qu'elle promit.

Suivant le manuscrit de Rosny, le roi Philippe donna, en 1208, à la Maladrerie ou Maison-Dieu d'Argentan, le droit de prendre le bois nécessaire à son chauffage dans sa forêt de Gouffer; mais seulement avec une charrette à un cheval. L'archevêque Eudes Rigault dit avoir constaté, dans les visites faites à la maison des lépreuses de Rouen, le 15 des calendes de février 1247, qu'elles ne gardaient point le silence dans leur réfectoire.

Henri V, roi d'Angleterre (soi-disant roi de France), étant au château de Rouen le 4 avril 1420, vidima la charte de Henri II, roi d'Angleterre et duc de Normandie, qui confirme aux lépreux de Saint-Nicolas près Bayeux la jouissance de tous les biens, franchises et privilèges qui leur avaient été aumônés par les rois d'Angleterre, ses prédécesseurs ; il confirma également le droit de tenir une foire annuelle dans leur enclos. Que deviennent alors les mesures édictées contre les lépreux pour mettre à l'abri de la contagion le public, du moment qu'il se rendait à la léproserie pour faire des emplettes ? Mais passons. Philippe le Bel fit aussi quelques donations à cette léproserie. Ce n'est qu'en 1670 que de Nesmond, évêque de Bayoux, affecta les revenus de la mense priorale de Saint-Nicolas, ainsi que de ses dépendances à l'entretien du séminaire qu'il venait de fonder dans cette ville.

Chose curieuse : Ducarel (*Antiquités anglo-normandes*, Londres, 1757) parle de hautes cheminées rangées sur une même ligne, à 20 pieds de distance les unes des autres et dont la forme conique surmontée d'une boule percée de petites ouvertures, ne laissant qu'un léger passage à la fumée, semblent indiquer que le régime de fumigations, ou plutôt du boucanage, était employé dans cet hospice peut-être comme moyen curatif de la lèpre. Henri IV, par ses lettres données au camp devant Rouen, en 1593, confirma les bourgeois de la ville comme patrons et fondateurs de la léproserie de Sainte-Marie-de-Beaulieu. Les mêmes privilèges leur furent concédés par les lettres patentes de Louis XIII, données à Paris en février 1611. Dans le courant de ce siècle, la lèpre ayant disparu *entièrement*, les officiers munipaux réunirent, en 1696, les biens de la léproserie de Beaulieu à l'Hôtel-Dieu de la ville de Caen, qui en jouit toujours, depuis cette époque. Le léproserie de Bolbec dans le doyenné de Foville, fut bâtie, dans un petit vallon, par Gaultier Maloiseau. L'hôpital était divisé en quatre parties dont l'une était occupée par les chanoines clercs qui prenaient soin du temporel et du spirituel; la deuxième par les lépreux; la troisième par les femmes lépreuses et la quatrième par les dames pieuses qui se destinaient au service corporel des femmes lépreuses.

Les lépreux de la maladrerie de Breteuil, assise sur les bords de l'Iton, suivant les grands rôles de l'Échiquier de Normandie, jouissaient de tout le bois mort et de laides branches des charmes et des hêtres de la forêt pour leur chauffage et celui de leur four, et encore de la franche pâture de leurs cochons et de dix porcs pour leurs serviteurs. La maladrerie de Cheux, du diocèse de Bayeux, fut fondée, au commencement du XIIe siècle, par le duc Robert qui lui concéda un *marché par semaine* et une foire annuelle. La maladrerie de Lisieux recevait en même temps les pauvres, les infirmes et les lépreux, comme les anciens *xenons* de Byzance, pêle-mêle. Que devenait donc l'excessive contagiosité? Dans le cimetière de la léproserie de *Than*, fondée par les seigneurs de la baronnie, on trouva des cercueils en pierre, de lépreux, mis à nu par les eaux pluviales. Tous les squelettes y contenus étaient retournés la face contre terre; ce qui ne peut s'expliquer que par l'horreur de leurs figures déformées.

La léproserie de Saint-Clair et Saint-Blaise de Lisieux. — Maintenant nous allons signaler quelques autres anciennes léproseries de France, dont les ruines ou les souvenirs survivent, en notant ce qu'elles offrent d'intéressant. La léproserie de Lisieux près de Caen, dans le département du Calvados, était située à l'extrémité du faubourg le plus important, à la porte de la ville. Elle remonte à la plus haute antiquité. Elle était proche du chemin public et du douet de Cheriot ou de Cirieux, cours d'eau qui se jette dans la Touque. On y voit encore les ruines. Et chose à noter, l'enceinte de la maladrerie était traversée par un affluent de la rivière dont la source était utilisée par les thermes du vieux Lisieux. Ce courant se dirigeait vers la ville. On doit en inférer que la lèpre n'inspira jamais à Lisieux une grande répulsion. La fondation de la léproserie était ecclésiastique et le doyen du chapitre de Lisieux maintint toujours ses prétentions de s'immiscer à son administration, comme une *droicture féodale.*

Un disciple de Voltaire, Louis Du Bois, dans son *Histoire de Lisieux,* fait un exposé pathétique des infortunés lépreux. Ils avaient, dit-il, la position de Philoctète abandonné dans l'île de Lemnos. Cependant le sort des lépreux de Lisieux était beaucoup plus doux que celui de leurs congénères d'ailleurs. Ils n'étaient point séquestrés; ils sortaient et se promenaient avec la permission du *prêtre directeur.* Néanmoins ils avaient un accoutrement distinctif; ils ne pouvaient s'arrêter dans les lieux publics pour prendre leur nourriture sans la licence du prêtre. Ils ne passaient jamais la nuit dans la ville, à moins pour y assister un ami à l'article de la mort. En cas de désobéissance, on les expulsait de leur léproserie pour un temps plus ou moins long. Chaque lépreux avait sa petite maison ; il pouvait y goûter les douceurs de la vie de famille et avoir des serviteurs. Or ces lépreux étaient privilégiés et l'on ne craignait pas leur contact. Les lépreux pouvaient donc se marier, conformément aux *Décrétales* de Grégoire IX (pape de 1227 à 1241); qui sont la copie des lettres écrites par Alexandre III aux évêques de Cantorbéry et de Bayonne, et d'Urbain-III, datées de 1159 et de 1185. Ces lettres leur conservaient les joies de famille ; elles autorisaient le mariage des lépreux. De plus les lépreux pouvaient fréquenter les églises paroissiales.

Le jurisconsulte Louys Charondas dit dans son livre paru à Lyon, en 1621, à propos des mariages des méseaux (page 1251) que le conjoint sain ne peut divorcer ; et que l'époux sain doit garder le malade. S'il n'y avait que fiançailles et que l'un des futurs conjoints devint *mesel* (lépreux) *l'espousaille seroit defaicte ne ne seraient tenus de procéder au mariage* (*De conjugio lepros.*, cap. I, II et III).

Les épreuves pour déclarer qu'un individu était lépreux étaient les mêmes que par toute la France. La lèpre une fois constatée, les échevins du lieu conduisaient l'individu, après avoir célébré ses funérailles comme s'il était mort, dans une maisonnette éloignée de tout chemin d'au moins 20 pieds ; défense était faite aux cabaretiers de lui servir à manger ou à boire ; l'entrée de la ville lui était interdite, excepté aux jours de Pâques, de la Pentecôte, de Noël, de la Toussaint, de l'Assomption et des veilles de la fête de la ville, de la fête de saint Martin, des Rois et du dimanche gras.

Parmi les défenses faites au malheureux lépreux, après son enterrement de son vivant, figurait aussi celle de ne connaître d'autre femme que la sienne ; le prêtre l'exhortait de souffrir avec patience, s'il voulait arriver au ciel, où il n'y a nulle adversité, ni ladrerie ou mésenellerie et où tous sont purs et nets. Après le *libera* (prière des morts) on le conduisait au milieu de chants lugubres dans la maisonnette qui lui était destinée. Avant de le quitter le prêtre lui jetait une pellée de terre sur les pieds en le bénissant et le défendait aussi de sortir de sa cabane sans son habit de ladre et sans sa cliquette et ses gants..... et ne manger et boire qu'avec des méseaux. Il y avait, au moyen âge, douze léproseries dans le diocèse de Lisieux.

Les *empeschementz de successions* d'héritage étaient alors la bastardie, la forfaiture et la messelerie (lèpre) dont l'on ne peut garir et la religion. Plus tard, lorsque la lèpre a presque disparu, les revenus de ces léproseries ont été réunis aux hôpitaux ordinaires ; et celui de Saint-Mesmin d'Orléans a été affecté spécialement, par ordonnance du roi du 30 septembre 1678, pour tous les lépreux qui se rencontreraient dans l'étendue du royaume. On admettait donc que, bien que le fléau se fut éteint, il y avait encore des lépreux dispersés partout. Quoique déclarés morts civilement les lépreux pouvaient à Lisieux succéder et disposer de leurs héritages. Toutes les autres mesures et précautions prises à l'égard des lépreux (défenses d'entrer aux églises, les moulins, les fours, fréquenter le peuple, de marcher nu-pieds, de ne pas puiser de l'eau qu'à l'aide de son baril, de porter les habits de lépreux et de se servir de leurs cliquettes, de ne connaître charnellement autre femme que la sienne, ne toucher les petits enfants, etc.) étaient les mêmes que dans toutes les autres parties de la France.

Depuis 1704, la léproserie de Lisieux devint une métairie; puis, progressivement, les bâtiments disparurent; seule la chapelle subsista. La léproserie n'existait plus depuis 1622. Actuellement, il n'en reste qu'un pan de mur avec un contrefort roman. Une statue en pierre du patron saint Clair, protecteur des lépreux, est conservée dans une niche près de la porte. Elle date du XVe siècle. Le saint décapité tient sa tête entre ses deux mains à hauteur de sa poitrine (Vasseur, *Bull. et Mémoires de la Société française d'Archéologie,* 3e série, 28 vol. n° 2, 1862).

Une maladrerie dans l'arrondissement de Dieppe. — Il y avait au moyen âge une léproserie située entre les villages de Derchigny et de Berneval, canton d'Offranville, arrondissement de Dieppe. Elle aurait été fondée et dotée par les barons de Caletot. Les ladres et méseaux y étaient nombreux. L'histoire, ou plutôt la légende qui va suivre, est empruntée par nous à la *Revue de Rouen et de la Normandie* d'avril 1844.

La lèpre peu connue dans ces contrées avait été rapportée de terre sainte par les croisés revenus de l'expédition entreprise pour délivrer le tombeau du Christ de la profanation des enfants du Prophète. C'est toujours la même ritournelle.

Cette maladie étendit bientôt ses ravages en Normandie, dit l'auteur de cet article, où venaient de rentrer une foule de barons, de comtes et de seigneurs qui avaient suivi leur duc Robert à Jérusalem.

Vers ce temps, la Normandie vit s'élever nombre de retraites et de solitudes au milieu de ses campagnes, sur les lisières des bois et les bords des fleuves. C'étaient des huttes groupées autour d'une chapelle. Les lépreux y vivaient loin du commerce des hommes. Les gens du peuple les fuyaient, comme frappés de la malédiction d'en haut. Je ferai pourtant remarquer que tous ces nobles, frappés de malédiction, étaient des croisés qui se sont rendus en Palestine avec la devise *Dieu le veut,* pour arracher le Saint-Sépulcre aux mains des infidèles. Ils ont donc eu pour récompense de leur pieuse action, la malédiction du ciel, la lèpre ? Mais passons.

En Normandie on retrouve encore par-ci, par-là, des sentiers qui conservent la dénomination de *sentes lépreuses,* les seules rues jadis fréquentées par les lépreux. On rencontrait dans ces ladreries, horriblement défigurées des personnes qui naguère paraissaient avec éclat au milieu des cercles les plus brillants. Tous les rangs s'y trouvaient confondus ; le seigneur, le serf et le manant y gémissaient à l'unisson, pendant le moyen âge.

La léproserie de Saint-Cathald se trouvait entre Derchigny et Saint-Martin; sa chapelle était encore debout en 1728. Saint Cathald, né en Irlande, avait guéri, miraculeusement, bien des lépreux; c'est pourquoi la maladrerie de Saint-Martin avait été placée sous son invocation. Il est impossible d'assigner l'année précise de sa fondation.

Mais jusqu'au commencement du siècle, on célébrait encore la fête de Saint-Cathald le lundi d'après les octaves de Pâques.

Voici une légende qui eut grand crédit : Robert de Caletot, baron de Berneval, un homme d'arme du XIVe siècle, après avoir longuement guerroyé et ferraillé, devint un bon père de famille et partageait ses affections entre sa femme et sa fille chérie Jéhanne, riche, belle, bonne, pieuse, charitable, faisant largement l'aumône aux malheureux dont elle était la providence. Elle compatissait au sort des pauvres lépreux dont elle apercevait les cellules blanches de leur maladrerie, du manoir paternel.

Or, il y avait à Saint-Cathald un lépreux nommé Richard Lecoq qui avait suivi autrefois son seigneur, le sire de Caletot, à la bataille de Mons-en-Puelle, en 1304, à la suite du roi Philippe IV, mémorable pour avoir tenu tête au pouvoir temporel du pape Clément V. A son retour, il avait demandé son affranchissement, comme prix de ses services militaires. Mais son seigneur et maître refusa. Plus tard, Richard devint lépreux et il nourrissait toujours une haine implacable contre sire de Berneval et le désir de la vengeance. Par une belle soirée d'été, Jéhanne assise à l'ombre d'un grand hêtre se livrait aux doux charmes de la rêverie, lorsqu'un homme hideux, couvert de lèpre, l'entraîna dans le bois et communiqua *sa maladie honteuse* à l'unique héritière du baron de Caletot. C'était Richard Lecoq qui assouvit sa vengeance ; il s'était précipité comme un tigre sur la pauvre fille. Il emporta Jéhanne évanouie dans ses bras..... On retrouva Jéhanne presque sans mouvements, couchée sur l'herbe. Richard s'était enfui au son du cor qui sonnait l'alarme dans le beffroi. Le lendemain on trouva son corps flottant dans les eaux du rivage. Il avait couronné, par un nouveau crime, cette scène de forfaiture et d'abomination. A *huit jours de là,* le manoir de Berneval offrait l'image de la désolation ! Cette pauvre jeune fille couchée sur un lit de damas avait une horrible plaie au visage..... et le chapelain, habile dans l'art de la chirurgie et de la médecine, avait déclaré au baron que sa fille bien-aimée était atteinte de la lèpre. Bientôt après, trois hommes vêtus de robes noires — Messire Geoffroy de Haître, curé de Saint-Martin, Messire Charles de Hangest et Messire Rodolphe, religieux de Saint-François — se présentèrent au noble baron, constatèrent la lèpre et conduisirent la pauvre Jéhanne aux cabanons blancs. Un mois plus tard, le prêtre de Saint-Cathald se présenta à la cellule portant la boîte d'argent qui renfermait le corps de Jésus-Christ. Il déposa la sainte hostie sur sa langue au moyen d'une verge d'argent, et la pauvre fille rendit son âme à son Créateur.....Vers 1660, les cellules de la ladrerie avaient disparu.

Maintenant, nous demanderons au lecteur, cette histoire, si légendaire qu'elle soit, est-elle du ressort de la lèpre ou bien de la syphilis à marche rapide et maligne ?

Voilà un exemple de ce qu'était sous les croisés la lèpre chez bien de leurs nobles.

Une léproserie à Bourbourg, près de Dunkerque. — Dans un mémoire publié dans les *Annales du comité Flamand de France*, tome VIII, en 1866, intitulé Maison de lépreux Lez-Bourbourg près de Dunkerque, par E. de Coussemaker, correspondant de l'Institut (imprimerie de Lefebre-Ducrocq), l'auteur prouve que l'introduction de la lèpre en Occident ne date pas des croisades, comme on l'a dit et répété ; mais qu'elle y existait déjà avant le VIIIe siècle. Seulement on ne s'en préoccupait pas beaucoup et l'attention ne fut attirée que lors de sa grande recrudescence, au commencement des croisades, lorsqu'elle s'est présentée à l'état de fléau avec des caractères horribles, occasionnant d'affreux ravages.

Ici je répéterai ce que j'ai dit, soutenu bien des fois et bien prouvé que les chevaliers preux étaient moins lépreux que syphilitiques, et que tous les méfaits de la grosse vérole ont été mis injustement sur le compte de la lèpre. Et je rappellerai toujours cette démonstration péremptoire que dans les cimetières réservés exclusivement aux lépreux isolés et séquestrés, on a trouvé sur les os des lésions indubitables de syphilis (Virchow, Broca, Lancereaux, Zambaco).

Quoi qu'il en soit une importante léproserie, placée sous

le vocable de Saint-Nicolas ou maison des Ladres de Saint-Nicolas, existait à Bourbourg, arrondissement de Dunkerque, à un kilomètre de la ville. Elle fut fondée au commencement du XIIe siècle.

Le pape Eugène III approuva, par une bulle datée de 1145, la faveur d'y célébrer le service divin et d'ensevelir dans le cimetière y attenant.

Les bulles des papes Adrien, Luce et d'Urbain III, vinrent plus tard confirmer celle d'Eugène. Les premiers religieux furent de l'ordre de Saint-Jean de Jérusalem. Cet établissement eut, successivement, plusieurs donations. Le revenu de la léproserie atteint la somme de 1 193 livres. Dans cet établissement on accueillait aussi des non-bourgeois et des étrangers ; mais exceptionnellement et temporairement. En principe, il fallait jouir du droit de bourgeoisie. Celui qui était déclaré lépreux devait entrer à la léproserie ; il était privé de ses biens que ses parents se partageaient.

Lorsque la lèpre commença à diminuer, les revenus de la maison furent consacrés à soulager d'autres infirmités et même à distribuer comme secours aux malades extérieurs.

Les choses allaient ainsi, lorsque le roi Louis XIV, par édit de décembre 1672, donna l'administration générale de toutes les maladreries, léproseries, hôpitaux, hôtels-Dieu, etc., aux chevaliers de N.-D. du Mont-Carmel et de Saint-Lazare de Jérusalem. Plus tard, sur les plaintes et réclamations des habitants de Bourbourg la possession et jouissance de l'établissement furent rendues à la ville (arrêt du conseil de Roy en septembre 1693). Le service sanitaire était rempli par un médecin et un chirurgien, tant lorsque c'était une léproserie que quand l'établissement fut transformé en hôpital ordinaire.

La lèpre dans l'ancienne Belgique. — Presque tous les auteurs, simples historiens ou médecins, se plaisent à se copier et à répéter que la lèpre fut introduite en Italie par les armées de Pompéi, revenant de Syrie ou par les croisés. Erreur profonde que nous avons toujours combattue. La lèpre a sévi dans tout l'univers, dès la plus haute antiquité, tant en Europe qu'en Asie, en Afrique et probablement en Amérique. Sans remonter à l'histoire antique des Indes, des Pharaons, de l'exode, à la sœur lépreuse de Moïse, à Jacob, au Christ qui fit des miracles en guérissant ipso facto des lépreux, au concile d'Orléans tenu en 549, au VIIe siècle, Rotharis, roi des Lombards, fit reléguer les lépreux dans des établissements particuliers et leur enleva leurs droits civils pour les empêcher de conclure des transactions avec les autres hommes. Ils étaient déjà censés morts et ne pouvaient disposer de leurs biens. Or il fallait bien que la lèpre fût très commune alors pour provoquer de telles mesures. Ce que les croisés ont surtout propagé c'est certes la syphilis dont leurs corps étaient minés d'où la grande contagiosité de cette soi-disant lèpre qui se propageait par les ustensiles de table, le baiser, le coït, etc., ce qui n'a pas lieu pour la lèpre. Nous ne cessons d'insister sur cette confusion qui est longuement traitée dans un chapitre spécial de cet ouvrage.

Encore une fois, il se peut qu'une recrudescence de la maladie, à cause de l'ignorance de toute hygiène et de la saleté sordide dans laquelle vivait toute la société, en commençant par les dits nobles qui ne se lavaient même jamais sous leurs armures, qu'une recrudescence ait eu lieu vers le XIe siècle, lorsque la maladie faisait des ravages terribles jusqu'au XVIe, époque à laquelle en la différenciant d'avec la *grosse vérole,* on ferma les léproseries et l'on ouvrit des hôpitaux pour les syphilitiques. D'un côté on fuyait les lépreux et on les persécutait comme des gens maudits que l'on tenait à l'écart de la société et d'autre part on en faisait des êtres respectables à cause de leur piété, des élus que Dieu éprouvait parce qu'il les aimait, à tel point que des personnes pieuses demandaient à Dieu avec ferveur, de devenir lépreuses pour avoir les récompenses promises dans l'autre monde; inconséquences flagrantes !

Cependant Philippe le Bel en fit brûler des lépreux en Flandre, en 1312 ; et son fils Philippe le Long les persécuta aussi et dans le Hainaut ces pauvres malheureux furent exposés aux fureurs populaires. Car le fléau sévissait aussi en Belgique comme d'ailleurs dans toute l'Europe.

Des léproseries étaient constituées de tout côté par les gouvernements, par les communautés religieuses et même par les coupables d'un crime énorme que leur évêque condamnait, pour leur expiation et leur pardon, à créer une léproserie et à la doter richement pour la mettre à l'abri de toute éventualité.

Au Congrès international, tenu à Berlin en septembre 1904,

le Dr Dubois-Havenith de Bruxelles, de même que le Dr Bayet l'avait signalé déjà à la conférence de Berlin en 1897, a affirmé que la lèpre n'existe pas en Belgique, en tant que maladie autochtone. Les quelques cas rares qui y ont été observés étaient de provenance étrangère. Aussi il n'y a en Belgique ni statistique officielle, ni mesures prophylactiques concernant cette maladie.

Mais il n'en fut pas ainsi dans l'antiquité. Les *Annales du cercle archéologique* de Mons (Belgique), t. I, première livraison, rapportent que des léproseries ont existé jadis à Ath, Baudour, Binche, Blicquy, Boursu, Carnières, Chièvres, Cuesmes, Enghien, Estinnes, Lens, Lessines, Leval sous Beaumont, Neufville, Quiévrain, Soignies, Stambruges, etc.

La législation concernant les lépreux différait en général de celle qui leur était appliquée en France. Tout en prononçant leur séquestration, s'ils n'étaient pas natifs du pays, les échevins les expulsaient. Les lépreux continuaient à jouir de leurs biens ; ils pouvaient recueillir des successions. Toutefois, lors de la séquestration, ils devaient payer le droit de mortemain comme s'ils fussent décédés. S'ils guérissaient, on les leur restituait, sauf à les récupérer à leur mort. A part les défenses d'entrer dans les cabarets et de se mêler au peuple, ils ne devaient *uriner* sinon arrière des gens et hors rues publiques. A sa mort, le haut justicier devait faire brûler l'habitation du lépreux et ce qui avait servi à son corps, excepté l'étain, le plomb, le fer et le cuivre. Le lépreux ne devait plus voir de femme ; pas même la sienne. A Mons, il y eut une léproserie connue sous le nom d'hôpital Saint-Ladre ; un fossé rempli d'eau l'entourait ; on y entrait au moyen d'un pont. Il y avait une chapelle, un jardin et une prairie. Un bâtiment unique avait remplacé les petits cabanons de bois. Cet hôpital eut une existence de cinq siècles ; il datait du commencement du XIIIe siècle. L'air et le jour n'y pénétraient que par d'étroites lucarnes, fermées par des verrières fixes. Au XVIe siècle, les lépreux se firent rares. On pratiqua de grandes fenêtres et l'on y reçut des malades atteints de maladies de peau, de syphilis et de scrofules. L'air circulant dans les appartements, l'humidité et la moisissure disparurent. Il y eut alors affluence de faux lépreux. C'étaient des vagabonds, des déserteurs, des repris de justice qui, déguisés et portant le manteau gris, le large chapeau et la cliquette, s'y installaient.

Un édit du 21 août 1537 permit au doyen des lépreux de poursuivre ces aventuriers après les avoir visités et reconnu la fraude. Cependant l'hôpital de Saint-Ladre existait encore au commencement du XVIIe siècle. Puis, faute de lépreux, les revenus de cet établissement furent employés à secourir les indigents ou les personnes atteintes de maladies analogues à la lèpre (?) Puis l'hôpital fut réservé aux *prébendés* (ecclésiastiques) jusqu'à leur mort, et les militaires malades ou blessés. Le seul souvenir qui subsiste actuellement de la léproserie de Mons, c'est la dénomination de faubourg de Saint-Ladre; c'est la banlieue de la porte de Nimy.

Emmanuel Neeffs a présenté à l'Académie de Belgique un parchemin qui est un certificat émanant des autorités ou des proviseurs jurés de la chapelle de Saint-Jacques, hors des murs de Harlem, bien conservé ; fait rarissime, car on mettait grand soin à anéantir par les flammes tous les objets ayant appartenu aux lépreux. Ce certificat est daté de 1576, époque à laquelle la lèpre semblait sur le point de disparaître de ces provinces. Ce document était imprimé et concernait la léproserie de Harlem ; il est écrit en caractères gothiques. On y voit des notes manuscrites avec annotation du sexe et bien des détails. C'est un bulletin à terme valable pour un an. Le sceau de la léproserie avait disparu (*Bulletin de l'Académie royale de Belgique,* 1873).

La lèpre dans l'ancienne Lorraine. — Le Dr Hecht, professeur à la Faculté de Médecine de Nancy, fit paraître dans les *Mémoires de l'Académie de Stanislas,* en 1881 (CXXXII^e année, 4e série, tome XIV), un travail très intéressant.

Il y eut en Lorraine, pendant les ravages du fléau, au moyen âge, *cinquante-neuf* léproseries dont 8 dans le département de la Meurthe, 32 dans celui de la Meuse, 11 dans celui de la Moselle et 8 dans celui des Vosges. Le souvenir de cette époque de désolation survit encore dans les dénominations de certaines localités, notamment dans le département de la Meurthe; telles que sentier de la Borde (les léproseries étaient le plus souvent situées au bord des grands chemins), ruelle de la Maladrerie, places de Mazelles, Pâquis de la Borde ou tout simplement les *Bordes.* La lèpre étant, en général, considérée comme un châtiment de Dieu, les malheureux lépreux étaient comme entourés d'une auréole sinistre. La charité et la commisération ne leur manquaient pas, mais associées toujours à la répulsion et à l'horreur. On les désignait sous les qualificatifs de Mazels, Muzels, Mezels, Mezieu, frères lépreux, bons malades. Leurs maisons de refuge étaient dénommées mezeleries, ladreries ou maladières. En outre des congrégations, les corps ecclésiastiques et des particuliers leur accordaient des rentes, sous la condition de recevoir ceux de leurs membres qui viendraient à être entachés de lèpre.

Metz comptait cinq maladreries ; Toul et Verdun, deux. A Metz la léproserie des *Bordes* était destinée aux indigents et celle *des grands malades* ou *de Saint-Jean* aux gens de fortune qui acquittaient une large prébende pour être reçus. Et chose curieuse, dans cet établissement logeaient aussi des locataires *sains,* au XIVe siècle. C'étaient des *saints* Αἴτιοι (Buvignier, *Maladrerie de Verdun,* p. 12, 16). Il est à remarquer aussi qu'aucune léproserie n'était visitée par un médecin qui soignât ces infortunés *frappés par la main de Dieu,* déclarés incurables et qu'un miracle seul pouvait guérir. Les lépreux recevaient leurs parents. Une fois par an les personnes bienfaisantes visitaient la Madelaine et donnaient des pains aux lépreux qu'on leur tendait au bout d'un bâton. Naguère encore à certain jour, les enfants en foule portent des pains au bout d'une baguette, et se rendent à la Madelaine pour les distribuer aux pauvres de la ville de Remiremont, transformée en asile. Le terme de *mezel* était considéré comme une injure grave. En 1458, le prévôt de Longuyon rendit un jugement contre un individu pour avoir dit à un autre : « mauvais mezel, ne t'es-tu pas fait visiter par maître Jean qui t'a reconnu Mezel ». En 1278, à Metz, un *atour* ou règlement de police, rendu par les treize, instituait des commissaires spéciaux pour rechercher dans chaque paroisse les lépreux, et condamnait à la perte d'une oreille tout individu qui sans titre se livrerait à ces investigations ; il défend aussi à tout mezel d'entrer à Metz, condamne à dix sols d'amende tout habitant qui leur donnerait quelque chose et ordonne aux ribauds (sergents de ville) de séquestrer les lépreux, menaçant leur négligence du supplice de la *xippe* qui consistait à placer le condamné dans une case à osier, que l'on suspendait par une poulie à une potence au-dessus d'un égout. On laissait tomber le condamné dans l'égout où il restait plongé aussi longtemps que le jugeait bon le magistrat qui présidait à l'exécution.

Aux XIVe et XVe siècles les médecins de Metz prêtaient serment entre les mains du maître échevin de lui déclarer tous les cas de lèpre (Règlement renouvelé par la conférence de Berlin en l'an de grâce de 1896). Les léproseries étaient placées en général sous l'invocation de Madeleine ou de Lazare. Entretenues par les villes et dotées par des bourgeois riches et par les corporations de métiers, elles s'enrichirent, et leurs pensionnaires ne manquaient de rien en Lorraine. A Nancy le mariage du lépreux était dûment rompu. Sa femme pouvait se remarier ; il lui était défendu d'embrasser ses enfants qu'il ne voyait que dans la rue. Ses biens étaient livrés aux héritiers. Et s'il guérissait, il ne pouvait revendiquer ni sa femme, ni ses biens. Un tel fait est cité par Ruvignier : J. Blin sortit guéri de la maladrerie de Nancy au bout de 8 mois, il eut beau réclamer ses biens et sa femme ; les tribunaux l'ont débouté (Cayon, *Histoire de Nancy*, 1846, p. 37). Soit dit en passant qu'il ne s'agissait certes pas de lèpre. Par contre, le pape Urbain III (XIIe siècle) faisait un devoir aux époux de suivre leur conjoint atteint de lèpre et de cohabiter avec lui. Chose à noter, les bouchers de Troyes amenaient, chaque année, comme redevance aux lépreux vingt-cinq pourceaux sur un char, en grande pompe, jusqu'en 1428, ce qui fut remplacé plus tard par un don annuel de douze marcs d'argent (*Léproseries de la Meuse*, par le Dr Baillot). En plus, devant les églises il y avait des troncs spéciaux pour les lépreux. L'un d'entre eux faisait aussi la quête, en se tenant dans une loge d'où il invoquait la charité publique. Le soir de la Toussaint, la ville de Nancy faisait don de trois francs aux *malades de la Madeleine pour faire leur bon soir.*

Il serait trop long d'énumérer tous les dons et privilèges pécuniaires accordés par les bons Lorrains aux malheureux lépreux qui trouvaient ainsi, grâce à ces largesses, une consolation et le confort ; ils étaient exempts aussi de tout impôt pour leurs nombreuses propriétés. Tout individu soupçonné d'être entaché de lèpre était examiné par plusieurs chirurgiens devant l'officialité épiscopale ; on y adjoignait souvent un ou deux lépreux qui étaient plus experts vraiment que tout le monde pour reconnaître en l'accusé un consort. On examinait le sang, avec les réactifs suivants : grains de sel, vinaigre et urine d'un jeune garçon. Si le prévenu était déclaré sain, il était muni de lettres d'absolution dont le pasteur de la paroisse donnait lecture au prône. Dans le cas contraire, l'incriminé était soumis, le lendemain, à de nouvelles investigations au nombre de 22 selon Guy de Chauliac. S'il y avait encore présomption il était déclaré *cassot* ou *capot*, c'est-à-dire suspect de ladrerie et renvoyé dans sa demeure où il restait interné et soumis aux visites des médecins. Les signes décisifs étaient : la voix rauque, les bulbes des cheveux et des poils entourés d'une sécrétion rougeâtre, la peau onctueuse ou bien couverte de taches ou d'ulcères, les urines cendreuses, la peau de la jambe et du talon insensible aux piqûres. Une fois déclaré lépreux *cum multis verbis bonis et consolatoriis sequestrandum a populo*. La haine et la cupidité d'héritiers avides insinuaient souvent que tel individu était atteint de lèpre, pour qu'il fût déclaré mort civilement. On se livrait alors à toutes les cérémonies de ce mort vivant, presque identiques dans toute la France : messe funéraire, trois pelletées de terre provenant d'un cimetière jetées sur sa tête, investiture de housses munies de marques pour le signaler aux passants (à Nancy, celles-ci étaient en laiton aux armes de la ville), remise d'une cliquette, de gants, d'un baril et d'une panetière ; un bandeau couvrait la bouche, et la partie inférieure du nez. Les recommandations lui étaient faites d'éviter tout contact avec le public, etc. « Que Dieu demeure avec vous leur disait en finissant le curé, courage et patience ; vous aurez votre part à toutes les prières de notre sainte église. » Les parents et amis restaient avec les lépreux pendant 30 heures, afin de les fortifier dans le nouveau genre de vie qu'ils allaient mener. Jusqu'au XIIIe siècle les lépreux pouvaient hériter, vendre, acquérir, comparaître devant les notaires, et leur situation était enviée par des goujats qui, simulant des plaies hideuses, se faisaient recevoir dans les léproseries. Si ces faux ladres étaient pris, ils étaient condamnés, pour avoir simulé la lèpre, à faire amende honorable devant le *bar*, et son baril et ses cliquettes étaient brûlés par les mains du bourreau. En 1502, à Toul, un jeudi saint, les lépreux des bords de Saint-Mansuy, excités par d'ignobles jalousies, assassinent l'un d'entre eux ; consécutivement cinq sont exécutés à Foug, trois sont brûlés vifs, et deux traités avec *plus d'indulgence sont pendus* (Dumont, *Justice criminelle en Lorraine*, I, p. 256). *Quia cui non communicamus vivo, non communicamus morto.* Les lépreux n'avaient pas droit d'être enterrés dans les cimetières communs ; mais dans des endroits à eux exclusivement réservés, *aucunement bénits*. Si les lépreux fuyaient des léproseries, ils en étaient cruellement punis. En 1321, deux lépreuses se sont échappées de la maladrerie de la Schenalle, dans le val de Saint-Dié. Arrêtées, elles furent jugées par Gérardin, prévôt du duc de Lorraine, Ferry IV, qui, s'appuyant sur une bulle du Pape, vouait aux flammes les lépreux évadés. Le prévôt, autorisé par son souverain, infligea à ces malheureuses la peine du fouet, puis il les fit jeter vivantes sur le bûcher. Mais le chapitre de Saint-Dié, offensé de cet empiétement sur ses droits, excommunia le prévôt Gérardin. Le duc Ferry IV fit droit aux plaintes du chapitre et ordonna à son prévôt de livrer les lépreuses à la justice ecclésiastique (déjà brûlées). On s'ingénia alors à envoyer au chapitre deux mannequins représentant les lépreuses; celui-ci les condamna à mort et les livra au bras séculier qui les fit brûler; ainsi ses droits furent préservés (Archives de Saint-Dié : Gravier, *Histoire de Saint-Dié*, p. 163).

La prospérité de bien des léproseries excita l'envie des chevaliers besogneux qui spolièrent la maladrerie de Veroun, malgré la bulle d'excommunication que le pape Benoît XII fulmina contre eux (XIVe siècle). Au XVe siècle, pour s'emparer des biens des léproseries on imputa contre ces pauvres parias des forfaits imaginaires : on les accusa d'enlever des enfants, d'entretenir commerce avec l'esprit malin, d'empoisonner les sources et les puits..., d'où des bûchers pour les lépreux et les Juifs, malgré le concile d'Auch tenu en 1300. En 1321 on en brûla un grand nombre à Metz. Enfin, au XVIe siècle, la lèpre ayant diminué, on ferma peu à peu les léproseries et leurs revenus furent donnés aux hôpitaux généraux, tant en Lorraine que par toute la France. Il faut ajouter que la syphilis, reconnue et différenciée, prit alors à son compte un grand nombre de ces censés lépreux. En 1616 la maladrerie de Nancy ne renfermait plus que quatre lépreux. Et à Verdun, le dernier lépreux fut conduit aux petits malades en février 1627. Cette léproserie fut fermée en 1630. Cependant il y eut, par-ci par-là, encore quelques lépreux en Lorraine jusqu'à la première moitié du XVIIe siècle. En 1636 on parqua les pestiférés dans les léproseries désaffectées.

Dans le Midi de la France (le Languedoc, la Guyenne et la Provence) où selon A. Paré la ladrerie était plus fréquente que dans le reste de la France, les lépreux ont laissé des descendants offrant des analogies avec leurs ascendants, sous des dénominations diverses. Aux Pyrénées on les appelait cagots, dans la Guyenne des gafets ou gahets, en Gascogne des cassots, en Bretagne des kakous ou caqueux. Tous étaient des objets de l'aversion générale. Partout ils étaient relégués dans des localités spéciales loin de la population saine qui les évitait et les obligeait même de porter sur leurs vêtements une patte d'oie en drap rouge. Ils étaient soumis aux mêmes rigueurs, donc, que les lépreux. Ils ne pouvaient marcher nu-pieds, entrer dans les moulins, dans les villages, boire aux fontaines, laver aux lavoirs, conduire leur bétail aux pâturages communaux, etc. Ils entraient à l'église aussi par une porte spéciale ; ils avaient un bénitier à eux ou bien recevaient l'eau bénite au bout d'un bâton tenu par le bedeau. Après leur mort on les enterrait sans nulle solennité ; et sur les registres de la paroisse on les désignait toujours sous le nom de cagots, épithète flétrissante. Il en fut ainsi par toute la France jusqu'à la Révolution.

La lèpre au centre et dans le Midi de la France en 1893. — Le bon accueil accordé par l'Académie et le public médical en général à ma communication d'août 1892, sur la survivance de la lèpre en Bretagne, m'encouragea à entreprendre, en 1893, la même enquête scientifique au Centre et dans le Midi de la France où l'on avait signalé déjà la présence de quelques lépreux.

La rigueur exceptionnelle de l'hiver entrava mes recherches entreprises pendant la mauvaise saison. Néanmoins ma récolte fut très fructueuse et l'objet d'une autre communication à l'Académie de Médecine, le 9 mai 1893, que je vais résumer ici. Je puis dire, par anticipation, que, dans nombre de localités, j'ai pu rencontrer des lépreux évidents, classiques et des cas atténués de la maladie, ainsi qu'on va le voir. J'ai eu soin de prendre un grand nombre de photographies que j'ai soumises à la docte compagnie, à l'appui de cette communication — qui furent reproduites en phototypie dans ses bulletins — et aussi de soumettre ces lépreux à l'examen de distingués confrères qui, après discussion, et animés du désir d'éclairer la question scientifique en litige, ont bien voulu étudier avec moi la plupart de ces malades. Ils se sont rangés définitivement à mon avis, qu'il s'agissait bien de la lèpre. Mon bien regretté confrère et ami, le Dr Constantin Paul, m'accompagna dans plusieurs de ces excursions, étudia les malades avec moi et confirma aussi mes diagnostics.

Les confrères de Saint-Jean de Luz n'ont jamais songé à la lèpre. Le Dr Gouänech, remplissant les fonctions de maire, a bien voulu nous accompagner chez l'abbé Hristoy, le curé de Ciboure, village situé de l'autre côté de la Nivelle, auteur d'un livre intitulé : *Études historiques et religieuses du diocèse de Bayonne.*

Cet excellent curé mit à notre disposition de précieux manuscrits dont un du capitaine Duvoisin, daté de 1671. A la page 180 nous avons lu « la signification de la requête des *cagots* avec l'ordonnance de Monseigneur Bezons, gouverneur de Guyenne, portant défense de les appeler de ce nom ». Dans le sixième registre, page 66, Pérochéguy dit : « qu'on ne permettait pas aux *Agotacs* de prendre de l'eau bénite dans le bénitier ordinaire ».

En visitant l'église, nous avons constaté la présence du bénitier spécial des cagots et un abri, une marquise, sur la porte d'entrée, de 3 mètres de longueur sur 2 et demi de largeur, où se tenaient les Agotacs pendant l'office. Cet abri porte le nom de *Gagos-Aspia* (Cagots dessous).

Les cagots étaient nombreux à Ciboure et à Saint-Jean-de-Luz, deux villes voisines séparées par la Nivelle. Les Agotas et les Guitanes se sont mêlés. Dans les dictionnaires basques le mot *Cagot* est synonyme de *Gafos* ou *leprosos.* Selon le Dr Guilbeau, les Agotas ou Agoths du pays basque ont été mis à l'index dans tout le Labourd. Ils étaient assimilés aux Gafos, Chrestias, Caqueux et enveloppés des mêmes prescriptions que les lépreux (Congrès de Pau). Ils portaient la patte d'oie en drap rouge sur l'épaule ; il leur était défendu de marcher nu-pieds, et le mariage d'un *Agotac* et d'un *Pelutac* était interdit sous peine de mort. La population saine portait les cheveux longs d'où sa dénomination de *Pélutac.*

Le temps nous manquant pour des investigations profondes, nous avons prié les confrères qui exercent dans ces contrées de rechercher s'il y avait encore survivance de la lèpre ; ce qui nous paraissait probable, vu qu'elles ont été très éprouvées autrefois par ce fléau dont les souvenirs ne sont pas effacés.

Bayonne a eu ses Agoths et une importante léproserie. Nous avons pu obtenir des informations très concises, auprès du savant bibliothécaire de la ville, M. Ducéré, versé dans la lecture des vieux documents conservés dans les Archives de la ville. *Son histoire topographique et anecdotique des rues de Bayonne* est un bien remarquable travail. En passant la poste Saint-Simon, on traversait la poterne Saint-Lazare, puis le pont *Albaïtz* jeté sur le fossé rempli des eaux de la Nive, et l'on entrait dans le quartier occupé par les Agoths. Les lépreux y portaient des oripeaux rouges et faisaient grincer leurs crécelles. Leur fontaine persiste encore et conserve le titre de *Fontaine d'Agoths,* depuis 1586. Les Agoths avaient leurs cellules avec petits jardins, leur chapelle, leur cimetière. Ces Agoths ou Agots étaient les descendants de lépreux, et comme ces derniers, objets d'horreur de la part des populations du Béarn et du pays basque.

Selon l'historien Balasque, au XIIIe siècle les Crestiaas ou Agoths étaient régis par les règlements des lépreux; on les appelait aussi *Gahuzags* ou *Gahets* ou *ladres.* Il y avait aussi près de la ville de Bayonne le cap Breton, résidence des Cagots. Or, il y a eu à Bayonne de nombreux lépreux et les Agoths, Gahets ou Cagots étaient considérés par les historiens et par la population, comme leurs descendants, évités comme tels et soumis aux mêmes règlements prohibitifs.

Baïgory, près de Cambo (Basses-Pyrénées) est un ancien nid de Cagots et de leurs ancêtres, les lépreux. Le Dr Mondiboure nous a accompagnés, le Dr Constantin Paul et moi, au hameau de Michéléna, où il y a eu une léproserie à laquelle succéda une cagoterie. Michéléna est séparée de la bourgade Saint-Étienne, habitée de tout temps par la population saine, par la Nive. Michéléna est constituée par une quarantaine de maisons possédant chacune un petit jardin.

Malgré la fusion décrétée par la révolution de 1789, ce n'est qu'en 1848 que les Cagots de Michéléna ont pu faire partie du conseil municipal.

Selon Francisque Michel, de Rochas et le maire actuel de Saint-Étienne, il y avait, jusque dans ces derniers temps, une quarantaine de familles, mises plus ou moins à l'index. Pour se soustraire aux affronts incessants, ils ont tout abandonné et sont partis la plupart en Californie et à Buenos-Ayres. Lors de notre visite nous n'avons rencontré à Michéléna que trois mendiants qui ne présentaient aucun signe de lèpre. Le maire, en même temps notaire de Saint-Étienne, a vu le hameau de Michéléna très peuplé. On évitait les Cagots, considérés comme des descendants de lépreux, même dans la rue. L'église de Saint-Étienne a trois portes: l'une pour les hommes qui, selon l'habitude basque, montent aux galeries, l'autre pour les femmes qui pendant l'office restent au rez-de-chaussée, et une petite porte pour les Cagots ou Agotas, dont on voit encore le cimetière spécial. Jusqu'à 1656, les Agotas étaient tenus à part. Aujourd'hui encore si l'on demande à un villageois ce qu'il est il répond *Pelona* (peau saine); c'est-à-dire qu'il n'est pas descendant de lépreux, de Cagots. A cause du froid très intense nous n'avons pu nous rendre à Chubitoä, situé à 2 heures de Baïgory, autre centre d'Agotas.

A Dax il y a encore de vivaces souvenirs de la lèpre que l'on a attribuée aux Sarrazins et que l'on désignait sous le vocable de *mal arabe*. Tout près de la ville, on voit les ruines du *Castel des Sarrasins*; et, chose à remarquer, les habitants de quelques villages éloignés des centres de communication, conservent encore le type arabe. C'est que nombre de Sarrasins christianisés se sont définitivement établis dans le pays.

Au congrès archéologique de France, tenu à Dax en 1888, l'abbé Foix, curé de Larède, traita la question des Cagots du département des Landes.

Dans les archives du presbytère de Souston on les désignait sous le nom de Christians. Dans les registres des mariages à Nerbis, on les appelait Capots, à Laurède Gahets et leur quartier *Lous Coyes*. A Souston, on les appelait aussi Gésitains de Giési rendu lépreux par le prophète Élie, selon la bible. Jusqu'en 1750 tous les charpentiers et toutes les sages-femmes étaient des cagots ou Gésitains. Leurs parrains et leurs marraines devaient aussi être des cagots ; mais lorsqu'il y avait naissance de jumeaux, les familles nobles tenaient un des enfants aux fonts baptismaux. Il est à présumer que certains lépreux ont été confondus avec les pellagreux. Car les manifestations cutanées de ces deux maladies se ressemblent parfois, ainsi que leurs symptomes nerveux. Le Dr Alcocq a vu deux familles de lépreux dans le Marensin. Un lépreux tubéreux autochtone fut découvert en 1892 à Saint-Jean-de-Lier, arrondissement de Dax ; sa figure était léonine.

A Salies-de-Béarn, lors de notre enquête, le Dr Dupourqué, médecin inspecteur, nous accompagna chez plusieurs cagots désignés par le public ; ils avouèrent leur origine, sans difficulté aucune. La famille Reigleber compte dans ses rangs des individus typiques, à cheveux clairsemés, à ongles disposés en pont, coupés en flûte, qu'on désigne sous le nom de *Carcoils*, avec placards anesthétiques sur les membres, tant au point de vue de la température que de la sensibilité à la douleur. Ces lésions, héréditaires chez les descendants de lépreux, peuvent, à juste titre, être considérées comme des signes de la lèpre atténuée, frustre. Car on ne les rencontre que chez les cagots, c'est-à-dire chez des descendants de lépreux, qui étaient régis par les mêmes règlements restrictifs que ces derniers. Jamais il n'y avait mariage entre un cagot et une personne de la population saine, à quelle classe qu'elle appartînt; ce qui n'empêcha pas le *bon Henri* de poursuivre de ses convoitises une belle Daphné cagote; celle-ci se déclara en larmes indigne d'un tel honneur, étant capote. A quoi le roi vert-galant répondit : *Et moi aussi par Dieu vivant.*

On sait qu'Ambroise Paré appelait les lépreux des univoques et les cagots des équivoques, parce qu'ils présentaient un processus morbide incomplet. Ces équivoques offraient des esquisses du tableau lépreux ; ils avaient la lèpre cagote. Ces *ladres blancs* étaient les cagots, capots, cassots, gaffos, gahets, agoths, kakous, caquins... Tous ces descendants de lépreux étaient dénommés selon la contrée qu'ils habitaient. Tous étaient soumis aux pouvoirs ecclésiastiques, et sujets de l'évêque, comme les lépreux leurs ancêtres. Lefor de Navarre de 1074 soumit les lépreux et les cagots au même règlement isolateur dans la Novempopulanie. Ils n'étaient pas soldats et n'ont jamais figuré sur les registres des serfs. La prétention aussi que c'étaient des hérétiques ne se soutient pas. Car il leur était défendu de marcher nu-pieds, tandis qu'une punition des hérétiques était le pèlerinage aux églises pieds nus. Ils n'étaient donc pas des descendants des Visigoths d'où cas-goths, chiens de goths. Les cagots étaient des catholiques fervents, très pratiquants; d'où les mots *bigot, cagot* tirent leur signification. Ce qui est surprenant, c'est que l'illustre Littré a confondu, avec bien d'autres autorités, les cagots avec les crétins (*Diction. de langue française*). D'après le dictionnaire celto-breton le mot *caccod* voulait dire lépreux. Enfin, dans un censier de Bordeaux, daté de 1437, les gahets sont appelés *léprosi*.

Le Dr Magitot, membre de l'Académie de médecine de Paris, porta la question des cagots devant cette docte compagnie, en lui exposant ses propres recherches, en avril 1893. Nous avons pris part à la discussion qui s'en suivit. Notre conclusion fut que, parmi les cagots, descendants de lépreux incontestablement, on trouvait des manifestations qui paraissaient devoir se rattacher à leur hérédité. Car en dehors des cagots, on ne rencontre guère ces diverses lésions chez aucun des habitants de la contrée. Le Dr Lajars, à la suite d'une enquête, arriva, de son côté, aux mêmes conclusions.

Dans les environs de Salies, nous avons rencontré, avec le Dr Dupourqué, des panaris analgésiques visités déjà par le Pr Reclus qui en fit des malades de Morvan (*Progrès médical*, décembre 1892 : De la lèpre atténuée chez les cagots des Pyrénées). De notre côté, nous avons découvert ces mutilations analgésiques des doigts chez plusieurs mendiants et chez quelques habitants de Castagne, d'Escos, de Jurançon, près de Pau, à Lasclaverie, et toujours chez des descendants de cagots. D'ailleurs, partout dans les Basses-Pyrénées, les cagoteries avaient remplacé *in situ* les léproseries (Morlaas, Saint-Palais, Orthez, à Pau même, à Argelès, Saint-Savin, Saint-Christan, Lourdes). Cependant sur les registres des cures miraculeuses actuelles, la lèpre ne figure point. Pourtant Lourdes était un nid de lépreux et plus tard de cagots. Il était défendu à ces derniers d'entrer et de sortir de la ville de Lourdes avant le lever et après le coucher du soleil, *sous peine de se laisser couper deux onces de chair de l'épine dorsale* (Francis Michel, p. 85). Il y a soixante ans encore, les cagots prenaient l'eau bénite dans un chaudron suspendu derrière la porte de l'église.

C'est Gaston IV qui, rentrant de la terre sainte, fonda la léproserie de Lascar, près de Pau, et appela les frères de *Saint-Lazare* de Jérusalem pour la diriger. Ce titre fut emprunté au lépreux Lazarus de la bible.

Léopold Bauley, d'Orthez, me fit la communication suivante: ceux que l'ancienne coutume appelait *Léprosos* furent appelés plus tard cagots, dont les quartiers sont toujours, depuis, au dehors de faubourgs de la ville.

Les prêtres n'écoutaient pas la confession des cagots dans le confessionnal, mais au banc de l'église qui leur était réservé et à travers une cloison de planches (Asfeld, *Chronique du Béarn*). Selon un travail de Daniel de Bavey, lieutenant général civil et criminel au siège de Saint-Sever, sénéchaussée des Landes, 1619, on distribuait à ces gens la chair corrompue, *puisque leur sang était de même condition.*

Dans les stations thermales, il y avait des bassins réservés exclusivement aux lépreux et plus tard aux cagots.

Au commencement du XVIIe siècle, le nombre des lépreux diminua par toute la France. Car on sépara d'eux les syphilitiques qui étaient jusqu'alors confondus, inévitablement, avec eux.

C'est vers le Xe siècle que l'on commença à parler des cagots, agoths, obligés de ne pas se mêler à la population saine, de ne pas marcher nu-pieds, sous peine d'avoir les pieds traversés par un fer rouge, et de porter toujours, comme les lépreux, sur *l'épaule la patte d'oie,* en drap rouge.

A Pau même nous avons déniché, avec mon distingué confrère le Dr Meunier, des lépreux atténués de la forme trophonerveuse, et un monsieur que le Pr Charcot avait soigné pour la *maladie de Morvan.*

Le Dr Tarras, qui a exercé avec distinction pendant 40 ans à Pau, est convaincu que les cagots sont des descendants des lépreux. Ils ont toujours été soumis aux mêmes règlements sévères que ces derniers. Notre honorable confrère nous a dit avoir soigné plusieurs lépreux, notamment dans la vallée d'Aspe, à Bédous, Acous, Osse.

A Argelès, le Dr Trélaüm nous fit voir une lépreuse de la forme tubéreuse, incontestable. Un autre lépreux tubéreux, léonin, est mort à Argelès dernièrement. Selon notre honorable confrère, il n'avait jamais voyagé ; une de ses tantes avait déjà succombé à la lèpre. Le Dr Trélaüm avait suivi ces deux malades qu'il employait même pour son service domestique. Il en avait fait de la lèpre autochtone.

A Argelès même, nous avons visité le quartier dit *Canarie* où habitaient les cagots, ainsi dénommé de ce que les cagots portaient sur l'épaule, comme signe distinctif, la patte d'un canard, comme leurs ancêtres les lépreux. Les cabanes persistent toujours ; leurs dômes sont à pic et chacune d'elles a son petit jardin. A Argelès, on évite encore d'épouser un descendant des cagots. Les vallées d'Aspe, d'Ossau et de Lavedan étaient ravagées par la lèpre, et plus tard encombrées de cagots. Nous les avons partout retrouvés. A Saint-Savin, ancien foyer de cagots, nous avons vu, à la petite église, le bénitier des cagots sur lequel est sculpté un petit cagot trapu. Tandis qu'à Campan (Hautes-Pyrénées) sur le bénitier des lépreux, on avait sculpté la patte d'un palmipède, signe que portaient les lépreux eux-mêmes. La porte des cagots y existe aussi, ainsi qu'à la vieille église d'Argelès qui sert de chapelle au collège municipal.

A Oloron, les cagots étaient nombreux. Jusqu'à la toute dernière restauration de la cathédrale, on y voyait encore leur bénitier. Actuellement des familles de cagots arrivées à la fortune prétendent même à l'aristocratie et se servent de la particule *de*. C'est que depuis les anciens temps les cagots, n'ayant pas de noms de familles pour les désigner, se servaient de celui du lieu de leur naissance. Il en fut de même des Juifs en Ibérie (*Études historiques et religieuses*, par l'abbé Dubarart, aumônier du lycée de Pau).

En fouillant les fors de Béarn, nous avons trouvé un règlement datant du 16 décembre 1640, qui défend aux cagots d'Oloron de servir de la particule *de,* de porter bottes, capes, épée et d'avoir colombier. Leurs prétentions à la noblesse furent ainsi annulées.

Le Dr Casamajor et le pharmacien Laserre, établis à Sainte-Marie, ont vu de nombreux panaris analgésiques mutilants et des déformations des ongles telles que nous les avons décrites chez les cagots de Béarn. Le Dr Esperaber observa la même chose bien des fois parmi ses clients. La même remarque me fut faite par la supérieure de l'hôpital de la vieillesse, relativement à la fréquence à Oloron de panaris à récidive, mutilant plusieurs doigts ; un infirmier de l'établissement présentait, lors de notre visite, les mains mutilées par une série de panaris indolores, par la maladie soi-*disant de Morvan.* Enfin nous avons vu, avec le Dr Casamajor fils, dans la vallée de Barétous, aux environs d'Aramite, un vrai lépreux, sans barbe, sans moustache, sans sourcils ni cils, présentant deux placards pigmentaires de 3 et 4 centimètres pareils à ceux que j'ai observés maintes fois dans la forme maculeuse de la lèpre, et ressemblant aussi à la pièce de Bareta, déposée au musée Saint-Louis de Paris, sous le n° 1055 et portant le titre de *Morphée.* Pour nous, il s'agit de lèpre atténuée.

Dans la vallée d'Aspe, les ravissants villages Lurb, Escot, Sarrance, Sauveterre, Bedous, Osse, Lescun ont été autrefois des nids de lépreux et plus tard de cagots, leurs descendants. Dans les dictons de Béarn, par Lespy (*Bulletin de la Société des Sciences, Lettres et Arts de Pau*, 1873), on trouve de curieuses réminiscences : Le cagot est de Sarrance (Loucagot ey Sarrance); *A Bédous cagatz son toutz.* Le cagot de Gamachie est de Sauveterre. Mais les cagots de ces villages ont déguerpi; pour éviter les affronts, ils se sont expatriés, et la population a bien diminué dans tous ces villages.

Enfin l'invasion des Sarrasins apporta aussi un fort contingent à la lèpre qui ravageait déjà les Basses-Pyrénées. Abd-El-Rahman envahit la Gaule en 732. Même après leur défaite à Poitiers, par Charles Martel, ils ont conservé pendant longtemps tous les passages des Pyrénées. Les historiens Palasson et Marca Labourt accusent les Sarrasins d'avoir importé la lèpre dans toutes ces contrées et d'autant plus que nombreux ont été ceux qui, devenus chrétiens, se fixèrent dans le pays. On en cantonna dans certains quartiers isolés, *parce qu'ils avaient la lèpre.*

Les Espagnols de leur côté ont envahi, à plusieurs reprises, la vallée d'Aspe et se sont mêlés, comme les Sarrasins, aux populations indigènes. Or, ces deux peuples étaient ravagés par la lèpre et leurs descendants actuels en sont très éprouvés encore de nos jours. Dans plusieurs des localités ci-dessus mentionnées, on désignait la lèpre sous le nom de *mal arabe.*

Gaston IV fonda à Somport un hôpital général qui recevait aussi les lépreux, à la fin du XVe siècle. Les Prémontrés avaient fondé aussi une léproserie à Sarrance, et la reine Christina une autre près de Somport. Nous en avons vu les ruines. On appelait dans tous les environs les lépreux, des *Mesegs.* Ils étaient si bien soignés dans ces établissements, que les pauvres voulaient passer pour des lépreux, afin d'être aussi bien entretenus.

La lèpre a disparu dans la vallée d'Aspe, grâce à l'amélioration du sort des prolétaires; mais les descendants des lépreux, les cagots, existent encore partout. Francis Michel a compté à Lescun 86 familles *cagotes* ou *ladres.* Dans leur quartier, *Beziat,* il y a toujours la fontaine *Chrestia.* A Bédous, les panaris analgésiques avec plusieurs mutilations des doigts sont fréquents; et les cagots, considérés comme des descendants de lépreux, sont nombreux. A la *source de Christau, les lépreux font neuve peau*; à l'église, une auge leur servait de bénitier.

On appelait aussi les cagots des Gezitains de *Giézi,* car le serviteur de Nahaman devint lépreux pour sa prévarication, selon la Bible. Dans les cartulaires et les testaments, les cagots sont souvent désignés sous le nom de *ladres* ou *lépreux*.

BAGNÈRES-DE-BIGORRE. — Nous avons vu à l'église Saint-Vincent le bénitier et la porte des cagots. En plus, il y avait le bassin des lépreux. Les *capots* ne pouvaient être enterrés dans les cimetières, mais en lieux séparés (*Le vieux Bagnères*, par le Dr Dejeanne, *Petite Gazette*, 18 février 1882).

Il y a quelque temps, tout le monde a connu un lépreux, dont la face pleine de tubercules ulcérés, léonine, inspirait l'horreur; il était soigné par le Dr Coutalas.

L'ancien quartier des capots porte aujourd'hui le nom de Saint-Blaise; on l'appelait aussi le quartier des vergés, mot synonyme de lépreux. Il y a eu une chapelle Saint-Blas. La fontaine de Saint-Blaise, qui existe encore, était, dans le temps, la seule où les capots pouvaient puiser de l'eau. A la page 550 du répertoire de Laspales sont analysées trois délibérations prises par l'Assemblée municipale de Bagnères sur leur sépulture. Une capote avait manifesté le désir d'être enterrée chez les Dominicains. Le conseil de la ville s'y opposa, se fondant sur ce que l'ancien cimetière spécial aux capots était à l'église Saint-Blaise. Un différend semblable eut lieu en 1667; l'official enjoint à l'archiprêtre que les corps des *charpentiers* seront enterrés en lieu séparé. Une autre enquête, adressée au parlement de Toulouse, dit : « ...de tout temps, il y a eu une chapelle au dit Bagnères où les habitants d'icelle qui s'appellent *capots* ont accoustumé d'être ensevelis... Aussi ordonner que quand ils seront dans l'esglize paroissielle, ils se mettront au fond... qu'ils ne pourront prendre de l'eau bénite qu'au bénitier destiné pour eux ». Aux thermes, il y avait aussi le *bassin des lépreux* avec défense de se plonger ailleurs. Nous avons vu à l'église Saint-Vincent la petite porte et le bénitier spéciaux.

A l'hôpital de Bigorre, la supérieure nous donne devant le Dr Jeanne des détails circonstanciés sur une femme native de Bagnères qui y est restée pendant dix ans et qui perdit ses doigts et ses orteils un à un, de manière qu'il ne lui en restait, lorsqu'elle mourut, que quatre ou cinq en tout. Elle portait, en même temps, de vastes ulcères intarissables aux jambes. Cette malade était la petite fille de Forioso, le célèbre acrobate qui traversa la Seine sur un fil de fer au commencement du XIXe siècle.

Le Dr Cazalas a bien voulu me conduire au village de Gerde, situé à trois kilomètres de Bagnères, pour m'y montrer un malade *embarrassant*. Gerde est un tout petit village enchâssé dans les hautes montagnes, traversé par des ruisseaux permanents et où l'air circule bien mal. On y voit des cabanes sombres, humides, à sol d'argile, et des goitreux crétins. Heureusement que leur nombre diminue et est bien restreint aujourd'hui. Les survivants sont peu âgés, tandis que les enfants de l'école communale que j'ai visitée sont bien constitués et intelligents ; je n'y ai point rencontré de goitreux. La cause de ce changement en mieux est facile à concevoir. Autrefois la misère était très grande à Gerde et dans tous les petits villages des environs ; mais depuis quelques années des carrières de marbre sont exploitées avec succès, d'importantes fabriques de châles occupent aussi des centaines d'ouvriers et d'ouvrières, les salaires sont assez élevés ; on y fait des journées de 3 et 4 francs, de sorte que des familles gagnent 12 francs et plus par jour. L'existence matérielle s'est, consécutivement, transformée. Les populations sont bien nourries, bien habillées. Les anciennes huttes infectes sont remplacées, à mesure, par de petites maisons salubres. Aussi les goitreux et les crétins disparaissent-ils de plus en plus. Il en est certainement de même de la lèpre. Autrefois, il y avait par ici beaucoup de lépreux, et, plus tard, de cagots. Dans presque toutes les églises des villages environnant Bagnères on voit encore la petite porte et le bénitier consacrés aux lépreux et aux cagots leurs descendants. Une habitude spéciale aux capots, qui persiste encore, c'est de ne se marier que le mercredi. On n'a pu m'en dire le pourquoi. Le malade que le Dr Cazalas m'a montré à Gerde est le type le plus accusé de la lèpre mutilante ; j'en ai pris la photographie. En voici l'histoire succincte. B..., âgé de 50 ans, natif de Ciotat, de père indigène (Ce village est un foyer de cagots ou capots) ; sa mère était de Bagnères. Comptable de son état, il eut un premier panaris, douloureux, en 1888, à l'annulaire droit, qui dura 11 mois et se termina par une mutilation. Un an après, même processus au médius du même côté ; il dura six mois et aboutit aussi à la mutilation du doigt. Au commencement de 1892, panaris du médius gauche qui dura cinq mois. Ces deux derniers panaris *étaient absolument indolores*. Il y a dix mois, onyxis de l'index droit avec chute de l'ongle ; celui qui poussa est très difforme ; il y a 9 mois panaris de l'annulaire gauche. Actuellement, le 27 février 1893, l'annulaire gauche est très arqué, rétracté et n'a qu'un vestige d'ongle. L'index a perdu la moitié de sa phalangette, son ongle est épaissi et recourbé en griffe. L'ongle du médius est très épais et crochu ; il éprouva cette altération trophique sans tomber. L'auriculaire droit est boudiné, raccourci, recourbé en crochet ; sa phalangette s'est résorbée et se trouve réduite au volume d'un pois ; phalangine résorbée aussi en partie ; l'annulaire droit a perdu sa phalangette ; le médius a perdu la moitié de sa phalange unguéale. On y voit, au milieu de la cicatrice, un point corné, trace de l'ongle ; index effilé, notamment sa phalangette, par résorption. Ainsi tous les doigts sont plus ou moins mutilés par des amputations spontanées, successives. Une exploration attentive de la sensibilité nous a montré, au Dr Cazalas et à moi, que celle au contact est très émoussée, principalement sur l'avant-bras et la main, et que la douleur n'est point ressentie, lors même qu'une épingle traverse de part en part un pli de la peau. Il en est de même d'un corps froid et d'une cuiller métallique chauffée au point que le Dr Cazalas et moi nous n'en pouvions supporter le contact. Les mains ont perdu leur force. B... n'apprécie pas la nature des tissus. Il sent souvent, dans les membres, des fourmillements, des engourdissements, des douleurs ; des frissons fréquents parcourent tout son corps ; muscles de l'éminence thénar droite atrophiés ; cette main est toujours froide, glacée. Rien à la peau, aucune éruption, pas même de modification aux régions olécrâniennes. Les nerfs cubitaux sont très gonflés et présentent des nodosités au-dessus de l'épitrochlée surtout à gauche où l'une d'elles est grosse comme un petit pois ; engelures, crevasses tout l'hiver aux mains et aux pieds. Les orteils gauches présentent du côté dorsal des ulcérations dont quelques-unes ont plus d'un demi-centimètre d'étendue. Elles datent de plusieurs semaines. L'ongle du gros orteil gauche, très déformé, a un centimètre d'épaisseur ; il n'est jamais tombé. La sensibilité, sous ses trois modes, est très obtuse aux jambes et à la face. Pas de traces de pemphigus aux genoux ; il n'a jamais présenté à la peau ni boutons, ni taches ; le nez devient très souvent violacé, pendant des heures entières. Barbe, moustache, sourcils conservés ; cheveux abondants ; ozène repoussant et ulcérations des fosses nasales. Je pense qu'à tous ces signes, tout médecin connaissant la lèpre la diagnostiquera aisément. Nous incisons la peau, par couches, pour enlever une nodosité du nerf cubital, sans que le malade éprouve la moindre douleur. Le Dr Cougomble, exerçant dans cette contrée, avait déjà posé le diagnostic de *lèpre* avant mon arrivée.

Le Dr Dejeanne, ancien interne des hôpitaux de Paris, me montra, à Bagnères, une femme de 53 ans qui, à 16 ans, eut un premier panaris douloureux au pouce droit; il fut très long à guérir et détermina l'élimination de la phalange unguéale. A 41 ans, panaris à l'annulaire de la même main avec chute de l'ongle qui pousse, depuis, très déformé. A 48 ans troisième panaris de l'index gauche avec élimination de la phalangette. A 51 ans, panaris du médius du même côté, avec déformation du doigt. Les nerfs cubitaux sont normaux ; rien du côté de la peau. Lors de notre examen, le 23 février 1893, les pouces sont très déformés, raccourcis, mutilés, leurs ongles très épaissis, recourbés ; il en est de même de l'index droit; l'ongle de l'annulaire est un petit sabot strié, très rugueux; l'index gauche est très raccourci aussi; sauf le premier, tous les autres soi-disant *panaris* ont été indolores. Cette femme très frileuse éprouve continuellement des fourmillements et des douleurs dans les membres surtout aux supérieurs. Elle n'a rien à la peau ; pas d'autres symptômes. Pour moi, il n'y a pas de doute; il s'agit d'une lèpre atténuée, comme j'en ai vu de nombreux cas, même dans les foyers de lèpre en activité. Je pense que certains confrères poseraient le diagnostic de *maladie de Morvan.*

Le Dr Dejeanne et moi nous avons fait une excursion dans la vallée de Campan et visité *Asté* dont l'église, construite au XIIe siècle, conserve la porte et le bénitier réservés aux cagots. C'est tout près du village Baudean, illustré par la naissance du baron Larrey père. Le village des Agoths ou des charpentiers — mots autrefois synonymes de lépreux — est situé en face du bourg de Campan ; il n'en est séparé que par le Gave. Le pont qui conduit au quartier des charpentiers s'appelle aujourd'hui encore *le pont des cagots.* Le village n'est composé actuellement que de cinq maisons. Il y a quelques années, une inondation du Gave obligea les cagots de se transporter au bourg de Campan. Le maire et le secrétaire de la mairie, un ancien notaire, nous ont affirmé avoir souvent vu chez les habitants de la contrée des mains estropiées comme sur les photographies des lépreux de la Bretagne que je leur ai montrées. Ils ont connu aussi un lépreux indigène à face léonine, Pugollo de Gripp, reconnu comme tel par les médecins et l'opinion publique. Il demeura dans le bourg pendant de longues années ; il est mort il y a trois ans. Une femme Borgella aux mains estropiées avec chute et mutilation de plusieurs doigts habita pendant longtemps le même bourg.

Selon Rochas, l'Aquitaine (contrée de l'ancienne Gaule, située entre la Garonne, l'Océan et les Pyrénées) fut la partie la plus éprouvée, en France, par la lèpre.

Léon Lallemand, correspondant de l'Institut, a donné lecture à l'Académie des Sciences morales et politiques, de la première partie d'un mémoire sur la *Lèpre et les Léproseries du Xe au XVIe siècle.* Ce mémoire fut extrait de la *Grande histoire de la charité* que publia M. Lallemand. Selon l'auteur la lèpre a disparu de l'Europe, d'une manière générale, vers la fin du XVIe siècle. « Actuellement, on en rencontre des cas en Espagne, en Norvège et en Italie. Le continent africain et l'Asie plus particulièrement sont encore infestés par ce fléau. » Mais la lèpre ravage encore plusieurs contrées en Europe, en Asie, en Afrique, en Amérique et elle survit encore sporadiquement, clairsemée, même au centre de l'Europe où elle survit sous forme atténuée ou fruste, mais parfois aussi avec son type le plus accusé, même le léonin.

TOULOUSE. — On lit dans l'histoire de Toulouse par Coyla, à la page 82, que, par la tradition de la contrée, la reine visigothe *Austris,* désignée sous le nom symbolique de *Pédaucha* (pied d'oie), se cachait dans son palais de Peyrelade, pour ne pas montrer la lèpre hideuse qui maculait son corps, et la rendait repoussante aux yeux de ses sujets. Ce serait là l'origine du symbole porté par les lépreux.

L'empereur Adrien envoya en Aquitaine, très éprouvée par la lèpre, le médecin Soranus d'Ephèse pour en soigner les victimes.

En 1606 le parlement de Toulouse, instruisit un procès sur les cagots que le peuple considérait comme lépreux. Il s'adressa à une commission composée d'hommes d'art « qui ont trouvé le sang et les urines conformes aux règles de la médecine et de la chirurgie et déclaré que les 22 cagots examinés par elle étaient sains et nets de corps. Elle en conclut de leur permettre hanter, commercer et fréquenter toutes sortes de gens, de former tous actes de société permis par les lois, sans crainte d'aucun danger d'infection, comme sains de leurs personnes ». Mais ces commissions médicales, qui avaient absous les cagots de tout vice lépreux, se sont prêtées, de la part du peuple, au quatrain satyrique suivant :

Homs qui ne set bien discerner
Entre santé et maladie
Entre la grande Mezellerie
Entre la moyenne et la mener (mineure)[1].

M. Rochas, archiviste de la ville de Toulouse, a bien voulu, sur notre prière, faire des recherches sur les anciennes léproseries de cette ville. Voici un abrégé des notes qu'il nous a transmmises : Dans les chartres des archives de la Haute-Garonne, il n'est parlé des lépreux qu'à la fin du XIIe siècle. Mais, depuis longtemps on les avait déjà réunis dans des communautés hors des murs. Une personne du monde, parfois considérable, était le patron des lépreux. On les appelait les malheureux *miselli*.

Au XIVe siècle, il y avait 8 miselleries autour de Toulouse. Mais à la fin du XVe, il n'en restait plus que trois : à Saint-Cyprien, à la porte Arnaud, et au château Narbonnais. Un document, déposé aux archives, mentionne un legs fait à ces léproseries, au milieu du XVIe siècle. Enfin M. Rochas constata dans les textes que la lèpre n'avait pas encore disparu de Toulouse à la fin du XVIIe siècle. Un arrêt du parlement de Toulouse fait mention d'une maladrerie des environs d'Albi. Mais la lèpre n'était pas considérée comme contagieuse ; car cet arrêt dispose que ceux qui en sont atteints ne pourront être enfermés que de leur consentement.

Près de Toulouse, à Castres, dans le Languedoc, il y a eu la léproserie de Saint-Barthélemy. Les *lépreux* sortaient librement, lorsqu'une ordonnance prescrivit de tenir rigoureusement les lépreux et les cagots, et de tuer dans trois jours le chien appartenant à l'un d'eux. A Toulouse, on appelait les cagots, cagarots, mot qui dériverait de caga, caca (excréments).

Un document conservé prouve que la lèpre existait encore à Toulouse à la fin du XVIIe siècle.

1. *Histoire de l'église réformée de la vallée d'Aspe*, par le pasteur Cadier, Ossé, 1892.

Le Pr Caubet nous montra une malade autochtone atteinte de lèpre mutilante incontestable. Elle a perdu presque tous les doigts de deux côtés. Les détails de toutes ces observations sont consignés dans le *Bulletin de l'Académie* du 9 mai 1893. Le Dr Basset, médecin de l'hôpital de la Gave, nous montra une lépreuse qui eut la chute de plusieurs doigts et orteils, des exanthèmes érysipélatiformes à répétition, gonflement des nerfs cubitaux, etc. Enfin un lépreux phymatode léonin, autochtone, existait à Toulouse lors de notre enquête. Il appartenait à la haute société et se dissimulait.

M. Trulat, Directeur du Musée d'histoire naturelle de Toulouse, a bien étudié les montagnes des Pyrénées, véritable barrière naturelle entre les Gaules et la péninsule ibérique. Pourtant cette barrière n'a pu arrêter les invasions des peuples venus même d'Afrique, que le besoin de conquérir poussait en avant. La lèpre fut aussi transportée par tous ces envahisseurs et conquérants, car ils comptaient tous des lépreux dans leurs rangs.

C'est Annibal qui franchit le premier les Pyrénées à leur extrémité orientale ; et plus tard les Vandales et les Maures. Et pourtant cette crête de chaînons sensiblement parallèles forme comme une feuille de fougère dominée par le Pic du Midi qui s'élevait à l'époque quaternaire, à 8000 mètres. Aujourd'hui elle n'a que 2880 mètres de hauteur seulement. Il est à présumer que cet enfoncement progressif dans la croûte terrestre réalisera un jour matériellement les paroles de Louis XIV : *il n'y a plus de Pyrénées*. La ligne de cette série d'élévations en séries, plus ou moins grandes, est brisée au niveau de la vallée d'Arran.

Les Basques aussi paraissent avoir été éprouvés par la lèpre. On sait qu'au nombre de sept cents mille ils occupent les deux cinquièmes des Basses-Pyrénées ; et en Espagne, les provinces dites basques et un sixième de la Navarre. D'où sont-ils venus ? Leur langue ne se rapproche ni du français, ni de l'espagnol, ni du gascon, ni du breton. On la compare au hongrois, au turc, aux langues d'Amérique. Tout cela prouve qu'on n'en sait rien de positif. Leur type, leurs mœurs, coutumes et traditions démontrent leur origine différente des Béarnais, des Gascons et des Castillans qui les entourent. Quelle est donc leur origine ? L'abbé Inchauspe, vieux chanoine basque, dans un mémoire communiqué au

Congrès de l'Association française pour l'avancement des sciences, qui siégea à Pau le 19 septembre 1892, soutint que la langue des Basques était celle des Ibères, et que son origine remonte à Thubal, un des fils du patriarche hébreu Japhet, fils de Noë. Vinson, basque d'origine, professeur à l'école des langues orientales de Paris, repousse l'opinion du chanoine. Il dit que les Vascons, Gascons ou Basques, selon Blade, correspondant de l'Institut, n'ont occupé qu'une faible partie du pays basque, que leur langage était celui des populations primitives rudimentaires de l'Europe. Le savant Quatrefages leur attribue une origine mongolique, une parenté japonaise et, soit dit en passant, le Japon a toujours compté parmi les plus terribles foyers de la lèpre. Selon le Dr Bouchard de Bordeaux, les Basques sont brachycéphales. Ils furent une avant-garde aryenne. Selon Cartailhac, anthropologiste de Toulouse, il y a grande variété de types chez les Basques. Il y en a de bruns, de blonds aux yeux bleus, d'autres aux yeux noirs, de brachycéphales et de dolicocéphales. L'opinion exclusive de Broca qu'ils étaient dolicocéphales est erronée. Nous nous sommes livrés, de notre côté, à la recherche de l'origine des Basques, un des éléments constitutifs des populations du midi de la France, pour savoir si eux aussi ont apporté leur contingent à la lèpre qui a tant sévi dans cette région. Si leur origine est aryenne — ce qui est probable — certes les Basques avaient la lèpre qui, dès la plus haute antiquité, ravageait l'Asie. Les Aryas partis des rives de l'*Oxus* ou Amou-Daria — fleuve du Turkestan qui prend sa source à Pamir situé dans l'*Asie centrale* — étaient certes affectés de la lèpre qui, précisément, avait pour origine cette partie du globe et s'est propagée de là à l'*Iran* ou Perse, l'Afganistan, le Turkestan, l'Hérat, etc., que ce fléau ravage toujours. Bref, sans nous perdre dans le dédale des premières origines des peuples, nous nous résumerons en disant que la lèpre fut introduite dans le midi de la France d'abord par les Phéniciens — qui y établirent des colonies et qui colportaient dans toutes leurs pérégrinations leur maladie nationale, le *morbus phénicicus* qui n'était que la lèpre. — Puis par les Carthaginois sous Annibal, les Sarrasins, les Basques, les Juifs réfugiés d'Ibérie, persécutés par l'inquisition et foncièrement lépreux. Il n'est donc pas étonnant que tout le midi de la France ait été infecté à plusieurs reprisse de tous ces envahisseurs, qu'il fut cruellement éprouvé par la lèpre et qu'on y ait établi de nombreuses léproseries. Plus tard, bien que la maladie fût atténuée, les descendants des lépreux dits *cagots* ou capots ont continué à inspirer de la terreur à la population ; et finalement, après tant de siècles de persistance, la lèpre survit encore dans toutes les provinces méridionales de la France ; ce qui est incontestable.

C'est pour établir tous ces faits que nous nous sommes livrés à ces digressions qui ne sont pas sans rapports avec le sujet qui nous occupe, savoir les diverses origines de la lèpre qui a sévi dans le midi de la France de tout temps, mais qui attira surtout l'attention à partir de Charlemagne, c'est-à-dire au VIIIe siècle.

La capitale du Languedoc a été bien éprouvée autrefois par la lèpre, et lors de nos recherches dans le midi de la France nous en avons constaté la survivance (Communication faite à l'Académie de Médecine de Paris le 9 mai 1893).

Le Dr Cuguillère fit paraître un mémoire sur les léproseries de Toulouse, auquel nous emprunterons d'intéressants renseignements. Le Dr Neret soutint aussi sa thèse inaugurale, en 1895, sur le même sujet. Dès une époque très reculée, la charité des Toulousains fit construire vingt-neuf hôpitaux. Ceux destinés aux lépreux étaient désignés sous le nom de ladreries, maladreries, mezelleries, et les lépreux sous celui de ladres, mezeli ou mezeux. Voici les noms des léproseries de Toulouse. Selon l'historien Catel, la maladrerie de la Porte-Narbonnaise attenant le château des Comtes de Toulouse fut transportée à la place de Busca. Ce fut une donation sans aucune stipulation de cens ou redevance. Mais en échange le comte prenait l'ancienne léproserie, sa voisine (1478). Un hôpital fondé en 1184 fut changé en maladrerie en 1400, sous la rubrique de maladrerie de Sainte-Radegonde ou de la Meynadière. Elle passa, sur la réclamation du comte, à l'ordre du Mont-Carmel et de Saint-Lazare qui eut le monopole des léproseries. La *Maladrerie d'Arnaud Bernard* ou des Minimes reçut des donations déjà en 1302. Elle possédait des biens considérables. Maladrerie Saint-Cyprien.

La *Maladrerie de la Porte-de-Matebiou* exista au XIVe siècle. *Mezellerie de la Porte-Neuve*. Un acte conservé dans les Archives de la Préfecture, daté de 1268, parle de cette léproserie qui existait déjà en 1216 ; ce qui est prouvé par des legs faits en sa faveur à cette date. En 1528, ses bâtiments furent transformés en hôpital des vérolés sous le vocable de *Sainte-Catherine-les-Roigneux,* hôpital des roignures, de la roigne de Naples. Or la vérole sévissait à Toulouse avec rigueur en 1528 et certes bien avant, confondue avec la lèpre. C'est qu'à *Tholose* la vérole a, dès la plus haute antiquité, compté de nombreuses victimes ; il y avait des lieux de débauche, et la ville en tirait des revenus. Les Capitouls s'adressèrent au roy en suppliant de mettre ces lieux sous sa protection et sauvegarde. Ce qui fut accordé en 1201. Plus tard toutes ces léproseries furent réunies en un seul établissement : l'hôpital des incurables de Toulouse. Ce fut en juillet 1696. Les léproseries de Toulouse étaient isolées et loin de tout grand chemin. Les lépreux allaient mendier aux portes de la ville, d'abord ; puis vinrent les legs, les dons fournis par les églises. On trouve dans les archives de la ville, des bulles pontificales accordant des indulgences à ceux qui visitaient les lépreux et qui leur faisaient des aumônes. Léon X leur concédait cent jours d'indulgence (1519).

Au commencement, les léproseries dépendaient des paroisses. Au IXe siècle, la lèpre fit d'immenses progrès ; les léproseries se multiplièrent et tout lépreux devait être déclaré. Outre les léproseries il y avait des maisons particulières, dites maisons de santé où l'on soignait les lépreux riches.

En 1702, un édit du roi confirme l'ordre de Saint-Lazare et de Notre-Dame du Mont-Carmel, qui avait le monopole du soin des lépreux. L'ordre prélevait une portion des revenus des léproseries dont plusieurs devinrent très riches. Le roi nomma un donateur qui avait le gouvernement des léproseries d'un diocèse. Celui-ci resta en possession jusqu'en 1345. A cette époque les *capitouls* (magistrats municipaux) devinrent le propriétaire de ce gouvernement. Le donateur était récompensé pour ses services rendus pendant les guerres. Le gouvernement des léproseries de Toulouse était donné par lettres patentes, comme *don* confirmé par le roi. Ce don valait plus de 600 deniers. Plus tard les léproseries eurent une vie propre et les lépreux administraient eux-mêmes leurs biens. Le pauvre hère, frappé par la main de Dieu, le lépreux, était redoutable pour la société ; il était mort pour celle-ci, son mariage rompu, ses héritiers le spoliaient ; il entrait alors dans la léproserie ; revêtu de l'insigne, il ne pouvait pénétrer dans la ville de Toulouse et restait aux portes défendues par un garde, qui l'empêchait de fréquenter les habitants. Cependant des privilégiés restaient chez eux sans être séquestrés. Ils pouvaient aller au marché et à l'église, mais de bon matin, avant qu'il y eut d'autres personnes. Un huissier continua sa charge, mais il dut rester chez lui, et défense fut faite à sa femme de le recevoir. Cependant lorsque les léproseries dépendaient du clergé il y avait plus de sévérité ; le curé de la paroisse mettait le lépreux *hors de siècle*. Le jour de la séquestration, l'église était tendue de noir, à la porte on voyait une civière en cordes destinée à transporter le lépreux et autour de l'endroit où allait se placer le lépreux on tendait les tombes de ceux qui l'avaient précédé. Le recteur de la léproserie le conduisait par la main, suivi de ses parents et amis. On célébrait la messe des morts ; puis on le plaçait sur la civière, on le recouvrait d'un linceul et on le transportait au cimetière, devant une tombe creusée ; le prêtre lui mettait par trois fois de la terre sur la tête en disant : meurs au monde renais à Dieu[1]. O Jésus mon rédempteur, vous m'avez formé de terre, vous m'avez revêtu d'un corps, faites-moi revivre au dernier jour. Puis il lui donnait la housse et le baril et lui défendait de se laver et ses draps et chemises aux rivières, fontaines, puits communs. En lui donnant la panetière, il disait tu y mettras ce qui vous sera élargi par les gens de bien. Tu en auras souvenance et tu prieras Dieu pour tes bienfaiteurs. Puis il bénissait le mobilier, plantait une croix de bois en face de la porte et y attachait un tronc pour les aumônes que les pèlerins y déposaient. Le prêtre y mettait son offrande le premier et le peuple suivait son exemple et il priait : Dieu tout puissant qui par la patience de ton fils unique a brisé l'orgueil de l'antique ennemi donne à ton serviteur la patience pour supporter pieusement les maux dont il est accablé. Amen. Mon frère pour avoir à souffrir *moult* tribulation, on parvient au paradis où il n'y a nulle maladie où tous sont nets et purs, resplendissants comme le soleil, où que vous irez si Dieu plait. Prenez patience. Dieu demeure avec vous. Le lépreux ne pouvait ni hériter, ni tester ; il était mort civilement. En

1. A Pâques, les lépreux sortaient de leurs tombeaux en mémoire de la résurrection du Christ.

un mot le prêtre exhortait à la résignation ; puis le cortège se dirigeait vers la léproserie. Le meseau jurait sur l'évangile d'obéir aux règlements. On dressait son acte mortuaire que signaient la famille et l'assistance. Cependant ce cérémonial fut supprimé au XIe siècle ; la messe des morts était remplacée par celle du Saint-Esprit ; le lépreux était enseveli dans un linceul ; il devait baiser le pied du prêtre. Au cimetière le curé prenait avec une pelle de la terre et mettait sur la tête du malheureux, en disant tu es mort quant au monde ; aies patience ; puis il le conduisait à la cabane en disant : tant que tu es malade tu n'entreras en nulle maison ; tu ne découcheras la nuit, ni en moulin n'entreras ; ne en puits, ne en fontaine tu puiseras en ton bain et en ton escuelle. Tu ne regarderas et tu ne mangeras que tout pour toy ; tu n'entreras pas en l'église pendant le service. Quand tu parleras à une personne tu seras au-dessous du vent ; tu sonneras la tartavelle (cliquette ou crécelle) quand tu demanderas l'aumône en signe qu'il vous est défendu de parler à personne. Tu ne sortiras sans ta housse ; tu ne boiras qu'à ton ruisseau et ne puiseras qu'au puits et à la fontaine qui sont devant ta borde ; tu seras toujours ganté ; tu ne toucheras aux puits, ni à la corde sans tes gants ; tu rentreras chaque soir à ta borde (cabane). Je te défends que tu ne habites à autre femme que la tienne[1] que tu touches à enfants et leur donner aucune chose ; tu ne mangeras en compagnie, sinon avec meseaux.

Le lépreux avait la barbe et les cheveux rasés et portait toujours sur l'épaule son signal rouge, une patte d'oie ou une main. Les lépreux cultivaient la terre, dans bien des villes il leur était permis de mendier pour la communauté, ils se soignaient entre eux. Les riches avaient des femmes de chambre qui avaient atteint la ménopause. Mais à Toulouse des femmes indemnes et jeunes même pouvaient servir les lépreux (Cuguillère). A sa mort le curé héritait de la maison des lépreux, de ses habits et de son mobilier. En 1318, on découvrit que les lépreux, suscités par les Juifs, avaient empoisonné les fontaines dans plusieurs villes du royaume, particulièrement dans le Languedoc, jetant dedans certaine mixtion composée de sang humain et de quelques herbes, afin d'engendrer la

1. Saint Grégoire permettait aux lépreux de se marier. Mais Alexandre III imposait la continence si le lépreux était célibataire.

peste et de s'enrichir de la calamité publique (Historien Lafaille, Dom Vaissette de Toulouse, Dr Cuguillère). Aussi le peuple en brûlait autant qu'il en attrapait et les juges pour obvier à cette violence les sauvèrent et condamnèrent seulement ceux qui furent reconnus coupables. Tous les ans les consuls élisaient un prévôt ou major parmi les lépreux, qui veillait à l'observation des statuts. Les habitants de la ville étaient reçus à la léproserie en payant 15 livres, en apportant un lit, un matelas, un coussin, six draps, deux couvertures, dix écuelles, deux plats d'étain. Les pauvres donnaient, selon leur conscience et, à défaut de ressources, ils étaient reçus pour l'amour de Dieu. Les étrangers payaient 25 livres. En entrant dans la maison, chaque malade jurera sur les saints évangiles d'observer les statuts sous peine d'être mis dehors. Il est défendu aux lépreux de se quereller entre eux sous peine d'amendes ; et à la quatrième fois ils étaient privés des profits des quêtes ; et s'ils récidivaient, ils étaient expulsés. Lépreux et lépreuses étaient tenus à vivre chastement, sans rapports entre eux, à moins d'être mariés. Ceux qui juraient ou reniaient le nom de Dieu, de la Vierge ou des Saints payaient amende et à la quatrième fois ils étaient mis dehors avec confiscation de leur apport. Tous devaient aller aux fêtes pour quêter. Tous devaient dîner et souper ensemble et assister au *benedicite* et aux grâces à peine de deux deniers pour l'huile de la lampe de Saint-Lazare. Tous étaient tenus d'aller, chaque jour, à l'église, et d'y entendre la messe. Si les lépreux était guéri, il sortait de la léproserie et reprenait ses droits civiques, après une messe d'action de grâces. Cela se passait après une visite médicale et grâce au certificat donné.

Le Dr Cuguillère (*loc. cito*) se demande s'il y a eu erreur de diagnostic et confusion avec la syphilis ? Les syphilitiques avaient leurs hôpitaux à Toulouse (Sainte-Catherine) et même leur cimetière. Notre confrère croit qu'aucun document antérieur à 1528 ne mentionne la syphilis. En cela il fait erreur. La lèpre pour avoir été confondue avec des maladies cutanées invétérées pouvait être censée guérir dit-il : un certificat de guérison, délivré par Guy Patin, existe dans les archives de Toulouse, sous forme de lettre à l'archevêque. Quant au traitement de la lèpre à Toulouse on employait la chair de vipère, de crapaud... les eaux thermales. A Aix la piscine des lépreux est encore conservée. Le lépreux mort ne pouvait être introduit à l'église, si ce n'est dans le transept réservé aux lépreux. Dans l'église de Carcassonne on trouve encore cette disposition. Comme à Luz, il y a encore la partie réservée aux cagots. Il y avait à Toulouse les cimetières exclusifs aux lépreux dans chaque léproserie. Mais si le lépreux était riche, on pouvait l'enterrer ailleurs, selon son désir exprimé, et moyennant finance.

D'ailleurs il y avait à Toulouse le cimetière des Juifs, le cimetière des Nobles qui faisaient des legs, le cimetière de la pénitence (où l'on enterre aujourd'hui les exécutés ou les pestiférés), le cimetière des vérolés, et le Dr Cuguillère en conclut qu'on ne confondait pas la lèpre avec la syphilis.

Nous avons prouvé, avec Virchow, Broca, Lancereaux, que dans les cimetières réservés aux lépreux, on trouve des lésions syphilitiques sur les os des censés lépreux, lésions caractéristiques que ne présente jamais la lèpre.

Nous avons vu dans les pièces documentaires de Toulouse que la guérison du lépreux était admise. Lorsqu'il était guéri, il sortait de la léproserie, rentrait dans la vie commune et revendiquait les droits dont il a été frustré. Il rentrait dans la possession de ses biens. Selon le Dr Cuguillère, une messe de grâces devait être célébrée alors, et le lépreux d'autrefois laissait quelque partie de son avoir à ses compagnons d'infortune. Cette libération avait lieu, tout comme l'incarcération du lépreux, d'après conseil médical. C'est ainsi que l'huissier G. Gourdin guéri, après avoir passé trois ans dans la léproserie, put reprendre ses fonctions, par acte du parlement. Il en fut de même de la chambrière D. Gravière, qui rentra à la société, après avoir passé plusieurs années dans une léproserie où elle soignait et pansait les lépreux. Il est probable que dans ces cas il s'agissait de tout autre chose que de lèpre, bien que la lèpre soit curable, même abandonnée à elle-même.

Le parlement de Bordeaux défendit, par un jugement du 9 juillet 1723, l'injure, en se servant du mot cagot, gïezi, gachet, gésitain ou ladre (lépreux). Bientôt après, le parlement de Navarre en fit autant. Aussi pour évincer la loi, les appelait-on des charpentiers. L'on sait que c'était là une des professions qu'ils étaient autorisés à exercer, comme celle de cordiers. On a soutenu que la lèpre a régné à Toulouse, du temps des Sarrasins ; une localité près de la ville s'appelle encore *Castelsarrazin.* Mais elle y existait bien avant leur invasion.

En 1903, je parvins à constater que la lèpre survivait toujours à l'état sporadique et que le Pr Chantemesse commit une erreur en disant qu'il n'y a pas de lèpre à Toulouse. Le Dr Cuguillère creusa profondément cette question et l'éclaira d'une manière bien plus complète. Prenant son temps et aidé par les érudits de la localité, il parvint à tracer l'historique des léproseries et à faire connaître les documents qui s'y rattachent, grâce surtout à M. Basquier, conservateur des Archives du département, et à M. Roques, archiviste du département.

Les asiles des lépreux étaient appelés à Toulouse maladreries, mezelleries, léproseries; il y en a eu six. La *maladrerie de la porte Narbonnaise,* située au château Narbonnais, résidence des comtes de Toulouse, c'est le palais actuel de justice et la Cour d'appel. Elle portait, dans un acte de 1306, selon Catel, le nom de *Misselaria castri Narbonensis.* En 1245, le comte de Raymond l'éloigna de son château et la fit transporter à la place Busca d'aujourd'hui. Les actes de donations réciproques d'échange entre le comte et les lépreux G. Daudé et B. de Nurijol (don fait par eux et leurs frères et sœurs à la léproserie de la porte Narbonnaise) sont conservés dans les archives de l'Hôtel-Dieu. La *maladrerie Sainte-Radegonde* ou de la Meynadière était primitivement un hôpital, situé dans la ville, et fondé en 1184 pour 13 pauvres et 2 prêtres. En 1400 il fut transformé en léproserie, par édit du roi et remis à l'ordre de Saint-Lazare et de Notre-Dame du Mont-Carmel, qui avaient alors le monopole des léproseries. *Maladrerie d'Arnaud-Bernard* ou des Minimes ou de Saint-Roch, sur la route de Toulouse à Montauban. Actes de donation en 1362, 1448, 1500 avec biens considérables. *Maladrerie Saint-Cyprien,* sur le chemin de Toulouse à Colomiers, contiguë à l'église sur laquelle figuraient les armoiries du marquis de Louvois, commandeur de l'ordre de Saint-Lazare. La maladrerie de la Porte-de-Matebiou existait au XIVe siècle. Mezellerie de la Porte-Neuve, elle existait aux XIe et XIIe siècles. Le Dr Cuguillère trouva dans les vieilles liasses un testament de A. Caulet Prébendier, faisant legs aux hôpitaux et aux *sept leproseries de Toulouse* et ordonnant de vendre son bréviaire de l'ordre Saint-Étienne au plus offrant.

Chose bien intéressante et instructive: vers 1200, Dame de Langage fonda une abbaye avec chapelle et en devint l'abbesse. Cette abbaye se maintint pendant trois siècles. Ce sont ces bâtiments qui, en 1528, furent transformés en hôpital, sous le vocable de *Sainte-Catherine les Roigneux* pour y entretenir et soigner les *pauvres vérolés.* C'était l'hôpital des roignures, de la *roigne de Naples.* Plus tard cet hôpital fut annexé à l'hôpital de la *Gave.* J'ai vu moi-même la plaque de marbre avec l'inscription de l'époque : *Hospice des vénériens.* La lèpre ayant disparu, les revenus des léproseries furent concédés à l'hôpital des incurables par un arrêt du conseil privé du roi, enregistré au parlement le 27 juillet 1696.

Avant la création des léproseries, les lépreux vivaient éloignés de la ville, dans de petites cabanes, loin des grands chemins, et ils allaient mendier aux portes de la ville. Puis des maisons furent fondées et entretenues par les paroisses. Les églises leur faisaient des dons, et des biens leur étaient légués par testaments. Des bulles pontificales de Léon X (1513-1521) accordaient des indulgences à ceux qui visiteraient les lépreux et leur feraient des aumônes. « Au IXe siècle la lèpre fit d'immenses progrès et les léproseries se multiplièrent. Les lépreux devaient être déclarés par les paroisses. » En 1072, un édit royal confirma l'ordre de Saint-Lazare ou ladre et de Notre-Dame du Mont-Carmel, avec monopole. L'ordre avait le droit de prélever une portion des revenus des léproseries. Ce droit fut maintenu jusqu'au XVIe sicle. En 1345, les capitouls devinrent propriétaires du gouvernement des léproseries. Ainsi les gouverneurs des léproseries avant cette date étaient rémunérés par les revenus des malheureux lépreux et les capitouls ont dû les indemniser. Enfin en 1696, par un arrêt royal, les revenus des léproseries de Toulouse furent donnés à l'hôpital des incurables.

La maladrerie de Lescar (près de Pau, Basses-Pyrénées). — Hilarion Barthely, secrétaire de la Société des sciences, lettres et arts de Pau, publia, en 1880, un mémoire sur la maladrerie et l'hôpital de Lescar, la maison de Saint-Lazare, *Ostau deus malacis de Sent Laze.* L'évangile de saint Luc dit : Lazare était couvert d'ulcères, étendu près de la porte du riche dont il implorait en vain la compassion. On l'a confondu avec Lazare de Béthanie ressuscité par le Christ, et la tradition le donna comme patron aux lépreux. En béarnais le mot *Laze* dérive de Lazare, comme le mot Ladre. La maladrerie de Lescar a été fondée par Gaston IV, le croisé, à sa rentrée de la terre sainte, d'où il apporta une nouvelle maladie, la lèpre, en 1099. C'est là une erreur que nous avons redressée. Faget de Baure dit aussi que c'est à Gaston qu'il faut rapporter les premiers règlements concernant les lépreux (page 120).

Nous répéterons que le concile de Lyon, tenu en 552, s'était déjà occupé des lépreux, ainsi que Pépin et Charlemagne. Quoi qu'il en soit un hôpital subsiste encore à Lescar à l'endroit même où jadis était fondée la léproserie.

A Lescar, il y avait aussi *un quartier des ladres* ou de Sainte-Catherine. C'était encore une maladrerie ou léproserie. La porte d'entrée de l'hôpital actuel qui tombe de vétusté est d'un style roman primitif. Sa construction remonte à 1101. Un arrêt du parlement de Navarre, du 16 juin 1628, mentionne l'existence de cet hôpital Saint-Lazare de Lescar. Une partie de l'édifice servait aux pèlerins et aux pauvres.

Le quartier des ladres ou des lépreux ou de Sainte-Catherine est à l'extrémité de la ville, là même où la voie ferrée traverse le ruisseau Lescoure, près de la route de Pau à Bayonne. Un chanoine de la cathédrale de Lescar, frappé de lèpre, établit là une léproserie et s'y retira (Bordenave, chanoine de Lescar, page 516, *L'estat des églises cathédrales et collégiales*, 1643). Le chanoine y fit bâtir aussi une église où il continua de dire la messe, sa maladie lui interdisant de la dire dans les autres églises. Il appela cette église Sainte-Catherine mentionnée dans un arrêt du conseil souverain de Béarn, le 7 août 1561, sous le nom de *temple de la cagoterie* de Sainte-Catherine. Nous ferons remarquer que les termes léproserie, cagoterie, maladrerie signifiaient une et même chose dans le Béarn.

Au commencement du XVIIe siècle, le nombre des lépreux diminuait, et les administrateurs de cette maladrerie avaient à se mettre en garde contre les simulateurs fainéants que le *For* de la Basse-Navarre condamnait au fouet *exemplairement et publiquement* par l'exécuteur de la haute justice. Cependant, en 1620, G. Burel, lépreux de cette maladrerie, intenta un procès à B. d'Abeillon, pour le partage des quêtes des lépreux qui s'y trouvaient encore. L'église Sainte-Catherine fut détruite par les troupes protestantes de Montgomery en 1569. Les constructions qui restaient debout à la fin du XVIIe siècle furent occupées par une hôtellerie. Les bâtiments de la maladrerie ont disparu depuis, sauf quelques murs couverts de lierre, à côté du bureau actuel de bienfaisance.

M. Barthely a eu la bonté de nous confier le plan de la maladrerie Sainte-Catherine et de la léproserie de Lescar, qu'il a levé lui-même.

Souvenirs de la lèpre dans le Dauphiné. Une légende. — Le Dr Prompt a communiqué à la Société dauphinoise d'ethnologie et d'anthropologie la légende suivante (*Le Réveil du Dauphiné,* 14 mai 1894) dont nous abrégeons le récit. Au milieu des pentes raides qui descendent de Clavans vers le Ferrund, il y a une oasis verte et fertile dont la population de réformés prit la fuite, à la suite de la révocation de l'édit de Nantes par Louis XIV, en 1685, et chercha un refuge à Magdebourg et dans le Holstein. Parmi les crêtes qui dominent le village de *Clavans,* on remarque, sur un pic, quelques ruines où les chasseurs de chamois trouvent un abri ; c'est la *Tour du lépreux.* Un Dauphin de Vienne était allé à la croisade où il emporta de grandes victoires sur les Sarrasins. Il en revint lépreux. Il se réfugia dans une tour qu'il fit bâtir au milieu des neiges. Quelques-uns de ses fidèles vassaux formaient sa garde. Il chassait l'ours et le loup et sonnait du cor pour éloigner les serfs, de crainte de leur communiquer la lèpre. Il possédait un trésor immense, conquis dans les guerres de Syrie. En voyant venir la mort par les progrès de la lèpre, il résolut de mettre ses richesses sous la garde de saint Hugues. Il fit soulever une pierre et y déposa un merveilleux dépôt de pierreries et de monnaies que le lépreux confia à la garde du saint qu'il pria de ne laisser prendre qu'à un homme d'une parfaite vertu ; après quoi il rendit son âme au ciel. C'était le jour de la Saint Jean. Chaque année, ce jour-là, lorsque le prêtre élève l'hostie dans l'église de Clavans-le-Bas, la pierre s'entr'ouvre et ceux qui sont auprès peuvent contempler le trésor du lépreux : des perles, des diamants, des émeraudes, etc., que le Dauphin a pris aux infidèles. Cet éblouissement ne dure qu'un instant, comme un éclair ; après quoi le trésor s'abîme dans les profondeurs de la montagne, la pierre se referme, et cela se répétera jusqu'à ce qu'il y viendra un personnage noble et vertueux à qui saint Hugues laissera cueillir l'héritage du lépreux (mais sans la lèpre). Ce sont là des murmures poétiques des Alpes. En réalité ce sont des ruines d'un signal géodésique construit par un astronome de la famille de Cassini. Ainsi les peuples veulent des miracles et on leur en sert à souhaits, pour aiguillonner leur foi. Ce qu'il y a à retenir de cette fable légendaire, c'est que la lèpre a laissé des souvenirs, dans le Dauphiné, qui survivent toujours ; sauf la contagion.

La lèpre à Montpellier. — Nous avons visité en 1893, avec feu le Dr Brousse, agrégé de la Faculté, l'emplacement de l'ancienne léproserie de Castelnau, situé à un kilomètre de la ville, sur la rivière le Lez. On y a placé le cimetière de la ville. On l'appelle encore Saint-Lazare. La léproserie ou maladrerie de Castelnau fut fondée au XIIe siècle, en 1138, par Guillem VI de concert avec sa mère, sur la rive droite du Lez, sous le nom de maladrerie de Saint-Lazare. Il effecta pour l'entretien des lépreux un tiers des droits sur les bœufs ou vaches abattues dans la ville et, par testament, il leur abandonna le moulin sur le Lez et une vigne voisine. Ce moulin existe encore, je l'ai visité moi-même, il y a eu aussi une chapelle dédiée à Saint-Didier et aux mille vierges (Germain, *De la charité publique et hospitalière à Montpellier au moyen âge*, p. 14). Pendant longtemps on désignait dans les Cévennes, la lèpre sous le nom de *mal de sainte main.*

Plus tard, la léproserie fut placée sous la protection des comtes de substantion. Elle fut supprimée en 1695, sous Louis XIV, faute de lépreux.

Un décret de l'évêque de Maguelone règle la vie des lépreux de la maison du pont de Castelnau : ils doivent promettre de se donner à Dieu, de ne pas être fornicateurs, ni querelleurs, voleurs, flatteurs ; chacun d'eux dira à la mort de ceux qui lui auront donné l'aumône 13 fois le pater et les 7 psaumes pénitentieux (Aigrefeuille, *Histoire de Montpellier*, p. 481).

En face de Castelnau, à la coline de Méric, on trouva des cryptes sépulcrales renfermant des squelettes disposés dans le genre phénicien, avec chambres latérales creusées dans le roc; et à Castelnau même des crânes entourés d'une couronne de cuivre. Ce sont là des preuves indiscutables de la pénétration des Phéniciens, grands propagateurs de la lèpre. L'hercule Tyrien aborda sur les côtes de la Ligurie pour commercer avec les indigènes des métaux des Cévennes et des Alpes. L'archéologue La Pouge me montra à Montpellier le crâne d'un nègre qu'il exhuma à Castelnau d'un ancien cimetière. Certes ce nègre a dû être transporté par les grands navigateurs, les Phéniciens.

M. Fabrège, que j'ai visité dans sa villa Lamartine, auteur de l'histoire *Maguelone,* m'a appris que ce nom vient d'*Ailon,* Dieu suprême tyrien Magal qui signifierait, en punique, ville nouvelle, selon Desjardins ; ou bien il viendrait de Mégalo, grande île. D'ailleurs Saint-Gilles, port de mer, Narbonne, furent fondés par les Phéniciens, ainsi que Arles située autrefois à l'embouchure du Rhône qu'ils remontèrent, et qui se trouve aujourd'hui à 50 kilomètres de la mer ; Maguelone était aussi, jadis, l'avant-port de Montpellier. Elme fut ainsi dénommé par Constantin, en souvenir de sa mère Hélène. Selon Dejardins *(Géographie de la Gaule),* ce sont les côlons venus d'Orient, d'Asie et de Grèce, qui ont fondé toutes ces villes, ainsi que La Ciotat, Antibes, Nice, Monaco (Monoïcos, μόνος οἰκῶ), Bordeaux, Corbil, ville détruite depuis. Roussillon vient de Ruscino, Rusukmo (rocher de sycomores), nom qui se retrouve sur les murs de Carthage. Cassis vient du mot phénicien *Kart,* qui signifie ville, et ora Lybica, mot conservé jusqu'à Pline (100 ans après le Christ). A l'entrée de Marseille il y a l'île de Phénicie. Une voie phénicienne fut appelée, via Herculea, du nom d'Hercule, Melkarth le Tyrien (Dieu fort, adoré à Tyr, Sidon, Carthage et dans toutes les colonies phéniciennes de la Méditerranée). Hercule n'a jamais été un dieu hellénique (Amédée Thiery, *Histoire des Gaulois,* 1878). On a découvert dernièrement cette route phénicienne grandiose qui, d'après Polybe, existait à l'époque de la 2e guerre punique. Voilà donc des preuves indiscutables de la pénétration, de la colonisation de la Gaule par les Phéniciens et les Grecs, colporteurs de la lèpre (Morbus phenicicus et elephantiasis Græcorum) qu'ils ont propagée dans ces contrées qui en furent ravagées pendant de longues années et qui en conservent toujours les reliquats.

Voici une pièce curieuse que nous avons trouvée aux archives de la ville de Montpellier, datant du XIIe siècle : « L'an MDLXXVIII (1578), les consulz ont reçeu au dict hospital et Ladrerie, Jehan Guiraud atteint et déclaré mallade de Lèpre et ladrerie comme aïaict apparoir du rapport de Messieurs les docteurs en Médecine et Maistres chirurgiens, moyennant quarante livres Tournois (*Arch. munic.,* série G.-G.) ».

La lèpre survit encore à Montpellier ; et, chose curieuse, un lépreux autochtone fut découvert par le Pr Grasset, précisément dans le village de Castelnau tout près de l'ancienne léproserie. Cet homme n'avait jamais voyagé ; il a la face *léonine*. C'est un lépreux incontestable ; je dois faire remarquer qu'il ne présente pas de troubles de la sensibilité. Le Pr Kaposi de Vienne publia un cas semblable. Chez un lépreux tubéreux léonin, la sensibilité persistait partout. De notre côté nous avons eu l'occasion d'observer deux fois cette anomalie exceptionnelle. Et Hansen publia aussi un tel cas. Or la conservation de la sensibilité n'exclut pas la lèpre. Le Pr Grasset a intitulé ce cas *lèpre tuberculeuse nostras*. En outre cet éminent professeur a observé quelques cas remarquables de *sclérodermie* qu'il communiqua à l'Association française pour l'avancement des sciences, en s'exprimant ainsi : « En comparant la lèpre et la sclérodermie, je vois bien plus d'analogies que de différences entre elles ; et je considère ces deux maladies comme n'en formant qu'une seule (*Gaz. hebdom. des sciences méd. de Montpellier,* 1891, et *Progrès médical* du 23 janvier 1892) ». Nous sommes absolument du même avis, nous avons longuement discuté, et prouvé l'identité de ces deux morbidités qui n'en forment qu'une seule, dans notre livre *Les lépreux ambulants de Constantinople* et dans le chapitre sur la Sclérodermie et lèpre de cette Anthologie.

En 1899, feu le Dr Brousse m'écrivit avoir découvert un autre lépreux tubéreux classique, dans un village des environs de Montpellier. Ce lépreux n'avait jamais voyagé ; il ne fut jamais en contact avec un lépreux ; c'était donc encore un cas autochtone. C'est qu'en médecine on ne trouve, en général, que ce que l'on cherche et que l'on sait chercher.

Lyon. — Lors de notre enquête pour la survivance de la lèpre, en 1893, nous avons fait la connaissance de M. Auguste Bleton qui rendit compte, plus tard, dans le *Lyon républicain,* du 23 octobre 1906, d'un travail du Dr Drivon, *Les anciennes léproseries de Lyon.* Il y en avait quatre qu'on appelait aussi maladreries ou maladières. Le Dr Drivon a écrit l'histoire de celle du faubourg de la Guillotière ; toutes étaient situées au point d'arrivée des grandes voies de communication. Celle de la Guillotière était au point de jonction des routes de Vienne et d'Italie. On ignore la date de sa fondation ; un testament cité par Drivon, stipule à la date de 1146, une donation en faveur des lépreux d'au delà du Rhône. Mais l'établissement est certainement antérieur de plusieurs siècles. Car, un concile tenu à Lyon même, en 583, avait décidé que dans chaque ville il y aura un logement séparé pour les lépreux qui seront nourris et vêtus aux dépens de l'Église. Ce qui prouve l'antiquité de la lèpre, importée par les Phéniciens qui remontèrent la vallée du Rhône. La lèpre eut une recrudescence à l'époque des Croisades. Les Lyonnais dans l'aisance faisaient des legs en faveur des frères déshérités. En plus, ceux-ci venaient quêter en ville certains jours. En 1533, il n'y restait que sept lépreux à Balmont et une dizaine à la Madeleine. Des vagabonds vinrent s'établir alors dans ces léproseries où l'on faisait enfermer aussi, sous prétexte de lèpre, des personnes gênantes. Cela fut ainsi jusqu'à l'édit de Louis XIV, promulgué le 13 juillet 1696, qui supprima les léproseries.

L'horreur qu'inspirait la lèpre fut telle que presque partout on détruisit les bâtiments servant d'asile aux lépreux.

Le Dr Chevalier de Roman de Drôme publia un ouvrage intitulé : *Histoire de la maladrerie de Voley*. L'auteur démontre que la lèpre existait en France avant les croisades et cite à cet effet des documents de l'époque mérovingienne.

Cibrario a aussi consacré un chapitre à la lèpre dans son histoire de *l'Économie politique au moyen âge*. Ces deux livres s'occupent de la lèpre à Lyon, exclusivement.

L'histoire de l'Église romaine prouve que les migrations des Orientaux ont toujours continué depuis les Phéniciens. Car les premiers évêques venaient de Smyrne et l'on prêchait encore en grec dans les églises au ve siècle. Il y a donc eu partout mélange du sang phénicien et grec transmettant ainsi la lèpre qui a survécu à Lyon, comme partout en France.

Nous saisissons l'occasion pour remercier M. Auguste Bleton, archéologue érudit, qui a bien voulu nous fournir de précieux renseignements, lors de notre enquête scientifique dans la ville des corbeaux, *Lugudunom* (Lyon), qui conserva toujours, comme symbole, l'oiseau fondateur.

Maspero, l'illustre égyptologue, m'a dit qu'il y a à Lyon un lépreux haut placé que tout le monde connait et désigne.

Le Pr Teissier nous montra un malade syringomyélique type Morvan que nous avons classé parmi les lépreux atténués.

Le Pr Lépine eut la complaisance de nous donner une observation de syringomyélie. Nous en parlerons plus loin.

Ainsi les Grecs aussi ont colonisé la Gaule, d'ailleurs le mot Pyrénées vient de πῦρ (montagnes de feu) : il y aurait eu, autrefois, des volcans ; une autre version, que l'on prête à Platon, c'est qu'il y a eu beaucoup de forêts que la foudre a brûlées (Strabon, L. XV). On prétend aussi que le père des Gascon, fut Hercule le Phénicien. Le mot gave (fleuve) vient aussi du grec Γῶλος, successivement Gau, Gabe, gave. Tous les torrents de Béarn et de Bigorre sont ainsi appelés.

Nous arrivons enfin au terme de notre voyage scientifique dans le midi de la France, à Marseille. C'est par erreur qu'on attribue aux Phocéens la fondation de Marseille. Ce sont les Phéniciens qui les premiers y établirent une colonie. En effet des fouilles ont mis à jour des stèles à chapiteaux phéniciens, avec têtes grotesques pareilles à celles trouvées à Tunis. Les Phocéens, les Ioniens, n'ont été que les successeurs des Phéniciens.

Il y a plus de 60 ans, l'abbé Borgès émit déjà l'opinion que Marseille avait une origine phénicienne. Il s'appuya sur une inscription phénicienne découverte en 1845 dans le vieux quartier de la ville. Nous avons vu cette inscription au Musée de Borelli, à Marseille. Elle démontre péremptoirement la colonisation de cette ville par les Phéniciens. Le savant directeur du Musée numismatique de Marseille, M. Laugier, est du même avis.

Un archéologue distingué, Cazalis de Fondouce, président de la Société d'archéologie de Montpellier, nous communiqua la traduction de cette inscription consignée sur le *Fac-Simile* même qu'il possède. On y lit à l'article 16 : « *Tout lépreux et toute personne qui implorera les Dieux et la totalité des hommes qui sacrifient...* » Or, les Phéniciens ont précédé les Phocéens à Marseille et leur *inscription mentionne la lèpre.*

On trouve dans les archives de cette ville, des documents concernant une ancienne léproserie placée sur le chemin d'Aix, où est bâtie l'école communale actuelle. La fontaine conserve toujours le nom de Saint-Lazare, patron des lépreux. Une autre léproserie était à Auriol près de Marseille. L'hôpital des lépreux fut fondé au XIIIe siècle.

Les archives de la ville font mention de donations en faveur des lépreux de ces deux asiles dont les souvenirs se trouvent consignés sur un plan de la ville de Marseille de 1824, qu'on a bien voulu nous montrer à la mairie. Dans les statistiques du département des Bouches-du-Rhône avec Atlas par Villeneuve, 1821, figure un article sur la lèpre à Vitrolles.

Le Dr Valentin étudia la lèpre à Vitrolles situé près du lac de Berre, à une heure de Marseille, en 1807 et 1808. Selon cet auteur, la *lèpre existait à Vitrolles de temps immémorial.* Il y vit même des lépreux à face léonine et d'autres atteints de la forme mutilante. Il parle d'une léproserie située à Martigues.

En fouillant partout dans la Bibliothèque de Marseille, nous avons mis la main sur une *dissertation sur la lèpre qu'on voit à Martiques, en Provence,* extraite d'une lettre adressée au Dr Cléphan par M. Joannis, médecin à Aix, datée du 15 octobre 1755. « Dans la ville de Martigues, il y a un hôpital appelé Saint-Lazare fondé depuis un temps immémorial, où sont enfermés tous ceux qui sont attaqués de la lèpre. L'auteur donne une description sommaire de la maladie : tubercules, ulcères, ozène, mutilations des doigts... cette maladie passe des pères aux enfants. Il est rare de voir le mari communiquer la maladie à sa femme, lorsque celle-ci est née de parents sains, *quoiqu'elle mette au monde des enfants qui mourront de la lèpre.* L'auteur accuse l'abus des poissons. La lèpre est différente de la vérole et le mercure aggrave l'état des lépreux. »

Au port de Bouc Canton de Martigues, on a trouvé un bas-relief représentant Astarté portant la statue de Diane d'Éphèse et s'apprêtant à entrer dans une barque. C'est là un souvenir des Phocéens.

Valentin rencontra des lépreux épars partout autour de Marseille, dont un figure dans l'Alas d'Alibert.

J'ajouterai qu'il en a encore même en ville, à l'insu de bien des confrères qui y exercent.

En 1890, le Dr Arnaud, médecin des hôpitaux de Marseille, fit une communication au Congrès de Limoges sur la syringomyélie. Un des malades qui faisaient la base de cette étude a été vu par nous à l'hôpital Sainte-Marguerite. C'est un lépreux de la forme tropho-névrotique type. Nous avons donné son observation détaillée dans notre mémoire lu à l'Académie de Médecine de Paris le 9 mai 1893, ainsi que sa photographie. C'est un Corse, nommé Jean-Baptiste, qui ne quitta son pays que pour entrer à l'hôpital Sainte-Marguerite. On sait que les Phéniciens et plus tard les Grecs s'établirent tant à l'île de Sordonnes (Sardaigne) qu'en Corse où dans certains villages perdus dans la montagne on parle encore le grec. Deux autres malades, figurant dans le mémoire du Dr Arnaud, ont été retrouvés par nous à Sainte-Marguerite. Ce sont encore deux lépreux avérés dont un de la forme mutilante avec maux perforants. La maladie datait de 20 ans. Ces malades ont été examinés par nous devant le Dr Boy-Tessier, médecin de l'hôpital.

Dans les rues de Marseille, à la Canebière, nous avons rencontré des lépreux classiques vendant des journaux et des allumettes. Nos honorables confrères Boinet et Perrin les avaient déjà remarqués et nous en ont signalé quelques autres.

Nous nous sommes rendu en compagnie de nos deux distingués amis, à Vitrolles, à la recherche de lépreux. Malgré les renseignements que nous donna le maire sur la présence de quelques lépreux ainsi désignés par le peuple, et dont les parents l'étaient déjà, nous n'avons pas eu la chance de les voir. Ils se sont dérobés de crainte qu'on ne les étiquetât.

Après notre enquête faite personnellement, et en compagnie de mes honorables confrères, Boinet, Perrin et Vigneron qui exercent à Marseille, nous avons prié le Pr Boinet de poursuivre ces recherches. Ce qu'il fit de la meilleure grâce. Il m'en consigna les résultats dans une série de lettres qu'il voulut bien m'adresser; j'en extrais les passages les plus intéressants. « Je me suis rendu à Vitrolles et à Martigues, pour compléter l'enquête que nous avions commencée ensemble, sur les reliquats lépreux dans les Bouches-du-Rhône. A Vitrolles, d'après les renseignements que j'ai eus, il existe trois cas de lèpre. Ce sont trois vieilles femmes retirées et recluses qu'il est impossible de voir. A Marignane, on m'a signalé encore une vieille femme lépreuse à ne pas en douter. A Martigues, je n'ai pu trouver de spécimen de lèpre. J'ai actuellement dans mon service, à l'Hôtel-Dieu, un lépreux tubéreux léonin couvert de lépromes et d'érythème, analogue à ceux que j'ai observés à Hanoï. Il a des douleurs avec parésie du deltoïde droit. Ce malade est né à Naples qu'il a quitté depuis 25 ans pour venir se fixer à Marseille. Il n'a pas été en contact avec des lépreux, soit en Italie, soit à Marseille. La lèpre aurait débuté chez lui il y a 20 ans. Sa femme et ses enfants sont encore indemnes. » Je ferai observer que la lèpre existe à Naples et à Gênes, à l'état sporadique, comme d'ailleurs partout en Italie. « Il existe actuellement un autre cas de lèpre confirmée dans un service voisin du mien à l'hôpital de la Charité. Je pourrais vous en envoyer la photographie et l'observation. Enfin, je vois tous les jeudis, à ma consultation gratuite de l'Hôtel-Dieu, une jeune fille atteinte d'érythème lépreux présentant un peu la teinte de pityriasis versicolor, qui est âgée de 16 ans. Sa mère est morte de la lèpre à San-Remo, l'année dernière. »

Ainsi les Phéniciens et les Ioniens, leurs successeurs, ont colonisé toute la Ligurie et l'infectèrent. La lèpre survit, depuis, partout dans cette contrée, tantôt classique, tantôt atténuée, fruste ; il en est de même du littoral italien : San-Remo, Gênes, Naples, la Sicile, etc.

Rotharis, roi des Lombards au VIIe siècle, isola les lépreux et les déclara civilement morts.

Règle générale, la lèpre diminue partout et de plus en plus. Elle a perdu sa violence d'autrefois, comme toutes les maladies infectieuses, même la peste et le choléra. Et puis, l'amélioration des conditions hygiéniques ambiantes et individuelles en ont restreint de plus en plus l'extension. Ainsi, depuis l'annexion à la France des villes des Alpes-Maritimes, l'existence des prolétaires s'est de plus en plus améliorée, et la lèpre recule et disparaît progressivement de Nice, Menton, Eze, La Turbie, Roquebrune et les environs.

Elle a diminué même en Italie, à tel point qu'à la léproserie de San-Remo nous n'avons trouvé que sept lépreux, et que l'établissement est transformé en hôpital général, conservant une salle pour les lépreux, sans précautions tracassières, sous la direction du Dr Ajcardi. Néanmoins, sporadique, elle survit encore partout, tantôt classique, tantôt atténuée ou fruste. Nous avons trouvé plusieurs lépreux à Nice, où le Dr Barety en a découvert d'autochtones. Le Dr Thaon a fait un mémoire sur quelques lépreux léonins et tropho-nerveux observés chez des indigènes de Nice. Les Drs Chantemesse et Moriez avaient signalé aussi une quinzaine de lépreux dans le canton de Nice, en 1888. A part la clinique, la microbiologie aussi en confirma le diagnostic.

En 1901, Boinet et Ehlers ont entrepris les mêmes recherches que nous. Ils ont trouvé également des lépreux épars partout dans les Alpes-Maritimes. Le Dr Vidal, de Grasse, nous communiqua un cas de lèpre mutilante qu'il qualifia d'abord de *maladie de Morvan,* diagnostic qu'il rectifia plus tard, en étudiant attentivement la malade.

A Eze, il y a eu plusieurs lépreux avérés dans ces derniers

temps, dont quelques-uns léonins. Les familles héréditairement lépreuses sont évitées, et les malades se séquestrent volontiers chez eux pour éviter les regards et les commentaires du public. Les parents des enfants de la localité se sont plaints au curé de ce que, dans le catéchisme, ils étaient assis près des enfants des familles réputées lépreuses. En Turbie aussi, il y a toujours eu et il y a encore des lépreux. Comme il n'y a qu'un bénitier à l'église, le public n'y trempe les mains par crainte de la contagion, nous a dit l'excellent curé Siga qui y vit depuis 40 ans. Il y a peu de temps encore, les aubergistes ne donnaient à boire aux lépreux que dans des gobelets à eux consacrés et marqués de la lettre L.

Avant l'annexion à la France, c'est Eze et La Turbie qui fournissaient le plus de lépreux à la léproserie de San-Remo, nous a dit le Dr Ajcardi, directeur de cet établissement depuis 40 ans. Il en a compté, dans son service, jusqu'à 50 de cette provenance, outre ceux qui se cachaient chez eux. Le Gouvernement piémontais choisissait peu de valides parmi les recrues de ces deux villages. Il refusait même celles qui avaient des parents lépreux. Mais, ainsi que nous l'avons dit plus haut, tout a changé depuis l'annexion et, grâce à la proximité de Monte-Carlo, les habitants de ces contrées trouvent à s'employer avec bonne rétribution (5 francs par jour), se nourrissent bien, sont propres; et, consécutivement, le nombre des lépreux diminue de plus en plus. La population même a augmenté : de 750 âmes elle a atteint 4 000. Et tout fait présumer que bientôt il n'y aura plus de lépreux. Cependant, j'y ai rencontré quelques lépreux en 1892 : une femme qui n'avait que quatre doigts. Sa sœur mourut lépreuse à l'asile de San-Remo: une jeune fille au facies lépreux, tuméfié, luisant, érysipéloïde, sans sourcils, au regard hagard; son grand-père est mort de la lèpre. Le curé, qui y est depuis 40 ans, y a vu plusieurs lépreux. Il a vu la lèpre sauter deux générations. A 20 minutes de La Turbie, il y a le couvent Laghéto où se réfugiaient plusieurs lépreux qui menaient la vie monastique. Il y en avait deux lors de ma tournée. A Roquebrune, lorsque j'ai fait mon enquête, le dernier lépreux, léonin, venait de mourir. Mais le public désigne toujours les familles dans lesquelles la maladie avait fait des victimes et se méfie de ses descendants, craignant l'hérédité. Bien des jeunes gens, issus de ces familles, s'expatrient pour éviter les soupçons et les qualificatifs. Le mot lépreux est une injure passible des tribunaux. Tout dernièrement, il y eut 4 lépreux : un à la face léonine, l'autre ayant les mains en griffe, un autre à vastes ulcères, et le quatrième atteint de la forme mutilante ne conservait que quatre doigts.

Enfin, nous avons rencontré un lépreux tubéreux à figure légèrement léonine, à Condamine, et un gendarme atteint de la forme tropho-nerveuse de Danielssen, à Monte-Carlo même. Les confrères de cette localité me prièrent de ne pas éventer la chose, de peur que les joueurs n'en soient effrayés. Ainsi fut fait.

Le Dr Colignon me montra, à Condamine, deux lépreux qui circulent en toute liberté. Autrefois, il y en avait plusieurs. Le Dr Onda m'a dit que quelques familles qui comptaient des lépreux dans leur sein sont encore évitées, lorsqu'il s'agit de mariage. Le Dr Coulon et le Dr Guérard me confirmèrent les mêmes faits. Bref, j'ai rencontré des lépreux dans tout ce *pezzo di terra caduto del cielo* (morceau de terre tombé du ciel, Côte d'Azur).

Conclusions. — La lèpre survit partout en France, où on l'a dépistée toutes les fois qu'on a su la rechercher. Il doit en être de même de toute l'Europe centrale. Partout, c'est la même maladie, lorsqu'elle est typique, c'est le zaraath des Hébreux, le morbus phenicicus, l'éléphantiasis des Grecs, le spedalskhed des Norvégiens, le dzudham des Arabes, etc. C'est toujours la même affection cosmopolite aux caractères constants, lorsqu'elle est classique. Mais il n'en est pas toujours ainsi. La lèpre atténuée, fruste, anormale, existe aussi partout; nous l'avons trouvée même dans les foyers actifs actuels de la maladie, qu'il nous a été donné de visiter. On comprend que ces lépreux atténués échappent surtout à l'attention des médecins qui n'ont pas étudié la lèpre d'une manière spéciale dans les contrées où l'on est convenu de dire que la maladie a radicalement disparu depuis le moyen âge. C'est dans ces cas que des lépreux ont été disqualifiés et considérés comme atteints d'*affections nouvelles* qui ne figurent pas dans la pathologie européenne. D'ailleurs, ce morphée peut revêtir parfois des formes variées, dissemblables entre elles. Et, sans aller plus loin, est-ce qu'un lépreux tubéreux ressemble à un lépreux atteint de la forme tropho-névrotique pure? Enfin, des lépreux classiques, léonins et tropho-nerveux, ont été rencontrés par nous presque dans toutes les villes de France que nous avons visitées, en commençant par la Ville-Lumière. Des recherches ultérieures aux nôtres ont ratifié tout ce que nous avons dit sur cette méconnaissance de la lèpre; et des rectifications de diagnostics déjà posés ont été faites par des hommes de science de premier ordre : Pitres, Raymond, Broca, Hardy, Besnier, Vidal, etc. Le fait est donc définitivement acquis.

Des enquêtes faites tout récemment par les Drs Milian et Hallopeau ont confirmé tout ce que nous avons dit en 1892 sur la survivance de la lèpre en France. Elles sont consignées dans ce travail. Enfin, le criterium réclamé par la nouvelle école pour admettre la lèpre, le bacille spécifique, fut même constaté chez plusieurs de ces malades. Mais pour les léprologues consommés, l'étude clinique suffit pour asseoir le diagnostic, lors même qu'on ne parvient pas à déceler le microbe, ce qui est relativement fréquent. Et de fait, les lépreux diagnostiqués par nous en l'absence du bacille, et rejetés comme tels par des sommités, ont présenté le bacille, deux trois et même cinq ans plus tard. Et nos contradicteurs ont dû s'incliner et nous rendre justice.

Or, nous le déclarons très haut avec la plus profonde conviction basée sur une observation de 40 ans, des lépreux avérés, indiscutables, ne fournissent pas un seul bacille spécifique recherché par les plus autorisés, et cela parfois pendant de longues périodes d'années et même *jamais* dans les cas atténués ou frustes. Il manque presque constamment dans les formes mutilante et nerveuse classiques et à plus forte raison dans les cas larvés. D'ailleurs, nos contradicteurs qui soutenaient que tant que l'on n'a pas constaté le bacille de Hansen on ne peut affirmer qu'il s'agisse de lèpre, passent outre maintenant et posent leur diagnostic de lèpre en l'absence même de ce bacille, se fondant uniquement, comme nous l'avons fait de tout temps, sur les signes cliniques. Les distingués médecins de l'hôpital Saint-Louis et le médecin en chef de l'hôpital Pasteur, à Paris, le Dr Martin, diagnostiquent actuellement la lèpre sans se soucier si la biopsie dévoile ou non le bacille de Hansen.

Coup d'œil rétrospectif sur la lèpre en France. — Pour découvrir l'origine de la lèpre dans le Midi de la France et se rendre compte de sa propagation, on doit étudier l'origine des populations et des diverses immigrations qui vinrent, à plusieurs époques de l'histoire, se mêler aux indigènes, modifier les races, et leur communiquer par cette fusion leurs attributs physiques, moraux et morbides. On doit donc avoir recours à l'histoire pour éclairer la question au point de vue chronologique et ethnique, concernant la contamination et les ravages terribles que subirent pendant des siècles, les habitants de l'Aquitaine.

Ce sont les *Gols* de la confédération Celtique qui peuplèrent et donnèrent leur nom à la Gaule, au Nord, tandis que les Ibères et les Cantabres s'établirent au Midi. Les Ibères proviendraient du plateau central de l'Asie, les Gols de la Germanie et les Cantabres des forêts vierges du nouveau monde(?) (Césare Moncaut, *Histoire*, 1860).

Vers 1600 avant Jésus-Christ, les Celtes franchirent les Pyrénées et envahirent l'Ibérie; d'où fusion des races et formation des Celtibères. Le Druide leur porta une religion d'Asie ou d'Égypte. Et, comme les prêtres de cette dernière contrée, il joignit la théologie à la médecine; il implora le Dieu des Dieux Teutatès et Ogmius Belen ou le Soleil. La lèpre ravageant déjà l'Asie et l'Égypte, il est rationnel d'admettre que cette première migration apporta aussi avec elle le germe de la maladie. Puis vinrent les Phéniciens, porteurs du morbus phenicicus, c'est-à-dire la lèpre. Abordant à la Ligurie, à l'Aquitaine, en Armorique et en Ibérie, pour leurs transactions commerciales et leurs échanges de marchandises provenant de l'Europe, de l'Asie et de l'Afrique, ils transmirent à leur tour la maladie par leurs colonisations et leurs croisements avec les indigènes dont ils épousaient les femmes.

La première colonie phénicienne se fixa à la rade d'Ampurias, vers 1500. Les Ibères leur permirent d'y bâtir un quartier phénicien, la Dipolis (double ville). Ils fondèrent aussi Agothaïs (Ἀγαθή τύχη) ou Agde sur l'Hérault, près de la mer, à proximité de Montpellier où, disons-le en passant, la lèpre a cruellement sévi et fit établir d'importantes léproseries, et où l'on trouve encore quelques exemples de survivance. Peu après la fusion des Phéniciens avec les Grecs, les Gréco-Phéniciens fondèrent une colonie considérable à Gadès (Cadix). Plus tard les Hellènes, successeurs des Phéniciens, infectés eux-mêmes de leur éléphantiasis (qui n'est que la lèpre) se firent aussi les colporteurs de la maladie. Les divinités phéniciennes, empruntées primitivement aux Égyptiens, furent adorées dans toutes ces villes : le Soleil et la Lune (Osiris et Iris), Baal et Astarté. Le bœuf reçut aussi un culte à Narbonne et dans la Catalogne où l'on trouva ses idoles en pierre. Les Hellènes y introduisirent l'Hercule Grec et firent pénétrer dans la lanque basque une foule de mots qu'on y trouve encore. Et, anthropologiquement, le type grec et l'arabe, ce dernier dû à l'envahissement par les Sarrasins, survit encore dans le Midi de la France. Les menhirs et les dolmens, monuments mégalithiques, parsemés en France, reconnaissent également une origine orientale. En Catalogne, les sépultures d'Ollerdola sont creusées dans le roc, sur le modèle des boîtes à momies. Dans les temples gaulois, on adorait encore Isis, la déesse des bords du Nil, lorsque le christianisme y pénétra, vers l'année 250, après de grands massacres. Mais c'est surtout Constantin le Grand, empereur de la Gaule, de l'Espagne et de l'Italie, qui y établit définitivement le christianisme en 306. Disons, en passant, que c'est le Concile de Tolède qui aurait décrété le premier en 384, le célibat ecclésiastique, notion que nous utilisons plus loin.

Ainsi les Phéniciens d'abord, les Grecs ensuite, introduisirent la lèpre, dont ils étaient très éprouvés, en Gaule, la Ligurie, l'Armorique et l'Ibérie, bien qu'il soit rationnel d'admettre que les populations de ces diverses contrées étaient déjà atteintes de la maladie par leurs habitants primitifs, émanant du plateau central de l'Asie premier foyer de la maladie, antant que l'on puisse remonter dans l'histoire.

Une troisième invasion de la lèpre est due aux Juifs qui, d'abord après la captivité de Babylone et plus tard sous Titus et Adrien, envahirent tout le Midi de l'Europe. Plus tard, sous Alaric-ij, en 506, de nombreux Juifs furent baptisés dans le Narbonnais; ils se mêlèrent ainsi à la population chrétienne. Or tous ces Juifs étaient les descendants des Hébreux de l'exode possédant la lèpre. Nouveau contingent colporteur. Des règlements sévères furent alors édictés contre les lépreux.

Après avoir exposé la survivance de la lèpre actuellement dans le Midi de la France, jetons un coup d'œil rapide sur quelques léproseries de l'antiquité, qui y ont été très nombreuses, et sur les mesures prises contre les lépreux, à une époque reculée de l'histoire de la maladie.

On doit se rappeler que Nîmes fut une colonie phénicienne

et plus tard grecque ; nous l'avons déjà dit. Il était donc tout naturel que la maladie phénicienne et l'éléphantiasis des Grecs, c'est-à-dire la lèpre, y régnât. Parmi les démonstrations de cette origine il faut ajouter une toute récente. On a découvert à Comme, près de Nîmes, en 1894, une inscription grecque sur une mosaïque, dont voici la traduction : Pythis, le fils d'Antiochus exécutait; salut (communication de L. Heuzey, à l'Académie des inscriptions et belles-lettres, mars 1894).

A Arles, une autre colonie phénicienne selon Valeriola, une loi promulguée depuis fort longtemps par le Sénat de la ville, enjoignait aux médecins de faire chaque printemps le cens des lépreux et de les séquestrer (Enarrat, *Medicinal Libri sex. infolio gryphes,* 1554, p. 393). Paul d'Egine (L. IV) et Aétius (L. b. XIII, cap. 120) rapportent aussi que le même usage existait dans d'autres lieux. A Nîmes, une léproserie fut construite au XIIe siècle à Sommières. Elle était située sur le chemin de Montpellier. Elle fut démolie en 1699. Or Nîmes était une colonie phénicienne et le sceau de la ville porte encore actuellement un crocodile attaché à un dattier. La ville de Cette a pour radical seth qui signifie montagne en phénicien.

Aigues-Mortes, ville fondée par Marius, consul et oncle de Jules César, selon les uns, par les Phéniciens, selon les autres, dès la plus haute antiquité, fut un foyer de lèpre et l'on y rencontre encore aujourd'hui quelques cas sporadiques, mal définis, frustes. Cette ville, située à l'Ouest du Delta du Rhône, où l'on prépare du sel marin par évaporation soléaire (en captivant l'eau de mer sur de larges surfaces peu profondes) fut rendue célèbre par la rencontre de François Ier avec Charles-Quint, en 1538. Il y avait une léproserie aussi à Carcassonne. Charles le Bel adressa une lettre au Sénéchal concernant les lépreux. A Marseille, à Auriol, à Aubagne, on brûlait les lépreux vifs s'ils ne voulaient pas s'isoler. Les riches payaient, tandis que les pauvres étaient reçus à la léproserie *pour l'amour de Dieu.* Les lépreux et les lépreuses étaient tenus à vivre chastement, sans commerce entre eux, à moins d'être mariés. Le règlement admettait la guérison. Ils ne pouvaient disposer de leurs biens, ni tester, à moins de legs pieux pour le salut de leur âme ou qu'ils n'aient des enfants, auxquels cas ils devaient obtenir la permission des consuls, sous peine, en cas de guérison, de perdre l'habitation et tout ce qu'ils ont apporté. S'ils reniaient Dieu, la Vierge ou les saints, ils étaient d'abord condamnés à l'amende et dans le cas où ils auraient récidivé quatre fois, ils étaient mis dehors et leur apport était confisqué. D'après le règlement, ils devaient dîner tous ensemble et aller au *Benedicite* et aux *Grâces,* à peine de deux deniers pour l'huile de la lampe de saint Lazare. Les lépreux étaient consultés pour les nouvelles admissions. Ils votaient à haute voix pour leur majorat. Les pauvres couchaient sur le sol couvert de paille. En 1580, il y avait 18 lépreux à Nîmes. Les étrangers payaient 375 francs (25 livres). Il y avait aussi plusieurs léproseries à Marseille et au Languedoc. Les lépreux vivaient 17 et même 30 ans. Les lépreux de la même léproserie pouvaient se marier entre eux (Puech, *La léproserie de Nîmes*). Pendant que le fléau sévissait avec violence, plusieurs lépreux furent condamnés à être brûlés vifs pour maléfice, parce qu'ils ont voulu rendre lépreux les habitants de la France et de l'Allemagne !

LA LÈPRE DANS LES COLONIES FRANÇAISES

La lèpre en Algérie. — En 1888, j'ai prié mon confrère et ami, le Dr Sabadini exerçant à Alger, de s'adresser de ma part à feu le Dr Gémy, professeur alors de syphiligraphie et de dermatologie à l'École d'Alger, pour avoir des informations sur la lèpre en Algérie. Quelle ne fut pas ma surprise lorsque le regretté Gémy répondit n'avoir jamais rencontré un seul lépreux et que la lèpre est inconnue en Algérie. J'ai écrit alors au Dr Sabadini, tout en m'excusant de ma franchise, que certainement le Dr Gémy a pris les lépreux pour des syphilitiques et que cette confusion fut faite de tout temps et partout.

Du reste des médecins militaires, Bertherand et Vincent Giorged et Arnoud avaient, en 1862, signalé la lèpre en Algérie chez les Kabyles qui la désignent sous les vocables de Djuzam et de Barra. Ils publièrent des mémoires fort intéressants sur cette lèpre des Kabyles, observée par eux lorsqu'ils étaient attachés à des régiments français résidant en Algérie.

Le Dr Vincent soutint même que la syphilis des Kabyles et de tous les indigènes d'Afrique est identique avec la lèpre du moyen âge et l'éléphantiasis des Grecs. Mais sous les noms de Djuzam et de Barra on englobait la syphilis et des dermatoses plus ou moins graves. La lèpre kabyle consistait en placards blancs entourés de cercles pigmentaires (*Annales de Médecine et de Chirurgie militaires*, 1862). C'était la Morphea Alba ou la Leucé d'Hippocrate, selon Arnould qui avait bien vu.

Au congrès tenu à Lyon en 1894, Gémy décrivit de tels cas sous le nom de leucomélanodermie qu'il attribue à la syphilis, parce qu'il n'y a pas rencontré le bacille de Hansen. Il commit une grande erreur. Car le plus souvent on ne trouve pas le bacille spécifique dans la lèpre maculeuse, nous le répétons.

D'ailleurs les eaux thermo-minérales de *Hammam Mzara* ou *Ksennah*, en Algérie, conservent toujours la légende suivante qui aurait dû attirer l'attention du professeur de dermatologie de l'École d'Alger : Salomon, fils de David, parcourant la Mauritanie fut atteint de la lèpre. Il commanda aux génies de lui préparer un bain pour le guérir, et les sources ci-dessus mentionnées jaillirent. Depuis 30 siècles, les indigènes cherchent dans ces eaux sulfureuses, la guérison d'une foule de maladies, parmi lesquelles figure la lèpre. (Les eaux thermominérales de *Hammam Mzara*, par le Dr Lestage, *Arch. Gén. d'Hydrologie*, janvier 1896). Or, la lèpre existe depuis la haute antiquité en Algérie. J'ai appelé avec insistance l'attention du regretté confrère Gémy sur la confusion qu'il faisait.

Quelques années plus tard, il fit personnellement amende honorable, au congrès de Lyon. Il reconnut ses erreurs de diagnostic, publia des mémoires sur ce sujet et fit à ses élèves plusieurs leçons sur les lépreux d'Algérie.

Le 10 octobre 1894, il imprima dans le Bulletin médical d'Algérie un article sur la *lèpre chez les Kabyles*, où il avoua avoir traité comme syphilitiques des lépreux tubéreux, il ajouta que les Juifs indigènes en présentent un certain nombre d'exemples et qu'il y a en plus, un foyer de lépreux tubéreux d'importation espagnole, dont il avait vu 13 cas. Ceux-ci proviennent des villages d'Alicante et de Valence.

Gémy relate dans ce travail l'observation détaillée d'un cas de lèpre mutilante : le malade perdit successivement tous ses doigts et plusieurs orteils à la suite de *panaris douloureux* (Nous avons signalé nous-mêmes chez quelques-uns de nos lépreux la présence de panaris douloureux). Plus tard la sensibilité fut abolie ; mais elle revint derechef au bout de quelques mois. Ce malade n'a jamais eu ni macules, ni lépromes. Les vésicatoires n'ont pas décelé de bacilles. Le diagnostic lèpre fut confirmé par Leloir, lors de son passage à Alger.

Ainsi dans sa leçon d'ouverture de l'année 1898, le Pr Gémy (Clinique des maladies syphilitiques et cutanées, de l'École de médecine d'Alger, page 14), fait preuve de probité scientifique en racontant tout au long l'histoire d'un malade lépreux hospitalisé dans sa division, qu'il crut d'abord syphilitique et traita comme tel. Il avait porté le diagnostic de syphilide tuberculeuse et d'ulcérations gommeuses. Il s'agissait pourtant d'un cas de lèpre tubéreuse dans laquelle le bacille de Hansen fut plus tard constaté. Et, s'il se fût agi d'une des formes dans lesquelles ce bacille fait presque toujours défaut, comme la tropho-nerveuse et surtout la lèpre mutilante ?

Nous avons déjà longuement insisté sur cette confusion de la syphilis avec la lèpre, et nous avons attribué à cette confusion l'opinion des anciens sur l'excessive contagiosité de cette dernière qui serait transmise par le coït, les ustensiles de table, les baisers, etc.

Le Dr Brault, professeur des maladies syphilitiques et cutanées à l'École de Médecine d'Alger, successeur de Gémy, publia dans *Arch. für schiffs und tropen Hygiène,* Band XII, 1908, un travail sur la lèpre en Algérie, dont voici une brève analyse. La lèpre, dit-il, atteint de préférence les races colorées et les Israélites. C'est une maladie de misère et de saleté ; deux conditions qui se rencontrent dans la basse classe en Algérie. Il y a peu de lépreux cependant, et ils sont dispersés sans former foyer. Il n'y a donc pas lieu de pousser des cris d'alarme. La maladie se montre si *faiblement contagieuse* qu'on peut la regarder comme une *quantité négligeable* ; il n'y aurait pas plus de cinq ou six douzaines de lépreux, vis-à-vis de plus de 600 000 Européens (?).

Il n'y a pas de statistique officielle pour les indigènes ; mais, dit le Dr Brault, il n'y a que quelques cas dépistés pour une population de 4 500 000 individus. « C'est donc à tort que les léprologues ont véhémentement clamé le péril. Il faut se garder des exagérations ; il n'y a pas lieu de s'alarmer. La maladie n'a pas plus de tendance extensive qu'en Europe. Il suffit de se défendre contre les importations. »

La lèpre existe également chez les pays voisins : la Tunisie et le Maroc. Mais selon l'auteur on doit éviter de passer au compte de la lèpre ce qui appartient surtout à la syphilis. Cette confusion aurait été commise, au début de la conquête.

C'est le médecin principal Léonard qui semble avoir reconnu le premier la lèpre d'une manière certaine en Algérie, il en soigna plusieurs indigènes, selon feu le Pr Gémy qui en a causé avec lui en 1865. Outre les Espagnols immigrés, l'île de Malte en fournit aussi ; il y a en plus quelques cas chez des Italiens ; il y en a eu même un Brésilien.

A part les Israélites indigènes, la lèpre se voit chez les musulmans des vallées de l'Atlas et de Biskra, selon Brassac; il y en a aussi parmi les indigènes du littoral; bien qu'en petit nombre. La forme tubéreuse est la plus fréquente. Cependant on y rencontre également les variétés tropho-nerveuse, maculeuse et mutilante. Le Dr Brault insiste aussi sur la confusion facile de la lèpre avec la syphilis à toutes les périodes, depuis la roséole lépreuse et les lépromes simulant les syphilides ulcéreuses et les gommes, les macules, les leuco-mélanodermies que selon, lui, le traitement d'épreuve seul permet d'étiqueter. Le Dr Brault cite des exemples d'erreur de diagnostic où la lèpre fut prise pour la syphilis et vice versa. Enfin les éruptions cutanées tuberculeuses de Koch ont parfois donné le change. Ici nous ferons une restriction : pour qui connaît bien la syphilis et la lèpre la différenciation sera toujours possible et même facile. Le Dr Brault est certes dans ce cas. Mais le commun des médecins est exposé à commettre de telles confusions. Dans ces cas, on a l'habitude de recourir au microscope et de baser le diagnostic sur la constatation du bacille de Hansen. Cependant dans bien des cas de lèpre Antonine bien avérée et dans les formes frustes, malgré les nombreuses tentatives, il est impossible de trouver le bacille de Hansen. Nous avons toujours soutenu que, dans ces cironstances, on doit se baser uniquement sur les signes cliniques. Je ne me lasse pas de le répéter.

La lèpre n'a pas en Algérie la gravité qu'elle revêt sous les tropiques. Les lépreux de forme mixte ont mis 14 et 20 ans à mourir, et les tubéreux 10 et 14 ans. Le Dr Brault a inséré dans son fort intéressant travail quelques observations et de nombreuses gravures des diverses formes de la lèpre qui ne paraissent pas évoluer autrement qu'en Orient. Un malade a présenté une curieuse perversion de la sensibilité : il éprouvait une sensation de froid au contact des corps chauds. Nous avons signalé de notre côté de tels faits et même une perversion inverse.. Le Dr Brault constata la sécheresse des fosses nasales qu'il combattait par l'administration de l'iodure de potassium, lorsqu'il voulait rechercher le bacille. Dans deux cas de lèpre Antonine, et deux autres frustes, cet habile observateur n'a pu découvrir le bacille de Hansen et malgré cela il s'agissait bel et bien de lèpre. Les lésions viscérales constatées aux nécropsies ont été relativement légères. Toutes ces remarques sont utiles lorsqu'il s'agit de se livrer à des études synoptiques sur une maladie mondiale. A ce point de vue le travail d'Arnault est précieux. Enfin le Dr Brault aborde la contagiosité et l'hérédité. Il a soigné en tout une trentaine de lépreux dont la plupart importés. Il lui fut bien difficile d'obtenir des renseignements précis. Tous les lépreux et leurs familles nient les antécéents héréditaires, le plus possible. *Il en a surpris en flagrant délit de mensonge.* Dans un cas, la petite fille d'une lépreuse aurait ses père et mère sains ; cependant il découvrit la cachotterie, grâce à une enquête sérieuse et patiente, en dehors des intéressés niant toujours mordicus. Une fois, en cachant l'hérédité, les parents accusaient la contagion par un lépreux de leur connaissance. Les difficultés d'établir la vérité sont insurmontables lorsqu'il s'agit de lépreux immigrés. Quant à la contagion, le Dr Brault cite des lépreux avancés qui couchaient pendant fort longtemps dans le même lit avec des personnes saines sans transmission. Elles mangeaient aussi dans les mêmes plats et avec les mêmes ustensiles de table. C'est la fille qui était lépreuse avec nombreuses ulcérations des lèvres et de la bouche. Les lépreux ont toujours été hospitalisés dans les salles communes et jamais on n'a vu un fait de contamination, en Algérie. Plusieurs lépreux, continuant leurs relations sexuelles avec leurs femmes, ne les ont pas contaminées non plus. Bref il n'a jamais été témoin d'un cas de contagion parmi les personnes vivantes dans la plus grande intimité avec des lépreux, pendant de longues années. Aussi le Dr Brault n'est pas d'avis de reléguer les lépreux dans des îlots éloignés. Tout cela montre combien la contagion est difficile à prouver et combien elle doit être restreinte. En fait de prophylaxie, il se bornerait à arrêter les lépreux au débarquement et à rapatrier les étrangers chez qui la maladie se déclare après un plus ou moins long séjour dans la colonie. Il n'est pas partisan de l'isolement. Nous constatons avec plaisir que la clinique a conduit le Dr Brault, aux mêmes conclusions que nous. Pourtant la présence de lépreux au visage déformé par les tubercules peut éloigner les autres malades hospitalisés ; aussi verrait-il avec plaisir la construction d'un petit pavillon annexe ; ou bien on placerait les lépreux dans un compartiment du pavillon des maladies cutanées. Pour les lépreuses, on réserverait un cabinet spécial dans la salle des femmes.

Enfin le Dr Brault passe en revue les divers traitements. La sérothérapie ne lui donna aucun résultat probant. Pour l'huile de chaulmoogra, ses avantages, dit-il, n'en compensent pas les inconvénients. Le traitement d'Unna par l'ichthyol ne lui a pas fourni non plus des résultats satisfaisants ; il en fut de même de la teinture d'hydrocotyle, du sérum antidiphtéritique, des mercuriaux et de l'arrhénal. Quant à l'atoxyl, les essais qu'il en fit ne lui laissent pas trop d'illusions. Localement, les divers épithèmes : collodions, le collargol, les attouchements avec le bleu de méthylène, le permanganate, iode, nitrate d'argent, l'airol, l'ichthyol lui paraissent de bons topiques. Sa conclusion est qu'une bonne hygiène est le meilleur moyen pour prolonger la vie et pour soulager les pauvres lépreux. L'ophtalmo-réaction à la tuberculine ne lui donna que des résultats négatifs, excepté chez un lépreux suspect de tuberculose de Koch. Quant à la contamination par les insectes, il fit des expériences avec des moustiques largement repus sur des lésions ouvertes, sans rien obtenir. « Somme toute rien n'engage à reléguer les lépreux dans des îlots, loin de la société. » C'est là la conclusion finale de l'auteur. J'ajouterai que la statistique mortuaire, insérée dans le *Bulletin médical de l'Algérie*, n° 12, ne signale pas un seul décès par lèpre. Sur quoi donc s'est-on basé pour prendre des précautions draconiennes contre les malheureux lépreux de l'Algérie ? Question de mode. La légende de Panurge survit même dans le monde scientifique. C'est la *microphobie épidémique*.

Le Dr L. Raynaud, chef du service sanitaire maritime, chargé de l'organisation et du contrôle des services d'hygiène de l'Algérie, publia son rapport sur la lèpre en Algérie, après la conférence de 1897 (Lepra, *Bibliotheca*, vol. X, page 14, 1910, Leibzig 19). L'auteur a recueilli, de 1883 à 1909, 109 cas de lèpre dont 70 furent importés par des Européens, et 39 cas autochtones chez les indigènes, Juifs et Musulmans. Les lépreux venant de l'étranger sont surtout des Espagnols de Valence et d'Alicante. Le service sanitaire a pris des mesures sévères pour empêcher cette importation et surveille les malades déjà débarqués et résidents. Jusqu'à présent, le mal n'est pas répandu dans la population française ou indigène.

Mais nul ne sait, dit l'auteur, si la virulence du bacille de Hansen ne s'exaltera pas un jour, sous des influences inconnues. L'évolution de la lèpre est lente en Algérie, dit-il. La forme nerveuse est la plus fréquente. La tuberculeuse est souvent atténuée de manière que ses victimes atteignent la soixantaine. Le mal fait des progrès inquiétants chez les lépreux qui vivent dans de mauvaises conditions d'hygiène et de nourriture. La lèpre est peu fréquente chez les indigènes et se trouve dispersée ; ce qui rend impossible toute surveillance sur un si vaste territoire. Malgré ses craintes théoriques, découlant des doctrines à l'ordre du jour, le Dr Raynaud dit textuellement : il n'est pas utile d'imposer aux lépreux Kabyles des mesures spéciales. Il est impossible de réunir les lépreux européens dans une léproserie, à cause des conventions internationales. Il propose les mesures suivantes : 1° centralisation de tous les renseignements concernant les lépreux de la colonie ; 2° visite sanitaire dans les ports, et interdiction de débarquer des lépreux étrangers qu'on renverra dans leurs pays respectifs. Quant à ceux qui sont déjà installés en Algérie, rendre la déclaration obligatoire par les médecins, désinfecter les locaux et les vêtements, interdire aux lépreux l'exercice des professions de laitiers, marchands de comestibles, de jouets d'enfants, etc., les placer dans les hôpitaux dans les salles spéciales ; hospitaliser les lépreux contagieux(?) et leur accorder, à leur sortie, des médicaments fournis par des consultations gratuites ; visites sanitaires fréquentes des malades et de leurs habitats et désinfection ; si la maladie devenait fréquente parmi les indigènes, réunir les lépreux dans un groupement facile à surveiller.

Ainsi à Paris 200 lépreux circulent librement et impunément et en Algérie on veut les séquestrer. Or, *ce qui est vérité à Lutèce serait erreur à Alger*. D'ailleurs deux observateurs également distingués, observant sur le même champ, sont en complet désaccord.

Il ressort de ce rapport rédigé par un médecin officiel, qualifié, que la lèpre ne fait pas de progrès et que depuis 1830 que la France a conquis le pays, c'est-à-dire depuis 83 ans, malgré la liberté de se mêler à la population, les lépreux n'ont pas contaminé un seul Européen, un seul membre de la colonie française. C'est là ce que l'on doit retenir de cette pièce officielle, documentaire, du Dr Raynaud.

Néanmoins, après la conférence de Berlin de 1897, le ministre de l'Intérieur de France a pris, sur la proposition de l'Académie de médecine de France, un arrêté (le 10 juin 1898) classant la lèpre au nombre des maladies dont la déclaration est obligatoire pour l'Algérie, uniquement; tandis qu'en France aucune mesure de ce genre n'a été prise, bien que les lépreux soient plus ou moins nombreux à Paris et dans les départements.

Feu le Dr Gémy, tout obligé qu'il fût de s'incliner devant le décret ministériel, ne manqua d'ajouter que la lèpre ne possède qu'un faible pouvoir contagieux, la syphilis et la tuberculose étant bien autrement contagieuses. Les lépreux sont bien moins à redouter que beaucoup d'autres malades, a-t-il dit.

La lèpre dans les colonies françaises d'outre-mer. — Le Dr Kermorgant publia, dans les *Annales d'hygiène et de médecine coloniales* de 1905, n° 1, un mémoire sur ce sujet qui se résume comme il suit: la lèpre s'étend de plus en plus et Paris même en est menacé, à cause des communications incessantes avec les colonies, si l'on ne prenait pas de grandes précautions prophylactiques. Toujours le même cauchemar pour Lutèce qui n'a cependant pas fourni un seul exemple de contamination, depuis un siècle, malgré les 200 lépreux étrangers qui, bon an mal an, circulent partout dans la ville lumière, et vivent dans la plus grande promiscuité avec la population. Je ne me lasse pas de répéter cela en défiant les ultra-contagionnistes de produire un seul exemple de contagion, à l'appui de leurs doctrines terrorisantes.

Guyane. — On appelle la lèpre le mal rouge à la Guyane.

Si l'on en croyait la tradition, la lèpre y aurait été importée vers la seconde moitié du XVIIe siècle, par les esclaves africains. C'est là une première erreur. La lèpre y a existé de tout temps, aussi loin que l'on puisse remonter dans l'histoire. Et cela peut être appliqué à toutes les colonies. Toujours est-il que l'on ne s'en était point occupé jusqu'à 1777. Dans le code de la Guyane française, édité en 1824, il existe une ordonnance concernant la léproserie où seront transportés les nègres et mulâtres attaqués de *ladrerie,* à l'îlot *La Mère,* d'où ils ne pourront pas sortir. Les blancs attaqués de lèpre peuvent rentrer en France; mais en attendant ils s'abstiendront de toute communication avec les habitants sous peine d'être transportés eux aussi au dit îlot. Tout habitant qui dissimulera la présence d'un lépreux sera condamné à une amende de 500 francs. Un poste installé veillera à ce que personne ne communique avec l'îlot *La Mère*. Plus tard les lépreux furent installés aux îles du Salut; puis à Acarouany; puis encore à l'île du Diable et à l'île Saint-Louis, où ils sont encore parquetés. Les Européens sont séparés des nègres et des créoles, ainsi que les sexes.

Le Dr Laure écrivait en 1859 que la maladie se propage en Guyane avec une telle rapidité qu'un dixième de la population en est atteint; tandis que le Dr Kermorgant nous dit qu'en 1898 en Guyane et la banlieue il y avait 150 lépreux dont 19 internés à Acarouany et une trentaine sur l'îlot de Saint-Louis. Or la lèpre a diminué. Les Guyanais vivent dans la plus grande promiscuité avec les lépreux. Notre honorable confrère, membre de l'Académie de Médecine, rapporte un fabliau auquel il paraît attacher quelque crédit. Des individus se baignant en aval d'un courant d'eau à l'amont duquel se lavaient habituellement les lépreux malgaches, ont contracté la lèpre. De plus, depuis que les relégués ont été dirigés sur la Guyane, les femmes de cette catégorie ont été internées à Saint-Laurent de Maroni. Placées sous la surveillance des sœurs, elles vont prendre des bains au fleuve. En 1897, deux d'entre elles, Européennes, reconnues lépreuses furent dirigées à Acarouany. En 1895, les lépreux de transportation sont dirigés des îles du Salut sur l'îlot Saint-Louis, situé en amont de Saint-Laurent. Ils s'y baignent, et, moins de deux ans après, on constate que deux femmes reléguées sont devenues lépreuses sans avoir eu de contact avec l'extérieur. Cependant cette assertion doit être tenue pour douteuse, ajoute le Dr Kermorgant. Les évasions étant nombreuses parmi les deux catégories du personnel, il est plus probable que la contagion a été directe.

D'autre part, le Dr Vintras, médecin de l'hôpital français de Londres, qui étudia la lèpre aux Antilles, à la Guyane et au Brésil, est anticontagionniste. Voici ses propres paroles: cette prétendue contagiosité se réduit à des proportions insignifiantes et les preuves en sont aléatoires. Dans un pays où la lèpre est endémique, on est exposé à la contracter; mais nous ignorons de quelle façon (*Revue d'hygiène et de police sanitaire,* mai 1902).

Un décret de 1891 prescrit l'isolement des lépreux soit à la léproserie, soit à une certaine distance des centres habités. Ceux qui ne se soumettraient pas à cette ordonnance devraient quitter la colonie.

On ignore à quelle époque remonte l'existence de la lèpre dans les Antilles, ainsi que si les premiers occupants, les Caraïbes, la connaissaient. Cependant ceux-ci désignaient par le mot *Piailles* les maladies hideuses et difficiles à guérir. Dans tous les cas elle n'attira l'attention en Amérique qu'au moment de l'immigration des esclaves africains dans le nouveau monde. Une commission examinant minutieusement les esclaves et une ordonnance du code noir de 1718 déclaraient nulle la vente d'un lépreux. En 1728, on créa une léproserie aux Antilles pour les deux colonies sœurs (Martinique et Guadeloupe), sur l'îlot *La Désirade*. On ne sait le nombre des lépreux existant dans ces deux îles; mais il y en a de blancs et de noirs, de pauvres et de riches. Les lépreux se cachent pour éviter la séquestration. En 1728, on compta à la Guadeloupe 125 lépreux dont 22 blancs, sur une population de 43 000 habitants. On y organisa une colonie spéciale avec petites cases et terres à culture. Les propriétaires entretenaient leurs esclaves invalides. En 1795, la colonie fut dispersée, lors de la prise de l'île par l'Angleterre. En 1810, on ramena les lépreux et on les plaça sur la Désirade, sous la surveillance d'un chef. En 1829, on construisit une léproserie. L'établissement est clos de murs et les sexes séparés. L'entrée des lépreux doit être faite sur demande écrite de l'intéressé. Depuis 1859 jusqu'à 1899, il y est entré 320 lépreux dont 91 femmes.

De 1827 à 1834 il y eut 5 naissances à la léproserie ; de 1834 à 1857, 28 ; de 1859 à 1899, 10. Les nouveau-nés ne portaient aucune trace de lèpre.

Le Dr Noël est à la tête de la léproserie de la Désirade depuis 12 ans. Dès leur naissance les enfants sont séparés de leurs mères et transportés hors de l'hospice. Toutes les 3 heures, l'enfant prend le sein de sa mère, préalablement lavé à l'eau boriquée ou bien avec une solution de permanganate de potasse ; le mamelon est garni d'un bout de sein de caoutchouc, et l'enfant couvert d'une blouse n'a pas de contact avec la mère. On l'enlève de suite après la tetée. A partir de 3 mois on nourrit les enfants au biberon. Il est confié à des parents loin du foyer lépreux. On ne dit pas quels ont été les résultats obtenus de ce simulacre de quarantaine où l'enfant suce le lait de la lépreuse sans la toucher. Ne savons-nous pas d'ailleurs qu'un grand nombre d'enfants de lépreux, nés dans les léproseries et y élevés sans la moindre précaution ne deviennent pas lépreux ?

La léproserie de Désirade (Guadeloupe). — Selon le Dr Noël (*Douze années de pratique à l'hospice des lépreux de la Désirade,* 1903), c'est en 1721 qu'on s'est ému des progrès de la lèpre à la Guadeloupe. Ce qui ne nous apprend pas à quelle époque la lèpre à commencé à y sévir. Quoi qu'il en soit, c'est à cette date qu'on ordonna à tous les propriétaires d'esclaves atteints de *ladrerie* de les isoler et de les séquestrer, sous peine d'une amende de cent livres.

En 1725, les habitants de la Grande-Terre ont demandé au gouverneur de séquestrer les lépreux. Pour couvrir les frais d'une enquête, il fut décidé que tout habitant serait imposé à 20 sous par tête de nègre qu'il occupait.

En 1728, une visite générale dans l'île fut ordonnée; était considéré comme lépreux quiconque s'y dérobait. On découvrit 125 lépreux dont 22 blancs, 6 mulâtres et 97 nègres, sur une population de 43 000 habitants. Elle est actuellement de 160 000. On établit alors une léproserie sur une petite île, la Désirade, située en plein Océan Atlantique, à deux lieues de la côte de Guadeloupe. Les sexes n'étaient pas séparés. On leur fournit des instruments aratoires, des animaux domestiques, des plantes et des graines. Ils furent divisés en groupes ayant un chef blanc responsable. C'était donc une colonie agricole; mais ses produits ne pouvaient sortir de l'île. Les propriétaires payaient l'entretien de leurs esclaves lépreux. Après cet internement, si quelque lépreux récalcitrant était rencontré à Guadeloupe, le premier venu avait le droit de *le fusiller*. Et tout maître d'embarcation convaincu d'avoir facilité la fuite d'un lépreux de la Désirade était lui-même fusillé. On n'y allait donc pas de main morte ! On en faisait autant à qui s'était soustrait à la visite officielle ! Le Dr Noël croit que par ces moyens l'on se débarrassa du fléau.

Lorsque Guadeloupe passa aux Anglais en 1808, ceux-ci supprimèrent la léproserie et firent déposer les lépreux au cap extrême de la Grande-Terre, puis à la Pointe-à-Pitre, sur un ponton mouillé sous le vent de la ville.

Actuellement la léproserie est bien organisée, les sexes

sont séparés, et les pensionnaires soignés par des infirmières et des infirmiers laïques et religieux, sous la direction d'un médecin. Le régime des Européens est soigné. Les indigènes sont nourris d'aliments du pays. Les suspects sont examinés par le médecin de la léproserie qui pose le diagnostic et les reçoit à la léproserie. En 1902 il y avait 85 pensionnaires.

Le Dr Noël n'admet pas l'hérédité. Il attribue la propagation de la lèpre à la seule contagion. Cependant, il cite l'opinion de son maître le Pr Gaucher qui explique par l'hérédité la persistance de la lèpre chez les Juifs espagnols descendants directs des Hébreux de l'Exode. Et à ce propos il cite le cas d'Hillairet et de son interne d'alors, Gaucher, qui par un examen adroit fit avouer à une Française, ayant vécu dans les colonies et qui présenta à l'hôpital Saint-Louis son dernier enfant dûment lépreux — lorsque le père, la mère et les enfants aînés étaient absolument indemnes — qu'il s'agissait de l'enfant d'un lépreux. On crut d'abord que c'est par contagion que cet enfant gagna la lèpre. Cependant, de fait cet enfant avait pour père un officier de couleur, lépreux, et non le père putatif, le mari de sa mère.

Le Dr Noël accuse le Dr Zambaco, partisan de l'hérédité, d'imputer à celle-ci des cas appartenant à la contagion (?). Il épouse les idées de son maître, le Dr Jeanselme, qui rejette l'hérédité de la lèpre. Son élève soutient que l'enfant gagne la lèpre de ses générateurs par le contact, et que si l'on évite celui-ci, on le met à l'abri de la maladie, lors même que la mère nourrit son enfant. Des mesures prophylactiques (hypothétiques) suffisent pour qu'il ne gagne pas la lèpre : laver les seins chaque fois qu'il tettera, avec de l'eau boriquée, couvrir la tête de l'enfant pour que l'air expiré par la mère ne l'atteigne pas et d'autres moyens puériles. Dans quelques cas observés par le Dr Noël, les parents étaient bien lépreux, mais c'est égal ; les enfants n'ont contracté la lèpre que par la vie familiale, par contagion.

Le Dr Noël dit que l'enfant ne naît pas lépreux. C'est là une erreur. Bien que rares, les exemples d'enfants naissant avec les stigmates de la lèpre existent positivement. D'autres fois la lèpre se développe quelques semaines, quelques mois ou bien peu d'années après la naissance. De plus les enfants des lépreux naissent facilement léprosables, comme ceux des phtisiques, tuberculisables. Nous avons insisté sur ces questions ailleurs et même dans ce travail. Nous pouvons donc passer.

Le Dr Noël craint aussi qu'une nourrice saine n'attrape la lèpre en allaitant l'enfant d'une lépreuse ; bien que sain, celui-ci pourra ainsi donner ce qu'il n'a pas lui-même. Le Dr N.... nie tellement l'hérédité qu'il ne proteste pas contre le fait que les pensionnaires de sa léproserie enfantent. Ainsi la lépreuse qui fait le sujet de sa première observation devint trois fois enceinte, bien que soi-disant isolée. Mais il éloigne les enfants de leur mère qui les nourrit pendant quelques mois avec des précautions illusoires. La seconde lépreuse aussi accoucha dans la léproserie. On ne s'oppose nullement à ces conceptions, à Désirade !

La jeune lépreuse qui fait le sujet de la troisième observation devint aussi enceinte, mais cette fois-ci le galant est un lépreux de l'asile même ! (les deux autres pères clandestins étaient indemnes). L'enfant ne fut allaité par la mère que pendant six mois ; après quoi, il fut élevé au biberon. La quatrième lépreuse devint aussi enceinte, quelques années après son admission, bien que sa lèpre fût très avancée. Le père était un ouvrier qui avait travaillé aux réparations de l'établissement. La cinquième malade, entrée en 1894, sort améliorée en 1896 et rentre en 1897, en état de grossesse. Nous ignorons ce qu'il advint depuis 1893, mais jusqu'à cette date les lépreux pouvaient entrer et sortir de la léproserie à volonté. Il serait important de savoir ce que sont devenus les enfants de ces lépreuses, depuis 1893. Il est vraiment inconcevable que le directeur de la léproserie autorise ainsi ses pensionnaires libidineuses de sortir, de se livrer à des hommes, clandestinement, et de cueillir ainsi les fruits de ce libertinage. Serait-ce pour faire des expériences sur les enfants ainsi conçus et isolés, soi-disant après leur naissance ? Ces expériences d'haras sont-elles légitimes ?

Quoi qu'il en soit, le Dr Noël ne nous dit pas si les hommes indemnes, qui ont eu des relations avec ses lépreuses, ont gagné la maladie, cependant il importe de le savoir. Car dans une de ces observations, il attribue à quelques simples rencontres, chez une amie, avec des enfants de lépreux, sains eux-mêmes, l'acquisition de la lèpre. Il y a des ultra-contagionnistes qui traitent d'absurdes les anti-contagionnistes, qui se servent d'argument que la vie maritale, dans toute l'acception du mot entre un lépreux et un conjoint sain, ne transmet pas la maladie et lors même qu'il y a progéniture. Pourtant ces fanatiques de la contagion admettent que la simple rencontre d'un lépreux, même en plein air, suffit pour transmettre la maladie. Et voilà à quels illogismes conduit l'emballement même scientifique.

Cependant le Dr Janière, directeur pendant des années de la léproserie de la Désirade, a vu des lépreux en communication permanente avec des gens bien portants, et de nombreux Anglais ayant pendant de longues années des domestiques lépreux, sans la moindre contamination (*Annales de la Société académique de Nantes*, 3e volume). Selon le Dr Sauton, il y aurait à la Guyane Française, dans une région de 24000 habitants, 250 lépreux ; à Saint-Laurent de Maroni, 2300 habitants avec 40 lépreux dont 26 internés et soignés par *des codétenus*. La léproserie Acarouany ne renferme que 13 malades. Les autres lépreux ne veulent pas y entrer. Les riches ont la faculté de se soigner chez eux, à condition qu'ils s'éloignent d'un kilomètre des bourgs et de deux kilomètres des villes.

Côte occidentale d'Afrique. — La lèpre existe dans toutes les colonies françaises de la côte occidentale d'Afrique. On croit qu'elle provient de l'Égypte et de l'Arabie. Ce seraient les esclaves du Soudan qui l'y auraient introduite, selon Mungo Park et Moore. Toujours est-il que tout le Soudan est ravagé par la lèpre aujourd'hui même.

La lèpre est commune au Darfour et dans le Bornou, selon Tousny et Eben-Omir (*Voyage au Darfour*, 1845).

D'après des confrères anglais dont j'ai fait la connaissance au Caire tout le Soudan est éprouvé par la lèpre. Je crois aussi qu'il en est de même de la syphilis.

Sénégal. — Chananiol affirma, en 1865, avoir fréquemment rencontré la lèpre, tant sur le littoral qu'à l'intérieur. Borius en dit autant en 1882. Elle est considérée comme contagieuse par les indigènes. Néanmoins les lépreux circulent et mendient partout. De 1889 à 1898, il n'est entré que 18 lépreux à l'hospice civil de Saint-Louis. Les lépreux sont relégués hors des villages dans des cases à part. Les Mulsumans n'abandonnent pas leurs lépreux qui font leurs prières avec tout le monde et vivent dans leurs familles. En Afrique, en général, la lèpre est confondue avec la syphilis. Les fétichistes agissent, vis-à-vis des lépreux, comme les Musulmans.

Soudan Français. — En 1889, le Dr Liotard, chargé d'une mission scientifique au Boudou, fut frappé d'un grand nombre de lépreux et d'individus atteints d'Aïnum ; ce qui laisse supposer, dit le Dr Kermorgant, que *plusieurs de ces derniers n'étaient que lépreux*. Nous enregistrons avec empressement l'opinion de cet éminent confrère, en tout conforme à la nôtre. La lèpre fut constatée à Tombouctou. Mais nous n'avons pu nous procurer de détails concernant la fréquence et les croyances populaires à son égard.

Guinée. — Les indigènes appellent la lèpre *khounna* et ne la considèrent pas comme contagieuse. Selon Drevon, c'est la forme tubéreuse qui est la plus commune et elle est confondue avec la syphilis, la scrofulose et la tuberculose. Notre confrère Fulconis, du cadre colonial, a participé aux travaux de la commission de délimitation franco-libérienne. Il a pu constater que, dans la Haute-Guinée, il y a des foyers lépreux en pleine action, surtout dans la région habitée par la tribu de Manous. Les Manous, anthropophages avérés, sont isolés, de par leurs pratiques d'anthropophagie et leur état social, des populations qui les entourent. Il n'y a, en effet, que des points de contact très temporaires et très sommaires entre eux et leurs voisins immédiats, les Guerzès. Cet isolement bienfaisant s'oppose à la diffusion du fléau dans le reste de nos possessions de la Haute-Guinée. Cependant, le pays Manou est sillonné par les Dioulas, en quête de récolte de noix de kola, cultivées par les autochtones et répandues de là dans les territoires du Soudan. Il y a donc lieu de s'inquiéter des mesures prophylactiques destinées à encercler efficacement les régions contaminées. Des cas de lèpre sont épars chez les Tomas et les Guerzès, ce qui laisse supposer que l'affection a quelques foyers endémiques parmi eux ; mais ils sont relativement rares, quand on les compare à ceux observés chez les Manous. Il faut se garder de s'en tenir à une observation superficielle à la faveur de laquelle nombre de sujets porteurs de simples taches leucodermiques sont considérés comme lépreux. Les affections de la peau et le vitiligo, en particulier, sont très fréquents chez ces populations. Les cas de lèpre différentiellement reconnus présentaient souvent, au stade maculeux, une coloration qu'une observation attentive permettait de séparer d'abord des taches de vitiligo pur. Ces lésions, siégeant pour la plupart du côté de l'extension des membres, à la face dorsale des mains, affectaient, en dehors de tout autre caractère, la forme d'anneaux érythémateux encerclant une zone anesthésiée beaucoup plus pâle. Les formes nodulaires, plus importantes, l'emportent considérablement en nombre sur les formes nerveuses ; dans les cas mixtes, les troubles trophiques d'origine nerveuse sont postérieurs aux premières manifestations tuberculeuses. « Cependant, il ne semble pas que la propagation du mal au sein de la population se fasse avec une très grande intensité. Les foyers doivent avoir une virulence très atténuée, malgré les conditions de milieu qui sont les mêmes pour tous et qui paraissent favorables à la contagion. En effet, les villages Manous sont extrêmement sordides. » Les indigènes paraissent posséder des notions assez exactes sur la nature et sur la marche des lésions d'origine lépreuse. Deux femmes, à la période des éruptions maculeuses, demandaient des remèdes pour ne pas avoir un jour « les pieds et les mains mangés par le mal ». Malgré la marche peu envahissante de cette lèpre, qui paraît se localiser en une région assez bien circonscrite, il est prudent de surveiller les caravanes de commerçants nomades sillonnant les routes de pénétration dans nos territoires de la Guinée, de la Côte d'Ivoire et du Soudan (*Annales d'Hygiène et de Médecine coloniales*, 1910).

Le Dr Joyeux fit, en 1912, une communication à la Société de Médecine et d'Hygiène tropicales de Paris (*Bull.*, n° 3, 1912) sur la lèpre en Haute-Guinée. Les allures cliniques n'offrent rien de particulier. Les taches achromatiques marquent le début ; surviennent ensuite les mutilations et les manifestations syringomyéliques ; il évalue le nombre des lépreux approximativement à 1 pour 200 habitants. Les caractères des taches sont difficiles à apprécier sur les peaux noires. *Quant à l'anesthésie et la thermo-analgésie, elles ne lui ont jamais été d'une grande utilité, la sensibilité du noir et ses réactions étant beaucoup moins vives que chez l'Européen* ; il a provoqué le coryza par l'iodure de potassium, mais sans retrouver le bacille, comme dans la rhinite spontanée. Le gouvernement classe les lépreux en contagieux et non contagieux. Les premiers seuls sont isolés dans les asiles ou dans leurs familles. Les seconds ne le sont que dès l'apparition d'accidents contagieux, ce qui est jugé par les médecins inspecteurs.

Le Dr Jeanselme a critiqué cette distinction. Il est pour la ségrégation de tous, dans des colonies agricoles. Bien qu'il ait été un des premiers à constater le bacille dans le mucus nasal, il reconnaît que dans le type neurotique la recherche du bacille dans ce mucus *reste* infructueuse. La réaction d'Eitner est fort inconstante, *tandis que le diagnostic clinique est de toute évidence.* Enfin Jeanselme dit à propos de l'opinion de Marchoux, qu'il n'a jamais vu la lèpre localisée exclusivement dans les ganglions lymphatiques, comme dans la lèpre Murine.

Guyane française. — La lèpre est en intense progression à la Guyane française. Notre confrère Guillon estime à 1 000 le nombre de lépreux pour 13 460 habitants (*Le Caducée,* 1910, n° 19, 1er octobre, p. 258). La gravité de la situation est parfaitement connue de la *classe dirigeante*; et le mercredi 22 décembre 1909, à la séance du matin au Conseil général, au cours d'une délibération relative à la prophylaxie de la lèpre, un des conseillers, M. R... s'exprimait ainsi : « J'estime que la colonie ne doit reculer devant aucune dépense quelle qu'elle soit pour enrayer les progrès de la lèpre. *Dans vingt ans, la colonie entière sera contaminée.* » Le président du Conseil général a pu dire, sans causer le moindre étonnement et sans que s'élève la moindre protestation : « Tous les jours, les lépreux se promènent en ville, ils sont plus de deux cents, le pain que nous mangeons est souvent fait par eux, notre linge est lavé par eux... » Ces faits plus qu'alarmants, révélés en pleine séance publique du Conseil général, ne sont suivis d'aucune mesure répressive, d'aucune sanction. « La lèpre n'atteint pas seulement la classe pauvre mais sévit aussi plus sévèrement même sur la classe aisée. Or, ces lépreux riches sont loin d'être sédentaires, surtout au début de leur maladie, ou s'ils ne sont atteints, comme la chose est fréquente, que des formes nerveuses plus ou moins abortives, et par suite avouables, de la grande endémie Guyanaise, ils se rendent alors aux Antilles et aussi dans la *mère-patrie* ; ce dernier voyage entrepris le plus souvent dans le but très compréhensible, et en lui-même très légitime, de se faire soigner par nos princes de la science. Ceux-ci, hélas, n'ont pas plus de pouvoir que le plus modeste des praticiens sur la marche des lésions ; les sages conseils hygiéniques qu'ils ne manquent pas de donner ne seront jamais suivis. La plupart de ces conseils constituent, du reste, sans que ceux qui les prodiguent puissent s'en douter, la plus amère critique des mœurs du pays natal de leurs consultants et les malheureux ladres finalement rentreront à Guyenne : c'est ainsi que M. Guillon a pu retrouver les traces d'un lépreux Guyanais qui a séjourné dans plusieurs hôpitaux de Paris pour revenir ensuite mourir dans sa patrie. Ces faits sont dignes d'attirer l'attention de nos confrères de France. Le péril lépreux est un péril vraiment menaçant. »

Dans la Guyane anglaise il y a partout des cas disséminés, on en évalue le nombre à 900 environ sur 28000 habitants. Dans les léproseries il y a 300 lépreux et 100 lépreuses.

La lèpre fut constatée également à la *Côte d'Ivoire* dont les habitants communiquent souvent avec la colonie anglaise voisine, la *Côte d'Or*, où l'on a établi deux petites léproseries confiées aux sœurs. Au *Dahomey* on croyait qu'il n'y avait pas de lèpre ; mais le Dr Sauton l'y a rencontrée dans la proportion de 5 pour 100 habitants (*La Léprose par l'abbé Sauton*). Au *Congo* français la lèpre est fréquente, « de même que l'*Aïnhum* (Morel, Spice), deux affections bien voisines l'une de l'autre, si elles ne constituent pas une même entité morbide. (Kermorgant). »

Madagascar. — La population de Madagascar aurait une origine complexe. Selon Alfred Grandidier, le fond de la population indigène n'est point d'origine africaine, comme on l'a toujours dit. Elle serait venue de l'Extrême-Orient. Des étrangers y ont émigré en nombre : Juifs, Arabes, Indiens, Javanais, Nègres, Africains et Européens (*Ethnographie de Madagascar, origine des Malgaches,* Institut de France, 11 janvier 1909).

Il y a à Madagascar onze léproseries françaises abritant trois mille lépreux ; ce qui ne veut pas dire que ce chiffre représente la totalité des lépreux de l'île (Kermorgant, *Académie de Médecine,* 21 janvier 1907).

Selon le Dr Sauton, il y aurait à Madagascar sept mille lépreux miséreux, couverts de haillons, mendiant. Ils succombent à la faim et au froid. Les riches sont soignés chez eux. En 1891, les jésuites ont créé une léproserie à Marana, il y a 50 lépreux ; ceux qui peuvent travailler cultivent les champs. Malgré leurs mutilations des pieds et des mains, ils ont défriché 15 hectares de terre, ils touchent un petit salaire, outre les soins qui leur sont accordés. Une autre léproserie, fondée également par les Jésuites à Imérima, abrite 130 malades. Mais dans cette province, peuplée de 600 000 habitants, on compte 6000 lépreux. La lèpre y existe depuis longtemps ; on ne saurait préciser depuis quand. Sous la reine Ranavalo, une loi isolait les lépreux. Ceux qui n'informaient pas le gouvernement de leur présence étaient condamnés à une amende d'un bœuf et d'un dollar et, à défaut de payement, à la prison. Cependant cette loi était tombée en désuétude et les lépreux circulaient partout. Il y avait déjà quelques léproseries fondées par les missions ; mais c'est au général Galliéni que l'on doit l'organisation de plusieurs léproseries réclamées par le grand nombre de malades. Les enfants nés dans les léproseries sont immédiatement enlevés à leurs mères et élevés au biberon dans des nurseries. Chaque léproserie a son médecin. Ces léproseries françaises au nombre de six abritent près de trois mille lépreux. Mais il y a en outre une léproserie *anglaise,* une *norvégienne,* une autre dirigée par les *Jésuites.* Cette dernière est une colonie où les valides travaillent ; il y a 600 lépreux. Les pères Lazaristes en ont fondé aussi un tel établissement qui recueille plus de 300 lépreux. Le nombre des lépreux est tellement grand que, vu l'insuffisance des asiles, on va en construire encore d'autres pour isoler ces malheureux et les soigner. On évalue le nombre total des lépreux à Madagascar à plus de 4200, sur une population totale de 1 700 000 ; ce qui donne une proportion de trois lépreux pour mille habitants.

Dans la province de Tananarive, il existe deux léproseries abritant, à elles deux, 1 010 lits, insuffisantes pour recevoir tous les malades. Dans la province d'Itasy, la léproserie a reçu 311 lépreux. Dans la province de Vakinankaratra, à la fin de l'année 1906, on comptait 809 lépreux internés ; il en resterait, paraît-il, 208 se cachant pour ne pas être privés de leur liberté. 72 décès et 37 naissances ont été enregistrés dans cet établissement. La léproserie d'Ambositra comptait, à la même époque, 79 malades internés. On estime à 1 200 le chiffre des lépreux de la province. La province de Fianarantsoa possède une léproserie située à Héna, à 3 kilomètres de la ville. L'établissement pouvant abriter 440 malades constitue un village d'une propreté remarquable. Deux autres léproseries existent auprès de cette même ville : l'une dite de la Mission de Londres, abrite une trentaine de malades; la seconde, connue sous le nom de léproserie de la Mission catholique, est située à Marana et peut contenir 20 lépreux. De nouveaux bâtiments, en construction, permettront d'interner 200 malades à la fin de cette année. 343 lépreux ont été internés pendant l'année 1906 dans cette province; on y a compté 56 décès.

La province de Tamatave est dotée d'une léproserie située à la Pointe à Larrée, en face de Sainte-Marie. Cet établissement fonctionne depuis le 17 octobre 1905; au 31 décembre 1906, il abritait 103 malades dont un certain nombre, encore valides, s'occupe de cultures et d'industries indigènes. Sur un total de 290 malades internés au cours de l'année 1906, il se produisit 74 décès Dans la province d'Analalava, le nombre des lépreux s'élève à environ 80. Trois centres existent actuellement; l'un se trouve dans le village d'Ambatosira, dans la presqu'île de Moromony; le deuxième est situé dans la province de Baragou et le troisième est établi à Ranomafane. Ces villages ne sont pas surveillés. La province de Parafangana compte une moyenne journalière de 370 lépreux internés, parmi lesquels il s'est produit 32 décès; 12 naissances ont été enregistrées. Les enfants ne présentant aucune trace de lèpre après le sevrage sont remis à la famille de leurs parents (*Annales d'hygiène et de médecine coloniales,* 1908, n° 3).

Sous l'administration du général Galliéni, de nombreuses colonies agricoles lépreuses ont été fondées. Elles sont très bien organisées. Mais, dit le Dr Janselme, il est regrettable qu'on tolère les ménages lépreux, au lieu de séparer strictement les sexes et d'empêcher la procréation, il y aurait à Madagascar, sur une population d'un million et six cent mille habitants, plus de 8 000 lépreux officiellement reconnus.

Archipel des Comores. — Cet archipel se trouve sous le protectorat de la France depuis 1886. On croit que la lèpre y sévit dès la plus haute antiquité à cause des vieilles relations des habitants avec l'Arabie, la Perse, l'Inde et l'Afrique. Il y a une léproserie à *Mayotte* avec isolement; on évalue le nombre des lépreux à 64; ils y vivent en famille dans des cases propres et cultivent le manioc. Une léproserie existe aussi à l'île *Moreli*, sans isolement obligatoire. Les familles aisées gardent leurs lépreux; tandis qu'à *Anjouan* les habitants chassent les lépreux et les obligent de s'isoler à l'île de *Selle*. Ceux de *Chicoundoussi* vivent de leurs plantations. A la *Grande Comore*, l'île la plus importante du groupe, qui compte 53 000 habitants; il n'y aurait qu'une vingtaine de lépreux, la plupart tubéreux. L'administration vient à leur aide pour leur nourriture et leur habillement.

De 1897 à 1902 on y a soigné 126 lépreux dont 56 sont morts. On traite la maladie par l'huile de Chaulmoogra, le gynocardate de magnésie et l'ichthyol. Dans les poussées fébriles on administre le salicylate de soude; puis les toniques, le cacodylate de soude en injections sous-cutanées; pansement avec le permanganate de potasse en solution de 0,25 par litre, pommade d'Aristol, d'orthoforme, d'ichthyol; soins et propreté hygiéniques.

En 1912, le gouverneur Bodier a pris les mesures suivantes: la circulation des lépreux est interdite; nul lépreux ne peut occuper un emploi public. Nul lépreux ne peut être marchand de comestibles, de boissons, de tabac, de drogues, ni boucher, aubergiste, cuisinier, blanchisseur, tailleur, fripier, domestique, barbier, écrivain public, nourrice, conducteur de voiture. Les lépreux avérés seront isolés.

Établissements Français de l'Inde. — Il y a une léproserie à Pondichéry depuis 1826.

En 1856 la léproserie fut abandonnée à la mission catholique. Elle fut remise au service local en 1898. La chapelle qui s'y trouve est un lieu de pèlerinage qui, pour être efficace, réclame de se mêler aux lépreux (Dr Lhomme).

Gouvernement général de l'Indo-Chine. — Les colonies composant ce gouvernement sont la Cochinchine, le Cambodge, l'Annam, le Laos et le Tonkin.

Selon le Dr Janselme, il y a 15 000 lépreux dans l'Indo-Chine française. La lèpre est bien ancienne dans cette partie de l'Asie; car les *Chames* qui ont précédé les Annamites avaient eu un roi lépreux au XIIIe siècle. Le roi Siamois de 1767 était aussi lépreux. Le roi Yasovarman (IXe siècle) qui construisit *Anchor* était aussi lépreux. Sa statue existe encore et trahit sa lèpre.

COCHINCHINE. — Sur une population de deux millions d'habitants, il y a 3 527 lépreux. La léproserie de Tinghé, près Saïgon, en contient 200; il y en a encore six autres tenues par les sœurs de Saint-Paul de Chartres.

On isolait les lépreux et l'on brûlait les paillottes après leur mort, ainsi que tous les objets leur appartenant, et on les enterrait très profondément. Les lépreux indigents étaient réunis dans une bâtisse isolée et nourris aux frais de l'État. Sous le gouvernement annamite on établit une léproserie à l'île de Mékong. Les Annamites croient à la contagiosité et à l'hérédité. On évalue le nombre des lépreux en Cochinchine à cinq mille environ. En 1903, on décida la création d'une léproserie dans l'île de Cu-lao-Kong. Les valides y cultivent le riz et le cocotier. Il y aurait au Tonkin, selon Jeanselme, 1 500 lépreux. Au village de Mui, sur une population de 400 indigènes, il y a 180 lépreux.

Cambodge. — Dans le Cambodge, selon Angier, la lèpre est endémique et paraît s'étendre. Les Cambodgiens sont convaincus que la lèpre est à la fois héréditaire et contagieuse. Néanmoins, ils n'isolent pas les lépreux qui, mutilés et pleins d'ulcères en suppuration, errent de village en village, quémandant leur nourriture aux marchés. Angier a vu une lépreuse indigène portant une ulcération de la narine, faisant l'office de bonne d'enfant chez un fonctionnaire européen (*Annales d'hygiène et de médecine coloniales*, 1904, n° 1) et il commente cette insouciance qui ne fut pourtant pas funeste. La lèpre est répandue dans tout le royaume. Dans certains villages, il y a des lépreux dans toutes les familles ; tant que le lépreux est valide, il vit dans sa famille ; plus tard on l'isole dans une case. Les indigents mendient. Il y en a qui vendent toutes choses dans les marchés, même des comestibles. Le divorce est possible, si l'un des époux devient lépreux. On enterre les lépreux ; on ne les incinère pas, de peur que la fumée ne communique la maladie aux assistants ! Les lépreux sont nombreux. Dans certaines localités tous les habitants le sont. Selon Sauton, parmi les chrétiens un sur 300 habitants est lépreux. Les sœurs de la Providence de Portieux en soignent 60 à Culas-Yesi. Mais ils préfèrent la vie errante.

Au *Laos* on craint la contagion et l'on isole les lépreux. On accuse la Chine d'y avoir introduit la lèpre. Après la mort, on brûle le cadavre et la case.

Colonies du Pacifique. — Nouvelle-Calédonie. — On prétend que la lèpre n'y sévit que depuis peu (?), ce serait encore un Chinois qui l'aurait introduite vers 1863.

Le Dr Grall publia dans les *Archives de Médecine navale de* 1894, tome 62, un travail important, où il soutient que la lèpre ne fut introduite dans le groupe indigène qu'à l'année 1865. Les tribus de la côte ouest, après l'insurrection de 1878, se sont dispersées en semant partout la lèpre. De 1886 à 1889, il se fit une grande poussée. Grall fut alors chargé d'une enquête. Sur 1 600 Canaques, il trouva 260 lépreux et 80 suspects. Parmi les Européens, il n'y avait que 6 cas en 1886 et en 1892, 9 colons et fonctionnaires, enfants d'Européens ou métis 6, libérés 11. Grall considère ces chiffres comme étant au-dessous de la vérité.

En 1889, toutes les tribus de la Grande-Terre, étaïent contaminées. L'isolement n'est pas toléré et les commnnications libres continuent toujours. On créa 5 léproseries et, en 1893, pour mieux obtenir l'isolement, on établit une léproserie centrale à l'île d'*Art,* située au nord de la Nouvelle-Calédonie. On y parqua 500 lépreux, y compris quelques Européens. Le directeur était un missionnaire assisté de sœurs européennes et indigènes; il n'y avait pas de médecin. Mais les canaques s'évadaient et l'établissement fut envahi par des gens sains. Il y a eu 246 lépreux internés en 1893, 190 en 1894 et 163 en 1896. A la fin, en 1897 il n'y en avait que 100. Leur entretien coûtait 65 000 francs par an ; et l'établissement fut évacué. Cependant par les soins des chefs des tribus, on installa des léproseries dans 42 localités. En 1902, il y avait 568 lépreux indigènes séquestrés ; mais tous les lépreux ne sont pas internés ; il en reste de libres. La mortalité est très grande.

La lèpre dans la Nouvelle-Calédonie. — *Le Temps* du 3 octobre 1911 nous apprend que le ministre des Colonies a prescrit l'application de mesures sanitaires en Nouvelle-Calédonie, incité par le rapport médical annuel de 1910. Au 31 décembre 1910 le nombre des lépreux blancs internés à l'île aux Chèvres était de 51, dont 26 hommes libres, 17 libérés de deuxième section et 8 femmes ou enfants.

Aux îles Bélep, il existait à la même date 70 lépreux d'origine pénale, à la léproserie de la pointe Nord (île Nou), 13 lépreux attendaient leur transfert au Bélep. En additionnant ces chiffres de lépreux blancs libres ou blancs d'origine pénale, on arrive à un total de 131 blancs isolés.

Malheureusement, le nombre vrai des lépreux existant en Nouvelle-Calédonie est beaucoup plus grand. Ces malades sont mêlés à la population saine, vont et viennent dans les endroits publics et un certain nombre d'entre eux exercent diverses professions. Le nombre total des Européens lépreux dépasse 300. Celui des lépreux indigènes est encore moins connu. Plus de 400 sont en principe internés dans les léproseries indigènes. Mais leur nombre total est certainement bien plus élevé.

On prétend que ce sont les canaques qui ont été atteints les premiers et que les blancs le furent ensuite.

Iles Loyalty. — On y compte 200 lépreux environ. Ils se livrent à la culture de l'igname. Le traitement par le sérum de Carasquilla y a échoué. comme d'ailleurs partout, excepté entre les mains de l'inventeur.

La lèpre à l'île de Réunion ou Bourbon. — On sait que l'île de la Réunion, autrefois appelée de Bourbon, est une colonie française située à l'Est de l'Afrique, dont la population est évaluée à 180000 habitants et la capitale est Saint-Denis. La lèpre y a été observée depuis bien longtemps et elle continue d'y faire des ravages, bien qu'elle aurait perdu de sa violence et de sa fréquence.

Le Dr Brémaud, autrefois professeur à l'École navale de médecine à Brest, que j'ai connu lors de mon enquête scientifique sur la survivance de la lèpre en Armorique, a été médecin de la léproserie Saint-Denis, il y avait alors trois cents lépreux. Mais les miséreux seuls consentaient à y aller; et encore, lorsque l'état avancé de leur maladie ne leur permettait plus de travailler, ni de se présenter au public. En outre les riches cachent soigneusement leurs lépreux et à tel point, que les enfants même de la famille ignorent avoir un frère ou un parent atteint de la maladie. On le relègue dans un cabanon construit au milieu d'une vaste propriété de 300 hectares par exemple, dissimulé au fond d'un bois où le malheureux coule sa triste existence, abandonné, oublié, ignoré, car sa famille évite autant que possible d'être taxée de lèpre par la société.

Le Pr Brémaud croit à l'hérédité de la maladie, même à longue échéance; il lui a été donné de voir les parents et les arrière-parents de lépreux être indemnes, lorsqu'un grand-oncle ou un arrière-grand oncle fut lépreux. Il admet donc que la lèpre peut sauter, deux, trois et même quatre générations. On lui a cité des cas de transmission de la maladie par le séjour avec des lépreux ou bien à la suite de rapports sexuels. Il s'est laissé dire qu'un aumônier, confesseur de lépreux, fut contaminé et aussi qu'un chien de la léproserie, qui mangeait les restes de leur table, finit par gagner la maladie. A l'île Maurice a-t-il ajouté la crainte d'inoculer la lèpre fait qu'on ne se sert que du vaccin de veau. A l'île Maurice il y aurait plus de lépreux qu'à la Réunion, une centaine de malades selon le Dr Flament, actuellement. Disons en passant que le Dr Brémaud, de Brest, m'a affirmé avoir vu bien des lépreux et de toutes les formes, en Bretagne, même dans les rues de Brest; mais qu'il ne s'en était pas occupé. En 1852 on fonda une léproserie à Saint-Denis, où l'on séquestre tout individu reconnu lépreux par la commission, à moins d'avoir les moyens de se faire soigner dans sa famille ou bien de quitter la colonie. Ce règlement n'est pas sévèrement appliqué. Les lépreux circulent partout. Ils montent même en wagon. Les frais d'entretien de la léproserie remontent à près de 50 000 francs. La lèpre atteint aussi bien les Indiens, les noirs de la côte d'Afrique que les créoles. En 1902, la léproserie dirigée par le Dr Auber contenait 61 pensionnaires dont le plus âgé avait 77 ans, et le plus jeune 22.

La lèpre, appelée *koui*, règne dans toutes les îles de l'Océanie: Archipel de la Société, des Marquises, des Tuamolu, Gambier, Tubuai, Raivavae, Rapa, Rurutu, Rimatara, depuis bien longtemps. On accuse toujours les Chinois de l'y avoir importée. Mais les missionnaires, qui ont précédé ces derniers de longue date, affirment que la lèpre y existait partout bien avant l'arrivée des Célestes (Kermorgant, *Loc. cit.*).

Indo-Chine. — Selon le Dr Barbezieux, à Yunnan-Fou et dans toute la Chine, on admet que la lèpre peut être transmise à l'homme par les œufs des poules élevées par des lépreux.

Nous avons dit dans nos publications sur la lèpre en Orient que dans certaines contrées, le peuple évite de manger des œufs provenant des poules nourries dans les léproseries et même la volaille élevée par les lépreux, de ce que ces animaux picorent les excréments des lépreux, déposés souvent en plein air. A ce propos je dois faire remarquer que depuis quelques années l'Europe, la France surtout, grâce à la compagnie de navigation *Paquet*, a vu naître un grand commerce de poules et d'œufs provenant d'Orient, principalement de la mer Noire, de Castambol surtout où dans les villages de lépreux on cultive ce commerce productif. Ces produits, œufs et poules, mangés par les habitants de Constantinople et par les Français, grâce aux abondantes cargaisons *Paquet,* je ne sache pas qu'ils aient occasionné la lèpre à qui que ce soit. Mais les légendes vont leur chemin dans tous les pays et dénotent l'uniformité des conceptions humaines. Les Chinois prétendraient que les poules transmettent la lèpre par les crachats des lépreux qu'elles dévorent. Un autre fait fut signalé par le Dr Barbezieux : c'est que les Chinois croient à l'aptitude des poules à contracter la lèpre. Il a vu lui-même deux poules présentant des lésions de la lèpre humaine, savoir : la chute spontanée des phalanges. Ces poules provenaient de villages lépreux ; et pour parfaire la légende et son importance, j'ajoute que, selon l'auteur, les mandarins consacrent ces poules lépreuses à quelques génies et se gardent bien de les manger eux-mêmes (*Bul. de la Soc. méd. chirurg. de l'Indochine* et *Presse médicale* du 5 juillet 1911).

Amateur de poules et de faisans, j'en ai toujours possédé un grand nombre chez moi à Constantinople et j'ai remarqué, principalement lorsque les hivers étaient très rigoureux, que quelques-uns de mes pensionnaires devenaient paraplégiques absolument ; et quelques temps après leurs doigts fléchis, fortement crispés, se détachaient. Plus tard les animaux dépérissaient et succombaient sans autres signes, sans présenter nulle part le microbe de Hansen. Ça doit être une maladie connue des éleveurs, et qu'on aurait tort d'attribuer à la lèpre, lorsque ces animaux appartiennent à des lépreux. Nous savons d'ailleurs que la lèpre, maladie exclusive à l'homme, n'a jamais pu être inoculée à aucun animal, mammifère ou oiseau.

En ce qui concerne la lèpre humaine, sur 51 malades que le Dr Barbezieux a vus, il a rencontré 9 fois la lèpre chez un des ascendants directs ; 7 fois cet ascendant était le père et 2 fois la mère. Sur 41 lépreux ayant des frères et des sœurs, la lèpre fut trouvée 5 fois chez l'un des consanguins : 2 fois chez un des frères, 3 fois chez l'une des sœurs. Sur 27 lépreux hommes ou femmes, mariés, la lèpre a été rencontrée 7 fois chez l'autre conjoint. Ce qui ne peut rien prouver, en faveur de la contagiosité ; puisque rien n'est relaté concernant les antécédents de chaque conjoint. Et nous savons que, dans bien des localités lépreuses, les lépreux se marient entre eux. Sur 51 lépreux un seul a avoué qu'il y avait des lépreux dans sa famille. Partout les lépreux veulent innocenter leurs souches et mentent *mordicus*. Nos enquêtes ont toujours démontré ce fait constant. Enfin chez ces lépreux la maladie avait débuté, le plus souvent, entre 10 et 30 ans. Dans notre colonie indochinoise, la lépre règne depuis fort longtemps. Les Chams, possesseurs du Solavant, les Annamites ont eu au cours du XIIIe siècle un roi lépreux. Deux monarques siamois furent également lépreux dont l'un Yasovarman règna au IXe siècle. On estime qu'il y a en tout 5 000 lépreux en Cochinchine. Au Cambodge il y a des villages dont toutes les familles possèdent des lépreux. Au Laos et au Tonkin il y a aussi beaucoup de lépreux. En Annam ce sont les régions maritimes qui en ont le plus grand nombre.

La lèpre au Tonkin. — Selon le Dr Audian, médecin-major de 2e classe des troupes coloniales, la lèpre existerait au Tonkin depuis un temps immémorial. Les indigènes l'ont toujours considérée comme contagieuse. En effet, les Annamites avaient dicté autrefois des mesures spéciales contre les lépreux. Il y a partout des villages de lépreux qui se livrent à la culture et à l'élevage des animaux, des lapins surtout.

Il y a beaucoup de lépreux dans les provinces. On compterait un lépreux sur 1 000 habitants, sur une population de 12 millions environ.

Dans le Tonkin occidental, il y en aurait moins : un sur 1 500 ou sur 2 000 habitants (Sauton). On chasse les lépreux repoussants des villages, on brûle leurs cases et on les renvoie dans de misérables cabanes au milieu des champs. Le Gouvernement leur accorde un secours insuffisant, quelques centimes par jour. Les missionnaires français surveillent ces villages de lépreux. Il faudrait porter ce secours jusqu'à 15 centimes par jour, car ces malheureux se livrent à la mendicité. Dans le Haut-Tonkin, il y a six grands villages de lépreux et trois dans le Tonkin occidental.

Malgré le grand nombre de lépreux en communication continuelle avec tout le monde, on n'a jamais signalé qu'un Européen devint lépreux (Kermorgant).

Un Annamitisant, Deloustal, traduisit un article du code *Chang-Nguyen vo-Duong*, promulgué en 1494, du règne de Lethanh-Ton, ainsi conçu : « Lorsque dans les villages, il y aura des lépreux vivant en commun avec les gens sains, il sera permis aux chefs de ces villages de les expulser, afin d'empêcher la propagation. Les chefs de villages qui auront caché la présence dans leurs villages de lépreux seront punis (*La Justice dans l'ancien Annam*, par Deloustal, *Bulletin de l'École française d'Extrême-Orient*). » Il est dit dans ce code que la lèpre déclarée permettait de rompre les promesses de mariage. Les indigènes croient que le virus envahit le corps humain en y pénétrant par les pieds, quand on marche, par exemple, le matin sur une terre mouillée par la rosée et foulée déjà par quelque lépreux. Il y avait aussi la coutume suivante : Quand on avait affaire à un créancier réfractaire, on lui envoyait, en place d'huissier, pour réclamer la dette, un lépreux qui se roulait sur les nattes du mauvais payeur et souillait son habitation, jusqu'au payement de la créance. Dans certaines contrées, les lépreux sont chassés de leurs villages dans la forêt avec défense de se mettre en contact avec la population. On pose leur nourriture dans un endroit déterminé où ils vont la chercher. Un recensement fait, il y a quelques années, par l'Administration, découvrit 2 000 lépreux environ. Il y a à noter que plusieurs aventuriers et impotents se déclarent lépreux pour recevoir des subsides.

Le Dr Jeanselme, lors de son voyage au Tonkin, demanda au résident de convoquer tous les censés lépreux. Il y avait parmi eux des éclopés, des aveugles, des vieillards, mais pas un seul lépreux (*Bulletin de la Société de Pathologie exotique*, 1904, p. 171). Néanmoins, le Dr Jeanselme évalue, dans son traité de Dermatologie exotique, à 15 000 le nombre approximatif de lépreux répandus dans l'Indo-Chine. Or, le chiffre de 2 000 lépreux pour le Tonkin est une approximation minimum.

Le Dr Sauton cite six principaux villages lépreux (*La léprose*, p. 431). La léproserie de Te-Truong, la plus importante, est située à onze kilomètres de Hanoï, et relève du directeur de l'hôpital indigène de cette ville. A Khnong-Glang, circonscription de Phat-Dien, la léproserie peut contenir 200 lépreux. Mais ils sont insuffisamment secourus et non surveillés. Aussi se transportent-ils aux marchés et mendient.

Une autre léproserie, très anciennement fondée, se trouve à Cho-Van. Les hospitalisés ne sont point secourus et vivent d'aumônes. Il y a environ 80 lépreux. L'on finit par accorder à cette léproserie, en 1897, un secours mensuel de 12 piastres. En 1904, ce secours fut porté à 50 piastres, distribuées en parties égales entre tous les lépreux. Le Dr Sureau insista, dans son rapport, sur l'insuffisance de cette somme et l'obligation des lépreux à mendier en circulant partout. La Mission espagnole a entre ses mains la direction de la léproserie de Thaï-Binh, qui peut contenir 85 lépreux et qui touche de la Province une subvention de 1500 piastres. Vu l'exiguïté de l'abri et l'insuffisance des moyens, 150 lépreux environ sont répartis dans plusieurs villages. Dans la province de Nam-Dinh, il y a aussi une léproserie rudimentaire qui peut contenir tout au plus 150 lépreux. Mais il y a, en outre, 200 de ces malheureux, non surveillés.

En 1907, le commandant du territoire militaire de Cao-Bang obtint de l'Administration la création d'une léproserie pour soustraire les lépreux à une existence inhumaine. Ils étaient réduits à se réfugier dans des grottes et à vivre de rapines nocturnes. Ils ont choisi un chef parmi eux. Actuellement, il est pourvu à leur entretien. Il y a, en outre, quelques villages lépreux dont les habitants cultivent des rizières mises à leur disposition ; ils mendient aussi. Parmi les provinces, il y en a qui comptent à peine quelques lépreux, tandis que d'autres en foisonnent.

Le 9 décembre 1909, le gouverneur général signifia l'arrêté suivant : 1° L'entrée en Indo-Chine des lépreux est interdite ; 2° Ceux qui jouissent de moyens d'existence sont astreints à l'isolement à domicile et à l'interdiction de certaines professions susceptibles d'entraîner la contagion ; 3° Enfin, les lépreux ne justifiant pas de moyens d'isolement à domicile seront internés d'office par l'autorité locale (*Presse médicale égyptienne,* 15 décembre 1910). Le travail du Dr Audian, très intéressant d'ailleurs, est plutôt administratif que scientifique. Il n'y a, en effet, rien de relaté, concernant la lèpre au point de vue de ses variétés, de sa marche, de sa gravité, de l'hérédité, de la contagion que l'auteur admet sans discussion comme fait indubitable, sans nous donner aucune preuve de sa réalité, de sa fréquence, de sa violence, de son accroissement ou de son atténuation au Tonkin. En un mot, on peut dire que ce travail n'apporte aucune lumière à l'étude de la lèpre. Et pourtant le Dr Audian était bien placé et qualifié pour offrir son contingent à l'étude de la lèpre dont il importe avant tout de signaler la marche et tout ce qui s'y rapporte, variable, comme l'on sait, selon le climat, l'attitude, la localité, l'ambiance et les conditions spéciales, inhérentes à chaque pays. Car c'est avec des études et des observations spéciales à chaque pays, que l'on pourra édifier une histoire générale et la pathogénie de la lèpre dont les allures ne sont pas uniformes et identiques dans toutes les contrées où elle sévit avec plus ou moins d'impétuosité. Les voyages rapides avec le Baldecker sous le bras sont insuffisants et trompeurs. On recueille les éléments de *cinéma,* on kodake, on ramasse des commérages et des légendes, et l'on bâcle des édifices scientifiques! L'étude de la lèpre exige un long séjour dans les localités où elle sévit et de patientes études suivies, en un mot une longue et minutieuse étude des malades.

Le Dr Boinet, professeur à l'École de Médecine de Marseille, étudia la lèpre au Tonkin : « Le village de lépreux, à Hanoï, a une population de 400 habitants, dont moitié lépreux, et le reste rappelant assez bien notre ancienne Cour des Miracles. Les conditions hygiéniques y sont déplorables : comme habitations, des paillottes formant des huttes étroites, basses et humides; pour alimentation unique, du poisson salé et du riz. » La topographie du lieu fournit à l'auteur l'occasion de remarques importantes. Le sol, boueux à la moindre humidité, s'imprègne des produits de la suppuration; près de là, une mare où les lépreux se baignent et dont la vase est déposée sur un champ destiné à leur ensevelissement. « Or, cette vase semble un milieu particulièrement favorable à l'entretien du bacille de la lèpre. C'est au bord d'un arroyo qu'on trouve les villages qui peuplent la léproserie d'Hanoï; les inoculations sont favorisées par les excoriations aux pieds, ainsi que le démontre la fréquence du début des lésions par les extrémités inférieures; et les Tonkinois, instruits probablement par l'expérience, manifestent des craintes de marcher sur la terre souillée par les lépreux et surtout sur celle qui recouvre leurs cadavres. » Les questions d'hérédité et de contagion de la lèpre ont été l'objet des recherches spéciales de l'auteur. C'est à l'aide de renseignements pris auprès des quatre chefs du village lépreux et des missionnaires, ainsi que par des expériences personnelles faites sur les animaux, qu'il a cherché à résoudre les points difficiles et discutés de l'histoire de la lèpre. A Hanoï, d'après les chefs, 80 à 90 sur 100 des enfants des lépreux contracteraient la lèpre; l'enquête faite par l'auteur n'en aurait donné que 15 cas sur 80 observations. Les chiffres de Danielssen et Baeck, en Norvège, sont de 185 cas sur 213; de Leloir, 47 sur 107; de Zambaco, 1 sur 14; ces chiffres montrent combien sont variables les données de l'observation selon les pays. D'ailleurs, rien n'est plus difficile à déterminer que la fréquence de l'hérédité, qui souvent n'est pas avouée et qui même est méconnue, parce que la lèpre atrophique n'est pas considérée partout comme étant de la lèpre. On connaît les faits rapportés par le Dr Doyon, à l'appui de la non-contagion. L'auteur qui les cite en rapproche d'autres, signalés à Tokio (Japon) où les médecins vivent impunément au milieu des lépreux avec leurs familles. Est-ce à dire pour cela que M. Boinet soutienne la doctrine de la non-contagion de la lèpre? Non, car lui-même, dans son travail, rapporte différents faits favorables à la contagion. Mais, de ses observations il conclut que la contagion de la lèpre s'effectue surtout chez les enfants, alors que ceux-ci se trouvent en contact avec les lépreux dès leur plus bas âge. Jamais il n'a observé de transmissions conceptionnelles, ni de lèpre chez les petits enfants qui tètent, jusqu'à trois ou cinq ans. Comme déduction pratique, il conseille l'éloignement des enfants de la léproserie. Dans ses expériences sur les animaux, ceux-ci se sont montrés réfractaires à la lèpre : les inoculations furent toujours négatives. Comme quelques expérimentateurs, il a trouvé les bacilles de la lèpre dans le sang : ils sont classiques dans les nodules. Au contraire, la recherche du bacille dans l'air, dans l'eau, dans le sol, dans le poisson destiné à l'alimentation, a toujours été sans résultats.

La lèpre à Hanoï, capitale du Tonkin. — Le Dr Boinet publia aussi dans la *Revue de médecine,* en 1890, et dans *Marseille médical,* des mémoires sur la lèpre au Tonkin, que nous allons analyser. Il admet quatre formes: la lèpre systématisée cutanée, la lèpre systématisée nerveuse, la lèpre mutilante, la lèpre mixte. Il recueillit les observations de quatre-vingts malades ; mais il n'en consigna la statistique que de 65 qui se décomposent ainsi : 21 hommes et 6 femmes étaient atteints de la forme tubéreuse. Deux hommes seuls étaient mariés ; leurs femmes restaient indemnes. Toutes les femmes étaient célibataires ; 2 hommes et une femme avaient, les premiers leur mère seule ou le père seul lépreux, et la femme son père. Parmi les malades atteints de la lèpre systématisée nerveuse, il y avait 6 femmes et 6 hommes ; une des femmes eut une tante paternelle lépreuse. La famille d'une autre habitait depuis 30 ans les maisons de lépreux, sans être contaminée. Une seule eut un enfant, un fils lépreux mutilant, et une fille saine. Deux seules ont eu du pemphigus ; la griffe des mains existait chez toutes les 6. Aucun des hommes n'était marié ; un seul portait des cicatrices de pemphigus au membre inférieur gauche. Aucun n'eut des parents lépreux ; tous étaient célibataires. 14 hommes présentaient la lèpre mutilante, et 6 femmes. Aucun de ces malades ne comptait de parents lépreux, une femme eut une fille lépreuse, le fils d'un autre était sain ; pas d'hérédité. 6 hommes, parmi les lépreux observés par notre distingué confrère, étaient atteints de la forme mixte, un seul eut son père et sa mère lépreux ; un seul eut un enfant, un fils qui resta indemne. Un seul de ces lépreux fut atteint de bonne heure, à l'âge de 5 ans. L'époque habituelle de l'apparition de la lèpre est à Hanoï entre 15 et 20 ans ; 12 lépreux tubéreux sont nés à la léproserie, et 5 provenaient d'un village contaminé. Les 6 lépreuses du même groupe ont été de bonne heure en relation avec des lépreux. Les 7 femmes atteintes de la lèpre nerveuse sont nées, à l'exception d'une, dans un village lépreux. Des 14 hommes atteints de lèpre mutilante, 9 sont nés à la léproserie, 4 individus arrivés sains à la léproserie devinrent lépreux après 2, 5, 10, 13 années de séjour.

Selon le Dr Boinet, la contamination est favorisée à Hanoï par le séjour prolongé dans la même paillotte, par l'habitude des nourrices annamites de mâcher le riz et le mettre ensuite dans la bouche des enfants, par la promiscuité, par l'usage du même tuyau et des mêmes ustensiles, par les ulcérations cutanées.

La lèpre est très connue dans la delta du Tonkin. Il y a des villages de lépreux et l'isolement est illusoire. Les lépreux circulent librement ; on les visite et l'on ne croit pas à la contagiosité. Des jeunes filles indemnes se marient avec des lépreux hideux. Le Dr Boinet s'empresse d'ajouter : cependant les cohabitations de 8 et de 10 ans n'ont pas transmis la lèpre à l'autre conjoint. Quant à l'hérédité, chose curieuse, partout les lépreux mettent un point d'honneur à nier l'existence de la lèpre dans leur famille. Nous aussi nous avons souvent constaté cela. Ceci étant, la recherche de l'hérédité devient très difficile. Néanmoins parmi les 80 lépreux observés par le Dr Boinet, une dizaine ont avoué nettement leur hérédité. 42

sont nés au village des lépreux et ont, par conséquent, de grandes chances d'avoir eu leur père ou leur mère atteinte de la lèpre.

Le Dr Boinet admet l'hérédo-contagion, mais non fatale. A ce propos, il cite l'histoire d'une famille dont le grand-père et la grand'mère étaient atteints de la lèpre, tandis que le père et les cinq enfants qui n'ont jamais quitté la léproserie sont sains. Il cite d'autres exemples de personnes restées jusqu'à 50 ans dans la léproserie sans avoir été contaminées. Il admet aussi que la lèpre peut sauter une génération. La forme systématisée nerveuse est plus souvent héréditaire à Hanoï que la tubéreuse ; elle est aussi moins contagieuse. Cette forme passe souvent inaperçue ; de manière que les lépreux qui en sont atteints restent bien plus longtemps dans leur famille et cela sans les contaminer.

Pendant les deux années que le Dr Boinet a passées en étudiant la lèpre à Hanoï, il n'a noté que deux fois les signes précurseurs de l'invasion : douleurs rhumatoïdes, sueurs, faiblesse, épistaxis, hyperesthésie, névralgies... Il ne parle pas de la fièvre qui annonce souvent l'invasion de la lèpre en Orient et dans bien d'autres pays ; pas plus que du retour du mouvement fébrile à chaque nouvelle poussée de lépromes, dans la forme tubéreuse. Les exanthèmes du début de la lèpre tubéreuse ressemblent, dit-il, parfois, à ceux de la syphilis. Deux lépreux ont présenté des placards achromiques entourés d'un cercle hyperchromique, comme dans le Morphea Alba, le vitiligo gravior. Une fois, il a vu des taches achromatiques sans encadrement plus coloré (lèpre blanche des anciens). L'hyperesthésie et la douleur à la pression ont été souvent rencontrées dans la forme maculeuse anesthésique, mais d'une manière passagère pour aboutir à l'anesthésie complète. Il constata aussi la dissociation de la sensibilité : celle à la température étant conservée, la tactile et l'algie étant abolies. Parfois, il y avait cyanose et sensation de froid intense aux extrémités ; il n'a rencontré ni l'alopécie, ni la canitie. Parfois les lépromes étaient en pendeloques, avec télangiectasie. Nous en avons vu aussi, parfois, pendre au bout du nez ou bien aux lobules de l'oreille, sous forme de boucles d'oreilles, symétriquement. Parfois les lépromes revêtaient la forme de larges placards cutanés ou sous-cutanés. Rarement, la sensibilité à la douleur était conservée, tout au moins temporellement. Les lésions oculaires à Hanoï sont absolument pareilles à celles des *lépreux ambulants* de Constantinople. Il en est de même des ulcères des membres. La durée de la lèpre tubéreuse même pouvait être de 40, 26, 20, 18 ans ; jamais les lépreux de cette forme, que j'ai observés en Orient, n'ont pu tant survivre. Le maximum de leur survie n'a pas dépassé 12 ans. Mais les formes mutilantes et principalement la tropho-nerveuse permettent d'atteindre 70 et 80 ans, en Orient. Le pemphigus est rare à Hanoï ; tandis qu'il est constant en Orient, dans la forme tropho-nerveuse. L'atrophie des muscles de la main commençait par ceux de la région thénar ; tandis qu'en Orient, ce sont ceux de la région hypothénar qui sont les premiers atteints. Quelques lépreux du Dr Boinet ressemblaient aux paralytiques de Duchenne de Boulogne (paralysie musculaire progressive).

Nous pensons de notre côté, que plusieurs des malades de ce dernier observateur n'étaient que des lépreux.

Le Dr Boinet observa, comme nous, chez certains de ses lépreux la forme sclérodactylique. La peau amincie était collée aux phalanges. Il signale aussi les maux perforants ; mais il ne dit pas si cette lésion a constitué parfois l'unique manifestation de la lèpre, d'une manière temporaire du moins, sinon définitive. Enfin il a observé, comme nous, la disparition entière ou partielle des phalanges par résorption et sans aucune élimination, sans ulcération. Il signale aussi le détachement des doigts à la suite d'un anneau fibreux constricteur (Aïnhum).

Le Dr Boinet a rencontré les bacilles spécifiques dans le sang des lépreux, puisé à la pulpe des doigts qui n'offraient aucune manifestation lépreuse, comme Flüge. Il prétend avoir cultivé le bacille de la lèpre sur l'Agar agar(?), il admet la possibilité que la bacille de Hansen subisse des modifications évolutives saprophytiques : il admet aussi les cellules géantes — dont l'existence a été contestée par bien des micrographes — pleines de bacilles. Enfin il trouva le bacille, comme Babès, dans la gaine des poils et les follicules sébacés ; et il explique leur pénétration dans l'organisme, par ces voies. La minutie qui présida à la rédaction des observations prises par le Dr Boinet permet la comparaison de la marche et des allures de la lèpre à Hanoï avec sa manière de se comporter ailleurs. Il serait à désirer que tous les léprologues signalassent avec autant de détails ce qui concerne l'apparition, et la symptomatologie de la maladie dans leurs pays réciproques. On pourrait ainsi établir par la comparaison, l'influence qu'exerce le climat, la topographie, la nourriture, etc., sur la marche, la gravité, la durée, la transmission de la lèpre dans les diverses contrées.

Selon le Dr Sauton, il y aurait deux mille lépreux dans l'Annam, au minimum; il n'y a point de léproserie.

Le D^r d'Hostalrich, médecin en chef de l'ambulance de Phanthiat, communiqua à la Société de médecine et d'hygiène tropicales de Paris (*Revue de la Société,* tome VI, n° 3, 1910) un important et consciencieux travail sur la contagiosité de la lèpre en Annam, dont nous extrayons les parties les plus essentielles.

« Nous avons été amené, dit-il, par nos lectures à tenter de nous former une opinion sur la question si discutable et si discutée de la contagiosité de la lèpre. Les consciencieux et remarquables travaux de Zambaco Pacha, — qui traitent à peu près exclusivement de la contagion de la lèpre dans les pays d'Europe — ont su nous inciter à étudier, en nous inspirant de sa scrupuleuse méthode d'observation clinique, les cas de lèpre que nous avons pu observer dans la région de Binh-Thuan et plus spécialement à Phanthiat, port important de l'Annam, qui compte une population de vingt mille indigènes et de 75 Européens. Il est certain que la lèpre existait déjà en Annam dès le XIIIe siècle. »

Selon le D^r d'Hostalrich, il y a à Phanthiat 26 lépreux avérés. Les Indigènes considèrent la lèpre comme ayant une origine sacrée et ne *redoutent nullement la contagion.* Ils n'isolent ses victimes que lorsqu'ils ont un aspect repoussant. On voit déjà que ses constatations sont en complète opposition avec celles du Dr Audian. Notre distingué confrère n'a pu trouver *un seul* exemple évident de contagion ; tandis qu'il a vu des cas certains d'hérédité. Vu l'encombrement, l'extrême saleté et la promiscuité répugnante dans lesquels vit la population des pouilleux qui compose les quartiers des pêcheurs où habitent les lépreux qui circulent librement, on est étonné qu'il n'y ait que 28 lépreux sur une population de 20 000 habitants; tandis que la peste et le choléra ont été très meurtriers en 1908. La Cochinchine est un grand foyer de lèpre et la province de Binh-Thuan est en relations directes et constantes avec elle, sans aucune mesure de prophylaxie, depuis des siècles. Or le Dr d'Hostalrich affirme, d'après ses sérieuses enquêtes que le nombre des lépreux annamites, disséminés par toute la région, n'atteint pas *quarante* sur une population de 28000 habitants. Abordant franchement la question de la contagiosité, le Dr d'Hostalrich continue ainsi : L'opinion que la lèpre est contagieuse est généralement adoptée depuis la découverte de son bacille. Or, ce bacille peut-il être, en l'état actuel de la science, considéré comme la cause efficiente unique de la lèpre ? Il est permis d'en douter. Les inoculations chez l'homme et les animaux ont constamment échoué. Le bacille manque souvent chez des lépreux incontestables. Et, bien qu'il soit toujours identique, charrié par les Européens devenus lépreux dans les colonies et rentrés en Europe, il demeure absolument inoffensif. Le rôle qu'on a attribué aux insectes dans la propagation de la lèpre, dit notre honorable confrère, semble bien illusoire. Ils abondent au Phanthiat, ainsi que toute espèce de vermine. Les indigènes de cette contrée se trouvent donc dans les meilleures conditions pour favoriser la contagion de la lèpre. Pendant *trois années consécutives de recherches minutieuses ; le Dr d'Hostalrich n'a pu découvrir un seul cas de transmission de la lèpre à des individus sains vivant depuis nombre d'années en contact intime avec des lépreux avérés.* Un enfant serait né lépreux. Mais l'auteur ne l'a pas vu lors de sa naissance ; pas plus qu'un autre qui aurait présenté les stigmates de la maladie peu après sa venue au monde. Nous avons publié dans notre livre *Les lépreux ambulants de Constantinople,* de tels faits observés par nous et reproduits même en chromo-lithographie. Notre collègue de la Société de Médecine tropicale a vu d'autre part la lèpre débuter à l'âge de 40 et même de 50 ans, comme nous-même dans certains foyers d'Orient. Enfin ce consciencieux observateur admet, comme nous, que la saleté et le régime alimentaire peuvent prédisposer à contracter la lèpre dans un foyer actif de la maladie. C'est qu'elle sévit surtout chez les pêcheurs dont l'extrême saleté prédispose à toutes les affections cutanées qui souvent précèdent l'éclosion de la lèpre, ainsi que les brusques changements de température. En tout cela nos observations concordent avec celle du Dr d'Hostalrich.

Sa conclusion est la suivante. Toutes les causes mentionnées ci-dessus ne sont qu'adjuvantes et impuissantes à faire éclore la lèpre en dehors des localités à endémicité lépreuse; ni les insectes, ni l'air expiré ne la communiquent et nous ignorons la manière dont le bacille pénètre et infecte l'économie. Il est de fait que celui-ci reste *inoffensif en Europe.* Le Dr d'Hostalrich admet notre opinion exprimée en ces termes: tandis que dans les colonies à endémicité lépreuse, sous l'influence de conditions ambiantes tout autres, les Européens peuvent, par un séjour prolongé, contracter la lèpre, ils ne la transmettent jamais à personne à leur retour dans la mère-patrie (Zambaco, *La contagion de la lèpre en l'état de la science,* chez Masson). L'auteur comprend l'hérédité de la manière suivante.

A part la réceptivité créée par un séjour prolongé dans un pays lépreux, les sujets issus de souche lépreuse offrent un terrain tout préparé à l'éclosion du bacille. Et de fait les parents lépreux transmettent à l'enfant le germe infectieux ou bien la prédisposition à le contracter et à le cultiver. On naît *léprosable* comme on naît *tuberculisable.* Ce sont là les idées de Bouchard (les parents transmettent à leurs enfants la tuberculose en expectative et non en nature), et de Landouzy (les parents peuvent transmettre le germe ou le terrain favorable).

Le Dr d'Hostalrich n'a pas vu d'exemple de transmission de la lèpre d'un époux à l'autre, même après de longues années de vie commune; tandis que la transmission à la descendance directe ou éloignée, sans être fatale, est fréquente. Dans tous les cas, notre distingué confrère est contre le mariage des lépreux, idée que nous partageons et que nous avons maintes fois soutenue. Il admet aussi que la lèpre peut sauter jusqu'à trois générations. Quant à nous, nous avons soutenu et prouvé même son atavisme surtout chez les Juifs d'Orient qui sont des descendants directs des Hébreux de l'exode. Les missionnaires qui ont consacré plusieurs années de leur vie à prodiguer des soins dévoués aux lépreux en Annam, à les panser, à cohabiter avec eux sans aucune prophylaxie, sont restés indemnes, dit notre confrère, et ils ne croient pas à la contagiosité, mais à l'hérédité de la lèpre.

Un médecin indigène, diplômé de l'École de médecine de Hanoï, a collaboré avec le Dr d'Hostalrich et lui donna aussi, à titre documentaire, l'opinion des médicastres annamites sur la lèpre. La lèpre, selon eux, est héréditaire et incurable. Elle est transmise par le vent et due au supplice divin. Toutes les théologies se ressemblent. Elle existerait en Annam depuis des siècles. Elle peut sauter un grand nombre de générations. Ils ne croient à la contagion que pour la lèpre ulcéreuse. Une cohabitation prolongée et un contact intime sont indispensables à sa transmission éventuelle, disent-ils. Aucun des médicastres n'a pu fournir un exemple de contagion. Ils ont cité au contraire des cas de lèpre familiale, héréditaire.

La seconde partie de cette consciencieuse étude sera publiée plus tard. Voici les conclusions du Dr d'Hostalrich : « Nos études nous ont amené à formuler la conclusion suivante, *celle même de Zambaco en ce qui concerne l'Europe. La contagion de la lèpre en Annam, si tant est qu'elle existe, doit se faire exceptionnellement et dans des conditions très difficiles à préciser. L'hérédité paraît pouvoir être considérée comme le facteur le plus important dans l'étiologie de la lèpre.*

Ce travail si intéressant s'appuie sur 28 observations détaillées, bien soigneusement prises, et sur des dessins exécutés habilement par Mme d'Hostalrich, qui nous éclairent sur les manifestations de la lèpre dans l'Annam. Si les confrères, en état d'observer la lèpre dans les diverses contrées de l'univers, dotaient la science de travaux aussi scrupuleux, leurs méditations et leur comparaison faciliteraient la comparaison des allures de la lèpre dans chaque pays avec ce que la maladie offre de particulier dans chaque localité. On pourrait alors se rendre compte des dissidences entre les léprologues dues à la marche non uniforme partout de la maladie. Et le lecteur pourrait alors saisir les similitudes et les différences des lépreux selon la localité. Ainsi l'épistaxis est un signe prémonitoire fréquent à Annam ; tandis qu'il est rare en Orient. Quelques déformations des doigts sont fort curieuses. Nous n'avons jamais rien vu de pareilles. Elles ressemblent à celles du rhumatisme déformant absolument.

Nous n'avons pas vu l'expression léonine hideuse parmi les dessins de Mme d'Hostalrich. Les lépromes sont discrets ; il n'y a pas de ces déformations affreuses avec lépromes en pendeloques aux oreilles, au bout du nez, et ces placards exsudatifs vastes parfois. Les déformations et les mutilations des doigts et même des pieds et des mains réduits à l'état de moignon paraissent bien plus communes qu'ailleurs ; en outre, ces mutilations évoluaient au milieu de vives douleurs ; tandis que ces lésions sont indolores en Orient, en général.

L'habitation connubiale n'a jamais contaminé l'autre conjoint, comme en Orient. L'hérédité a été fréquemment observée en Annam par le Dr Hostalrich; il n'en fut pas de même de la part des léprologues d'autres contrées, qui ont été amenés à la nier absolument, et eurent le tort de généraliser en jugeant par ce qu'ils ont vu. La sensibilité est aussi souvent conservée chez les malades de notre confrère. Le contraire a lieu ailleurs. Le Dr H... n'a jamais eu un seul cas de contagiosité. Les lépreux tubéreux vivent bien plus longtemps en Annam qu'ailleurs.

Le pemphigus précurseur est constant chez les trophonévrotiques, en Orient et il siège aux genoux; il ne l'est pas en Annam. L'hyperesthésie dans certaines régions fut fréquente chez les lépreux du Dr Hostalrich, ainsi que la résorption des phalanges sans élimination.

C'est à la suite de la communication ci-dessus mentionnée du Dr Hostalrich à la Société de Médecine et d'Hygiène tropicales que j'ai écrit la lettre suivante au Dr Wurtz, secrétaire général de cette savante société.

Extrait du procès-verbal de la séance du 14 avril 1910.

« M. Wurtz lit une lettre du Dr Zambaco Pacha qui, à propos d'une communication parue récemment dans la *Revue de Médecine et d'Hygiène tropicales* sur la question de la contagiosité de la lèpre, déclare mettre à la disposition de la société une somme de 2 000 francs pour récompenser les travaux qui paraîtront sur ce sujet. Les conditions de ce concours seront discutées par la société, selon le désir du donateur. La société adresse, par l'intermédiaire de son président, ses plus vifs remerciements à M. Zambaco Pacha dont la généreuse initiative facilitera l'étude d'une question encore en suspens. Elle nomme une commission du prix Zambaco Pacha, qui sera constituée — outre le président, le secrétaire général et le trésorier, membres de droit — de MM. Granjux, Jeanselme, Nattan-Larrier. Les conclusions de cette commission seront publiées dans la *Revue de Médecine et d'Hygiène tropicales* à la suite de la lettre du Dr Zambaco Pacha.

Le Président rappelle à cette occasion que le Dr Zambaco Pacha de Constantinople, membre honoraire de notre société, dont le nom seul évoque de nombreux et remarquables travaux sur la lèpre, est bien connu des membres de la colonie française de cette ville et du monde scientifique tout entier, et particulièrement du public français ; ce savant est en effet membre associé de notre Académie de Médecine et membre correspondant de l'Académie des Sciences ; il fut aussi jadis interne des hôpitaux de Paris et chef de clinique du professeur Piory.

Lettre du docteur Zambaco Pacha. — Le secrétaire général de la Société de Médecine et d'Hygiène tropicales a reçu la lettre suivante :

« Le Caire, ce 8 mars 1910.

« Monsieur et cher Collègue,

» Je viens de lire dans le *Bulletin de la Société de Médecine et d'Hygiène tropicales*, que, le 28 octobre dernier, M. le Dr Hostalrich a communiqué à la docte compagnie, un travail sur *la contagiosité de la lèpre en Annam*, et que notre distingué confrère est arrivé aux mêmes conclusions que moi, après trois années de consciencieuses recherches, à savoir, que la *contagiosité* de la lèpre, en Annam, *si tant est qu'elle existe, doit être exceptionnelle et difficile*. C'est absolument en ces termes que je me suis exprimé sur la contagiosité de cette maladie pour ce qui concerne Constantinople où près de *cinq cents* lépreux vivent en toute promiscuité avec leurs familles et la population.

« Quant aux autres capitales, en commençant par Paris, où *deux cents* lépreux se promènent en toute liberté, en permanence, fréquentant les cafés, les théâtres, les hôtels, le demi et le grand monde, on n'a jamais vu, depuis Alibert, un seul cas de contagiosité, pas plus qu'à Vienne, à Londres, à Rome, même à Berlin ; notre bien regretté et éminent confrère, le Dr Besnier, a constaté et souligné le fait, de sa haute compétence, bien que contagionniste par théorie.

« J'en dirai autant de notre distingué confrère le Dr Hallopeau et de tous les autres médecins de Saint-Louis, qui restent toujours ultra-contagionnistes sans avoir jamais pu observer un seul fait de contagion à Saint-Louis, où les lépreux, couchés dans les salles communes à côté de malades eczémateux, ulcéreux, etc., pendant des mois et des mois, n'ont jamais communiqué leur maladie.

« Or, tout au plus, doit-on admettre, logiquement, que la contagiosité de la lèpre est *contingente et varie selon les contrées et les localités*. Car il est indéniable que nos soldats et nos colons deviennent lépreux par leur séjour prolongé dans les foyers lépreux; mais il est aussi de notoriété publique que ces soldats et colons rentrant lépreux en France et vivant au milieu de la société et dans leurs familles n'ont jamais transmis la lèpre à qui que ce soit.

« J'ai donc pensé, en lisant le travail du Dr d'Hostalrich, que les membres de la société exerçant dans les colonies sont bien placés pour se livrer à de sérieuses études sur la *contagiosité de la lèpre* et éclairer, sinon définitivement décider la question.

« Peut-être la lèpre est-elle contagieuse dans certaines localités et non dans d'autres ?

« J'ai pensé que si la *Société de Médecine et d'Hygiène tropicales* mettait *la question* de la contagiosité au concours, des mémoires basés sur des *observations scientifiques minutieuses et consciencieuses*, prises sur les lieux mêmes, pourraient contribuer à élucider le problème si important au point de vue de la science et de la sociologie.

« Je mets donc *deux mille francs à la disposition de la Société de Médecine et d'Hygiène tropicales*, dont vous êtes, cher collègue, le secrétaire général, pour instituer un ou plusieurs prix à accorder aux mémoires qu'une commission, nommée par elle, jugera dignes d'une récompense.

« D'ailleurs, je laisse toute liberté à cette commission de régler les conditions du concours. Je pense que le mérite des travaux (basés toujours sur l'observation méticuleuse de faits) suffira, quelle que soit la conclusion (favorable ou non favorable à la contagiosité) pour avoir droit à une récompense, sans partialité, sans parti pris...

« Voilà une bien longue lettre. J'espère néanmoins que vous la lirez et la soumettrez à la société qui décidera, en toute liberté, si elle accepte ma proposition.

« Je pense qu'il faudrait accorder aux candidats un ou deux ans pour recueillir les faits qui doivent faire la base de leurs travaux : mais c'est à la société de décider.

« Veuillez me répondre, mon cher collègue et agréer l'expression de mes meilleurs sentiments.

« Zambaco. »

Conditions du concours du prix Zambaco Pacha. — La commission nommée à la suite de cette lettre a décidé que les conditions du concours seront les suivantes : Les prix Zambaco Pacha seront au nombre de trois : l'un de 1 000 francs et deux de 500 francs. Les travaux présentés devront comporter des recherches personnelles et « des observations scientifiques minutieuses et consciencieuses prises sur les lieux mêmes ». La commission des prix Zambaco Pacha a décidé en outre que les candidats auraient à traiter les questions suivantes :

I. La lèpre est-elle héréditaire ? II. La lèpre est-elle contagieuse d'homme à homme ? III. La lèpre est-elle transmissible aux animaux ?

Aux mémoires présentés devront être annexés, s'il y a lieu, les moyens de contrôle, tels que préparations microscopiques, photographies, etc. Les mémoires, écrits en français, devront être adressés, 18, rue de Grenelle, Paris, au secrétaire général de la Société de Médecine et d'Hygiène tropicales, avant le 1er avril 1912.

La commission, avant de se séparer, prie en outre le secrétaire général d'être à nouveau son interprète auprès du Dr Zambaco Pacha, pour lui transmettre les remerciements de la Société.

A la séance de décembre (même année) de la Société de Médecine et d'Hygiène tropicales, le Dr Hostalrich cita l'observation d'une femme de Sadec (Cochinchine), atteinte de lèpre nerveuse, qui, malade depuis dix ans, n'a pas contaminé son mari, avec lequel elle n'a cessé d'avoir des rapports, ni son fils qui vit avec elle. Ce fait, ajouta-t-il, vient à l'appui des observations qu'il a déjà citées et qui font penser que, dans certaines régions de l'Indo-Chine, la contagion de la lèpre est rare.

J'ajouterai que nous avons les mains pleines de tels exemples et même des cas de lèpre ouverte matrimoniale, sans que jamais l'autre conjoint fut contaminé.

Tahiti. — La lèpre est fréquente à Tahiti. Des enfants de 5 à 9 ans en sont déjà atteints en nombre. Les lépreux circulent partout librement ; il y aurait recrudescence depuis 20 ans. Certains conseillers généraux anticontagionnistes, à cause de la longue cohabitation entre conjoints lépreux et sains sans contamination, s'opposèrent à l'isolement. Cependant des Métis et des Européens en ayant été atteints, la colonie sollicite de prendre des mesures.

Iles Marquises. — En 1874 on créa une léproserie à Puamau ;

mais elle fut abandonnée à cause des dépenses qu'elle occasionnait. D'ailleurs les Marquisiens avaient protesté contre l'internement. Les lépreux ne sont pas mal vus par la population et trouvent femme facilement ; on mange avec eux en trempant les mains ulcérées dans les plats, à la mode orientale ; ils circulent librement partout. La lèpre anesthésique y serait la plus commune. La tuberculeuse serait plus fréquente chez les Européens. On dit vaguement qu'un quinzième des habitants des îles est lépreux.

Le Dr Kermorgant dit que pour s'opposer à la diffusion de la lèpre, on doit procéder à un isolement rigoureux, mais avec tact, selon les races, pour ménager les mœurs et coutumes. Dans certains endroits pour se procurer le nécessaire, les lépreux posent leurs mains ulcérées sur les denrées qu'on leur abandonne alors volontiers. Les dépenses nécessitées pour l'isolement fructueux et efficace seraient très grandes. C'est là un sérieux obstacle à la réalisation générale de ce projet. Le Dr Kermorgant craint que les animaux élevés par les lépreux et vendus aux marchés ne communiquent la lèpre aux acquéreurs. Il demande qu'on défende aux lépreux ce commerce ; et il finit par cette phrase : *c'est dans nos possessions lointaines qu'il faut combattre la lèpre si nous ne voulons pas nous réveiller un jour en face du même fléau dans la métropole* qui risque d'être contaminée par les apports successifs d'outre-mer. C'est toujours le même refrain.

La lèpre dans la Grande-Bretagne.— Le Pr Simpson a publié un article très intéressant sur les anciennes léproseries d'Écosse et d'Angleterre, dont il emprunte les détails à un travail de Thomas Stralton (Antiquarian and medico-historical notice of the Rochester and Chatham heper hospital of Saint-Bartholomew, *Edinburgh Medical and chir. Journ.*, 1841, janv. et avril 1842).

Dans le volume VII, p. 424, il donne la liste des léproseries où figurent celle de Saint-Barthélemy à Chatham, qui fut fondée en 1078, dans la cité de Rochester. En 1849, il n'en restait plus que la chapelle. Le chef était un Prieur. L'asile était entretenu par le couvent de Saint-Adrew. Sous le règne d'Élisabeth, il ne contenait que deux malades (VIe siècle). Après 1627, les revenus de l'hôpital furent pris par les gouverneurs et les patrons. En 1849, la lèpre étant éteinte depuis des années, les revenus ont servi à soigner d'autres malades. Et, comme dans l'antiquité les lépreux restaient dans leur hôpital jusqu'à leur mort, l'hôpital transformé reçoit aussi les malades pauvres incurables, conformément à l'esprit du fondateur ou bien d'autres souffrants, jusqu'à leur guérison (Gundulph, *Bishop of Rochester,* 1078).

Au XIIe siècle, il y avait à Londres, ville insignifiante alors, six léproseries.

Alexander Fiddes, d'Édimbourg, a lu à la Société médico-chirurgicale du 18 mars 1857, un mémoire sur la lèpre en Jamaïque. La lèpre, dit-il, bien que disparue depuis le moyen âge, se rencontre sur quelques natifs des îles britanniques qui n'en sont jamais sortis. De plus, selon Erasmus Wilson (in *The Lancet of,* 1856), la Morphée et l'ophiasis (Alopecia Areata), qui paraissent à la face et à d'autres parties du corps, *sont les vestiges de la lèpre.* L'auteur ajoute qu'il ne serait pas déraisonnable de supposer que la maladie éteinte spontanément aux XVIe et XVIIe siècles, pourrait récupérer son ancienne activité dans un temps futur. « La lèpre a régné aux îles britanniques comme partout en Europe, au moyen âge, en tout pareille à celle d'aujourd'hui. »

Le regretté Pr Lesser de Berlin, Président du cinquième Congrès international de Dermatologie, en 1904, adressa une lettre au Dr Georges Pernet, directeur de l'Office central de santé à Londres, demandant des informations sur la lèpre dans l'empire britannique et les moyens prophylactiques employés depuis la conférence de 1897. Une enquête fut ainsi suggérée.

Le Dr Pernet s'adressa alors à M. Wellesley Bailey, secrétaire de la mission sur la lèpre dans l'Inde et au Dr Ashburton Thomson de Sydney pour l'Australie, et à tous les médecins sanitaires de l'Empire, en commençant par ceux de la Grande-Bretagne et de l'Irlande, qui pourraient observer des lépreux. Selon les informations reçues il n'y avait en tout que 33 lépreux dont 18 hommes et 15 femmes. Ces lépreux avaient contracté leur maladie en Australie, aux Indes, en Afrique, Burma... où la lèpre est endémique. Mais G. Pernet admet qu'il y a des lépreux méconnus et il est porté à en évaluer le nombre total en Angleterre à 40 ou 50 au plus.

En Angleterre la lèpre ne figure pas parmi les maladies dont la déclaration est obligatoire. Les lépreux sont libres de circuler partout ; ils ne sont pas isolés dans les hôpitaux, mais reçus dans les salles communes. La lèpre ne figure même pas dans les statistiques mortuaires.

En Écosse et en Irlande, il n'y a pas eu de décès par la lèpre de 1897 à 1904; tandis qu'à Londres il y a eu quelques lépreux qui ont été perdus de vue ou bien qui sont morts. Il n'y en a pas eu dans la marine depuis 1897. Dans l'armée, on n'a noté au Ministère de la guerre que deux cas de lèpre, forme anesthésique, de 1896 à 1903, contractée aux Indes. Ces lépreux furent classés parmi les invalides. Le Dr H. Brown, de l'École tropicale, a observé trois cas depuis 1897 dont deux sont morts en 1900 et en 1902. L'un des malades était Norvégien et l'autre Danois.

Cependant nous sommes convaincu qu'il y a nombre de lépreux en Angleterre, à Londres même, ignorés, méconnus. En voici la preuve: lors du Congrès international de Dermatologie tenu à Londres, en 1886, le Pr X... montrait un matin des malades diversement qualifiés, parmi lesquels nous avons constaté deux lépreux; nous l'avons dit, avec discrétion et à part, à cet honorable confrère qui n'était pas porté à admettre notre diagnostic. Nous avons prié alors les Drs Besnier, Kaposi et Ehlers, présents, d'examiner ces malades. Tous trois furent de notre avis. En outre, au musée d'un hôpital... nous avons trouvé, parmi les pièces d'anatomie pathologique et dans la collection des jolies aquarelles, des mains de lépreux trophonerveux typiques, et des tableaux de lèpre maculeuse incontestable, mais autrement étiquetés.

La lèpre est certes contagieuse, dit le Dr Pernet, si elle rencontre des conditions favorables; mais il ne nous dit en quoi consistent celles-ci. L'expérience nous enseigne que, à part le cas observé en Irlande (bien connu pour avoir fait beaucoup de bruit, bien que très douteux pour nous) et celui du Dr Mac-Mahon (?), la maladie ne se propage point. Cependant, la possibilité de la chose un jour à venir ne saurait être exclue, vu l'immigration ici d'individus provenant de la Roumanie et de la Russie, dit Pernet. On se demande pourquoi le Dr Pernet ne signale pas surtout les soldats et colons rapatriés après avoir contracté la lèpre aux Indes.

Erasmius Wilson (*Lancet*, 1856, p. 226), publia un travail sur l'origine endémique et l'hérédité de la lèpre. Il ne parle pas de son atavisme, de sa survivance en Europe qui, à cette époque, n'avait pas encore attiré l'attention des léprologues, mais qui n'est plus douteuse aujourd'hui. Cette lèpre autochtone, sans nouvelle importation, existe partout en Europe.

Nous en avons vu des spécimens à Londres, lors du Congrès international de Dermatologie qui y fut tenu en 1886. Nous l'avons dit plus haut. C'est parce que on n'avait jamais pensé à la survivance de la lèpre que l'on commettait des erreurs de diagnostic. Les individus n'ayant jamais quitté Londres et n'ayant jamais été en contact avec des lépreux, ne pouvaient pas être atteints de lèpre, disait-on, lors même que la maladie fût typique.

La lèpre aux Indes. — Nous avons vu que c'est aux Indes que l'on doit placer le berceau de la lèpre et que c'est des bords de l'Indus qu'elle s'est propagée par terre à toute l'Asie et l'Égypte d'abord, puis par les Phéniciens, les premiers navigateurs, dans l'univers entier. On a soutenu que, bien plus tard, l'armée d'Alexandre le Grand, infectée aux Indes, la colporta partout sur son passage, lors du retour du conquérant en Europe, en commençant par la Macédoine, sa patrie.

Toujours est-il que les Indes ont été de tout temps horriblement ravagées par ce fléau, et que de nos jours il y a plusieurs centaines de mille d'Indous qui en sont atteints.

Mille ans avant J.-C., le vénérable Hanvalare rédigea le Susrutas Ayurvedas, en sanscrit : un livre de médecine à la page 179 duquel il traite de la véritable pathologie de la lèpre. Ce livre fut traduit en latin par le Dr Henler Erlenger, en 1844. Il y a, selon l'auteur, sept espèces de grande lèpre, 11 de petites et 18 de lèpres simples. Il y a certes une confusion inextricable de toutes les maladies cutanées ; mais on reconnaît, néanmoins, les symptômes de la vraie lèpre, tubéreuse, de la maculeuse, de la mutilante, par les lésions du nez, des oreilles, les défectuosités de la sensibilité, l'insensibilité, les exulcérations, l'infection putride, l'ozène, aphonie, incurvation des mains, qui y figurent.

Hanvalare considère comme dûment lépreuse, la progéniture des lépreux et admet sa curabilité.

La lèpre proviendrait de l'assassinat de la femme d'un Brahme. Elle se transmet d'homme à homme, par le coït, le contact, la transpiration, la vie commune, les vêtements, le lit et même les sièges sur lesquels s'est préalablement assis un lépreux.

Le gouvernement anglais s'est toujours occupé de ses sujets indiens lépreux. Mais il est juste de lui reprocher de n'avoir jamais pris les mesures nécessaires commandées par l'état lamentable, épouvantable, de ces misérables si cruellement éprouvés qui traînent, en toute liberté, leur hideux aspect dans les rues, dans les marchés, partout, pour implorer la charité en s'exhibant presque nus, rongés par les ulcères et par la vermine. Ce n'est que dans ces derniers temps que l'on a établi des asiles pour placer ces malheureux, et leur jeter quelques miettes de pain pour les empêcher de mourir de faim, en agonisant lentement devant le public. Cependant les vice-rois et leurs gouvernements ne sauraient arguer d'ignorer la situation et le contraste de leur nudité hideuse avec les splendeurs et les magnificences insolentes des Nababs exhibant leurs pierreries et leurs broderies éblouissantes, avec emphase aux yeux de tous, dont ils couvrent même leurs éléphants !

En 1862, le Royal collège de Londres, à l'instigation du gouvernement anglais, fit procéder à une vaste enquête sur la lèpre, dans le but surtout d'étudier son mode de propagation. Ce n'est qu'en 1865 qu'il a pu réunir les documents qui lui sont arrivés de partout, les étudier scrupuleusement et publier un rapport officiel dont la conclusion, nettement formulée, était que la lèpre ne se transmet pas par contagiosité.

Derechef, en 1872, les Drs Tilbury Fox et T. Farquhar se sont livrés à une nouvelle enquête officielle, chargés par un comité présidé par le prince de Galles, depuis roi d'Angleterre, le grand Édouard VII, pour étudier le redoutable problème hygiénico-social de la lèpre dans l'Empire des Indes. Cette enquête dura jusqu'à 1875 et fut reprise par van Dyk Carter qui avait étudié la lèpre surtout en Norvège.

Le comité exécutif de Londres désigna une commission composée d'hommes de valeur, qui se rendit aux Indes et y procéda à une longue et consciencieuse enquête.

La lèpre aux Indes anglaises. — *Rapport de la commission du the National Leprosy fund.* Les membres de cette commission furent les Drs Beaven Rake, Buckmaster et Kanthack, Barcley et Thompson. Ces derniers étaient du service de santé de Bengale. Pendant plus de deux ans cette commissiou n'épargna ni son temps, ni sa peine pour enquêter dans toutes les provinces, afin de s'éclairer sur l'état de la lèpre ; elle fut même aidée par les laboratoires de Simla et d'Asmora. Voici un résumé de son important rapport. La commission a étudié 2 313 lépreux dont, en chiffres ronds, 56 pour 100 étaient atteints de la forme tropho-nerveuse, 13 de la tubéreuse et 31 de la mixte ; 43 fois la maladie a débuté pendant l'adolescence ; et, — chose à retenir qui confirme ce que nous avons toujours répété dans nos diverses publications — 9,5 pour 100 de ces inscrits comme lépreux ne l'étaient point ! En effet la lèpre est peu connue, peu étudiée, même dans ses foyers les plus actifs ; et des erreurs de diagnostic, en sa faveur ou à ses détriments, sont commises très souvent, même par des médecins instruits. Nous ne nous lassons pas de le répéter. *La commission affirma que le nombre des lépreux n'a pas augmenté aux Indes dans ces 30 dernières années, et qu'elle n'était pas un grand danger pour l'Empire.*

Il ressort de cette enquête que la latitude, l'humidité, le voisinage de la mer, la température ne paraissent pas exercer une grande influence sur le développement de la lèpre qu'on rencontre indifféremment partout, quel que soit l'indice tellurique, climatérique ou hygiénique. Par contre, l'amélioration de l'état social, du paupérisme, coïncide avec la diminution de la maladie. *La contagion ne joue qu'un rôle des plus restreints dans l'étiologie de la lèpre.* Telle est l'opinion de cette commission scrutatrice, basée sur l'examen scrupuleux des faits. Tout en admettant que la lèpre est une maladie infectieuse, engendrée par un microbe spécifique, la commission ne la croit pas nécessairement contagieuse. Bien que la lèpre puisse être classée parmi les maladies contagieuses, les risques de contagion sont si petits qu'au point de vue pratique, il n'y a pas lieu d'en tenir compte. On doit tout simplement combattre les facteurs prédisposants.

Voici les arguments de la commission : Il est difficile de trouver des cas de contagion à l'abri de toute objection. La lèpre ne se propage pas d'une manière positive parmi les membres des familles ayant un lépreux chez elles. Elle se communique très rarement de l'époux lépreux à l'autre. Les agglomérations de lépreux, ou foyers, n'ont jamais contaminé les populations environnantes, bien qu'il n'y ait jamais eu des mesures restrictives. L'opinion que l'on peut gagner la lèpre par les pieds nus excoriés est erronée. Car on n'a jamais constaté le bacille, ni dans la poussière, ni dans les saletés des cabanes des lépreux. La commission a constaté très exceptionnellement que la lèpre fût communiquée aux personnes saines vivant avec les lépreux : surveillants, gardes-malades, ou bien à ceux qui, abusivement considérées comme lépreux, avaient partagé pendant de longues années, la vie des vrais lépreux. Si l'élément européen est peu enclin à contracter la maladie, c'est à cause de son bien-être et de l'observance des principes de l'hygiène. Même chez les indigènes il y a bien plus de lépreux dans les castes pauvres que dans les riches. Quant à l'hérédité, la commission s'exprima d'une manière dubitative. *Elle ne croit pas à l'hérédité de la lèpre. Cependant il y a assez d'arguments scientifiques pour reconnaître des prédispositions héréditaires chez les enfants des lépreux.* La statistique démontre que 4 à 7 pour 100 des enfants de générateur lépreux deviennent lépreux. Sur 2 915 personnes issues de 1 564 mariages de lépreux, il n'y eut que 78 lépreux en tout. Dans les mariages de lépreux, femmes et hommes, 65 pour 100 de ces ménages restent stériles. L'insalubrité, la mauvaise alimentation, la saleté, prédisposent à la lèpre, et l'aggravent une fois acquise.

La commission n'admet pas l'inoculation par les insectes, pas plus que l'influence de la nourriture, comme l'ichtyophagie. Elle a constaté la lèpre dans des castes religieuses, qui s'interdisent toute nourriture animale. Les sources d'eaux potables, où puisent des lépreux, n'offrent aucun danger, de ce fait, pour la population saine. On n'a jamais décelé dans ces eaux le bacille spécifique.

La lèpre ne peut être considérée comme une manifestation de syphilis héréditaire, ainsi qu'on l'a prétendu.

Malgré les ressemblances et les analogies de ces deux affections, des malades ont parfois en même temps les lésions de la lèpre et de la syphilis.

Elle n'admet pas l'opinion de William Tebb que la vaccination humaine peut propager la lèpre ou qu'elle l'a introduite dans des localités où elle n'existait pas avant que l'on ait pratiqué la vaccination. Les recherches bactériologiques, d'ailleurs, n'ont pas décelé dans la lymphe vaccinale le bacille de la lèpre.

Quant au traitement, la commission admet les défaillances de tous les remèdes préconisés ; hydrocotyle asiatique, colotropis gygantea (plantes indiennes), ichtyol, résorcine, chaulmoogra, etc. Seul l'arsenic est un vrai palliatif. En définitive, l'hygiène seule peut contribuer à diminuer l'extension de la lèpre et à la prévenir. Les améliorations économiques sont seules capables d'opposer une digue à l'extension de la maladie.

Sans demander la séquestration des lépreux, la commission engage le gouvernement à créer des établissements hospitaliers sous le nom *d'asiles volontaires* (voluntary Asylums), où ils seront traités conformément aux exigences de l'humanité et de la science.

Nous savions déjà par les rapports minutieux faits par des hommes de science, constituant les commissions antérieures envoyées par le gouvernement anglais aux Indes pour étudier la lèpre et se prononcer sur les questions y afférentes les plus importantes — contagiosité, mode de transmission, hérédité, etc. — quel était le nombre approximatif et l'état des lépreux aux Indes anglaises.

La dernière commission fut envoyée par le comité central présidé par le Prince de Galles. Le Gouvernement anglais accepta les conclusions de son rapport si documentaire.

Néanmoins, depuis la conférence de 1897 un *Act* fut édicté pour l'isolement, le traitement des lépreux et leur exclusion de certaines professions. Cet *Act* fut appliqué à partir du 4 février 1898, à toute l'Inde britannique, le haut Burma, le Baluchistan, le Santal, Pargana, le Pargana de Spiti, mais non aux îles Britanniques. En voici les dispositions essentielles.

Tout lépreux de n'importe quelle variété, dont le procès ulcératif a commencé, tout lépreux qui exhibe ses lésions pour obtenir une aumône et qui n'a pas les moyens d'existence sera conduit à la léproserie. L'asile sera placé sous la surveillance d'un médecin ou sous l'inspection d'une personne qualifiée. Le lépreux dont la famille prend soin peut rester chez lui. Les lépreux ne doivent vendre ni comestibles, ni habillements, ni eau, ni être employés aux établissements de bains, ni être cochers, ni conduire un véhicule quelconque ; est puni tout individu qui emploie un lépreux. L'examen par un inspecteur de lépreux est de rigueur dans ces cas.

Il ressort du long rapport du Dr Pernet qui put, grâce à sa situation officielle, obtenir des renseignements précis de tous les médecins employés par le gouvernement anglais dans les diverses contrées de l'Inde, que la lèpre règne partout à l'état endémique très actif ou bien à l'état sporadique. Toutes les fois que la chose fut possible, on établit des asiles et on isola les lépreux.

Le long et circontancié rapport de G. Pernet ne nous apprend pas, cependant, combien d'Anglais, européens, militaires, colons ou employés du gouvernement devinrent lépreux par leur séjour aux Indes. Il ne nous éclaire pas non plus, par des faits cliniques, sur la contagion et l'hérédité. Et pourtant ces questions sont essentielles.

Ainsi la lèpre sévit dans l'Inde anglaise et dans l'océan Indien, savoir : à Ajmer-Mewara, Baluchistan, Baroda, Bengal, Bombay, Berar, Coorg, Hyderabad, Indore, Kashmir, Madras, Mysore, Nepal, North-West, Frontier Province, Punjab, Ratjputana, United Provinces, Aden, Mauritius, Scychelles, Ceylan, Federated, Malaystates, Britisch North Borneo, Hong-Kong, Wei-Hai-Wei.

La lèpre dans l'Egypte actuelle. — Dans une statistique officielle du temps du Khédive Ismaïl, que cette Altesse m'a remise personnellement, il est question de toutes les affections qui ont sévi en Égypte, même du taenia solium, sans qu'un seul mot soit consacré à la lèpre ! Aussi Ismaïl Pacha niait-il que la maladie ait jamais existé dans ses États ! Cependant les Arabes désignent la lèpre sous les noms de Barra et de Djuzam, depuis la plus haute antiquité et de nos jours.

Selon le sage Atreya c'est la Kushta transportée des Indes, au XIVe ou XVe siècle avant le Christ. Nous savons qu'elle régnait dans l'Empire des Pharaons. Les médecins arabes du premier siècle : Razès Hali Abbas, Avicennes ont écrit sur la lèpre. Selon Macrizi (vol. 2, p. 405), en l'année 707, Ben-Abdelmalek a fait isoler les lépreux dans un asile qu'il fit construire au Caire ; mais il disparut peu de temps après. Deux siècles plus tard Mohamed ibnitouloum fit bâtir une autre léproserie qui eut le même sort.

Feu Godard évalua la population du Caire à 400 000 âmes ; mais, depuis son voyage les choses ont foncièrement changé. On estime actuellement que la capitale de l'Égypte avec ses environs compte près d'un million d'habitants. Le Dr Godard signala la présence de la lèpre au Caire. Il prit des informations, fit des recherches et insista, le premier, sur ce fait que les lépreux égyptiens vivent libres au milieu de la population, sans la moindre restriction, et que les Européens, établis depuis de longues années au Caire coudoyent ces lépreux ambulants, sans qu'il y ait jamais eu un exemple de contagion. Cette immunité absolue des Européens dont le nombre s'est tant multiplié depuis quelque vingt ans, l'affluence si envahissante des Anglais établis non seulement au Caire, mais partout, dans la banlieue, les autres villes et villages où de nombreux Fellahs lépreux circulent en toute licence, persiste toujours. Des domestiques lépreux même, employés dans des familles européennes, à leur insu, et parfois à leur su, n'ont contagionné personne, ni adulte, ni enfants. Une enquête que nous avons entreprise tant au Caire qu'à Alexandrie et dans quelques autres villes principales, ne nous a pas fourni un seul fait positif de contagion.

Les lépreux sont nombreux au Caire même. On en rencontre partout des mendiants ou marchands, ouvriers ou domestiques, dans toutes les périodes de la maladie lorsqu'elle est floride ou qu'elle n'a pas encore fait éclat. Les lépreux sont mêlés à la population, dans les rues et dans les marchés ; personne n'y prend garde, ne s'en soucie, ni ne les fuit.

Les confrères les mieux placés avec lesquels je suis en relation, maintes fois interrogés par nous, ont catégoriquement répondu savoir qu'il y a beaucoup de lépreux dans la ville. Ils en soignent même parmi les Cophtes et les Fellahs, sans avoir vu de contamination autour d'eux. Aucun médecin, à notre connaissance, au Caire ou dans les autres villes égyptiennes n'a vu la lèpre se transmettre à l'entourage des lépreux, pas même d'un conjoint à l'autre.

Les Drs Alphandéri et Azaria m'ont fourni des observations de leurs coreligionnaires israélites spaniotes qui vivent dans leurs familles, en relation avec tout le monde depuis des années sans avoir contagionné personne. Le Dr Mahokian m'a donné deux observations fort intéressantes ; l'une se rapporte à une circassienne atteinte de lèpre mixte avec mutilation des doigts, depuis 20 ans ; elle n'a contaminé personne ; l'autre est d'une négresse, lépreuse depuis 12 ans. Son mari, ses enfants sont indemnes ; il n'y a pas de lépreux dans son quartier, ni parmi ses connaissances. Aucun des nombreux confrères que j'ai interrogés au Caire, qui ont eu l'occasion de voir et de soigner des lépreux, n'a jamais constaté un fait de contagion. Ils n'ont toujours vu qu'un seul lépreux dans chaque famille. Pas un seul des Européens demeurant au Caire depuis plusieurs générations ne devint lépreux. Parmi les étrangers, il n'y a que quelques Grecs provenant des îles où la lèpre domine : Chypre, Crète, Simy, Rhodes... et quelques israélites. Tous ces lépreux vivent pêle-mêle avec leurs nationaux, sans que jamais leur maladie ait été communiquée. J'ai cité le cas d'un laitier du Caire, lépreux léonin aux mains ulcérées, qui trait personnellement matin et soir ses vaches conduites à domicile dans les quartiers aristocratiques du Caire, sans se laver les mains. Aucun client consommant le lait n'attrapa la lèpre. On ne le consomme, il est vrai, qu'après ébullition ; mais les vases des maisons, qu'il manie et remet en mains propres (?) aux serviteurs des familles ne doivent-ils pas se charger de bacilles lépreux ? Pas un seul de ceux-ci n'a rencontré un terrain favorable pour germer, pour pulluler et déterminer l'éclosion de la lèpre.

Depuis 1888, je suis en correspondance scientifique, bien que souvent interrompue, avec le Dr Valassopoulos, médecin en chef de l'excellent hôpital hellénique d'Alexandrie. Le Dr Valassopoulos est un confrère distingué, un ancien élève de notre regretté collègue et ami le Dr E. Besnier qui forma une légion de dignes disciples pendant son brillant enseignement d'un quart de siècle à l'hôpital Saint-Louis de Paris. Le Dr Valassopoulos ne pouvait être que de l'opinion de l'éminent maître, c'est-à-dire contagionniste. Or ses premières lettres à moi reflètent exactement les doctrines de l'hôpital Saint-Louis. Il s'y déclare avec un orgueil, bien légitime, élève du grand maître et partisan de ses doctrines. Je viens de m'adresser derechef à mon honorable confrère en lui demandant si, pendant ces dernières années, son opinion s'est modifiée, ou confirmée de plus en plus par l'observation personnelle, en dehors des théories spéculatives. Car les lépreux sont assez nombreux à Alexandrie, indigènes Fellahs ou bien étrangers provenant des îles Cyclades et des Sporades où la maladie règne toujours. Il reste bien contagionniste, mais il n'a jamais vu un seul cas de contagion. Le Dr Valassopoulos cite, pour justifier sa croyance, la tuberculose dont la contagion soupçonnée autrefois fut démontrée dans ces derniers temps, grâce à Villemin et à Koch ; puis il se base aussi sur les traditions populaires remontant à la plus haute antiquité. Le Dr Valassopoulos ne tient pas compte de la confusion faite de tout temps avec la syphilis ignorée qui passait tout son actif au compte des malheureux lépreux. « La lèpre seule ferait donc exception parmi les maladies microbiennes. Je discute un peu comme les académiciens. J'ai pourtant un peu plus d'expérience qu'eux ; parce que j'exerce dans un pays à lèpre, quoi qu'en disent mes confrères d'Égypte. La lèpre existe bel et bien ici, comme à Constantinople, comme dans tout l'Orient. Avant tout elle est très commune parmi les indigènes, les Fellahs ; j'ai eu l'occasion de la voir souvent à l'hôpital grec, dans ma consultation des externes. Parmi les colons grecs aussi, à en juger par ce que j'ai vu dans ma clientèle privée, la lèpre n'est pas rare... Le traitement des indigènes est le suivant : cautérisation au fer rouge aux poignets et au cou, saignées répétées, purgatifs. J'ai essayé les injections au sublimé, mais sans succès. Dans un voyage que j'ai fait dernièrement à l'intérieur, dans la basse Égypte, j'ai su qu'il y avait des quantités de lépreux partout. »

Le Dr Engel bey, directeur du bureau de la statistique médicale de l'Égypte, qui remplit ses fonctions avec assiduité et conscience, a constaté la présence de la lèpre, dès sa nomination à ce poste important.

D'après la première estimation du conseil de santé, m'a-t-il dit, en 1882 il y aurait eu en Égypte 1 018 lépreux. En 1889, une nouvelle énumération indiqua 1 425 cas. Plus tard on parvint au chiffre de 2 204 ; et le Dr Engel bey estime qu'il faudrait tout au moins doubler ce nombre. Mais qu'en sait-il ? Puisque les Fellahines fuient les mâles et se sauvent à l'approche des masculins, et à plus forte raison des giavours, et principalement si elles sont lépreuses. En outre, on doit tenir compte des lépreux débutants qui échappent même aux investigations médicales superficielles. Après courte réflexion, le directeur de la statistique médicale ajouta que, par analogie avec ce qui se passe ailleurs, en Portugal par exemple, il faudra rectifier les chiffres plus haut mentionnés. Peut-être y aurait-il 18000 lépreux en Égypte. Et, vu la liberté de circulation et la vie commune, il prévoit une grande propagation de la maladie ; bien que, ajoute t-il, qu'elle ne paraisse pas se transmettre entre mari et femme, pas même aux enfants. Néanmoins, il est hanté par ce qui s'est passé aux îles de Sandwich. Toujours la même légende du petit chinois lépreux qui débarqua et propagea la maladie de la manière miraculeuse que l'on sait : ce pays vierge de toute atteinte compta dans quelques années, cinquante et quelques mille lépreux ! Cependant, reprend-il, la lèpre a bien moins de tendance à se propager ici, en Égypte, qu'ailleurs, que dans les climats tempérés et froids. La haute température émousserait le contagium. J'ai fait remarquer que le Soudan, les Congos, l'Abyssinie, le Maroc, l'Équateur en sont décimés. Livingston a été frappé du nombre des lépreux chez les Battucos et les Makolodos.

De ce qu'à la première statistique on n'a inscrit que 1018 lépreux et qu'il en aurait, peut-être, actuellement, au bout d'une quinzaine d'années, 18000, il ne faudrait pas se presser de conclure à une rapide augmentation du fléau, ai-je dit. Certes les premières enquêtes ont été incomplètes ; voilà tout. La maladie mieux connue, plus attentivement recherchée est mieux dépistée. Il est d'ailleurs scientifiquement prouvé que dans la plupart des contrées la maladie abandonnée à elle-même sans aucune mesure prophylactique, sans isolement, diminue spontanément et, ce qui plus est, là même où la misère et la promiscuité feraient théoriquement craindre une désastreuse propagation. C'est là ce qui ressort de nos études et de celles de bien d'autres léprologues. Du reste les preuves en abondent dans ce travail.

Selon les pancartes du Dr Engel bey, il aurait eu en Égypte en 1890, sur 848 lépreux inscrits, 245 tubéreux, 220 trophonerveux, 332 mixtes, 34 de la variété mutilante et 17 de la forme maculeuse. Mais, on ne peut tabler sur cette énumération, prouvée si incomplète quelques années plus tard, pour conclure que la forme anesthésique est bien plus commune en Égypte qu'en Norvège, et édifier la théorie que la lèpre étant moins souvent *ouverte* qu'en Scandinavie, il y a moins à craindre les risques de la contagion, comme on l'a prétendu.

Le Dr Engel bey publia dernièrement un mémoire remarquable sur la lèpre en Égypte dans la *Bibliotheca internationalis,* volume 3, fascicule 4. Il insiste sur l'antiquité de la lèpre chez les Égyptiens du temps des Pharaons, ainsi que chez les autres peuples voisins. Il est étonné de voir, lui contagioniste, que bien qu'aucune mesure n'ait jamais été prise pour restreindre la maladie, les lépreux vivant pêle-mêle avec les habitants, leur nombre soit relativement petit.

Je dois ajouter, à mon tour, que cela est d'autant plus étonnant que la misère, la saleté la plus sordide et la promiscuité chez les Fellahs, dépasse tout ce que l'imagination la plus vive pourrait concevoir. En effet le Fellah marche nu-pieds, ne se lave pas ; il ne se nourrit que de mauvais pain, trempé dans l'eau vinaigrée, et de poisson pourri, puant ! Une seule pièce, dont les murs sont faits de boue desséchée et le fond de terre imprégnée de déjections, sert à loger toute la famille qui compte de nombreux enfants, et n'est séparée de l'infecte étable contiguë que par une basse barrière de roseaux secs. Une porte et un trou au plafond sont les seules issues pour la fumée (provenant de la combustion d'excréments desséchés des animaux, ramassés sur les routes), pour l'air et pour l'accès de la lumière. Et pourtant, dans ces conditions déplorables, la lèpre reste bornée dans le ménage à une seule victime !

Il n'y aurait, selon Engel bey, que 20 pour 100 de femmes lépreuses. Mais, de mon côté, j'insiste sur l'impossibilité d'établir une statistique concernant les *femelles*, pour me servir du terme peu gracieux en cours dans le pays occupé, pour désigner, en général, le beau sexe de l'aristocratie ou de la plèbe. En effet les femmes fuient les mâles en pays musulmans.

Le Dr Engel estime qu'il y a actuellement près de 18 000 lépreux en Égypte ! Et cela sans les avoir comptés, par évaluation de la proportion des lépreux par rapport au chiffre des populations en Crète, en Sicile, en Portugal. On conviendra que cette manière de faire pèche par la base. Car la statistique est fondée sur l'énumération chiffrée et non sur l'approximation et l'estimation d'après ce qui se passe ailleurs dans la même catégorie de malades. Sa devise est *numerandae* et *perpendendae*. En effet on n'a additionné d'une façon palpable que 2204 unités lépreuses et l'on conclut par analogie, qu'il y a en Égypte 18000 lépreux ! L'écart est bien-fort ! Si la statistique se faufile dans les analogies, elle se fourvoye et se suicide. Fondée sur le pointage, son importance s'annule, en dehors des règles de l'addition mathématique, dès que l'imagination se met à vagabonder, en dehors des chiffres.

Notre honorable confrère dit dans son travail : « si nous admettons les idées nouvelles relativement aux sécrétions pullulant de bacilles, et à la dissémination de ceux-ci par la toux, l'éternuement, la conversation, *causes constantes* de la propagation de la lèpre, notre récente enquête et mon expérience personnelle prouvent que le danger existe sur une large mesure en Égypte. »

Et *pure* il répète, maintes fois, dans son remarquable travail qu'il n'a pas vu — lui le chef officiel des enquêtes permanentes, depuis plus de 30 ans — un seul cas de contagion !

Nous pensons que la statistique n'autorise pas une conclusion basée sur des *si*, en dehors de l'objectivité des chiffres et des constatations effectives, en dehors du comptage qui est sa base d'action. Le statisticien qui s'écarterait de ces principes s'égarerait dans les hypothèses ; tandis que sa seule raison d'être consiste dans le dénombrement réel et dans l'addition des unités identiques. C'est uniquement de l'addition des faits qu'il doit tirer ses conclusions strictes, et non point en dehors des chiffres constatés par lui-même dans son champ personnel d'observation. La statistique, répétée à délais, compte les cas, compare leur totalité après chaque investigation, avec les résultats des recensements antérieurs et conclut, par ces rapprochements, s'il y a augmentation, diminution ou état stationnaire. En dehors de cette manière de faire, la statistique déroge et son utilité devient absolument nulle. En un mot la statistique prouve chiffres en main et non par des syllogismes ; ses conclusions sont inférées *a posteriori*.

Heureusement que plus bas le distingué directeur de la statistique en Égypte, de retour dans le positivisme, s'exprime de la manière suivante : « il paraît incompréhensible que les lépreux libres — exerçant tous les métiers, depuis celui de professeur jusqu'à ceux de marchands de poissons, de légumes, de cigarettes, d'eau et de lait aux places les plus fréquentées — ne propagent pas beaucoup la lèpre en Égypte. Dans ces conditions, nous devons nous rappeler le fait bien connu que, même dans la vie la plus intime, comme entre mari, femme et enfants, la transmission de la maladie est rare. »

La statistique consistant à scruter les faits, à les compter numériquement pour arriver à la démonstration, nous nous attendions à ce que, dans l'espèce, elle nous prouvât, chiffres en mains, la contagiosité et l'hérédité de la lèpre, ou bien leur absolue négation. Plus loin encore le Dr Engel bey, raisonnant en dehors de la science des chiffres qu'il cultive, du comptage pur et simple, glisse dans la comparaison élucubrative sempiternelle de la tuberculose avec la léprose pour tirer des conclusions forcées. Ainsi le directeur général de la statistique en Égypte se dépouillant de ses attributs de statisticien tombe en plein dans la théorie que la statistique est précisément appelée à combattre en présentant des chiffres. Il sort absolument de son rôle en faisant fond sur les racontars de Sandiwich, des Basutos, des Hottentots!! Ce qui console, c'est qu'il professe, comme nous, qu'un jour la civilisation et la propreté feront disparaître la lèpre. Cependant il sera bien difficile de les faire pénétrer chez les Fellahs. « Mais pour l'Égypte, ajoute le Dr Engel, nous devons admettre qu'il existe d'autres raisons qui agissent contre la propagation de la lèpre; rien ne nous explique pourquoi la lèpre s'y développe moins que dans les autres contrées occidentales, et nous sommes conduit à la conclusion que la lèpre a en Égypte moins de tendance à se propager qu'ailleurs; je crois que c'est le climat qui en est la principale cause. Il paraîtrait que dans les contrées froides, où il y a plus d'humidité et un soleil moins ardent, la lèpre se développe bien plus et qu'elle y est plus aiguë et plus variable dans ses formes. Il paraîtrait aussi que la forme nerveuse est plus fréquente en Égypte que la tubéreuse. Si nous admettons que la lèpre est bénigne en Égypte et sans tendance remarquable à se propager parmi les Égyptiens, nous avons à considérer aussi si les étrangers y courent grand danger pour la contracter. La question est d'autant plus importante que dans ces dernières années de nombreux Européens ont été infectés dans les contrées transatlantiques et que les touristes viennent continuellement et que le nombre des étrangers qui s'y fixent augmente chaque jour en Égypte. Or, je suis heureux de pouvoir affirmer qu'une enquête spéciale a prouvé que jamais aucun étranger n'a gagné la lèpre en Égypte. Les quelques Grecs lépreux qu'on rencontre ici proviennent des îles Helléniques et il est bien certain qu'ils n'ont pas contracté leur lèpre en Égypte. La lèpre est donc bien *faiblement contagieuse* en Égypte, tant pour les natifs que pour les étrangers qui ne courent aucun risque de la contracter, ce qui a lieu également en Espagne, en Portugal, en Sicile et en Grèce. »

Du moment que le directeur de la statistique entouré de son état-major, si bien qualifié pour dépister la contagiosité de la lèpre en Égypte, n'a pu découvrir un seul cas de contagiosité pendant 32 ans de recherches consciencieuses, on peut se demander quelle est la raison qui justifie son expression que la lèpre y est *faiblement contagieuse*? C'eût été plus clair et plus équitable d'exprimer la vérité dans son entier, en déclarant tout simplement et laconiquement que la *lèpre n'est nullement contagieuse en Égypte*. Mais sir bacille en aurait été offusqué et il a droit à des ménagements !

Et de ce qu'il n'a été témoin d'aucun exemple de contagion, le Dr Engel Bey conclut qu'*on doit combattre la lèpre comme le choléra et la peste*. (Et la logique se trouve ainsi frustrée de tous ses droits.) « Bien que peu contagieuse, ici, en admettant qu'elle ne puisse se propager par d'autres voies que les individus lépreux, la lèpre continuera à être endémique en Égypte, comme par le passé, si l'on n'isole pas les lépreux » ; et il propose l'établissement de colonies agricoles de lépreux.

Voici la phrase qui termine le mémoire du Dr Engel bey : « *Il est à espérer* que, quelles que soient les mesures que prendra le Sanity Board, le temps approche — comme l'écrivait il y a déja 50 ans Pruner — où la lèpre disparaîtra de l'Égypte. Ce sera lorsque les peuples d'Orient jouiront des bienfaits d'une bonne hygiène sous la protection d'un gouvernement mieux constitué. »

A la bonne heure, voilà donc un pays lépreux par excellence, un des premiers foyers reconnus par l'histoire antique, d'où émana et rayonna la lèpre dans l'univers, où de nombreux lépreux fourmillent partout en toute liberté, où la misère et la saleté, les plus grands auxiliaires de la contagion en général, règnent en puissantes maîtresses dans le bas peuple partout, et de son propre aveu, le contagionniste théoricien, placé depuis plus de 32 ans à la tête du bureau de statistique, partant dans les meilleures conditions pour savoir minutieusement ce qui se passe dans tous les recoins de la vice-royauté, n'a su découvrir un *seul cas de contagion*. A tel point que, ne pouvant pas forcer les faits qu'il énumère et additionne sur les pancartes de l'Administration qu'il dirige avec distinction et conscience, le Dr Engel, peut-être très contrarié, n'a su les faire plier aux théories admises et incarnées en décrets sensationnels par la conférence de Berlin de 1896. J'ai lieu de supposer qu'en sa qualité de bon Allemand il aurait enchanté son patriotisme s'il avait pu mettre en relief la prépondérance de la science germaine dans l'univers et applaudir à la sagacité qui a flairé la contagiosité par intuition d'autant plus admirable que la réalité serait venue par son ministère, prouver la contagiosité effective, si bien présentée et théoriquement préjugé par l'aréopage.

Bref, le Dr Engel n'a jamais vu, pendant son séjour de plus de 32 ans en Égypte, un lépreux contaminer ni un indigène, ni un étranger des diverses nationalités qui viennent en foule chercher fortune sur cette terre promise, pas plus qu'un Anglais, colon, fonctionnaire ou fouilleur d'antiquités, qui pullulent partout depuis Alexandrie jusqu'à Kartoum et les extrêmes limites du Soudan ; et cela bien que tout ce monde soit en relations continuelles avec la population si éprouvée par la lèpre.

La conclusion du directeur de la statistique pharaonienne est nette, catégorique, imposante. Tous les médecins exerçant en Égypte, que j'ai interrogés (Fouquet, Sandwich, Milton, Comanos Pacha, Pistis, Alphandéri, Adamidi, Azaria... et plusieurs confrères indigènes, exerçant, soit dans la capitale, soit dans les autres villes), expriment la même conviction. Et qu'on veuille bien remarquer qu'il ne s'agit pas ici de l'Europe centrale, mais de l'Égypte, berceau de la lèpre, qui réunit les meilleures conditions pour la propagation de la maladie qui sévit dans toute l'Afrique aussi bien dans le Congo, en Éthiopie, dans le Soudan qu'en Abyssinie, même chez les Bédouins, comme il nous a été donné de le constater dans nos pérégrinations scientifiques. Aussi le populo, pas plus que la bourgeoisie ou l'aristocratie, personne ne s'inquiète guère du voisinage et du contact des lépreux, partout librement admis.

La ville d'Alexandrie, port de mer très actif, ne manque pas de lépreux indigènes ou grecs provenant de Chypre, de Crète et d'autres îles de l'Archipel. Mêlés à la population, ils y exercent divers métiers. Aucun Alexandrin n'a contracté la lèpre. Qu'on admette, si l'on veut, qu'il est difficile et même impossible de savoir ce qui se passe chez les Fellahs; mais les Européens sont très nombreux à Alexandrie, et, si quelqu'un parmi eux devenait lépreux, le fait ne saurait passer inaperçu ; au contraire il aurait fait grand bruit, tapage et impression. Or, un tel cas ne s'est jamais présenté. Le Dr Valassopoulos, ancien élève de l'école Saint-Louis de Paris, médecin en chef de l'hôpital hellénique d'Alexandrie, est contagionniste ardent, imbu des théories en cours; mais il n'a jamais pu citer un seul fait à l'appui de son opinion et il reçoit les lépreux dans ses salles communes.

J'ai été, personnellement, à Tantah, ville importante située à mi-chemin d'Alexandrie au Caire. Le Dr Brossard, médecin de l'hôpital français du Caire, a bien voulu m'accompagner et m'aider dans mes recherches. Nous y avons trouvé de nombreux lépreux indigènes que des confrères égyptiens établis depuis longtemps dans cette ville avaient eu l'amabilité de rassembler et d'étudier même, pour nous les montrer. Nous n'avons pu découvrir un seul fait de contagion. De nombreuses familles n'ont eu qu'un seul lépreux. Cependant, la misère, la saleté la plus sordide et la promiscuité la plus révoltante se rencontrent partout. Dans tous ces ménages, il n'y a qu'un seul lépreux qui n'a jamais contagionné personne, pas même son conjoint. Ainsi, pas un habitant d'Égypte, indigène ou étranger, ne s'est trouvé en état d'opportunité morbide, de réceptivité, pour contracter la lèpre!

Or, il y a des arcanes dans le mode de la propagation de la lèpre que la bactériologie même n'a su pénétrer. Nous devons noter aussi — en réponse à des théories débitées avec assurance et, qu'on nous passe le mot, *ipso facto* gobées par ceux (ils sont légion) qui n'ont jamais pris contact avec les lépreux — que les fellahs n'ont jamais fait connaissance avec la chaussure, pas même avec les babouches; ils ont de tout temps marché nu-pieds, comme on le voit sur les peintures et les bas-reliefs datant des Pharaons, ce qui exposerait à contracter facilement la lèpre, surtout par les pieds et les jambes, très accessibles aux microbes spécifiques, d'après les orateurs de la Conférence de Berlin.

Or, le bacille n'est pas agressif en Égypte. Au contraire, il est inoffensif et proteste de son innocence contre le non-sens de la léprophobie.

A mesure que les études sérieuses sur les lépreux se poursuivent, les faits s'accumulent de plus en plus pour prouver que la Conférence de Berlin a exagéré, que son imagination s'est exaltée outre mesure en proclamant l'excessive contagiosité de la lèpre, *toujours et partout, même dans l'Europe centrale, à l'égal de la variole et de la peste,* et en décrétant la déclaration obligatoire par les médecins — sous peine d'amende et de prison — et la séquestration des lépreux, mesures *illico* admises et appliquées par le Gouvernement allemand et quelques autres. On prononça ainsi cruelle condamnation sur l'infortuné bacille qui n'a pu plaider *non coupable,* et démontrer le mal fondé de l'accusation. Car on ferma la bouche à tous les anticontagionnistes présents.

Depuis cette Conférence de Berlin, c'est-à-dire depuis 1896, si impérative, si tyrannique, on s'est mis partout à chercher, avec des yeux d'argus, les faits prouvant la contagion, et ils fuient toujours comme une ombre devant le flambeau de l'observation. Le Congrès de Dermatologie tenu à Berlin en septembre 1904 n'a pas fourni non plus des faisceaux d'observations persuasives, que dis-jes pas une seule en faveur de la contagion tant affirmée. Espérons que dans la patrie du grand philosophe qui a nom Goëthe son sage précepte : *l'expérience corrige l'homme tous les jours,* saura prévaloir à la fin.

Au second Congrès de Dermatologie, le Dr Engel Bey fit une nouvelle communication sur la lèpre en Égypte; il répète ce qu'il avait déjà dit en 1896, avec quelques légères variantes que nous allons signaler. Et d'abord, il n'aborde point les trois questions qui dominent l'étude de la lèpre; il ne les effleure même pas : la contagion, l'hérédité et le traitement. Pour la contagion, après s'être déclaré son ardent partisan, il ne fournit aucune preuve à l'appui. Il n'a jamais cherché à débrouiller cliniquement ces troublantes questions, en étudiant sur place, dans un milieu si riche de faits, la filiation du *contagium* qu'il admet comme un dogme, tandis que cette profession de foi théorique se trouve annulée par cette déclaration souvent répétée dans son mémoire, *qu'aucun étranger, colon, touriste ou fixé depuis des années en Égypte, foyer actif de lèpre, n'a contracté la maladie.* Il rassure ainsi tous les éléments exogènes fixés en Égypte et les nombreux visiteurs qui s'y abattent chaque hiver en semant sur leur chemin un million environ de cavaliers de Saint-Georges; cependant, pour fonder la doctrine de la contagion sur des bases inébranlables, il faudra cueillir et étudier scrupuleusement des faits, ce qui, certes, est plus difficile et pénible que de palabrer sur des théories puisées dans le domaine des impondérables. J'avoue, cependant, que cette manière de faire est presque impossible en Égypte où les fellahs, presque les seules victimes de la lèpre, sont dispersés dans les villages éloignés du centre, des villes, ou bien habitants des quartiers spéciaux immondes, inabordables par leur infection et insondables, vu les mœurs islamiques qui cachottent l'élément féminin et évitent de mille manières toute enquête.

L'hérédité ne saurait être débrouillée non plus qu'en suivant les malades, en insistant sur les commémoratifs, en fouillant dans les ascendances et les progénitures, revenant maintes fois sur les mêmes questions avec l'habileté d'un juge d'instruction qui cherche, comme on dit, à coller le suspect, en le mettant en contradiction avec lui-même, par les subterfuges du métier. Et que de temps faut-il perdre pour arriver à des résultats plausibles! On ne saurait se le figurer. C'est ainsi que les léprologues patients parvinrent à faire avouer à la fin d'une longue et habile instruction que la lèpre est héréditaire dans la famille de tel patient qui niait, peu avant, *mordicus*, toute tare familiale qui déconsidérait toute sa parenté. Certes, le Dr Engel Bey n'a pu, vu ses occupations absorbantes, sacrifier ses moments précieux à de telles inquisitions. Pour ce faire, ainsi que pour juger la valeur des traitements prônés par leurs inventeurs, et qui ne réussissent qu'entre leurs mains, il faudrait avoir un asile qui mît à la disposition autoritaire du médecin-directeur tous les séquestrés qui subissent la volonté imposée par sa situation; sans cela, on perd les malades de vue et toute tentative s'annule. Ils échappent à tout contrôle et rendent tous les efforts impuissants. Le Dr Engel Bey postule pour un tel asile. Il est à souhaiter qu'il réussisse pour rendre service à l'humanité et à la science.

A Constantinople, je me suis pris tout autrement pour étudier la lèpre et les questions y afférentes. Il y a d'abord la léproserie de Scutari où des lépreux sont séquestrés et malléables. Pour les ambulants, au nombre de plus de 400, je les recevais chez moi, les suivais et les traitais pendant des années, grâce à un moyen souverain : un jour consacré par semaine je donnais des consultations à ces malheureux qui affluaient de tous côtés. Je leur livrais des médicaments et, de plus, j'accordais à chacun de ces misérables une petite indemnité pécuniaire qui les attirait et me mettait en état de parfaire mes observations.

Je suis convaincu que ce n'est pas dans une seule rencontre fortuite que l'on peut, en photographiant les lépreux et en leur posant quelques questions sommaires, qu'on saurait élucider les mystères de l'hérédité, de la contagion et l'influence des méthodes qualifiées *curatives*.

Or, Engel Bey n'a pu étudier à fond aucun lépreux et le suivre avec assiduité pendant le temps voulu, deux conditions qui décernent l'autorisation de conclure.

Depuis près de 20 ans, je viens passer l'hiver au Caire.

J'y ai vu beaucoup de lépreux, soit dans la capitale, soit dans quelques villes principales : Alexandrie, Tantah, Port-Saïd, et dans plusieurs villages. Ils se promènent partout librement et se livrent à tous les métiers, même à ceux de vendeurs de comestibles et de laitiers (nous l'avons dit), trayant leurs vaches conduites, deux fois par jour, devant les portes des clients, souvent avec leurs mains couvertes de lépromes! Mais je n'ai pu étudier, ignorant l'arabe, un seul de ces malheureux, de manière à approfondir en Égypte les questions en litige ; et je ne puis prétendre savoir comment elle se comporte dans cette contrée. Mais j'admets le fait constaté par mon honorable confrère le Dr Engel Bey, que, à part les indigènes et quelqnes étrangers provenant des îles de l'Archipel grec, où la lèpre est endémique, aucun habitant du Caire ne fut atteint de lèpre, malgré l'aprophylaxie absolue. Or, les étrangers visitant l'Égypte et ceux qui s'y fixent ne courent le moindre risque de gagner la lèpre. Néanmoins, en dernier lieu, nous sommes d'accord avec le Dr Engel Bey en applaudissant à ses louables efforts pour obtenir la création d'une colonie lépreuse agricole où l'on placerait tous les lépreux d'Égypte, en séparant les sexes pour empêcher la procréation, en leur fournissant les moyens d'existence, en les occupant autant que leur état le permet et en épargnant au monde l'horrible spectacle de rencontrer, dans les rues de la belle capitale égyptienne bondée d'étrangers, de ces misérables mutilés, ulcérés, sordides, loqueteux, pouilleux, circulant librement dans les quartiers arabes et même dans les belles allées, offrant parfois des marchandises et des denrées alimentaires aux promeneurs.

Selon le Dr Engel bey, le foyer le plus actif se trouve à Damiette. En consultant les pancartes et les tableaux de ses statistiques, nous avons vu y figurer des cultivateurs, des chehs, des marchands ambulants, des pâtissiers, des portiers, des sakas ou porteurs d'eau, des fabricants de cigarettes, des laitiers.

Le Dr Engel bey n'a vu qu'une seule fois un enfant lépreux âgé de 8 ans et un Fellah de 81 ans. En général, la lèpre sévirait en Égypte entre 15 et 50 ans.

Des confrères égyptiens et anglais qui ont visité plusieurs localités du Soudan anglo-égyptien, et que j'ai connus au Caire, m'ont affirmé y avoir rencontré plusieurs lépreux dont les uns avaient les mains mutilées par la chute de plusieurs doigts, d'autres avaient les griffes de la forme tropho-nerveuse, et même des figures hideuses de la forme léonine.

Bien que Mahomet ait dîné avec des lépreux pour donner à ses adeptes l'exemple de la tolérance et de la compassion envers ces malheureux, on lui prête d'autre part cette phrase: fuyez les lépreux comme vous fuyez le lion. Cependant actuellement les peuples de l'Afrique centrale, Berbères, Éthiopiens ou Bédouins ne craignent, ni n'évitent les lépreux, qui nombreux vivent partout librement, assistés par les populations sans être molestés.

Feu le prince Halim, fils du grand Mehmed Ali — dont je fus le médecin pendant plus de 27 ans qu'il a passés à Constantinople, lorsque le khédive Ismaïl l'expulsa d'Égypte après avoir confisqué tous ses biens — m'a affirmé avoir vu dans ses voyages dans le Soudan, beaucoup de lépreux dont plusieurs ne conservaient que quelques doigts. Il en a rencontré dont les phalanges seules éliminées laissaient ces appendices sans charpente, mous, comme des doigts de gants qu'on aurait bourrés de coton. D'autres avaient des figures léonines, hideuses. A part quelques brèves mentions dans les narrations de quelques voyageurs, nous sommes privés de tout détail sur la lèpre dans le Soudan anglo-égyptien et dans les petits sultanats sauvages qui l'avoisinent. Néanmoins il est certain que la maladie y fait des ravages. Le gouverneur de Khartoum vient de lancer un appel à la charité publique pour venir en aide à l'asile de lépreux dont il a commencé la construction (janvier 1913); il pourra contenir 60 lépreux, ce sera bien insuffisant; mais c'est un bon commencement. La lèpre règne dans toute l'Afrique anglaise. Elle y est souvent confondue avec la syphilose, la scrofulose et diverses autres maladies cutanées. Elle sévit cruellement dans toute l'Afrique du Sud: the Gold Coast, Lagos, Sierra Leone, Nigéria, Southern Nigeria, British Central-Africa, British East et Enganda, Sainte-Helena; mais les détails nous font défaut.

Possessions anglaises; la lèpre en Chypre. — L'île de Chypre fut une des plus anciennes et importantes colonies phéniciennes. La lèpre y a toujours sévi dès la plus haute antiquité et elle continue à faire de nombreuses victimes depuis cette époque bien lointaine. L'île de Chypre, Cyprium, fut peuplée, selon quelques historiographes, directement par les Khititte et les

Amathites, deux rameaux de la race chananéenne, ancêtres des Phéniciens. Ainsi l'île est d'origine sémitique. Piéridés découvrit plusieurs inscriptions qui ont les plus grandes analogies avec celles des monuments mégalithiques du Morbihan que nous avons attribués aux Phéniciens : V, S, S, S, O (*Transactions of the Society of Biblical Archaeology*, vol. IV, 1876). J'ai rencontré aussi au Musée de Constantinople une inscription phénicienne analogue : C, P, C, †. Paul Schroeder la publia en 1877.

Après les Phéniciens, ce sont les Ioniens qui s'établirent à Chypre, comme ils leur ont partout succédé. Et la population, tout en conservant la même maladie, l'a vue changer son nom de Morbus Phenicicus ou maladie phénicienne, contre celui d'*elephantiasis Græcorum*. Il paraît que dans ces temps antiques on compta 9 petits royaumes sur l'île, dont le plus célèbre fut celui de Salamine.

Plus tard, soumise aux Perses, à Alexandre, disputée par les rois d'Égypte et de Syrie, Chypre fut enfin réunie à l'empire romain vers l'an 58 avant J.-Ch. Attaquée par les Arabes, reprise par les Grecs de Constantinople, elle forma un royaume indépendant sous Isaac Comnène en 1182. Richard Cœur-de-Lion s'en empara en 1191 et la vendit à Guy de Lusignan. Le royaume de cette île fut possédé par les Princes de cette famille jusqu'en 1489. Les Vénitiens la gardèrent jusqu'en 1571, lorsque les Turcs s'en emparèrent. Mehmed Ali a possédé Chypre de 1832 à 1840. Actuellement, ses destinées sont entre les mains des Anglais.

Si l'on ignore d'une manière précise à quelle époque la lèpre fit son apparition à Chypre, on admet néanmoins qu'elle y existe de temps immémorial. Quant à nous, nous faisons remonter son origine jusqu'aux Phéniciens dont Chypre fut une des premières et des plus importantes colonies. Ils y ont introduit leur mal national, le Morbus Phenicicus, c'est-à-dire la lèpre.

Le Dr Mantovani a pratiqué la médecine pendant plusieurs années à l'île de Chypre, avant le governorat anglais. Il évalue la population à 180 000 habitants et les lépreux avoués à 40. Mais il s'empresse d'ajouter que plusieurs autres vivent dispersés à l'insu du peuple, au nombre total de 400 peut-être; car celui-ci très contagionniste n'accepte pas qu'un lépreux avéré, hideux, estropié vive dans son sein. Aussi des cabanes plus ou moins nombreuses, bâties sur une petite montagne près de Nicosia, abritaient ces pauvres malheureux nourris d'aumônes et dans un état lamentable. Bien avant, ils vivaient par groupes de 4 ou de 6 près de leur propre village. Les parents leurs apportaient quelques aliments.

Mantovani connut les lépreux de Norvège, prétend que les mutilations, les destructions des organes et la marche de la lèpre en Chypre sont incomparablement moins graves et moins rapides, grâce à l'excellent climat de l'île. Il a remarqué que les lépreux paraissent bien plus âgés qu'ils ne le sont. De jeunes individus des deux sexes n'ayant que 20 à 28 ans semblent en avoir 50 et plus. En bon observateur, l'auteur parle de l'invasion de la lèpre tubéreuse surtout avec symptômes généraux, se répétant à chaque poussée, des arrêts de la maladie et de sa nouvelle recrudescence, après un calme relatif d'un délai plus ou moins long. Il relate dans son travail plusieurs observations des formes tubéreuse, mutilante et anesthésique et divers traitements qu'il a employés sans succès.

Nous avons été nous-même à l'île de Chypre et pendant plusieurs jours, aidé du directeur officiel de santé, feu le Dr Heidenstam, nous nous sommes livré à une minutieuse enquête dont les résultats ont été déjà consignés dans notre livre *Voyages chez les lépreux*, édité chez Masson, à Paris, en 1892.

Dans la léproserie, bien située, très bien organisée, les lépreux obtiennent les meilleurs soins; ils sont bien nourris, proprement entretenus et très humainement traités. Les sexes sont séparés. J'y ai compté 30 pensionnaires. Mais selon le Dr G. Pernet, directeur général de l'office central de santé à Londres, en mars 1903 il y avait 106 lépreux. Cependant, depuis que l'île se trouve gouvernée par les Anglais, c'est-à-dire depuis 30 ans, l'isolement des lépreux est effectué d'une manière sévère et dès le début du mal que les médecins recherchent et constatent avec précision. La lèpre donc aurait augmenté, malgré toutes les mesures prises de séquestrer les lépreux et de mettre la population à l'abri de tout contact avec eux, selon le Dr G. Pernet.

Faut-il ajouter que durant toute l'occupation turque, ces malheureux erraient dans les haillons, mourant de faim, pourrissant dans la plus abjecte saleté, mendiant pour vivre, entrant volontairement dans un asile infect et ignoble comme ils le sont tous en Orient?

Voici un épisode qui mérite d'être rapporté. Un Pacha gouverneur de Chypre, dont la tradition ne conserva pas le nom, désagréablement impressionné par la vue des lépreux hideux, donna l'ordre de les rassembler et de les détruire à coups de canon pour débarrasser l'île de ces non-valeurs et pour couper aussi court à leurs souffrances. Heureusement qu'une consulesse au cœur noble et compatissant obtint leur grâce en promettant de les éloigner des regards si esthétiques du Patar, et de les entretenir par ses soins.

Est-ce que les résultats de l'œuvre de la léproserie organisée par les Anglais d'une manière vraiment parfaite n'ont pas répondu à l'entente générale, à la diminution de la maladie ? A l'asile si convenable ceux qui sont valides s'occupent de petits travaux qui leur procurent des *boni*. On combat ainsi l'oisiveté si funeste qui oblige toujours ces déshérités de la création de penser à leur malheureux sort.

Il y a à Chypre des pénalités pour ceux qui négligent d'informer qui de droit que telle personne est atteinte de lèpre. Néanmoins, pour prévenir tout abus, toute séquestration arbitraire, deux médecins doivent certifier qu'il s'agit bien de lèpre, dont l'un est le médecin en chef de l'office de santé de l'île. Ce règlement a été promulgué en 1891. La non-déclaration fait encourir une amende de 5 livres anglaises.

La léproserie actuelle fut installée dans une ferme assez étendue et située à une demi-heure environ de la ville de Nicosia. Tout lépreux ayant les moyens peut se faire construire une maisonnette dans l'enceinte de cette léproserie.

Si un lépreux quitte la léproserie sans l'autorisation du médecin en chef, il est condamné à un emprisonnement qui ne dépasse pas la durée de 5 mois.

Depuis que les Anglais se sont installés à l'île de Chypre la lèpre diminue, dit-on, bien que le Dr Pernet affirme le contraire. Si elle diminua réellement c'est que le peuple excessivement sale profita du contact des Anglais pour améliorer ses conditions hygiéniques individuelles ; de plus il est moins miséreux qu'autrefois ; enfin les lépreux, placés d'office dans l'asile, sont ainsi isolés et ne peuvent se marier et perpétuer ainsi la souche morbide. Les contagionnistes sont portés à attribuer à l'isolement tout simplement cette diminution effective du nombre des lépreux à Chypre.

Le Dr Heidenstam, chef de l'office médical à Chypre, fit en

1893 au haut commissaire, un rapport sur la lèpre à Chypre et sur la léproserie, dont nous donnons ici un extrait succinct. Et d'abord il insiste sur ce que nous avons constaté nous-même de *visu*, que la léproserie, qui est installée dans une ancienne ferme, est très bien organisée, que les pensionnaires y trouvent tous les soins que l'humanité et la science imposent à l'état actuel, que les sexes sont séparés avec rigueur pour empêcher tout incident, et qu'en un mot les lépreux très satisfaits sont reconnaissants pour l'existence qu'ils mènent. Aussi leur vie se prolonge-t-elle et leur état s'améliore, grâce aux soins et à la propreté.

A la fin de l'année 1884 il y avait à l'asile 48 lépreux, dont 17 femmes et 31 hommes ; plus 2 enfants non lépreux dont les parents étaient pensionnaires de l'établissement. La maladie débute en général entre 15 et 40 ans. Les Drs Heidenstam et Stephen n'ont pas vu de jeune enfant lépreux. La maladie a ralenti sa marche depuis que l'asile si bien organisé a amélioré l'existence des lépreux. Les arrêts de la maladie sont ainsi plus fréquents et leur vie se prolonge. J'ai vu moi-même en 1888 une lépreuse âgée de 90 ans et dans un excellent état général, bien que profondément mutilée : elle n'avait ni mains, ni pieds, mais 4 moignons difformes. Une lépreuse Katina a vécu 50 ans à la léproserie, elle fut atteinte à 20 ans. Divorcée par son mari après une vie conjugale de 18 ans, celui-ci resta indemne, se remaria et eut des enfants sains. D'autres pensionnaires sont ici depuis 20 et 18 ans. La lèpre est presque limitée aux chrétiens. Je n'ai trouvé moi-même qu'un seul lépreux musulman.

Feu Saïd Pacha, le Kurde, ex-ministre des affaires étrangères de l'Empire Ottoman, fut pendant plusieurs années gouverneur de l'île de Chypre. Il m'a dit que, outre les musulmans et les chrétiens, il y avait une classe que l'on appelait Kirmizi Kouchaklis, parce qu'ils portaient toujours une ceinture rouge ; ils étaient musulmans en apparence et chrétiens en cachette et bien plus sujets à la lèpre que les vrais Turcs. Ici ce sont les agriculteurs qui fournissent le plus grand nombre de lépreux ; ils sont natifs des régions les plus froides.

Le Dr Heidenstam n'a vu aucune connexité entre la malaria et la lèpre. Quant à la nourriture, dit-il, il a vu qu'elle influence sérieusement la marche de la maladie.

Ainsi, lorsque les récoltes sont mauvaises et que le peuple

est dans la misère, le nombre des lépreux augmente et l'état de ceux qui étaient déjà atteints s'aggrave. Bref, la mauvaise nourriture, la saleté, le froid et l'humidité exercent une influence néfaste sur la maladie.

Le chef de l'office médical admet l'hérédité et la contagion bien restreinte. Voici l'histoire d'une lépreuse, que j'ai vue et interrogée moi-même : A seize ans passés, Epistomie, issue de parents lépreux et déjà lépreuse elle-même, épousa dans son village Agathon, dont elle eut un fils qui devint plus tard lépreux. Son mari l'abandonna et elle entra à la léproserie. Deux ans après elle devint enceinte par le fait d'un inconnu. Et craignant d'être réprimandée, elle s'échappa de la léproserie, fit ses couches dehors et abandonna son enfant, une fille, en l'accrochant à la porte d'une église. L'enfant abandonnée fut adoptée par une famille demeurant dans un village où il n'y a pas de lèpre, et saine elle-même. Elle en prenait soin dans les meilleures conditions. A dix ans l'enfant commença à avoir les précurseurs de la lèpre qui s'affirma de plus en plus et nécessita son placement à la léproserie. A son entrée un vrai drame eut lieu : La jeune fille, interrogée sur les péripéties de sa vie, raconta son aventure d'enfant abandonnée à l'église de tel village et son adoption, lorsqu'une lépreuse, Epistomie, se précipita sur elle et l'embrassa tendrement en répétant *je suis ta mère*. Voilà donc un fait qui prouve indubitablement l'hérédité de la lèpre. Les adversaires de l'hérédité ont partout promulgué que les enfants des lépreux séparés de leurs parents et portés loin des foyers lépreux ne deviennent pas lépreux, parce que la maladie ne peut se transmettre que par la contagion. Le fait que nous venons d'exposer donne le plus formel démenti aux détracteurs de l'hérédité. C'est une expérience spontanée qui satisfait à tous leurs desiderata. D'ailleurs Falcao de Lisbonne et Magalhaës du Brésil ont publié des faits identiques.

Le Dr Heidenstam admet la contagion et cite un fait à l'appui. Charalambo Kiro qui n'avait pas d'héritage lépreux, entré à 16 ans comme domestique auprès de deux moines lépreux du monastère Troaditina, présenta les signes de la lèpre à 20 ans. Il se sauva alors à Castiloriso où il se maria; il eut 5 enfants dont on ignore le sort. La maladie s'aggravant, il entra à la léproserie (Cependant dans une localité où la lèpre est endémique une telle observation n'est pas décisive). Le

Dr Heidenstam ajoute avoir vu beaucoup de descendants directs de lépreux rester indemnes et d'autre part nombre d'autres qui ont vécu pendant des années avec des lépreux, même maritalement, sans contracter la maladie.

Ce qui est consolant, c'est que la lèpre diminue de plus en plus en Chypre. On peut donc espérer qu'elle finira par disparaître grâce à l'amélioration de l'état social du peuple et à l'isolement que moi j'interprète autrement que mon honorable confrère. L'isolement empêche le mariage des lépreux et consécutivement la procréation de candidats à la lèpre, tout au moins par la transmission de l'aptitude, de la réceptivité à contracter la lèpre, dans un foyer actif de la maladie.

La lèpre à Malte. — Située entre la Sicile et l'Afrique, mais trois fois plus loin de la Barbarie, l'île de Malte a 26 lieues de tour, environ. En son milieu qu'on appelle la cité, une petite vallée se change en ruisseau qui se déverse dans la mer du côté de la Sicile. Il y a deux entrées, celle de gauche s'appelle Mars-Musset, l'autre fait trois petites pointes qui forment des rades, sur chacune desquelles il y a un fort : Le Bourg, château d'Ange, le fort Saint-Michel et le fort Saint-Elme. Les Vénitiens établirent au port de Galères une chaîne qui le fermait, longue de 170 pas, dont chaque anneau coûta dix ducats d'or.

On sait que les indigènes d'origine arabe parlent toujours dans leurs familles un langage corrompu des Sarrasins dont ils conservent le type ; mais en outre l'italien est connu par le peuple et constitue même la langue des actes officiels. L'île de Malte a toujours été éprouvée par la lèpre, *mal Arabe*. Les croisés ont aussi apporté un fort contingent mêlé de la vérole dont ils souffraient. La lèpre était si commune du temps des croisés que l'on y constitua l'*ordre de Malte* célèbre autant par ses faits d'armes contre les infidèles, que fameux pour ses nombreux lépreux. On sait que plus tard cet ordre se consacrait aux soins des lépreux, dont un grand nombre se trouvait dans son sein même.

En 1565, le Sultan Soliman envoya une flotte sous les ordres de Moustapha et Piali Pacha, faire la conquête de l'île. Et le 19 mai 20 000 hommes y débarquèrent. En deux jours la guerre battait son plein, et finit par la reddition.

Quelques lépreux Maltais ont toujours existé en Algérie et à Tunis. Pour mon compte j'ai eu à en soigner trois à Constantinople. Le Dr Brault, professeur à l'école de Médecine d'Alger, insiste sur les lépreux Maltais immigrés à Alger et en reproduit même en gravure dans son travail *les lépreux en Algérie* publié dans *Archiv für Schiffs und tropen-Hygiene*, Band XII, 1908.

Selon les Drs Nicolle et Bastide, il y a à Tunis 14 Maltais lépreux. La preuve que la lèpre règne toujours à Malte, c'est une ordonnance du colonial office qui nomma cinq médecins pour poser le diagnostic, le cas échéant, et pour placer les lépreux dans un asile où ils seront détenus pendant toute la durée de la maladie. Il y a même des pénalités contre ceux qui cachent la maladie, ou qui aideraient à la fuite d'un lépreux de l'asile. Si un lépreux veut quitter l'île, il est libre de s'en aller. La déclaration de tout lépreux est obligatoire de la part des médecins, dans les 24 heures, et de la part des non-médecins qui occupent un lépreux, dans l'espace d'un mois à partir de la promulgation de la loi. Les contrevenants sont poursuivis. Ce règlement date de 1895.

Selon le Dr G. Pernet, qui s'adressa directement au médecin officiel, il n'y aurait qu'un seul lépreux à Gibraltar, datant de 1890(?) C'était un Maltais qui fut en Espagne, en France, au Nord de l'Afrique. On a attribué à son séjour à la dernière contrée sa contamination. On ignorait donc qu'il y a plusieurs lépreux à Malte et que la maladie y est endémique.

Le Dr Remlinger, ancien directeur de l'Institut Pasteur de Constantinople, publia un intéressant mémoire sur la lèpre à Tunis où il a exercé pendant plusieurs années. Tous les malades dont il relate les observations sont des émigrés Maltais.

Pour en finir avec l'Afrique, nous allons nous occuper des Congos, de l'Abyssinie, de Tunis, du Maroc et de la Tripolitaine, bien que nos connaissances sur la lèpre dans ces contrées soient bien bornées.

La lèpre aux Congos. — La lèpre est très commune dans tous les Congos, savoir, dans l'État du Congo, appartenant à la Belgique, au Congo français, au Congo portugais et à la partie concédée dernièrement par la France à l'Allemagne.

On a soutenu que ce sont les esclaves de cette contrée, qui, transportés dans divers états de l'Amérique, importèrent partout la lèpre qui n'y aurait pas existé avant cette immigration, ce dont on doit douter. Quoi qu'il en soit nous n'avons aucun travail circonstancié sur la marche de la maladie dans cette partie de l'Afrique.

Le baron de Wite — (33 ans au Congo, *Revue des Deux Mondes*) — relate ce qui suit: lorsque le père Augouard, évêque du Congo, saluait les Congolais en disant *Dieu vous bénisse,* ils répondaient, à la manière du pays, en prononçant les vœux suivants que les indigènes répètent entre eux : « Enivre-toi tous les jours ; tue tes ennemis, *n'aie jamais la lèpre,* puisses-tu avoir beaucoup de femmes, vole sans qu'on te voie. »

Selon le Dr Dubois-Havenith de Bruxelles, la lèpre est rare dans l'État indépendant, d'après les renseignements qu'il a pu recueillir dans les bureaux du gouvernement de cet État. Cependant il est de notoriété scientifique que toute l'Afrique a été ravagée de tout temps par cette maladie et l'on a même attribué sa propagation dans bien des pays en Amérique, notamment au Brésil, aux esclaves congolais que l'on y introduisait pour la culture du café et de la canne à sucre. Peut-être le gouvernement, dans la crainte que la colonisation ne soit entravée, s'abstient-il d'avouer que l'on pourrait s'exposer, jusqu'à un certain point, à contracter la lèpre par un séjour plus ou moins prolongé dans ce nouvel État. D'ailleurs la lèpre existe dans tous les pays congolais.

D'après le Dr Van Campenhout, professeur d'hygiène à l'Institut Colonial et médecin de l'État indépendant du Congo, les indigènes isolent les lépreux et évitent tout commerce avec eux. Quand un cas se produit dans les postes de l'État, il est immédiatement isolé. Ce confrère a observé des lépreux dans l'Ouellé, le Likati et le long du haut Congo.

La lèpre, dit le Dr Dubois-Havenith, ne paraît donc pas en progrès et il n'y a pas de dissémination inquiétante.

La lèpre à Tunis, au Maroc et en Tripolitaine. — On sait que Carthage (aujourd'hui Tunis) fut fondé par les Phéniciens au VIIe siècle avant Jésus-Christ. Peu après, cette colonie devint la capitale d'une puissante république qui se substitua à Tyr et soutint contre Rome, sa rivale, à trois reprises, de terribles guerres dénommées Puniques, dont la première eut lieu en Sicile occupée par les Carthaginois, descendants des Phéniciens, au milieu du IIIe siècle (264-291) avant Jésus-Christ, la deuxième au commencement de ce même IIIe siècle (218-201) et la troisième l'an 146. Carthage fut alors détruit de fond en comble par Scipion.

Carthage fut donc un foyer de lèpre, du Morbus Phenicicus

dès sa fondation et continua toujours depuis à en être ravagé.

Tunis, aujourd'hui sous la protection de la France. fournit, grâce aux fouilles opérées par de savants français, des souvenirs de ses premiers fondateurs. Toutain a découvert tout près de Tunis, au sommet du Boukourneim, le sanctuaire d'un ancien Baal caran (Saturnus Balcaranensis) ; et Delattre, à l'emplacement de Carthage, six tombeaux puniques dans la nécropole de Saint-Louis (*Académie des Inscriptions et Belles-Lettres,* 1901, 108).

L'Algérie, la Tunisie et le Maroc n'ont connu que la culture romaine ; tandis que la Cyrénaïque, la Tripolitaine et l'Ouest de l'Égypte, colonisés par les Grecs, ont reçu l'empreinte de la civilisation hellénique. En Afrique, en général, on a trouvé des ex-voto attribués aux Dieux de Rome identifiés aux Dieux du pays du temple élevé à Saturne dont le culte fut substitué à celui de Baal, amalgamés, comme ceux de Diane et de Astarté de Carthage. On sait que Ptolémée fut roi de la Mauritanie.

Le Maroc aussi reçut une colonie phénicienne ; il n'y a pas le moindre doute. Nous citerons à l'appui la trouvaille à Lixus près de la ville de Maroc, faite par Martinière, d'une inscription en caractères phéniciens classiques (Les tombeaux puniques de Carthage, *Revue Archéologique,* 1891, 152-69). Or, les Phéniciens, les premiers, et les Juifs après eux, ont semé partout la lèpre, sur les côtes d'Afrique, et peut-être plus tard les Grecs aussi. Mais est-ce qu'elle n'existait pas déjà avant ces invasions ? il est probable que oui.

Les Juifs vinrent au Maroc en masse, principalement après la prise par de Jérusalem les Romains, lorsqu'ils se sont éparpillés partout sur le littoral de la Méditerranée, tant en Europe qu'en Asie et en Afrique.

Selon Nicolle et Bastide, il y a à Tunis 35 lépreux musulmans, 5 Israélites, 5 Français, 5 Italiens et 14 Maltais. La maladie existe sur la côte, surtout à Tunis et à Djerba. Les médecins militaires ont signalé en outre un foyer dans le Sud, à Zarzis (7 cas).

Nous possédons certains mémoires sur la lèpre à Tunis, publiés depuis que cette contrée se trouve sous l'influence de la France. Nous citerons surtout les mémoires du Dr Remlinger de l'Institut Pasteur, qui avait exercé autrefois à Tunis.

Mais aucun travail scientifique n'a été entrepris sur le Maroc et la Tripolitaine, croupissant toujours dans l'ignorance et la barbarie séculaire, malgré la pénétration de la civilisation en Algérie et à Tunis, grâce à la France.

Espérons que bientôt la barbarie reculera aussi chez ces malheureux peuples et que des confrères européens se chargeront d'une transformation de ces misérables pays même au point de vue de l'hygiène et de la médecine. Pour se rendre compte de l'état intellectuel et moral de ces populations déshéritées et sauvages, nous citerons les lignes suivantes dues à la plume du Dr Émile Mauchamp — (œuvre posthume, *La Sorcellerie au Maroc*) — massacré par ces brutes pendant qu'il les comblait de bienfaits. « Au Maroc on emploie les envoûtements, tant pour l'amour, pour la haine, que pour avoir une solution favorable dans une affaire. Il y a des formules et des procédés employés par les sorciers, dont l'influence est toute puissante dans le public, pour rendre fou ou paralytique, pour hâter la mort de son ennemi, pour lui communiquer la *lèpre ou la syphilis.* »

Ce que nous venons de dire est reconnu et exprimé par un journal turc publié à Constantinople, l'*Ikdam* dont l'article : *L'Islamisme et le Progrès,* est traduit et inséré dans le *Stamboul,* ami dévoué des Jeunes Turcs, dans son numéro du 2 mars 1912. « Que les principaux membres des peuples islamiques — au chiffre de 300 millions — répandus dans l'univers se réunissent en assemblée et disent en toute indépendance et en toute conscience, après avoir pris connaissance de la situation des pays européens et de leur civilisation. Il faut connaître quel est le pouvoir de cette civilisation et ses facteurs efficaces, les découvertes scientifiques et les inventions industrielles de chaque jour, œuvres de l'intelligence et du travail. Il y a en Europe et en Amérique chaque année, 50 000 brevets accordés aux inventeurs. Que peuvent y opposer les peuples islamiques contre cette supériorité. Qu'on fasse comprendre aux grands et aux petits, aux intelligents musulmans comment ils peuvent se défendre et se sauver. Les progrès actuels marchent avec la rapidité des trains électriques. Il n'y a pas besoin d'entrevoir une longue échéance, si les nations musulmanes ne peuvent comprendre l'esprit de ce progrès, ni chercher un moyen de salut, que deviendront-elles ? La civilisation modifie la vie des peuples, chaque jour. A Stamboul au lieu d'aller en tramway électrique de Bayazide à Chichli, on s'entête à s'y rendre à pied. Aujourd'hui l'Europe est en tramway électrique et en Turquie on va à pied ; et encore il n'y a pas de routes convenables. A qui la faute ? A nous tous et non pas seulement aux hommes d'état qui se succèdent au pouvoir. » Toute addition à cet aveu en atténuerait la valeur.

Ce qui est certain c'est que la lèpre sévit cruellement parmi les indigènes de ces malheureux pays et même parmi les Nomades, les Bédouins. Mais on ne s'en occupa point. Nous n'avons pu nous procurer aucun renseignement sur ce sujet.

La lèpre en Abyssinie. — Nous tenons les renseignements concernant la lèpre dans l'empire de Ménélik, du Dr Parisis qui fut le médecin de ce chef orthodoxe pendant plusieurs années qu'il passa à la terre de l'Érythrée. La lèpre est très commune en Abyssinie. Les lépreux à figure hideuse, léonine, mutilés, ulcéreux, à nez écrasé, privés de plusieurs doigts, se promènent partout en liberté, sans inspirer ni crainte, ni répugnance au public insouciant. Ils se marient à volonté. La maladie n'est pas considérée comme contagieuse. Elle est endémique. La nourriture des habitants consiste en viande crue, palpitante à cause de sa décomposition rapide, et en pain azyme (sans levure). On n'y mange ni poissons, ni porc ; mais des bœufs, des chèvres, des moutons et du sanglier. On abuse du piment rouge sous forme d'une sauce qui emporte la bouche. On s'en sert pour relever le goût de la viande crue, et pour tous les plats. On s'enivre avec l'hydromel qui est très capiteux. L'ivrognerie est très commune et reste impunie. La température ambiante oscille de plus de 20° du jour à la nuit, ce qui est considéré par les indigènes comme favorable au développement de la lèpre. Le Dr Parisis a parfois rencontré sur le même sujet l'éléphantiase grecque et l'arabe. La syphilis est très commune, souvent confondue avec la lèpre et parfois coexistante sur le même individu. Il paraît que la vérole ne revêt pas une grande gravité ; elle ne détermine pas de grands dégâts, bien qu'elle soit très mal traitée, par des prières invocatrices des prêtres. Le médicament populaire est le cinabre en fumigations. Le malade est placé dans un petit four où il respire les émanations des charbons ardents et du cinabre qu'on y projette. L'absorption a lieu simultanément par la peau et par les poumons. Des lépreux pris pour des syphilitiques sont souvent soumis au même traitement, ce qui aggrave leur état. Les Abyssins sont très sales; ils ne se lavent jamais. L'usage du savon leur est inconnu. Ils ne couvrent leur nudité que par une longue chemise. Les personnes de distinction se drapent dans une sorte de chlamyde : tout le monde va nu-pieds, même l'Empereur. Ce serait manquer de respect que de se présenter chaussé devant lui. Les étrangers seuls usent de chaussures. On se marie et se démarie à volonté ; on pourrait mieux dire que l'accouplement est libre. Les jeunes filles peuvent vivre avec le mâle de leur choix. On se quitte sans obstacle. La cérémonie du mariage consiste en un festin amical. Lors de la dissociation, les enfants restent auprès de la mère tant qu'ils sont en bas âge, puis ils suivent le père. On comprend que dans un tel état social la syphilis et la lèpre fassent rage.

Possessions anglaises, américaines. Canada. — On sait que le Canada, qui fut à la France de 1534 à 1763, depuis cette dernière date est placé sous le sceptre de l'Angleterre. Il y a une léproserie à Tracadie (New Branswick), où se trouvaient, en 1904 (G. Pernet) 17 pensionnaires, parmi lesquels 3 Scandinaves, 2 provenant de Barbados et un de Bermuda. Ils pénétrèrent au Canada, lorsque la maladie était encore chez eux en incubation ou à son début. Les onze restant sont d'origine locale. Il y a aussi 2 Chinois sur la côte Pacifique, sur une petite île près de Victoria, plus 3 cas débutants sur la côte Atlantique, isolés dans leurs maisons réciproques.

La lèpre est endémique dans le Dominion depuis plus d'un siècle. Il y a, en moyenne, deux cas par an. La maladie diminue plutôt qu'elle n'augmente. L'on doit remarquer qu'aucune mesure prophylactique, draconienne, édictée par la Conférence, n'a le droit de se glorifier de cette diminution. Car la quarantaine appliquée au Canada, concernant la lèpre, ne date que de 1908 et l'on ne repousse les voyageurs lépreux que depuis cette date.

Selon le Dr Smith, médecin du lazaret de Tracadie, la lèpre apparut à New-Brunswick en 1815. En 1844, une léproserie fut établie à l'île Sheldrake où l'on plaça 18 pensionnaires. En 1849, ceux-ci furent transportés dans l'asile construit à Tracadie. Le Dr Nicholson améliora l'asile et se livra à une sérieuse enquête en 1865. Actuellement, ce sont les Sœurs de la Charité qui prennent soin des lépreux avec tendresse.

Il y eut quelques cas de lèpre au Cap Breton sur les descendants immédiats d'émigrants écossais des Hibrides, vers 1810. Les constatations bactériologiques aident actuellement à établir le diagnostic et à différencier la lèpre des autres maladies similaires. Ce qui, je m'empresse d'ajouter, conduit forcément à de faux diagnostics; car bien des lépreux ne présentent pas de bacilles, principalement dans les formes trophonerveuse, mutilante et maculeuse.

Il y a 26 lits dans la léproserie; mais un bien petit nombre en est occupé. Ceux qui sont en état se livrent à divers travaux. Les lépreux ne sont admis ni aux hôpitaux généraux, ni aux prisons. Ils ne peuvent monter en chemin de fer. Et lorsqu'il y a lieu, on forme une 4e classe de wagons où ne pénètrent pas les autres voyageurs. A la Colombie Britannique, il n'y a que deux lépreux chinois. A New-Foundland, la lèpre n'aurait jamais paru. A Bermada (West-Indies), selon le Dr Harvey, il y a eu des lépreux dans le temps, peut-être; mais quelques-uns n'auraient été que des syphilitiques; ils sont morts ou bien ils sont partis. Actuellement il y a 3 personnes suspectes de lèpre(?)

Jamaïque. — Pendant plusieurs années la lèpre fut en diminution. Mais elle s'accrut dans ces cinq dernières années(?) on ne saurait dire le nombre des malades. Dans la léproserie de Spanish-Town entrèrent, en 1896-97, 40 lépreux; en 1897-98, 38; en 1899, 20; en 1900, 27; en 1901, 19, et en 1903, 9. La lèpre alla donc en diminuant, bien que seuls les malades miséreux soient obligés d'entrer dans l'asile. Un seul lépreux était purement blanc; les autres étaient des coolies ou des noirs. La forme nerveuse prédomine. La forme tubéreuse y apparaîtrait à l'âge de 7 ans et la nerveuse à 10. Dix pour 100 de ces pensionnaires meurent par an. Ils succombent à la diarrhée chronique, à la phtisie, à la syphilis et à l'anémie pernicieuse. On évalua le nombre total des lépreux à la Jamaïque en 1904 à 300, sur une population de 750 000 habitants; c'est-à-dire 4 pour 10 000.

Leeward islands. — Antigua, Saint-Kitts, Nevis, Dominica, Montserrat, Anguilla, Virgin. Jusqu'à 1897, il n'y avait aucun règlement concernant les lépreux dans ces localités. Actuellement il y a 2 asiles : à Antigua et à Saint-Kitts. Dans celui d'Antigua, on reçut 31 lépreux en 1897, 36 en 1898, 40 en 1900, 37 en 1901, 40 en 1902, 30 en 1903. La population d'Antigua est de 35 000 habitants; ce qui fait 1 lépreux sur 1 000. On accuse les 208 Portugais résidants d'avoir introduit la maladie.

ASILE DE SAINT-KITTS. — Il y aurait à Saint-Kitts 40 lépreux. En 1897 il en entra à l'asile 63... en 1899, 76; en 1903, 72.

La population entière est de 42 000, ce qui fait un lépreux sur 600 habitants. En 1903 il y avait 52 lépreux anesthésiques et 20 tubéreux. Un lépreux succomba à 81 ans; il était malade depuis l'âge de 20 ans. Malgré la séparation des sexes, 10 enfants sont nés dans l'asile, pendant les dernières 13 années. Tout lépreux qui attire l'attention est envoyé à la léproserie. Il n'y aurait à Dominica qu'un seul lépreux tubéreux noir; ce qui surprend le Dr Pernet, Dominica étant si voisine de West indian où les lépreux sont nombreux. A MONTSARRAT, la lèpre est rare. Le médecin officiel Heath n'en connaît que 6 cas. Aucun n'est isolé ; peut-être y en a-t-il d'ignorés. ANGUILLA : 4 lépreux anesthésiques, malades depuis 30 et 40 ans. En outre, il y a 6 suspects. Plusieurs individus de l'île sont affectés d'aïnhum; ils ont perdu plusieurs orteils d'un pied; mais ils ne présentent pas d'autres signes de la lèpre(?) Ne sont-ils pas lépreux, on se le demande.

BARBADOS. — Sur une population de près de 200 000 habitants, il y a environ 200 lépreux; il n'y en a que 116 dans la léproserie où ne sont obligés d'entrer que ceux qui n'ont pas les moyens de vivre. Une fois entrés, ils ne peuvent plus en sortir. On prétend que ce sont les esclaves nègres qui ont introduit la maladie dans l'île. SAINT-VINCENT. On ignore le nombre des lépreux. Il n'y a pas d'isolement obligatoire. Il n'y avait, en 1904, que 8 lépreux dans l'asile. Il en a près de 30 dans toute la colonie. DOMINICA. La lèpre y est rare. Des 10 lépreux qu'on connaissait, il y a quelques années, 3 sont morts. Il n'y a pas eu de nouveaux cas. SAINT-LUCIA. La maladie y a diminué depuis 30 ans. Il y a 22 ans, il y avait 20 lépreux; actuellement il n'y en a que 2 ou 3. Ils vivent chez eux; tous sont noirs. *La maladie n'y paraît pas être bien contagieuse.* VIRGIN-ISLANDS. Il y a 4 lépreux sur une population de 5 000 habitants. Ils mènent une existence retirée.

La lèpre à Trinidad. — En 1878, on a compté en Trinidad près de 1 000 lépreux sur une population de 30 000 habitants. Selon Sauton, en 1900, sur une population de 254 000 habitants, il y aurait 500 lépreux. Or la maladie est en grande décroissance.

Le gouvernement anglais avait établi une léproserie à Cocorite en 1845. Il y a maintenant 280 lépreux soignés par les religieuses dominicaines. Le gouvernement pourvoit toujours aux dépenses.

Beaven Rake, médecin de la léproserie de la Trinidad, dans un important travail, communiqué au Congrès international de Dermatologie tenu à Vienne en 1891, arriva aux conclusions suivantes. La lèpre est probablement due au bacille, théoriquement il faut admettre l'inoculation ; mais expérimentalement celle-ci est douteuse. Il a essayé sans succès, comme Zambaco et d'autres, d'inoculer la lèpre tubéreuse à des malades atteints de la forme anesthésique.

Le Dr B. Rake ajoute : La transmission d'homme à homme doit être extrêmement rare et dans des conditions exceptionnelles. La lèpre a constamment diminué dans beaucoup de pays, sans mesures spéciales ; tandis qu'ailleurs elle a augmenté en dépit de l'isolement. L'émigration des lépreux en pays indemnes n'a pas provoqué une extension appréciable de la maladie. Au point de vue pratique la lèpre ne demande pas de grandes précautions contre sa dissémination. La Trinidad sert de preuve quant au peu d'efficacité de l'isolement, continue le Dr B. Rake.

En 1813, il y avait 73 lépreux ; en 1815, 77 sur une population de 32 000 habitants ; en 1890, 414 cas dont 210 internés, la population était alors de 200 000 habitants (*The question of the communicability of leprosy Med.-Rev.*, 1893, vol. 44, p. 705).

Le Dr Beaven Rake, medical superintendent, a eu l'amabilité de m'envoyer d'abord le rapport officiel qu'il avait présenté au gouverneur de Trinidad, en 1889, sur la léproserie de cette île dont la population était alors de 15 000 habitants seulement. L'asile fut essentiellement amélioré à cette époque par l'addition de plusieurs bâtisses. Il y avait *210* pensionnaires, soignés avec tout le confortable possible. On y établit même une école pour les enfants, avec bibliothèque où ceux qui ne savaient pas lire avaient au moins le plaisir de feuilleter les gravures des livres illustrés Les divers jeux même n'y manquaient pas, pour amuser les enfants et les femmes. L'établissement était clos de murs. Le Dr Beaven Rake fait l'éloge mérité de l'abnégation admirable des sœurs dominicaines dans les soins qu'elles prodiguent aux lépreux dont elles supportent, parfois, avec une patience vraiment angélique, les insultes. Il est à remarquer que, pendant leur long séjour parmi les lépreux qu'elles soignent avec tant de dévouement, aucune d'elle n'a gagné la lèpre.

Deux femmes y devinrent enceintes. Aussi notre distingué confrère proposa la construction de cabanes pour les ménages, afin que certains lépreux puissent être mariés par un prêtre, comme l'avait fait le père Damien à Molokaï où 26 enfants étaient nés vivants dont deux seuls furent lépreux, bien qu'issus de parents lépreux et qu'ils aient vécu en toute promiscuité avec les patients (Dr Fitch, *Appendix to report on leprosy in Hawaï,* 1886, p. 31). Vingt-cinq lépreux furent admis pendant l'année 1889, dont vingt-trois natifs de Trinidad ; on en a renvoyé *un* parce qu'il n'était pas lépreux ; parmi les seize morts, sept étaient tuberculeux de Koch ; un succomba à l'asphyxie laryngée. Les lépreux anesthésiques sont autant enclins à devenir tuberculeux de Koch que les lépreux tubéreux. C'est le contraire de ce qu'a dit Leloir et de ce que j'ai moi-même constaté. Relativement à la contagion, le Dr Beaven Rake, impressionné par la mort du père Damien et l'inoculation de Kéanu, est pour l'isolement. Cependant il ajoute que dans un pays où la lèpre est endémique, tout habitant peut devenir lépreux, et que ces deux faits ne nous expliquent pas comment on gagne la lèpre ; si c'est par contact, par les aliments, par les spores, etc. D'un autre côté, continue-t-il, un médecin norvégien (Danielsen) fit des inoculations sur lui et sur vingt individus avec des matières lépreuses, sans résultat ; et le médecin italien Profeta inocula, sans succès également, en 1868 et en 1884, deux femmes et huit hommes. Quant à la transmission par la vaccination, Archdeacon Wright adressa une circulaire relative à la transmission de la lèpre par cette voie, à tous les médecins exerçant dans les pays à lèpre, et leurs réponses furent uniformément négatives.

Le Dr Beaven Rake dit en propres termes : Autant que j'ai étudié le sujet, je ne suis pas porté à admettre que la lèpre soit contagieuse dans le sens ordinaire du mot ; mais je suis pour l'isolement, pour supprimer les foyers du mal.

Père Étienne relate, dans son livre *La lèpre est contagieuse,* le nombre suivant pour Trinidad : en 1805, 3 cas ; en 1813, 73 ; en 1817, 77 ; en 1878, 860. Tandis que selon Archdeason, il n'y a actuellement que 480. Mais d'après le chirurgien général officiel, il n'y aurait que 348 dont 210 sont dans l'asile. Dans tous les cas, il y a loin des 860 lépreux censés exister en 1878. (Pour juger avec logique la marche de la lèpre à Trinidad, on doit tenir compte de la surprenante augmentation de la population dans l'appréciation proportionnelle des lépreux.) Le tiers des lépreux de l'asile étaient des coolies et 29 Hindous. « Il n'y a pas de doute que bien des coolies lépreux ne s'adressent pas aux médecins et demeurent inconnus. Comme il y a 250 000 lépreux (?) aux Indes, on est en droit de supposer que les lépreux indiens de Trinidad arrivent à l'île déjà infectés. Or on doit visiter et trier les émigrants venant de l'Inde. »

En recherchant sur les tombes des lépreux, B. Rake trouva le bacille de Hansen dans la terre ou bien quelque bacille analogue (?); tout comme Pasteur trouva le bacille de l'anthrax. Mais il constata aussi de tels bacilles dans la terre prise sur la tombe d'un phtisique. Il en conclut donc de ne pas attacher une grande importance à cette constatation. Il n'a pas trouvé le bacille dans le porc en décomposition, ni dans les poissons salés dont se nourrissent les coolies. Les inoculations tentées sur les lapins et les chats ont toujours été négatives. Le Dr B. Rake propose au gouvernement de commuer la peine de mort en celle des travaux forcés à perpétuité pour les condamnés qui accepteraient d'être inoculés. Enfin il a retiré de bons résultats de l'emploi prolongé de l'huile de chaulmoogra. Il observa sur le même sujet la symbiose de la lèpre et de la syphilis (comme nous-même). *Chez bien des lépreux, B. Rake ne rencontra pas le bacille de Hansen.* Aux autopsies, il trouva souvent des lésions des reins et il y constata quelquefois la présence des bacilles spécifiques. Il lui arriva de faire erreur en prenant pour de la lèpre une éruption de tubercules syphilitiques. Ce mémoire dénote un homme savant, excellent, patient observateur et un remarquable philanthrope.

Selon le Dr Wolff, chirurgien général, il y a eu en 1903 dans l'asile de Trinidad, 234 lépreux dont 87 femmes ; 4 étaient âgés de 5 à 10 ans et 113 de 40 ans ; 153 furent laboureurs et 67 sans profession ; 126 étaient Indiens, 99 indigènes de l'île et 50 Portugais. Mais le total de ces malheureux serait de 500 environ dans la colonie, pour 300 000 habitants. La maladie frappe surtout les humbles. La lèpre est extrêmement rare chez les blancs. La détention est obligatoire, et défense leur est faite de vendre des comestibles, des vêtements, etc., depuis 1898.

Bahamas. — Des 40 îles qui composent Bahamas, dans 5 seulement il y a un médecin ; consécutivement, les renseignements transmis au Dr Pernet n'ont pu être que très incomplets. En 1890, il y aurait en tout 62 lépreux; même nombre en 1899. Mais 23 de ceux-là étaient morts et il y eut 34 nouveaux cas. M. Albury croit qu'actuellement il y en a un plus grand nombre. Il y a une petite léproserie à New-Providence où entrent les lépreux qui le veulent bien ; il y en a 10. Ils ne sont pas strictement isolés : la plupart vivent librement où ils veulent, mêlés au peuple.

Grenada compterait une vingtaine de lépreux.

British Guiana. — Il y a une léproserie à Mahaica. Les pensionnaires n'y mènent pas une vie oiseuse ; ils s'y livrent à divers travaux de ferme. Il y a une école pour les jeunes, il y eut en 1902, 408 lépreux dont 96 femmes. Les décès sont fréquents et causés par la dysenterie ; il n'y a pas à s'alarmer de l'augmentation de la maladie, il y avait 113 natifs parmi eux.

Aux antipodes. Australia et Tasmania. — New Zealand et Cook Island. — Si le lépreux présente des lésions de la surface, qui peuvent contagionner, il est isolé, autrement il vit chez lui. Il n'y a pas de lépreux parmi les blancs. Les voitures qui ont transporté des lépreux avancés sont désinfectées. Il y a 5 lépreux dans l'asile dont un Chinois.

Fiji. — Il y aurait 400 lépreux, selon le Dr Corney, parmi les Aborigènes, et 20 autres Indiens. En 1892, des démarches ont été faites pour les isoler ; mais on entre si l'on veut dans un établissement approprié où il y a 12 ou 13 lépreux en tout. En 1899 le gouvernorat décreta des règlements pour l'isolement dans des asiles, avec inspecteurs. Certaines professions sont défendues aux lépreux : vendre des comestibles, des boissons, du tabac ; ils ne peuvent être domestiques, barbiers, cuisiniers, voituriers, etc. Il est défendu de débarquer des lépreux étrangers, sous peine d'une amende de 100 livres pour le capitaine du vaisseau. Les lépreux doivent être internés dans les asiles et réintégrés s'ils s'en échappaient. Bref il y eut application des décisions de la Conférence de Berlin. Une léproserie fut établie à l'île Bega. Il y avait, en 1904, 14 Indiens et Malaisiens et un blanc. Ils sont visités tous les 15 jours par un praticien natif du pays, et une fois par mois par le médecin européen du district. Le Dr Corney n'est pas en état de dire si la lèpre augmente ou diminue, l'immigration des Indes continuant toujours.

En 1899, un règlement excessivement sévère fut promulgué, concernant les lépreux, par le gouvernorat de Fiji. Nous en extrayons les principaux articles. Toute personne, qui héberge ou emploie un lépreux, sera condamnée à une amende ne dépassant pas 5 livres sterling, ou bien à un emprisonnement, avec ou sans travail forcé, n'excédant pas un mois, ou à toutes les deux peines. Le lépreux sera transporté dans un asile affecté aux lépreux et y restera jusqu'à ce que le gouvernement le libère. Tout lépreux qui entrera dans un véhicule public, dans un hôtel ou dans un bain, sera poursuivi criminellement et condamné à une amende ne dépassant pas 5 livres sterling, et transporté dans une léproserie. Tout lépreux sera séquestré dans une léproserie. Tout individu qui recevra d'un pensionnaire de léproserie un aliment, vêtement ou autre article, sera condamné à une amende n'excédant pas 10 livres ou à un emprisonnement avec ou sans travail forcé, ne dépassant pas 2 mois ou à toutes les deux peines. Tout lépreux étranger sera exclu de la colonie. Tout capitaine qui débarquera un lépreux sera condamné à une amende n'excédant pas 100 livres. Le gouverneur ou son délégué visitera toutes les léproseries tous les 6 mois. Ainsi, depuis 1898, des léproseries ont été établies dans presque toutes les colonies et les lépreux y sont séquestrés. On repousse aussi tout lépreux venant de l'étranger. Les natifs catholiques à Chota Nagpur, selon le révérend Ferdinand Hahn surintendant de la léproserie de Purilia, sont bien moins éprouvés ; parmi les 60000 convertis, il y a à peine 12 lépreux.

A *Ceylan* tout lépreux ayant les moyens peut faire construire, à ses frais, une maisonnette dans l'enceinte de la léproserie et y demeurer. Dans quelques léproseries, les lettres expédiées par les pensionnaires ne peuvent être mises à la poste qu'après désinfection opérée par la surintendance.

Somme toute, le long et copieux rapport du Dr G. Pernet, l'honorable et savant confrère, occupant une si haute position dans la science et dans le monde officiel, qui s'adressa à tous les médecins bien placés par leurs situations réciproques, à toutes les contrées où flotte le drapeau civilisateur et humanitaire de la Grande-Bretagne, pour avoir des informations sur les lépreux, n'a pas fait avancer d'une semelle nos connaissances sur la lèpre. Mais la plus belle fille ne peut donner que ce qu'elle a. Or un bien petit nombre de ces médecins, même les officiels, se sont occupés des lépreux qu'ils coudoient pourtant pendant de longues années, et leurs rapports à leur chef hiérarchique s'en ressentent. Ce sont plutôt de petites notes de statistique, comme faites par quelque bureaucrate qui consigne — et encore d'une manière qui laisse beaucoup à désirer — le nombre supposé ou approximatif de lépreux, hommes ou femmes, leur âge, leur origine ; mais quant aux questions essentielles concernant la contagion, l'hérédité, le mode de propagation, etc.; aucune n'a été abordée dans leurs notes, la science ne trouve pas à y glaner le moindre grain. En revanche, partant d'un point qu'ils ne discutent point, mais qu'ils s'approprient sans contrôle, sans faits personnels cliniques, tous admettent la contagion excessive comme une vérité indiscutable qu'ils n'ont point contribué à établir — lorsqu'ils étaient si bien placés pour le faire. — Or ces honorables et nombreux confrères s'attachent à détailler la manière dont les décrets draconiens de l'aréopage de Berlin (1896) sont appliqués partout, presque uniformément, sans omettre les peines (amendes, prisons, expulsions) dont sont passibles les malheureux lépreux et même les parents, amis, capitaines, etc., s'ils venaient à leur su et même à leur insu à enfreindre une clause quelconque des atrocement sévères règlements octroyés par les divers gouvernats des colonies. En un mot, la science n'a rien gagné de ces nombreux rapports. Qu'on les compare aux rapports si méticuleux, si scrupuleux, si scientifiques, publiés par les commissions envoyées de Londres aux Indes, principalement par le comité central présidé par le bien regretté roi Edouard VII — alors Prince de Galles — et l'on verra l'importance de ces derniers rapports basés sur des enquêtes longues et pénibles sur les lieux mêmes. La nullité des communications transmises à notre éminent, confrère le Dr Pernet, en ressortira alors dans son entier. Cependant feu le Dr Beau, médecin très distingué des hôpitaux de Paris, répétait toujours : le plus mauvais livre peut servir à quelque chose, on saura toujours tirer quelque profit de sa lecture en constatant ses erreurs, tout au moins. Ces rapports nous indiquent néanmoins que la lèpre sévit dans toutes les possessions anglaises, que les lépreux sont poursuivis, et que leur nombre commença à diminuer avant la conférence de Berlin.

Nous saurons dans quelques années si l'isolement et la séquestration des lépreux a contribué aussi à cette diminution ce qui est probable. Car ces malheureux enfermés ne peuvent se marier, heureusement, et transmettre leur hérédité morbide à leur progéniture. Or, cette diminution progressive ne devra pas être attribuée aux précautions prophylactiques prises contre la contagion. Enfin les miséreux lépreux placés dans les asiles y trouvent des soins que l'humanité impose à la civilisation.

Nouvelles-Galles du Sud. — On sait que les Nouvelles-Galles du Sud sont une colonie anglaise située sur la côte orientale de l'Australie, ayant plus d'un million d'habitants et dont la capitale est Sidney.

En 1907, M. Ashburton Thompson, médecin en chef et président de l'office de santé, adressa un remarquable rapport au chef secrétaire du département de la Santé publique, sur la léproserie de cette contrée placée sous sa haute et si compétente direction.

En voici un résumé : Au 31 décembre 1906, il y avait dans l'asile 20 patients dont 10 blancs, 6 indigènes, l'un était descendant d'Européen, 1 de Fiji descendant aussi d'Européens, 1 natif d'Angleterre, 1 Irlandais et des États-Unis d'Amérique et enfant de lépreux de couleur : 1 Javanais et 9 natifs des îles Pacifiques. Le nombre total de lépreux reçus depuis 1883, époque à laquelle commença la détention, a été de 110 dont 46 Chinois, 27 natifs de la Nouvelle-Galles du Sud, 6 Anglais, 4 Irlandais, 2 Allemands, 1 Belge, 1 des États-Unis d'Amérique, 12 des îles du Pacifique, 1 Égyptien, etc. La lèpre n'y a pas progressé, bien qu'aucune mesure ne fût encore prise. Ainsi, disons par anticipation, qu'en 1908, il n'y eut que cinq réceptions à l'asile qui ne contenait alors que 19 lépreux en tout, savoir ; blancs 6, natifs de la Nouvelle-Galles du Sud descendants d'Européens, 1 natif de Victoria, 1 de Fiji descendant d'Européens, 1 Irlandais, 1 des États-Unis d'Amérique, 1 Syrien, 1 Javanais, 2 Chinois et 5 natifs des îles du groupe du Pacifique. Les observations des nouveaux reçus sont consignées avec détails dans ce rapport. Ce n'est que depuis 1908 que la déclaration des lépreux devint obligatoire de la part des médecins en Australie. Les navires qui ont transporté des lépreux doivent aussi avertir les autorités et désinfecter les cabines occupées par eux. Les lépreux doivent être isolés.

Dans ce remarquable travail, il y a un chapitre sur la contagion, dans lequel l'auteur, se rapportant à son mémoire adressé à la Commission anglaise, répète *Leprosy is nos maintained or diffused by contagion.* C'est là la conclusion du *Comité of the National Leprosy fund* en 1893, qui ajoutait *s'il y a contagion, elle est si faible qu'il n'y a pas lieu de faire des lois pour l'isolement, ni d'empêcher le mariage avec des lépreux.*

Les médecins étrangers peuvent voir les malades et les étudier. Les dépenses ont atteint 1 655 livres sterling cette année-là. Des tableaux soigneusement établis fournissent d'intéressants détails sur les pensionnaires. Les recherches bactériologiques ont été faites, par le Dr Millard, attaché au département de la Santé Publique. On expérimenta la pilocarpine. Des observations détaillées sont annexées à ce rapport. En voici un succinct résumé des plus importantes, qui rend compte de la lèpre à la Nouvelle-Galles du Sud et de ses allures.

N° 1 : Une femme fut autorisée à vivre chez elle, sous surveillance; Anglaise, issue de parents anglais, née à Hull en 1841. Arrivée à Sydney en 1866 ; la maladie débuta en 1892, par des placards ; en 1905, ulcères à la plante du pied droit avec expulsion d'os peu douloureuse ; engourdissement et déformation. Elle n'a jamais eu de pemphigus, ni épistaxis, ni symptômes nasaux précurseurs. Admise dans divers hôpitaux, la maladie fut méconnue. Le mal perforant du pied dura 13 ans ; elle n'a pas senti de douleur lorsqu'on enleva un fragment de peau pour l'examen microbiologipue qui fit constater un bacille avec morphologie et réactions de celui de la tuberculose et de la léprose (?). Finalement, on posa le diagnostic de lèpre et X... fut envoyée au lazaret. Le pied gauche est déformé par expulsion des os métatarsiens et de phalanges. Anesthésie au contact. Elle demeura chez son fils sain ; mais seule dans une chambre et fut visitée tous les trois mois par le médecin. La maladie resta stationnaire pendant plusieurs mois.

N° 2 : Lépreuse native de la Nouvelle-Galles du Sud ; mariée en 1883 ; sa maladie débuta en 1888 par faiblesse du pouce gauche et atrophie des muscles de l'éminence thénar..., 4 ans après, mêmes phénomènes à droite ; *ni épistaxis,* ni rhumatisme, ni névralgie. État général satisfaisant ; elle soigne de son mieux son mari et son enfant. Elle n'a jamais fréquenté quelqu'un souffrant de lèpre ; paralysie des orbiculaires, disparition des sens du tact et de la température. Les lèvres n'effectuent pas de mouvements volontaires; en parlant elle applique un doigt sur la commissure gauche; ailes du nez immobiles; pas de macules à la face ni au cou; mais sensation tactile nulle à la face et à la nuque; elle ne sent pas les corps chauds; mais elle apprécie le froid; chevelure abondante; elle sent le peigne seulement dans certaines parties du cuir chevelu; pas de pigmentation; placards de macules rouges, rondes ou ovales à l'épigastre et au dos; ulcérations éphémères, récidivantes; petites tumeurs aux coudes; lépromes avec bacilles spécifiques; la deuxième et la troisième phalanges des doigts sont fléchies; mais la première n'est pas rétractée; dernières phalanges résorbées en partie : ongles peu déformés; déformations analogues, moins prononcées, des orteils. Cette femme a continué à vivre chez elle pendant 20 ans. Après l'usage de la pilocarpine, on ne retrouva pas le bacille.

Le troisième lépreux Zandiotis, fut un grec des îles Ioniennes — où il y a des lépreux dont j'ai vu plusieurs à Constantinople (Z.) — émigré en Australie en 1909, avec vingt autres Grecs, il s'embarqua à Port-Saïd. Quelques mois après son arrivée, il eut une éruption à la face et consulta un médecin qui ne reconnut pas la maladie; plus tard il s'est présenté à la consultation d'un hôpital où l'on posa le diagnostic et il fut envoyé à l'asile. Principaux symptômes : sourcils peu fournis à leurs extrémités externes, face injectée, infiltrée; lépromes molluscoïdes, sur les piliers du voile du palais et granulations; au tronc lépromes et macules; aux bras lépromes dont plusieurs revêtent l'aspect du lichen planus; nerfs médians tuméfiés..., pieds cyanosés, bacilles de Hansen. Bref, lèpre *tubéreuse*. Il fut rapatrié. Le quatrième était marin; né à Londres en 1862 de parents inconnus. Il voyagea beaucoup; en 1885, il se fixa à Sidney; puis il se rendit à Fiji, et enfin revint à la Nouvelle-Galles où il fut mineur. Début : engourdissements des membres, fièvre à apparition intermittente, épistaxis, maux de tête, bulle sur le gros orteil gauche suivie d'ulcères; ulcérations des coudes, anesthésie des membres progressive, brûlures inconscientes. En septembre 1907, il entra à l'hôpital général de Sidney pour son ulcère de l'orteil; puis fut transporté à l'hôpital ophtalmologique pour une iritis; puis il entra à l'asile de Parramatta; plus tard il rentra à l'hôpital ophtalmologique (1908) où l'on pratique l'iridectomie à droite; en février 1909, il entra derechef au bénévole asile d'où il sortit au mois de mai ; il consulta aussi plusieurs médecins en ville ; revu enfin à l'hôpital de Sidney en janvier 1910, on reconnut la lèpre. Il fut alors placé à la léproserie, le 14 novembre. Cependant, ajoute le Dr Ashburton Thompson, à un seul coup d'œil un léprologue aurait reconnu la nature de la maladie depuis bien longtemps ! Il n'a jamais eu la syphilis. Ainsi à la Nouvelle-Galles, bien des médecins des hôpitaux les plus distingués ne sont pas en état de reconnaître la lèpre qui y sévit pourtant toujours ! Cette ignorance concernant la lèpre est universelle ! Et l'oculiste, Dr Gordon Macheod soutint que les lésions oculaires sont indépendantes de la lèpre ! Certes l'éminent léprologue Ashburton Thompson n'est pas de cette opinion, car la lèpre produit de telles lésions. Du reste le patient présentait en même temps des stigmates certains de la lèpre. En effet, lors de son admission à la léproserie, il avait la figure infiltrée, notamment les régions sourcilières, des granulations du palais, déformation, épaississement des pavillons des oreilles où l'on constata le bacille spécifique ; macules sur le corps et les membres, nerfs cubitaux engorgés, mains cyanosées, éminences hypothénars atrophiées, doigt auriculaire en flexion permanente, hypoesthésie et anesthésie des membres... Le malade fut traité par l'huile de chaulmoogra. Cinquième malade, un Syrien, natif d'un village voisin du mont Liban. (Je dois faire remarquer que toute la Syrie est éprouvée par la lèpre et que j'ai rencontré beaucoup de ses victimes lors de mes voyages dans cette contrée ; il y en a aussi au mont Liban. Z.) Né en 1875, il arriva directement à Sidney en 1895. Avant huit mois son attention fut attirée déjà par la faiblesse et l'amaigrissement de sa main et de l'avant-bras gauche ; six mois avant il eut des fourmillements à la face. Il vint de Lismore à Sidney pour consulter. Les deux tiers externes des sourcils sont dégarnis de poils ; ganglions inguinaux très tuméfiés, infiltration de la face avec macules qui existent aussi sur le tronc et les membres ; nerf cubital épaissi, atrophie des régions hypothénars, flexion permanente des doigts, pas de lépromes, sensibilité diminuée aux mains et aux avant-bras, tant au point de vue du toucher que de la température. Bacilles de Hansen.

Le 6e cas est peu étudié à cause de l'état mental du sujet. 7e cas. La maladie aurait débuté en 1899. État général très bon. Narine gauche obstruée, peau des coudes épaissie, dernières phalanges résorbées; ulcères des jambes parfois douloureux; orteils déformés par l'élimination des os; bacilles spécifiques. Traitement : alternativement chaulmoogra et gynocardate de magnésie. 8e cas. Le patient ne s'aperçut de sa maladie qu'en 1898. Au dos aspect bronzé de la peau, depuis l'angle de l'omoplate jusqu'à la 12e vertèbre; larges macules sur les membres; nerfs cubitaux tuméfiés et hyperesthésiques; peau des mains et des avant-bras épaissie, force des mains diminuée, macules sur les membres pelviens. Présence de bacilles. 9e cas. Lèpre tubéreuse, lépromes aux pavillons des oreilles, macules, pigmentation du corps et des membres, même aux régions thénar et hypothénar, iritis, synéchies, infiltration lépreuse de la base de l'iris, bacilles. 10e cas. Début en 1902; macules, bras cyanosés, exsudats lépreux sous-cutanés aux membres supérieurs, bacilles; gynocardate de magnésie, abcédation des exsudats; puis amélioration. 11e cas. Ce qui est à remarquer, c'est la coloration bronzée de la peau du dos et des épaules; petits lépromes aux dos des mains et aux poignets; *pas de bacilles.* Traitement par le gynocardate de magnésie, amélioration. Mais l'auteur fait judicieusement remarquer que de telles améliorations surviennent spontanément dans la lèpre et que l'on a tort de les attribuer toujours aux drogues employées. 12e cas. Début en 1904, peut-être même en 1903. Macules au dos qui ont blanchi, idem sur les bras, insensibilité des extrémités..... bacilles. Traitement par le gynocardate de magnésie, amélioration. 13e cas. Apparition des premiers lépromes en 1907; sourcils glabres aux côtés externes; masque pigmenté, peau bronzée au dos à la région des omoplates et surtout aux lombes; fesses bronzées, ainsi que les avant-bras, mains cyanosées; idem aux extrémités inférieures; sensibilité fort peu affectée; aussi cette femme peut se livrer aux travaux d'aiguille; lépromes aux sourcils, au front, discrets. Traitement: chaulmoogra, gynocardate de magnésie et aspyrine, huile de morue, alternativement. Température habituelle 95 Fr., parfois 97, 98,6 et même 99. On ne peut s'expliquer pourquoi cette ascension. En juillet 1910 la température atteint, le soir, 101°, et le 27 du même mois 102° parfois; ces variations ont duré jusqu'au 13 septembre. La fièvre coïncidait avec des éruptions de lépromes. Plus tard les exsudats profonds ont diminué et il n'en restait que peu vers la fin de septembre. Le résultat définitif fut une coloration bronzée foncée de la peau, en général. 14e cas. Né en Irlande en 1840, de parents irlandais, il émigra à Victoria en 1856, laboureur, célibataire, jamais de relations avec les indigènes ou les Chinois. En 1903, rhagades de l'auriculaire droit ne se cicatrisant pas; les 2 phalanges ont disparu par résorption, sans élimination d'os. En 1905 quelques placards de psoriasis, macules du dos cerclées de blanc. Nerfs cubitaux très tuméfiés et hyperesthésiés, atrophie des muscles des avant-bras, ainsi que de ceux des éminences thénar et hypothénar; le petit doigt droit perdit le tact; nerfs péroniers tuméfiés. En décembre 1905 il quitta l'hôpital de l'*Admission,* où il fut reçu en juillet. En septembre 1906, il retourna à la ferme. En 1907 il rentra au même hôpital, sa main droite ne pouvant plus le servir; puis les 3e, 4e et 5e doigts de la main droite se sont fléchis; cyanose des mains et des avant-bras; muscles interosseux de la main gauche atrophiés, diminution de la sensibilité au toucher et à la température au bras, l'avant-bras et la main droits (pouce, index et le côté radial du médius), nerf péronéal droit très tuméfié tout en conservant sa sensibilité normale; le gauche tuméfié et presque insensible. En 1908 la seconde phalange de l'auriculaire droit fut résorbée, peau des sourcils infiltrée et dénuée de poils, pavillons des oreilles infiltrés, macules aux deux pieds. En décembre 1909, les macules des pieds disparurent, l'auriculaire droit suppura; sa 2e phalange fut éliminée; traitement par la pilocarpine. En septembre 1910, amélioration; les infiltrations ont diminué partout. Les nerfs faciaux sont hyperesthésiés; la coloration bronzée a disparu; nerfs cubitaux moins tuméfiés et sensibles à la pression; doigts constamment fléchis sur la première phalange, taches rouges sur les avant-bras et les dos des mains; placards de psoriasis persistant; jamais on n'*a pu constater le bacille,* ni en août, ni en novembre. Traitement: calomel et iodure de potassium; puis chaulmoogra, fibrolysine sans effets appréciables. Quelques phototypies très réussies accompagnent ce compte rendu de la léproserie pour l'année 1910. On y voit une main mutilée à la façon du mal de Morvan, dûment lépreuse, et le squelette d'une main rendu par radiographie qui montre très clairement la résorption des phalanges. On doit remarquer que dans la léproserie de New South Wales, selon les tableaux de son éminent directeur, il y a eu fort peu d'Européens lépreux. Ce sont surtout des Chinois, des Fijiens, des Indiens..... et quelques cas bien rares d'Anglais, d'Irlandais, d'Allemands, de Belges, un ou deux par an et par-ci par-là. Un de ses tableaux (Appendix) de son rapport de 1902 relate les lépreux admis depuis 1883 jusqu'à 1901.

Nous avons cru utile de mentionner brièvement les observations prises par notre éminent confrère pour montrer quelle est la marche et quelles sont les allures de la lèpre dans la Nouvelle-Galles, et pour signaler également, fait très important, que chez quelques malades le bacille spécifique de Hansen a complètement manqué, bien que la lèpre offrît cliniquement le tableau le plus parfait, le plus classique. Enfin souvent la maladie n'a pas débuté par les fosses nasales.

Le grand Pinel a dit : « Le fondement solide de toute connaissance en médecine doit toujours reposer sur celle des faits particuliers, c'est-à-dire sur des histoires individuelles des maladies. » Le directeur de la léproserie de la Nouvelle-Galles du Sud est absolument de cet avis. Effectivement ce sont des faits qu'il faut rassembler, sans savoir où ils conduisent ; mais avec le seul désir de les bien connaître.

Voici la conclusion du rapport de Ashburton Thompson, de l'année 1907 : *Leprosy is not maintained or diffused by contagion.* C'est là la conclusion aussi du comité *of the National Leprosy Fund* en 1893, qui ajouta *s'il y a contagion elle est si faible qu'il n'y a pas lieu de faire des lois pour l'isolement, ni d'empêcher le mariage avec des lépreux.* Complétons l'opinion de cette savante commission.

On sait que cette commission se livra aux Indes à un travail consciencieux et prolongé sur les lieux mêmes et proclama que bien que la lèpre soit une maladie infectieuse et bacillaire, il n'y a pas de preuves suffisantes qu'elle soit contagieuse. Le bacille vient de dehors. Bref, une maladie peut être considérée scientifiquement comme infectieuse et contagieuse et classée comme telle, lorsque cliniquement et pratiquement elle ne doit pas être appelée contagieuse. Et le Dr Ashburton Thompson ajoute : *pratiquement l'influence de la contagion est réduite à une absurdité.* Il consigne de son côté les résultats des consciencieuses recherches de la commission anglaise *of the National Leprosy Fund.* Des 8 malades considérés dans sept différentes villes comme consécutifs à la contagion, 3 n'étaient pas lépreux (il s'agissait des servants dans les léproseries), 4 étaient déjà lépreux avant d'entrer dans ces asiles; un seul devint peut-être lépreux par contagion, et encore c'est à savoir. Des 719 lépreux vivant dans leurs familles, et examinés dans diverses villes, seulement 95 étaient réellement lépreux. Ils vivaient avec 1 691 individus dont 17 seulement étaient atteints de lèpre. Il s'agissait de maris, de femmes et d'enfants; 381 couples mixtes ont été examinés dans 37 différentes localités, 25 seuls des conjoints de lépreux furent trouvés atteints. Mais ce chiffre doit être réduit à 19 parce que dans les autres cas, époux et épouses ont été atteints en même temps. Dans les autres 5, le conjoint sain devint lépreux 16, 14, 12 et 3 ans après la mort du lépreux conjoint; et deux cas ne pouvaient être attribués à la contagion que d'une manière très douteuse. « En plus, très petite est la proportion des personnes vivant pendant longtemps au milieu de lépreux, dans les léproseries, qui gagnent la maladie. Cependant scientifiquement la lèpre doit être regardée comme contagieuse et inoculable. »

Le Dr Hutchinson, membre du comité, ajouta qu'il n'est pas à croire que l'isolement puisse produire un effet sur la diminution de la maladie. Il considère la séquestration comme injuste; et sir Dyce Duck Worth dit qu'il n'y a pas de preuve évidente qu'un lépreux constitue un grand danger pour la communauté. Mais Heron et Macnamara persistent dans leur opinion que la lèpre est maintenue et propagée par la contagion; tandis que A. Clark, sir James Paget, sir J. Fayrer, sir G. Hunter et Jonathan Hutchinson sont d'un avis contraire. Le comité du Royal College of Physicians de 1867 avait dit de son côté que la conviction unanime des observateurs les plus expérimentés fut contraire à la contagion et à la communication de la lèpre par la proximité et le contact avec les lépreux.

« L'évidence ressort de l'expérience des directeurs des léproseries. Les faits en bien petit nombre contraires à cette opinion sont dus à des observations imparfaites et rédigées avec si peu de détails qu'ils ne peuvent modifier la conclusion ci-dessus formulée. La même conclusion fut exprimée par Hirsch en 1881, dans son ouvrage *Geographical and Historical Pathology* dans ces termes: « ma conviction est décisive et « indisputable; les faits sont matériellement contre la conta- « gion. » On doit, à propos de la théorie d'une longue incubation, tenir compte de ce que les patients ont vécu bien longtemps dans un pays où la lèpre est endémique. Quant à l'hérédité, la commission et le Dr A. Thompson n'admettent qu'une prédisposition héréditaire pour contracter la lèpre, par le fait d'avoir des parents lépreux. Ainsi la lèpre n'y serait pas transmise des parents aux enfants. Cette prédisposition pourrait se transmettre des ancêtres aux descendants, lors même que les parents directs ne seraient pas atteints de la lèpre. Il faudrait donc éviter les mariages avec des individus se trouvant dans ces conditions.

La commission et le Dr A. Thompson n'ont jamais vu un enfant naître avec les signes de la lèpre, pas même présenter ceux-ci peu après sa naissance.

Mais nous avons publié et fait même reproduire par la chromolithographie de tels exemples, dans notre livre *les lépreux ambulants de Constantinople*. Or leur assertion se trouve annulée par des faits certains. Ils disent d'autre part, que lorsque les deux parents sont déjà lépreux, lors de leur mariage, les enfants deviennent lépreux dans la proportion de 4, 5 ou de 7 pour 100; mais ils expliquent le fait par la vie écoulée par tout ce monde dans les mêmes conditions et non par l'hérédité. Ainsi, finalement, A. Thompson admet que l'hérédité constitue un facteur étiologique ; mais les lépreux sont en général stériles, ce qui est un bienfait de la nature (il n'en est pas ainsi partout).

Des 1564 mariages, 71 étaient contractés par tous les deux conjoints lépreux, et 1493 par un lépreux et un conjoint sain. Il y a eu 2915 enfants dont 5 pour 100 seulement furent lépreux. Ainsi, dit A. Thomson avec la commission, 1635 lépreux seront remplacés par 145 et ils en infèrent que le nombre des lépreux n'augmente pas par les mariages. En outre ils pensent que la mortalité est très grande chez les enfants des lépreux et que leur vie est courte, de telle façon que 168 lépreux seront remplacés par 3 ou 4 lépreux seulement. Donc, si la propagation de la lèpre dépendait seulement de l'hérédité, la diminution en serait dans la proportion de 99 pour 100, pour une seule génération.

L'héritage décerne une susceptibilité, une aptitude à contracter plus facilement la lèpre, aptitude que n'ont pas les enfants nés de parents non lépreux; si, bien entendu, ils vivent dans les milieux où existe la lèpre endémiquement. Cependant dans l'hérédité on doit aussi tenir compte des parents collatéraux aussi et non uniquement des géniteurs et des ascendants directs. Bref, la conclusion finale est que l'hypothèse que la lèpre est propagée et maintenue par la contagion est sans fondement ; le maintien de la maladie dépend surtout des causes ambiantes. La découverte du bacille par Hansen en 1874 parut fournir une arme en faveur de la contagion. Aussi ce léprologue attribue-t-il à l'isolement la diminution de la lèpre en Norvège. « Cependant cet isolement n'a jamais été strictement effectif à la Norvège, de manière qu'on puisse lui attribuer judicieusement la suppression de la contagion » (car les malades pouvaient se promener en ville).

Quant à l'opinion de Hutchinson concernant l'ichthyophagie (poissons de mer ou de rivière, frais, salés ou pourris), les faits la démolissent ; puisque la lèpre sévit dans des contrées dont les habitants ne se sont jamais nourris de poissons. « Il est évident que la théorie de la transmission de la lèpre par son bacille ou bien par ses spores (Neisser) est la plus séduisante et s'accorde avec les théories actuelles sur les maladies infectieuses. Mais comment, par quelle voie pénètrent-ils dans l'économie ? » Pourquoi le bacille est-il vulnérant dans telle contrée et inoffensif vis-à-vis des individus environnants, dans telle autre voisine de la première, on ne peut encore donner l'explication de ce fait, or l'ambiance y joue, certes, un rôle prépondérant. La clinique combat l'ultracontagionnisme, par le seul fait du bacille. Selon les auteurs anglais l'ambiance, les conditions du milieu de l'*environnement* jouent un grand rôle dans la contractation de la maladie, sans exclure la prédisposition et l'immunité individuelle, ce qui conduit à dire que la lèpre est une maladie endémique. Le fait qu'elle ravage telle localité et respecte absolument telle autre, sa voisine, prouve que les circonstances essentielles de la propagation de la maladie nous échappent encore ; toujours est-il que les conditions hygiéniques générales et individuelles jouent un grand rôle dans l'aptitude de gagner la lèpre. Il est indéniable que l'amélioration de l'hygiène fait diminuer et disparaître la maladie, même dans les milieux les plus ravagés autrefois. En résumé, la bonne hygiène, la propreté, la bonne nourriture, la disparition du paupérisme, supprimeront la lèpre. C'est ce qui arrive partout, même aux Indes où pourtant, malheureusement, la misère et les famines préparent toujours des candidats aux maladies infectieuses.

L'inertie du bacille vis-à-vis des grandes capitales, Paris, Londres, Vienne, Berlin..., malgré la promiscuité incessante des habitants avec des nombreux lépreux exotiques qui y vivent en toute liberté, est une démonstration clinique, mathématique, de ce que nous venons d'avancer.

Jamaïque. — La Jamaïque est une des grandes Antilles anglaises. Le Dr Alexandre Fiddes en parlant de la lèpre à la Jamaïque, à la Société médico-chirurgicale d'Edimbourg, le 10 mars 1857, dit, en comparant la susceptibilité des diverses races à gagner la maladie que dans la ville de cette île, peuplée de 30 000 habitants dont 16 000 nègres, 10 000 individus de couleur, 2 500 blancs (Saxons, Celtes, Espagnols) et 1 500 Juifs, ces derniers sont atteints dans la proportion de 2 pour 100, les races noires de 1 pour 100 et les Européens y sont peu exposés à contracter la maladie. Pendant les 15 années que notre confrère y a exercé, il n'en a vu que 5 cas chez ces derniers dont 3 étaient natifs de l'île, un né à Saint-Domigue et un Anglais qui avait résidé 12 ans en l'île avant d'être atteint. Ainsi ce sont les Juifs surtout qui sont éprouvés ; vient après la race noire ; puis les Européens ; les descendants de ceux-ci le sont encore moins que leurs ascendants. On peut dire que ces derniers jouissent même d'une immunité ; mais on doit savoir qu'ils sont aussi moins exposés que tous les autres aux influences climatériques.

Presque tous les résidents Juifs actuels, comme les habitants noirs et les individus de couleur, sont des natifs de l'île ou bien ils y ont vécu longtemps. La plupart des individus des autres classes sont aussi nés dans l'île. Rares sont ceux qui ont vu le jour en Europe ou bien qui descendent directement d'ancêtres qui se sont trouvés dans les conditions sus-mentionnées. La race juive est éprouvée par la lèpre, dit-il, depuis l'époque du législateur hébreu (Moïse) et il est à remarquer qu'encore aujourd'hui les Juifs sont particulièrement sujets à l'avoir. (Nous avons insisté sur l'hérédité ethnique des Juifs descendants des anciens Hébreux. Il serait important de savoir l'origine de ces Juifs habitant la Jamaïque, s'ils sont descendants des anciens Hébreux, Zambaco.) « Ce qui dépend probablement d'une influence héréditaire, coopérant avec les causes externes ou endémiques. Et pourtant, pour ce qui concerne les conditions hygiéniques, les Juifs de la Jamaïque sont supérieurs à toutes les autres classes d'habitants, tant au point de vue diététique que par les particularités de leur rite. Il est probable que les diverses races en général présentent, en même temps que leurs particularités spéciales physiques et mentales, une aptitude ou une immunité à contracter certaines maladies. Il serait intéressant de savoir si la disproportion dans les victimes de la lèpre, ci-dessus relatée, relativement aux races attaquées par la lèpre, se rencontre aussi universellement dans les autres contrées où la maladie sévit. » (Nous avons répondu, par anticipation, à cette question dans le chapitre consacré aux Hébreux, Zambaco.)

Le Dr A. Fiddes admet l'hérédité ou la consanguinité avec des lépreux ; ce serait une lèpre ancestrale. Mais d'autres circonstances coopèrent. Cette cause ne saurait être seule incriminée.

Selon le Dr A. Fiddes, la transmission héréditaire s'opère avec plus grande intensité à la seconde génération qu'à la première. Il est commun de rencontrer les *petits enfants* lépreux, lorsque les enfants directs restent sains ; il y a même à certifier que la 2e et la 4e génération sont affectées à un plus haut degré que la 1re et la 3e ; et que l'influence morbide de la transmission est plus grande du côté maternel que du côté du père. Toutes ces particularités sur la propagation de la lèpre paraissent obéir à une loi naturelle incomprise jusqu'à présent ; car on voit de même, et en dehors des conditions morbides, le corps étant en état de bonne santé qu'une personne ressemble à un ancêtre ascendant et non au géniteur direct. Dans tous les cas, il n'est pas douteux que la lèpre affecte la postérité dans la ligne directe et la collatérale, comme il a été mentionné ; et que cette maladie possède cette qualité de transmission à un degré bien plus grand que toute autre.

Fiddes ajoute : ainsi, parmi 145 lépreux tubéreux de l'hôpital de Bergen, 127 se trouvaient dans ce cas ; sur 68 malades, 57 avaient un tel alignement. Cette hérédité ne doit pas être oubliée dans l'entreprise des améliorations sanitaires concernant l'extinction de la lèpre. « Quant à l'émasculation proposée pour mettre un frein à la lèpre, Fiddes ajoute comme la mère transmet bien plus fréquemment la maladie que le père, on doit se borner à une rigide chasteté, plutôt des deux sexes. » (Aujourd'hui, avec les rayons X on pourrait facilement détruire la sexualité dans les deux sexes sans péril pour la santé générale. Zambaco.) Peut-être poursuit Fiddes les Lévy prononçaient-ils la séparation, l'isolement des Hébreux lépreux, pas tant pour la contagion que pour prévenir la propagation de la maladie par la procréation. L'auteur n'a jamais vu un enfant naître lépreux.

« La théocratie hébreuse et ses contemporains admettent la contagion. Il est possible que cette notion ne fut pas sans fondement dans le temps; mais, quelle que fût cette opinion, il est certain qu'actuellement la lèpre n'a pas la propriété de se transmettre par le contact, qu'elle ne se propage pas par cette voie. Si cette manière de contaminer était possible, la communication devrait s'opérer par l'inoculation de la sécrétion des ulcères à la peau ou aux muqueuses. J'ai vu la chose occasionnée par accident ou bien intentionnellement et toujours les résultats furent négatifs. Le sévère isolement des lépreux de la société fut appliqué de tout temps et la manière dont ils sont jusqu'à présent évités portent les peuples à croire à la contagion. Mais cette opinion erronée ne doit être encouragée; car il est injuste que ces malheureux malades soient ainsi privés de la sympathie et de l'assistance auxquelles ils ont droit. L'acte de séparer les lépreux de la société, sous certaines conditions, est un autre terrain d'étude sociologique.

Le Dr Fiddes a vu la néphrite albumineuse dans la lèpre et la mort par la toxicité des urines dans le coma, par l'urémie. Il a vu, dans la forme anesthésique, lorsqu'il y a survie, le malade arriver au terme ordinaire de la vie, sans trace persistante de la lèpre, si ce n'est les mutilations des extrémités et l'expression de la figure; c'est là un arrêt spontané de la maladie ; il a vu la maladie débuter par le tronc, les membres n'ayant été pris que bien plus tard ; il a vu le retour de la sensibilité, par des maladies intercurrentes. Il a remarqué que les premiers signes de la lèpre anesthésique sont les douleurs dans les membres, l'atrophie des extrémités, l'anesthésie et les bulles de pemphigus des membres, dans ce même ordre d'apparition.

La population de la Jamaïque augmenta rapidement. De 30 000 qu'elle était en 1857, elle fut de 441 000 en 1861, et de 600 000 en 1872.

En 1861, le Dr Bowerbank présenta au gouvernement un rapport sur les lépreux de cette île. Il y consigna 778 lépreux pour cette année. En 1898 la population remontait à

720 000, mais il paraît qu'elle va en diminuant actuellement, à cause du canal de Panama qui attire les habitants de l'île.

Le Dr Neish, directeur de la léproserie de *Spanish Town,* présenta au gouvernorat un rapport, en 1899, dans lequel il soutint que les lépreux ne sont pas aussi nombreux qu'on l'a prétendu en confondant d'autres malades avec eux. Selon ce médecin la lèpre décroît rapidement à la Jamaïque. Ainsi en 1892, sur une population de 650 mille âmes, il y avait 40 lépreux, et en 1898, sur une population de 720 000, seulement 33.

La lèpre au Cap. — Dans cette colonie anglaise, située au Sud de l'Afrique, dans laquelle se rangent les Boschimans, les Bassoutes, les Cafres et le Natal (colonie anglaise du S.-E. de l'Afrique australe) peuplé de Boers hollandais, de colons anglais et allemands, et de Cafres Zoulous, la population serait de près de 500 000 habitants ; la lèpre y fait des ravages, selon le Dr Impey.

Une commission fut constituée par le gouvernement pour étudier la lèpre dans cette colonie. D'après le recensement de 1891, le nombre des lépreux était au Cap de *625* dont 532 nés dans la colonie, et 51 Européens. Parmi ces derniers, 4 n'étaient pas originaires du Cap et ne furent atteints de la lèpre qu'après leur arrivée dans le Sud de l'Afrique. En janvier 1896, il eut 1 177 lépreux, selon Eichmuller. D'autres évaluent leur nombre à 8 000 ! Ce sont les Hollandais qui payent le plus large tribut ; viennent ensuite les races mixtes ; puis les Malais, les Cafres et enfin les Européens. On doit noter que dans les pays d'origine de tous ces peuples, les derniers exceptés, la lèpre règne avec grande fréquence. La commission admit la contagion et nia l'hérédité (qui ne saurait être invoquée que d'une manière exceptionnelle) ; elle se prononça pour l'isolement, la déclaration obligatoire par les propriétaires des maisons, les locataires et les médecins (*Semaine Médicale,* 1895, p. 324).

Le journal anglais *The Lancet* publia, le 25 septembre 1897 (p. 789), un fort intéressant article du Dr Impey, ex-superintendant médical de la colonie du Cap, sur la non-*contagiosité* de la lèpre anesthésique de Danielssen, dite tropho-nerveuse ou bien systématisée nerveuse. Ce serait déjà beaucoup que de supprimer de la liste générale des lépreux, considérés comme excessivement contagieux et persécutés comme tels, le grand nombre des tropho-nerveux qui constituent dans bien des contrées la majorité des lépreux.

Quoi qu'il en soit, voici un extrait succinct de ce travail.

L'auteur admet que la lèpre est la conséquence de l'envahissement de l'organisme par le bacille de Hansen exclusif à l'homme. Après avoir blâmé la manière dont est pratiquée la séquestration aujourd'hui, il soutient que l'on ne doit isoler comme dangereux pour le public, que les lépreux tubéreux et les mixtes ; tandis que les anesthésiques sont inoffensifs et ne doivent pas être enfermés dans les léproseries. Les bacilles ne se trouvant chez ces derniers que dans le système nerveux, exclusivement, ne peuvent pas transmettre la lèpre. Et encore ne rencontre-t-on ces bacilles que dans certains nerfs et même dans une partie restreinte de leur parcours. Il nie, avec Unna, la présence des bacilles dans les macules et dans les placards érythémateux, passagers de la lèpre, même dans les plaques anesthésiques; les bacilles sont confinés aux nerfs. De plus, le temps de l'existence de ces bacilles, chez les lépreux anesthésiques, est très limité. Car ils disparaissent et ne se retrouvent, plus tard, pas même dans les nerfs où ils ont déterminé des nodosités. La modification occasionnée, même d'une manière passagère dans les nerfs expliquerait les lésions trophiques des lépreux anesthésiques: telles que résorption des os, atrophies musculaires, etc. Lors même qu'il y a ulcérations, les bacilles ne sauraient s'échapper dehors; car leur présence est éphémère et ils sont remplacés bientôt par un amas de granules composés de micro-organismes déposés dans une gaine fibreuse. Les ulcérations de la peau ne contiennent pas de bacilles. Elles sont la conséquence des troubles trophiques des troncs nerveux éloignés qui renfermaient les bacilles d'une manière temporaire. L'auteur en conclut que le *lépreux anesthésique n'est pas contagieux* ; il ne peut transmettre sa lèpre. Or, il est inutile de l'isoler, de le séquestrer. En outre la lèpre nerveuse guérit spontanément. Les bacilles ont eu une durée très courte au début de la maladie. Ils ont fait leur cycle et disparurent, il est difficile, pourtant, de fixer la date de cette disparition. Le Dr Impey l'évalue à 4 ans environ après le début de la lèpre ; il est donc injuste d'isoler les malades après cette date, car ils ont cessé d'être dangereux. S'il y a parfois de nouvelles poussées de la lèpre c'est qu'il y a eu réinfection. Car les bacilles ne peuvent pas s'endormir pendant quelques années, puis se réveiller. Il croit que dans les pays chauds le nombre des lépreux anesthésiques est double par rapport aux lépreux atteints des autres variétés de la maladie. Il est d'avis de n'isoler que les lépreux à nodules (lépromes), dans la colonie du Cap où il a fait ces études personnelles.

Le même auteur a fait paraître dans *The Lancet* du 2 octobre 1897, un autre article sur l'île Molokaï des Sandwich, la cinquième comme dimensions, où l'on isole les lépreux de Hawaï. Ils y sont libres sur une série de collines limitées par des montagnes infranchissables et d'un autre côté par l'océan ; il n'y a qu'un seul passage très bien gardé. Les personnes qui les visitent ne doivent pas en emporter des provisions ou bien il leur est défendu de sortir de la léproserie. Le gouvernement dépense 10 000 dollars par mois pour l'entretien de cette léproserie. Ceux qui sont seulement suspects de lèpre sont tenus à part jusqu'à ce qu'il devienne certain qu'ils sont lépreux. Les enfants des lépreux ne peuvent sortir de Molokaï qu'après un certain âge, s'ils restent indemnes et sur l'avis de l'administration. Ces enfants sont élevés aux frais de l'État qui espère que grâce à toutes ces précautions la lèpre disparaîtra des îles Hawaï.

La population de Hawaï est une fusion de peuplades arabes, aryennes et dravidiennes, chez lesquelles la lèpre a toujours existé (Varigny, *Congrès international des traditions populaires,* Paris, août 1889). Les communications de l'île Hawaï avec l'île de Java ont toujours été très fréquentes et la lèpre a toujours régné dans les deux îles.

La lèpre à Quito. — *Quito* est la capitale de la République de l'Équateur. Sa population est de 80 000 habitants. Il y a une université.

En 1851, Bourcier, consul de la République Française (c'était avant le coup d'état du 2 décembre par lequel Bonaparte, le prince Louis, président de la République trahit ses serments et se fit proclamer empereur) à Quito, pénétra dans le lazaret où se trouvaient séquestrés, sans secours médical, sans le moindre soin les malheureux lépreux. Il y rencontra un médecin du pays, le Dr Echeverria renfermé comme atteint de lèpre. Il adressa à l'*Académie nationale de médecine* un travail fait en commun avec notre malheureux confrère, sur lequel le Dr Gibert, médecin de Saint-Louis, fit un rapport remarquable.

Il y avait dans cette léproserie *soixante-six* individus dont

60 portant les caractères de la lèpre. Leur description est en parfaite harmonie avec celle donnée par le médecin hollandais Schilling, et les auteurs plus anciens, dit Gibert. La plupart de ces lépreux avaient la forme léonine avec ulcères, mutilations, etc.

Le Dr Echeverria décrit une autre forme, la lèpre écailleuse, plus rare, ce serait : « *L'Aphos des Grecs, la lèpre des Hébreux,* signalée dans le Lévitique ; l'éléphantiasis anesthésique des médecins norvégiens Danielssen et Boek et des médecins anglais caractérisée par la perte progressive de la sensibilité s'y trouvait aussi. Il y avait également une autre variété. La lèpre crustacée (?) caractérisée par des taches livides d'un violet-bleuâtre (mélas des Grecs), qui s'ulcèrent et se recouvrent de croûtes. Cette variété existe aussi en Orient.

A Quito, la marche fatate vers la mort s'observe bien plus rapide dans la forme tuberculeuse. Le Dr Gibert fait observer, en passant, qu'il est extraordinaire de voir que cette maladie (la lèpre), si essentiellement liée aux *conditions climatériques,* soit presque inconnue dans les contrées centrales de l'Europe, tandis qu'elle se montre avec des phénomènes graves sous des latitudes aussi opposées que celles de la Norvège, les côtes d'Afrique et l'Équateur.

Déjà le Dr Gibert avait fait un précédent savant rapport à l'Académie sur la lèpre, le 3 octobre 1848. Il ajoutait « on sait que dans les colonies la lèpre est considérée comme contagieuse et que, ainsi qu'au temps des croisades, les lépreux sont séquestrés. Cependant le célèbre Alibert s'efforça de lutter contre cette opinion si invétérée. Nos observations personnelles tendent aussi à repousser toute idée de contagion. Mais de ce que dans nos climats tempérés et dans le petit nombre de cas isolés que nous avons pu observer à Paris le mal n'a présenté aucun caractère contagieux, s'en suit-il que dans les conditions climatériques favorables et, par suite d'une fréquentation intime prolongée, on n'aura jamais rien à redouter de la transmission du mal ? *Je n'oserais l'affirmer.* »

Le Dr Echeverria est anticontagionniste. Il appuie son opinion sur plusieurs faits que nous relatons ici brièvement. F. Parminio, âgée de 50 ans, a vécu 14 ans dans le lazaret, au milieu de 65 lépreux et dans le foyer de la corruption. Elle se conserve parfaitement saine. Manuela Suarez, veuve de deux maris lépreux, avec lesquels elle a vécu dans la plus étroite union, jusqu'à leur mort, continue à habiter la léproserie, et reste indemne. Le sacristain, M. Salos, et le portier A. Lara ont vieilli dans l'asile, élevant leurs enfants parmi les lépreux, et aucun membre de ces familles ne devint lépreux. Enfin depuis 6 ans le R. P. Sarrita, de l'ordre des Augustins, aumônier du lazaret, visite et fréquente les lépreux, les confesse, donne aux mourants les derniers secours de la religion et il reste sain et sauf au milieu de ces communications journalières, intimes.

« Ces faits rapprochés de ceux que nous avons signalés nous-même doivent faire regarder comme très exagérées les craintes que l'on a conçues sur la communication de la lèpre, et faire souhaiter à tous les amis éclairés de l'humanité que l'on modifie les mesures presque barbares qui sont prises encore aujourd'hui contre lès malheureux lépreux.

« L'hérédité, admise par tous les auteurs, est encore confirmée par le Dr Echeverria qui a sous les yeux dans le lazaret quatre exemples de lèpre héréditaire. Fait curieux : de deux sœurs l'une avait fui son père dès le début de la lèpre. Elle fut, plus tard, amenée lépreuse au lazaret ; tandis que l'autre, qui continua d'habiter avec son père et de le soigner jusqu'à sa mort, est restée saine, et eut, depuis, des enfants bien portants.

« *Quant au traitement,* le Dr Gibert déplore, avec le Dr Echeverria, qu'on abandonne à leur triste sort les malheureux lépreux sans soins médicaux. Or, plusieurs exemples authentiques prouvent, d'une part, que des rapports et des communications habituelles avec les lépreux ne transmettent pas la maladie. Et d'autre part, que des tentatives soit empiriques, soit rationnelles, ont arrêté le mal et même amené la guérison. Ainsi, Baumés de Lyon a publié dans sa nouvelle Dermatologie une observation de lèpre traitée par lui avec succès. Schilling fit connaître quelques cas de guérison de lèpre tuberculeuse, et nous-même, dit Gibert, nous avons signalé dans notre rapport à l'Académie, plus haut cité (publié dans le tome XIX du *Bulletin de l'Académie,* p. 114) les bons effets obtenus de l'Assacou (Hura Brasiliensis). Les médecins de Para et du Brésil l'ont aussi employé avec succès.

« Conclusion... expression de nos vœux pour que les léproseries soient désormais transformées en véritables hôpitaux où les lépreux seront considérés comme des malades en traitement, et non pas comme des sujets incurables et dangereux qu'il faut à tout prix séquestrer de toute communication et de toute relation sociales. »

Ces conclusions furent adoptées par l'Académie dans sa séance du 20 mai 1851.

La lèpre en Scandinavie. Sa propagation en Europe par les Scandinaves. — Peu de temps après la mort de Charlemagne (814), les Scandinaves, ceux de la Norvège surtout, sortis de leur retraite, couverts de peaux d'ours blancs, de rennes et de phoques, envahirent les Pyrénées et prirent Toulouse en 849, Bordeaux, Tarbes, Dax, etc. Ils ravagèrent l'embouchure du Rhin, de l'Escaut, et traversèrent la France des rives de la Seine à l'embouchure du Rhône. Ils ont pillé même l'abbaye Saint-Savin et le monastère d'Arles. Or, les Norvégiens avaient la lèpre dès la plus haute antiquité. Il est donc rationnel d'admettre qu'ils ont contribué aussi à propager la maladie. Disons aussi qu'on a soutenu que le mot cagot provient de goth-lande (terre de goths, de la Scandinavie). Cette étymologie est combattue par les arguments qui prouvent que les cagots, goths, etc., n'étaient pas des descendants directs d'une nation, mais des lépreux.

On lit dans les mémoires de l'Académie des Sciences de Stockholm, 1772 ; lèpre de Norvège, page 285. « On a en Norvège des hôpitaux pour les lépreux à Tronhiem, Berg et Romsdale, et on y entretient toujours environ 140 hommes attaqués de cette maladie. Puis une description plus ou moins complète du début et de l'évolution de la maladie » mais tout se rapporte uniquement à la lèpre tubéreuse. Il n'y a pas un seul mot sur les autres formes de la maladie. Ce qui est curieux, c'est ce qu'on lit dans ce mémoire concernant l'étiologie. « On attribue ce mal en Norvège à l'usage de la chair d'animaux lépreux : le bétail et les poissons y sont fort sujets. On trouve des lacs pleins de truites et de dorées attaquées de la lèpre, et les habitants des environs y sont très sujets. Les poissons lépreux paraissent plus charnus ; leur forme est altérée, le nez écrasé, le sang épais, la gorge serrée, la langue retirée, la chair écailleuse, les intestins remplis de pustules grosses comme des pois, dans lesquelles on trouve de petits vers vivants et quelquefois un seul roulé sur lui-même. On trouve ces vers dans la plupart des poissons. Le bétail lépreux a les yeux couverts d'une pellicule ou enflammés et d'un blanc rougeâtre ; il devient extrêmement gras. Les pustules ne paraissent point à l'extérieur, mais on les sent lorsqu'on les touche..... on a trouvé dans quelques pustules une matière purulente et dans une autre qui était très grosse, une substance dure qui craquait sous le couteau » (Ant. Martin. Traduction par de Kesalio). Nous avons inséré ce travail fantasque de l'Académie des Sciences de Stockholm de l'année 1772, pour prouver dans quel état se trouvaient les connaissances sur la lèpre avant l'apparition des ouvrages de Boeck et Danielssen qui ont éclairé si lumineusement toutes les questions se rapportant à cette maladie qu'ils ont étudiée vraiment les premiers, avec un sens et une sagacité cliniques hors pair.

Selon le Dr Ehlers la lèpre a dû se montrer d'abord à Bergen, l'ancienne capitale, à la suite des croisades. Les départements Bergenhus Nordet, Bergenhus sud ont été les parties les plus éprouvées. Mais la lèpre a dû sévir bien avant les croisades.

J'ai eu l'honneur de faire la connaissance à Bergen — lorsque je m'y suis rendu avec mon regretté camarade et ami le Dr Constantin Paul en 1884 — de l'illustre léprologue Danielssen.

Ce savant et aimable confrère nous a montré avec la meilleure grâce son service à l'hôpital et, dans des conversations scientifiques bien longues, dans ses salles et dans son cabinet, nous avons pu constater ses vastes connaissances cliniques sur la léprose, à l'étude de laquelle il avait consacré toute sa vie. C'étaient de véritables conférences au lit des malades, avec démonstration ; ce dont nous avons tiré grand profit. Ces entretiens scientifiques, dont nous prenions note à mesure, se sont répétés chaque matin pendant plus d'une semaine. C'était en quelque sorte, un complément des publications antérieures de notre éminent confrère qui avait cessé d'écrire sur la lèpre depuis plus de 25 ans. Et pourtant, il avait continué d'étudier cliniquement la maladie sur un vaste champ d'observation. Car sa division nosocomiale abondait en précieux matériaux. Nous y avons vu tant de lépreux atrocement éprouvés, tant de variétés dans les manifestations nombreuses, dans toutes les formes de la lèpre dont le Dr Constantin Paul faisait même les croquis, que nous avons acquis des documents précieux pris sur nature et savamment interprétés par l'illustre léprologue qui nous éclairait avec empressement et sans se fatiguer, de toute la lumière de son immense expérience.

Nous pouvons résumer en quelques lignes toutes ces conversations ou plutôt toutes ces conférences cliniques faites avec la plus grande lucidité. Le Dr Danielssen demeura de plus en plus anticontagionniste et grand partisan de l'hérédité. Ses études cliniques, poursuivies avec patience et un vrai sens d'émérite observateur, l'ont de plus en plus raffermi dans ses idées exprimées dans les remarquables travaux publiés par lui.

En 1891 je lui demandai, par lettre, ce qu'il pensait de l'ancienneté de la lèpre en Norvège et de son origine, de son introduction dans cette contrée. Je lui écrivais en français qu'il connaissait et qu'il parlait très bien ; mais n'ayant pas la facilité de l'écrire, il me répondait en anglais. J'en fais les extraits suivants : La lèpre était connue en Norvège bien avant les croisades. *A* En 1100, la lèpre était mentionnée dans les livres de loi. *B* En 1170, un hôpital spécial fut établi à Trondhjem. Très probablement bien avant cette époque elle était très commune dans ce pays ; mais on ne saurait rien préciser à cet égard, Dans le vieux langage norvégien, on la désignait sous le nom de *Lekpra,* mot qui est en connexion avec le vieux mot anglais *Lêcprôwese.* Il est probable que la maladie ait été introduite en Norvège par les Anglais. Les communications entre les deux pays étaient bien anciennes. On en a les preuves de leur existence dès l'année 800 avant le Christ. La localité par où cette introduction aurait eu lieu paraît être *Orknô* ou l'île *Sheltands,* où semble-t-il, la maladie débuta.

Quant à l'immigration en Norvège des Phéniciens, des Juifs ou des Sarrasins, nous n'en savons rien. Cependant, ils peuvent avoir exercé quelque influence, puisqu'ils avaient immigré dans des contrées qui étaient en relations avec la Norvège.

Au IXe siècle, les Vikings ont visité l'Espagne ; il en fut de même des Maures ; et il y eut des prisonniers du Nord de l'Afrique transportés en Irlande, vers 860. Néanmoins il n'est pas dit qu'il y eut des lépreux parmi ces prisonniers. C'est là tout ce que je puis vous dire sur la question.

L'émigration norvégienne. Pendant le XIXe siècle, plus de 500 000 Norvégiens se sont expatriés. En 1910, d'après le census américain, on comptait aux Etats-Unis 322 665 Norvégiens résidant dans l'Union. Pendant les 10 premiers mois du xxe siècle près de 20 000 Norvégiens ont émigré. En général, ils se portent vers les Etats du nord-est des Etats-Unis, notamment le Minnesota, le Wisconsin, l'Illinois, le North Dakota et l'Iowa. Les colonies norvégiennes forment de gros îlots, compacts. Dans l'Utah, l'effectif des Norvégiens s'élevait, en 1910, à 14 000 environ, dont 8 000 dans la capitale de cet Etat. Un contingent peu important d'émigrants norvégiens se trouve au Canada, dans l'Afrique Australe, en Argentine, aux îles Sandwich, etc. La plupart des émigrants sont des cultivateurs, des marins et des ouvriers industriels. En général, ils ont de 20 à 25 ans lorsqu'ils quittent la Norvège. Les hommes comptent pour 64 sur 100. Beaucoup se livrent à l'agriculture et deviennent souvent propriétaires de belles fermes (*La Géographie,* n° 3, 15 septembre 1911). Plusieurs de ces émigrés sont lépreux. Mais la lèpre s'arrête après leur émigration et parfois même elle guérit, par le seul changement de milieu et l'amélioration des conditions hygiéniques rencontrée dans leur pays d'adoption (propreté et nourriture), grâce à la cessation de leur misère. Leurs enfants deviennent rarement lépreux pour les mêmes raisons qui modifient l'état de leurs parents. Le fait remarquable à noter c'est que ces lépreux n'ont contaminé personne en Amérique ; cela fut constaté même par l'ultra-contagionniste, leur compatriote, le Dr Hansen.

Cet éminent léprologue publia dans *Lepra Bibliotheca internationalis*, vol. 7, fasc. 4, 1908, le compte rendu d'un voyage qu'il entreprit à Finmark, à la recherche de la lèpre. Finmark est une province de la Norvège près de la Laponie russe, de 25 000 habitants environ, dont le chef-lieu est Tromsae. C'est la partie la plus septentrionale du royaume norvégien, et se divise en partie orientale et occidentale dont les habitants mènent une vie toute différente. L'intérieur de toutes les deux forme un plateau avec quelques pics très élevés, habité par des nomades nourris exclusivement de leurs rennes. Le long des côtes, il y a quelques petites fermes, mais la population se livre à la pêche et est exclusivement ichthyophage. Dans l'*Est Finmark,* les habitants vivent dans des cabanes construites en terre et dans la même pièce que leurs vaches; c'est la population la plus sale de la Norvège. Les médecins disent qu'ils ne se lavent jamais; ils ne mangent jamais le poisson à l'état frais, mais très mal salé et putride. Dans le district de Valdsö, ils préparent la morue de la manière suivante : Dès que le poisson est pris on le sale fort peu et on le place sur la neige. Lorsque celle-ci est fondue on le sale une seconde fois, un peu plus que la première fois et on le met dans des barils; on mange ce poisson sans le cuire. La morue est toujours très décomposée; mais n'a pas mauvais goût. Pourtant dans ce district de Valdsö, il n'y aurait jamais eu de lépreux, il n'y a que trois cas de lèpre dans l'East Finmark, dont un dans la ville de Vadsö et deux — un homme et une femme — à Kiberg, qui est une place de poisson dans le voisinage de Vadsö. Ces derniers lépreux sont nés hors de Finmark dans les localités lépreuses. Il fut impossible au Dr Hansen d'avoir de plus amples renseignements. Et l'on avouera que ce qu'il a pu savoir par-ci par-là, sans l'intervention même d'un confrère, est bien insuffisant. Et alors maintes suppositions furent conçues. Des pêcheurs se rendent tous les ans de Tromso à Vardö et parmi eux il aurait pu y avoir des lépreux, et ainsi de suite... Deux lépreux aussi se trouveraient à l'East Finmark, l'un à Tana, l'autre à Lebesby; mais sont-ce de vrais lépreux? Le Dr Hansen se pose la question et répond lui-même que c'est douteux. Car il ne put cueillir que *des dit-on,* c'est-à-dire des commérages. Car il n'a même pu voir leurs familles. Nous nous demandons s'il est possible de bâtir une opinion valable scientifiquement sur des informations aussi vagues. Quant à moi, des faits ainsi exposés n'ont pas la moindre valeur. Dans l'Ouest Finmark, continue le Dr Hansen, « les habitants mangent le poisson très frais, ou bien ils le dessèchent et le font cuire. Beaucoup de Norvégiens vivent dans cette contrée et il y aurait à peu près cent lépreux. Plusieurs d'entre eux ont voyagé dans des pays lépreux. J'ai appris que plusieurs d'entre eux sont morts en 1840 et 1850. Mais, dit-il, étaient-ils réellement lépreux? Les personnes qui ont fourni ces renseignements étaient incompétentes. « Après 1856, quarante sur cent des lépreux connus ont été placés dans les léproseries de la Norvège (Bergen, Tronjen, Molde) et jusqu'à 1892 il n'y a pas eu ici de lépreux, lorsqu'on en a découvert trois *anesthésiques.* Si le fait de manger du poisson mal préparé pouvait réellement produire la lèpre, il serait étrange qu'il n'y eût pas de lèpre à *East Finmark* dont la population est ichthyophage et mange de ces poissons mal salés; tandis qu'il y a plus de lépreux à West Finmark dont les habitants mangent du poisson très frais et cuit. Pour moi, il est très probable que la lèpre fut introduite à Finmark par des pêcheurs lépreux établis ici; et je considère que les trois seuls lépreux de l'East Finmark comme un des meilleurs arguments contre la théorie ichthyophagique de Hutchinson. J'attribue la disparition de la lèpre à ce qu'un grand nombre de lépreux furent isolés et à ce que les lépreux n'ont pas de relations avec le peuple. » Cette enquête ne conduit qu'à une seule conclusion savoir que l'ichthyophagie seule ne détermine pas la lèpre et voilà tout. Mais personne n'a soutenu le contraire.

En Suède, on comptait, paraît-il, il y a quelques années, un lépreux sur 95 habitants, et il y a 50 ans, cette contrée était ravagée par le spedalsked (la lèpre). Malgré la diminution absolue constatée pendant cette période, la maladie s'est cantonnée dans le Geflebord. Cependant cette diminution, qui fut de plus en plus progressive, ne saurait être attribuée à l'isolement, ni aux léproseries; mais elle fut spontanée, les lépreux ayant toujours joui, à notre connaissance, de la plus grande liberté pour circuler et n'ayant jamais été isolés. Actuellement, seule la province Geflebord aurait des lépreux. Dans tous les cas, il n'y aurait pas plus de cent lépreux dans tout le royaume. C'est là une affaire d'hygiène et de propreté surtout.

Les auteurs placés sur un vaste champ d'observation, à la léproserie de Bergen, n'ont jamais vu de lépromes sur le gland de la verge, pas plus qu'à la paume de la main et à la plante des pieds. Cependant d'autres léprologues les ont rencontrés, bien que rarement, dans ces régions : Leloir, Gaucher, Zambaco... Ils prétendent aussi que le bacille est démontré dans toutes les manifestations lépreuses; ce qui n'est pas exact du moins, pour ailleurs qu'à Bergen. Car ce bacille a été vraiment recherché chez certains lépreux indubitables (nous citerons parmi ceux qui l'ont vu souvent manquer Unna, les médecins de Saint-Louis, le Dr Martin de l'hôpital Pasteur, Kaposi, Zambaco, Lerrede...).

Mais chose curieuse: plus tard, en 1900, Hansen publia lui-même dans la Bibliotheca internationalis : *A rare case of leprosy*. En 1897 il avait diagnostiqué cliniquement la lèpre tubéreuse sans avoir pu trouver le bacille dans les lépromes. Aussi, d'accord avec ses théories, il hésitait à admettre que ça fut un vrai cas de lèpre. Mais en 1898, il trouva enfin le bacille et confirma alors son premier diagnostic de lèpre. Cependant le sujet présenta un an auparavant le tableau clinique complet de la lèpre tubéreuse. Enfin Hansen pense que les bacilles très virulents déterminent la lèpre tubéreuse et moins virulents la nerveuse et la maculeuse, formes diverses, et plus ou moins graves, selon le terrain.

Hansen et Looft n'admettent pas l'hérédité parce qu'un bacille n'est qu'un parasite même transmis par le sperme à l'adulte (contamination par le coït). C'est toujours une contagion au même titre, que ce soit à l'adulte, à un œuf ou à un fœtus. C'est toujours un contage et non de l'hérédité. Ils combattent l'opinion de Baumgarten qui pense que l'extension de la lèpre, comme celle de la tuberculose, résulte de la transmission à la descendance des bacilles qui, atténués et inoffensifs dans la première génération, se transmettent silencieux à la deuxième et ne recouvrent leur virulence qu'à la 3e, la 4e ou la 5e pour engendrer la maladie. Mais qui a donc constaté ces bacilles paisibles, inoffensifs, sommeillants chez les descendants intercalaires intacts, et qui se réveillent à une génération ultérieure? Pour ces Messieurs la transmission ne serait toujours que du contage. La lèpre, maladie spécifique, ne saurait être héréditaire. Ils n'admettent pas la non-virulence du bacille latent et son impuissance de produire des symptômes morbides, à un moment donné, comme le soutient Baumgarten. La lèpre ne se transmet pas aux descendants des lépreux en Norvège, ni chez les Norvégiens émigrés en Amérique, disent-ils. Ils n'ont jamais vu l'hérédité lépreuse. Cependant l'illustre Danielssen a bien prouvé le contraire, chiffres en mains, et bien d'autres léprologues — on peut dire l'immense majorité — ont démontré l'hérédité par les registres des léproseries où l'on voit figurer successivement les mêmes noms de famille, souvent avec interruption plus ou moins longue.

La lèpre en Scandinavie. Danemark. — Malgré les communications si fréquentes du Danemark avec sa sœur la Norvège, si éprouvée par la lèpre, les lépreux y seraient très rares, ainsi qu'en Suède si rapprochée de celle-ci et en continuelles relations, ce qui doit être attribué à l'ambiance et à l'hygiène.

Au Congrès international de Médecine de 1884, tenu à Copenhague, auquel nous avions pris part, on avait fait venir quelques lépreux de Bergen pour les montrer aux congressistes. Il incombe au Pr Ehlers de nous donner des informations positives sur l'état actuel de la lèpre en Danemark.

La lèpre sévit dans les Antilles danoises. Au Congrès de Dermatologie tenu à Berlin en 1904, le Dr Ehlers communiqua un mémoire bien documenté sur ce sujet. Il commence par dire que « l'éloignement de la mère-patrie écarte d'elle tout danger sérieux dont la menaceraient les foyers de lèpre des Antilles. Néanmoins, on n'a pu empêcher quelques étincelles d'atteindre le Danemark où elles n'ont pas mis le feu. *Trois* lépreux furent constatés. L'un vint de Brunnichen en 1861. C'était la petite fille de 6 ans d'un commissaire de police des Antilles. Le Dr Ehlers vit cette malade en 1898. Elle vivait encore à Copenhague en 1904. C'était un cas de lèpre anesthésique mutilante. Le second cas concerne un ancien soldat des Antilles qui fit un service de 8 ans. Il fut observé en 1862 par R. Berge. C'était encore un lépreux trophonévrosique. Ce lépreux fit, de 1841 à 1856, plusieurs séjours à l'hôpital Frédéric où il perdit, successivement, plusieurs doigts et même l'avant-bras droit et l'œil gauche ; ne pouvant pas continuer sa profession de charpentier, avec les trois doigts qui restaient à sa main gauche, il se fit vendeur de cigares, pendant deux ans. Le troisième cas est tout récent. C'est un médecin qui contracta la lèpre à Sainte-Croix, petite Antille danoise, en accouchant une lépreuse et à la suite d'une blessure pendant les manœuvres obstétricales. » Ces trois lépreux ont vécu librement à Copenhague sans contagionner personne. Ces faits, cités par le Dr Ehlers lui-même, n'ont su modifier sa transigeance effrénée. Il ne voit donc pas que ces trois lépreux danois donnent un démenti formel à ses craintes chimériques? Il a bien des fois dit qu'il tremblait à la pensée qu'un lépreux circulant librement en Europe peut y mettre le feu *comme une allumette* et occasionner un retour du fléau du moyen âge! Or, les faits palpables acceptés et publiés par lui-même n'ébranlent pas ses théories fantasques ?

La lèpre en Islande. — L'Islande est une île danoise de l'Europe, située dans l'Océan glacial arctique, ayant une population de 73 000 habitants plongés dans la plus atroce misère et la plus dégoûtante saleté. Aussi la lèpre, ayant trouvé les éléments les plus favorables à son développement, y a compté un grand nombre de victimes et continue encore à y sévir de nos jours.

Dans leurs origines les Islandais se rapprochent des Norvégiens qui ont surtout colonisé l'Islande au IXe siècle. C'est le hasard de la politique qui les a fait dépendre du Danemark. Ils étaient unis avec la Norvège dès le XIIe siècle, et ils la suivaient en 1380 dans son union avec le Danemark. Mais le traité de Kiel, en 1814, donnait la Norvège à la Suède et laissait cependant l'Islande au Danemark. Depuis ce traité datent de grandes difficultés et les idées de l'indépendance. La lutte devint ardente au milieu du XIXe siècle sous l'impulsion de Sigurdsson qui est considéré aujourd'hui encore comme le champion de l'indépendance nationale.

Ce n'est pas en pérorant sur le sort de ces malheureux insulaires, ni en prêchant la contagiosité et l'isolement, voire même la séquestration, qu'on parviendra à éteindre ce foyer actif de la lèpre, comme le proclame mon honorable confrère danois, le Dr Ehlers ; mais tout simplement en combattant le paupérisme, en améliorant la vie affreuse, misérable des Islandais, en leur inculquant les principes élémentaires de l'hygiène, de la propreté qu'ils ignorent absolument, et en modifiant leur nourriture. Aux îles de Feu les habitants ne se nourrissent que de moules crues dont ils consomment plusieurs kilogrammes chaque jour. En Islande l'alimentation consiste en poissons frais ou conservés, toujours en décomposition, pourris, toxiques. Tous les deux peuples d'une dégoûtante saleté sont cruellement éprouvés par la lèpre.

Le Dr Ehlers a vu en Islande le peuple manger le poisson très *faisandé,* pour relever son goût fade. Il ajoute que les théories d'Hutchinson trouveraient une certaine confirmation dans la diététique des Islandais (*Thèse* du Dr Echmuler).

Il est impossible de méconnaître la prédisposition, l'aptitude créée par l'influence de la nourriture sur la *crase* du sang (mot vieux) que ne reconnaît ni l'analyse clinique, ni la bactériologie ; mais qui n'en est pas moins réelle et qui constitue une réceptivité incontestable pour toutes les maladies générales, les *affections humorales,* dont est incontestablement la lèpre pour les léprologues cliniciens qui ne placent pas l'idéalité avant l'observation des faits.

Or, en l'espèce, le fait indubitable, constant, est que, partout où la situation du peuple s'est améliorée, et que l'hygiène a pénétré dans les basses classes — toutes les autres conditions persévérant les mêmes, — sans isolement, sans prophylaxie, la lèpre a diminué progressivement et finit par disparaître. Messieurs les contagionnistes exaltés admettent-t-ils ce fait tangible ? Oui ou non ? Est-ce que l'ingestion des moules et des coquillages ne détermine pas l'urticaire ? Est-ce que les toxines alimentaires ou bien fabriquées dans le tube digestif, n'occasionnent pas des toxémies qui se traduisent par des éruptions cutanées ? Est-ce que le meilleur traitement de l'acnée faciale, si rebelle, ne consiste pas dans l'asepsie intestinale ? Toute affection cutanée est une maladie dyscrasique, maladie générale, dépendant de l'état humoral, fût-elle bacillaire. Admettons que le bacille trouve son bouillon de culture dans le sang dyscrasique du sujet, et qu'il y pullule avec succès. Tout le monde pourra ainsi tomber d'accord. Or, la nourriture agit sur la composition du sang et prépare le terrain, pour les infections même venant du dehors et consécutives à l'invasion des bacilles. Voilà qui est indéniable.

Le D[r] Ed. Ehlers fit un voyage à l'île d'Islande et publia ses impressions et ses réflexions sur la lèpre de ses compatriotes Islandais, dans *The British Journal of Dermatologie*, n°s 64 et 66, vol. 6, ainsi que dans la *Semaine médicale* du 17 novembre 1894.

En Islande la lèpre est florissante actuellement. Car la civilisation avec ses bienfaits n'y paraît pas être introduite sur cette terre perdue dans les mers, et bien arriérée à tous égards. Le peuple vit dans la plus abjecte saleté. En guise de lit, plusieurs personnes couchent dans une caisse, en sens inverse, les pieds de l'une touchant la tête de l'autre ; 15 ou 16 de ces miséreux sont parqués dans la même pièce où se vautrent chats, chiens et enfants avec force de poissons pendus et un baquet plein de l'urine de tout le monde, infecte, dans laquelle on lave le lainage ! Ces taudis, plus puants que des porcheries, sont chauffés l'hiver avec les déjections sèches des excréments de mouton ! On peut se figurer cet amalgame de parfums respiré pendant les longs hivers de ce climat glacial. D'autre part, la nourriture consiste surtout en morue sèche mangée froide avec du beurre rance conservé pendant des années, additionné d'huile de phoque ou de baleine. Le lait tourné ou skyr est du *nanan* que l'on conserve pendant longtemps. Enfin des crêpes de farine, sans levain, remplacent le pain. La viande de mouton fumé est un rare régal.

Le gouvernement danois chargea d'une mission le Dr Ehlers, qui se rendit en Islande pour se livrer à une enquête qu'il conduisit avec science et conscience. Ce que l'on doit retenir tout d'abord, c'est que le peuple désigne la lèpre en Islande sous la rubrique de maladie de poisson (disease of the flesh).

On ne parvint pas à savoir d'une manière certaine à quelle époque la maladie apparut. Selon le gouverneur Eggert-Olafsen et le médecin Bjarne Povelsen, qui ont écrit en 1752, elle daterait des premiers habitants de l'île qui seraient des colons norvégiens. On la désignait sous le nom de Likprar de *lik*, cadavre, et *prar* rancidité. Vers le milieu du XVIe siècle la lèpre était si répandue en Islande que les habitants en prononçant le mot *likprar* ajoutaient : que Dieu nous en préserve. Le Dr Ehlers serait porté à admettre que les Scandinaves, formant la garde des empereurs de Byzance — où la lèpre sévissait dès sa fondation — de retour dans leur patrie, ont importé la lèpre. Les habitants fuyaient les lépreux comme les hébreux de Moïse et la considèrent comme préhistorique. Le roi Magnus Lazalcater fit, dans son testament en 1277, un legs en faveur de la léproserie de Catharinae.

Le Dr Ehlers, malgré ses recherches sur place, ne put découvrir aucune trace de la maladie avant le XIIe ou XIIIe siècle. Cependant une vieille légende mentionne que le nommé Thorhal Knapp de Knapsted dans Fljoh, un brave homme et de pure morale, bien qu'*idolâtre* était affecté de *lèpre,* l'an 1000. Il rêva, une nuit, que le roi Olaf lui conseille de bâtir une église, s'il veut guérir ; ce qu'il fit. Le lépreux guéri se fit baptiser l'année suivante. De cette fable on ne doit retenir qu'une seule chose, c'est que la lèpre était déjà connue à cette date.

Plusieurs auteurs mentionnent qu'au XIIIe siècle la lèpre existait en Islande, et conseillent tel ou tel médicament pour la guérir. Les lépreux étaient exemptés du service militaire par le gulathinplov, loi qui remonte au XIIIe siècle. Quoi qu'il en soit, la saleté était à son comble chez les habitants de l'île et l'usage du linge de corps reste encore inconnu.

L'année 1555, on créa une léproserie dans chaque quartier, 4 léproseries en tout. Ce qui prouve le grand nombre de lépreux. Ces léproseries étaient entretenues par les contributions des pêcheurs ; elles étaient en si mauvais état, qu'on les comparait à des étables et même à des porcheries.

L'épidémie de petite vérole de 1707 fit des hécatombes parmi les lépreux. Ceux qui survécurent furent évalués à 280, nombre qui diminua encore par la suite, grâce à une loi de 1776 qui défendait le mariage aux lépreux. Plus tard la maladie ayant été considérée comme contagieuse, les lépreux étaient traités comme les impurs du Vieux Testament, et abhorrés par le peuple. Dans les vieux temps, la lèpre et le scorbut étaient amalgamés ensemble. Ce dernier fut considéré comme le premier stade de la lèpre selon Boerhave. Cependant Hjaltelin et Konig soutinrent l'indépendance et la dualité de ces deux maladies.

707 lépreux seraient morts sur cette île, de 1800 à 1837.

Un dénombrement fait par le clergé dans les diverses paroisses de l'île, en 1837, donna comme total 128 lépreux, dont 68 hommes et 60 femmes. Mais Hjaltelin accuse l'incompétence des prêtres à confectionner une telle statistique et estime qu'il y avait à cette date environ 289 lépreux. En 1846, il n'en resterait, en tout, que 46. La maladie était diminuée et les léproseries furent abolies par décret royal daté du mois d'août 1848.

En 1872 le clergé des 184 paroisses de l'île ne signala en tout que 43 lépreux dont 36 tubéreux et 7 tropho-nerveux ou anesthésiques, la population totale étant de près de 70000 habitants. Enfin, en 1889, le nombre des lépreux aurait été de 48 seulement. Or, la lèpre a diminué progressivement d'une manière remarquable; et il est à considérer qu'elle a entièrement disparu dans les quartiers riches, et qu'elle ne survit que chez les pauvres pêcheurs. Il est à remarquer que les diverses épidémies qui ont ravagé l'île ont décimé surtout les lépreux offrant une moindre résistance.

La syphilis n'a pas épargné l'Islande. Très probablement l'épidémie appelée *sarasolt*, importée en 1528, n'était que la vérole. Une autre épidémie, observée en 1756, fut désignée sous le nom de *Francos-manufactory* (Ehlers). On attribua à la sévérité des lois la faible propagation de la syphilis. Voici les peines subies pour les entorses données aux bonnes mœurs : La *peine* capitale pour la violation d'une vierge; l'*exil* pour un simple baiser arraché contre la volonté d'une vierge. Si celle-ci a consenti, amende de trois schellings. Même peine pour la violation d'une *esclave* !

Quant aux formes que revêt la lèpre en Islande, on signala

la tubéreuse, la tropho-nerveuse et la forme éléphantisiaque qui se terminerait par des ulcères et des mutilations des membres, selon Thorstensen. Hjaltelin mentionne aussi la *lepra squamosa.* Le Dr Ehlers trouva 141 lépreux en Islande, dont 70 tubéreux, 42 anesthésiques et 29 mixtes. Il fait observer que la forme anesthésique, avec sa marche lente et insidieuse, a dû échapper bien souvent au public, et que le nombre de ses victimes ainsi ignorées a été bien considérable. Notre distingué confrère se demande aussi s'il n'y a pas de ces cas de lèpre atténuée et fruste que Zambaco considère comme faisant suite à la lèpre classique. Le Dr Ehlers aurait trouvé en Islande des cas de contagiosité. Il n'admet pas l'hérédité. Cependant parmi les 102 lépreux qu'il observa, 51 comptaient des lépreux dans leurs familles; père, mère, frères, sœurs ou parents éloignés; oncles, tantes, cousins, cousines. Il ajoute que ses renseignements sont d'une exactitude absolue. Contagionniste exalté, il admet qu'un paysan contracta la lèpre en chaussant les bottes d'un lépreux ! Il fut constaté aussi en 1837 (Antiquariam notices on leprosy and Leper hopital in scotland and England, *Edimburgh Med. and surgical journal,* 1842), que sur 125 lépreux de l'Islande, un seul malade n'appartenait pas à une famille de lépreux. Je ferai remarquer que dans les petites localités les habitants se marient entre eux et tout le monde est plus ou moins parent.

Le Dr Ehlers m'a affirmé que, il y a quelques années, une épidémie effrayante éclata rapidement dans une des îles Feroë (Shounoe). On crut qu'il s'agissait de lèpre. Mais une commission médicale, envoyée par le gouvernement danois pour faire une enquête, constata qu'il s'agissait de syphilis. Donc les deux maladies étaient confondues ensemble, comme presque partout. Le Dr Ehlers dit avoir combattu la lèpre avec succès par les mercuriaux. Il se trouve être seul de son avis, parmi les léprologues, cependant; il ne s'agissait pas de syphilis.

Dans un temps, les lépreux étaient dispersés chez les fermiers qui les acceptaient moyennant une petite rétribution. Or on ne craignait pas la contagion. Le gouvernement danois, après les démarches d'Ehlers, construisit une léproserie à Keikjavick où l'on isola tous les lépreux.

Le Dr Eichmüller soutint à Paris, le 5 mars 1896, sa thèse de doctorat intitulée : La lèpre en Islande. Il avait visité cette île et y prit de nombreuses observations. Il dit qu'on ne trouve en Islande ni la syphilis, ni la tuberculose. C'est là une erreur inconcevable, puisque les faits déposent que la syphilis y a opéré de grands ravages. Les Islandais sont répartis exclusivement le long des côtes; l'intérieur de l'île n'est pas habité.

Selon Hjaltelin, de 1800 à 1837, seraient morts de lèpre, en moyenne, chaque année, 19 000 individus! Ce qui ne se concilie guère avec ce que prétend avoir constaté Schleisner en 1847, savoir 66 lépreux, chiffre qu'il considère comme proche de la vérité. A quoi attribuer cette miraculeuse diminution de la maladie, si elle est vraie? C'est qu'on a pris la syphilis pour la lèpre. Les plus jeunes lépreux observés par le Dr Eichmüller, sur 117 cas, étaient âgés de 6 ans et les plus âgés de 65. Il est à noter qu'en Islande on n'est pubère qu'entre 17 et 18 ans. Les prodromes n'ont manqué que rarement dans la forme tubéreuse. Ils ont consisté en frissons, fièvre, courbature, obstructions du nez, épistaxis, douleurs rhumatoïdes des membres, faiblesse. C'est tout à fait comme chez les lépreux tubéreux d'Orient. Dans la forme anesthésique, le début s'annonçait surtout par des douleurs dans les membres. Une seule fois on signala l'apparition d'une bulle de pemphigus; tandis que Danielssen et Bœck en Norvège, et nous en Orient avons presque toujours observé l'apparition du pemphigus comme symptôme initial de la lèpre tropho-nerveuse. Chez mes malades, son siège de prédilection est aux genoux; à tel point que, dans les cas douteux, au début de la lèpre tropho-nerveuse, la constatation de cicatrices aux genoux me fait trancher le diagnostic, sans hésitation.

Voilà donc des différences imprimées à la même maladie, selon les localités; ce qui confirme ce que nous avons répété souvent, savoir que, sous certains rapports, la lèpre, cette maladie mondiale et uniforme dans ses grands traits, peut se comporter différemment d'après les contrées. Vu le silence des auteurs, on dirait que la forme mutilante n'existe que rarement en Islande, du moins comme manifestation unique de la lèpre, sans aucune autre expression de la maladie. Elle ne constituerait qu'un symptôme concomitant de la forme nerveuse. Le gonflement des ganglions lymphatiques des aines et des aisselles est fréquent en Islande, comme en Orient; ce qui est souvent pris pour une confirmation du diagnostic de syphilis, par les confrères non expérimentés, soit dit en passant, et principalement lorsqu'il y a en même temps des exulcérations ou fonte de lépromes siégeant à la voûte du palais, sur la langue ou le voile, lésions presque identiques, comme aspect, à celles de la syphilis. Le Dr Eichmüller cite comme symptôme fréquent chez les lépreux de l'Islande, la névralgie du gros orteil, phénomène que je n'ai pas observé en Orient. Les atrophies musculaires des régions thénar et hypothénar seraient rares en Islande dans la forme anesthésique ; tandis qu'on peut dire qu'elles sont constantes en Orient. Le Dr Eichmüller a observé, la lèpre aïnhumoïde. Chez ces lépreux l'amputation spontanée du doigt se fit par la constriction, l'étranglement, par un anneau autour de la base de l'appendice.

Jeaffreson visita l'Islande en 1892 ; il y avait alors 35 lépreux seulement, tandis que le Dr Schierbek, qui exerçait sur l'île en 1806, en compta 148. Malgré ces contradictions, on peut conclure que la lèpre diminue progressivement en Islande, malgré tout.

Le Dr Eichmüller a recueilli lui-même *122* observations de lépreux qu'il a étudiés avec grand soin. Or, pour ce qui est de l'hérédité, 20 de ces malades avaient des ascendants lépreux ; 9 avaient des collatéraux lépreux, frères, sœurs, etc.; 15, seuls, n'avaient pas de lépreux dans leurs familles. Voilà pour les hommes. Parmi les femmes, 9 avaient des ascendants lépreux (père, grand-père, mère, grand'mère), 15 comptaient des lépreux parmi leurs collatéraux : frères, sœurs, oncles, etc. Dans quatre ménages le mari et la femme étaient tous deux lépreux.

Maintenant, concernant la contagion, 25 ont eu des relations rares ou fréquentes avec des lépreux et 36 ne fournirent aucun renseignement sur une contagion possible. L'auteur interpréta cependant les cas observés par lui-même comme favorables à la contagiosité, et il s'empresse d'ajouter qu'il n'est pas possible de rêver de meilleures conditions pour que la contagion puisse s'effectuer : misère, saleté, promiscuité, nourriture presque exclusive de poissons pourris, séchés à l'air, ou faisandés, putrides. En effet, avant de le manger, on enterre le poisson pendant plusieurs mois (baleine, morue, requin), ce qui paraît favorable aux théories de Hutchinson et de Ashmead. De notre côté, nous basant sur les nombreuses observations prises consciencieusement sur les lieux mêmes par le Dr Eichmüller, nous conclurons que la contagion de la lèpre n'est ni fréquente, ni probante en Islande.

Enfin le Dr Ehlers observa, en Islande, des mutilations lépreuses des doigts par le mécanisme de l'Aïnhum, qui contredisent, ajoute-t-il, l'opinion du Dr de Brun, de Beyrouth, que la lèpre ne mutile jamais à la façon de l'Aïnhum (*Semaine médicale,* 1894, p. 397).

Le professeur de Copenhague rencontra un cas de lèpre mutilante conforme à la maladie de Morvan ou panaris analgésique, et un autre avec gaffe des doigts qu'on aurait volontiers pris pour de la syringomyélie, et il admet l'opinion de Zambaco qui fait rentrer ces deux *nouvelles* morbidités dans la léprose. Mais il ne croit pas à l'identité de la sclérodermie et de la sclérodactylie avec la lèpre. Le Dr Ehlers rejette la lèpre autochtone en Europe, par survivance. Il serait disposé à croire que les cas de lèpre sporadique, observés de nos jours dans toute l'Europe centrale, sont dus à des importations nouvelles, incessantes d'outre-mer. Selon lui, *les dangers de contagion sont aujourd'hui presque aussi grands qu'au moyen âge et l'on ne peut jamais dire qu'une personne n'a jamais été en contact avec des lépreux.*

Sa conclusion finale est que la lèpre est une affection contagieuse et nullement héréditaire. C'est au lecteur à juger si ces assertions ne sont pas bien hasardées.

La lèpre en Allemagne. — L'illustre Virchow procéda, personnellement, en Allemagne, pendant une suite d'années à une enquête très étendue sur la lèpre. Il en publia les résultats dans une suite d'articles parus dans les archives qui portent son nom. Il en conclut à la non-contagiosité. Il persista toujours dans la même opinion qu'il défendit à la conférence de Berlin sur la lèpre, en 1896, dont il était le président, avec une logique imperturbable ; on le verra dans notre compte rendu de cette conférence. Au contraire Neisser qui s'occupa de la lèpre aussi et compléta l'étude du bacille spécifique découvert par Hansen en le mieux colorant, publia, dans les mêmes archives de Virchow, en 1881, un article sur la contagion qu'il admettait déjà alors. Il soutint également son opinion à la conférence de Berlin contre les anticontagionnistes avec une verveuse arrogance.

M. le Dr Kempner, de l'Institut pour les maladies infectieuses à Berlin N. W., vint à Constantinople et visita la léproserie de Scutari ; malheureusement, j'étais alors en voyage. Il me promit par l'intermédiaire du Dr Kambouroglou Pacha, chirurgien en chef alors de l'hôpital allemand de notre ville, de m'envoyer les résultats de l'enquête que devait faire, à *Memel,* une commission nommée par le gouvernement, pour éclairer la question de la lèpre qu'on aurait découvert dernièrement dans ce district. Pour le moment, ajoutait-il dans sa lettre, on sait que deux frères qui ne sont jamais sortis de l'Allemagne centrale furent atteints de lèpre mutilante, bien qu'on n'y ait pas constaté le bacille. Le Dr Kempner n'a rien pu savoir sur les antécédents héréditaires de ces malades. Campana de Rome a vu ces malades à Berlin et les considéra comme atteints de syringomyélie. Les membres de l'Institut de Berlin pour les maladies infectieuses restèrent indécis. Néanmoins il s'est plus tard confirmé qu'il s'agissait de véritable lèpre.

Prus avait déjà relaté dans les *Archives-Dermat. und Syphilis* en 1896, l'observation d'un malade de Morvan chez lequel on constata le *bacille de la lèpre.*

Stendener, professeur de pathologie à Halle, y a observé plusieurs cas de lèpre, ainsi que dans d'autres villes d'Allemagne, et principalement de lèpre mutilante, pareils à ceux qu'il avait vus en Norvège. Il ajoute qu'ils n'étaient dus ni à l'importation, ni à la contagion. Ce sont encore là des reliquats de l'ancienne lèpre qui ravagea toute l'Europe centrale au moyen âge, comme il en reste en France, dans plusieurs départements.

N'a-t-on pas été surpris dernièrement de trouver des cas de lèpre sporadique dans un village perdu dans les montagnes de la Suisse, qu'on n'a pu attribuer ni à la contagion, ni à l'importation ? C'est donc à tort qu'on a fait autour de ces quelques lépreux de Memel un bruit de *tamtam* en faveur de l'importation nouvelle de la maladie qui passa la frontière russe récemment, menaçant d'envahir l'Allemagne. Cette fausse alerte a été mise à profit par les ultra-contagionnistes théoriciens qui ont poussé des cris de paon, terrorisèrent le monde et influencèrent le gouvernement pour prendre des mesures draconiennes contre les quelques rares lépreux inoffensifs autochtones d'Allemagne, et de quelques autres rentrés en Germanie après avoir gagné la lèpre dans les colonies.

Ces pauvres malheureux de retour dans leurs pays ont été soumis à des rigueurs inouïes qui frisent le ridicule, comme s'il s'agissait de peste.

Cependant des cas de lèpre sporadique ont toujours existé partout, disséminés en Allemagne. Ils ont été constatés de tout temps par les confrères germains eux-mêmes qui les ont publiés. Jamais aucun d'eux ne fit foyer ; aucune personne de leur entourage intime où ces lépreux ont vécu pendant de nombreuses années, ne fut contaminée.

Le Dr Laehr de Berlin publia dans les archives de psychiatrie, vol. 30 cahier, l'observation d'un cocher, originaire de la Prusse orientale (Mohrungen) présentant l'atrophie des muscles des mains avec main en griffe, thermo-hypo-esthésie au cou, au dos et au bras, analgésie et thermo-anesthésie à la face interne de l'avant-bras et de la main gauche, nodosités du cubital, troubles vasomoteurs trophiques aux mains et scoliose. En 1895, on diagnostiqua une gliose cervico-spinale. En 1897, tous ces symptômes s'aggravèrent, macules pigmentaires, pemphigus. La plupart des léprologues réunis à la conférence de Berlin y reconnurent la lèpre. D'autres hésitèrent, le malade n'ayant jamais habité une localité lépreuse. Le Pr Jolly de Berlin, le Charcot prussien, commit là une erreur de diagnostic. Le Dr Blasko de Berlin présenta aussi un syringomyélique lépreux indigène.

Malgré la meilleure volonté et les recherches assidues des ultra-contagionnistes, aucun fait de contamination n'a pu être constaté, ce qui n'empêche nos confrères de persister dans leurs doctrines contagionnistes excessives et de prêcher à cors et à cris la contagiosité, l'approche du fléau menaçant et l'urgence d'en arrêter une nouvelle invasion. C'est là la meilleure preuve de l'entêtement national qui mène à de grands résultats, tant en bien qu'en mal. Les léprologues cliniciens de l'Europe continuent toujours à donner le plus grand démenti à ces prévisions lugubres, quasi grotesques, qui ne se fondent pas même sur un seul fait clinique observé dans l'Europe centrale. Et les léprologues qui observent dans les foyers lépreux actifs sont anticontagionnistes ou bien moins favorables aux exagérations spéculatives que les théoriciens qui confectionnent des doctrines dans leurs cabinets ou leurs laboratoires avec des raisonnements abstraits que la clinique dément et répudie. Quant aux colonies allemandes de l'Afrique, elles sont éprouvées par la lèpre, comme celles de tous les autres États.

La lèpre en Hollande. — Nous ne savons rien de positif sur l'existence actuelle de la lèpre en Hollande. Mais il est à présumer que les lépreux qui le sont devenus dans les colonies, n'y manquent pas. Nous nous adressâmes au professeur de Dermatologie Broes van Dort, de la Faculté d'Amsterdam, pour avoir des renseignements sur ce sujet ainsi que sur la survivance de la lèpre comme reliquat des anciens temps. Selon lui il y aurait une trentaine de lépreux en Hollande.

Lemnius mentionne que jadis on diagnostiquait la lèpre en Hollande en jetant dans l'urine du suspect de la poudre de plomb brûlé. Si cette poudre ne surnageait pas, la personne était lépreuse. Certaines gens s'habillaient en lépreux pour mendier impunément. L'enfant venu au monde après la séquestration du père lépreux ne pouvait hériter autrefois.

La lèpre dans les colonies hollandaises : les Indes orientales et à Java. — Bontzius a été le premier qui mentionna la lèpre dans les colonies hollandaises, dans son livre *Medicina indorum*. Van ten Rhyne s'en occupa aussi dans son ouvrage de *Asiatische Melaatsheid*. En 1657, on plaça quelques lépreux sur une petite île près de Batavia, capitale de Java. En 1666 on établit une léproserie à Angé, puis à Parmerend. En 1681, il y aurait eu 165 lépreux ; en 1714, 109 ; en 1795, 11. A cette date on abolit la léproserie et l'on distribua les lépreux dans les hôpitaux et les établissements de charité.

Selon Van Dort de Nederlansch, qui observa la lèpre dans les Indes orientales hollandaises, les malades étaient isolés déjà au XVIIe siècle. Il considère la lèpre comme contagieuse, mais non héréditaire. Le Dr Van Dort est pour l'isolation. Il est contre l'organisation des colonies de lépreux ; il prône l'isolement absolu sur des îles. Les colons hollandais de Java appellent les lépreux *kakerlaks*, parce qu'ils puent comme des cancrelats ou blattes (De Rochas). Vinkhuyzen a rencontré en Hollande des lépreux atteints de la forme abortive. Ils présentaient des taches blanches atrophiques insensibles, et souvent en même temps une infiltration en nappe de la peau. Ses recherches n'ont pu lui prouver la contagion, pas plus que l'importation. Il en conclut que ce sont des cas autochtones.

La lèpre est très commune à Surinam, ville hollandaise de la Guyane, sur la rivière du même nom, où la maladie fut étudiée par Schilling d'abord, puis par Brognat Landré, en 1869. Schilling, l'excessif contagionniste, professa qu'un lépreux même au début, lorsqu'il ne porte qu'une seule tache, transmet *fatalement* sa maladie par le coït, lors même qu'il n'y a aucune manifestation du côté des organes génitaux. Il prétend que les enfants des lépreux meurent toujours, à moins qu'on ne les éloigne dès leur naissance, de leur mère infectée. C'est là une grande erreur à ajouter aux nombreuses autres commises par lui. Car il est rare que les enfants des lépreux élevés même par ceux-ci, soient atteints de lèpre.

Selon Van der Burg, il y eut à Java de 1873 à 1895, de 100 à 192 lépreux dont 40 furent transportés à la léproserie de Pelantœngan. C'est surtout à la partie orientale de l'île que la maladie est fréquente; on l'y confond très souvent avec la syphilis. Selon le même, il y aurait plusieurs milliers de lépreux dans les Indes orientales. A Sœrabaï seulement on en comprait 884. Le Dr W. Geill, médecin militaire hollandais à Java, s'est appliqué à étudier la lèpre pendant près de cinq ans, dans la léproserie. Selon lui le bacille se trouverait dans le sol et pénétrerait dans l'organisme par les pieds nus. La léproserie contenait 40 individus. L'entrée est facultative. Officiellement la lèpre est considérée comme contagieuse. Cependant autour de la léproserie plusieurs lépreux cohabitent avec des gens indemnes. Les indigènes n'évitent pas les lépreux. Le Dr Geill n'a jamais pu constater un seul cas de contagion dans ces villages qui entourent l'asile. La maladie n'a pas de tendance à augmenter, malgré la promiscuité des lépreux et d'individus sains, et les rapports sexuels des lépreux avec les femmes javanaises. Je crois, dit l'auteur, que l'homme infecte le sol et vice versa et que des conditions telluriques et atmosphériques sont nécessaires ainsi qu'une aptitude pour contracter la lèpre: race, hérédité, nourriture... La moitié des malades entrés dans la léproserie avaient présenté les premiers signes de la maladie sur les membres inférieurs. La plupart marchaient nu-pieds, ce qui facilite les excoriations et les blessures. Il a vu un militaire qui se blessa pour avoir marché sur une pierre. La plaie fut lente à se cicatriser et un an après il présenta une lèpre maculo-anesthésique. Dans la localité où il fut blessé il y avait plusieurs lépreux; mais il n'a jamais eu de relations avec eux. Chez deux autres lépreux anesthésiques, la maladie survint après une blessure causée par un clou. Lorsque j'ai vu ces malades, ils avaient des maux perforants. Je n'ai jamais vu, dit-il, de cas de contagion. Il considère l'Aïnhum comme une manifestation de la lèpre (Communication faite à la conférence de Berlin en 1896). En 1898 la lèpre ne se montrerait à Java que sous forme sporadique, sans augmentation. On voit qu'il y a grande dissidence entre les confrères qui se sont occupés de la lèpre dans les possessions de la Hollande.

La lèpre en Italie. — Les auteurs latins, parmi lesquels nous citerons surtout Lucrèce (95 ans avant le Christ) et Celse (1er siècle), avaient des idées erronées sur l'apparition de la lèpre en Europe, qu'ils croyaient relativement récente. Pline pensait que ce fut l'armée de Pompée, rentrée d'Égypte après sa défaite par César, qui la transporta de la Syrie et de l'Afrique.

Plutarque, précepteur d'Adrien (50 à 120), dit que la maladie a comparu pour la première fois à Rome, au temps des Asclépiades. Nous avons démontré qu'elle sévissait bien avant en Europe et que son introduction était due à l'immigration et aux colonisations des Phéniciens.

D'aucuns en avaient accusé les Phocéens qui l'auraient communiquée surtout aux îles de l'Archipel et en Ligurie.

C'est là encore une erreur, car les Phocéens ont été précédés, dans toutes leurs excursions, par les Phéniciens auxquels ils ont succédé.

Ce sont les Phéniciens qui ont fondé Massalia, Marseille, que les Phocéens n'abordèrent que bien après ceux-là. Il en fut de même de toute la Ligurie, la Lombardie, le Piémont, les Cévennes, l'Auvergne, l'Ibérie.

Le léprologue Ferrari attribue l'invasion de la Sicile par la lèpre aux Hébreux après la destruction de Jérusalem, et aux Musulmans.

Il ne serait pas impossible que la lèpre, préexistante déjà, eût reçu une nouvelle et puissante impulsion par ces invasions et par les guerres entreprises par les diverses armées européennes rentrées à leurs patries après leurs incursions dans les foyers lépreux, même après les guerres puniques (264, 218, 146 av. J.-C.) et en dernier lieu par les Croisés. On doit cependant remarquer, à propos de ces derniers que les Preux chevaliers étaient tout autant syphilitiques que lépreux. C'est surtout de ce qu'on construisit de nombreuses léproseries en Europe après la première croisade (XIe siècle) auxquelles on fit de legs importants, qu'on fut induit en erreur. N'avons-nous pas dit que les Gaulois avant d'embrasser le christianisme élevaient déjà des temples à la lèpre et la donnaient comme divinité patronymique à quelques localités ?

Feu Ferrari, professeur à l'Université de Catane, énuméra les léproseries qui ont existé en Italie. Leur grand nombre témoigne de celui des lépreux. Il a consigné leur chronique aussi :

Milan 1138, Pavie 1157, Florence 1186, Livourne 1200, Lucca 1232, Sienne 1256, Pise 1278, Pistoja 1285, Albenga 1288, Parme 1201, Modène 1203, Émilie 1203, Bologne 1245, Carpineto 1269, Pavullo 1273, Gênes 1150, S. Remo 1858, Rome 1189, Aversa 1272, Garessio 1278, Naples 1371, Aquila 1569, Catania 1428, Oristano 1175, Cagliari 1176 et 1226, Venise 1182, Padoue 1186, Cividale 1204, Udine 1204, Vérone 1225, Vicenza 1223, Portogruaro 1226, Torre di Vicenza 1264.

Ce léprologue distingué a entretenu pendant des années une correspondance scientifique avec moi et m'exprimait ses opinions sur divers points de l'histoire de la lèpre.

En avril 1888, il communiqua à l'Académie de Gênes un travail important sur la lèpre en Italie et plus spécialement en Sicile. En 1154 une léproserie fut fondée à Palerme. Quoi qu'il en soit, selon notre confrère, d'après des documents historiques, la lèpre est mentionnée sous le règne de Ruggiero II au XIe siècle. La maison de Leonard à Palerme fut consacrée aux lépreux en 1154 et en 1166 ; plus tard ceux-ci furent transférés à une annexe de l'église Saint-Giovani-Batt.

Le Pr Profeta a recueilli avant 1888, 114 observations de lépreux dont 80 hommes. En 1888, le Dr Florenzo Jaja a observé dans la province de la Pouille, 16 cas de lèpre. Plus tard le Dr Ferrari en observa 39 en Sicile, partie de l'Italie, qui en compterait aujourd'hui le plus grand nombre. Les lépreux se rencontrent surtout dans les parties affectées de paludisme. En Italie, dit ce léprologue distingué, la lèpre existe actuellement à Venise, Turino, S. Remo, Comacchio, Alberobollo, Foggia, Lagodi Como, Sicile, île d'Elbe, la Sardaigne. Il n'y a pas d'isolement obligatoire, et les lépreux sont reçus dans les hôpitaux communs. Du reste il n'y a jamais eu de statistique.

Toujours est-il que pendant la guerre punique et plus tard pendant la guerre civile entre César et Pompée, la lèpre eut une recrudescence en Italie. Les débris de l'armée de ce dernier, à leur retour d'Égypte, ont généralisé la maladie qui devint tellement grave et contagieuse qu'on défendit aux chevaliers romains de s'embrasser en s'abordant, comme ils avaient l'habitude de le faire (Ier siècle av. J.-C.[1]). Je pense que ces chevaliers étaient plutôt syphilitiques ; car de nos jours, du moins, la lèpre ne se transmet ni par les baisers, ni par le coït.

Le Dr Ferrari est porté à croire à une prédisposition à la lèpre, dans les localités où la maladie existe endémiquement, chez ceux qui abusent de poissons dans leur nourriture. Cependant, il passe en revue les auteurs qui ont constaté la lèpre chez des habitants éloignés des côtes et qui ne mangent point de poissons. Pendant sa longue pratique de léprologue, notre honorable confrère n'a vu qu'un seul enfant portant à sa naissance les stigmates de la lèpre. Une fois, il a vu la maladie se développer à 9 mois, et deux fois à 14 ans ; chez les autres lépreux la maladie avait débuté de 20 à 50 ans. A ce propos il note que Boeck, de Christiania, et Zambaco ont vu la lèpre chez des nouveau-nés. Quant à la contagion et l'hérédité l'auteur consigne ses propres observations et il conclut comme il suit : « Je n'ai jamais vu en Sicile la transmission de la lèpre, ni par le contact conjugal, ni par la vaccination, ni d'aucune autre manière directe. Et il ajoute, les cas de contagion narrés par les auteurs de divers pays, soi-disant en faveur de la contagiosité, laissent beaucoup à désirer comme précision et exactitude. On n'a pas suffisamment scruté l'anamnèse. A ce propos il cite le fait suivant : le fils d'une famille sicilienne épousa une femme lépreuse dans une contrée où il n'y a pas de lèpre ; on accusa la contamination certaine, démontrée. Mais on ignorait que le jeune homme cachait appartenir à une famille lépreuse. Ce cas s'est présenté au Dr Ferrari lui-même. D'autre part, il est bien difficile de constater la vraie paternité ; de sorte qu'on ne peut remonter jusqu'à l'hérédité réelle et à l'atavisme. On met toujours en avant le Dr Schilling, très contagionniste. Le Dr Ferrari lui oppose

1. Car Saint Pierre a dit : donnez à vos frères le baiser d'amour fraternel ; et ce fut là le commandement de l'église dans les premiers temps du christianisme.

l'illustre observateur Danielssen absolument anti-contagionniste.

Le Dr Ferrari a observé, comme nous, que dans certaines localités en Italie, il y a nombre de lépreux ; tandis que dans des endroits voisins de ces dernières, et journellement en communication avec les premières, il n'y en a presque pas et même pas du tout ; ce qui n'est pas en faveur de la contagiosité. Il n'a pas rencontré, pas plus que nous, le bacille de la lèpre dans le placenta d'une lépreuse ; pas plus que chez son nouveau-né et pourtant cet enfant, une fille, montra les signes de la lèpre à 9 mois. Enfin il a vu, comme nous, que les femmes de lépreux ne devinrent jamais lépreuses lorsqu'elles ont été fécondées par des lépreux et qu'elles accouchèrent même d'enfants lépreux. Le bacille de Hansen ne lui paraît pas être pathogénique de la lèpre. Le Dr Ferrari est grand partisan de l'hérédité et s'appuie sur plusieurs observations personnelles. Il a remarqué, que lorsqu'un seul géniteur est lépreux, les enfants qui ressemblent physiquement à celui-ci deviennent lépreux ; tandis que ceux qui ne lui ressemblent pas sont épargnés.

Une autre sommité italienne, le Pr De Amicis, qui observa également la lèpre en son pays, est grand partisan de l'hérédité. La conclusion finale du Dr Ferrari est que la lèpre est héréditaire et non contagieuse. Il compare la lèpre à la tuberculose, constate leur affinité et insiste sur la grande ressemblance des bacilles de ces deux maladies, au point de se demander si toutes les deux ne sont pas apparentées à la scrofulose. Quant à la symptomatologie, la lèpre s'annonce en Italie, à son début, comme en Orient, par les signes généraux d'une maladie infectieuse ; savoir, sensation de froid, courbature, douleurs rhumatoïdes des membres, fièvre plus ou moins intense, etc. Puis surviennent les éruptions congestives finissant par la pigmentation, sous forme de taches, de placards, l'hyperidrose, prurigo, hyperesthésie, précédant l'anesthésie ou la dissociation de la sensibilité, chute des poils, la chevelure restant conservée ; le cuir chevelu est bien rarement envahi par les lépromes. Le pemphigus serait rare en Italie, ainsi que l'épistaxis et le coryza prémonitoires.

Le Dr Ferrari n'admet que deux formes de lèpre : l'érythémateuse et la néoplasique ; l'anesthésique n'est, pour lui, qu'un épiphénomène qui peut se montrer pendant l'évolution de la maladie, et non une forme clinique spéciale. Il rencontra sur le même sujet, comme nous, la lèpre et la syphilis, ce qui aggrave la situation ; car le mercure est très nuisible à la lèpre, à l'opposition de la syphilis. Il dit positivement que la lèpre est absolument incurable. Dans la forme tubéreuse la durée serait en Italie de 8 à 9 ans. Cependant Profeta a fixé la durée moyenne sur une statistique de 114 cas à 13 ans ; le minimum fut de 3 ans et le maximum de 40. Le malade qui a ainsi survécu mourut à 77 ans. Enfin le Dr Ferrari admet qu'une nourriture convenable et les soins hygiéniques prolongent l'existence en ralentissant la marche de la maladie.

Nous sommes surpris de n'avoir trouvé, dans le consciencieux et si remarquable travail du Dr Ferrari, un seul mot concernant la lèpre atténuée et fruste dont nous avons, pour notre part, rencontré de nombreux exemples non seulement dans les pays où la lèpre est sporadique, mais même dans tous les foyers actifs de la maladie. Il ne fait non plus aucune mention des arrêts prolongés ou définitifs, spontanés de la lèpre, ni de sa guérison, lors même qu'elle est abandonnée à elle-même.

Il employait, comme palliatif, les incisions linéaires des néoplasmes avec le thermocautère, tout comme nous qui avons été le premier à employer ce moyen. Il conseille, pour arrêter la propagation de la maladie, de défendre le mariage aux lépreux, et conseille à cet effet leur isolement. C'est atteindre la liberté individuelle, dit-il, mais cet inconvénient aura un effet bienfaisant pour la collectivité dont les intérêts priment ceux d'une faible minorité de la population. C'est là choisir le moindre de deux maux. C'est à cet isolsment, qui empêche les mariages et la transmission par hérédité de la maladie en Norvège, et non comme le prétend Hansen la précaution d'empêcher la contagion, qui a été cause de la diminution de la lèpre en Scandinavie. Nous avons déjà soutenu cette thèse avec conviction et nous sommes heureux de voir un léprologue de la valeur de Ferrari, être du même avis que nous. De sorte que l'utilité des léproseries n'est pas discutable. Elle s'impose même pour nous, bien que le motif ne soit pas le même que celui invoqué par l'éminent léprologue de Bergen. D'ailleurs ces malheureux même profiteront de l'institution d'asiles ou de colonies agricoles. Ils auront des soins et un traitement plus conformes aux exigences de l'humanité et de la science. Enfin le léprologue italien conseille, comme nous, l'amélioration de l'existence du prolétaire dans les localités lépreuses.

San Remo. — Emmanuel Filiberto obtint, en 1570, du pape Grégoire VIII de créer l'ordre de Saint-Maurice et de l'unir à l'ordre de Saint-Lazare. Les ducs de Savoja étaient appelés les grands maîtres de l'ordre d'où la décoration italienne du même nom.

La léproserie portant le nom de lazaret de San Remo fut inaugurée en 1858 par le roi Albert, père d'Emmanuel Victor, le roi galant uomo.

Le Dr Alesnandro Rambuldi publia, en 1858, deux mémoires remarquables sur la lèpre. Il dit : « j'ai toujours vu dans notre province de Vintimille, à San Remo et les environs, les lépreux vivre en famille de la vie commune sans donner la maladie aux autres. Malgré toutes les informations que je me suis procurées, je n'ai jamais découvert un seul cas indubitable de transmission par le contact. Au contraire, cette maladie est l'apanage de certaines familles, transmis des géniteurs eux enfants, aux petits enfants et à leurs descendants. » Les idées du Dr Rambuldi s'accordent avec celles du Dr Ferrari, sur la manière dont se comporte la lèpre en Italie.

Le Dr Nata de Vintimille m'a assuré avoir soigné plusieurs lépreux et n'avoir jamais vu la maladie se propager par contagion ; tandis qu'elle est le patrimoine de certaines familles. Donc elle est héréditaire.

Les Drs Mazzini et Questa disent que depuis 70 ans la lèpre existe exclusivement dans deux familles dans le bourg *Delle Saline* et dans trois autres et dans le village de Soglio, malgré les relations de ces familles avec tous les habitants. Les Prs Diana Fodéré, Maurizio, Adragina sont aussi anticontagionnistes, ainsi que Verga, Colla, Zarlenga de Naples, où ils ont soigné de nombreux lépreux.

Lorsque nous avons visité l'asile de San Remo, en 1892, il n'y avait que 7 lépreux, dont une femme âgée de 35 ans, atteinte de la forme mutilante, était spécialement remarquable. Ses deux mains étaient réduites à l'état de palettes ou de nageoires de phoque, par la chute des doigts qui fut successive pendant plusieurs années sous la forme de panaris analgésique, ce qui est équipollent de lèpre. La chevelure de cette lépreuse était luxuriante ; sa santé générale exubérante ; sa figure exprimait le bien-être et le calme moral. La sensibilité était très émoussée aux quatres membres. Les autres lépreux étaient des tubéreux ; un seul de ces malades était originaire de San Remo.

La lèpre est fréquente dans les contrées traversées par la rivière Nervia, à Dolceagna, Castelvillero, Montalilo, Liguro ishia, Puenoporto, Maurissio, etc., selon le Dr Aïcardi, le distingué et aimable directeur de la léproserie, et le Dr Martemucci, clinicien très renommé exerçant à San Remo.

Le directeur de la léproserie, Dr Aïcardi, n'a jamais vu un cas de contagiosité. Il a vu bien des couples dont un membre était lépreux ; jamais l'époux sain ne fut contaminé malgré la vie connubiale de 10 et 20 ans, jamais personne des employés de la léproserie ne fut atteint ; il me montra un ancien infirmier âgé de 68 ans qui soigna pendant 40 ans de 70 à 90 pensionnaires lépreux. Il reste indemne.

Ces honorables confrères ont ajouté qu'il ne fallait pas croire qu'il n'y avait que ces 7 lépreux dans les environs et à San Remo. Liberté absolue étant accordée aux lépreux, ceux-ci restent chez eux, circulent partout librement, se marient, sans être molestés. Le peuple n'en a cure. Le divorce n'est pas accordé si le conjoint sain le réclame. Ce n'est que lorsque les lépreux tubéreux sont devenus hideux, répugnants et invalides, qu'ils se font admettre à la léproserie ou bien lorsqu'ils sont dans la misère et que leurs infirmités ne permettent plus de les garder dans les familles. Les lépreux débutants vivent chez eux, ainsi que ceux qui ont quelques ressources, lors même que la lèpre est avancée. De plus les familles en gardent, autant que possible, le secret pour éviter la qualification de *ladres*.

Le Pr Bouchard a vu 80 lépreux à l'hôpital San Remo, en 1882 (Communication orale).

Cette diminution des lépreux à l'asile San Remo s'explique par l'annexion du département des Alpes-Maritimes à la France après la guerre franco-autrichienne. Les lépreux de ce département, devenus Français, n'ont plus leurs entrées à l'asile italien de Saint-Lazare et Maurice. Et de fait nous les avons vus épars partout dans la Corniche, à Nice, Cannes, la Turbie, Eze, etc.

On doit noter aussi que l'état social s'est beaucoup amélioré dans ces diverses parties ; les prolétaires ne sont plus aussi miséreux; ils se nourrissent mieux, les conditions hygiéniques sont satisfaisantes, et la lèpre, maladie de misère par excellence tout comme la tuberculose, diminue de plus en plus. Nous espérons qu'elle disparaîtra bientôt, comme cela a lieu partout où elle règne.

Le Dr Callari, de Palerme, publia un mémoire sur la lèpre en Sicile (*Giornale italiano delle malattie veneree e della pelle*, 1899, 3 fasc.). Il accuse les Juifs d'avoir importé la lèpre en Sicile après la chute de Jérusalem, au commencement du XIe siècle. Des léproseries furent alors instituées à Palerme, Catania, Avola, Pachino, dit-il. Il signale le livre du Pr Profeta qui avait recueilli, jusqu'à 1875, 114 cas de lèpre.

En 1898, le Pr Tommasoli, de Palerme, fit une enquête pour savoir le nombre des lépreux en Sicile. Les confrères n'ont pas tous répondu à sa circulaire. Néanmoins il put recueillir 70 cas. Les provinces maritimes sont les plus infectées. Les hommes sont plus souvent atteints que les femmes. Le début le plus précoce eut lieu à 3 ans. La variété la plus commune est la tubéreuse. Selon lui, la maladie est probablement contagieuse. Le maximum de la durée observé par lui fut de 36 ans. La province de Caltanissetta a toujours été épargnée.

Le Dr Thaon, de Nice, vit nombre de lépreux le long de la côte d'azur. Villefranche en constituait de son temps le principal foyer. Il a vu 6 lépreux à Turbie, 2 à Éza, 1 à la Trinité... Ils s'inscrivaient volontiers pour avoir un franc par jour du gouvernement piémontais. Mais bien plus se cachaient et ne réclamaient pas. Selon le Pr Mazza, il y aurait une vingtaine de lépreux à Cagliari, capitale de l'île de Sardaigne, comptant 40 000 habitants ; l'île entière en aurait 712 000. Selon le Dr Mantegazza, le nombre des lépreux en 1902 serait de 43, dont 21 femmes. Il y en a, en outre, de nombreux cas frustes avec symptômes d'atrophie musculaire et anesthésie circonscrites, des malades de Morvan, des sclérodermiques, des cas d'atrophie progressive Duchenne-Aran, d'Aïnhum. Ce confrère observa souvent en Sardaigne que chez des lépreux tubéreux, forme la plus fréquente, les lépromes se résorbent parfois et la maladie s'atténue. Il admet l'hérédité et surtout la contagion. Il constata combien les lépreux tubéreux résistent peu aux maladies vulgaires, principalement à la grippe ou influenza pneumonique. Il cite plusieurs faits de non-contamination d'un époux lépreux à l'autre, bien que leurs enfants devinrent lépreux; et comme il n'admet pas l'hérédité, il croit que ceux-ci ont gagné la maladie par contagion, bien que la mère restât indemne. Il a vu bien des parents vivant longtemps avec un membre lépreux, ne pas être contaminés. Bien que la lèpre diminue spontanément, ce qui fait espérer son extinction, il est d'avis de la combattre aussi par tous les moyens scientifiques pour empêcher sa reviviscence.

En Sicile on aurait compté dernièrement 191 cas de lèpre. Mais on doit répéter que tous les médecins auxquels on s'est adressé pour confectionner la statistique ne sont pas en état de discerner tous les lépreux et principalement les cas de lèpre trophonerveuse et les frustes. La confusion avec la syphilis est fréquente aussi.

Aussi le Dr Calderone, qui s'est surtout occupé de la lèpre nerveuse d'une manière spéciale, découvrit en Sicile bien plus de lépreux que le Dr Callari (Calderone contributo clinico, bacteriologico anatomo-pathologico allo studio della lepra sistematica nevrosa, della syringomielia e della malattia di Morvan. *Gior. delle mal. ven. e della pelle,* 1901, fas. 6).

Le Dr Callari admet l'hérédité, la prédisposition héréditaire qui favoriserait aussi la contagiosité dans les familles lépreuses. La lèpre ne fut pas observée par lui en Sicile avant l'âge de 3 ans. Enfin les Drs Lucca et Melle ont découvert d'autres cas de lèpre qui avaient échappé aux précédents confrères.

Piémont. — Selon le Dr Allgeyer, il y aurait 10 lépreux dispersés au Piémont. Deux frères jumeaux nés, l'un avec un frère et l'autre avec une sœur, ont été seuls atteints de la lèpre, l'autre frère de l'un et la sœur de l'autre demeurant indemnes. J'avais publié moi-même un pareil fait, dans mon livre *Voyages chez les lépreux*. Masson, Paris.

Le Dr Mantegazza a vu aussi, comme nous, deux frères lépreux atteints l'un de la forme nerveuse mutilante et l'autre de la forme tubéreuse ; et dans une autre famille sarde deux frères lépreux tubéreux, *tandis que la sœur était sclérodermique* ; ce qui doit faire considérer, dit-il, que dans les pays où la lèpre classique a disparu, ses formes cliniques obscures doivent faire admettre la survivance de la maladie.

Le plus grand nombre des lépreux piémontais sont tubéreux.

Ligurie. — Dans la clinique de Gênes, le Pr Profeta eut à soigner 9 lépreux liguriens.

Lombardo-Vénitie. — A Milan, le Dr Bertarelli eut à soigner, à l'hôpital, deux lépreux : le père et le fils. Le père aurait contracté la lèpre en Amérique et l'aurait transmise à son fils né en Lombardie qu'il n'a jamais quittée. (Mais il ne faut pas oublier que la lèpre se rencontre un peu partout en Italie.) Un autre Italien aurait gagné la lèpre au Brésil. Le Pr Fiono signala aussi deux marins nègres lépreux, de passage à Venise.

A Comachio, ville de la Provence de Ferrare, il y aurait un foyer de 17 lépreux dont quelques-uns revêtent la forme nerveuse.

A Émilie (anciens duchés de Parme, de Modène et des Romagnes), deux lépreux se sont fait traiter à l'hôpital par le Dr Mibelli — ils revenaient d'Amérique ; — et plus tard se fit recevoir un autre qui demeura quelque temps à Nice. Le Pr Albertolli a soigné à sa clinique ophtalmologique une femme pour des lépromes de la conjonctive.

Italie centrale. Toscane. — Il paraît qu'il y a un petit foyer à l'île d'Elbe ; et quelques lépreux peu nombreux dispersés à Livourne, à Florence, aux Marches. On se demande si ce sont là des cas autochtones ou bien importés d'Amérique d'où un grand nombre d'Italiens se rapatrient après y avoir passé bien des années.

Italie méridionale. — Des cas sporadiques se rencontrent partout ; plusieurs lépreux vont se faire soigner à l'hôpital de Naples selon le Pr De Amicis qui y traita 27 cas. Le Dr Pellizzari avait rencontré 18 lépreux en 1886 ; et en 1897 il observa 26 cas autochtones provenant de diverses localités du Midi du royaume, dont la plupart tubéreux, il a vu en plus quelques lépreux frustes. Le Dr Mantegazza ajoute qu'une statistique de lépreux n'a jamais été entreprise en Italie et que bien des lépreux restent ignorés.

La lèpre en Espagne. — Nous avons déjà dit que ce sont les Phéniciens qui les premiers ont dû importer leur maladie nationale, le *morbus Phenicicus,* c'est-à-dire la lèpre, en Ibérie où ils avaient fondé, dès la plus haute antiquité, d'importantes colonies ; ce qui est prouvé par l'histoire, l'archéologie et la numismatique. Ce sont eux qui ont donné à l'Espagne son nom : Saphan, signifie lapin en phénicien, et cette contrée en pullulait ; puis ce fut Spantja et les Latins plus tard en firent Hispanïa, c'est-à-dire terre pleine de lapins.

Mel Kart (roi fort), l'Hercule phénicien, rassembla une armée et une flotte pour conquérir l'Ibérie. Il a vaincu, bâtit Gadès, revint en Asie par la Gaule, l'Italie, la Sardaigne, la Sicile, se rendit à Chypre, Rhodes, les Cyclades, fonda Thèbes en Béotie et mourut en Illyrie (Trieste).

Plus tard, à Chypre, peuplée déjà par les Hamathites et les Khittites (deux rameaux de la race chananéenne), le Phénicien Byblos fonda le sanctuaire de Paphos. Un sarcophage anthropoïde, découvert récemment à Cadix, vient attester, pour la première fois, d'une façon irrécusable, le passage et l'installation des Phéniciens en Espagne (*Académie des inscriptions et belles-lettres,* 1891, 332). Peut-être ont-ils laissé leur trace d'une façon plus profonde dans ces statues traitées jusqu'ici en suspectes, qui ont été découvertes, il y a près de 40 ans, dans le territoire de Carthage, à Cerro de los Santos, qui présentent un mélange intime des types grecs et des traditions d'art orientales (*Bulletin de la Société des antiquaires,* 1890, 155). Heuzey croit y reconnaître le produit d'un art gréco-punique qui se serait formé en Espagne au contact des colonies grecques et phéniciennes.

Velasquez dit : la langue des anciens Espagnols dérivait en grande partie de la langue phénicienne et la langue grecque, ce fut un dialecte de ces deux langues, c'est prouvé par l'étymologie des anciens noms espagnols ; villes, montagnes, héros, princes, guerriers et la comparaison des lettres Desconocidas avec les anciennes lettres phéniciennes et grecques, et les alphabets qui en dérivent (Statues espagnoles de style gréco-phénicien *Recueil d'Assyriologie,* t. II, 96, pl. III et IV. *Revue d'Assyriologie,* 1891, t. II, 96-114. *Académie des inscriptions et belles lettres,* décembre 1910).

L'histoire de Phénicie se fait de pièces et de morceaux par les efforts convergents d'une demi-douzaine d'épigraphies et de numismatique. Clermont-Ganneau croit trouver l'origine de la tradition qui, depuis Hérodote, fait venir les Phéniciens du golfe Persique, dans les textes assyriens qui montrent Asarhaddon prenant Sidon, transportant ses habitants en Assyrie et les remplaçant par des colons transplantés des pays avoisinant le golfe Persique (*Revue historique,* 1891, juillet-août, 392). Il retrouve la Mahalliba mentionnée par Sennachérib dans la liste des villes conquises en Phénicie, dans la Mahalib moderne qui se retrouve sous le même nom dans les documents arabes et francs du XIIe siècle.

Babelon rétablit par la numismatique la chronologie des rois de Sidon sous les Achéménides et confirme les inductions de Clermont-Ganneau qui faisait descendre la dynastie d'Eshmunazar et Tabnit de l'époque perse, où on la plaçait jadis, à l'époque ptolémaïque (*Bulletin de correspondance hellénique,* t. XV, 293-320). Tous ces renseignements nous ont été fournis par le grand érudit feu James Darmesteter, personnellement. Ils ont été en partie consignés dans le rapport annuel fait le 16 juin 1892, à la Société asiatique. Ce grand savant nous a éclairé, dans ses conversations scientifiques, sur bien des points de l'archéologie Phénicienne.

Louis Poinsot, inspecteur des antiquités de la Tunisie, ancien membre de l'École française de Rome entreprit, en 1908, la restauration du Mausolée punique de Dougga, qui est achevée actuellement. Ce mausolée se trouve au premier rang des rares monuments d'Afrique, antérieurs à l'époque romaine. C'est un singulier mélange de formes helléniques et de motifs orientaux. C'est un précieux reste d'un art qui n'est grec qu'à demi, art qui se retrouve non seulement en Afrique, mais en Espagne, à Malte et en Sicile, où peut-être il s'est constitué (*Petit Temps,* 17 décembre 1910).

La numismatique avait déjà contribué péremptoirement, de son côté, pour prouver le fait, par des inscriptions en grec avec têtes de chevaux et branches de palmier ; ce qui constituait les attributs des Phéniciens.

Ainsi donc les Phéniciens, puis les Grecs avaient établi d'importantes colonies en Ibérie. L'Espagne fut appelée aussi *Hespérie,* terre du couchant, mot d'étymologie grecque. Sur d'antiques monnaies espagnoles on trouve des lettres dites Desconocidas ou inconnues qui, pour nous, appartiennent aux premiers alphabets phénico-grecs. Nous avons eu entre les mains plusieurs de ces monnaies en or que mit à notre disposition, très gracieusement, M. Léger, le directeur du riche musée de numismatique de Marseille, que nous avons copiées. Ces bien curieuses pièces portent sur l'avers la tête casquée de Pallas, aux cheveux flottants, avec collier de grènetis. Au revers, on voit un cheval ailé avec, au-dessus de lui, une couronne et au-dessous les lettres : ΕΜΠΟΡ. Or ces lettres appartiennent à l'antique alphabet grec et signifient Emporia. D'autres médailles, que nous avons aussi calquées, présentent les lettres également grecques : ΑΜΩΝ, avec sphynx à l'avers et sur l'envers une tête d'homme. Une autre monnaie représente un bœuf avec les signes que voici : ΛΜϘΝ On trouve aussi de pareilles monnaies au musée de Carcassonne. *Emporia* était une ville ibérique de fondation grecque (voir l'ouvrage sur la numismatique ibérienne avec recherches sur l'alphabet et la langue des Ibères, par Boudard, Paris, 1859, et le travail de Lorichs, Paris, 1852, sur les médailles celtibériennes).

Nous avons fait ces emprunts à la numismatique pour présenter de nouvelles preuves des colonisations en Ibérie des Phéniciens et des Grecs, colonisations qui ont eu aussi pour effet certain de propager en Espagne le morbus phenicicus et l'elephantiasis græcorum, c'est-à-dire la lèpre.

Plus tard, après la captivité de Babylone, puis après la prise de Jérusalem par les Romains, sous les empereurs Titus et Adrien, des immigrés hébreux, fuyant la tyrannie des conquérants de la Palestine, se refugièrent dans la presqu'île ibérique et apportèrent, certes, avec eux, un important contingeant au fléau qui ravageait déjà cette contrée. Car ces Hébreux, descendants de leurs ancêtres de l'exode, étaient infectés de lèpre déjà avant leur sortie d'Égypte où la maladie régnait avec violence depuis longtemps. Cependant les anciens Ibères furent des émigrés d'Asie, des Ariens. En outre les Celtes venus du Nord furent repoussés en Espagne, d'où croisement et diversité des types. Or, les premiers Ibériens ont dû avoir la lèpre, régnant dès la plus haute antiquité dans toute l'Asie.

Plus tard les Hébreux et les Sarrasins, par leur conversion au christianisme, se sont mêlés aux Espagnols et aux Français et, en les contaminant par leurs liaisons matrimoniales, ils ont augmenté le nombre des lépreux, tant en Espagne qu'en France. En effet 200000 des derniers passèrent en France chassés d'Espagne par Philippe II. Charlemagne leur fit bon accueil ; mais plus tard le pape lui intima l'ordre de les expulser ou de les convertir au christianisme. Un grand nombre se sont convertis et restèrent en France ; ceux qui n'ont pas voulu abjurer furent transportés en Afrique.

Pour avoir des renseignements précis sur la lèpre en Espagne, actuellement, je me suis adressé à quelques distingués confrères espagnols qui ont eu l'extrême amabilité de faire des recherches et de m'en consigner les résultats dans des lettres scientifiques que je vais mettre à profit. Je commencerai par exprimer à ces honorables collègues ma vive reconnaissance pour l'empressement qu'ils ont bien voulu mettre à obtempérer à ma prière.

Selon le Dr Ganzales Castellano, de la province d'Alicante, région de Valencia, les origines de la lèpre dans la péninsule ibérique sont attribuées par les uns à l'armée du grand Pompée, les Syriens et les Égyptiens, par les autres aux Juifs de Jérusalem émigrés de la Palestine après la ruine du temple, en l'an 70 de l'ère chrétienne. Cette opinion semble la plus probable, dit mon correspondant, puisque selon le Dr Zambaco Pacha les lépreux indigènes de Constantinople sont seuls les Juifs émigrés d'Espagne en Turquie, aux temps de l'Inquisition, et l'on sait que ce sont des descendants des Hébreux.

Pendant plusieurs siècles, le terrible fléau ne fit que se répandre, mais sans beaucoup préoccuper les habitants de la péninsule. Bien plus tard, vu les terribles lamentations du IXe siècle, les gouvernements ont adopté des mesures pour en prévenir la propagation. Selon l'histoire, Fructa fils d'Alphonse le Mègue (le grand) serait mort de la lèpre, l'an 923. En 1067 le Cid Campéador fonda à Valence le premier lazaret pour recueillir les nombreux lépreux qui vivaient en commun avec les hommes sains. Selon les historiens des hôpitaux de Séville, le saint roi conquérant de la très belle ville, peu de jours après en avoir pris possession, chargea son fils Alphonse le *sage* de séparer les lépreux des autres habitants de la ville et ordonna la fondation d'une maison de l'ordre de Saint-Lazare qui devait abriter ces *chats galeux* placés sous la direction de l'archevêché de Cadix (XIIIe siècle).

Il y a eu un temps où les riches lépreux d'Espagne se rendaient en pèlerinage en Palestine pour obtenir leur guérison en se plongeant dans le Jourdain, comme Naaman, chef de l'armée du roi de Syrie (covarrabias et gloire des martyrs de Grégoire de Tours, chap. XIX).

Tous les monarques ont confirmé les franchises et les droits concédés par les premiers rois à l'hôpital Saint-Lazare et spécialement Don Juan II en 1423, et Don Fernand VII, le 8 août 1478.

A l'apparition de la syphilis, à la fin du XVe siècle, considérée, à cette époque, comme une nouvelle maladie, peu à peu la lèpre fut reléguée à l'oubli et ses différentes formes furent confondues avec les manifestations du mal vénérien ; ce qui fit fermer la léproserie et donna ainsi la liberté à plusieurs malades infectés de différentes dermatoses, de dartres, de scrofules, de syphilis.

Après avoir, pendant trois siècles, considéré la lèpre comme tout à fait disparue, l'apparition de nouveaux cas dans l'archipel grec, en Russie, aux côtes de la Baltique et de la Méditerranée, et surtout en Espagne, a mis en émoi le monde scientifique médical et l'obligea d'étudier plus profondément la maladie et de prendre des précautions contre ce terrible fléau. Le gouvernement espagnol, s'étant aperçu que le mal de Saint-Lazare était revenu dans quelques localités de la péninsule Ibérique (Asturies, Castellan, etc.), afin d'en éviter la propagation, décréta au mois de janvier 1870 diverses dispositions, qui, malheureusement, n'ont pas été exécutées.

La lèpre qui règne actuellement en Espagne est attribuée, généralement, à de nouvelles importations. Mais en consultant l'histoire on peut conclure qu'elle n'a pas cessé de sévir depuis bien avant le moyen âge.

L'an 1627, il existait en Cartagénie de Judras, un hôpital de Saint-Lazaro, et au milieu du XVIIe siècle le nombre des lépreux rien que dans la ville de Mosiquita dépassait 200. Le Dr Horelbourg soutint qu'à la même époque, les Espagnols avaient importé la lèpre dans les îles Canaries. Le fait est que les hôpitaux de Saint-Lazare de Séville, Grenade, Barcelone et d'autres villes, ont toujours continué à recevoir des lépreux depuis leur fondation au moyen âge, jusqu'à nos jours. Ce fait démontre d'une manière évidente que la terrible maladie a continué à sévir dans la contrée, depuis l'époque des grandes épidémies.

La lèpre avait sa résidence préférée dans l'Est et spécialement à Valence. Les formes tubéreuse, anesthésique et la maculeuse prédominent ; il y a aussi des cas de lèpre *fruste* ainsi désignée par Zambaco. Dans les districts de Denia et Pégo on compte plus de 90 malades ; il y en a peu dans les onze autres districts ; il y en a à peine 24 ; et ces lépreux n'ont pas la gravité de ceux que l'on rencontre dans les deux premiers districts.

Jusqu'à présent aucun traitement scientifique ne fut employé. Les religieux, dans un but d'exploitation, ont accaparé ces malheureux et les traitent par les miracles. Depuis le XIIIe siècle, il existe des hospices de Saint-Lazare en Espagne, surtout à Séville, Grenade et Barcelone.

Pour compléter l'édit royal de 1870, on a consacré dans quelques provinces un département pour lépreux dans chaque hôpital, jusqu'au jour où l'on pourra construire un asile à eux exclusivement réservé. Mais il s'est déjà passé plus de trente ans depuis, et cet édit reste lettre morte. On ne croit pas qu'on aura jamais recours à ces sages dispositions. En attendant, les pauvres lépreux sont reclus dans des locaux qui, faute de place et de conditions hygiéniques voient augmenter leur infortune et sont une menace incessante pour la santé publique.

Ayant eu l'occasion de vivre plusieurs années dans la commune de la Manna, province d'Alicante, où la lèpre est endémique, notre distingué confrère a étudié la lèpre et fit une communication sur ce sujet au 9e Congrès international d'hygiène et de dermatographie, sous le titre de la *Lèpre en Espagne,* qui eut du succès et provoqua des discussions animées. Parmi ses conclusions figurent les suivantes : « 1° Créer des sanatoria avec des colonies agricoles dans lesquels les lépreux en état pourront se consacrer à une occupation habituelle ; 2° Ces établissements doivent être édifiés sur un terrain sec et arable autant que possible, situé sur une montagne assez élevée du niveau de la mer, loin de la populace, dans un endroit ayant de l'eau en abondance pour les besoins du sanatorium, l'arrosage et le bain des lépreux. »

Reproduites et commentées par la presse scientifique et politique, ces conclusions ont attiré l'attention publique de manière qu'en novembre 1908, quelques bienfaiteurs de Gandia m'ont demandé, dit notre confrère, des informations sur les conditions hygiéniques que doivent réunir ces léproseries ; c'est qu'ils avaient conçu l'idée de construire à un bout de la ville un modeste établissement pour servir de refuge aux pauvres lépreux de la commune, qui vivaient complètement abandonnés à leur malheureux sort.

« Nonobstant mon insuffisance, j'ai présenté avec plaisir à ces bienfaiteurs les indications désirées ; mes instructions consistaient à établir plutôt un sanatorium qu'une simple léproserie. Ces personnes ont rencontré des difficultés pour se procurer les secours nécessaires et mettre en pratique cet excellent projet. Animés par mes encouragements et par les immenses avantages qu'ont les sanatoria sur les anciennes léproseries, ils se sont décidés enfin à l'acceptation de mon projet. Pendant deux années nous avons parcouru divers endroits cherchant un emplacement qui réunît les conditions voulues. Enfin nous avons trouvé dans les alentours de Sagnor et dans la vallée de Juntille (province d'Alicante) un bon endroit pour la construction de cet asile. Sur l'invitation de San Juan, l'évêque de Jarjin, le comité se réunit en avril 1902, pour organiser différents sous-comités de propagande dans toutes les villes importantes ; de fait, ces sous-comités, grâce à leur zèle et à leur activité, ont pu réunir largement les secours pécuniaires nécessaires ; aussi l'acquisition du terrain put avoir lieu. Le clergé espagnol, les secours universels de la part du commerce, de l'agriculture et de toutes les œuvres de bienfaisance du pays, ont accordé leur appui à cette magnifique entreprise. Les plans de l'édifice furent exécutés ; le jour de la fondation solennelle de la bâtisse à Fontilles ayant été publié, le fait que les lépreux de toutes les provinces espagnoles et de l'étranger allaient être réunis détermina une panique générale parmi les populations limitrophes. Tant de lépreux agglomérés dans un point réduit pouvaient constituer un péril imminent de contagion pour tout le monde, a-t-on dit, et l'on souleva une formidable protestation qui fit suspendre les travaux de construction ! Cependant, les discussions animées qui eurent lieu dans l'Institut Médical Valencieren ont eu pour effet de vaincre ces vaines terreurs et calmèrent les populations.

Le sanatorium de Tutillo par sa situation hygiénique excellente, la solide construction de ses départements, la distribution ordonnée de ses dépendances, etc., est appelé à prendre place parmi les premiers établissements hospitaliers de l'Europe.

Nonobstant la reconnaissance de son utilité et les services qu'il rend aux pauvres lépreux, on rencontre toujours de la part de la population, une opposition et des entraves pareilles à celles que la populace créa à Zambaco Pacha à Constantinople, à Don Sauton dans les Vosges et à Carrasquilla en Colombie. Tous ces léprologues ont échoué dans leurs efforts de créer de ces bienfaisantes institutions à cause de l'opposition acharnée quasi frénétique de la plèbe. Tant que cette préoccupation et opposition n'aura pas disparu, il sera difficile de faire comprendre au monde que les lépreux sont des infirmes bien moins dangereux que bien d'autres malades contagieux, et que, traités avec plus de douceur par la science et par la charité, ces malheureux ne doivent pas être considérés comme des êtres maudits et maltraités comme des criminels, par la société qui les poursuit de sa répugnance avec tant de cruauté ! « A cette époque qui se vante tant d'altruisme, nous sommes plus égoïstes que nos ancêtres du moyen âge. Car alors les léproseries étaient situées aux portes même des villes et les lépreux étaient assistés par les rois, les reines, les princesses, les riches et les saints. » Malheureusement au moyen âge la charité, compagne inséparable du malheur, n'était pas secondée par la science. Il est à espérer qu'en définitive les sanatoria seront acceptés même comme moyen de défense sociale pour les contagionnistes, et de réhabilitation des malheureux lépreux considérés autrefois comme morts bien avant le terme de la vie terrestre.

Le Dr Chabas, directeur de *Revista de Higiene y de Tuberculosis,* a bien voulu nous donner aussi des renseignements sur ce sanatorium de Fontilles, à la fondation duquel il a puissamment contribué, œuvre de haute bienfaisance due avant tout aux efforts persévérants du Dr Castellano.

D'autres honorables confrères espagnols, auxquels je me suis adressé pour avoir des renseignements sur les lépreux d'autrefois et ceux d'aujourd'hui dans l'Ibérie, malgré le bon accueil de ma demande, n'ont pu m'éclairer suffisamment.

Pour obtenir de telles informations, m'a-t-il été répondu, on doit avoir recours au gouvernement, aux municipalités. Et la bureaucratie ne prend guère cure des recherches faites dans l'intérêt de la science. Elle n'y mettraient de l'empressement que si l'on agissait par voie diplomatique.

Voici néanmoins quelques indications sommaires bien qu'incomplètes qui me furent transmises par quelques distingués confrères.

Autrefois, il y a eu à Valence un hôpital *San Lazaro* désaffecté aujourd'hui. Cependant, à diverses époques, il y eut des léprologues qui ont consacré leur temps à soigner les lépreux et qui ont publié des livres sur eux. On m'a cité parmi eux B. Pesset et Vidal qui ont écrit sur la lèpre à Valence, H. Poquet d'Alicante qui saisit, en 1877, le Conseil provincial de santé de Valence des lépreux de cette contrée.

En 1843 on publia à Madrid des documents anciens et modernes sur la lèpre en Espagne, principalement de la province de Castellano. Le Dr Ramon de la Secta écrivit sur la lèpre à Séville, depuis le XIIe siècle jusqu'au XXe. Le Dr Léon Pigneras a écrit aussi sur la lèpre en Espagne et sur la léproserie du faubourg de Carrabales, près de Valencia. Une ancienne léproserie existait aussi autrefois à Valence dans la rue Lagunto, n° 158, en face de quelques vieilles constructions désignées sous le nom de *Maures,* occupées aujourd'hui par les Juifs. Sur la porte d'une église, située actuellement à cet endroit, on voit une peinture représentant *Saint-Lazare* affublé d'habits pontificaux, assis sur un trône. Cette vieille bâtisse est très mal éclairée et ventilée et fut, paraît-il, autrefois la grande salle de la léproserie. Cette construction est occupée aujourd'hui par une confrérie. Ces détails ont été recueillis par Don Manuel Péris, architecte de Valence.

Un confrère très distingué, le Dr Zuriaga, a bien voulu me fournir aussi quelques renseignements sur la lèpre en Espagne. La lèpre, me dit-il, est bien inconnue, même de nom, dans bien des localités de l'intérieur ; tandis qu'elle est très fréquente dans d'autres, principalement sur les côtes, dans les colonies phéniciennes antiques (Cadix, Diana, Valencia). Je crois qu'il en est des maladies comme de certaines plantes qui réussissent dans tels terrains et ne prospèrent pas dans d'autres (vignes, oliviers, etc.). Elles exigent un climat et des conditions favorables. N'en est-il pas ainsi pour la fièvre jaune ? Je crois qu'il y a eu plusieurs importations de la maladie en Ibérie, comme vous l'avez déjà dit, et en général de l'Orient à l'Occident, à plusieurs reprises, et cela tant en Espagne qu'en Italie. Des Ibériens ayant servi dans les armées romaines, principalement sous Tibère, sont allés en Syrie, à Jérusalem et, en rentrant dans leur patrie, ils ont dû importer aussi la lèpre.

Un écrivain du nom de Poquet s'était occupé de la lèpre qu'il appelait la fille aînée de la mort. Beaucoup d'étrangers, Grecs, Italiens, vinrent s'établir à Valencia et certes ils importaient aussi la lèpre dont ils étaient affectés. Bien que les léproseries portassent le nom de Saint-Lazare au IVe siècle, (frère de Marthe et de Marie), la maladie existait en Espagne bien avant cette époque de l'histoire. Le premier de ces asiles fut établi par River Diar de Vivar (mémoire de Juan Batista Poquet, Gobierno civile d'Alicante, 1878). C'était le Cid Campeador, général des troupes du roi Sancho II, en 1067. Plus tard, le roi Alfonso al Cabio en fonda à Séville pour les gafos plagados et malatos, où l'on plaça des lépreux de toutes les formes, avec les précautions contre la contagion, conformément au lévitique. Plus tard des médecins spécialistes (Alcaldes) furent chargés d'en prendre soin. Ferdinand III, dit Saint-Ferdinand, fonda à Séville une léproserie, où l'on plaça sévèrement les lépreux parmi lesquels il y avait des archevêques et des *grands* de l'état. Jusqu'il y a un siècle, 4 pensionnaires à cheval traversaient les rues pour cueillir des aumônes ; mais il leur était interdit de parler au peuple. Ils exhibaient des affiches sur lesquelles étaient écrits le nom de l'asile et la prière d'offrir quelque secours. Cet asile est dirigé aujourd'hui dans les meilleures conditions. Les Arabes aussi, de leur côté, importèrent la lèpre en 711, car ils en souffraient.

Actuellement, on doit avouer qu'il n'y a pas en Espagne un asile de lépreux bien organisé, comme on en voit en Norvège. A part une léproserie à Séville et quelques petits établissements municipaux, régionaux (Valencia, Alicante) qui laissent beaucoup à désirer, il n'y a pas de lieu de refuge convenable pour ces malheureux. On en projette pour Fontilles (Alicante) et une autre pour Castellane, d'initiative privée, par souscriptions, grâces aux efforts du Dr Manuel Zariaga. Pour Séville, c'est le Dr Ramon de la Sota et pour Fontilles, le Dr Maximo Gastaldi-Monte qui se dévouent scientifiquement et charitablement à la cause des pauvres lépreux. « Les lépreux seront occupés, autant que leur état le permet, à cultiver la terre et auront tout le confortable réclamé par leur santé, grâce à ces distingués philanthropes. C'est une *léproserie colonie*. Honneur à ces grands cœurs qui défendent avec tant de zèle et de dévouement la cause de ces pauvres déshérités. »

Le Dr José M. Roca a bien voulu se livrer, sur notre prière, à des recherches sur la lèpre en Espagne. Voici les conclusions du travail qu'il a bien voulu nous envoyer. La lèpre est endémique à Cataluna, depuis le IXe siècle. La lèpre est héréditaire. Les salaisons constituent une des causes prédisposantes. Les habitants des bords de la mer et du voisinage des fleuves sont plus atteints. Le nombre des lépreux dépasse celui des femmes lépreuses.

Au congrès international de médecine tenu à Madrid en 1903, des confrères espagnols communiquèrent les résultats de leurs études sur la lèpre qui continue toujours à faire de nombreuses victimes dans cette contrée, principalement dans certaines parties.

Le Dr Olavide lut, avant cette époque, au Congrès de dermatologie de Paris, en 1889, un travail intitulé : *Le retour à la contagiosité, après la découverte du bacille de la lèpre.* Je transcris ici les principaux passages de ce mémoire basé sur la clinique. « La maladie étant parasitaire, a-t-on dit, doit aussi être contagieuse et inoculable. Cependant l'expérience n'a pas confirmé cette doctrine. Il existe presque toujours dans nos cliniques de l'hôpital de San Juan de Dios, à Madrid, de 6 à 8 lépreux qui y restent jusqu'à leur mort, sans un seul exemple de contagion chez les autres malades, les gens de service, les médecins, qui les soignent. J'ai observé un grand nombre de lépreux en ville; aucun ne m'a prouvé la contagion ; même chez les mariés après une longue cohabitation. » Parmi 500 lépreux que notre honorable confrère a soignés dans l'espace de 25 ans, un seul accusait la contagion. Le Dr Mendoza a essayé avec grande patience la culture du bacille et il fit de nombreuses inoculations sur les animaux; tous les résultats ont été négatifs. Le Dr Olavide et le Dr Mendoza admettent que les Espagnols peuvent contracter la lèpre par un séjour prolongé dans les colonies. Mais le *comment* reste toujours à approfondir. Ces distingués confrères évaluent à 1 500 le nombre des lépreux en Espagne. Mais ils sont d'avis que beaucoup d'autres échappent aux investigations des médecins.

Notre impartialité scientifique nous impose le devoir de publier la lettre qu'un confrère aussi modeste que distingué nous a envoyé de Javéa, province d'Alicante, région de Valencia, le Dr Jaime Gonzalez Castellano, en novembre 1908. Répondant avec empressement à l'appel que nous avons fait à nos confrères d'Espagne lors du 14e congrès international de médecine qui s'y réunit, concernant la contagiosité de la lèpre, le Dr Gonzalez nous écrivit avoir étudié la lèpre pendant 50 ans, en *modeste clinicien rural,* sur 118 malades. Notre honorable confrère nous déclara avoir vu 9 cas de contagion parmi lesquels le fils d'un lépreux atteint de la forme mutilante, fut affecté de la forme tubéreuse à l'âge de 10 ans et succomba à 29 ans. Les autres enfants (combien?) sont restés indemnes; mais la femme mariée en 1876 présenta les premiers signes de la lèpre maculeuse en 1907. La lèpre du chef de la famille resta pendant 30 ans limitée à la main droite dont les doigts furent réduits à des petits bouts informes, sans aucune autre manifestation ; ce qui fait admettre au Dr Gonzalez que la maladie de Morvan n'est pas la lèpre(?). La femme d'un autre lépreux à forme tubéreuse fut atteinte de la lèpre maculeuse. Les taches ont disparu complètement dans la suite pour ne plus revenir; pas d'autres symptômes. En 1863, un curé prit possession de son sacerdoce, se consacrant aux soins spirituels de ses ouailles et particulièrement à l'assistance de nombreux lépreux. En 1882 il présenta les premiers symptômes de la lèpre tubéreuse et en mourut en 1898.

Un autre curé, 4 ans après le début de son assistance aux lépreux, eut la lèpre maculeuse à laquelle il succomba.

Voilà les seuls faits relatés par notre honorable confrère dans la lettre qu'il a bien voulu nous adresser, et qui lui font admettre la contagiosité. Ces trois cas, qu'il choisit parmi ses observations, lui semblent être les plus concluants.

Le Dr Gonzalez déclare aussi que la lèpre est bien plus fréquente et plus grave dans les villes du littoral que dans celles de l'intérieur de l'Espagne. Ce qu'il explique par la mauvaise nourriture et surtout par l'ichthyophagie; et d'autant plus que les poissons dont se nourrissent les misérables pêcheurs sont de mauvaise qualité et mal conservés.

Le Dr Jaime Gonzalez Castellano publia un travail : *Notas clinicas sabre el contagio-leproso* dans la *Revista de Hygiene y de tuberculosis* de Valencia en février 1908.

Enfin le Dr Luis Barraquez de Barcelone m'a écrit qu'il admet l'hérédité et qu'il a vu la lèpre sauter, dans quelques familles, une et deux générations, laissant sains les membres intercalaires.

La lèpre en Portugal. — Le Portugal a partagé le sort de sa sœur limitrophe, de l'Espagne, dans ses vicissitudes et dans ses malheurs. En fait de lèpre, de son origine et de sa propagation, tout ce que nous avons dit pour l'Espagne s'applique au Portugal. D'ailleurs, anthropologiquement et sociologiquement, à quelques différences près, les deux enfants jumeaux de l'ancienne Ibérie présentent de nombreux points de ressemblance et même d'identité.

Or, la lèpre a dû y sévir dès la plus haute antiquité, comme en Espagne. Nous laissons le soin des recherches chronologiques aux léprologues portugais de haute valeur, parmi lesquels nous citerons notre confrère le Dr Falcao Zeferino à qui nous devons plusieurs mémoires et des communications aux divers congrès internationaux de médecine, de grande importance. Une correspondance scientifique avec ce distingué confrère et avec un médecin français établi depuis longtemps à Lisbonne, le Dr Cottard Toutain, m'a fourni des renseignements très instructifs sur la lèpre qui continue toujours à sévir en Portugal.

Le Dr Toutain a eu la bonté d'obtempérer à ma prière et de se livrer à des recherches minutieuses, de me faire parvenir pendant plusieurs années des observations minutieuses de lépreux qu'il recherchait soigneusement, qu'il étudiait et qu'il photographiait avec l'aimable intention d'appuyer par des preuves visuelles la narration détaillée des lépreux qu'il étudiait scrupuleusement. Il a bien voulu m'envoyer plus de soixante photographies représentant les plus intéressants lépreux scrupuleusement étudiés et suivis par lui, pendant des années. Ces lépreux étaient les uns autochtones, les autres hétérochtones (Espagnols, Brésiliens...), il a recherché toujours un cas de contagiosité. Aussi saisirai-je l'occasion d'exprimer à mes deux honorables et distingués confrères mes plus vifs remerciements. Le Portugal est un pays lépreux à foyers permanents. Bien des confrères, fort instruits d'ailleurs, méconnaissent la lèpre et commettent des erreurs de diagnostic ne s'étant jamais occupés de la lèpre. Il y a plus, il paraîtrait que, de même que les Espagnols, les premiers colons portugais ont transporté la lèpre dans le Sud de l'Amérique, principalement au Brésil (hutz, uber lepra, Nach in Brasilien gemachten Beobachtungen, *in Monatshefte fur praktische Dermatologie*, 1887, nos 9 et suivants). Tandis que l'Amérique du Nord aurait été contaminée par les immigrants scandinaves et par le flot chinois.

En Portugal, le mot gaferia est synonyme de lèpre anesthésique. Autrefois on y appelait aussi les lépreux les pauvres du Christ ou de saint Ladre.

Déjà Pinhciro d'Alméïda, chirurgien major, avait dit que les formes tuberculeuse et psoriasique sont les plus communes. Il admit l'hérédité, mais non fatale. La lèpre sévit rarement, dit-il, dans les familles riches. Il accuse comme causes occasionnelles les températures extrêmes qui se succèdent brusquement. En effet dans bien des localités en Portugal, il fait un froid glacial l'hiver et extrêmement chaud l'été ; la saleté immonde du peuple (habitations, habillements... tout est infect, les lits sont sordides en général et sans draps). La population marche nu-pieds, ne se lave pas, ne blanchit pas son linge, ne se baigne jamais, malgré l'abondance de l'eau ; elle est vêtue de guenilles, lors même qu'elle est à son aise. L'alimentation quotidienne consiste en pain de millet ou de seigle, grossièrement préparé. Elle consomme des choux verts avec addition de graisse ou de lard rance, des sardines pourries, morue fétide, corrompue. Le poisson frais est aussi consommé lorsqu'il est en décomposition, à cause de la distance de la mer. Les familles propres et qui se nourrissent convenablement sont épargnées. Les dermatoses vulgaires sont également communes en Portugal. La conviction de l'auteur est que l'amélioration de l'hygiène fera diminuer et éteindra les foyers de la lèpre.

Le Dr Cottard pense que, malgré tout, la lèpre diminue en Portugal. Néanmoins la maladie y est encore très commune, surtout si l'on tient compte des cas atténués et frustes qui passent inaperçus. Car les médecins, en général, n'étudient pas suffisamment la lèpre ; ils n'y font point attention. D'ailleurs, ajoute-t-il, des hommes considérables comme Rochard, ancien président de l'Académie de médecine de Paris, ont écrit que la lèpre est une maladie d'un autre âge, et que depuis longtemps elle avait disparu de l'Europe. L'hérédité d'abord et les mauvaises conditions hygiéniques constituent pour les confrères portugais, deux facteurs très actifs de la propagation de la lèpre. Les causes secondes préparent le terrain et favorisent l'éclosion de la maladie endémique. Quant à la contagion, le Dr Falcao en est partisan convaincu ; tandis que le Dr Toutain, se basant sur de nombreuses observations qu'il eut la bonté de me communiquer, la nie absolument.

Le Dr Cottard m'a signalé aussi, parmi les causes occasionnelles, outre la sordidité, la mauvaise nourriture, le surmenage, les grandes oscillations de la température et les conditions telluriques qui nous échappent, mais qui ne sauraient être niées ; car telle ville ou tel village est très éprouvé, tandis que tel autre voisin du premier en est épargné, bien qu'en communications continuelles avec le premier. Nous avons constaté ce fait, nous-même, bien des fois dans nos voyages en pays lépreux, sans pouvoir approfondir la raison de telles immunités locales. Toutes les causes plus haut énumérées créent une infériorité de résistance, toutes choses égales d'ailleurs. De très riches propriétaires d'Alnatigo (?) emploient aux travaux des champs une armée de pauvres diables hommes et femmes, qui, pour un mesquin salaire de 60 centimes environ par jour, travaillent pendant 16 à 18 heures, sous un soleil de plomb, et sont piteusement nourris et affreusement logés. Il y aurait bien des lépreux dans ces escouades. Avant la proclamation de la République et l'émancipation des esclaves du Brésil, ancienne colonie portugaise, les noirs du Congo transportés et vendus étaient condamnés à la même vie de glèbe qu'actuellement les miséreux portugais.

En avril 1911, le Dr Cottard m'écrivit qu'il reste toujours anticontagionniste. Ce qu'il a vu depuis l'interruption de notre correspondance scientifique n'a pas modifié son opinion. Il me cita aussi un travail du Dr Antonio Bernar qui eut une haute position et qui était anticontagionniste. Nombre de lépreux arrivent continuellement en Portugal du Brésil, et circulent partout absolument libres, sans contaminer personne.

Le Dr Zeférino Falcao écrit et soutient au contraire que la lèpre est contagieuse. Les conférences qu'il a faites sur ce sujet pour soutenir son opinion ont été très applaudies par les auditeurs. Il a dit aussi partager les idées de Zambaco, savoir que la sclérodermie, la sclérodactylie et l'Aïnhum sont des manifestations de la lèpre; tandis qu'il considère la maladie de Morvan et la syringomyélie comme des entités morbides distinctes, *bien qu'il n'en ait jamais observé,* tout en habitant un pays lépreux.

Parmi les léprologues portugais, je dois aussi signaler feu le Pr Sussa qui, en sa qualité d'élève distingué du Pr Charcot, combattit mes idées sur l'identification de la syringomyélie, dans bien des cas avec la lèpre. Mais plus tard, notre distingué confrère fit preuve de probité scientifique. L'étude assidue d'un *syringomyélique* observé dans son service nosocomial à Lisbonne et son autopsie lui ayant démontré que ce syringomyélique n'était qu'un lépreux atteint de la forme tropho-neurotique, il avoua son erreur (congrès international de médecine tenu à Rome en 1892) et me rendit raison.

Au 15e congrès international de médecine tenu à Lisbonne en 1906, la question de la lèpre fut abordée par plusieurs confrères. A la séance du 21 avril, le Dr Hansen de Bergen a pris la parole et débuta ainsi : *La lèpre est une maladie qui évolue si lentement et si insidieusement que nous n'en connaissons pas ses premiers symptômes.* Nous croyons que c'est par une excessive modestie que notre distingué confrère s'est servi du pronom *nous,* et cela pour justifier les nombreuses et inévitables erreurs de diagnostic faites continuellement par les confrères qui n'ont pas suffisamment étudié la lèpre, bien que nombre d'entre eux exercent dans des foyers actifs de la maladie. Car il est inadmissible que les premiers signes de la lèpre si significatifs, si probants, échappent à un léprologue dans toutes les formes de la maladie, et principalement dans la tuberculeuse ou tubéreuse. On ne saurait donc admettre la phrase suivante de l'auteur : « Je me souviens d'un malade avec la forme tuberculeuse qui datait sa maladie de deux ans en arrière ; mais depuis 8 ans il avait eu, tous les printemps, une éruption de nœuds rouges et douloureux à la figure, aux bras et aux jambes qui disparaissaient en été. »

Or, il n'y a pas de léprologue, je le déclare bien haut, qui, à la vue de ces congestions périodiques, revêtant tantôt la forme d'erythema nodosum, tantôt, le plus souvent même, celle d'une congestion bornée à la face, érysipéloïde à répétition, principalement lorsqu'il s'agit d'un foyer actif de la lèpre, douterait de l'imminence plus ou moins prochaine de la forme tubéreuse ou maculeuse de la lèpre. Et la clinique prouve à celui qui ouvre les yeux pour voir, sans être absorbé par les théories, *qu'à cette période le bacille fait constamment défaut.* Peut-être c'est cette absence du bacille à cette période de la maladie, — que le Dr Hansen réclame toujours pour asseoir le diagnostic de lèpre, — qui l'induisit en erreur. Nous ne nous lasserons pas de répéter que souvent, surtout au début, le *bacille est introuvable, et que les signes cliniques suffisent pour diagnostiquer la lèpre.* Ce diagnostic est confirmé plus tard par l'apparition du bacille, quelques mois ou quelques années après. De même dans les formes tropho-nerveuse et mutilante, le clinicien expert ne saurait se tromper et commettre une erreur de diagnostic, si le patient présente une contracture plus ou moins accusée du doigt auriculaire avec légère atrophie des muscles de la région hypothénar, et diminution de la sensibilité, avec ou sans mutilations des doigts qui certes surviendront plus tard. Et, encore une fois, au début de ces manifestations et même à une période très avancée de ces dernières formes de la lèpre, et ce qui plus est, le plus souvent jamais dans l'avenir même, le bacille spécial n'est constatable par les plus habiles bactériologues, principalement dans la lèpre mutilante. Néanmoins il n'est pas permis à un léprologue d'ignorer la présence déjà de la lèpre, et d'attendre, pour asseoir son diagnostic, l'apparition des tubercules, des griffes de la main et de la chute successive de plusieurs doigts, pour se décider enfin à déclarer qu'il s'agit de lèpre. Mais pour ceux qui ignorent la lèpre il n'y a rien à dire. Ils peuvent croire qu'il s'agit de syphilis, de syringomyélie, de névrite, de mal de Morvan. Certes ce n'est pas le Dr Hansen qui commettrait une telle erreur à Bergen où la lèpre sévit endémiquement. De telles fautes sont excusables, après tout, même de la part d'éminents professeurs qui n'ont jamais étudié la lèpre et n'y songent jamais parce qu'ils exercent dans des localités soi-disant indemnes de lèpre, depuis le XVIe siècle; car ils ignorent et méconnaissent partout sa survivance. Le grand Charcot et bien de ses collègues, de même que le Pr Jolli de Berlin, ont commis de telles erreurs et bien d'autres distingués confrères continuent à en faire autant et persévèrent dans les mêmes idées.

Il n'est donc pas exact de dire *qu'il est impossible de diagnostiquer la lèpre à ses stades initiaux.*

Comme corollaire le Dr A. Hansen, en contagionniste intransigeant, déclare *urbi* et *orbi* « qu'il est impossible de diagnostiquer la lèpre et qu'il faut suivre et observer les émigrants des pays lépreux dans des localités indemnes pendant une dizaine d'années, afin de dévoiler la lèpre; et alors seulement les isoler immédiatement! » Mais éminent collègue, ces malades équivoques pour lesquels vous réclamez une si longue surveillance sont archilépreux dès l'apparition des signes susmentionnés, à ne pas en douter! Faites les donc éliminer ou séquestrer dès le début de leur lèpre pour prévenir l'excessive contagiosité que vous proclamez. Soyez conséquent avec vous-mêmes.

Le Dr Hansen dit pour terminer « Nous ne savons pas si la maladie est transmissible, dans ses stades initiaux ; mais même si c'était le cas, les transmissions ne seraient pas très fréquentes. Néanmoins il faudrait surveiller les personnes avec lesquelles ces malades ont été en contact, isoler tous les cas dès qu'ils surgissent. Alors la maladie ne se répandra certainement pas. »

Quant à l'hérédité, les ultra-contagionnistes n'en veulent point et en général pour aucune maladie. Ils ne l'admettent que pour les difformités, par exemple pour la *polydactylie !* Cependant la tuberculose, qui tient la tête des maladies infectieuses et contagieuses, à bacilles spécifiques, n'est pas exempte d'hérédité. Landouzy l'a bien établi et les vétérinaires l'ont prouvé chez les bovidés. Grancher, dans son remarquable et lumineux rapport sur la prophylaxie de la tuberculose à l'Académie, en 1898, et sur la déclaration obligatoire de la tuberculose par les médecins, au même titre que la diphtérie, la variole, la scarlatine, etc., a dit : « La tuberculose n'est pas comme ces dernières une maladie du hasard ou de pure contagion. Quelque contagieuse qu'elle soit, la tuberculose est aussi une maladie *héréditaire, beaucoup plus héréditaire encore que contagieuse.* »

Selon le Dr Falcao, il n'y aurait que 466 lépreux à Lisbonne ; mais d'autres confrères en évaluent le nombre à 1 000.

Le Dr Hansen a bien voulu m'écrire — en m'invitant au dernier congrès de lèpre qui eut lieu en 1910 à Bergen — que sa communication personnelle sera contre l'hérédité. Je lui avais répondu en lui envoyant ma brochure *sur l'hérédité* de la lèpre qui venait de paraître chez Masson, et dans laquelle je prouve péremptoirement cette hérédité. L'aurais-je convaincu par mes arguments ? Toujours est-il qu'il n'a pas fait cette communication projetée et promise. Notre publication eut le grand honneur de voir sa thèse défendue par la majorité des congressistes de Bergen. Messieurs les bactériologues sont autoritaires, tyranneaux et malmènent même tous ceux qui ne partagent pas leur opinion. Néanmoins, il y a des personnes courageuses qui affrontent même les invectives et défendent leur conviction par des arguments cliniques, contre les théories édifiées dans les laboratoires ou dans les cabinets. Les hommes pratiques étudient la pathologie dans le grand livre de la nature. La médecine n'est pas une science qui se perd dans les abstractions.

Le Dr Miguel Balvey Bas de *Blanes* n'a pas craint de parler de l'hérédité de la lèpre au 15e Congrès international de médecine tenu à Lisbonne en 1906. *Il y apporta un matériel d'observations, net de toute prévention,* puisé dans la localité où il exerce. Il appuya ses études par un schéma topograhique des domiciles des sujets. *Blanes,* en Catalogne, a une population de 5 500 habitants. Le résumé de notre distingué confrère comprend une période de 30 ans, selon le registre de l'état civil de la ville. Les plus proches degrés de parenté y sont signalés, comme preuves à l'appui. On y voit l'hérédité dans les lignes directes et chez les collatéraux. Cette manière de procéder ne vaut-elle pas mieux que l'édification des plus séduisantes théories conçues dans les méditations philosophiques ?

Voici les *conclusions* du Dr Miguel Balvey Bas, d'Espagne : 1° La lèpre de notre littoral maritime est, généralement, une maladie typique de famille. La filiation de la lèpre dans ses diverses manifestations et parmi les individus des trois séries généalogiques affirme l'idée de la transmission par héritage (consanguin) dans la ligne directe et dans les collatérales ; 2° L'héritage de la prédisposition (terrain) est évident parmi les lépreux, lors même que la maladie se propage par contagion directe et personnelle ; 3° On voit parmi les individus non lépreux de ces familles d'atteints de diverses névroses et de la maladie de Basedow ; 4° Les premiers lépreux de la série présentent les formes franches et bien esquissées de la lèpre. A mesure que les descendants s'éloignent, les formes se modifient et deviennent complexes.

Nous avons déjà dit que le Dr Falcao Zéferino admet tout autant l'hérédité que la contagion. Il parla dans ce congrès de la rhinite lépreuse. En 1892, au Congrès international de Dermatologie, tenu à Vienne, notre distingué confrère portugais, Zéferino, s'était déjà occupé de cette question et soutint que cette rhinite pouvait être une des premières manifestations de la lèpre, accompagnée d'épistaxis. Moi-même j'avais signalé le fait dans mon livre *Les lépreux ambulants de Constantinople* paru en 1897, à propos d'une lépreuse de la Finlande.

Dernièrement, le Dr Toutain Couttard m'a fait parvenir un travail sur la lèpre qu'il continue depuis tant d'années à observer à Lisbonne ; je vais l'utiliser ici. Je pense qu'il l'a adressé aussi à la Société de Médecine et d'Hygiène tropicales de Paris, en décembre 1912.

« 1° Je suis en contact journellement avec des lépreux et je ne suis pas lépreux. 2° J'ai eu, successivement trois infirmières, encore vivantes, qui m'ont toujours aidé à soigner mes lépreux, et aucune n'est lépreuse. Les lépreux leur ont offert des fruits, des légumes, du jambon, des saucisses qu'ils avaient manipulés. Elles les ont consommés. L'une d'elles a même hébergé deux lépreux pendant un an. 3° Les lépreux que j'ai eu à soigner, à l'exception de ceux qui descendaient en ligne directe de parents lépreux, n'avaient jamais vu d'individus atteints de lèpre qu'on appelle ici (à Lisbonne) *Morphea.* 4° Tous les léprologues savent que Lisbonne est un foyer de lèpre. Les lépreux, que j'ai eu à soigner étaient originaires de la Province ou des colonies portugaises, du Brésil, ou bien ils sont descendants de lépreux de ces divers points déjà établis à Lisbonne ; mais pas un seul n'a contracté la lèpre à Lisbonne où les lépreux circulent très librement dans les rues. Je n'en ai pas rencontré qui ait contracté la lèpre à Lisbonne et qui ne fût pas fils de lépreux, par conséquent sans l'intervention de l'hérédité. 5° Les lépreux exercent ici toutes sortes de professions : ils sont domestiques, cuisiniers, ouvriers, tailleurs, etc. ; ils vivent, depuis des années, en contact avec des individus sains qu'ils n'ont pas contaminés. 6° Tous les lépreux, venus de dehors, sont installés dans des hôtels ou dans des familles ; ils sont souvent couverts de tubercules lépreux et d'ulcères, parfois très étendus aux jambes. 7° Plusieurs familles ont occupé des appartements habités auparavant par des lépreux, sans la moindre désinfection préalable, sans renouveler même les papiers des murs. Aucun membre de ces familles ne devint lépreux. 8° Les lépreux mariés n'ont jamais contaminé leurs conjoints, même après plusieurs années de mariage. 9° Mais très souvent les fils et les petits-fils des lépreux deviennent lépreux. D'où il suit que la lèpre n'est pas contagieuse, mais héréditaire. 10° Alors comment croire à l'origine par contagion de ces cas publiés où l'on prétend qu'un individu devint lépreux pour avoir été fortuitement en contact avec quelques lépreux? 11° Comment justifier les mesures proposées pour empêcher les lépreux de circuler dans le but d'éviter une contagion qui n'a pas lieu ? 12° Car, la contagion de la lèpre n'existe pas à Lisbonne, pas plus que dans les localités où Zambaco l'a étudiée et à l'opinion duquel je me range. 13° J'appuie mon opinion sur l'examen de plus de 1 000 cas de lèpre que j'ai suivis. Au début de mes recherches, je croyais à la contagion soutenue par les auteurs, et partagée par des médecins et le public. Je ne devins anticontagionniste qu'après avoir vainement cherché un cas de contagion, sans pouvoir le rencontrer. 14° Si dans la majorité des cas le diagnostic de la lèpre est facile et peut se faire à vue d'œil, dans d'autres cas il faut une grande habitude et un examen minutieux pour éviter des erreurs que des médecins même attentifs peuvent commettre. Voici un fait qui justifie cette assertion : une jeune Brésilienne, habitant Lisbonne, X... se présenta en 1890 à la consultation de l'éminent dermatologue, feu Besnier qui, après un examen attentif, comme il le faisait toujours, lui remit une consultation qui portait en tête : *Eleph. graec.* forme *tropho-nevranesthésique, orig. du Brésil*... n'habiter ni le Brésil, ni le Portugal, mais l'Europe centrale, etc... A quelque temps de là je reçus la visite de Mlle X... qui me pria de la soigner et de surveiller le traitement prescrit par le Dr Besnier. Je m'inclinai devant le diagnostic du grand maître, et je suivis la malade pendant des années, sans que je visse se développer la lèpre. En 1900, Mlle X..., qui ignorait la gravité du diagnostic de Besnier, me demanda si elle pouvait se marier. Je lui expliquai alors avec ménagement, mais nettement l'opinion du savant dermatologue et l'engageai de revoir le Dr Besnier. Le hasard fit qu'on l'adressa à Zambaco se trouvant alors à Paris, qui, après le plus minutieux examen, ne partagea pas l'opinion de Besnier. Mlle X... s'est mariée depuis, je l'ai revue à plusieurs reprises jusqu'à 1906. Mais très bien portante, elle ne vient plus me revoir. Je la rencontre parfois dans la rue. 15° Si le grand dermatologue peut commettre une erreur de diagnostic, n'est-on pas en droit de soutenir que la plupart des médecins ignorent la lèpre et ne s'intéressent guère aux lépreux ? »

Il y a souvent inflammation de la muqueuse et même des ulcérations siègeant principalement sur la cloison du nez; parfois on y voit aussi des perforations et souvent le mucus charrie des bacilles de Hansen. Monrow, Peterson, Jeanselme et Laurens ont insisté d'une manière spéciale, en 1897, sur cette rhinite, comme premier signe de la lèpre.

Il va sans dire que de tout temps on avait remarqué la rhinite plus ou moins profonde chez les lépreux avérés, avancés. Souvent elle est accompagnée d'ozène, mais ici il s'agit de rhinite prémonitoire ou plutôt ouvrant la scène. Deux lépreux du Dr Falcao, sur 17, n'avaient pas présenté de bacilles spécifiques dans leur mucus nasal.

Ile Madère. — Le Dr Goldschmidt, qui a exercé la médecine à l'île Madéra, pendant 26 ans, publia en 1894 une brochure intitulée *La lèpre, observations et expériences personnelles.* Il y soutint la contagiosité. Cette étude rentre naturellement dans la lèpre portugaise.

La lèpre est *endémique* à Madère. Lors de sa découverte, en 1419, l'île était inhabitée. Pour la peupler, on gràcia des criminels qui s'y fixèrent sous le roi de Portugal Ioaô Ier. Vu la beauté du climat et de la végétation, de nombreux aventuriers y allèrent chercher fortune. Des lépreux furent ainsi introduits à tel point que l'on fut obligé d'établir une léproserie à la fin du XVe siècle, qui existe encore. Des esclaves africains, transportés pour cultiver la terre ont dû aider à la propagation de la maladie régnant dans leur pays. Très commune depuis cette époque, la lèpre diminua vers le milieu du XIXe siècle; puis elle aurait pris une nouvelle extension dans ces derniers temps. Les lépreux soignés dans leurs familles portaient un costume distinctif, ainsi que leurs parents et domestiques : un carré d'étoffe jaune. Il y aurait eu à Madère, en 1894, 70 lépreux. La localité la plus infectée est le village de Ponta do Sol et la moins la ville de Funchal.

La maladie persiste et augmente chez les miséreux affamés et malpropres. Les parties de l'île habitées par les riches sont épargnées. Et chose à remarquer, la population campagnarde clairsemée est bien plus atteinte que la citadine très compacte ; (ce qui ne plaide pas en faveur de la grande contagiosité de la maladie, soutenue par le Dr Goldschmidt qui pense que la propagation peut avoir lieu par les canaux où les lépreux lavent leur linge). La maladie règne surtout dans les montagnes élevées. Cependant la moitié des lépreux inscrits provient des bords de la mer. L'ichthyophagie n'exercerait aucune influence. Les habitants de Sao Gonsalves abusent des poissons pourris (morue de Norvège) et fournissent cependant moins de lépreux que les autres parties de l'île, dit notre honorable confrère.

En général le peuple est végétarien et sobre ; mais, telle est sa pauvreté qu'il ne mange jamais à sa faim qui est permanente, et pourtant la population va en augmentant, malgré la misère et son accompagnement obligatoire la sordide saleté : un seul lit sert de couche à toute la famille nue ! La population ne croit pas à la contagion. La vaccination ne saurait être accusée de propager la lèpre, comme le prétend William

Tebb; la plupart des lépreux n'ont pas été vaccinés. Les moustiques sont rares à Madère. Le Dr Goldschmidt n'a trouvé le bacille ni dans le sang de ces insectes, ni dans celui des mouches. Les canards et le chien galeux de la léproserie, considérés comme lépreux, sont ulcéreux à cause de leurs parasites. Ils ne présentent pas le bacille spécifique. L'hérédité est admise par la population et l'auteur, soit directe, soit par saltation en épargnant les enfants pour reparaître aux petits enfants. Rarement tous les enfants de parents lépreux héritent de la maladie. L'hérédité est souvent hétéromorphe : un lépreux tubéreux peut engendrer un tropho-neurotique et *vice versa*. C'est ce que nous avons vu aussi bien des fois.

Le Dr Goldschmidt n'a jamais vu un nouveau-né lépreux. Le lait des lépreuses n'a jamais montré le bacille. Cependant il admet qu'un enfant qui pendant quatre jours a teté le sein d'une femme qui ne présentait que quelques taches discrètes de la peau à ce moment-là, devint lépreux à six ans, par ce seul fait. Il succomba à 18 ans à la phtisie pulmonaire, probablement lépreuse, dit Goldschmidt.

Cet honorable confrère n'a jamais pu transmettre la lèpre aux animaux. Il inocula, aussi avec des lépromes, des lépreux de la forme anesthésique (comme nous l'avons fait nous-même), sans succès. Bien que contagionniste convaincu, il avoue que le frère d'une lépreuse tubéreuse, atteint d'eczéma pendant 18 mois et vivant intimement avec elle, ne fut pas contaminé. L'examen de la poussière des salles de la léproserie n'a jamais fait constater le bacille de Hansen. Il admet la phtisie pulmonaire lépreuse avec force bacilles de lèpre dans les crachats. Ni le sang, ni la sérosité des vésicatoires ne lui ont montré les bacilles de Hansen.

A Madère, il n'y aurait pas de symptômes précurseurs de l'invasion de la lèpre (fièvre, courbature, arthralgies, etc.). La muqueuse pituitaire est prise, dès le début, dans la forme tubéreuse; et les bacilles spécifiques s'y rencontrent, bien que la sécrétion ne soit pas augmentée. Rarement la maladie débute de un à dix ans, bien que les femmes soient nubiles à 8 ans. Il n'y aurait pas de guérison spontanée. Parfois la mort ne survient qu'à un âge avancé, à 80 ans par exemple, lorsqu'une maladie intercurrente (la pneumonie ou la dysenterie), n'emporte le patient avant, ou bien la tuberculose de Koch.

Selon Goldschmidt les tuberculeux ne sont jamais atteints

par la lèpre. Bien que très contagionniste, il admet que dans *les pays civilisés la lèpre ne se propage pas.* Ainsi le lépreux d'Irlande n'a contaminé personne, dit-il; pas plus qu'un lépreux dans un work house à Londres, et un autre dans un asile à Hambourg, qu'il a vus lui-même, bien que leur entourage fut misérable. Il admet l'immunité de certains pays, tels que les États-Unis et le Canada que les émigrés lépreux n'ont pas contaminés, grâce à l'hygiène des habitants, qui n'est pas mauvaise comme dans leur patrie.

La lèpre recule et disparaît même là où elle est endémique, dès que le bien-être du peuple et l'hygiène changent les conditions des collectivités. En cela nous sommes d'accord, absolument, avec lui. Goldschmidt a essayé tous les médicaments prônés, sans le moindre bénéfice; il a même pratiqué l'excision du premier léprome, conformément aux essais entrepris contre le chancre syphilitique infectant.

Si nous résumons ce que la lèpre présente de spécial à Madère, nous trouvons les particularités suivantes : La lèpre y sévit malgré le délicieux climat de cette belle île. La profonde misère de la basse classe, qui souffre d'une famine permanente, paraît être la cause essentielle de la persistance de la maladie qui épargne les riches. Chose à remarquer aussi, la lèpre sévit à la campagne dont la population est très clairsemée, et presque pas dans les cités encombrées par les misérables. L'ichthyophagie et la vaccination ne sauraient être accusées de favoriser et de propager la maladie, pas plus que les insectes (cousins et mouches) qui y sont très rares et dont le sang n'a jamais présenté le bacille de Hansen. Bien que contagionniste, le Dr Goldschmidt admet l'hérédité directe et par saut. L'invasion de la lèpre n'est pas annoncée à Madère, par l'escorte des phénomènes qu'on rencontre ailleurs à son début. Il n'y aurait pas de guérison spontanée, comme nous en avons vu des exemples incontestables en Orient, même dans les léproseries les plus infectes. Enfin cet observateur distingué a vu la lèpre reculer lorsque les conditions sociales de la vie se sont amendées et que la misère fut efficacement combattue. En cela tous les léprologues sont unanimes.

La lèpre dans la Grèce moderne. — En 1858, l'illustre Littré fut chargé par l'Académie de médecine de Paris de lui rendre compte d'un mémoire écrit en grec et imprimé à Syra, par le Dr de Cigalla, *sur la lèpre dans la Grèce moderne.* Le Dr de Cigalla étudia la maladie à l'île de Théra ou Santorin. Dans ce rapport lu à l'Académie le 14 février 1860, Littré s'exprime en ces termes : « Le travail de M. Cigalla mérite l'attention. Car, où prendre des maladies qui ne règnent pas chez nous, la connaissance à meilleure source que chez ceux qui les ont dans leur pratique journalière ? » L'auteur dit que, d'après des informations personnelles, il est en droit de présenter la statistique suivante : il y a à Messinie 97 lépreux, à l'île Eubée 21, aux îles Cyclades 18, à Argolide 15, en Laconie 13, en Arcadie 6, en Attique 5, en Acarnanie 4, en Achaïe 4, en Phiotide 3 : total 186.

Cigalla n'a pu mentionner tous les lépreux vivant dans le royaume. Les médecins qui lui ont succédé dans cette étude en signalent un bien plus grand nombre. Nous mentionnerons les points les plus intéressants de son travail. Cigalla vit un enfant né avec les caractères de la lèpre qui évolua ensuite progressivement ; mais il n'a vécu que quelques années. La lèpre était à son début chez la mère qui avait allaité son enfant. Relativement aux sexes, Cigalla a noté 121 hommes et 65 femmes. Il admet l'hérédité et la contagion.

Parmi les causes occasionnelles, il mentionne les passions psychiques, la nourriture putride et salée, et la saleté qui en favorisent le développement, à la façon d'un engrais, d'un fumier fertilisant qui rend le corps plus apte à subir l'effet des causes déterminantes. Ce sont là des causes prédisposantes dont on doit tenir compte, dit-il. Comme signes du début, de la forme tubéreuse, il signale l'état luisant de la face, principalement à la région des sourcils, avec gonflement des joues et du menton, le brillant des yeux, avec injection des capillaires. Mais ces préliminaires il ne les observa que 8 fois sur 30 lépreux. Il est rare, dit-il, de voir la fièvre au début de la maladie. C'est là le contraire de ce que nous avons observé nous-même.

Le Dr de Cigalla n'a connu que la lèpre tubéreuse et la maculeuse, il ne parle point dans son livre de la tropho-nerveuse ou anesthésique de Boek et Danielsen, bien qu'il cite souvent le livre de ces deux léprologues. Il signale le début fréquent par les fosses nasales, mais sans épistaxis. Il admet l'hérédité directe, la collatérale et l'ancestrale, jusqu'à la troisième et la quatrième génération. A ce propos il cite la statistique des léprologues norvégiens qui, sur 125 lépreux de l'hôpital Saint-Georges, de Bergen, ont trouvé que 22 seuls n'avaient pas de lépreux parmi leurs parents. Cigalla n'a rencontré la lèpre avant l'âge de 5 ans qu'une seule fois. En général ses lépreux furent atteints entre 10 et 20 ans. Il n'a vu qu'un cas de transmission de la maladie du mari à sa femme, après plusieurs années de vie conjugale. Quant à sa durée en Grèce, dit-il, les lépreux tubéreux succombent en général vers la onzième année de la maladie. Enfin il est d'avis de ne pas marier les lépreux soit entre eux, soit avec des individus indemnes, et même de n'unir jamais ensemble des personnes qui ont eu des parents directs, ou collatéraux lépreux.

Selon Spiridion Gavala, d'Athènes, il y aurait eu en Grèce en 1907 plus de 200 lépreux dispersés en Arcadie, Négrepont (Eubée), Volo, Corfou (où l'on en compterait une vingtaine), Pirée et Athènes qui en auraient 25. Nous croyons que l'évaluation de notre honorable confrère est de beaucoup inférieure à la réalité (*Sur la lèpre et particulièrement en Grèce, 1907,* ouvrage écrit en grec et couronné par la Faculté de Médecine. περὶ λέπρας ἰδίως τῆς ἐν Ἑλλάδι). Gavala admet la contagiosité et l'hérédité. Il n'a jamais vu la lèpre se transmettre d'un époux à l'autre, malgré une vie intime de plusieurs années. Les ménages lépreux sont le plus souvent stériles, dit-il; et les avortements sont fréquents, principalement lorsque c'est la mère qui est lépreuse. Bien des enfants issus de ces mariages ne sont pas viables.

Ancien élève de l'anticontagionniste Kaposi, professeur à la Faculté de Vienne, Gavala a vu bien des lépreux dans le service nosocomial de cet éminent dermatologue, sans un seul exemple de contagion aux autres malades.

Le Dr Mitaftis réduit encore plus le nombre des lépreux en Grèce. Selon lui il n'y en aurait en tout que 135 dont 17 en Thessalie. Il ne compte pas ceux qui vivent dans leurs familles, bien qu'ils soient nombreux.

Th. Mavrogordatos, un grand brasseur d'affaires à Constantinople, d'origine chiote, qui lança deux affaires de mines (Balia et Carassou) qui ruinèrent le pays, ayant fait grosse fortune, créa une léproserie à Marathon, comme fiche de consolation et de réintégration.

Au mois d'avril 1887 un Congrès médical réunit à Athènes les médecins de langue grecque, sous la présidence de M. Lombardo, ministre de l'Instruction publique. Ce Congrès donna l'occasion de s'occuper surtout des maladies endémiques observées par les praticiens exerçant, tant dans le royaume hellénique, qu'en Turquie. La lèpre devait naturellement provoquer d'intéressantes communications, car elle sévit plus ou moins partout dans les deux états limitrophes.

Invité gracieusement dans les plus aimables termes par le président du Congrès, le Pr Anagnostaki, — ophtalmologue distingué connu même en Europe pour ses remarquables travaux, — à prendre part à ce Congrès, j'ai profité de l'occasion pour m'adresser aux confrères exerçant dans les diverses localités helléniques, concernant les questions en litige, savoir : la contagion, l'hérédité, la propagation, la curabilité de la lèpre. Ma toute première demande fut la suivante : La lèpre est-elle contagieuse dans les sphères d'observation des nombreux praticiens réunis à ce Congrès ? Je vais résumer brièvement les réponses que mon appel a provoquées de la part des divers membres de cette réunion. La discussion commença à la suite de ma communication sur ce que j'avais observé moi-même jusqu'à cette époque, et que je crois inutile de reproduire ici, puisque mes études sur ce sujet ont été publiées maintes fois, dans les journaux, dans des mémoires, dans des communications aux congrès internationaux et à divers corps savants (l'Académie de médecine et la Société dermatologique de Paris, surtout). D'ailleurs dans le courant du présent travail, de cette *Anthologie à travers les âges et les contrées,* mes études et mes opinions personnelles sont partout étalées aux yeux du lecteur.

Le Pr Hadjimichalis a bien voulu répondre le premier à ma demande en s'exprimant dans ces termes : La contagiosité est pour l'Hellade de la plus haute importance, car, il y a dans le royaume plus de 400 lépreux. Après avoir admis que la cause efficiente était le microbe spécial, ce qui plaide en faveur de la contagiosité, il s'empresse d'ajouter que, néanmoins ses recherches assidues sur un grand nombre de lépreux, à diverses reprises et pendant de longues années, n'ont pu le convaincre sur la transmission de la maladie par la contagion, cliniquement. Il a vraiment cherché le bacille dans les aliments incriminés : les poissons taris ou salés dont se nourrissent à l'excès les habitants du village Pélion (Thessalie) qui est très éprouvé par la lèpre ; il pense que l'hérédité est claire et indiscutable. D'autre part la non-contagiosité lui paraît douteuse. Le peuple grec considère la lèpre comme contagieuse. Il en fut toujours de même de la tuberculose ; ce dont la science doutait jusqu'à Villemin. La lèpre est une affection parasitaire. Des ulcères lépreux émanent des myriades de bacilles ; sur des fragments de lépromes et de peau, envoyés par Zambaco à Cornil et Babès, ces micrographes ont constaté une infinité de bacilles de Hansen. L'isolement parvint dans l'Europe centrale, à faire disparaître la lèpre. Les circonstances qui favorisent le développement autochtone de la maladie sont inconnues. La longue incubation de la maladie rend très difficiles les recherches de la contagion. L'explosion de la lèpre héréditaire, à l'âge de 20 et de 25 ans, chez les enfants de lépreux, démontre que la cause de l'affection peut demeurer silencieuse dans l'organisme sans aucune apparence appréciable. Bref, le Dr Hadjimichalis est anticontagionniste comme clinicien ; puisqu'il n'a jamais observé un seul fait de transmission de la lèpre par contagion ; mais théoriquement, il est porté à admettre la nature contagieuse de la maladie.

Le Dr Hassiotis, agrégé de la Faculté d'Athènes, chargé du cours de microscopie et de bactériologie, annonça à cette séance avoir constaté le bacille de Hansen dans la moelle épinière d'un lépreux anésthésique. Il fut en effet le premier à faire cette trouvaille qu'il mit sous nos yeux dans des préparations aussi habiles que persuasives. Il expliqua par cette présence les phénomènes nerveux de cette forme de lèpre (anesthésique ou tropho-nerveuse), concernant la motilité et la sensibilité, qui dépendent tant des lésions périphériques que centrales du système nerveux.

Le Dr Esope, d'Athènes, après avoir abordé les questions de la contagiosité, de l'hérédité, de la nourriture, de la propreté, de tous les préceptes hygiéniques qui exercent une grande influence sur la propagation, la marche, l'état moral des lépreux, mais sans citer des faits cliniques personnels, formule les questions suivantes : La lèpre peut-elle être transmise héréditairement, des parents à leurs enfants ? L'hygiène peut-elle influencer d'une manière importante la marche et la terminaison de la maladie une fois déclarée et contribuer à sa disparition ? La science nous enseigne non seulement que la lèpre est héréditaire, mais en plus que c'est la mère qui la transmet le plus souvent à la progéniture. Danielsen et Boeck ont démontré cela par des statistiques précises. Or, l'hérédité étant indiscutable, les lépreux doivent être isolés pour éviter le mariage et les rapports avec les personnes saines. Quant à la séquestration, le Dr Esope pense que l'isolement des lépreux et les mesures hygièniques délivreront la société de l'accusation de ne prendre cure de ces malheureux êtres qui traînent si misérablement leur existence.

Le Dr Gérassimidis d'Athènes a exercé pendant plusieurs années à Héraklion de Crète où il a vu beaucoup de lépreux, particulièrement dans le village (Léprochori) consacré à eux exclusivement. Il a acquis la conviction que la lèpre n'est pas contagieuse. Les contacts prolongés et la vie commune d'individus sains avec des lépreux n'ont pas transmis la maladie. Par contre il l'a vue se développer chez des personnes dont les parents directs et les grands-parents arrivés même à un âge très avancé, étaient indemnes. Il cite à ce propos, le cas d'une sage-femme d'Héraklion dont la mère était lépreuse et celui d'un jeune berger devenu plus tard pharmacien dont les parents étaient sains. Cet homme a joui d'une excellente santé jusqu'à l'âge de 19 ans, lorsque la lèpre débuta par une hyperidrose abondante, infecte et phosphorescente la nuit, dans l'obscurité, qui devança de plusieurs années les manifestations cutanées.

Bien d'autres confrères ont pris la parole sur ce sujet. Pas un n'a pu fournir des observations évidentes de contagion. Néanmoins tous sont restés dans la réserve, pour ne pas endosser une lourde responsabilité en proclamant qu'il n'y a pas de danger à laisser circuler librement les lépreux. Voici leur raisonnement: La léprose, ayant de grandes analogies avec la tuberculose dont la contagiosité est scientifiquement et unanimement admise, pourrait bien être également contagieuse. Mais comparaison n'est pas raison?

Les confrères exerçant à l'île de Crète, foyer actif de la lèpre, ont insisté sur l'hospitalité accordée aux *léprochoris* (villages de lépreux) aux parents des éléphantiasiques, à de nombreux ouvriers étrangers à l'île, qui vivent dans ce milieu avec leurs femmes et enfants — vu le bon marché des logements — et aux aumôniers qui partagent la vie de ces malheureux, qu'ils confessent et qu'ils font communier avec le public fréquentant leur chapelle sous les deux formes (d'après le rite orthodoxe) dans le même calice, avec la même cuiller, sans qu'on ait jamais vu un seul exemple de contamination. On verra tous les détails voulus sur ce sujet dans le chapitre : *La lèpre à l'île de Crète.* Il est inutile de les retracer ici.

Un confrère de l'île Andros nous a dit que dans cette île la lèpre se rencontre d'une manière sporadique. J'ai reçu dans ma policlinique à Constantinople quelques lépreux Andriotes dont j'ai publié les observations. Bien que personne n'ait jamais constaté un cas de contagiosité dans les familles ou parmi ceux qui fréquentent les lépreux, lorsque la maladie arrive à son apogée et que la mutilation ou le facies léontiasique impressionnent le public, alors seulement les Andriotes arrachent le malheureux à son milieu, à sa famille, l'expulsent et le chassent à la montagne où on l'installe dans une hutte avec recommandation sévère de ne plus se rendre soit en ville, soit aux villages. Mais les parents les visitent souvent, passent des heures et parfois même la nuit auprès de ces boucs émissaires.

Le Dr Lyropoulos, praticien réputé à Volo, a fait une communication identique. On verra plus loin les résultats d'une enquête méticuleuse qu'il a bien voulu faire depuis, sur nos instances. Les résultats sont en tout conformes aux précédents. De manière qu'il se déclare anticontagionniste. sans ambages.

Quelques jeunes confrères ont pris la parole, à leur tour, pour soutenir la contagiosité ; mais ils se sont basés uniquement sur les leçons de leurs professeurs en Europe, sans que, personnellement, ils aient encore cueilli des faits qui les autorisent à avoir une opinion individuelle. Cependant il y a loin de l'idéal à l'effectif, au réel.

En totalisant toutes ces communications, on voit que l'immense majorité des membres du Congrès est anticontagionniste. Voilà la déduction générale qu'on peut tirer du congrès d'Athènes.

De toute façon, pendant notre séjour à Athènes nous avons rencontré dans les rues des lépreux tubéreux, parfois hideux, se promenant dans les rues, et même vendant des pâtés que le public achète avec insouciance. Ils étaient aussi reçus, le cas échéant, dans les hôpitaux et dans les cliniques officielles.

Ce n'est que tout dernièrement qu'on bâtit une léproserie à Marathon pour y installer tous les lépreux ambulants du royaume hellénique, ce qui n'eut pas encore lieu.

Le Dr Varouha, de l'île de Crète, lit un travail dont voici les conclusions.

La première cause de la multiplication des lépreux étant l'hérédité, les autorités civiles et religieuses doivent, d'un commun accord, s'opposer à toute union entre lépreux ou entre une personne saine et un lépreux. Le divorce ou la séparation de corps doit être imposée aux ménages lépreux ou mixtes, lorsque les conjoints sont jeunes et en âge d'enfanter. Le mariage doit être défendu si l'un des futurs conjoints compte dans sa famille quelque lépreux jusqu'au second degré de parenté, c'est-à-dire si un des géniteurs ou progéniteurs a un frère, une sœur ou un collatéral lépreux. (J'ai fait remarquer que la lèpre saute parfois deux et même trois générations. Z.) On doit défendre les relations entre lépreux; et à cet effet séparer rigoureusement les sexes dans les léproseries à construire. On ne doit autoriser les personnes saines à habiter les *léprochoris* ou villages de lépreux comme cela a lieu actuellement à l'île de Crète. On doit établir un asile pour les enfants issus de parents lépreux et les y placer dès la naissance, avant leur allaitement.

Le Dr Varouha est, comme on le voit, contagionniste pratiquant. Il tolère que le lépreux riche s'installe dans une maison qu'il aura construite loin du public ; mais il ne devra fréquenter, ni les églises, ni les fontaines publiques, et il sera soigné par un domestique âgé qui sera moins disposé à contracter la maladie que les jeunes. On devra instruire le public que la lèpre, peu contagieuse à son début, le devient surtout à la période ulcérative, par les divers flux : sueurs, diarrhée, suppurations; il veut que la patrie se charge paternellement de l'entretien viager des lèpreux et de l'élevage de leurs enfants. Le Dr Varouha désirerait aussi que les enfants seuls héritassent des biens des lépreux, à l'exclusion des autres parents et au profit des léproseries. Une Ephorie de la santé publique, constituée par l'État, doit être chargée de l'application de toutes ces mesures. Le gouvernement paternel parviendra ainsi par des lois édictées au plus tôt à faire diminuer la lèpre et à la faire disparaître.

On voit, par ce qui précède, que le Dr Varouha a devancé la conférence de Berlin dans les précautions à prendre envers eux, sans exposer les lépreux aux tracasseries et à des ennuis sans nombre décrétés par cette assise, dix ans plus tard.

« Le Dr Karamidja a observé à Athènes même, les trois variétés de la lèpre: la tubéreuse, la maculeuse et l'anesthésique.

La maladie a toujours parcouru son cycle en passant par les trois stades. Cependant parfois elle persiste dans la même période, ce qui a fait admettre trois formes. Quoi qu'il en soit, la lèpre manifestée uniquement par des macules (dite maculeuse) est la plus rare en Grèce, du moins selon ses observations. C'est aussi celle qui tue le plus vite ; je ne l'ai pas vu durer plus de deux ans, dit-il. J'ai souvent vu à la face du même sujet réunis les caractères des formes anesthésique, maculeuse et tubéreuse. La maladie peut débuter par les symptômes de la lèpre tubéreuse, de la maculeuse ou de l'anesthésique, les autres phénomènes se succédant plus tard, par une évolution successive. Les téguments s'atrophient ou bien s'hypertrophient ; dans ce dernier cas les doigts tombent par un travail analogue à celui du mal perforant, à tel point que la lèpre se confond alors avec la sclérodermie et la sclérodactylie. Les lépromes ou tubercules et les signes de la lèpre anesthésique coïncident souvent avec l'albuminurie qui dépend d'une néphrite ou bien de la dégénérescencé amyloïde du rein. »

Le Dr Zambaco fait observer que dans la lèpre anesthésique de Danielssen la peau s'atrophie, au point de présenter, parfois — si la maladie évolue lentement et la vie se prolonge pendant des décades d'années, ce qui est fréquent — l'aspect de marasme et de sécheresse de la peau sénile. Parfois aussi les lépromes de la forme tubéreuse se résorbent ou suppurent et se vident spontanément ; puis la peau s'atrophie, se dessèche, se ride, même chez les très jeunes sujets, en perdant toute sensibilité, sans retour. Zambaco insiste aussi sur la forme tropho-nerveuse atténuée qu'il a rencontrée même dans les foyers actifs de la lèpre et qui ne se trahit que par de l'anesthésie, parfois même l'hypo-anesthésie des téguments des extrémités, limitée même au doigt auriculaire d'un seul côté, avec une bien légère incurvation du doigt et légère atrophie des muscles de la région hypothénar, sans aucun autre phénomène. Cette symptomatologie si légère, si peu dessinée, fait que la lèpre échappe au médecin. Cet état insidieux peut durer pendant des années et même toute la vie ; et alors le sujet n'est pas considéré comme lépreux même par les médecins. J'ai ajouté qu'il m'a été donné de voir de tels cas frustes dont l'un ne fut dépisté que lorsqu'un jour le malade toucha un poêle en fonte surchauffé qui détermina une brûlure sans la moindre douleur. L'individu était fils d'un lépreux tubéreux. J'ai observé un tel fait aussi avec mes confrères Milioti et Traimbert. J'ai vu plusieurs autres malades semblables, avec évolution lente de l'insensibilité et de l'atrophie des muscles de la main. On les avait qualifiés de syringomyéliques se basant sur l'absence de bacilles. Et pourtant il s'agissait bel et bien de lèpre, ainsi que la suite l'a prouvé, au bout de 3, 4 et 5 ans, par les progrès de la maladie et l'apparition de macules, de lépromes et de bacilles de Hansen.

Le Pr Karamidjas fit l'éloge des eaux minérales d'Hypaté dont il constata l'efficacité dans la lèpre tubéreuse. Il a vu les lépromes disparaître et être remplacés par des macules foncées, avec épaississement de la peau. Mais souvent il ne s'agissait que d'une trêve. De nouvelles poussées survinrent plus tard et dissipèrent les premières illusions. Le Dr Karamidja a vu la lèpre s'arrêter spontanément même dans la forme tubéreuse, par la résorption des lépromes suivie, localement, d'un état momifique de la peau, d'une maigreur extrême et l'anesthésie définitive la plus absolue.

Zambaco a observé aussi quelques cas semblables bien rares. Car la lèpre phymatode est presque toujours meurtrière à bref délai, relativement. Un de mes malades phymatodes a survécu à des destructions profondes successives avec fièvre et toxémies répétées durant des années, qui mettaient conti nuellement la vie du malade en grand danger. Bien des fois il fut considéré comme définitivement condamné. Néanmoins, après avoir perdu successivement les doigts, les yeux, le nez, le palais, après avoir résisté à la suppuration lente des lépromes du corps et aux vastes ulcérations... le corps fut comme desséché, réduit comme certains vieux arbres détruits par les mites, et qui continuent à vivre par une partie de l'écorce, le tronc étant creux. Ils ne conservent, comme signe de vie, que quelque branche chétive ornée de quelques feuilles malingres. Le lépreux que j'ai en vue en ce moment résista donc à de nombreuses tempêtes et put survivre avec une résistance inespérée.

Le Pr Karamidja cita le cas d'une lépreuse anesthésique avec macules, de 12 ans, qui se présenta à l'Astyclinique, qu'il dirigeait. Née à Athènes de parents, sains également Athéniens, elle n'avait aucun parent lépreux et n'a jamais eu des relations avec des lépreux.

Karamidja, dans l'impossibilité de s'expliquer comment cette fille a contracté la lèpre, fut porté à admettre qu'elle était bâtarde et issue de relations clandestines avec un lépreux. (Hillairet et son interne Gaucher ont publié un tel cas, dont l'étiologie fut mise à jour par un interrogatoire très habile, inquisitorial, du Pr Gaucher, interne alors d'Hillairet. Le père réel de l'enfant était un officier créole, lépreux, de l'aveu arraché à la mère. Le père putatif et la mère étaient sains.)

La lèpre, dit Karamidja, sévit partout dans l'Hellade et dans les contrées de la Grèce soumise. Savoir Egine, Acrati, Amorgos, Amphia, Andros, Aéoupolis, Artaki (Asie Mineure), Eubée, Théra, Ios, Imbros, Kymi, Kalymnos, Kalame, Kassos, Kos, Léros, Lesbos, Chypre, Crète, Magnésie, Mégares, Messinie, Poros, Dardanelles, Pyrgos, Rhodes, Samos, Chio, Salamis, Spetza, Symi, Tripoli (de Grèce), etc., etc. Quant à la contagiosité, poursuit le Dr Karamidja, je n'ose me prononcer. J'ai vu nombre de ménages dont un seul membre était lépreux, malgré une longue vie conjugale. J'ai vu la femme d'un lépreux accoucher d'une fille devenue lépreuse à 9 ans, la mère restant indemne. « Mais, je n'aime pas à poursuivre les questions médicales théoriquement ; je m'attache toujours à la clinique. J'ajouterai, néanmoins, que la découverte de son parasite rattache la lèpre aux maladies contagieuses. Quant à l'hérédité, c'est autre chose. Les exemples de lépreux issus de parents lépreux sont très nombreux. L'hérédité ne confère que la prédisposition à contracter la maladie, soit ; toujours est-il qu'il y a crainte qu'un géniteur lépreux n'engendre un enfant lépreux. Rindfleisch soutint que la lèpre, autrefois très contagieuse, n'est plus de nos jours, qu'héréditaire. Dans tous les cas, l'hérédité seule, non douteuse pour moi, suffit pour imposer la nécessité d'organiser des léproseries. De cette façon, on fera disparaître la cause principale de la propagation de la maladie, la naisaance de candidats à la lèpre.

Le Dr Albanakis de Calama : L'hérédité de la lèpre ne saurait être discutée. Que la lèpre soit ou non contagieuse, le peuple est convaincu qu'elle est transmissible par contamination et même par l'air ; a tel point que le soupçon seul sur de légers indices effraie les villageois de chez moi et fait repousser le sujet par ses amis et parents, lors même qu'il n'y aurait que calomnie inspirée par la malveillance. Les pauvres persécutés se sauvent à la montagne et se logent dans des huttes de paille et de branches d'arbres ou bien dans des grottes ; ils demandent la charité à distance, qu'on leur jette comme des os à des chiens. Ce sont là des anachronismes qui font honte. On ne respecte ainsi ni la liberté, ni les droits de l'homme pour ces martyrs de la vindicte publique, comme s'il s'agissait de monstrueux criminels ou de chiens enragés.

Le Dr Costomyris dit qu'aux eaux minérales de Mitylène jusque dans ces derniers temps les lépreux se baignaient dans la piscine commune où les individus se plongeaient après eux, sans que l'on ait enregistré des cas de contamination. Néanmoins on a pris des précautions et l'on défend actuellement cette promiscuité répugnante.

Le Dr Hadjimichalis ajoute : la même chose avait lieu aux eaux thermales d'Hypati, sans qu'on ait constaté d'exemple de contagion. Mais les baigneurs ont réclamé, et des précautions sont prises actuellement pour que les lépreux, du moins ceux dont la maladie saute aux yeux, ne plongent pas dans la même eau de la piscine que le public.

Le Dr Manguinas, professeur à la Faculté de Médecine d'Athènes, interrogé par moi sur ce qu'il a vu, s'est exprimé en ces termes. J'ai eu l'occasion d'observer plusieurs lépreux à Athènes. Ils étaient originaires de nos Cyclades où la maladie a toujours existé depuis l'antiquité. D'après ce que j'ai vu je ne crois pas que la transmission de la lèpre puisse s'opérer d'une manière directe et immédiate. D'ailleurs de nombreux lépreux se promènent en toute liberté à Athènes, y exerçant même diverses professions. Nos confrères, en commençant par moi, les touchent, les examinent sans aucune prophylaxie et personne ne fut jamais contaminé. Je n'ai ni vu ni su que nos nombreux lépreux qui déambulent partout librement, aient transmis la maladie à un habitant d'Athènes. « L'esprit humain est toujours enclin à admettre les théories et à ne pas suffisamment ouvrir les yeux aux faits qui se passent devant lui. Il est bien plus facile de confectionner des théories à son aise, tranquillement, que d'étudier longuement, péniblement les malades.

Volo. — J'ai prié le Dr Lyropoulos, un distingué confrère qui exerce à *Volo,* dont je fis la connaissance au congrès d'Athènes (1887) de faire quelques recherches concernant la lèpre dans cette ville et les environs dont plusieurs lépreux sont venus me consulter à Constantinople. Notre honorable confrère fit une enquête tant en ville que dans les villages plus ou moins distants. Mais les difficultés de communications qui ne peuvent avoir lieu qu'à cheval, après un voyage de 8 et parfois de 9 heures, furent des entraves qu'il ne put toujours surmonter. Aussi ses informations furent-elles bien restreintes et incomplètes. Néanmoins, il ressort de son enquête que de nombreux lépreux existent toujours à Volo, dispersés par-ci par-là. Le Dr Lyropoulos en a surtout rencontré dans quelques villages de Pélion et de Glavko. Il nous a rapporté, dans son mémoire, l'histoire d'un chef d'une nombreuse famille, léonin avancé, vivant chez lui, entouré des siens, sa jeune femme (2e mariage), deux fils de 18 et 20 ans, une fille de 12, tous indemnes, bien que cette cohabitation datât de plus de 12 ans, ce qui — fait-il remarquer — dépose contre la contagiosité de la maladie dans notre contrée. J'ai vu d'autres lépreux horriblement déformés, ulcérés, mutilés, à émanations infectes, qui continuaient à vivre chez eux, soignés par leurs épouses et par leurs enfants. Pas un de leurs parents ou amis qui les fréquentaient continuellement ne fut contaminé.

Le Dr Lyropoulos recueillit et m'envoya plusieurs observations dont il ressort clairement l'hérédité sautant parfois une et deux générations, et la non-contagiosité de la lèpre à Volo. La durée de la maladie y est parfois très longue. Il y a des lépreux de plus de 70 ans. Plusieurs ont perdu tous les doigts excepté les pouces. En général il n'y a qu'un seul lépreux dans les familles, malgré la vie commune. Ce qui est enfin consolant, c'est que la lèpre diminue spontanément à Volo, bien qu'on ne s'en soit jamais occupé et qu'il n'y eut jamais d'isolement.

Nous avons vu à Constantinople un éléphantiasique de Volo atteint de lèpre blanche (leucé), variété signalée par les anciens, depuis Moïse, et par les médecins de l'antique Grèce. Platon même parle des Alphées et des Leucés. Lucien dit aussi que les leucés couvrent le corps de taches qui le rendent semblable aux panthères. Paul d'Egine, parlant de la leucé dit : la peau devient plus blanche dans cette variété de la lèpre ainsi dénommée à cause de sa similitude avec le peuplier qu'on désigne sous le nom de λεύκη. Malgré la confusion de la lèpre avec le vitiligo, la variété blanche de la lèpre existe. Nous en avons fait reproduire des spécimens dans notre livre *Les lépreux ambulants de Constantinople.*

J'ai continué à donner mes soins à ce jeune homme dont la mère surveille rigoureusement l'hygiène et le traitement. Sa nourriture est végéto-lactée, il prend chaque semaine un bain au savon d'ichthyol, et à l'intérieur de l'huile de chaulmoogra dont la dose fut portée jusqu'à 5 grammes par jour. Le médicament est toléré d'une manière extraordinaire. Néanmoins pour prévenir des troubles gastriques; je le fais suspendre de temps en temps, pendant trois ou quatre jours. Enfin les lépromes sont détruits *un à un* par le thermocautère, profondément, de manière qu'il n'y ait pas à revenir une seconde fois. Bien que très nombreux, ces lépromes ont été tous cautérisés, et il ne reste à leur place qu'une tache brune. Le 20 juin dernier, j'ai constaté, après un an de traitement dirigé par mon honorable confrère le Dr Papadopoulo, que la maladie s'est arrêtée. Il n'y a pas eu de nouvelle poussée depuis six mois. L'état général est excellent, ainsi que le moral. Nous verrons ce que l'avenir nous réserve.

Ile de Céphalonie. — La lèpre survit toujours aux îles Ioniennes, notamment à Céphalonie et à Corfou. Il m'a été donné de recevoir quelques sujets atteints, de ces provenances, et des confrères que j'ai eu l'occasion de rencontrer m'ont affirmé que la maladie y existe toujours. Mais ils ne s'en sont pas occupés, pas plus que le public ou les autorités. Le peuple ne les craint, ni ne les fuit. Ils vivent dans leurs familles sans la moindre précaution. Ils n'ont jamais transmis la maladie à leur entourage. Autrement on les aurait certes évités et isolés. Tout dernièrement, on m'a amené un lépreux céphaloniote âgé de 19 ans dont le corps était couvert de petits tubercules disséminés tant à la face, que sur le tronc et les membres. Ils étaient de dimensions variant de la tête d'un camion à un pois. Il y a anesthésie cutanée. Ce jeune homme nie toute hérédité et soutient n'avoir jamais rencontré un individu atteint d'une affection pareille à la sienne. Le premier bouton aurait apparu à la face externe du bras gauche, il y a un an. Puis, des papilles disséminées à la face et aux membres se sont montrées en nombre, isolées ou groupées. Ces papilles devinrent tubercules dans la suite. Les nerfs cubitaux présentent des nodosités à la région du coude. L'examen d'un tubercule excisé montra de nombreux bacilles spécifiques. Des renseignements ultérieurs m'ont appris qu'il y a eu un lépreux dans la famille de ce jeune homme; mais qu'il ne l'avait pas fréquenté.

LA LÈPRE AUX ILES DE LA MER ÉGÉE, SPORADES ET CYCLADES, LÉROS, KALYMNOS, COS, NISSYRO, TELOS, SIMI, RHODES.

J'ai prié le Dr Joannidès, mon honorable confrère exerçant à l'île de Léros, que j'avais connu autrefois à Constantinople, de se livrer à une enquête dans toutes les îles ci-dessus mentionnées, concernant la lèpre qu'il connaît à fond pour avoir participé pendant plusieurs années à mes études sur cette maladie lorsqu'il professait dans la capitale de la Turquie. Il se rendit d'abord à l'île de Kalymnos, distante de 4 heures de celle de Léros. La population est de 12 000 habitants, tous orthodoxes.

A une demi-heure de la ville, sur un petit monticule se trouve la léproserie composée de deux bâtisses n'ayant que des rez-de-chaussée : une pour chaque sexe, savoir six chambres pour les hommes et quatre pour les femmes. Ces constructions se trouvent au milieu d'un jardin. Il y a aussi une petite chapelle orthodoxe. Les habitants ont cure des malheureux lépreux et ne les laissent manquer de rien. Une petite barque est aussi mise à leur disposition pour qu'ils puissent se livrer à la pêche, le cas échéant. Elle arbore un drapeau rouge distinctif. Elle sert surtout à transporter en ville, le plus valide d'entre eux, afin de quérir auprès du comité et transporter ce dont ses camarades ont besoin. Au moment de la visite du Dr Joannidès il n'y avait en tout que huit lépreux dont un seul étranger à l'île. Autrefois il y en a eu de 30 à 50. Cette diminution s'explique par l'amélioration du régime du peuple. En effet, autrefois, il était incomparablement plus sale et il se nourrissait d'huile plus ou moins rance dans laquelle il trempait un pain très grossier d'orge, de poissons salés putrides et de caviar rouge qui n'est qu'un mélange d'œufs de poissons en putréfaction dont on masquait la puanteur par l'addition de thym.

Dès qu'un habitant est suspect de lèpre, l'autorité locale s'adresse aux médecins qui examinent et délivrent un certificat. Dans le cas où il s'agit vraiment de lèpre, on place le malade à la léproserie, à moins qu'il consente à quitter l'île. Mais bien des lépreux, pour éviter cette alternative, se cachent chez eux et sont soignés dans leurs familles, jusqu'à ce que leur défiguration trahisse la nature de leur affection; ce qui a surtout lieu lorsqu'il s'agit de la forme tropho-nerveuse qui échappe au peuple pendant longtemps, faute de lésions criantes de la face, ou bien lorsque la victime appartient à la classe des notables. En cas de décès dans la léproserie l'inhumation a lieu dans un terrain voisin exclusivement consacré aux pensionnaires de l'asile. Les lépreux sont privés de tout secours médical. Le Dr Joannidès et le Dr Caravokyros ont toujours pu découvrir l'hérédité directe, en remontant parfois jusqu'à la troisième génération, ou bien l'hérédité collatérale, bien que les lépreux cachent que la maladie sévît dans leurs familles. Les habitants de toutes les îles Sporades et Cyclades admettent l'hérédité et la contagion. Cependant l'enquête faite par ces deux confrères ne leur a pas démontré un seul cas de contagiosité. Jamais le lépreux n'a transmis la maladie à son conjoint, même après plusieurs grossesses et accouchements.

Le Dr Joannidès a bien voulu nous envoyer les observations détaillées de tous les lépreux qu'il a vus.

A l'île de Cos, patrie d'Hippocrate, qui a 12 000 habitants dont 2 500 mahométants et 200 juifs, tout le reste étant orthodoxe, il n'y avait que deux lépreux dont l'un vivait en toute licence au milieu de la population qui ne s'en effarouchait point, et l'autre retiré spontanément à la campagne avec sa femme indemne. Le Dr Platanidjas, qui exerce à Cos depuis 30 ans, affirme n'avoir vu que rarement un ou deux lépreux. Mais la maladie a cruellement sévi autrefois, témoin les ruines d'une ancienne vaste léproserie, qui se voient encore à quelque distance de la ville. La disparition de la lèpre est attribuée à l'amélioration de l'existence du peuple. En effet, depuis quelques années le bien-être est général, grâce aux notables éclairés qui ont voyagé en Grèce et en Europe et ont embelli l'île, y ont fait des plantations de vignes et d'oliviers. La culture occupe le peuple et le fait vivre dans une aisance relative. Les lépreux n'ont pas le droit de se marier à Cos.

L'île de Cos, soit dit en passant, conserve un ancien platane vénérable, censé avoir abrité Hippocrate. Ses branches en parasol, succombant sous le poids des années, sont soutenues par de gros tuteurs vigoureux; toute l'île n'est qu'un délicieux jardin dont la variée culture enchante le voyageur. Des eaux minérales ferrugineuses, riches en acide carbonique, et des sulfureuses qui jaillissent à 27° contribuent à embellir cette île et à attirer les habitants des îles voisines.

NISSIROS se trouve à 8 heures de distance de celle de Cos, que le Dr Joannidès a parcourue, avec un voilier, un vent favorable gonflant ses voiles. Bien que rocheuse, cette île est couverte de plantations d'oliviers, de figuiers et d'amandiers. Le Dr Joannidès n'y dénicha qu'un seul lépreux, nouvellement marié, qui vit dans la société, au sein de sa famille. On se souvient q'il en eut trois, autrefois.

TÉLOS, une autre île voisine, est sale, mal bâtie, et ses habitants sont dans un état d'infériorité surprenante, relativement. Des troupeaux de porcs mal élevés, à groguements bruyants traversent les rues et dévorent les immondices et les ordures abandonnées à leur gourmandise; heureusement que ces animaux se livrent ainsi au nettoyage des sinueuses et pestilentielles ruelles. La lèpre y est tellement commune qu'à peine quelques familles en sont exemptes. C'était à prévoir après une telle infection générale et la méconnaissance de toute mesure hygiénique. Mais, un bruit répandu partout qu'une commission médicale vient pour enquêter et découvrir les lépreux que l'on doit transporter dans une île déserte voisine, les fit tous se sauver, aux montagnes. Et cette exode fut favorisée par les démogérontes dont plusieurs ont des lépreux parmi leurs parents. Ce sauve-qui-peut général rendit impossible toute enquête. Il n'y a aucun médecin à l'île de Télos. Les informations recueillies par-ci par-là avec difficulté établissent que la lèpre ravage cette malheureuse et dégoûtante île et qu'elle est en active croissance. C'était à prévoir; ce n'est pas tout. Les habitations sont très humides, très mal éclairées, sales, infectes. Ce sont des rez-de-chaussée, sans parquets ayant la terre comme plancher, composés d'une seule pièce sans division aucune; gens, porcs et bêtes de basse-cour vivent ensemble pêle-mêle. L'atmosphère y est nauséabonde et suffocante. La nourriture des mille habitants de cette île misérable est exécrable; elle consiste en pain d'orge grossièrement moulu à la main sur des pierres en grés, comme à l'époque des troglodytes, en viande de porc crue, desséchée au soleil, putride, puante, et en poissons gardés, on ne sait pourquoi, pendant plusieurs jours, putréfiés, que l'on cuisine avec de l'huile d'olives rance, dans laquelle ils trempent aussi leur grossier pain. Les oignons aussi font partie de leur alimentation. Un plat national ordinaire est composé de lard, de farine et de figues. Les filles aînées seules héritent de leurs parents et se marient; les autres sont chargées de soigner les porcs et mènent une vie contraire aux bonnes mœurs. On comprend facilement que la lèpre trouve les conditions les plus favorables à son développement. Les lépreux épousent des femmes saines; et lorsqu'ils sont impotents, ils entrent dans les léproseries des îles voisines, principalement à celles de Rhodes et de Simi.

L'île de Simi, la plus remarquable des Sporades, a 16 000 habitants, tous orthodoxes. Elle possède un excellent port et un quai bien construit, auquel fait suite une belle allée ornée de deux horloges publiques. Les maisons sont bien édifiées; la démogérontie, bien organisée, surveille et régit avec dévouement les deniers publics; on est étonné d'y rencontrer un cabinet de lecture, une excellente pharmacie, une salle de conférences où l'on fait régulièrement des lectures pour éclairer le public, qui, grâce aux écoles, est instruit et bien éduqué, bien élevé. Il suit même les modes d'Europe. Aussi Simi est-elle surnommée le *Paris* des Sporades.

Le Dr Pigniatore, vieux praticien, a assisté à la transformation de l'île et à la disparition de la lèpre. En effet, très commune autrefois, elle n'existe plus aujourd'hui. La léproserie est absolument vide. Elle se trouvait sur une petite île voisine, déserte, distante d'une heure. On y voit une petite chapelle et 6 maisonnettes. Il y a 4 lépreux: une femme mère, lépreuse elle-même, avec son fils également atteint, et deux étrangers originaires de l'île de Chypre. Grâce à la transformation si heureuse opérée dans tous les sens, la population de Simi a vu la lèpre diminuer de plus en plus et elle va bientôt disparaître complètement, tandis qu'à Télos elle fait des ravages sans espoir de la voir diminuer, tant que les conditions hygiéniques générales et individuelles seront aussi déplorables.

La lèpre est considérée comme contagieuse dans toutes les

Sporades ; on isole soi-disant les lépreux, mais d'une manière très imparfaite. Le Dr Joannidès n'a pu découvrir des cas de contagiosité dans son enquête. Au contraire, il a vu des ménages dont un conjoint seul était lépreux malgré la vie maritale de plusieurs années. Il a vu des femmes saines vivre pendant des années dans la léproserie sans être contaminées. Dernièrement est morte à Kalymnos, à l'âge de 72 ans, une femme qui fut enfermée à la léproserie depuis l'âge de 6 ans, par erreur de diagnostic. Elle n'était atteinte que d'une maladie cutanée vulgaire invétérée. La méprise fut reconnue après sa séquestration ; mais la populace n'a pas consenti à recevoir dans son sein cette malheureuse une fois déclarée épreuse, bien que plusieurs médecins eussent certifié qu'elle était indemne de lèpre. Elle a donc passé toute sa longue vie à soigner les lépreux de l'asile. Le Dr Joannidès cite d'autres exemples édifiants contre la contagion. Il admet l'hérédité directe, l'éloignée et la collatérale. Il a toujours vu la lèpre s'annoncer par l'escorte de symptômes généraux : frissons, fièvre, courbature, douleurs arthralgiques, faiblesse, etc., et son explosion à la suite d'émotions morales violentes. Il admet la curabilité de la maladie.

Rhodes a 28 000 habitants, dont 20 000 chrétiens, 6 000 musulmans et 2 000 Juifs. Bien qu'aucun progrès concernant l'hygiène ne se soit effectué, et que la vie du peuple continue à être sans le moindre souci pour la plus élémentaire hygiène, la lèpre a diminué de plus en plus dans cette île. Le Dr Joannidès a trouvé 8 lépreux dans l'asile de cette île, dont 4 étrangers originaires de l'île de Télos ; 3 seuls malades sont de Rhodes, savoir 2 chrétiens et un musulman. Les lépreux ne reçoivent aucun secours municipal ; ils vivent de mendicité. Chez tous les lépreux de la léproserie la maladie est familiale. C'est un parent direct, un grand-parent, un arrière-grand-parent, une tante ou un oncle qui fut lépreux. Ils n'ont contaminé aucun membre de leurs familles, ni leurs conjoints. Les observations prises sur les lieux avec détails et soin ne présentent rien de particulier. Elles plaident toutes en faveur de l'hérédité et contre la contagion.

Ile de Patmos n'a que 2 lépreux. Autrefois elle en avait beaucoup. Le peuple attribue la diminution de la maladie à l'amélioration de la vie tant au point de vue de la nourriture que de l'hygiène.

Les conclusions de notre honorable confrère se résument comme il suit : la lèpre recule et disparaît en même temps que la misère des habitants. Cette diminution progressive est due à l'amélioration des conditions hygiéniques. Il a presque toujours découvert l'hérédité directe ou indirecte de la maladie. Il n'a pas trouvé un seul cas de contagion nettement établi Néanmoins le peuple est contagionniste et isole les lépreux, mais d'une manière incomplète. Les émotions violentes aggravent la marche de la lèpre qui souvent a éclaté à la suite d'une forte secousse morale.

Nissyros a 4000 habitants, tous orthodoxes. Le Dr Xenos, qui y exerce depuis une quinzaine d'années, n'a vu que 3 lépreux, dont l'un prêtre marié : sa femme et ses deux enfants restent indemnes. Un lépreux tubéreux léonin guérit spontanément, après suppuration et cicatrisation de ses tubercules. Il a la figure déformée, mais il n'a pas eu de nouvelle poussée depuis 6 ans. Son état général est satisfaisant ; il est gros et gras.

J'ai soigné, soit à Constantinople, soit au Caire, plusieurs lépreux provenant de ces îles de l'Archipel ottoman.

D'autre part, ayant fait la connaissance du Dr Pantaléon Pantélidés qui y exerce depuis nombre d'années, directeur-propriétaire de l'établissement thermal *Hippocrate,* je le priai de faire une enquête sur la lèpre dans cette île et de m'en transmettre les résultats. Son attention avait déjà été attirée sur cette maladie depuis plusieurs années.

Les nouvelles recherches de ce distingué confrère ont duré plus d'un an. Il résume ainsi les conclusions auxquelles le conduisit son enquête scientifique. « Ici, dans notre île, la lèpre n'est point contagieuse. Ceux qui croient le contraire ne se sont pas livrés à des minutieuses études et se font l'écho des *on dit.* »

Relativement, il y a un petit nombre de lépreux résidant à Nissyro même. (Je m'empresse d'ajouter que beaucoup d'entre eux s'expatrient et se rendent à Constantinople ou en Grèce pour se faire soigner ou bien pour cacher leurs infirmités et leur misère.) Mais dans l'île *Télos,* située à grande proximité de la nôtre, où je me suis rendu pour étendre le champ de mes observations, j'en ai rencontré un grand nombre. Le village appelé *Mégalo-chori* en est ravagé. Je dois dire que les gens de ce village sont d'une saleté dégoûtante ; ils sont répugnants et leur nourriture est tout ce qu'il y a de plus antihygiénique. Elle consiste surtout en viande rance de porc qu'ils consomment *crue* et d'huile d'olives également rance. Le peuple considère la maladie comme héréditaire et non contagieuse. Et, par Jupiter, si la lèpre y était transmissible par contagion, vu les affreuses conditions d'existence de ces misérables habitants, l'île ravagée serait déserte, car il y a eu des lépreux dans la plupart des familles.

Le Dr Pantaléon a consigné dans son mémoire plusieurs observations que je transcris ici, en les résumant. Basile Sari, lépreux, s'est marié ; sa femme mourut deux ans après, pendant les couches. Basile continua à vivre avec sa sœur et les enfants de celle-ci ; puis, depuis 12 ans, il cohabite avec une autre sœur à lui, mariée avec un Allemand, leur enfant et trois des nièces du malade. Personne ne fut contaminé. (J'ai constaté le fait moi-même. Z.)

Marie A. Notariou, lépreuse, a vécu de longues années avec son mari et leur enfant. La maladie l'ayant atrocement défigurée, elle s'isola ; la lèpre ne fut transmise ni à l'un, ni à l'autre. Des cinq enfants de la famille Makri, de Télos, un fils devint lépreux. Néanmoins, il a vécu au sein de sa famille pendant de longues années ; il a succombé, mais aucun des convives ne fut atteint de lèpre. La femme Pantéli Lamatillou et son fils furent atteints presque en même temps. Elle continua à partager la vie de sa famille pendant plus de 10 ans ; personne ne gagna la lèpre. Famille J. Mangaffa : la femme et un enfant furent atteints de la lèpre. Malgré cela ils ont continué à rester au milieu de leur nombreuse famille sans qu'aucun autre membre devint lépreux. Famille Manoli : l'épouse devint lépreuse. Elle fut mère et nourrit son enfant. La vie commune continue depuis 15 ans. Il n'y a pas d'autre lépreux dans la famille. Mikélanétos, lépreux, a vécu pendant 12 ans avec sa sœur. Après ce laps de temps, il se suicida, il y a dix ans. Personne dans la famille ne fut contagionné. Irène Papageorges, lépreuse, a vécu pendant plus de 7 ans dans la famille Nicoli composée de cinq membres. Pas de contagion. M. Psyhoyos, lépreux, épousa Sophie Mihalatou. La vie conjugale dura un an et demi ; après quoi ils ont divorcé, il y a vingt ans de cela. La femme divorcée est toujours indemne. Le prêtre Pappa André est lépreux depuis plus de 5 ans. Il a continué à vivre avec sa femme et leurs six enfants qui demeurent, tous, indemnes[1].

P. Sykophylakas, lépreux, a vécu pendant 10 ans avec sa femme et leurs deux enfants. Après quoi, il s'est isolé ; il y a de cela 25 ans ; sa femme et ses enfants sont indemnes. P. Manikatos, lépreux, a vécu avec sa femme et leur fils pendant 10 ans. Puis il s'est isolé. 20 ans se sont écoulés depuis. La femme et le fils sont indemnes. Sa femme contracta un autre mariage et eut d'autres enfants. La mère et tous ses enfants du second lit sont également sains. Kontou, lépreux, a vécu maritalement pendant 7 ans avec sa femme. Ils eurent trois enfants. Puis il s'isola il y a 14 ans. La mère et les enfants sont indemnes. Atrorganou eut des parents lépreux ; il est sain, ainsi que sa femme. Un de leurs 3 fils et leur fille unique sont lépreux. Ils continuent à vivre au milieu de leur famille depuis 8 ans, sans qu'aucun autre enfant fut atteint. Notre honorable confrère me promit de suivre toutes ces familles et de me faire connaître le résultat de ses recherches assidues ultérieures.

Il y a quelque temps je me suis derechef adressé à lui qui me répondit qu'aucun des lépreux qu'il observa et qu'il suivit ne communiqua la maladie à son entourage, et qu'il reste profondément convaincu que la lèpre n'est pas contagieuse dans le milieu où il l'observe.

Ile de Samos. — L'île de Samos, de l'Archipel méditerranéen ou de la mer Egée, patrie de Pythagore, érigée en principauté tributaire de la Turquie, compte environ 42 000 habitants.

La lèpre y est endémique depuis l'antiquité. On ne saurait fixer, même approximativement, soit la date de son invasion, soit son origine. Voici une légende des Samiotes qui accusent surtout Mitylène de leur avoir transmis la lèpre dont elle aurait toujours été décimée. L'île de Samos comptait très peu d'habitants en 1520, à l'époque du sultan Soliman II le Grand, el canouni. Voulant récompenser les services rendus à la flotte ottomane par un certain Sarakini, originaire de Patmos, l'amiral Kilidj-Aali Pacha, lui fit don des parties les plus fertiles

1. Les prêtres orthodoxes peuvent prendre femme avant leur sacerdoce ; mais s'ils deviennent veufs, ils ne peuvent pas se remarier ; et tant que leur femme est en vie ils ne peuvent devenir ni évêques, ni archevêques. Pourquoi ? Je ne me charge pas d'approfondir ces absurdités. Pas plus que le célibat des prêtres catholiques qui est contraire aux décrets de saint Paul, fondateur du christianisme, qui dit littéralement que tout prêtre, curé, évêque ou archevêque, *doit avoir sa femme.*

de l'île. Or, pour la peupler on y aurait transporté les criminels retenus dans les prisons des îles voisines, principalement de Mytilène et d'Arvanités. Ce seraient ces colons, forçats, pour la plupart, qui auraient transporté les germes de la maladie (Stamatiadés, *Histoire de Samos,* 4 volumes, in-octavo, 1881). On prétend même que les agitateurs et turbulents, nombreux dans l'île qui en pâtit, doivent leurs qualités à cette souche généalogique, par atavisme.

Stamatiadés, autochtone de l'île et son historien, dit à propos de la lèpre que sa patrie est moins éprouvée que les îles environnantes, que la maladie est héréditaire, que tout au moins l'aptitude de la gagner est transmise des parents aux enfants, que le climat et la nourriture favorisent son développement et que, chose certaine et inexplicable, des villages voisins les uns des autres et en communications continuelles, les uns ont toujours eu de nombreux lépreux, tandis que les autres en ont été de tout temps épargnés. Nous avons nous-même constaté la chose. Ce serait intéressant, dit-il, si l'on pouvait découvrir la cause de cette différence. Cependant tous les Samiens suivent le même régime alimentaire et abusent de salaisons, de poissons salés putrides, d'huile d'olive rance, et l'on peut ajouter d'alcools. (Le vin de Samos, très sucré, contient plus de 35 pour 100 d'alcool.) Ces abus favorisent certes le développement de la lèpre dans un pays où elle est endémique.

L'auteur préconise la défense de mariages, soit entre lépreux, soit entre lépreux et individus sains. Il espère que la civilisation, amenant une amélioration du sort du peuple et consécutivement une application des lois hygiéniques absolument ignorées jusqu'à présent, fera disparaître ce fléau de Samos. Cependant, bien que ces desiderata fassent défaut encore à l'heure qu'il est, la lèpre diminue à l'île de Samos. Cela peut être attribué d'abord à l'isolement avec séparation des sexes; ce qui diminue le nombre de candidats à la lèpre. Mais pour ne pas s'exagérer l'importance de ces remarques, le Dr Stamatiadés s'empresse d'ajouter qu'on doit tenir compte de l'expatriation active des lépreux de l'île, depuis quelques années. Honteux et malheureux de vivre dans leur pays, méprisés et maltraités par leurs compatriotes et même leurs parents, ils s'en vont en pays étrangers où ils se livrent à la mendicité.

La forme tubéreuse prédomine à Samos, bien qu'on y rencontre aussi la tropho-nerveuse, la maculeuse et la mutilante. Le début de la maladie s'annoncerait par des éruptions de macules qui disparaissent et reviennent encore, à de plus ou moins longs intervalles, un plus ou moins grand nombre de fois, jusqu'à la manifestation de symptômes permanents et plus accessibles à la vue du peuple qui réclame alors, tardivement, l'isolement de l'individu. Dans la lèpre mutilante, à part la chute des doigts, il n'est pas rare de voir les mains et les pieds se détacher totalement. La forme léonine très accusée, inspirant l'horreur et la frayeur, est assez commune. Ces altérations sont parfois si déformantes que les sujets deviennent méconnaissables, même par leurs parents les plus proches.

En 1897, le nombre des lépreux de l'île de Samos ne dépasserait pas le chiffre de 43 dont 22 hommes et 21 femmes.

Mais j'ajouterai, pour l'avoir *personnellement* constaté, que bien des lépreux débutants, ne présentant que les préludes souvent fugaces et peu accusés de la maladie, restent méconnus et vivent dans la société pendant plusieurs années jusqu'à ce qu'ils deviennent hideux et que la lèpre saute aux yeux. J'ai relaté de tels faits dans mon livre *Voyages chez les lépreux* (Masson, Paris, 1892).

Jusqu'à l'année 1891, les lépreux vivaient dans des huttes, à proximité de leurs villages réciproques. Mais en 1891, on a inauguré une léproserie où tous furent réunis et nourris par la municipalité. Le peuple croit à la contagion et réclame l'isolement; mais, ainsi que nous l'avons dit, bien tardivement et lorsque le lépreux devenu affreux par les progrès de la maladie inspire la répugnance et la terreur.

Bien que j'aie consigné les détails de mon enquête dans mes *Voyages chez les lépreux*, je ne me suis pas borné à mes seules recherches. J'ai prié des confrères instruits, établis à cette localité, d'étudier les lépreux Samiotes, à leur aise et de me transmettre le fruit de leurs études. Le Dr Manoliadis a bien voulu me faire parvenir un mémoire dans lequel je puise ce qui va suivre. « Chez des individus présentant la symtomatologie de la maladie de Morvan et de la syringomyélie, j'ai trouvé le bacille de Hansen. Cette constatation me fit admettre, à priori, la contagiosité de la maladie d'accord avec le peuple qui fuit ces malheureux, les chasse de leurs villages et les persécute s'ils enfreignent les recommandations que le gouvernement de l'île leur impose de rester isolés dans leur retraite sans communiquer avec personne. Imbu de cette croyance, je me suis mis à étudier nos lépreux un à un. En même temps, pour compléter mes observations, je me rendais au lieu de naissance de chacun de ces malheureux et je questionnair les parents et les voisins pour me procurer tous les détails sur les familles, les débuts de la maladie, les causes présumées, etc.

« Il ressort tout d'abord de mes études que pas un lépreux de notre île ne consent à avouer qu'il y a eu de tels malades dans sa famille, et d'accuser d'une telle tache ses parents proches ou éloignés. Ils prétextent tous une étiologie fantaisiste ou fantasque : émotion, mauvais œil, refroidissement, blasphème..., ils vont jusqu'à soutenir qu'ils ont pissé contre le soleil et d'autres balivernes. Il y en a même qui disent avoir la syphilis et non la lèpre. L'expérience m'enseigna qu'on ne peut attacher grande importance aux dires de ces malheureux. Malgré leurs dénégations, j'ai pu dans bien des cas découvrir l'hérédité directe ou collatérale. Il m'a été donné de constater que lorsque la lèpre est familiale, des membres de ces familles qui n'ont jamais eu des relations, ni vu leurs parents lépreux, habitants d'autres localités éloignées, furent cependant atteints de la lèpre. Des lépreux, soignés par des personnes non entachées d'hérédité, n'ont jamais transmis leur lèpre à leurs entourages. Les épouses de lépreux, dépourvues d'hérédité, ont cohabité et vécu maritalement avec des individus atteints de lèpre *ouverte,* pendant de longues années, sans contracter la maladie. Et vice versa, des femmes lépreuses se trouvant dans des conditions identiques n'ont pas transmis la maladie à leurs époux.

« Autres faits : la lèpre existe dans certaines familles depuis plusieurs générations. Un enfant devient lépreux ; ses parents, ses frères et sœurs qui partagent leur vie en commun, ne sont pas contagionnés. Une mère ayant plusieurs enfants voit la lèpre se déclarer chez l'un d'entre eux ; tandis que l'aîné et le puîné restent indemnes, bien que tous vivent ensemble. C'est que la lèpre avait existé chez quelques-uns des ascendants. Une jolie femme, comptant des lépreux dans sa famille, épousa un garçon très bien portant et sans antécédents héréditaires. La vie conjugale a duré 48 ans ; quinze enfants en sont issus ; deux fils et deux filles eurent la lèpre seulement.

Les parents de la mère étaient sains, ils ont eu quatre enfants dont deux sont devenus lépreux. La mère de celle-ci, c'est-à-dire la grand'mère de ces 4 enfants portait l'hérédité en elle-même : son père et quelques autres parents éloignés furent lépreux. Quelques membres de familles lépreuses présentent une figure repoussante, glabre, comme lardacée, *quasi* myxœdémateuse, sans autre manifestation, sans être autrement incommodés. Une lépreuse, dont le mari resta indemne, eut des enfants sains qui ont succombé à des maladies accidentelles, à un âge avancé. Des père et mère étant tous deux lépreux ont engendré des enfants indemnes qui ont eu une longue existence. Des mère et père étant indemnes ont eu des enfants lépreux.

« L'enquête démontra que la famille a eu des lépreux dans son sein, et qu'il s'agissait de lèpre héréditaire. L'enfant d'un ménage sain, dépourvu de tache héréditaire, devint lépreux. Une enquête bien dirigée fit découvrir que cet enfant était bâtard, et que le père putatif n'était pas son réel générateur, mais un amant lépreux. Les femmes de lépreux sont demeurées saines, lors même que du fait du père ces épouses ont mis au monde des enfants devenus plus tard lépreux, par héritage paternel. Des enfants engendrés de ménages composés d'un conjoint lépreux (père ou mère) et même de tous les deux géniteurs lépreux, les uns deviennent lépreux, tandis que les autres restent définitivement indemnes jusqu'à la mort survenant à un âge avancé. Quant aux moyens proposés par notre confrère samien pour éteindre le fléau, il conseille : 1° de défendre le mariage de toute personne atteinte de lèpre avérée et même soupçonnée, au début de la maladie. 2° d'empêcher tout au moins les lépreux et ceux qui sont menacés de lèpre, d'avoir des enfants (?) 3° d'entourer les enfants menacés d'hérédité, de soins hygiéniques dès leur naissance ; leur nourriture et leur hygiène doivent être surveillées. 4° il est d'avis d'agir de la même manière vis-à-vis des lépreux avérés pour soulager leurs souffrances, arrêter les progrès rapides de la maladie et les mettre dans les meilleures conditions pour obtenir la guérison, fait rare, mais non impossible. 5° il insiste sur l'abstention de tous les produits de la mer (poissons frais et surtout salés, coquillages, etc.), de l'huile et des alcools.

6° Les lépreux et les candidats à la lèpre doivent éviter, également, de s'exposer aux températures extrêmes, très élevées et basses ; ces brusques transitions de l'atmosphère sont fréquentes à l'île de Samos.

Ile de Crète. — Le célèbre historien latin Caïus Cornelius Tacitus — qui vécut au premier siècle de l'ère vulgaire et au commencement du second, sous les règnes de Vespasien et de Domitien — parlant de la réduction de Jérusalem par Titus, dit : On fit sortir les Juifs (Judaeos) de l'île de Crète d'où ils s'enfuirent pour aller occuper les extrémités de la Libye, dans le temps que Saturne fut chassé de ses états par Jupiter. On en tire une preuve du nom de l'*Ida,* montagne célèbre dans l'île de Crète, habitée par les *idaei,* d'où s'est formé ensuite le nom judaei (ιουδαῖοι) par corruption, en ajoutant une lettre (Argumentum e nomine patitur, inclytam in Creta montem, accolas idaus, aucto in barbarum cognomento, Judaeos vocitari).

De tout temps, chez tous les peuples, les légendes répétées de bouche en bouche, par tradition, signalant vaguement les faits les plus importants et modifiées selon les besoins de la cause et la mentalité des peuples, ont précédé la confection de l'histoire et la fondation des religions. Cette manière générale de procéder qui fut réellement vraie ne laisse pas que d'inspirer des doutes légitimes sur les documents soi-disant historiques que nous a légués l'antiquité. Et pourtant c'est sur eux qu'on table pour jeter les fondations des doctrines ou des croyances que les bonnes populaces considèrent comme l'expression la plus fidèle des vérités transmises par les narrateurs victimes eux-mêmes de leur bonne et facile foi, et cela à propos de faits qui n'ont été ni sténographiés, ni photographiés, dont ils ne furent pas témoins. Néanmoins, ils les passent à la postérité, bien que par ouï-dire, comme l'expression de la plus stricte vérité ou bien comme des révélations venant d'en haut et au-dessus de toute discussion. Ces contes, parfois hostiles à toute logique, les peuples les ont toujours acceptés avec vénération en répétant *Noli me tangere.* La preuve de tout cela est fournie par la contradiction entre les rapporteurs du même fait, lors même qu'il ne s'agit que d'un acte matériel, palpable, qui se passe de tout effort imaginaire. Par exemple, il est de notoriété historique irréfragable, que Jésus est né à Nazareth ; et pourtant on se plaît et l'on s'obstine à montrer à Bethléem l'étable où on le fait venir au monde, en dépit de la vérité.

Avant d'aborder l'histoire de la Crète lépreuse et l'origine du fléau qui l'a envahie dès la plus haute antiquité et qui continue toujours à la ravager cruellement, nous avons pensé qu'il était dans l'intérêt de notre sujet de dire quelques mots sur les premiers habitants de cette île qui ont importé la maladie avec eux de la Phénicie, leur centre d'émigration.

Nous ne signalerons qu'en passant les mythes du Minotaure, d'Ariane, du Labyrinthe, etc.

La Crète est l'aïeule de la Grèce, selon l'expression de M. J. Bois. D'après une tradition, elle serait une survivance de l'Atlantide dont l'existence fut confirmée par Platon, cette île gigantesque qui a existé entre l'Europe, l'Afrique et l'Asie. Sans entrer dans des détails qui nous éloigneraient de notre sujet rappelons qu'on vient de découvrir à Knossos, tout près de Candie, le palais du phénicien Minos qui fut roi de Crète, il y a plus de cinq mille ans, et des preuves d'une civilisation éblouissante : statues, bas-reliefs, etc. La civilisation de Minos a précédé celle de Mycènes. Cette dernière datait d'avant la guerre de Troie, de 1500 ans avant le Christ. Les fouilles de Schlieman mirent le fait hors de toute contestation.

Cette île célèbre dans l'antiquité comptait une population de plus d'un million. Elle est réduite à 230 000 actuellement; grâce à sa gestion déplorable, surtout depuis deux siècles, et aux convulsions insurrectionnelles, périodiquement répétées pour conquérir l'indépendance si chère à ce peuple chevaleresque.

Il y aurait en Crète 2 lépreux pour 1 000 habitants. D'après ce que nous avons vu nous-même sur les lieux, ce chiffre est bien inférieur à la réalité. Car outre ceux qui sont avérés par les progrès de la maladie et les déformations consécutives qui les font envoyer aux léprochoris (villages de lépreux) que nous avons visités, les lépreux débutant, reconnaissables par le léprologue bien avant le public, circulent librement et en nombre partout. Or ceux-ci ne comptent pas dans les statistiques qu'on a essayé de confectionner.

Le gouvernement actuel fit transporter les lépreux des villages, qui leur étaient consacrés, à la petite île *Spinalonga* où leur nombre ne dépasse guère le chiffre de 2 000, déjà bien respectable.

Tournefort rapporte dans ses voyages du Levant (Paris,

1717) si remarquables, qu'en Crète les riches ne sont pas attaqués par la lèpre. Louis Hjorth (Malta, 1853) dit de son côté, à propos de la lèpre en Crète, que tous les Crétois vivent de la même façon et pourtant il y a des localités qui sont à l'abri de la lèpre, tandis que d'autres voisines en sont ravagées. La fréquentation des lépreux vivant près des villes par la population n'a jamais déterminé la contamination; tandis qu'on observe des cas éparpillés sur différents points de l'île. Hjorth cite bien des ménages dont un seul époux était lépreux, et des enfants restés indemnes, bien que nés et élevés dans les léproseries. De plus il y a des villages lépreux entourés par d'autres absolument indemnes; c'est ce que nous avons vu nous-même, lors de notre enquête en Crète. Deux distingués confrères crétois, les Drs Zaphiridés et Varouha, exerçant depuis 30 ans en Crète, ont aussi constaté cette immunité de certains villages, sans s'en rendre compte.

Ehlers, bien que contagionniste militant, dit également, dans sa narration sur la lèpre en Crète, que bien des familles indigentes habitent aux léprochoris, dans la plus grande promiscuité avec les lépreux, avec leurs femmes et leurs enfants pour le bon marché des loyers (un franc et demi par mois); savoir : 42 à la Canée, 86 à Réthymno et près de 900 à Candie, sans qu'aucun de ces indigents, la plupart étrangers à l'île, ait contracté la lèpre; ce qui n'a pas modéré l'intransigeance contagionniste du médecin de Copenhague. Il a vu, comme nous, les locataires indemnes prendre leur repas en commun avec les lépreux qui traient leurs vaches avec leurs mains ulcérées et envoient le lait en ville, ainsi que les œufs et la volaille élevée par eux. Cependant Ehlers a découvert la contagion dans une famille. Oyez plutôt : Catherine arriva à la léproserie avec sa mère et 3 frères dont un lépreux. Elle devint lépreuse, ainsi que deux de ses frères; et voilà 3 cas de contagion dans une même famille !! On est en droit de dire tout au moins qu'il conclut à la légère. Il voit là 3 cas de contagion dans une même famille déjà lépreuse. Et pour ce cas unique de lèpre familiale, parmi tant d'indigents intrus restés sains, Ehlers n'a pas recherché l'hérédité. Mais cette famille entra dans la léproserie parce qu'un enfant était déjà lépreux. Ehlers n'admet point l'hérédité, il ne la recherche, ni s'en soucie; et *on ne trouve que ce qu'on cherche*. Dans cette même famille, chose miraculeuse, il y eut trois faits de contagion; et uniquement dans cette famille parmi les 900 indigents qui habitent le *léprochori* depuis des années, et qui restent tous sains et saufs! Voilà comment observent et jugent Messieurs les contagionnistes emballés! Qu'on en juge. Ehlers admet pourtant que la lèpre n'augmente pas en Crète, au contraire; et que la ville de Sphakia lui resta toujours infranchissable, malgré le défaut de toute mesure restrictive. On plane toujours dans les nuages de l'utopie sans vouloir descendre de ces hauteurs éthériques pour cultiver son jardin, c'est-à-dire la clinique (candide). Claude Bernard a beau répéter : « Nos idées nous viennent à la vue des faits préalablement observés et que nous interprétons. » La foi aveugle aux théories conduit forcément à l'erreur. Mais attendons. Le temps est galant homme, dit un proverbe italien.

La médecine est l'histoire de nos erreurs, a dit un bon observateur. Pour arriver à la découverte de la vérité, il faut d'abord savoir douter, douter même de soi-même et ni nier, ni affirmer ce qui n'est pas démontré. Car entre la probabilité et la certitude il y a loin. On ne peut trancher la question de la contagiosité d'une manière définitive, décisive, qu'en recueillant et analysant un grand nombre d'observations; et pour ce faire, il faut y consigner tous les détails des malades avec impartialité, puis se livrer à un travail d'analyse et de synthèse de ces faits bien observés, sans idée préconçue; un seul argument peut clore le débat, c'est la démonstration clinique. *Ma questo facile e quanto difficile.*

Le Dr Zachariadi a exercé en Crète pendant 15 ans et s'occupa de la lèpre qui y est toujours florissante. L'observation minutieuse des malades l'a convaincu de la non-contagiosité de la maladie, du moins dans l'île de Minos. Jamais il n'a vu qu'un lépreux contaminât son épouse et vice versa. Les enfants issus de ces mariages peuvent devenir lépreux; mais ce n'est pas la règle fatale, au contraire. Il a même vu des enfants échapper à l'hérédité lorsque les deux géniteurs étaient lépreux; ou bien un enfant devenir lépreux lorsque ses frères et sœurs restaient indemnes. Il a ainsi suivi les enfants des lépreux jusqu'à l'âge de 40 ans et au delà. Les parents, frères, sœurs, cousins, etc., vont visiter les lépreux dans les *léprochoris* (villages de lépreux), y restent pendant des heures, parfois même ils y passent une ou plusieurs nuits, et pourtant ils restent indemnes.

La mauvaise alimentation, le défaut de propreté et le climat lui paraissent favoriser la lèpre qui est endémique à l'île de Crète. En effet le peuple n'est pas propre ; il se nourrit des têtes et des entrailles de maquereaux conservés dans la saumure ou desséchés (tziros), d'huile d'olive rance ou de lard très salé avec lequel il prépare des omelettes. Parfois dans les champs ils font fondre le saindoux au soleil et le dévorent avec du pain ; puis ils arrosent le tout avec du vin très alcoolique ou de l'eau croupie des rizières, et restent exposés aux rayons d'un soleil très ardent pendant les jours, et les nuits à un froid très pénétrant, il abuse aussi de la morue altérée.

Le Dr Zachariadi m'a dit et écrit que les praticiens exerçant en Crète depuis longtemps sont tous anticontagionnistes et laisseraient volontiers les lépreux vivre dans leurs familles ; mais le peuple craint la contagion et conduit les lépreux dans les villages où il les isole soi-disant, mais d'une manière si imparfaite qu'elle est ridicule.

Le Léprochori d'Héraklion, que nous avons visité nous-même, se trouvait à dix minutes de distance des murs de la ville, sur un monticule rocheux, vers la mer. Le peuple le désigne sous le nom de *Miskinia*, du mot turc *miskin*, qui signifie lépreux, misérable. Tous les lépreux provenant des départements de l'île y étaient casés ; mais en plus s'y logeaient leurs parents sains qui ont voulu les accompagner, et les conjoints indemnes ; tout ce monde vit ensemble. On y voit un grand nombre d'enfants. Jamais l'époux sain ne fut contaminé et les enfants des lépreux ne le deviennent que rarement. Quant à ceux des parents sains qui ont bien voulu choisir leur domicile dans le léprochori, on n'a jamais vu d'exemple de contagion, de l'aveu de tout le monde.

Nous avons dit ailleurs (*Voyages chez les lépreux*, Paris, Masson) que de nombreux ménages d'ouvriers étrangers à l'île sont toujours installés dans les villages de lépreux ; ils vivent en toute promiscuité avec les lépreux ; leurs enfants y sont élevés avec ceux des lépreux. Les ouvriers vont chaque matin en ville pour y travailler et retournent chez eux le soir. Tous les enfants en âge fréquentent le jour les écoles voisines et rentrent également le soir à Miskinia. On n'a pas vu un seul exemple de contagion. Le Dr Zachariadi admet l'hérédité, mais non fatale et repousse la contagiosité.

Le Dr Gérassimidis, exerçant également la médecine à l'île

de Crète, a étudié la lèpre et suivi pendant de longues années les ménages de ses victimes. Dans un mémoire qu'il m'adressa, il commence par se proclamer anticontagionniste pour n'avoir jamais vu la maladie atteindre l'autre époux ou bien un membre des familles lépreuses qui ont partagé leur vie pendant de nombreuses années. Il est évident, dit-il, que s'il en était autrement les nombreux parents sains des lépreux n'auraient jamais consenti à vivre avec eux; ce qui fait que l'on évite les lépreux, c'est leur aspect hideux, répugnant et leurs infects miasmes si dégoûtants, si nauséabonds. Le Dr Gérassimidis nous fit parvenir un recueil d'observations pour étayer ses opinions sur la non-contagiosité et la rareté de la transmission par l'hérédité. Les faits mentionnés par notre confrère sont démonstratifs. Les cultivateurs et les bergers, dit-il, payent le plus grand tribut à la lèpre. L'exposition au soleil, à la grande chaleur diurne contrastant avec le vif froid des nuits, et la nourriture consistant en viande crue de porc, rance ou préparée avec l'huile d'olive et l'abus du vin avec la sordide saleté du corps sont considérés comme des causes favorisant puissamment le développement de la lèpre endémique en Crète. Le Dr Gérassimidis nous donne aussi des détails sur cet élève pharmacien employé dans la pharmacie, qu'il fréquentait avec son confrère le Dr Zafiridis, et chez lequel la lèpre fut précédée pendant près de trois ans de sueurs profuses, infectes et phosphorescentes dans l'obscurité. Ce n'est que plus tard que les sourcils et la barbe sont tombés, et que parurent les lépromes. Il ne peut se rendre compte de cette phosphorescence des sueurs chez ce lépreux, précédant de quelques années les manifestations cutanées.

On trouvera plus de détails sur la lèpre en Crète dans notre livre *Voyages chez les lépreux*, publié chez Masson, Paris, 1891.

La lèpre à Mitylène. — Je vais exposer brièvement les opinions de plusieurs honorables confrères qui ont répondu à mon appel et m'envoyèrent le fruit de leurs études sur la lèpre à l'île de Mitylène.

Malheureusement, en fait de science, comme pour toutes choses, chacun voit à travers son prisme personnel et avec la meilleure bonne foi il interprète les faits les plus palpables conformément à ses propres sentiments et aux tendances de son esprit; et peut-être aussi se laisse-t-il influencer par les principes qu'il a puisés pendant son instruction et dans ses lectures postérieures à son émancipation des bancs de l'école. De sorte que, même plus tard, livré à son propre jugement il ne saurait conquérir son indépendance. Les semences que ses maîtres ont plantées dans son cerveau continuent à germer. C'est ainsi que les écoles recrutent leurs adeptes qui continuent à ne voir que par les yeux du maître qui a modelé leur pensée d'après ses propres vues. En effet il y a peu de médecins qui voient par eux-mêmes et les moutons de Panurge continuent toujours leurs sots sauts.

Nous avons prié certains confrères de Mitylène, grand foyer de lèpre, de continuer l'enquête que nous avions commencée personnellement, et qui ne put guère être complété pendant les quelques jours que nous y avions passés. Or, chose bien curieuse! Cette enquête dirigée en même temps par deux confrères également distingués et véridiques, conduisit chacun d'eux à des conclusions diamétralement opposées. Et pourtant les mêmes malades, étudiés à part, me furent indiqués, par l'un comme démontrant la contagiosité ; tandis que l'autre n'y a vu que l'hérédité et des preuves de non-transmissibilité par le contact même prolongé dans l'intimité des amis, des parents et des conjoints.

Le Dr Costomiris, correspondant de l'Académie de Médecine de Paris, est anticontagionniste ; tandis que le Dr Théodoridés, bien plus jeune et tout imbu des nouvelles théories, voit partout la contagiosité. Et pourtant tous les deux ont étudié les mêmes lépreux ! On comprend quel est l'embarras du lecteur impartial qui désire utiliser les recherches conduites par des confrères en si flagrante contradiction ; et d'autant plus que les observations de tous les deux sont écourtées et incomplètes. C'est dans ces circonstances que l'on donne raison à l'école de l'illustre Louis qui exigeait la narration minutieuse, méticuleuse, des malades parfois exagérée, mais, dans tous les cas, mettant le lecteur en état de se faire lui-même une opinion, souvent en opposition avec celle du rédacteur de l'observation.

Plomari, dans l'île de Mitylène, est un léprochori, c'est-à-dire un village peuplé de lépreux. Voici les faits invoqués par le Dr Théodoridés en faveur de la contagiosité. 1° L.. n'ayant aucune tare héréditaire, épousa une demoiselle dont la tante, la sœur de sa mère, fut lépreuse, et qu'elle fréquentait. Cinq années après le mariage, la femme présenta les signes initiaux de la lèpre. Tous les enfants issus de ce mariage furent atteints de la maladie, entre 16 et 18 ans. Le mari aussi, 18 ans après son union conjugale, devint lui-même lépreux. (On ne doit pas oublier que la lèpre est endémique à Mitylène. Zambaco); 2° K... frère de la femme L... lépreuse ci-dessus mentionnée, dont une tante était également lépreuse, devint lépreux. Le Dr Théodoridés soutient qu'il eut la lèpre par contamination, pour avoir fréquenté sa sœur, et le Dr Costomiris incrimine l'hérédité; 3° K... ne compte pas de lépreux dans sa famille. A l'âge de 25 ans, il épousa une femme saine et qui l'est toujours; 24 ans après ce mariage parut la lèpre chez K...; il s'éloigna de sa femme et vécut avec sa mère qui mourut il y a quelques jours, probablement de la lèpre; car elle présenta la chute de quelques doigts. K... fréquentait la famille L... (observation n° 1). Si la maladie de sa mère est considérée comme étant la lèpre nous avons une contagiosité *claire,* dit le Dr Théodoridés. Le Dr Costomiris accuse toujours l'hérédité ; 4° A... eut des parents sains. Son grand-père paternel était indemne. Une de ses filles épousa B. Elle devint lépreuse quelques années après son mariage; un neveu de son mari eut aussi la lèpre. C'est par contagiosité, ayant fréquenté la femme de K.; dit Théodoridés ; 5° Et... n'a rien d'héréditaire ; il se maria à 30 ans; devenu lépreux, il eut un enfant qui est toujours indemne. Sa femme n'eut pas de lèpre; 6° J... âgée de 65 ans, fut atteinte de la lèpre à 47 ans. Il paraît que sa tante paternelle, morte il y a 20 ans, avec laquelle elle se trouvait en relation, était lépreuse. Enfin le Dr Théodoridés ajoute qu'il a vu d'autres lépreux sur lesquels il ne put obtenir des renseignements; et sa conclusion est que la lèpre est très contagieuse.

Le Dr Costomiris observa bien des lépreux et étudia les mêmes malades que le Dr Théodoridés, ci-dessus mentionnés. Il exerça pendant de longues années à Polihnite, localité lépreuse de l'île, où le Dr Théodoridés étudia la lèpre également. Depuis trois ans, il habite la ville de Mitylène. Pendant toutes ses années de pratique il a souvent eu l'occasion de soigner des lépreux et de les bien étudier. Il déclare n'avoir jamais vu un exemple de contagiosité par la cohabitation ou par le mariage. Tous les lépreux qu'il observa avaient des ascendants lépreux. Il eut connaissance du travail du Dr Théodoridés et il fait oberver que A. Karadamati (observation n° 2) ne fut pas atteint de la lèpre par contagion ; car il naquit plusieurs années après la mort de sa tante lépreuse injustement accusée de l'avoir contaminé. Et le Dr Costomiris cite nombre de faits où des parents ont vécu avec des lépreux, des conjoints ont partagé la vie et le lit de leurs époux lépreux pendant 10 et 20 ans, sans avoir contracté la maladie. Il n'a jamais vu une exception à cette règle, dit-il.

Un autre confrère le Dr Archontopoulos qui exerce aussi depuis plusieurs années à Mitylène et qui a suivi de près l'existence de nombreux lépreux et de leur entourage, affirme avoir toujours pu remonter dans ses recherches jusqu'à un ascendant lépreux ; il nie la contagiosité.

Le Dr Coumarianos, médecin sanitaire fixé à Mitylène depuis plus de 18 ans, m'a transmis plusieurs observations personnelles qui prouvent l'hérédité. Il n'a jamais pu constater un exemple de contagiosité. Quant à moi, je reste simple narrateur, laissant au lecteur le soin d'apprécier le pour et le contre de ces confrères en flagrante contradiction, sur les mêmes sujets d'étude.

Le Dr Perris exerce depuis de longues années à Mitylène. Voici l'opinion qu'il s'est faite de la lèpre, d'après l'observation de nombreux lépreux. La lèpre est *héréditaire* et non *contagieuse*. Très souvent les lépreux cachent leur tare familiale. J'ai eu recours aux gérontes de leurs villages, dit-il, qui m'affirmèrent que la maladie avait existé chez les ascendants des lépreux que j'ai eu à soigner, ou bien chez leurs collatéraux, bien qu'ils niassent cette tache familiale. Je n'ai pu rencontrer un seul exemple probant de contagion ; et en dehors de mes études personnelles, aucun des habitants de l'île, que j'ai minutieusement interrogés sur ce sujet, ne se trouve contagionniste. J'ai vu des femmes saines qui avaient vécu pendant des années dans l'intimité maritale de lépreux et même dans des léproseries, avec la plus grande promiscuité, en soignant leur mari, et pas une n'a contracté la lèpre. Je trouve dans mes notes, dit le Dr Perris, le fait suivant : Un bourgeois acheta une pelisse qui a été portée pendant longtemps par un lépreux tubéreux avancé. Ignorant sa provenance, il s'en servit pendant des années et continuellement. Ni l'acquéreur de la fourrure, ni aucun membre de sa famille ne devinrent lépreux. J'ai connu à Vryssia, village de l'île de Mitylène, une famille dévastée et fauchée par la lèpre ; un seul membre en fut respecté. C'était une fille qui, indemne, s'est mariée avec un jeune homme qui comptait dans sa famille deux lépreux. Un fils issu de ce mariage dont le père et la mère étaient sains, devint lépreux; puis une de leurs filles, puis le père lui-même et la mère aussi. Les ancêtres de ce couple étaient lépreux. J'ai découvert la chose avec grandes difficultés. Je possède plusieurs observations qui prouvent l'hérédité, poursuit notre confrère, et je n'ai pas rencontré un seul exemple de contagion. Le peuple aussi croit que la lèpre est héréditaire et non contagieuse, dans le cercle où j'exerce.

Le Dr Boudouris, directeur de l'hôpital et médecin municipal de l'île de Mitylène, prié d'exprimer son opinion me dit dans sa lettre : D'après ma conviction fondée sur l'étude des lépreux que j'ai eu à observer, dans notre île, la lèpre est héréditaire et non contagieuse. Comme preuve de ce que j'avance, je cite les faits ci-dessous que j'ai suivis longuement et attentivement: Basile Kounia fut atteint de lèpre à 16 ans. Il en avait 22 lorsque son observation fut rédigée. Un cousin maternel et une fille de sa cousine du côté de sa mère, furent également lépreux. Le cousin, sain avant son mariage, eut 4 enfants, après quoi il présenta les signes de la lèpre. Il continua néanmoins à vivre avec sa femme et avec ses enfants pendant cinq ans. Tous restent indemnes. La fille de sa cousine se maria et eut deux enfants avant l'apparition de la lèpre chez elle. C'est 10 ans après son mariage qu'elle fut atteinte de la lèpre. Elle continua à vivre dans le sein de sa famille. Cette vie commune date de 20 ans sans la moindre précaution, et tout le monde demeure sain. Procope Karoyanni devint lépreux à 15 ans; il en a 30 actuellement ; il a 4 sœurs indemnes; le père et la mère sont sains ; mais le frère de sa mère était lépreux. Cette famille misérable ne possède qu'une seule chambre et un seul lit constitué par un grand matelas, un grabat. J'exprime la peine que j'éprouve de ne pouvoir de par le règlement accepter des lépreux dans mon hôpital, pour des maladies intercurrentes, dit en finissant le Dr Boudouris.

Cette lettre m'a été remise par mon distingué confrère, le Dr Koumarianos, médecin sanitaire de l'île de Mitylène, à qui j'exprime tous mes remerciements pour son amabilité et la diligence qu'il a mise à répondre à ma prière de m'éclairer sur la marche de la lèpre à Mitylène, en s'adressant aux distingués confrères qui y exercent.

Un autre honorable confrère, exerçant également à Mitylène, depuis plus de 30 ans, interrogé sur ce qu'il pense de l'hérédité et de la contagion de la lèpre qu'il a eu l'occasion d'etudier longuement, le Dr Karmatsos, s'est exprimé par écrit, de la manière suivante : « Je me suis toujours intéressé au sort des malheureux lépreux et j'ai suivi avec persévérance la marche et la propagation de cette horrible maladie que j'ai surtout observée à Scopélo et à Papado. Je puis affirmer qu'en enquêtant sur les antécédents de ses victimes avec insistance j'ai toujours pu leur faire avouer que la lèpre régnait dans leurs familles, généalogiquement. On constate le fait si l'on remonte plus ou moins loin dans l'histoire de leurs ancêtres. Mais presque toujours au commencement de mon interrogatoire, les lépreux regimbent et cherchent à cacher leur hérédité, parfois même ils se fâchent si l'on insiste sur des détails concernant leurs parents ou leurs collatéraux. Or pour moi il n'y a pas de doute que la lèpre est héréditaire chez nous, à l'île de Mitylène, si éprouvée! D'un autre côté, malgré mes longues et pénibles recherches, je ne suis pas parvenu à découvrir un seul fait de contagiosité démonstratif. J'ai vu nombre de personnes, parents ou amis, partager pendant de longues années, la vie intime des lépreux, des conjoints même ayant vécu avec des lépreux maritalement, dans toute l'acception du mot, soit dans les léproseries (léprochoris, villages de lépreux), soit au milieu de la société, sans isolement aucun; et jamais je n'ai vu un seul exemple de contamination. Très souvent le conjoint lépreux mort, après une vie conjugale de 3, 5, 10 et 15 ans, l'époux sain abandonna le *léprochori* et rentra dans la société. J'ai suivi pendant de longues années ces fidèles époux ou épouses qui n'ont pas voulu abandonner leurs associés jusqu'au dernier moment; et je puis affirmer que je n'ai jamais vu que ces sacrifices fussent stigmatisés par la contamination. J'ajouterai que parmi les enfants issus de tels ménages, bien souvent on ne constate pas la lèpre, lors même qu'ils ont atteint un âge avancé. D'autre part, j'ai vu que des enfants de ménages lépreux, enlevés à leurs parents dès la naissance, et transportés loin, dans des milieux où il n'y a pas de lèpre, sont devenus lépreux, avant ou après la puberté. Or je ne saurai admettre la contagiosité de la lèpre. Enfin une dernière remarque : Il m'a été souvent donné de voir dans les mêmes familles certains membres être atteints de lèpre et d'autres de tuberculose.

Ainsi le Dr Koumarianos, médecin sanitaire à Mitylène, s'est adressé, sur ma prière, à plusieurs autres confrères exerçant à Mitylène, foyer si actif de la lèpre. Tous, sauf le Dr Théodoridès, ont répondu par des rapports scientifiques basés sur de longues études. Leur conclusion unanime fut que la lèpre est héréditaire et non contagieuse dans le champ de leur observation.

Tous ont ajouté que la maladie diminue de plus en plus, spontanément, bien qu'aucune mesure, aucun traitement ne fût jamais employé pour la restreindre.

Le Dr Répanis père exerce à Mitylène depuis plus de 40 ans. C'est un confrère très instruit, excellent observateur et très estimé. Le léprochori (village de lépreux) de Plomari, datant de 300 ans, est situé dans un site pittoresque d'une végétation exubérante de toute beauté. Notre honorable confrère y a vu les mutilations et les lésions les plus horribles, les plus épouvantables, principalement chez les hommes. Il y a eu des centaines de lépreux autrefois ; mais leur nombre a diminué de plus en plus ; de sorte qu'aujourd'hui (en 1900) on n'y trouve plus que 11. J'ai vieilli dans la science, m'écrit mon distingué confrère, et je me suis toujours occupé sérieusement de la lèpre dont l'île de Mitylène a toujours eu à gémir. Mes convictions sont faites à la suite d'une pratique bien longue. J'ai presque toujours été assez heureux pour découvrir l'hérédité, et je n'ai jamais vu un seul exemple de contagion. Je ne saurais vous relater les nombreuses observations sur lesquelles je fonde mes convictions. Voici quelques faits édifiants pris au hasard dans le tas que je possède : Un prêtre a vécu en qualité d'aumônier pendant 17 ans parmi les lépreux les plus atrocement atteints. Il y a 20 ans qu'il quitta le léprochori pour occuper une position dans une autre paroisse. Il est toujours indemne. Une femme saine accampagna son mari au léprochori et partagea son existence pendant 13 ans ; elle rentra dans la société après la mort de celui-ci. Elle est absolument indemne. Une femme se maria successivement à trois lépreux et passa 30 ans dans le léprochori. Après les avoir enterrés tous les trois, elle retourna à son village sauve et saine où elle vit toujours. Mes nombreuses notes prises avec soin abondent en tels exemples, sans une seule exception. Certaines familles ont le triste privilège d'avoir toujours un ou plusieurs lépreux dans leur ascendance et aussi parmi leurs descendants. On les qualifie de *familles lépreuses*, et le public évite toute liaison matrimoniale avec ces familles ainsi réputées. Néanmoins pour éviter à la population le spectacle des mutilations épouvantables, et non par crainte de la contagion, j'ai obtenu des autorités de défendre aux malheureux lépreux, — grâce à quelque redevance — la mendicité, soit aux portes des églises, soit dans les villages les jours de fête où les lépreux dépêchaient les plus hideusement estropiés pour susciter la compassion. En un mot je ne doute point de l'hérédité de la lèpre, et je n'ai jamais constaté un seul exemple de contagiosité. Ce sont là les conclusions inférées de plus de 40 années d'études sur les lépreux de l'île de Mitylène Autrefois la lèpre était très commune à Lesbos (Mitylène). Il y avait quatre léprochoris, poursuit le Dr Répanis, aujourd'hui il n'en reste qu'un seul près de Plomari. Autrefois il hébergeait 100 de ces malheureux; il n'en reste que 40 aujourd'hui. De tout temps les hommes furent plus nombreux et vécurent moins que les femmes qui peuvent atteindre un âge bien avancé. La lèpre diminue donc progressivement, grâce à l'amélioration des conditions de la vie du peuple, et de l'hygiène. On leur défend aussi, autant que possible, de se marier et de procréer des lépreux bien que la stérilité soit la règle tant chez les hommes que chez les femmes, lorsque la maladie est avancée. De plus, les familles saines refusent bien plus aujourd'hui qu'autrefois toute alliance avec des descendants des familles qui comptaient ou comptent des lépreux dans leurs rangs, et qu'on montre du doigt.

Le Dr Répanis, dans sa pratique, de près de 40 ans, a vu la lèpre sauter une, deux et trois générations. Quant à la contagion, dit-il, je n'ai pu la constater autour des lépreux lors même que leur lèpre était ouverte, avec ulcères, fonte de tubercules et suppurations abondantes. Des femmes ne voulant pas abandonner leurs maris sont entrées avec eux dans les léprochoris où elles ont continué leur vie maritale pendant des années sans être atteintes. Il en est de même des aumôniers des léproseries. Il m'a cité nommément bien des familles et des prêtres qui furent dans ce cas. Il a observé, ainsi que son confrère le Dr Sifnéos, que certaines familles sont décimées par la lèpre et la tuberculose en même temps. Les uns de leurs membres sont victimes de la première et les autres de la seconde. Les lépreux miséreux vivent d'aumônes. Le bien regretté gouverneur Fahri bey, que j'ai connu autrefois à Paris, à l'ambassade ottomane dont il était second secrétaire, a déployé, lorsqu'il était gouverneur de l'île, beaucoup de zèle pour construire une léproserie avec séparation des sexes. On devait accorder à ces malheureux tous les soins que leur triste sort exige, en les empêchant de mendier et d'exhiber publiquement leurs mutilations et leurs ulcères infects; mais la mort l'a enlevé avant qu'il ne pût réaliser son projet si humanitaire !

Le Dr Djaneti exerce dans la ville Ayiasso, située à 4 heures de la ville de lépreux, *Plomari*. La population est de 7000 habitants. Il n'y a aucun lépreux actuellement (1900), bien qu'en communication continuelle avec Plomari foyer de lèpre. Voici l'histoire, en quelques mots, des deux derniers lépreux qu'il a soignés, il y a une dizaine d'années. E..., marié et père de trois enfants, devint lépreux à 30 ans. La sœur de son père était lépreuse. E... continua à vivre chez lui au milieu de ses parents et de ses compatriotes pendant plus de 20 ans, sans contaminer personne. Il décéda en 1895, laissant deux filles et un fils qui restent toujours indemnes. Une famille d'Ayiasso adopta une petite fille de la ville de Polycnite, dont le père fut lépreux. A l'âge de 12 ans elle fut atteinte de la lèpre. Elle continua néanmoins à vivre au milieu de la famille qui l'avait adoptée et en communauté avec tout le monde pendant 9 années, sans avoir transmis la lèpre à personne. Il n'y a pas de cas de lèpre à Ayiasso.

Au congrès de dermatologie et de syphiligraphie tenu à Paris en 1889, j'ai communiqué un travail sur la lèpre à Mitylène, l'ancienne Lesbos. En voici un résumé succinct. La population de l'île est de 120000 âmes environ, dont 15000 Musulmans, parmi lesquels il n'y a pas un seul lépreux; ce que j'attribue à leur bonne hygiène : propreté du corps et abstinence d'aliments salés, putrides (kaviar rouge, (tarama), poissons salés, huile rance) et d'alcools, toutes causes prédisposantes dans une localité lépreuse. La lèpre sévit presque exclusivement dans certains villages, et respecte d'autres voisins de ces derniers. Elle ne se rencontre pas dans la capitale dont les habitants vivent dans d'excellentes conditions hygiéniques à tous égards.

C'est la ville de Plomari qui a surtout le triste avantage de compter le plus grand nombre de lépreux. Cette ville est extrêmement sale, dégoûtante, infecte, malgré sa belle situation. Les égouts ouverts serpentent dans tous les sens remués continuellement par les grouins de troupeaux de porcs. Les lépreux y ont fondé, il y a plus de deux siècles, un village nommé Rahis et s'y logent dans d'abominables cabanons. Néanmoins leur nombre diminue. Autrefois on en comptait plus de 100; tandis que lors de notre voyage à Mitylène il n'y en avait qu'une cinquantaine. Les lépreux se marient et vivent même en concubinage. Si la mère seule est lépreuse les enfants ont plus de chance de devenir lépreux que si le père seul est atteint. Si tous les deux géniteurs sont lépreux, cette mauvaise chance augmente. Le peuple appelle la lèpre tubéreuse, lèpre femelle, et la tropho-nerveuse, lèpre mâle. Les lépreux tropho-névrotiques peuvent atteindre une extrême vieillesse.

Bien que les Drs Perroti, Bargigli, Saltas, Sifnéos, Répanis, Cazas, qui exercent depuis nombre d'années à Mitylène, n'admettent pas la contagiosité, le peuple craint jusqu'à un certain point la transmission de la maladie par le contact. Aussi, pour toute éventualité, dès qu'on a soupçonné quelqu'un d'être lépreux, le peuple, sans s'adresser à un médecin, pas même à l'autorité, pourchasse brutalement le malheureux avec des pierres et des huées, comme une bête fauve, jusqu'au plus proche léprochori (village de lépreux) ou bien jusqu'à la montagne où il l'abandonne à son malheureux sort, parfois sans gîte, sans ressource, se souciant peu de son avenir.

Un prêtre demeure dans chaque village de lépreux dont il partage la vie. Jamais aucun de ces aumôniers n'a eu le sort du père Damien.

La lèpre à l'île de Chio. — Les Chiotes sont des descendants de Sémites.

Le mot *Chio* veut dire en Syrien, Mastic (Μαστίχη), selon un enfant savant de cette île, *Vlasto,* qui publia, en 1840, une histoire pleine d'érudition sur sa patrie. Or la première origine de sa population est sémitique. Cependant, Hérodote, 1171, Pausanias (vii, 4) et Strabon (xiv, 637) croient que ses premiers habitants étaient les Cariens et qu'ils étaient parents des Lélèges venant d'Asie, ancêtres également des Cariens, mais, les Cares ne sont allés à *Chio* qu'à 1 500 avant le Christ.

Les Phéniciens et les Syriens les avaient précédés de plusieurs siècles.

D'ailleurs les Cariens étaient d'origine sémitique selon Waddington, ainsi que les Paphlagoniens. La Lycie, la Pisidie et la Cilisie au sud du Taurus, furent aussi abordées par les Sémites. Les Phéniciens propagèrent partout la race sémitique (Maspéro).

Vlasto, Chiote lui-même, dit dans son livre à la page 3, que selon Bocharte, les premiers colons de Chio ont été Phéniciens (Geög. sacrà, p. 413). Les Cariens n'occupèrent l'île que postérieurement aux Sémites syriens.

Les Grecs désignaient l'île de Chio par le nom d'ophiousa (ὀφιοῦσα) de ce qu'elle était remplie de fauves dont la débarrassa — selon la légende indiquée par Isidore — le grand chasseur Orion que Diane changea en constellation. Mais ce sont là des assertions légendaires. Plus tard l'île de Chio fut unie à celle de Crète (Diodore de Sicile, tom. I, p. 39 édition Wessel).

Radamanthe et Minos, le Phénicien, ayant purgé la mer Egée des pirates, nommèrent des roitelets à plusieurs îles. Et le fils d'Ariadne, buveur de vin (οἰνοπίων) conduisit à Chio une colonie crétoise. Il enseigna aux Chiotes la culture de la vigne et la fabrication du vin. Mais les Crétois eux-mêmes étaient mêlés aux Sémites et leur roi Minos était Phénicien. Ce n'est que plus tard, encore une fois, que vinrent les Cariens et les Abantes. D'ailleurs Crète reçut une importante colonie phénicienne. Or les Phéniciens y avaient précédé tous les autres peuples et inspirèrent aux Chiotes sémites la piraterie, l'amour du commerce et l'idée d'établir partout des comptoirs jusqu'en Chine et les Indes, habitude persistante encore de nos jours.

En Turquie, faute de code Napoléon tous les judaïsants tripoteurs lancent des affaires véreuses, dépouillent les gogos et acquièrent des fortunes scandaleuses impunément. Il y a quelque 60 ans on exerçait encore à Galata une lucrative industrie, celle d'alléger les pièces d'or en les trempant dans l'eau régale (Kiezab šouyou, à Khaviar Han).

En 1001 avant le Christ, les Chiotes commencèrent à avoir de nombreux esclaves, des *ilotes* qu'ils employaient dans la marine et pour la culture. C'étaient des barbares ou des juifs achetés à l'île de Délos où se tenaient de grands marchés. Ces esclaves se sont souvent révoltés avec succès contre les indigènes. Succédant aux Phéniciens dont ils étaient les descendants les Chiotes ont suivi la même carrière. Ils voyageaient sur le littoral de l'Asie et de l'Europe, au pont Euxin, en Egypte, à Tyr, Sicile, Sardaigne et Marseille ; ils faisaient même le commerce de la pourpre. Lorsque Alexandre, après avoir vaincu les Perses, voulut habiller en rouge pourpre ses généraux, il s'adressa à l'île de Chio pour s'en procurer. Sur plusieurs monnaies antiques de Chio figurait le *Sphinx*, symbole des Phéniciens, un vase, un cep de vigne ou seulement la lettre χ, le *Hi* des Grecs.

Le commentaire d'Aristophane accuse les Chiotes de faire des fausses monnaies (Vlasto, p. 43). Πονηρὸν γ' ἀφεῖλες τοῦ βίου κιβδηλίαν, dit Evelpides. On appelait κίβδηλα les monnaies frappées par les Chiotes, et souvent on échangeait la lettre κ en χ et l'on désignait les pièces chiotes sous le nom de χίβδηλα. Les Athéniens refusaient les monnaies de l'île de Chio (χίος) sur lesquelles figurait la lettre χ, et qu'ils désignaient sous le nom χίβδηλα.

Le fameux dictionnaire grec de *Gazi* dit au mot κίβδηλος: selon Eustathios (ὅδε T. 38, p. 1463), ce mot est dérivé des monnaies faussées des Chiotes dénommés κίβδηλος. Les Athéniens plaçaient sur leurs monnaies fausses la lettre χ, pour les distinguer des pièces de bon aloi.

D'ailleurs le Phénicien Cadmus transporta la même enseigne, le Sphinx, à Thèbes et les Athéniens la placèrent sur le casque de Minerve, comme symbole de sagesse et d'industrie.

Alexandre le Grand visita l'île de Chio, se rendit au tombeau de Sklérion qui fut roi de l'île (100 ans avant la guerre de Troie) et père de la belle fille (εὐμορφία), et il prit ses armes.

Le sémitisme des habitants de l'île de Chio fut renforcé plus tard, l'an 12 avant le Christ, par le roi des Juifs Hérode le Grand qui y demeura et répara les dégâts occasionnés par Mithridate.

L'an 70 après le Christ, l'île fut soumise aux Romains par Vespasien. Plus tard, une colonie de Juifs vint aussi s'établir à Chio. C'était vers les premiers siècles de l'ère chrétienne. Ces Juifs ont adopté le christianisme et la langue du pays, c'est-à-dire le grec. Ils renforcèrent ainsi l'élément sémitique. C'est de celle colonie que descend la bourgeoisie actuelle et les membres du haut commerce. La physionomie, le crâne, anthropologiquement et au moral, le caractère, leur grande habileté à brasser les affaires financières, plaident aussi en faveur de leur ascendance sémitique ainsi que leur âpreté au gain et leur poltronnerie universellement admise. Renan a dit, à propos des Sémites en général : J'ose dire qu'il n'y a pas de race plus reconnaissable et qui porte plus notoirement sur le front son air de famille (*Hist. génér. des langues sémit.*, page 44). Ce sont surtout les Chiotes de la ville, de la cité, qui offrent cet ensemble de traits caractéristiques de la race juive. Leur crâne dolicocéphale est celui des anciens Hébreux, non des Néo-Juifs, sur lesquels nous avons suffisamment insisté. Que l'on compare leur crâne à celui des Albanais, des Epirotes et des autres Hellènes qui sont les vrais descendants des Pélasges, tous brachycéphales, et l'on sera frappé de la différence.

Selon Retzius, Gratiolet, Lagneau... les crânes des anciens grecs présentaient deux types. Ceux qui descendaient des Pélasges et des Doriens étaient, et sont encore, brachycéphales ; tandis que ceux qui sont dolicocéphales descendent des Sémites, les Phéniciens et les Juifs. Les statues grecques antiques même présentent ces deux types. Vénus de Chypre était dolicocéphale, Jupiter, Hercule sont brachycéphales. Quelques insulaires grecs, issus des colonies antiques phéniciennes ont le type juif. Outre le type des Chiotes, la persistance de la lèpre *morbus phenicicus* dans leur île, témoigne de leur hérédité phénicienne et juive. Homère, né à Smyrne, se fixa à Chio où il se maria, il serait compatriote de l'auteur phénicien Sanchoniaton. S'il est certain que les Cares ou Cariens sont des descendants des Aryas, il est aussi incontestable que les premiers habitants de la côte de l'Ionie et des îles se sont mêlés aux Sémites phéniciens, disent Hérodote et Strabon.

En 1413 Mahomet Ier expulsa les dominateurs français. Plus tard les Génois s'emparèrent de l'île et établirent la domination des Justiniani qui construisirent des monastères, des palais, des hôpitaux et des cabanons pour les lépreux.

Le judaïsme y fut toujours prédominant, à tel point que, sous les Justiniani, le drapeau qui flottait sur la haute tour — ayant à son milieu la croix rouge de Saint-Georges — était offert chaque année par les Juifs qui le confectionnaient à leurs frais. Ceux-ci portaient jusqu'à la conquête par les Turcs, un bonnet jaune distinctif.

En 1694, une flotte vénitienne arracha l'île aux Turcs.

Hassan Pacha leur remit la citadelle, à condition que la garnison en sortirait avec armes et bagages, et que tous les esclaves — parmi lesquels les Juifs et les renégats étaient nombreux — seraient rendus à la liberté. Nouvel amalgame de la population avec les Sémites. Or la lèpre a dû faire son introduction à Chio avec les Syriens et les Phéniciens, dès la plus haute antiquité. Mais la première léproserie, dite *aghia ypacoï* (ἁγία ὑπακοή), fut fondée par les Justiniani. C'est celle qui existe encore aujourd'hui et que nous avons trouvée assez bien organisée, en 1892, grâce aux offrandes des négociants chiotes établis dans toutes les villes commerciales de l'ancien et du nouveau continent qui n'oublient pas leurs frères lépreux de la patrie. Cette léproserie se trouve à une heure de distance de la ville environ, dans une étroite vallée. Bien que la lèpre régnât dans toutes les îles de l'Archipel dès la plus haute antiquité, la première léproserie fut celle fondée à Chio, dit Howard, dans son voyage aux Cyclades au XVIIIe siècle, et il ajoute n'y avoir rencontré que celle-ci.

J'ai pu constater de visu le grand nombre des lépreux de l'île de Chio où la maladie fait des nombreuses victimes encore. La léproserie, dont nous avons déjà donné une description détaillée dans notre livre *Voyages chez les lépreux* (Masson, Paris). ne renferme d'une manière isolée que les lépreux déformés, hideux, qui affectent désagréablement la vue du public. Mais en ville circulent beaucoup de malades dont la lèpre n'a pas encore rendu hideuse la figure et qui sont ignorés par la population ; mais reconnaissables par le léprologue qui pose facilement son diagnostic, à la vue de cette physionomie spéciale, étrange des premiers stades, avec gonflement, quasi myxœdémateux ou érysipélateux, raréfaction des sourcils et de la barbe, le luisant des yeux, etc., pour la forme tubéreuse ; et pour la tropho-nerveuse, la rétraction débutante des auriculaires, la légère atrophie des interosseux des mains, la paralysie des muscles orbiculaires... signes suffisants pour asseoir le diagnostic même à distance, principalement dans un foyer de lèpre. Tous ces lépreux débutants circulent librement partout et sont même reçus pour des maladies intercurrentes dans les hôpitaux ordinaires dont les médecins, peu soucieux d'étudier la lèpre, la méconnaissent et l'ignorent absolument. Nous avons été témoins personnellement de tels faits.

A une époque plus proche de nous, un Chiote nommé Mouzala, grand philanthrope, répara la léproserie, construisit des maisonnettes et une église dédiée à la Vierge. Plus tard la ville fut obligée d'augmenter le nombre des cabanons et d'établir de petits jardins que les lépreux cultivaient eux-mêmes, au nombre de 30 dont 12 pour les femmes. C'était une occupation et une petite ressource pour les lépreux. En plus, la léproserie possédait une autre église dédiée à saint Lazare, à l'instar de celles de la Palestine établies dès le IVe siècle et en mémoire du saint qui était lépreux ou syphilitique ; question discutable pour la science qui penche plutôt vers la seconde probabilité. Cette léproserie était si bien tenue, les malheureux lépreux y étaient si confortablement hébergés qu'elle attirait tous les parias congénères de toutes les Cyclades, principalement ceux de Mitylène, qui la préféraient à la leur. La lèpre étant considérée comme incurable, aucun médecin attitré n'était attaché à l'établissement. Ce n'est que pour les maladies intercurrentes qu'un Esculape visitait la léproserie. Une Epitropie composée de quatre membres surveillait la gestion de l'établissement ; ce qui continue encore. Les dépenses monteraient actuellement à dix-sept mille piastres par an, que l'on se procure grâce aux offrandes des âmes charitables. En outre, chaque lundi, un lépreux des plus impressionnants, des plus horriblement mutilés se rend partout chez les habitants et exhibe ses hideurs pour exciter la commisération. Les personnes compatissantes offrent un pain, ou bien son équivalent en argent. Cette tournée est également permise pendant les grandes fêtes.

Pour ne pas exciter les passions par les terribles souvenirs de la destruction de l'île de Chio par les Turcs en 1821, — que le célèbre peintre Eugène Delacroix a fixée sur la toile d'une manière si vivante, par son immense talent (galerie de Versailles) — nous ne dirons rien des scènes terribles qui eurent lieu alors sans ménager même les misérables lépreux !

Le Dr Constantinidés exerce à l'île de Chio, dont il est originaire, depuis plus de 40 ans. En sa qualité de médecin de la municipalité et se trouvant à la tête d'une grande clientèle, il fixa depuis longtemps son attention sur la lèpre qu'il a étudiée scrupuleusement et qu'il connaît parfaitement. Je me suis adressé à ce distingué confrère pour avoir des renseignements puisés dans sa grande expérience, car ma rapide visite des lieux ne m'a pas permis de me livrer à des longues investigations. Il répondit avec empressement à ma demande en m'envoyant deux mémoires remarquables résumant ses études, dont je me bornerai à transcrire ici les passages les plus importants.

Pour ce qui concerne la *contagiosité,* mon distingué confrère s'exprime comme il suit. La lèpre fut considérée par la population de *Chio,* tantôt comme éminemment contagieuse, tantôt comme non transmissible par le contact, par la vie en commun, par le mariage même.

La confusion de la lèpre avec la syphilis entraîna des erreurs qui ont faussé l'opinion publique et même les croyances des médecins.

Pendant le dernier siècle (le XIXe), la majorité, se fondant sur des observations nombreuses et méticuleuses concernant surtout la vie maritale des lépreux qui n'ont jamais contaminé le conjoint sain, considérait la lèpre comme non contagieuse. Mais la découverte du bacille spécial de la maladie par Hansen et les théories si affirmatives des microbiologistes — que toute maladie microbienne est fatalement contagieuse — ébranlèrent les convictions séculaires, et le doute naquit dans l'esprit de tout le monde, on commença à prendre des précautions, pour toute éventualité. Cependant depuis 40 ans, aucun des savants microbiologistes n'a pu cultiver le bacille de la lèpre, ni transmettre la maladie par inoculation aux animaux, deux épreuves qui sont toujours positives pour toutes les maladies microbiennes contagieuses. Je dirai même plus, les inoculations entreprises sur l'homme sont toujours demeurées négatives. Ce que les cliniciens attentifs et scrupuleux constatent, c'est que la lèpre est une maladie familiale, héréditaire et qu'elle se propage par la venue au monde d'enfants issus de parents lépreux. Je connais et j'ai suivi pendant de longues années des lépreux vivant au milieu de leurs familles et de leurs amis, sans la moindre précaution, même avec leurs conjoints lépreux avérés, ulcérés, estropiés qui sont morts entourés des soins les plus dévoués pendant 5, 10, 20 ans, sans que personne fût contaminé, pas même l'associé par les liens matrimoniaux, et lors même qu'il y a eu progéniture. Après avoir été témoin de plusieurs exemples de cette nature, sans un fait positif, je ne puis que nier la contagion de la lèpre, du moins dans l'île de Chio où je l'observe depuis tant d'années

Je dirai même plus : tout le monde a accusé les croisés d'avoir transmis la lèpre en Europe, qu'ils avaient contractée aux lieux saints. Or il y a là une double erreur : D'abord la lèpre existait en Europe bien avant la première croisade. De nombreux documents en témoignent. Puis est-on bien sûr que la maladie, soi-disant si contagieuse des croisés, se transmettant rapidement par le simple contact, par les outils de table, par le baiser et surtout par le coït, est-on sûr que cette maladie si facilement et presque fatalement transmise, était bien la lèpre ? Dans tous les cas elle a changé d'allures depuis ces vieux temps ; et notre lèpre ne se comporte nullement de cette façon. Qui est-ce qui a vu la lèpre contractée par des relations sexuelles évoluer rapidement et infecter la pureté de l'innocence en quelques semaines, en quelques jours ? Les contagionnistes les plus ardents assignent à la lèpre une incubation de plusieurs années, de 5, de 10 ans, de 30 même !

On se trouve dans le plus grand embarras devant une argumentation, si documentée, d'une logique si serrée ; et je cède la parole, pour y répondre, aux ultra-contagionnistes dont les théories bouleversent la mentalité de ceux qui n'ont pas suivi cliniquement les lépreux, et qui se battent contre des ombres qui fuient devant la réalité. Je passe donc la parole aux contagionnistes intransigeants. C'est à eux à répondre et à opposer des observations cliniques aux innombrables faits étudiés et produits par les praticiens qui ont étudié la lèpre sur les malades et non dans les laboratoires, et par induction.

Le Dr Constantinidès a remarqué que la lèpre diminue à Chio, bien qu'abandonnée à elle-même, par suite de l'amélioration des conditions hygiéniques, de la propreté, de l'aisance et d'une nourriture saine qui n'altère pas l'état du sang et les humeurs au point de favoriser le développement des maladies cutanées. Il attache de l'importance aux causes secondes qui contribuent dans les localités lépreuses, et lorsqu'il y a hérédité, à la manifestation de la lèpre, telles que la misère, la saleté, les aliments corrompus, putréfiés (poissons secs ou en saumure), l'alcool, etc. « Bien que je n'aie jamais vu que la vaccination ait communiqué la lèpre, je me garde de puiser chez un lépreux du vaccin pour inoculer un enfant, dit notre distingué confrère, et je ne puis qu'applaudir à sa manière de faire ; quand ce ne serait que pour éviter aux parents toute raison d'inquiétude. » Dans un mémoire plus récent, notre distingué confrère, le Dr Constantinidés, revient sur l'hérédité de la lèpre. Pour faire crédit valable, dit-il, aux recherches entreprises sur l'hérédité, on doit scruter attentivement et patiemment dans les secrets des familles et remonter tout au moins à quatre générations, ce qui n'est pas chose facile. Il a pu se procurer quelques renseignements de cette importance sur un certain nombre de cas. Les médecins des îles de l'Archipel grec sont bien placés pour élucider la question, exerçant dans des localités bien circonscrites. Presque isolés sur leurs rochers, les habitants se marient, en général entre eux et leurs généalogies peuvent être suivies ; elles sont connues par tout le public. Les archives des villes et les gérontes fournissent des renseignements précis. Les médecins sont on ne peut mieux placés pour pénétrer dans les secrets des familles qui leurs confient leurs affaires les plus intimes avec sécurité. Car ils gardent le secret professionnel et ne livrent pas à la glose publique ce qu'ils connaissent grâce à leur sacerdoce. Leurs indiscrétions feraient le plus grand tort à leurs clients et à eux-mêmes.

En 1870, les habitants de Volisso, une des villes principales de l'île de Chio, voisins d'un village occupé presque exclusivement par des lépreux se sont exaltés contre ces malheureux et se mirent à les persécuter de ce qu'un de ces malades avait vendu des œufs à une famille saine. Jusqu'alors on tolérait partout les lépreux grâce à leurs liens avec des familles notables. D'ailleurs ceux-ci évitaient, autant que possible, de se mêler au public. Mais à la suite de l'incident des œufs, les notables habitants du village s'adressèrent aux autorités réclamant l'expulsion sévère des lépreux et leur isolement effectif. Le Dr Constantinidés, médecin en chef de l'hôpital de l'île et de la municipalité, fut chargé officiellement d'une enquête à laquelle il se livra dans les meilleures conditions possibles, aidé par le gouvernement et par la population.

Volisso occupe une situation pittoresque ; la végétation des environs est d'une grande beauté, la ville compte 400 foyers. Elle est voisine du village Papatréha, patrie du littérateur Coray. Tous les habitants de Volisso passent leur vie dans le *dolce farniente,* pratiquent la xéro-phagie et ne se nourrissent que de poissons salés, presque toujours en putridité, ils trempent toujours leur pain dans la saumure infecte de ces poissons corrompus. Volisso fournit des mendiants à tout l'Orient. C'est l'industrie du pays. La plupart des habitants s'expatrient, mènent une vie aventureuse et dégoûtante, se livrent à leur métier en famille : père, mère, enfants de tout âge implorent dans les rues de la capitale de la Turquie et dans les villes principales en molestant les passants et demandant avec importunité la charité publique, couverts de haillons et dans une saleté sordide. Après avoir ramassé un modeste pécule, ils retournent chez eux et mènent la vie de rentier. Parfois les parents estropient leurs enfants pour mieux invoquer la commisération. Parmi ces hordes de vagabonds infestant Constantinople, nous avons découvert quelques lépreux. Les rues de Volisso sont d'une saleté indescriptible ; les égouts y coulent en serpentant, des troupeaux de porcs grognants grouillent et furètent continuellement dans les détritus immondes. L'hiver, on massacre ces animaux engraissés dans les égouts, on les sale ou on les fume et le peuple en fait sa nourriture en l'associant aux poissons en putridité.

Il y a quelques années, la lèpre y devint si commune, que l'on évaluait la proportion de ses victimes à 15 pour 100 habitants. Lorsqu'elle avait déformé hideusement la figure, ulcéré et mutilé les membres, ces déshérités partaient pour l'étranger ou bien s'isolaient dans leur léprochori (village de lépreux). Les débutants continuent à circuler partout librement. Depuis bien des années on ne pouvait contracter mariage, à Volisso, qu'en produisant un certificat médical attestant l'intégrité des futurs ; sans cela l'église, de son côté, interdisait la bénédiction nuptiale. Néanmoins il y avait des accommodements même avec le ciel. Les riches enfreignaient les lois cosmiques et spirituelles, de façon que ces interdictions sont tombées en désuétude, par inobservation.

La mission dont je fus chargé par le gouvernement, dit le Dr Constantinidés, je l'ai remplie très consciencieusement. Elle dura plus d'une semaine, devant les doyens d'âge de Volisso. J'arrivai, non sans difficulté, à remonter l'arbre généalogique des familles lépreuses, aidé par les assistants et par les archives, jusqu'à la troisième et la quatrième génération. Je constatai ainsi d'une manière inéluctable la transmission de la lèpre héréditairement dans la succession des familles. Autrefois il y avait aussi un *léprochori* à Mastihora, entretenu par la municipalité, on n'en voit aujourd'hui que les ruines.

Les lépreux recourent à toutes les supercheries pour donner le change et éviter de figurer sur la liste officielle des éléphantiasiques. Quelques-uns se faisaient saigner préalablement pour combattre l'expression congestive de leur figure trahissant la maladie ; d'autres soutinrent sous serment que leurs ulcères n'étaient que la conséquence de traumatismes accidentels, ils essayaient d'esquiver leur inscription sur la liste des victimes du fléau. Ce fut une véritable perquisition qui démontra l'hérédité de la maladie et permit de remonter jusqu'à la 4e génération. Parfois, la maladie sautait des ancêtres aux petits enfants en respectant les géniteurs directs. L'hérédité de la lèpre fut ainsi péremptoirement prouvée. Ainsi le Dr Constantinidés parvint dans cette enquête, à prouver l'hérédité familiale. Il cite, dans l'intéressant mémoire qu'il nous a remis, des faits très concluants qu'il serait oiseux d'insérer ici. Plusieurs de ses malades témoignent de la survivance de l'hérédité familiale jusqu'à la 4e génération, mais, heureusement, cette hérédité n'est pas fatale. Elle se manifeste chez un ou deux descendants de parents lépreux et souvent en sautant une et parfois deux générations.

Les chiotes Ralli-Brothers, grands négociants établis aux Indes ont envoyé une grande quantité d'huile de chaulmoogra et un mémoire indiquant son mode d'emploi qui produisit des résultats bienfaisants aux Indes. Le Dr Constantinidés employa cette huile chez plusieurs lépreux et dirigea personnellement les expériences de cette cure. Les doses ont été de quelques gouttes à trois drahmes à l'intérieur, avec onction simultanée de tout le corps tous les deux ou trois jours. Les résultats de cette thérapeutique ont été souvent très satisfaisants. Les tubercules étaient heureusement influencés, principalement si l'éruption était récente. Ces lépromes disparaissaient ou bien ils se ramollissaient, suppuraient et se vidaient laissant à leur suite des taches plus ou moins colorées. Notre confrère observa, parfois, la congestion des poumons et des hémoptysies survenant à la suite de l'administration prolongée du chaulmoogra, et parfois une légère albuminurie. Il employa aussi les injections sous-cutanées de chaulmoogra avec autant d'insuccès que tous les léprologues (Voir le rapport fait à l'Académie sur ce sujet par le Dr Hallopeau). D'ailleurs nous avons vu nous-même, le malade plusieurs mois après le tapage fait autour de la guérison du Dr Tourtoulis, du Caire. La lèpre avait continué à évoluer comme toujours. Le sujet devint léonin hideux, traîna sa misérable existence de plus en plus lamentable, et finit par succomber à la lèpre comme la plupart de ses congénères. Sa guérison fut fictive, on s'était trop pressé à l'annoncer au son des fanfares et des tambours.

Le Dr Constantinidés a vu plusieurs lépreux tubéreux améliorés par l'usage des bains sulfureux d'Hypatie (Grèce), la bonne diète alimentaire et les grands soins hygiéniques. Nous sommes heureux de trouver ainsi la confirmation de nos observations.

Voici ses conclusions : De tout temps il y a eu deux camps, celui de la contagiosité et celui de la non-contagiosité de la lèpre; presque tous les auteurs admettaient l'hérédité. Mais depuis la découverte du bacille de Hansen, en appliquant à la lèpre les lois générales de la microbiotie, on exclue complètement l'hérédité et l'on s'efforce de tout expliquer par la contagion. Quoi que l'on fasse et que l'on dise, les plus belles théories ne sauraient annuler ce que la clinique a montré à nos prédécesseurs et ce que l'observation longue et suivie des malades enseigne à ceux qui ont consacré le temps nécessaire à l'étude de la lèpre, maladie très lente, en général, à évoluer et apparaissant dans les lignées faméliques parfois avec des interruptions et des sauts d'autant plus difficiles à dépister que les sujets et leurs familles ont tout intérêt à dissimuler la vérité, à tromper le médecin, afin de se laver de toute tache originelle.

Le Dr Constantinidès finit son intéressant et bien documenté mémoire par une phrase officielle de son maître, le Pr Béhier : La mode en médecine dépasse celle qui entraîne les femmes qui suivent servilement sans la juger celle des fantoches. Or il est partisan fervent de l'hérédité. Vu sa longue pratique dans un foyer actif de la lèpre, on ne saurait nier qu'il est bien qualifié pour porter un jugement sur la marche de la maladie dans le champ où il l'a observée.

Le Dr Livanidès, originaire de Chio, a fait de nombreuses publications sur la lèpre endémique dans sa patrie. Ses études, poursuivies sur les lieux mêmes, ont paru dans les journaux grecs, médicaux et politiques pour calmer la panique terrible déterminée par la conférence de Berlin, qui a retenti même en Orient, et rendit la vie des lépreux affreuse par la répugnance et la persécution cruelle dont ils furent l'objet, consécutivement au règlement draconien édicté par cet aéropage. Le Dr Livanidés cite dans ses travaux nombre d'observations détaillées qui rendent l'hérédité incontestable. Parfois la lèpre fut transmise du père au fils et de celui-ci à tous ses propres enfants. Heureusement cette hérédité atteignant tous les enfants et les petits-enfants d'un ancètre lépreux sont fort rares. En général la majorité des descendants d'un lépreux restent indemnes. Parmi les observations que ce laborieux confrère a citées, je choisis les suivantes : G... eut, 30 ans auparavant, sa mère lépreuse. Celle-ci eut trois enfants, deux fils et une fille. Le fils aîné fut atteint de la lèpre mutilante qui fit tomber six doigts; il vend de la gomme *Mastic* dans les rues d'Athènes, prétextant que ses mains furent accidentellement brûlées. La fille mourut dans la léproserie de Chio. Mariée à *neuf ans,* avant l'apparition de la lèpre, elle eut deux filles dont la cadette devint lépreuse à 15 ans; elle mourut aussi dans la léproserie. L'aînée mariée depuis 20 ans est indemne; mais un de ses enfants, une fille âgée de 15 ans, présente déjà les premiers signes de la lèpre. Le Dr Livanidés ajoute avoir souvent vu la lèpre sauter des grands-parents aux petits-enfants, en respectant la génération intermédiaire, et parfois même deux générations. D. Chiote abandonna sa femme et ses deux enfants mâles, et se rendit à Constantinople. Sa femme ainsi abandonnée s'amouracha d'un lépreux qui succomba, plus tard, à la léproserie. De cet amant lépreux naquit une fille, qui devint lépreuse et fut élevée néanmoins avec ses deux sœurs utérines, les filles légitimes de la mère. Celles-ci restent indemnes. Le Dr Livanidés dit avoir vu plusieurs faits pareils à Chio où il connaît presque tous les lépreux, même ceux qui vivent dispersés dans les diverses villes et villages. Est-il possible, dit-il, de rejeter l'hérédité que tout le monde admet pour les maladies nerveuses, l'épilepsie, l'aliénation mentale, hystérie, etc.

L'île de Chio, si belle comme nature, si bien cultivée, si malheureuse dans son histoire, autrefois brillante, formant un royaume qui envoya une flotte de galères à Athènes pour combattre Xerxès, n'a aujourd'hui que 65 000 habitants, parmi lesquels un petit nombre de Musulmans renégats, et quelques Juifs. Le climat est renommé pour sa beauté; il est tempéré. Tous ses villages sont situés sur des montagnes ou à demicôte de celles-ci. De sorte que l'on est surpris de voir la lèpre y régner endémiquement. On doit chercher les causes de la fréquence de la lèpre endémique dans la manière de vivre de ses habitants (du peuple) hostiles aux règles les plus élémentaires de l'hygiène.

La lèpre au Mont Athos. — Le Mont Athos est une montagne de la Turquie d'Europe, s'avançant dans l'Archipel. De nombreux couvents, peuplés de moines orthodoxes, exclusivement, en constituent l'ensemble de la population.

Telle est l'austérité de ces gens retirés de la société, qu'aucune femme ne peut y pénétrer. Il y a plus ; toute femelle d'animaux domestiques, vache, chèvre, poule... en est bannie, grâce à leur règlement inflexible qui ne plaide pas en faveur de la résistance de ces saints hommes aux plus abjectes tentations ! Ils n'ont pas confiance en eux-mêmes et craignent d'être scandalisés par les actes amoureux des êtres inférieurs ; ils consacrent leur temps à la prière et n'ont comme satisfaction que le produit de leurs vignes, qui coule en abondance. Néanmoins, ils méritent une bonne note. Ils accueillent les malheureux lépreux, les hébergent et les soignent avec dévouement ; les hommes uniquement, cela va sans dire ; il y a même deux prêtres lépreux.

L'institution monacale a un médecin attitré qui prodigue aussi ses soins aux misérables lépreux réfugiés à la Sainte Montagne. Un honorable confrère, le Dr Phanouriadès s'est beaucoup intéressé au sort de ces malheureux dont il eut cure au point de vue médical ; il relevait même leur moral par sa parole consolatrice et compatissante. Nous lui devons les renseignements ici consignés. C'est près du couvent Iviron que sont établis ces lépreux de diverses provenances des environs, îles et Chersonèse ; plusieurs de ces lépreux sont de l'île de Thasos, foyer de lèpre.

A une distance de 10 minutes du couvent, les moines ont fait construire, il y a soixante ans, une léproserie où ces parias trouvent un toit et leur nourriture, bien que leur diététique et l'hygiène laissent beaucoup à désirer. Cet asile est une dépendance de l'hôpital, et coûte au monastère, annuellement, plus de 30 milles piastres (sept mille francs environ). La situation en est pittoresque ; il est placé sur un monticule, entouré de beaux arbres séculaires et d'une vallée gaie, tapissée d'une végétation aromatique luxuriante, principalement de thym, qui embaume et masque les infectes exhalaisons de ces cadavres ambulants, en décomposition. Sept grandes pièces, à fleur de terre, en constituent les habitations, malheureusement humides et très mal aérées. Chacune possède une cheminée pour combattre durant l'hiver les rigueurs de la température bien froide de la localité; une petite chapelle sert à leurs dévotions, un parterre à la culture des fleurs et un potager à faire pousser leurs légumes. C'est donc une ébauche de colonie agricole où les malheureux écoulent leur affreuse existence entre la prière et le jardinage, ce qui constitue un soulagement, une occupation pour rendre leur vie tolérable. Le nombre des lépreux vivant dans cet asile varie; il atteint parfois le chiffre de trente; malheureusement tout soin de propreté est absolument négligé; leur corps, couvert d'infectes haillons, pue à distance. Aucun infirmier n'est attaché au service de ces malheureux qui se rendent mutuellement les petits services de ménage. Leur nourriture consiste en poissons salés, légumes secs et frais; le tout préparé à l'huile d'olives. Les jeûnes rigoureux sont strictement suivis conformément aux canons des moines orthodoxes. On abuse aussi des polypes ou poulpes sèches dites *octapodes*. L'usage de la viande est rarissime. D'ailleurs la plupart des moines s'en abstiennent systématiquement; ils sont végétariens; il n'y a ni lait, ni œufs frais, puisque aucune bête femelle n'a accès à la Sainte-Montagne. Cette alimentation et la sordide saleté où ces malheureux croupissent, rendent nuls tous efforts thérapeutiques. Néanmoins, le médecin leur prodigue ses dévoués soins pour les maladies intercurrentes et pour leurs vastes et profonds ulcères, conformément aux règles de la science moderne, à l'antisepsie.

Les Moines et les Ascètes ne craignent pas le contact des lépreux qu'ils visitent souvent; ils partagent même parfois et durant plusieurs jours, leur triste existence à l'asile; et, à titre de mortification, ils endossent parfois leurs dégoûtants vêtements, voire même leur sordide linge imprégné de pus de leurs infects ulcères; et cela pendant des années. On n'a vu jusqu'à présent aucune transmission de la lèpre à ces postulants qui s'offrent en holocauste à leur piété illogique, à l'instar de certains saints catholiques. Un aumônier a vécu pendant 30 ans dans ce milieu horrible; un autre lui succéda pendant 15 ans; tous les deux sont demeurés invulnérables. Un jeune domestique resta attaché pendant 8 ans à la personne d'un lépreux aisé dont il partagea la vie; et un autre a servi un autre en pansant ses ulcères, durant 13 ans. Tous les deux couchaient dans les mêmes chambres; ils restent indemnes. Cette symbiose de lépreux avec des domestiques et des ascètes sains, dure depuis 60 ans; et il n'y a pas eu d'exemple de transmission. Enfin le Dr Phanouriadés me signala l'épisode suivant. Il y a une quinzaine d'années, un lépreux offrit à dîner à un des moines et à son catéchumène. L'amphitryon servait lui-même à table; ses mains pleines d'ulcères se mirent à saigner et quelques gouttes de sanie vinrent assaisonner le potage offert. L'hôte indulgent admonesta l'insouciant, mais il absorba tout de même la soupe, tandis que le néophyte dégoûté se leva de table et se sauva.

A en juger par les observations que j'ai prises et des commémoratifs des malades, dit le Dr Phanouriadés, il y a eu presque toujours des lépreux dans leurs familles. Ce sont les pères, les mères et les grands-parents qui ont transmis la maladie. Cependant on voit, d'autre part, les géniteurs, le père surtout, lépreux avoir des enfants sains jusqu'à leur vieillesse. D'après ce que notre honorable confrère nous a narré, la maladie a débuté chez ses patients entre 8 et 20 ans. Néanmoins, lorsque l'hérédité remonte au delà des géniteurs directs, on peut voir la lèpre se manifester bien plus tard. La forme la plus fréquente est la tubéreuse. L'anesthésique permet une longue survie. Il a vu un lépreux de cette dernière catégorie arriver à l'octogénéité. Il était lépreux depuis 50 ans. Tous ces lépreux étaient fils de pêcheurs ou d'agriculteurs miséreux, mal nourris, mal habillés, mal abrités et ainsi exposés au froid et aux grandes chaleurs; ils attribuent leur maladie aux privations et à leur mauvaise nourriture (viandes de porc salées, poissons conservés dans la saumure. etc.) et aux vicissitudes atmosphériques qui continuèrent à donner des coups de fouet à la lèpre affirmée. Leurs compatriotes réciproques croient à la contagion et poursuivent, chassent, persécutent inhumainement, disent-ils, tout lépreux avéré. Cependant, parfois, des relations amicales ont continué entre eux et certaines familles, sans transmission de la lèpre. Mais on évite tout lien patrimonial même avec les familles qui ont eu quelque lépreux parmi leurs ascendants. La dissolution du mariage est, en général, réclamée et obtenue par le conjoint sain, conformément au rit orthodoxe.

En parcourant les observations détaillées annexées à ce

consciencieux mémoire, on remarque qu'un ou deux enfants de lépreux furent atteints, tandis que les autres échappèrent à la maladie. Il y a eu un lépreux intercalé entre frères et sœurs indemnes. Ainsi un lépreux eut cinq sœurs et quatre frères dont trois sont sains ; savoir deux frères aînés et une sœur, la puînée. On ne peut comprendre les raisons de ces choix et immunités. La première victime fut une sœur atteinte à 22 ans, un an avant son mariage. Elle eut un fils lépreux. Le mari a vécu 12 ans avec sa femme lépreuse; il demeure sain. Le huitième frère devient lépreux à 16 ans, les enfants intermédiaires sont sains. Aucun lépreux n'a contaminé sa femme. Chez tous les lépreux tubéreux du Mont Athos l'affection s'est annoncée avec des symptômes généraux (fièvre, courbature, douleurs des membres, etc.); puis apparut l'exanthème érysipélateux à la face, passager et à répétition. Ce n'est que deux ans environ après l'apparition de ces phénomènes, que suivirent les lépromes dans la forme tubéreuse. Un de ces lépreux se rendit à Athènes ou le Pr Arétée diagnostiqua la lèpre et l'envoya à la source sulfureuse d'Hépate. Une sensible amélioration survint pendant la balnéation; les lépromes disparurent. Mais deux ans après survint une nouvelle poussée plus intense de lépromes et de pemphigus; enfin pachydermie, puis figure léonine, grands placards d'exsudat sur les membres qui se sont ulcérés et se cicatrisent lentement après suppuration. Un autre malade ayant sept frères en vit un atteint à 7 ans, un autre à 16; lui-même présenta les premiers signes de la maladie à 10 ans. Après des poussées de lépromes, il perdit successivement plusieurs doigts; il n'en conservait que les pouces droit et gauche. Ses orteils se sont déformés et mutilés aussi; il conserve sa barbe et sa moustache; vaste ulcère sur le sternum; lépromes volumineux comme des pommes d'api aux régions crotaphiques, et sous forme de pendeloques aux lobules des oreilles. Les autres observations du Dr Phanouriadès ne présentent que l'escorte classique des phénomènes annonçant l'invasion de la forme tubéreuse ou bien de la tropho-nerveuse. Deux malades ont eu, comme symptômes précurseurs, un et deux ans avant l'apparition des lépromes, une anesthésie cutanée sous forme de placards ou de bandelettes plus ou moins longues et larges sur les membres thoraciques et les pelviens. C'est fortuitement qu'il découvrit cette anesthésie cutanée dont il ne se rendait pas compte. Puis survinrent les phénomènes généraux (frissons, fièvre, courbature, arthralgies, exanthèmes érythémateux de la face et éruption de lépromes). Tous ces malades mariés continuèrent leurs relations sexuelles pendant des années, même avec excès, sans que leurs femmes fussent contaminées.

La ville de Salonique, voisine du Mont Athos, compte quelques lépreux juifs spaniotes qui vivent dans leurs familles.

La lèpre dans les Balkans. — Les pays des Balkans, strictement parlant, sont la Bulgarie, la Serbie, le Monténégro et les deux provinces autrefois ottomanes, aujourd'hui autrichiennes, la Bosnie et l'Herzégovine.

Des confrères instruits nous ont fait connaître que la lèpre existe dans ces deux dernières provinces ; et leurs communications aux divers congrès internationaux nous ont éclairé sur la manière dont se comporte la maladie chez eux. Ils ont eu même l'amabilité de se mettre, directement, en correspondance scientifique avec moi et j'ai profité de leurs recherches. Personnellement j'ai eu à soigner quelques Monténégrins lépreux à Constantinople, un Bulgare et deux Bosniaques.

Le Dr Ehlers a fait à la Société de Dermatologie de Paris, en 1897, une communication sur la lèpre dans les Balkans. Le Dr Millanitch de Cettigné, capitale du Monténégro, lui a dit connaître une vingtaine de lépreux, il évalue à une centaine leur nombre total dans le petit royaume dont la population serait de 250 000 habitants environ ; ce qui ferait plus d'un pour 2 000.

Pour moi j'ai éprouvé une pénible impression à la vue de ces magnifiques Monténégrins, à belle taille, à constitution robuste, à physionomie noble, atteints de cette affreuse maladie qui a dû plus tard les déformer piteusement par ses progrès. L'un de ceux que j'ai eu à soigner s'est beaucoup amélioré pendant son séjour de six mois à Constantinople, sous ma direction. Je ne sais ce qu'il en advint après sa rentrée dans les montagnes noires.

Le Dr Vaume, médecin sanitaire dont nous avons déjà parlé et qui étudia la lèpre d'abord à l'île de Crète où il est né, — pendant que son père, d'origine française, y exerçait — et plus tard en Perse, nous a dit avoir rencontré des lépreux à Bourgas, ville bulgare du littoral de la mer Noire. Quant à moi je n'ai vu qu'un seul Bulgare lépreux, c'était un instituteur de Sofia. Je me propose d'écrire à quelques confrères Bulgares pour me renseigner à cet égard. En vérité y a-t-il des différences suffisantes entre les lépreux Bulgares et les autres lépreux d'Orient? Je ne le crois pas.

Le Dr Zugovic de Belgrade fit de sont mieux pour savoir le nombre des lépreux se trouvant en Serbie. A cet effet il s'adressa à plusieurs de ses confrères ; il arriva au chiffre de 15 dont 11 certains et 4 douteux, mais probables. La déclaration de la lèpre est obligatoire en Serbie depuis 1890 ; il n'y a pas de léproserie, ni internement obligatoire. Mais on les isole dans les hôpitaux communs ; on leur permet de rester chez eux, s'ils demeurent éloignés du public, dans leurs fermes où le médecin du district les surveille. Depuis 1900, il n'y aurait pas eu de nouveaux cas, dans les communes où vivent les lépreux.

La lèpre en Bosnie et l'Herzégovine. — Pendant l'inquisition, de nombreux Juifs d'Espagne ont émigré en Bosnie où l'on en rencontre encore un grand nombre que l'on désigne sous le nom de *Spanicoles*.

Le Dr Leopold Glück, chef de la section anthropologique du Musée de Sarajevo, avec lequel je me suis mis en correspondance scientifique, me fit part de ses observations personnelles suivies pendant dix-sept ans, d'un manuscrit déposé dans son Musée, écrit en espagnol par *Arigas*, et de renseignements puisés récemment auprès d'un grand rabbin de Bosnie, Avram-Danon efendi. Les Juifs de ces deux provinces, dernièrement enlevées à la Turquie par l'Autriche, sont les descendants d'une quarantaine de familles venues de Constantinople et de Salonique en 1604. Plus tard, d'autres Israélites sont venus de Philippopoli, Nish, Belgrade, de Vérone et de Padoue. Il y a actuellement 7 000 Juifs dans ces deux contrées. Ils sont tous *sefardims,* se marient entre eux et parlent l'espagnol en famille. Ils appartiennent à un rite religieux différent de celui dit *Eskenerim.* Plusieurs ont des noms espagnols: Pinto, Pardo, Péréïra, etc., et les femmes Reïna, Spéranza, Brava, Gaan, Tinri. 67 pour 100 sont dolicocéphales et 33 brachycéphales. Tous ces renseignements prouvent que tous les Juifs de Bosnie-Herzégovine ne sont pas de purs descendants des Hébreux de Moïse, comme les Juifs de Constantinople provenant uniquement de l'Espagne où ils se sont rendus directement de Babylone et de Jérusalem. D'ailleurs les Juifs de ces deux provinces, Bosnie et Herzégovine, se sont mêlés à ceux originaires de la Bulgarie, de la Serbie et de la Roumanie où les néo-Juifs abondent. Les noms et leurs crânes brachycéphales en sont une démonstration incontestable. Dans tous les cas, les Juifs de Constantinople sont les vrais descendants des Hébreux de l'exode et ils conservent la lèpre biblique. Ce sont les seuls lépreux indigènes de Constantinople, je le répète.

Le Dr Düring fit paraître un article dans la *Jüdische Presse* de Berlin, le 25 mai 1893 n° 21, sur la lèpre chez les Juifs en Orient, dont les conclusions ont ému l'Alliance universelle israélite.

Notre confrère prédisait que, vu la contagiosité extrême de la maladie et le défaut de précautions prises par la communauté, bientôt les Juifs d'Orient seront décimés par la lèpre. Le comité de Constantinople fut chargé de faire une enquête et s'adressa à moi. J'ai consolé et rassuré l'Alliance israélite. En effet, si la lèpre sévit chez les Israélites d'Orient, c'est sans grande propagation. Au contraire le nombre des lépreux diminue, et il n'y a aucune crainte de la voir prendre les allures d'une épidémie. C'est là la réponse faite par nous à nos confrères, les Drs Fried et Eskenazi, établis dans notre ville, qu'ils ont transmise au siège central de l'Alliance, siégeant à Paris.

J'ai saisi l'occasion pour prier l'Alliance israélite, qui déploie tant d'efforts louables pour l'amélioration de l'état de ses coreligionnaires — efforts couronnés de grands succès, — de recommander, en général, à ceux des leurs qui habitent l'Orient l'observance des préceptes hygiéniques les plus élémentaires. Car leur misère profonde les fait vivre dans une promiscuité et dans une saleté sordide, ce qui fait que la scrofulose, la tuberculose, la léprose et toutes les affections invétérées de la peau règnent chez beaucoup de ces pauvres malheureux. Dans tous les cas la lèpre n'a pas augmenté chez les Juifs d'Orient depuis 45 ans que je les observe et la prophétie lugubre du Dr Düring ne s'est pas réalisée.

Le grand législateur Moïse avait posé les fondations de l'hygiène publique et privée avec une sagacité admirable ; il ne s'est pas borné à interdire la viande du porc, si nuisible dans les climats chauds (et, par coïncidence de son envahissement, par les parasites, les trichines, fait ignoré alors et prouvé aujourd'hui, —) il prescrit aussi de saigner tous les animaux servant à l'alimentation. Et nous savons que c'est dans le sang que circulent les germes ou les spores d'un grand nombre de maladies infectieuses. La graisse, substance indigeste, notamment dans les pays chauds, est brûlée sur l'hôtel des holocaustes. Celle des organes abdominaux qui entourent les *ganglions lymphatiques* souvent dépositaires de germes parasitaires, est aussi défendue. Si le poumon est adhérent ou s'il y a des boutons disséminés à sa surface, l'animal est *impur*. On doit l'insuffler sous l'eau ; et s'il offre une fissure, il est impropre à l'alimentation. Moïse a donc eu l'intuition prophétique des microbes et de leurs méfaits. La crainte des principes contagieux se retrouve dans l'hygiène des habitations. On lit dans le Lévitique : quand le propriétaire d'une maison aperçoit sur les murailles quelque chose qui ressemble à la *lèpre,* il en préviendra le prêtre qui ordonnera de vider la maison. Or il a été prouvé de notre temps en Allemagne et en Russie que les murs et les planchers pourris et sales recèlent les germes des maladies infectieuses en général. Moïse ordonnait de racler les murs couverts de taches, qu'il qualifie *de lèpre,* et de porter la poussière hors la ville. Enfin il prescrit les lavages après les exonérations et le coït. Nos Israélites d'Orient, j'entends le peuple, transigent avec tous ces excellents principes. Ils sont sales chez eux, dégoûtants sur eux et se nourrissent d'aliments en décomposition (poissons, œufs, etc.). Aussi payent-ils cher toutes ces négligences. Et la lèpre héréditaire, atavique chez eux, trouve des *conditions secondes* très favorables à son développement. Nous terminerons ces remarques en disant que la religion musulmane et l'hébraïque prescrivent des soins de propreté que les pères des églises ont négligés, en alléguant que le corps, condamné à pourrir, ne réclame pas de telles assiduités que l'on doit exclusivement à la pureté de l'âme ; comme si la propreté du corps et la pureté des mœurs s'excluaient absolument. Les gens bien élevés n'ont pas besoin de décrets religieux pour être propres. Le chancelier Bacon, le grand philosophe anglais a dit : la propreté est, à l'égard du corps, ce qu'est la décence dans les mœurs. La propreté, la décence et les manières aimables sont les indices d'une âme sage. La malpropreté, la grossièreté et l'indécence décèlent une âme basse, stupide qui ignore ce qu'elle doit à elle-même et aux autres.

La lèpre en Roumanie. — La lèpre resta méconnue en Moldavo Valachie, la Roumanie actuelle, jusque dans ces derniers temps ; à tel point que le Pr Turnesco désignait la lèpre tuberculeuse sous la dénomination de *syphilis tuberculeuse invétérée* (Mémoire présenté à la conférence sur la lèpre, Berlin, 1896, par le Pr P. Pétrini, la Lèpre en Roumanie).

Cependant le Dr Schreiber, chef des travaux anatomiques des hôpitaux de Bucarest, fit en 1874 une communication à la Société de dermatologie de Vienne, sur un cas de lèpre constaté en Roumanie, que tout le monde considéra comme un cas isolé et d'origine étrangère. Il est donc évident que les nombreux lépreux indigènes de ce pays passaient inaperçus.

Lorsque je commençai mes recherches sur la lèpre à Constantinople, j'ai eu l'occasion d'y rencontrer un lépreux Roumain ; j'en parlai au Dr Kalendero, mon regretté collègue de l'internat, professeur à la Faculté de médecine de Bucarest, et l'engageai à s'occuper de la question. Je suis content de l'avoir incité à cette étude, j'étais certain que la lèpre ne pouvait avoir respecté la Roumanie, lorsqu'elle a existé, depuis un temps immémorial, dans tout l'Orient. En effet Kalendero s'intéressa à la question et découvrit nombre de lépreux dispersés partout dans son pays. Depuis, il fit plusieurs mémoires dont quelques-uns ont été communiqués à l'Académie de médecine de Paris. Il établit que la lèpre n'était pas rare en Roumanie, bien loin de là. Il illustra même un de ses mémoires de nombreux dessins, comme pièces justificatives de la réalité qui était encore discutée par plusieurs de ses confrères compatriotes. Je suis loin de partager les idées de Kalendero, sur bien des points concernant la lèpre ; entre autres sur l'introduction de la maladie en Roumanie par les Cosaques et les Pahontes de l'armée Russe, pendant la guerre russo-roumano-bulgaro-turque, la contagion excessive et l'appel par le vésicatoire aux bacilles spécifiques — lorsque la biopsie ne les décèle nulle part — à comparaître dans la sérosité de l'exutoire. Mais il a eu le mérite de prouver que la lèpre était assez commune dans sa patrie ; puisqu'il arriva avec ses collaborateurs à enregister 203 cas, dans l'espace de quelques années ; et il avoue que ce n'est pas là la totalité des sujets atteints. Ce qui est curieux, c'est qu'au lieu de reconnaître le fait certain que la lèpre passa inaperçue et méconnue jusqu'à lui et ses contemporains, partant d'un point faux, savoir que la Roumanie était absolument indemne avant la guerre russo-turque, il en proclame la grande contagiosité ; puisque, dit-il, dans l'espace de quelques années, elle a fait tant de victimes ! Son argument manque de base. On ne saurait accuser la Russie d'avoir introduit la lèpre en Roumanie, puisqu'elle y existait et que les médecins y exerçant, les professeurs même la prenaient pour de la syphilis.

Cependant, à la page 9 de son intéressant mémoire, le Pr Pétrini dit en toutes lettres : Les recherches de Kalendero et les miennes m'autorisent à admettre que la lèpre existait dans notre pays avant l'année 1877. D'après une enquête du service sanitaire, on avait constaté des lépreux pendant le premier quart du XIIIe siècle.

Le Dr Pétrini veut absolument que la lèpre fut introduite dans son pays par les étrangers et il accuse tour à tour la Turquie, l'Archipel, la Russie et la Bulgarie.

Le Dr Pacouraro soutint à la Faculté de Médecine de Bucarest, en 1887, sa thèse inaugurale (*Quelques mots sur la lèpre, Progrès Médical Roumain,* 2 avril 1887), rédigée sous les conseils du Pr Kalendero. Ses recherches anatomo-pathologiques ont été faites dans le laboratoire du Pr Pétrini.

Le Pr Pacouraro reflète les opinions de son maître Kalendero. Il est contagionniste et attache peu d'importance à l'hérédité. Cependant bien qu'il ait suivi nombre de lépreux dans la division nosocomiale de Kalendero, il n'étaie pas ses idées sur des faits probants. Ce qu'il y a à retenir dans ce travail, c'est que la lèpre paraît présenter en Roumanie des prodromes accentués : La fièvre revêt parfois la marche intermittente; il y a en outre de l'hyperesthésie, du prurit, des transpirations abondantes, du pemphigus, une faiblesse générale, de la somnolence, etc. Le pemphigus domine, comme signe précurseur, dans la forme tropho-nerveuse. Il a vu la lèpre se compliquer souvent de diverses maladies cutanées vulgaires : Eczéma, prurigo, impétigo, psoriasis. Comme traitement, il préconise celui par le sublimé intus et extra, d'après Kalendero.

Enfin les ambulances rurales de la Roumanie accusent fréquemment des cas de lèpre dans tout le royaume; ce qui prouve que la maladie y est fréquente. La propagation rapide de la lèpre en Roumanie par les voyageurs russes fait pendant, sur un petit pied, a la légende du Chinois qui importa la lèpre aux îles Sandwich dont les deux tiers de la population devinrent lépreux dans l'espace de quelques années avec une rapidité qui tient du miracle ! Ici, comme là, la lèpre sévissait bien avant et qui sait depuis quelle date ? L'attention des médecins attirée depuis peu découvrit des lépreux passés inaperçus ou bien qualifiés de syphilitiques ; car la syphilis est bien commune en Roumanie, comme dans tout l'Orient. On ne saurait donc admettre que la lèpre a manifesté son existence avec grande intensité seulement depuis 1881, et que la maladie a suivi une ascension progressive rapide inquiétante pour l'avenir. Au contraire, la civilisation ayant pénétré à pas de géants en Roumanie, depuis l'abolition de l'esclavage (en 1855), sous le prince Couza, la lèpre a dû suivre la même décroissance que partout où le sort de la plèbe s'est amélioré et que le prolétariat devint de plus en plus prospère. D'ailleurs le gouvernement roumain n'a pas partagé cette panique et n'appliqua pas le règlement draconien, concernant les lépreux, décrété par la conférence de Berlin, en 1896.

Le Pr Pétrini dit dans son rapport qu'un sanatorium pour lépreux fut fondé à Rachitoasa, district de Técuci ; on ne saurait assez applaudir à cette mesure, quelle que soit l'opinion que l'on se fasse sur la marche de la lèpre ; car les pauvres malheureux sont charitablement soignés et dans l'impossibilité de propager la maladie par leur progéniture, le mariage étant prohibé.

Notre distingué ami admet l'hérédité, ainsi que son regretté collègue, le Pr Kalendero. Selon ces deux honorables confrères 75 pour 100 ont attrapé la lèpre par contact direct, 10 pour 100 par hérédité et 15 pour 100 d'une manière impossible à déterminer. Kalendero et Pétrini admettent que la misère avec ses attributs obligatoires (nourriture et la nature du terrain), jouent un rôle important dans le développement de la lèpre. Outre les 208 lépreux indigènes répandus dans toutes les parties du pays, le Dr Pétrini signale 10 lépreux étrangers : 3 Turcs, 3 Bulgares, 2 Roumains de Transylvanie, 1 Allemand et 1 Autrichien. Des 32 départements de la Roumanie, 22 sont atteints de la lèpre, dont 16 appartiennent à la Valachie, 4 à la Moldavie et 2 à Dobroudja.

Enfin le Pr Pétrini admet que les données statistiques sont incomplètes et qu'il y a bien plus de lépreux qu'on n'en a enregistré. Il y aurait 14 lépreux à Bucarest même, la capitale de la Roumanie.

Voici les conclusions de notre distingué confrère.

La lèpre se voit en Roumanie sous toutes ses formes. Elle y a existé même avant la guerre russo-roumano-turque. C'est le contact de notre population avec les Cosaques du Don et du Volga et avec les Pahontes amenés par l'armée russe en 1877, ainsi que le passage par notre pays des prisonniers turcs, qui ont contribué d'une manière fort appréciable au développement de la lèpre en Roumanie. (Cette assertion nous paraît hasardée et manquant de toute démonstration. La lèpre a dû exister en Roumanie (les Principautés danubiennes d'autrefois), dès la plus haute antiquité, comme dans les autres contrées voisines, nous le répétons.)

« La lèpre se trouve aujourd'hui répandue sur les deux tiers de la surface de notre pays. La lèpre étant une maladie contagieuse, quoi qu'aussi héréditaire, il est absolument nécessaire de ne plus garder les lépreux dans les hôpitaux destinés aux malades non contagieux. On devrait isoler les lépreux et les interner. L'État roumain doit faire une enquête scrupuleuse pour établir la statistique exacte des lépreux, et prendre les mesures nécessaires pour l'extermination de la lèpre » (octobre 1877, Dr Pétrini).

Le gouvernement a fondé une léproserie à Rachitosa et une autre à Dobroudja. Dans les hôpitaux généraux, il y a des salles exclusivement affectées aux lépreux. Voici comment s'est exprimé le Pr Pétrini à la conférence sur la lèpre tenue à Berlin en 1896 : Le Gouvernement roumain, ainsi que l'Epitropie de l'Hôpital Brancovenese, dont je suis le médecin, m'ayant chargé de prendre part à ce Congrès, j'ai l'honneur et la satisfaction de soumettre à votre connaissance le résultat de mes recherches sur la lèpre en Roumanie, qui peut se résumer en ce qui suit. La lèpre existe chez nous sous toutes ses formes, depuis le commencement du siècle; mais ses cas peu nombreux et disséminés sont restés inobservés pendant assez longtemps. Parmi les causes principales qui ont contribué au développement et au maintien de la lèpre en Roumanie, il faut citer les fréquentes invasions étrangères auxquelles nous avons été exposés pendant la première moitié du siècle, de même que nos relations commerciales avec l'Archipel et la Turquie, par voie de terre et de mer. En outre, la guerre russo-roumaino-turque a aussi contribué, pour une large part, à l'accroissement des cas de lèpre, à cause du contact prolongé qu'une bonne partie de notre population a eu avec les Cosaques et les Pahontes russes, ainsi qu'avec les prisonniers turcs[1]. Le moyen le plus propre pour la propagation de la lèpre est la contagion, sans pouvoir exclure toutefois la possibilité de la transmission par l'hérédité. Le manque de moyens d'existence, la misère, la malpropreté, la nature du terrain sont autant de causes favorisant l'existence et le développement de la maladie. Quoique la dernière statistique nous indique que le nombre des lépreux dans notre pays s'élève à 208, j'ai le droit de supposer que ce chiffre pourrait être doublé, sans crainte d'exagération. Ces 208 lépreux occupent deux tiers de la surface du pays et sont répandus dans 22 départements. Sur ces 22 départements, 16 appartiennent à la Valachie (qui en comprend 17 en tout), 4 à la Moldavie (qui en comprend 13 en tout) et 2 à la Dobroudja. Des 126 sous-départements, il y en a 47 où la lèpre s'est déjà répandue. Enfin sur 3 143 villages, 115 en sont atteints. Il y a en outre 13 grandes villes (chefs-lieux de départements), 3 villes secondaires et la ville de Bucarest qui présentent quelques cas de lèpre.

Le nombre des hommes malades monte à 133 et celui des femmes à 75. Nous trouvons des lépreux dont l'âge varie de 1 à 80 ans. De même on a pu observer des cas de lèpre chez 32 professions différentes. Enfin nous avons dans le pays toutes les espèces de lèpre; mais celle qui prédomine est la lèpre tuberculeuse. Le travail que j'ai l'insigne honneur de déposer sur le bureau du Congrès contient 3 cartes et 5 tableaux graphiques, qui nous font voir la distribution de la lèpre dans les départements, dans les sous-départements et dans les villages, ainsi que la répartition des 208 lépreux d'après leur sexe, profession, nationalité, âge et d'après les formes différentes de la maladie. J'ai bon espoir que notre Gouvernement, convaincu aujourd'hui de toute la gravité du mal qui nous menace, prendra toutes les mesures voulues pour l'extermination de cette maladie, dans la limite des lois humanitaires.

En janvier 1905, j'avais prié mon distingué confrère, qui

1. Je ferai remarquer qu'aucun médecin roumain n'a constaté la lèpre chez les Russes ou les Turcs militaires envahisseurs ou prisonniers de la Roumanie. Or, cette accusation est gratuite et hypothétique.

s'occupe toujours des lépreux en Roumanie, de me dire si ses idées ont varié. Sa réponse se résume ainsi : « Il est possible que la lèpre soit contagieuse, puisque j'ai observé trois frères lépreux, le père et la mère jouissant d'une santé florissante Une tante de ces enfants aurait eu des ulcérations(?) Cependant, bien que je soigne des lépreux depuis plus de quinze ans, je n'ai pas encore observé, moi-même, un cas de contagion. D'un autre côté, je suis en ce moment une femme atteinte de lèpre tuberculeuse dont les parents, les grands-parents, le mari, les sœurs et frères, au nombre de cinq, ne sont pas lépreux. J'ai vu aussi des cas où, la mère et les enfants étant lépreux, le père était indemne. De sorte que ma conviction n'est faite, ni sur la contagion, ni sur l'hérédité. Est-ce que pour beaucoup de dermatoses (psoriasis, micosis, etc.) nous connaissons la cause intime ? Ayant émis ces idées au dernier Congrès de Berlin, on a trouvé bon de ne pas insérer mon manuscrit dans les comptes rendus. Vous savez qu'à Berlin, *il n'y a que les contagionnistes acharnés qui aient raison !*

« Il est possible, si le bacille d'Hansen est l'agent pathogène de la lèpre, qu'il s'introduise dans l'organisme de toute autre manière que d'homme à homme. Qui sait si certains insectes (moustiques, mouches) n'en sont pas les agents de transmission ? Les récentes découvertes ont démontré cela pour la malaria et pour la peste qui se transmettent bien plus par les rats et les puces que par l'homme malade. Quant à la thérapeutique, selon moi, il n'y a aucune médication qui guérisse la lèpre. Mais, grâce aux bonnes conditions hygiéniques, des lépreux, même après 15 ans de maladie, se trouvent dans des conditions relativement satisfaisantes. Je n'ai pu suivre les malades au delà de ce laps de temps. Quant à la question s'il y a en Roumanie des cas de maladie de Morvan, le Pr Pétrini me répond : je n'ai observé que de la lèpre mutilante que je diagnostique même lorsque je ne puis mettre en évidence le bacille. Les malades que j'ai en vue provenaient de foyers lépreux. »

Cette lettre émanant d'un dermatologue exerçant dans une contrée où la lèpre règne, est de toute importance. Le Dr Pétrini n'a vu personnellement aucun cas de contagion, et point de malades atteints du mal de Morvan. Voilà les déductions que fournissent toutes ces communications, sans se perdre dans les abstractions, sans perdre le contact avec la réalité pratique. Le Pr Pétrini a fait une remarque de la plus haute importance au second Congrès de Berlin, en 1904. «Les statistiques qu'on invoque pour soutenir l'accroissement de la lèpre n'étant pas faites par des léprologues, mais par des bureaucrates, n'ont pas grande valeur. La découverte de la lèpre en Bretagne en 1892 par Zambaco montre bien que les non-spécialistes la méconnaissent. Si l'on sait que la lèpre est contagieuse, on ignore comment son agent causal se propage. Les inoculations d'homme à homme ont été négatives. Peut-être dans la transmission de la maladie interviennent des agents auxiliaires, l'alimentation, le sol, le climat, les moustiques ou d'autres insectes. Et le Pr Pétrini demande, comme nous, l'institution de commissions spéciales dans tous les pays pour établir une statistique exacte de la lèpre, et pour étudier le mode de sa transmission et si le bacille spécifique n'a pas une vie saprophyte. Il veut qu'on interdise le mariage et la cohabitation des lépreux avec des sujets sains. Quant au diagnostic différentiel avec la syringomyélie, les cas de Pitres et Sabrazes et celui de Suza Martin de Lisbonne prouvent péremptoirement qu'ils avaient qualifié de syringomyélie des vrais cas de lèpre. Ces distingués confrères ont constaté plus tard leur erreur qu'ils ont redressée, ainsi qu'ils l'ont avoué eux-mêmes; ils y ont même constaté le bacille de Hansen. Ces faits tranchent donc la question. »

Dernièrement le Pr Petrini publia, dans la *Gazeta Medicala de Bucarest,* un intéressant article intitulé *où en sommes-nous avec le traitement de la lèpre,* qui reproduit sa communication au Congrès de Rome de l'année 1912. Après avoir reconnu que la lèpre évolue parfois spontanément vers la guérison pour endiguer les illusions des jeunes qui s'attribuent des améliorations surprenantes grâce aux drogues qu'ils prônent, le Dr Petrini, en observateur méticuleux, expose les résultats de sa pratique de 20 ans sur plus de 100 malades qu'il a traités. La lèpre, dit-il, a d'habitude une marche lente, chronique, avec arrêts et reculs, résorption des lépromes et améliorations, auxquelles succèdent bientôt des réveils déceptionnels. Il énumère, en passant au crible de la critique, les traitements dont les promoteurs firent des publications élogieuses qui ont engagé tous les léprologues à les essayer. Malheureusement les désenchantements furent universels ; bien que les inventeurs aient continué la campagne, à tel point que ceux-ci seuls continuent à enregistrer l'action bienfaisante de leurs drogues, en dépit des insuccès de tous les expérimentateurs.

Les sérums de Carasquilla de Colombie et de Laverde, la léproline de Rost, la nastine de Deycke, ont échoué entre les mains de Kitasato, de Lenz, Asburton, Gordon Nersum (Nastine B et B²).

Le Dr Deycke reconnaît la violence de la réaction ; mais il soutient qu'une amélioration consécutive survient après un traitement de plusieurs années. Cependant la liste des léprologues mécontents a continué à augmenter. Déhio de Dorpat et Kiwull de Livonie ont constaté aussi que ces injections de nastine *B* sont très douloureuses et parfois elles aggravent l'état des lépreux. Or, la nastine a eu le même sort que les autres sérums antilépreux.

De mon côté je me range absolument du côté de Petrini. La chaulmoogra reste encore le moyen préférable ; elle donne des améliorations fréquentes, et parfois des guérisons, malheureusement le plus souvent éphémères et illusoires. Mais bien des malades ne la supportent pas, notamment à des doses élevées, les seules bienfaisantes ; par exemple de 18 et 20 grammes par jour. En même temps Pétrini détruit les lépromes par le galvano ou le thermo-cautère. C'est là notre pratique également ; et je pense avoir été le premier à prôner cette destruction des exsudats lépreux. Pétrini n'est pas favorable aux mercuriaux, contre l'usage desquels j'ai toujours protesté. Il emploie les arsenicaux : L'hectine et le cacodylate de soude sans enthousiasme, contrairement aux convictions d'Hallopeau. Le Salvarsan n'a pas été efficace non plus. L'ergotine combat les poussées conjectives, comme nous avons été le premier à le dire. Enfin les soins hygiéniques et les pansements antiseptiques améliorent les lépreux tubéreux, ulcérés, les soulagent et contribuent à l'amléioration des états local et général. C'est là aussi notre manière de penser et de faire. Mais à l'encontre de mes convictions, Pétrini ne croit pas à la guérison définitive de la lèpre. Mon expérience personnelle s'inscrit en faux contre cette opinion lugubre. J'ai vu nombre de lépreux dont la maladie s'est arrêtée et a même reculé bien qu'arrivée à un degré avancé de son évolution. Pendant 10, 20 et 25 ans il n'y a pas eu de nouvelles poussées, pas le moins signe de réveil. Je pense donc qu'on est en droit d'en inférer qu'il y a eu guérison définitive qui peut s'opérer spontanément, ainsi que je l'ai constaté, lors même que les lépreux se trouvent dans des asiles dégoûtants, ignobles, et dans des conditions hygiéniques les plus déplorables.

La lèpre en Turquie. — Nous sommes vraiment très embarrassé pour établir la nomenclature des contrées ottomanes éprouvées par la lèpre. En effet la Turquie possédait de vastes départements dans les trois parties de l'ancienne mappemonde : l'Europe, l'Asie et l'Afrique. L'Italie vient de conquérir la Tripolitaine et la Cyrénaïque de manière que le sultan kalif se trouve frustré de tout territoire africain. La guerre actuelle entre la Turquie et les États balkaniques menace de modifier radicalement la carte géographique de l'Europe, si les conquêtes opérées par ces derniers sont maintenues. Quelles seront les frontières définitives de tous ces belligérants ? Les matériaux de ce travail ont été rassemblés ante bellum. Nous laisserons donc au temps et au lecteur le soin d'ethniser les diverses localités lépreuses, en nous bornant à indiquer ces dernières, quel que soit le drapeau sous lequel elles seront placées. Nous nous bornons à faire ici de la science en dehors de toute politique.

Déjà plusieurs îles de la mer Egée étudiées se trouvent dans ce cas indécis.

Depuis les Dardanelles, l'Hellespont des anciens, les rives de la mer de Marmara, l'île du même nom, Préconése d'autrefois, Constantinople, les côtes du Bosphore jusqu'aux provinces de la mer Noire, d'une part toute la Turquie d'Europe, et d'autre part l'Anatolie et l'Asie, toutes les provinces ottomanes en un mot sont infectées. En effet à la capitale, rendez-vous général des habitants de tous les *vilayètes,* nous avons vu des lépreux venant du Kurdistan, de l'Arménie, de Bagdad, de la Syrie, puis de Sinope, de Castambol ou Paphlagonie ; toutes les villes et les villages ottomans sont endémiquement ou sporadiquement atteints et l'Arabie n'en est pas exempte. Nous en avons longuement parlé dans deux de nos ouvrages : *Les Voyages chez les lépreux* et *Les lépreux ambulants de Constantinople.* Il y a des léproseries ou des villages de lépreux là où la maladie opère de grands ravages, comme à Damas, à Castambol, à Yémen. Ce sont des huttes ignobles qui abritent ces malheureux grouillants dans la saleté, dévorés de vermine et mourants de faim, sans soins, abandonnés à eux-mêmes et livrés à la mendicité. Les populations ne s'effrayent guère de leur voisinage et de leur contact. Le fatalisme profondément enraciné fait tout braver en Orient, tout *ce qui doit arriver est irrévocable, inévitable, c'est écrit.* Il est inutile de lutter, de s'en défendre. Nous avons visité et décrit plusieurs de ces cloaques qui se ressemblent tous et rivalisent de saleté et de misère. Les étables et les porcheries d'Europe sont des palais auprès de ces réduits infects abritant des épaves humaines, ulcérées, mutilées, suppurantes, à émanations délétères de leurs corps en décomposition ! Car la putréfaction des corps encore vivants dure pendant de longues agonies. Les mortifications partielles, la gangrène envahit des segments du corps et des membres qui se décharnent lentement jusqu'à laisser à nu la charpente osseuse. Et l'on est surpris de voir la vie cramponnée à ces détritus lutter pendant de longs mois et des années, lorsque théoriquement la septicémie devrait éteindre tout phénomène vital par l'empoisonnement de ces toxines censées rapidement mortelles par l'inoculation.

De tels asiles ou plutôt de tels charniers immondes existent à Jérusalem, à Damas, à Castambol et même à Scutari en face de Byzance, à un quart d'heure de la riante et pittoresque rive de Chryssoupolis, à proximité de magnifiques palais dont les eaux bleues du Bosphore reflètent les silhouettes !

La léproserie de Scutari se trouve au bord du cimetière du même nom dont la forêt de séculaires cyprès et les monuments funèbres datant de la conquête, avec curieuses inscriptions, sont visités par tous les touristes. C'est une vieille bâtisse ou plutôt un affreux hangar fondé par Soliman le magnifique, et restauré sous le sultan Mahmoud, le grand-père du Padichah actuel, ainsi qu'en témoigne une inscription en lettres d'or sculptées sur une plaque en marbre placée au-dessus de la porte d'entrée. Deux demi-colonnes portant des sébiles mendiantes sont placées à dix mètres de distance de l'entrée, pour cueillir les maigres aumônes que les rares passants charitables voudraient offrir aux lépreux dont 3 ou 4 des plus estropiés, assis sur un banc, attirent l'attention en entonnant une prière en concert discordant à haute gueule, dès qu'ils entrevoient ou entendent les pas de quelque passant. Autour d'une courette se trouvent des cellules à fleur de terre de 3 sur 4 mètres chacune, occupées par des ménages de lépreux. Car tout lépreux, homme ou femme, doit avoir son conjoint dans cet établissement réservé exclusivement aux mahométans qui, d'après le règlement de ce couvent, ne peuvent être célibataires.

Ces chambrettes, dépourvues de fenêtres, ne reçoivent le jour que d'une lucarne de leur toit, et l'air par leurs petites portes. Il y a dans cet ignoble asile de 25 à 40 lépreux hideux, horribles, mutilés, borgnes ou aveugles. La plupart des femmes sont saines, elles ont voulu accompagner leurs maris. Ces malheureux ont été envoyés de Castambol (département de la mer Noire) par les autorités ; quelques-uns de ces couples ont deux ou trois enfants. Les femmes lépreuses ont été sequestrées après divorce et l'aumônier (l'imam) les a unies à des lépreux se trouvant déjà à la léproserie. On ne peut approfondir le but de cet isolement. Il y a plus de 400 lépreux ambulants, circulant librement dans toutes les rues de Constantinople, la plupart originaires de divers départements de l'Empire ; outre ces lépreux partout éparpillés, quatre faubourgs dont deux dans la Corne d'or (Balate et Haskioï) et deux autres dans le Bosphore moyen (Ortakioï et Couskoundjouk) possèdent dans leurs quartiers juifs de nombreux lépreux. J'ai rencontré en outre quelques lépreux à Thérapia et à Bouyoukderé où les ambassadeurs et les richards passent l'été, ainsi que dans les délicieuses îles des Princes, situées à une heure de distance de la capitale, lieu de rendez-vous de l'élite byzantine. Tous ces lépreux sont en contact quotidien avec tout le monde. Tous ces éléphantiasiques, dont plusieurs sont déformés déjà par les progrès de la maladie et répugnants, exercent différents métiers (ils sont vendeurs de poissons, de fruits, de soie à broder, bateliers, fabricants de cigarettes, maîtres d'école, domestiques. J'ai même vu des bonnes d'enfants et des nourrices); or tous ces lépreux circulent partout librement, sans la moindre entrave et se mêlent à tous les rangs de la population ; des Juifs à leur aise, commerçants et les femmes de ces richards, font et reçoivent des visites, vivent au milieu de leurs nombreuses familles, sans restriction aucune, sans la moindre prophylaxie, lors même que la lèpre, parvenue à son apogée, a déterminé des ulcérations et des plaies béantes ! Je répète donc à satiété qu'il est incompréhensible et illogique qu'on séquestre 25 ou 30 lépreux avec défense absolue de dépasser le sillon qui délimite l'asile, lorsque des centaines de leurs consorts se mêlent continuellement à tous les rangs des Constantinopolitains. Que de fois j'ai exposé ces faits à qui de droit! On n'a jamais voulu être conséquent en appliquant l'isolement à tous les lépreux ou bien accordant le même privilège de licence aux 25 ou 30 lépreux enfermés arbitrairement dans la léproserie de Scutari. Hélas! la raison finit rarement par avoir raison en Turquie! La logique reste toujours boiteuse, et va clopin-clopant, sans atteindre les plus hautes régions et cela, malheureusement, n'est pas exclusif à la lèpre! En plus, dans ce pandodeinion il y a toujours un aumônier avec ses femmes et ses enfants. Cette charge existe dans la même famille depuis trois générations qui ont toujours partagé la vie intime des lépreux et n'ont jamais été contaminées; leurs enfants passent toute la journée des mains d'un lépreux à celles de l'autre. En plus, d'une manière permanente, il y a dans ces taudis deux ou trois familles miséreuses, saines qui s'y logent pour ne pas payer de loyer. De mémoire d'homme il n'y a pas eu d'exemple de contagion. Deux conclusions découlent impérieusement de cet état déplorable des choses; 1° que les lépreux indigènes de Constantinople sont tous des Juifs; 2° qu'il n'y a jamais eu plus d'un lépreux dans une famille bien que la vie en commun s'écoule dans toute promiscuité. Cette double constatation continue depuis 40 ans, défie toute controverse et porte en elle-même son interprétation pour tout esprit indépendant, pour tout jugement droit en dehors de toute théorie.

Nul habitant de Constantinople n'a jamais gagné la lèpre. Les lépreux de Constantinople proviennent des départements ou bien ce sont des Juifs dits Espagnols, réfugiés en Turquie depuis leurs cruelles poursuites en Espagne par l'inquisition, il y a plus de quatre siècles. Ces Juifs, nous l'avons prouvé ailleurs et même dans ce travail, sont les descendants directs des Hébreux de l'exode et conservent encore en eux les attributs ethniques et le stigmate de l'hérédité, leur atavisme morbide, qui se perpétuent par leur non-mixtion, par défaut de croisement dans leurs unions matrimoniales. Car ils ne se marient qu'entre eux et leur hérédité hébreuse ne se dilue pas. En outre, les conditions hygiéniques déplorables dans lesquelles vit la misérable société juive en Turquie fournit les causes secondes favorables à la persistance de cette hérédité lépreuse. Mais, dira-t-on, comment concilier cette interprétation avec la bactériologie? Je ne me charge pas d'expliquer le fait patent, indubitable. Je le constate et je laisse aux autres l'inéluctable explication. Quelques mots encore sur cette affreuse, abominable léproserie de Scutari et nous en aurons fini avec la lèpre dans la capitale de la Turquie. Les pauvres prisonniers de l'asile qui ne sauraient dépasser les jalons limitrophes de leur refuge, reçoivent continuellement des visiteurs et des visiteuses de toute la ville et de Scutari surtout. Les marchands de comestibles vont leur offrir leurs marchandises et les enfants des habitations voisines vont journellement à la léproserie jouer avec les enfants des lépreux. Des épouses minées par la jalousie vont demander parfois aux lépreux des chemises qu'ils ont portées (sans être blanchies) qu'ils font porter en cachette à leurs volages maris. Ce subterfuge ramènerait au bercail les plus infidèles.

En outre, il y a dans la cour de la léproserie deux pierres meulières, dont la supérieure, mobile, munie d'une poignée, tourne à volonté. Une légende veut que si l'on place la main droite sur la main du lépreux qui fait tourner la manivelle de la meule, pendant que la personne évoque mentalement et formule un désir quelconque, pendant trois tours ainsi exécutés, son ardent désir, quel qu'il soit, sera réalisé; mais conditions *sine qua non*: placer d'abord une offrande dans le creux de la pierre meulière et se sauver rapidement, après le tour fait, en ouvrant un robinet d'eau placé à côté et sans se détourner pour voir, ainsi que l'imposait aussi le commandement de Loth. Et voilà comment toutes les absurdités et les légendes se suivent et se rassemblent à travers les siècles et les nations ! Or, en stricte logique la lèpre n'est pas contagieuse à Byzance. D'ailleurs aucun de mes confrères de Constantinople n'a vu un exemple de contagion et, bien qu'au courant de toutes les belles découvertes de la bactériologie, ils se rangent à mon avis ou bien se trouvent dans un grand embarras.

La lèpre à Constantinople et en général en Turquie a été décrite par nous dans plusieurs de nos publications antérieures. Nous y avons rencontré des spécimens de toutes les formes : tubéreuse, tropho-nerveuse, mutilante, classique ou fruste, avec les variétés de sclérodermie, sclérodactylie, aïnhoïde, morphea, leucé et mélas.

La lèpre à Gano, près de Constantinople. — *Gano* ou Ganochori est une ville du littoral européen de la mer de Marmara, distante de 80 milles environ de la capitale. La lèpre y a toujours existé, comme partout dans les environs de l'Hellespont, et principalement à l'île de Marmara et dans toute la Propontide. J'avais déjà reçu plusieurs lépreux dans ma policlinique, de ces diverses provenances et, ne pouvant me rendre partout en personne pour faire des recherches suivies, je priai, maintes fois, des confrères exerçant dans ces diverses localités de se livrer à des enquêtes en se conformant au programme que je leur envoyais.

Le Dr Tsatalas, établi à *Gano* même, répondit à mon appel et m'envoya quelques notes que je vais utiliser ici. Il y a 70 ans, le chef du monastère fonda une léproserie qui hospitalisait des lépreux et leur prodiguait les soins voulus. Mais des pluies torrentielles ont démoli l'asile et le rendirent impropre à tout usage. Il y a eu comme pensionnaires un nommé Fotinias et sa sœur Smaragda. Cette dernière eut un fils qui mourut lépreux et deux filles dont l'aînée fut également lépreuse et succomba dans l'asile. La puînée vit encore indemne ainsi que ses enfants. Les petits enfants de Smaragda, issus de sa fille lépreuse, ont eu également la lèpre et sont morts dans la léproserie. Leur père demeura indemne.

Dans la nombreuse famille As... on a compté plusieurs lépreux qui furent isolés, principalement G... et P... et leur fils. Ils ont vécu chez eux, mais retirés. Ce dernier paraissait indemne jusqu'à l'âge de 28 ans, lorsque la lèpre se manifesta. Il eut quatre fils et une fille dont aucun ne fut lépreux. Ses petits-enfants sont également sains. Un nommé J... eut des lépreux parmi ses parents ascendants (?). Son fils, sain, T... épousa A... également indemne. Celle-ci devenue veuve se remaria avec un homme également veuf non lépreux et, chose qui surprit tout le monde, leurs enfants devinrent lépreux ainsi qu'un fils de ce second époux, issu de son premier mariage. S... devenue lépreuse fut abandonnée par son mari qui, indemne, épousa une autre femme. Un fils, issu du premier mariage et élevé par sa mère lépreuse demeure indemne. Je connais, dit notre confrère Tsatalas, plusieurs faits pareils. Dans un bourg distant d'une heure de la ville *Gano*, il n'y a qu'une seule famille qui a le triste privilège de compter plusieurs lépreux parmi ses membres. Un fils de X..., appartenant à cette famille succomba à la lèpre, ainsi qu'une fille. Celle-ci eut trois enfants qui sont indemnes. La sœur de celle-ci est également saine. Ces faits, malgré leur laconisme, ne sont pas sans valeur. Ils prouvent d'abord que la lèpre sévit dans les environs de Byzance; puis, elle est à Gano le monopole de quelques familles, sans propagation aux autres habitants de la ville et de son bourg qui, de tout temps, n'a eu qu'une seule famille atteinte héréditairement, et enfin que, très heureusement, l'hérédité de la lèpre n'est pas fatale. Tout au contraire la plupart des enfants échappent à l'influence morbide des géniteurs.

Ile de Marmara. — Cette île située dans la mer du même nom ou la Propontide, à quatre heures environ de Constantinople, fut et continue toujours à être un nid de lépreux. J'ai soigné et suivi pendant longtemps plusieurs éléphantiasiques de cette île qui fut une ancienne colonie des Phéniciens. Presque tous les habitants sont des pêcheurs, se nourrissent des entrailles et des branchies de maquereaux et de palamides ou de thons, très salés, et putrides. Ils abusent aussi des boissons alcooliques et sont exposés aux intempéries principalement pendant l'hiver. Ils barbotent toute l'année, moitié nus dans la mer pour retirer leurs filets et tuer à coups de bâton les nombreux poissons pris à ses engins tendus sur des poteaux, sous forme de grands sacs ouverts du côté du courant qui conduit les bancs migrateurs en automne de la mer Noire vers l'Egée et en hiver en sens inverse. La lèpre tubéreuse prédomine sur l'île de Marmara.

La lèpre en Palestine. Jérusalem. — Nous avons parlé, dans notre rapport sur la contagion de la lèpre, présenté à Madrid, des travaux remarquables du Dr Sabatini, ex-médecin de l'hôpital français de Jaffa, aujourd'hui professeur à Alger, sur cette maladie, dont l'auteur a fait la lecture à la conférence de Berlin. Notre distingué confrère n'y a rencontré qu'un seul Juif, nommé Judas Adii..., natif de Jérusalem, dont il m'envoya la photographie. Il a le type sémitique le plus expressif; donc, il est d'origine hébraïque. J'ai vu moi-même ce lépreux à Jérusalem. Les autres lépreux de cette ville et des environs sont des Arabes, musulmans pour la plupart. Les chrétiens sont peu nombreux. On doit savoir que les mahométans de cette contrée sont très sales. Le Dr Sabatini n'a pu rencontrer un seul cas de contagion. Il admet l'hérédité.

Le Dr Godard, dans ses relations de voyages, parle aussi des lépreux de Jérusalem et ses environs. Il cite un cas de parricide émouvant qui eut lieu pendant sa tournée en Palestine. Une femme se sauva de la léproserie et revint furtivement à son village. Terrorisé par l'apparition de plusieurs cas de lèpre, son fils craignant la contagion, après avoir vainement essayé de lui faire quitter la maison, ne put s'en débarrasser, pour préserver sa personne, qu'en l'assassinant. Cependant, ajoute-t-il, les lépreux, soi-disant internés à la léproserie, rentrent souvent dans leurs villages, pour chercher des aliments, et passent parfois chez eux deux et trois jours. Le Dr Godard cite plusieurs couples dont le conjoint lépreux ne contagionna pas l'autre, malgré une cohabitation de longues années. Touché de la misère profonde, de l'état lamentable de ces malheureux, des cruelles privations auxquelles ils sont en proie, et de leurs gémissements déchirants, il insinue que les 300 moines latins des couvents de Jérusalem, la plupart obèses, par excès de bien-être, absorbent, en béatitude, 400 000 francs par an! Si au moins ils prêtaient quelques secours à leurs semblables crevant la faim! c'eût été un placement à sainte usure, selon Massillon! L'état de ces agonisants dans la misère et les tortures, vrais cadavres ambulants, selon l'expression de saint Basile, les laisse absolument froids! Sourds à leurs gémissements échappant du plus profond de leur âme, ces apôtres de la fraternité et de la charité ne partagent ni leur pain, ni leurs chemises avec ces pauvres déshérités du sort, comme le veut l'Écriture. Ils évitent même, absorbés par leurs mesquines querelles avec les rites dissidents, de porter une douce parole de consolation aux martyrs de cette géhenne! Il faut aller aux saints lieux pour en être indigné! C'est navrant et en même temps écœurant!

Ils ignorent donc les sept œuvres de la miséricorde, manifestations essentielles de la charité chrétienne, ces hommes de Dieu? 1° Nourrir ceux qui ont faim; 2° donner à boire à ceux qui ont soif; 3° vêtir ceux qui sont nus; 3° visiter les prisonniers; 5° loger les pèlerins (ils le font, mais contre quelques offrandes); 6° soigner les malades (gratis); 7° ensevelir les morts.

Nous avons été nous-même en Palestine pour étudier la lèpre. Nous avons consigné dans notre livre *Voyage chez les lépreux* (Masson, Paris) les résultats de notre enquête faite surtout à Jérusalem et à Damas. Ces résultats sont conformes à ceux du Dr Gabriel Soles, qu'il publia dans sa thèse pour le doctorat, soutenue devant la Faculté française de médecine de Beyrouth, en 1897.

Partout où les Hébreux ont passé depuis l'exode, ils ont semé, dit-on, la lèpre qu'ils emportèrent d'Egypte, et qui sévissait dans le camp de Moïse. Le Lévitique, les Nombres, le Deutéronome parlent des mesures sévères que le législateur prenait contre les lépreux. N'existait-elle pas en Syrie et en Palestine bien avant la pénétration des Hébreux? Il est probable qu'elle sévissait déjà dans toute l'Asie; puisque son origine paraît avoir été aux Indes, et que l'Assyrie et la Phénicie en étaient infectées dès la plus haute antiquité. Quoi qu'il en soit l'histoire la plus reculée nous enseigne que depuis que les hommes ont commencé à consigner leurs impressions et à relater les faits dont ils étaient témoins pour les transmettre à la postérité, la lèpre a toujours continué à ravager la Palestine.

Plus tard les guérisons miraculeuses du Christ ont consacré cette existence de la maladie et sa gravité, sa ténacité, son incurabilité qui contrastent avec sa disparition souvent très rapide que certains lépreux de Moïse pouvaient obtenir après quelques septénaires d'isolement du camp par les Lévys.

On ne saurait évaluer d'une manière approximative le nombre actuel des lépreux de la Palestine. Je crois qu'il y a huit cents. Le Dr Sondrezky de Jérusalem pense qu'ils ne dépassent pas six cents; tandis que le Dr Soles croit qu'il y en a bien plus dans les familles et dans les villages d'où on ne les écarte que lorsqu'ils trahissent leur maladie par leur apparence hideuse. Nous sommes de cet avis. Il y a donc, outre les lépreux avérés que l'on isole, des lépreux débutants dont l'état passe inaperçu. On n'inscrit et on n'évite comme lépreux que les malades dont l'affection ne peut être dissimulée et dont l'aspect met en émoi les populations. C'est ainsi qu'on rencontre dans les villes et les villages, des lépreux incontestables pour l'homme de l'art et dont le public ne se doute guère. Ils restent au milieu de leurs familles jusqu'à ce que leurs déformations deviennent criantes.

Le Dr Soles a étudié la lèpre en Palestine et il a suivi pendant toute une année les résidants dans la léproserie municipale de Jérusalem au nombre de 32. En outre il a visité, maintes fois, le *Jésus Hilfe,* dirigé par le Dr Einsler. De notre côté nous nous occupâmes, avant notre honorable confrère, de la même étude dans les mêmes localités.

Voici un fait instructif. Il prouve qu'on doit bien scruter les cas de contagiosité que l'on admet souvent à la légère, d'après les premières impressions et les racontars, sans recherches minutieuses : un révérend père, Pierre Ramella, de l'ordre de Saint-François, mourut lépreux à Jérusalem, et tout le monde le considéra comme une victime de la contagion due à son séjour dans un foyer lépreux, bien qu'il n'eut jamais visité les lépreux. Le Dr Soles poussa ses investigations scientifiques bien loin. Ayant su que le R. père était originaire de Gênes, il s'adressa au Dr François Ferrari de Génova, département de Porto Maurizio, praticien distingué de cette localité qui lui fournit des informations détaillées sur toute la famille Ramella. Et d'abord il y a bien des lépreux à Gênes, encore de nos jours. Mais ce qui est autrement important, c'est qu'il y a plusieurs lépreux dans la famille Ramella. Or, *l'opinion généralement admise par tout le monde à Jérusalem que le père Ramella a contracté la lèpre à Jérusalem n'est qu'un fabliau* qui s'évanouit devant les renseignements pris dans la patrie de cette victime censée de la contagion.

Le Dr Zambaco, d'abord, et quelques années plus tard, son confrère le Dr Soles ont visité la léproserie municipale de Jérusalem à Siloé, sise à une demi-heure de distance de la ville, sur une petite hauteur de la vallée de Cédron, près de la fontaine de Siloé, non loin du tombeau d'Absalon, fils de David, au-dessus du puits de Job. Elle se compose de deux bâtiments au rez-de-chaussée, partagés en 13 petites chambres. De 32 à 36 lépreux y vivent dans la plus ignoble promiscuité et la plus sordide saleté. Dans une petite cour attenante se trouvent deux réservoirs d'eau qu'un porteur, Ibrahim de Malka, vient remplir chaque matin, depuis vingt ans et reste à causer longuement avec les lépreux, dont il partage souvent le déjeuner et lave le linge sordide sans avoir contracté la maladie, soit dit en passant. Car, ainsi qu'au moyen âge, il est interdit aux lépreux de puiser de l'eau eux-mêmes, pour ne pas contaminer les puits. Deux petits vases en fer-blanc servent à remplir les cruches des lépreux. Il leur est défendu, sous peine d'amende, de boire à même ces vases destinés exclusivement aux visiteurs qui fréquentent continuellement la léproserie, y restent pendant des heures à causer avec les lépreux leurs parents ou leurs amis, mangent avec eux, et qui parfois, lorsqu'ils viennent de loin, couchent même dans la léproserie sur des nattes et des chiffons ramassés dans la rue et servant de matelas à tout le monde ! L'atmosphère de ces taudis est d'une infection suffocante. C'est qu'il émane des corps de ces malheureux éclopés, ulcérés et horriblement dégoûtants, des effluves exhalant une puanteur indescriptible. Dans un coin gisent des chiffons qui ont servi à panser les ulcères de ces malheureux, imprégnés de pus. Ils seront barbotés dans un seau d'eau, sans savon, puis exposés au soleil pour servir de nouveau. Deux énormes jarres, placées dans un hangar, reçoivent les céréales que deux lépreux, parmi les plus valides, vont mendier à l'époque des moissons aux villages plus ou moins éloignés, pour leur cénobion. Plusieurs ménages vivent et couchent dans la même pièce, côte à côte. Presque tous ces lépreux sont mariés. Lors de notre visite, nous avons trouvé même deux de ces malheureux en possession de deux femmes chacun. Tout ce monde grouille pêle-mêle sur les mêmes grabats constitués par de dégoûtants chiffons cueillis dans les rues! La municipalité, dans son inappréciable générosité, accorde à chaque pensionnaire de cette géhenne deux pains noirs de consistance boueuse, de 300 grammes chacun. Et c'est tout. Ils ont en plus ce que leur mendicité leur rapporte. Car, les estropiés les plus ulcérés d'entre eux, lorsqu'ils peuvent encore se déplacer, se rendent près de la porte de la ville de Jérusalem et exhibent aux passants leur hideur pour exciter la compassion et obtenir quelque maigre aumône.

Des milliers de pèlerins de toutes les communions chrétiennes se rendent chaque année à Jérusalem pour adorer le Saint-Sépulcre. Ce voyage coûteux leur fait dépenser de grandes sommes d'argent. Pas un de ces sanctifiés catholiques orthodoxes ou protestants ne délie sa bourse pour offrir une obole à ces malheureux lépreux qui exposent leurs ulcères et leurs mutilations, en rang hors des portes de la ville sainte. Cependant Massillon a dit: L'aumône est un gain. C'est une sainte usure. Et Boiste a proclamé qu'il n'y a qu'une manière équitable de placer son bien à usure, c'est de le donner aux pauvres. Les richards pèlerins ne pratiquent que l'usure terrestre à leur profit, et point celle du ciel.

Tous ces lépreux sont brutalement chassés de leurs villages réciproques, dès que leurs déformations ont attiré l'attention publique; ce qui n'a lieu que lorsque la lèpre, arrivée à sa période destructive, a produit des ulcères et des dégâts qui sautent aux yeux les moins clairvoyants, c'est-à-dire lorsqu'elle compte déjà plusieurs années d'existence.

Quoi qu'il en soit, lorsque la populace ne doute plus qu'il s'agit de lèpre, elle chasse immédiatement cette pauvre victime, et si elle résiste, à coups de bâton et à coups de pierres! Les parents même ne se font pas scrupule de poursuivre ce malheureux et de le livrer aux gendarmes. Ses biens sont saisis par ses héritiers, ainsi que cela avait lieu en Europe au moyen âge, le lépreux étant considéré comme mort civilement. Sa femme récupère sa liberté, si elle veut, et garde les enfants, s'il y en a dans le ménage. Le lépreux peut alors se présenter spontanément à la léproserie dont le chef l'examine et prononce sa sentence basée sur une expérience que n'atteint pas le médecin de la municipalité, consulté pour la forme et vraiment sans autorité scientifique dans l'espèce, ainsi que nous l'avons constaté nous-même. Le récipiendaire doit faire un pèlerinage à la tombe de David que l'on croit être sur le mont Sion. Cette visite est censée rendre la lèpre non contagieuse. Et voilà la logique et la sagesse des peuples qui croient, et pratiquent les plus flagrantes contradictions par leurs actes inconséquents et incohérents! *Lorsque la montagne ne peut venir vers nous nous allons à la montagne.* Ce proverbe est absoment applicable à ce qui se passe en la circonstance. Le lépreux est cruellement chassé de chez lui et n'a pas le droit de revenir dans son village, ni d'entrer dans la ville; mais on se rend à la léproserie sans la moindre prophylaxie; on partage les repas de ces parias si *dangereux* et même leurs couches pendant des jours et même des semaines! La nouvelle recrue doit se soumettre au règlement de la confrérie qui élit un chef à vie. C'est lui qui juge les différends entre ses administrés, les unit par le mariage selon la loi islamique, les divorce et les punit, lorsqu'ils commettent des infractions au règlement. Il partage entre eux, à parts égales, le produit des aumônes. Ces malheureux vivent en bonne harmonie, et dès qu'un d'entre eux devient impotent, par les progrès de la maladie, ses congénères lui rendent tous les services que réclame son état, sachant que le même sort leur est réservé, et qu'on les entourera de la même sollicitude, à leur tour. Aucun médecin ne s'occupe de ces malheureux qui manquent de tout soin même pour les maladies intercurrentes.

Le Dr Soles raconte qu'un lépreux eut une gangrène de la jambe qui réclamait l'amputation, le membre exhalant des émanations toxiques pour le patient et tous les convives; or, aucun médecin n'a consenti à se rendre à la léproserie pour prêter secours à ce déshérité ; tous les confrères s'en sont abstenus dans la crainte qu'une telle visite ne lésât leurs intérêts. Leurs clients, par crainte de la contagion, n'auraient plus consenti à recevoir un esculape qui aurait touché des lépreux ! Les naissances sont rares à la léproserie, ainsi que les avortements ; c'est que les malades n'y entrent que lorsque la lèpre a fait de grands progrès ; lorsque la frigidité a succédé à la lubricité des débuts de l'affection. Néanmoins ils recherchent tous le mariage qui est imposé dans la presque totalité des léproseries ou *miskinhanés* des musulmans, qui sont des couvents dont la règle impose le mariage à tout âge et quels que soient l'état physique, l'état de santé et le degré de la maladie des futurs époux. J'ai parlé longuement de ce règlement et du mariage dans les léproseries musulmanes dans le chapitre consacré à la léproserie de *Scutari* près de Byzance, sur la rive asiatique du Bosphore. Mais à Jérusalem le mariage est discrétionnaire. Nous avons même rencontré une lépreuse chrétienne dans cette léproserie. Cette condescendance est exceptionnelle.

Le Dr Soles, qui enquêta en Palestine après nous, arriva aux mêmes conclusions ; il prit d'une manière très méticuleuse les observations des 32 lépreux internés à la léproserie municipale. Parfois il compléta les renseignements puisés auprès des malades, par des informations prises dans leurs villages même. En contrôlant les dires des lépreux il rencontra par-ci par-là des lépreux méconnus qui vivaient dans leurs foyers à l'insu du peuple. En étudiant ces observations, on voit d'abord que le début de la lèpre a toujours été annoncé par un cortège de phénomènes généraux : courbature, frissons, fièvre, prostration, bouffées de chaleur, céphalalgie, douleurs dans les membres, fourmillements, et par des congestions locales sous forme de placards cutanés, ou bien par des bulles de pemphigus siégeant surtout aux genoux et aux coudes, dont les cicatrices persistent. Il remarqua aussi que les sueurs habituelles avaient diminué et parfois disparu, dès le début de la lèpre. Toutes ces remarques sont absolument véridiques. Nous les avons déjà signalées bien des fois dans nos observations.

Les lépreux atteints de la forme mutilante ou tropho-nerveuse vivent bien plus longtemps que les tubéreux ; c'est là un fait certain. Un malade de cette dernière catégorie, âgé de 70 ans, était lépreux depuis plus de 30 ans, bien qu'il ait perdu presque tous les doigts et orteils. De notre côté nous avons cité nombre de tels exemples. Comme étiologie, notre confrère n'a jamais pu établir la contagion ; mais l'hérédité a été souvent mise hors de doute par lui. Les lépreux répétaient toujours *min Allah* (la maladie nous vient de Dieu) ; ou bien ils accusaient une grande émotion, comme cause première. L'autre époux, dans les ménages mixtes, n'a jamais été contaminé, même après une vie maritale d'une longue série de 20 et de 27 ans. Il est à noter que *quelques lépreux tubéreux avaient conservé la sensibilité*. Nous avons, de notre côté, rencontré de telles exceptions, ainsi que feu Kaposi et Darier. Une lépreuse s'est mariée *quatre fois* à la léproserie où elle se trouvait lors de la visite du Dr Soles, depuis 20 ans. Elle était atteinte de la forme anesthésique avec mutilation des doigts. Elle n'eut point d'enfants. Notre confrère a retrouvé dans la léproserie l'unique lépreuse chrétienne que nous avions rencontrée nous-même, 9 ans environ avant; il s'agissait d'une lèpre tubéreuse, avec conservation de la sensibilité. Elle avait 70 ans. D'une manière générale la lèpre avait commencé chez tous ces lépreux 4, 5 et même 8 ans avant qu'ils ne fussent placés à la léproserie ; ce qui a lieu surtout dans la forme anesthésique, bien plus insidieuse dans son évolution. Nous avons remarqué qu'une des pensionnaires était syphilitique et non lépreuse. Et personne ne pourra la faire sortir de la léproserie, une fois enregistrée comme lépreuse ! Si elle retournait à son village, on l'assommerait ; un individu une fois taxé lépreux, on ne peut plus rectifier le diagnostic et faire entendre raison à la populace ! On est bien loin du règlement de Moïse qui permettait de retourner au camp, si le lévite constatait la guérison du lépreux isolé, après un ou deux septénaires !

Aucun des lépreux de cet asile, homme ou femme, n'a transmis la lèpre à son conjoint, lors même qu'ils ont vécu dans l'intimité conjugale pendant longues années, 4, 8 et 12. Nous insistons sur ce fait que nous avons toujours constaté sans une seule exception pendant les 45 ans que nous avons consacrés à l'étude de la lèpre.

Parmi les lépreux tropho-nerveux, il y en avait d'atteints depuis 20 et 30 ans. Mariés en général plusieurs années avant leur entrée à la léproserie, il y en a qui ont eu des enfants. Divorcés à cause de la lèpre, la plupart se sont remariés à la léproserie. Mais il n'y en a eu qu'un qui eut un enfant dans l'établissement. C'est qu'en général, ils sont séquestrés plusieurs années après le début de la lèpre et lorsqu'ils sont déjà invalides.

Nous avons analysé, très brièvement, les 32 observations recueillies par le Dr Gabriel Soles. Ayant consulté nos notes prises par nous-même sur les lieux, nous avons retrouvé 25 des sujets vus par nous. Toutes nos observations concordent avec celles de notre honorable confrère. Mais le Dr Soles étant Syrien et parlant l'arabe, se rendit en outre dans la plupart des villages des environs de Jérusalem dont les lépreux étaient originaires, et put ainsi vérifier les informations données par les malades eux-mêmes. Il compléta ainsi ses observations. Il n'a vu qu'une seule fois le mari et la femme lépreux ; tous les deux étaient originaires du même village, ils avaient continué la vie conjugale. Trois ans après le début de la lèpre chez le mari la femme devint lépreuse elle-même et vint rencontrer son époux dans la léproserie où ils continuaient leur ménage, depuis 10 ans.

Une légende rapportée par un notable du village *Malka,* près de Jérusalem : Un jeune homme fiancé déjà, devenu lépreux fut refusé par la demoiselle. Pour s'en venger, il plaça sa chemise imprégnée du pus de ses tubercules ulcérés, devant la fenêtre de son ex-fiancée qui, en respirant les émanations devint lépreuse elle-même. Dans nos *Voyages chez les lépreux* édités par Masson en 1892, nous avons relaté des faits curieux en opposition avec la fable ci-dessus mentionnée. Le peuple croit à Constantinople que la chemise d'un lépreux sordide portée par un mari volage et à son insu, le corrige de son infidélité conjugale et le ramène au bercail d'une manière effective. Or, des épouses musulmanes jalouses, de la ville de Scutari située sur la rive asiatique du Bosphore près de Constantinople, où se trouve une léproserie, se procurent, au moyen d'un petit *bahchiche*, une chemise sordide de lépreux et je ne sais par quel artifice elles parviennent à la faire endosser au mari frivole. J'ignore si le moyen est efficace ; mais ce que je puis assurer c'est qu'aucun habitant de Scutari ne devint jamais lépreux de mémoire d'homme. D'ailleurs un interne du Pr Rayer, ancien doyen de la Faculté de Paris, eut le courage de porter à même la peau pendant plusieurs semaines une dégoûtante chemise de lépreux toute tachée du pus de ses ulcères, et il ne devint pas lépreux. Je mentionne ce fait aussi à titre de curiosité, et contradictoire de la légende de *Malka*. L'expérience des épouses de Scutari a son poids.

Parmi les lépreux de la léproserie municipale de Jérusalem, il y en a eu 10 atteints de la forme tubéreuse, 10 d'anesthésiques, 9 de lèpre mixte, 2 de la forme mutilante pure, plus *un syphilitique* ! Parmi ces 31 lépreux, l'hérédité a été reconnue 13 fois, ignorée 2 fois et 17 fois non établie. On doit remarquer qu'à Jérusalem, comme d'ailleurs partout en Orient, les lépreux ne veulent pas inculper leurs familles, et la plupart nient *mordicus* d'avoir des parents lépreux. Il arrive souvent qu'en enquêtant avec adresse, on parvienne à prouver qu'ils mentent effrontément.

Parmi les lépreux héréditaires, 2 fois il s'agissait de lèpre mutilante, 4 fois de lèpre tuberculeuse et 7 fois de lèpre tropho-nerveuse. Bien que la moitié seulement des lépreux examinés par le Dr Soles fussent héréditaires, en tenant compte des réticences des malades, il se range franchement du côté des léprologues qui considèrent l'hérédité comme le principal facteur de la transmission de la lèpre. Il admet donc l'hérédité *chez la plupart pour ne pas dire chez tous, directe ou collatérale.* Une seule fois il rencontra un lépreux chez lequel on pourrait attribuer la maladie à la contagiosité ! C'est le cas du ménage lépreux plus haut cité. Par contre tous les autres lépreux, femmes ou hommes ont cohabité pendant de longues années avec le conjoint lépreux sans avoir été contaminés. L'hérédité directe, d'un générateur aux enfants, fut rarement rencontrée par notre confrère, tandis que souvent c'est un grand parent qui fut lépreux ou bien un collatéral : oncle, tante, cousin ; et cela souvent lorsque le lépreux n'a jamais habité avec le parent lépreux qu'il n'a jamais connu et qui parfois était mort bien avant la naissance du descendant qui fut lépreux. On ne pouvait donc pas incriminer la contagion familiale.

Ici se présente une question de première importance. Dans cette hérédité intermittente qui s'accomplit par saltation, est-ce le germe qui est transmis ou l'aptitude du terrain, la prédisposition qui expose à contracter la lèpre au milieu du foyer endémique, lorsque des causes secondes viennent à favoriser cette aptitude à contracter la maladie ? (misère, déchéance organique, mauvaise nourriture, mauvaise hygiène, émotions violentes, etc.)?

Malgré le prétendu isolement, les lépreux circulent pour mendier chaque jour partout, en se mêlant à la population. Et pourtant jamais un *Jérusalemitain ne fut atteint de lèpre,* dit le Dr Soles, après sérieuse enquête.

Le Dr Einsler, médecin directeur de la léproserie allemande dont nous parlerons plus loin est toujours à la recherche d'un cas de contagion qu'il admettrait à la rigueur pour d'autres localités où des confrères l'auraient observée. Il admet aussi l'hérédité s'opérant par bonds du grand-père à ses petits-enfants, sans que ses propres enfants soient atteints. Depuis plus de trente ans, M. Einsler demeure dans la léproserie avec sa femme et ses enfants, sans craindre la contagion. Il en est de même des diaconesses qui se consacrent aux soins des lépreux. Le personnel qui sert les lépreux, qui les panse et lave leur linge n'a jamais été contaminé.

Le Dr L. Sandresky, de Jérusalem, qui a aussi étudié la lèpre pendant plusieurs années n'a pas vu non plus d'exemple de contagion ; il admet l'hérédité. Le médecin municipal Dr Photios est du même avis.

Le Dr Lortet, doyen de la Faculté de médecine de Lyon, membre du jury de la thèse du Dr Soles soutenue à Beyrouth a dit pendant l'examen, avoir publié plusieurs articles dans *Lyon médical* sur l'hérédo-contagion de la lèpre et contre la contagion directe. Enfin le Dr Soles est arrivé aux mêmes conclusions que nous. Pour prévenir la propagation de la lèpre il demande qu'on empêche le mariage des lépreux même débutants et aussi de leurs descendants ; du moins jusqu'à l'âge de 30 ans, la lèpre faisant en général son apparition jusqu'à cette époque ; tandis que l'habitude veut en Palestine qu'on se marie très jeune. Des médecins municipaux devraient faire des tournées tout au moins une fois par an dans les localités où la lèpre est endémique et visiter tous les habitants dans le but de dépister la lèpre dès son début. On doit isoler les lépreux et les empêcher de se marier dès qu'ils présenteront les premiers signes de la maladie. Nous avons vu qu'on les isole et que l'on rompt les liens matrimoniaux après plusieurs années de vie conjugale et la procréation d'enfants qui sont tout au moins des candidats à la lèpre. Nous insisterons sur un examen approfondi de tout individu voulant se marier, par le médecin municipal dont le certificat d'exemption de tout soupçon y sera clairement consigné, et sans lequel on n'autorisera pas de convoler en noces. En attendant, les léproseries doivent être maintenues, mais améliorées. Car la vie que les pauvres parias y mènent n'est pas viable et n'honore pas ceux qui sont chargés d'isoler et de pourvoir au sort des malheureux lépreux qui y grouillent dans la misère et la vermine ! Le gouvernement n'a qu'à prendre modèle sur la léproserie allemande de Jérusalem qui recueille si charitablement les lépreux, les entoure de soins sous la direction d'un médecin qui les traite pour les maladies intercurrentes et les soulage même dans la marche fatale de la lèpre, en mettant en contribution les mesures hygiéniques et antiseptiques acquises par la science. Seulement cet asile entretenu par les bien pensants n'a que 33 lits en honneur des 33 ans que Jésus passa sur la terre.

Nous avons dit que le Dr Sabatini, actuellement chirurgien de l'hôpital civil d'Alger, que j'ai connu à Constantinople, a été attaché à l'hôpital français de Jérusalem, pendant plusieurs années.

J'ai eu l'occasion d'avoir plusieurs entretiens scientifiques avec ce distingué confrère ; et je dois dire qu'il étudia cliniquement la maladie et que les conclusions auxquelles il est arrivé, de par l'observation des malades, ne diffèrent guère des miennes. A l'appui de son intéressant mémoire communiqué à la Conférence de Berlin, en 1896, il produisit plusieurs observations détaillées, prises sur les sujets qu'il eut l'occasion d'étudier et de suivre. La plupart d'entre eux n'avaient pas cohabité avec des lépreux ; ils n'eurent même pas eu de relations avec de tels malades ; plusieurs n'ont jamais rencontré un lépreux du moins à leur su. Le plus grand nombre des lépreux observés par notre honorable confrère étaient atteints de la forme tubéreuse.

Voici en résumé les conclusions de ce travail formulées par l'auteur lui-même : Il est certain que la lèpre a régné parmi les Hébreux, bien que confondue avec d'autres affections. La lèpre existe dans toute la Palestine, notamment à Jérusalem, Naplouse et Ramleh. Elle y présente son syndrome clinique habituel : macules, tubercules, anesthésie, hyperesthésie, mutilations. Elle frappe plus rarement les chrétiens que les musulmans. Les Israélites paraissent en être exempts ; cela est curieux mais réel. Nous avons nous-même constaté la chose dans notre enquête scientifique personnelle faite à Jérusalem et nous l'avons consignée dans notre livre, *Voyages chez les lépreux*.

La lèpre revêt à Jérusalem la forme lente, chronique. Elle est *héréditaire et non contagieuse*. La contagion, si toutefois elle existe, ne s'exercerait que dans des limites fort restreintes et dans des conditions tout à fait spéciales. La piqûre sur n'importe quelle partie du corps des lépreux a toujours donné du sang noir. Le meilleur traitement consiste en la bonne hygiène. Le seul israélite atteint de la lèpre à Jérusalem, Judas Adji, que j'ai vu aussi, ainsi que notre honorable confrère, le Dr Einsler, médecin depuis des années de la léproserie allemande de cette ville, vit dans la société et au milieu de sa famille (mère, femme, enfants) sans aucune précaution, *le linge même étant lavé en commun*, et il n'a contaminé personne (*Bulletin médical de l'Algérie*, n° 12, 10 décembre 1898).

Au premier abord on est surpris de voir qu'à Jérusalem notre enquête, et plus tard celle du Dr Soles n'aient pu découvrir qu'*un seul Juif lépreux*, et cela lorsqu'on avait accusé la Palestine d'avoir infecté les croisés qui à leur tour furent incriminés d'avoir transporté la lèpre en Europe. Ce qui est une grande erreur.

Les lépreux de Jérusalem et de toute la Palestine sont des Arabes et *non* des Israélites. Voici, selon nous, l'explication de ce fait incontestable : La prise de Jérusalem par les Romains, sous Adrien et Titus, fut une cause d'expulsion et de fuite des Juifs descendants des vrais Hébreux de l'exode. Ces Juifs archaïques se sont dispersés partout en Europe, en Asie et en Afrique, propageant partout où ils débarquaient leur Zaraath qu'ils conservent aussi pour leur compte. De sorte qu'actuellement encore il n'y a qu'un nombre bien restreint de vrais Hébreux à Jérusalem. Il est vrai que depuis quelques années les projets des Sionistes de fonder un *Empire Juif* à Jérusalem y a fait affluer un grand nombre de Juifs qui achètent des terres, s'y installent, grâce aux subventions des Rothschild et des Hirch, de manière que cet élément a vraiment envahi la ville et surtout les environs à un tel point que le gouvernement ottoman s'est inquiété de cette installation processionnelle et défendit l'acquisition de propriétés par l'élément juif et même leur pénétration dans la terre de Chanaan. De sorte qu'il y a bien des milliers de Juifs actuellement à Jérusalem aux longues redingotes luisantes et aux cheveux des tempes en tire-bouchons, identiques à ceux que l'on rencontre en Autriche et en Roumanie de même qu'en Bohême, à Carlsbad, pendant la saison thermale. Mais tous ces Israélites à types caractéristiques sont des Néo-Juifs, des renégats et non de vrais descendants des Hébreux de l'exode. Ils n'ont donc pas l'hérédité lépreuse, l'atavisme pathologique de ces derniers qui conservent toujours leurs privilèges morbides en Espagne, en Turquie, en Afrique et partout où ils se sont réfugiés. Nous avons déjà insisté sur cette différence de race des Néo-Juifs et des descendants des Hébreux dans un article spécial de ce livre et dans une discussion qui eut lieu à l'Académie de Médecine de Paris en 1892.

Au contraire les Arabes, tant asiatiques qu'africains ont la lèpre partout où ils se trouvent, soit sur le littoral de la Méditerranée soit dans l'intérieur des terres et cela de tout temps. Nous nous sommes rendu nous-même à Damas pour étudier la lèpre et nous avons consigné les résultats de notre enquête dans notre volume intitulé *Voyages chez les lépreux*, Masson, 1901.

Le Dr Haïdar, originaire de ce pays qu'il habite, se livra de son côté à de pareilles recherches dans les deux léproseries qui y existent, et en ville chez les lépreux ambulants. Je dois dire, par anticipation, qu'il ne rencontra pas un seul exemple dûment prouvé de contagion. Les lépreux de Damas proviennent de plusieurs localités environnantes de la Palestine. Ceux mêmes qui sont installés dans les asiles circulent librement pour mendier. Ils sont dans un état de misère et de saleté inouï. En plus, des miséreux non lépreux affluent dans les léproseries pour avoir un gîte gratuit, et ils vivent en communauté avec les lépreux. Personne n'a été contaminé. Aucun Damascène ne contracta la lèpre. Nous avons longuement insisté sur les léproseries de Damas, dans nos *Voyages chez les lépreux*.

La lèpre en Russie. — La lèpre sévit en Russie, principalement dans certains départements, en Finlande, au Kamtchatka — péninsule de la Sibérie orientale entre les mers de Behring et d'Okhotok. — A l'île Oesel, située dans la mer Baltique, dont la population avec les petites îles voisines, est de 50 000 habitants, le Dr Hellat a trouvé en 1889, 25 lépreux; et Loch, en 1894, 60 dont 35 furent internés à la léproserie de Nennan, selon le Dr Déhio. Elle est endémique dans maintes localités de la Russie méridionale, comme en Crimée, sur le littoral de la mer d'Azof, sur la ligne du Caucase jusqu'à Astrakhan, — île russe de la mer Caspienne près de l'embouchure du Volga, — aux environs de Cherson surtout et sur le cours inférieur du Don, fleuve qui se jette dans la mer d'Azof, enfin en Courlande, Riga, en Esthonie. Très souvent elle est prise pour de la syphilis. Il m'a été donné de soigner plusieurs lépreux de ces provenances. Ce qu'il y a à remarquer, c'est que les Juifs russes, malgré leur misère et la saleté sordide dans lesquelles ils vivent, ne présentent pas de victimes de la lèpre. Ce qui vient à l'appui de ce que nous avons bien souvent répété, c'est que ces Israélites sont des Néo-Juifs et ne descendent pas des Hébreux de l'exode comme les israélites d'Orient, de Tunis, du Maroc et d'Espagne, qui, par hérédité, voire même par atavisme, conservent la lèpre de leurs ancêtres. Je n'ai vu qu'une femme finlandaise israélite atteinte de lèpre, et je n'ai pu remonter bien loin dans sa généalogie.

Le Pr Wachsmith, de Dorpat, écrivait en 1867 que la lèpre n'existe plus à Sivland; tandis que Hirsch et Vogel ont publié des cas qu'ils y ont observés. Ce qui induisit en erreur ces auteurs en contradiction entre eux, selon Bergmann, professeur à la Faculté de Médecine de Berlin, c'est que souvent la syphilis invétérée fut prise pour la lèpre, jusqu'à 1825 (Meyer, Albrecht, Brand et en 1839 Blosfeld, Bilschwing). Sur 10 cas de lèpre décrits par Blosfeld, les 9 sont de la syphilis, selon Bergmann. De même il n'est pas démontré qu'un seul des 16 éléphantiasiques *græcorum tuberculosa et anesthétos*, par Rogenhagen, un seul fût lépreux.

Bergman publia son travail en 1869. Il prouva que la lèpre existe réellement et s'efforce de la différencier de la syphilis parfois tertiaire. Parmi les lépreux étudiés par Bergmann et Wachsmth (Der Aussatz in Liolan, *Deutch. Arch. klin. med.* B, III, Saint-Petersb. *Med. Zeitschrift,* XVII Bind), il y avait 11 mariés; 7 unions ont donné des enfants sains; deux ménages ont eu, chacun, un enfant lépreux par hérédité, et 5 enfants sont restés indemnes; deux unions ont été stériles. Ces auteurs ont vu parfois la lèpre débuter sans les prodromes signalés par Danielssen et Boeck (courbature, frisson, fièvre, fourmillements, abattement, sentiment de brûlure, démangeaisons, excès de sensibilité cutanée, précédant l'éruption. Pour nous, tous ces phénomènes, constants surtout dans la forme tubéreuse, trahissent déjà l'existence de la lèpre. Ils diminuent après l'éruption exanthématique. Cependant, parfois, la fièvre continue même après l'apparition des placards érysipéloïdes ou des macules érythroïdes dispersées sur la peau. Parfois aussi les placards sont pareils à ceux de la *Morphée* de Saint-Louis de Paris, dont les médecins font une maladie indépendante de la lèpre, bien que celle-ci soit désignée dans toute l'Amérique latine sous le même nom (Morphéa), et ressemble quelquefois tout à fait à la Morphée parisienne. Parfois aussi nous avons vu, comme Welberg, à la suite des symptômes généraux du début, les placards érythroïdes devenir vite pigmentaires.

Après le travail de Bergmann, parut, en 1877, celui de Carle Déhio et enfin celui de Welberg que nous allons analyser. Le Dr Welberg soutint à l'Université de Dorpat sa thèse inaugurale *sur la lèpre dans les provinces russes de la Baltique*, considérées comme un foyer très actif de la maladie. Il relate dans ce travail 24 observations et prouve que la lèpre est assez fréquente dans ces provinces. Ses observations sont assez détaillées; mais, en général, elles manquent de renseignements commémoratifs qui éclairent suffisamment l'hérédité et la progéniture des lépreux. La description des symptômes est assez minutieuse. Nous ne mentionnerons ici que les phénomènes les plus importants et ceux qui présentent quelques différences avec ceux observés dans d'autres contrées. La sensibilité exaltée parfois au début des exanthèmes, ainsi que nous l'avons constaté aussi de notre côté, persévère. Certains lépreux du Dr Welberg ont conservé leur sensibilité ou bien une hypoesthésie. Ses malades présentent souvent une coloration bleu foncé et l'aspect écailleux. Les ulcères plus ou moins vastes sont fréquents et difficiles à cicatriser. La rhinite du début y serait rare. Souvent les placards de ces lépreux présentent l'aspect de ceux de la *Morphea* de Saint-Louis, entourés d'une ligne géographique lilas, avec décoloration centrale, et conservation même de la sensibilité, amoindrie ou non. Parfois ces placards *furent blancs comme neige*. La peau peut être insensible même entre les placards, ayant l'aspect normal. Les paumes des mains et les plantes des pieds conservent leur sensibilité, comme cela a lieu en Orient. Parfois les lépromes se résorbèrent laissant des cicatrices de régression, et plus tard parut une nouvelle poussée. Les ganglions lymphatiques étaient souvent plus ou moins engorgés. Ce dont Bergmann ne parle pas, et qui a souvent fait prendre la lèpre pour de la syphilis.

Les lésions oculaires lépreuses sont fréquentes en Russie. Elles ne diffèrent en rien de celles vues par nous en Orient, par Poncet au Mexique, par Panas et Lapersonne chez quelques lépreux qu'ils ont vus à Paris : Lépromes des conjonctivites, iritis, myosis, choroïdites, etc. qui ressemblent aux lésions syphilitiques, et peuvent réduire en erreur l'oculiste trop spécialiste, ignorant la lèpre; cette méprise eut souvent lieu. Welberg a vu la forme anesthésique apparaître chez des lépreux tubéreux. Dans ces cas les lépromes peuvent régresser et la forme tropho-nerveuse domine et évolue seule. La lèpre ne marche pas dans la Baltique comme en Norvège, dit-il. « Car les macules, les placards de *Morphée* et le pemphigus du début peuvent continuer à faire de nouvelles apparitions ». Le pemphigus n'est pas limité aux genoux comme en Orient. Bergmann et Welberg ont vu les mutilations des doigts sans aucun autre symptôme et pensèrent qu'il ne s'agissait pas de lèpre. C'est là une erreur : car la lèpre mutilante peut être monosymptomatique. Elle l'est même, le plus souvent.

Dans aucun ménage les deux géniteurs ne furent tous deux lépreux. Enfin tous les deux confrères ont souvent vu, comme complications, des maladies cutanées vulgaires et la gale ; ce qui est rare en Orient. Une fois la lèpre a débuté à 2 ans et une autre fois à 7. L'individu le plus tardivement atteint le fut à 44 ans. Ils doutent que le bord de la mer et la nourriture favorisent le développement de la maladie. Finalement, Welberg n'a jamais constaté la contagiosité. Il n'a jamais vu un conjoint lépreux contaminer l'autre. Parfois il a pu découvrir l'hérédité. « La découverte du bacille, dit-il, a fait renaître la croyance de la contagion. » Il plaide pour l'isolement des malades et insiste aussi sur la confusion faite souvent en Russie, de la lèpre et de la syphilis.

La lèpre et le ministère sacerdotal en Russie. — Un prêtre d'une colonie du pays de Tersk fut atteint de la lèpre. Grave affaire pour ses paroissiens, convaincus que la maladie est contagieuse. Comment baiser une main couverte de lépromes et de croûtes hideuses ? Ses ouailles, fervents orthodoxes, ne pouvaient cependant se résigner à ne pas accomplir les pratiques minutieuses de leur culte. Elles envoyèrent le pope dans une maison de santé et demandèrent qu'il fût remplacé par un autre. Mais l'administration refusa de nommer un autre pasteur pour cette paroisse, sous le prétexte que la loi ecclésiastique ne considère pas la lèpre comme un obstacle à l'exercice du saint ministère ; et les pratiquants restèrent sans directeur spirituel. L'église catholique plus logique défend à un prêtre lépreux de dire la messe dans l'église fréquentée par les fidèles ; de manière que les prêtres lépreux ont dû bâtir des chapelles spéciales pour leur compte personnel ou pour les lépreux.

A trois mille mètres environ de la ville de Tachaend se trouve une léproserie ou village de lépreux (Kichlak Mahaou) bâti on ne sait quand ; il est entouré d'une haute muraille. Près de la porte d'entrée il y a une salle de réception pour les parents et amis visiteurs ; il y a dans l'enclos 26 huttes où logent 28 hommes et 18 femmes, un terrain de 7 hectares est cultivé par les lépreux qui plantent des melons et du coton. On loue deux hommes de dehors pour les travaux pénibles. Les lépreux rôdent à cheval ou à âne dans les environs pour mendier. La mortalité est grande à cause des conditions très antihygiéniques. Malgré la proximité de la ville et la quasi liberté des pensionnaires, il n'y a pas eu contamination. On a ouvert à Kouclande une souscription pour améliorer l'état de ces malheureux lépreux (Extrait du journal russe, le *Messager du gouvernement*, 12/24 juin 1893).

Depuis la conférence de Berlin, la terreur pour la lèpre a bien augmenté. Le journal russe *Caspienne* rapporte que quelques lépreux Persans étant arrivés à Bakou, les autorités russes ont décidé de les rapatrier ; mais aucun navire n'a consenti à les prendre à son bord et le conseil municipal fut obligé de les interner sur une petite île isolée, où ils seront nourris aux frais de la ville.

Le Dr Paterson appela l'attention du gouvernement russe sur l'extension de la lèpre en Russie (?) dans les provinces baltiques, par contagion et non par hérédité, selon les travaux de Minch de Kiew et Hellat de Dorpat. Une commission, composée des Drs Peterson, Dounkan, Sokoloff et Sperch se livra à une sérieuse enquête et arriva à cette conclusion : « La lèpre, dans les conditions où elle a été observée dans la capitale de la Russie ne présente aucun danger pour ses habitants, et il n'y a pas lieu de prendre des mesures de police sanitaire pour les garantir contre la contagion. »

Le Dr Péterson, que j'ai rencontré à plusieurs congrès, fit de nombreuses communications sur la lèpre en Russie. J'ai eu de longs entretiens avec lui et je pus me convaincre qu'il a bien étudié la lèpre. Nos opinions diffèrent souvent, principalement en ce qui concerne la contagion. Cependant sa conclusion ci-dessus relatée est conforme à ce que nous avons soutenu pour toutes les capitales de l'Europe, contre les sentences de la conférence de Berlin.

Dans l'Asie centrale, la lèpre commet de grands ravages. On la désigne sous le nom de makhaous dans le Turkestan, de tchalpi dans l'Astrakhan, de kirghiz et de ourous-kotour chez les Tatares.

Albin Rousselet, que nous avons eu le plaisir de recevoir à Constantinople en 1894, donne quelques détails sur la lèpre de ces contrées sus-mentionnées, qu'il tenait de Guillaume Capus (*Lépreux et léproseries* par Albin Rousselet, Paris, Éditions scientifiques). L'auteur est d'avis que les tabibs (médecins) confondent souvent la syphilis avec la lèpre. Les médecins russes travaillent à endiguer la maladie ; mais grâce à la liberté du mariage des lépreux, même avec les personnes indemnes, la maladie se propage par hérédité. Jadis on castrait les lépreux. Aujourd'hui les médecins russes isolent sévèrement les sexes dans les asiles. Néanmoins la lèpre est tellement commune dans le Turkestan qu'à une petite distance, chaque ville possède sa léproserie (un makhaou-kichlak). Ce sont des espèces de *ghettos* entourés quelquefois de mur en pisé avertissant du contenu. Les lépreux y vivent en famille par ménages et se livrent à des occupations agricoles. Il y en a aussi qui mendient, les femmes surtout, aux environs des bazars, tendant une sébile aux passants. Les lépreuses, bien que Musulmanes, ne sont pas couvertes. Les lépreux sont l'objet de la répulsion générale ; et la plus grande injure qu'on puisse faire c'est d'appeler quelqu'un lépreux. Si un habitant est soupçonné d'avoir la lèpre, une députation de la léproserie se rend auprès de lui, l'examine et si elle reconnaît en lui un congénère, l'invite à l'accompagner à leur léproserie pour vivre avec eux. Les riches peuvent refuser cette invitation, moyennant finance.

En 1896, la léproserie de Tachkent, située à quatre kilomètres environ de la ville, comptait 29 habitants des deux sexes. Il y en avait 21 en 1871 et 45 en 1881. Les Drs Savelief et Terentieff, évaluent à 500 le nombre des lépreux de Turkestan russe du Bokhara et de Khiva. Malgré les conditions déplorables dans lesquelles vivent les indigènes de ces pays, l'endémie, diminue et ces médecins pensent que si l'on défendait les mariages, la lèpre s'éteindrait. L'émir de Bokhara, tributaire de la Russie, sur les conseils des médecins russes, ordonna la fondation d'un asile convenablement réglementé, bien organisé.

La lèpre dans la Perse actuelle. — Dans un district au nord du Téhéran, dit le Dr Verrier (Histoire et géographie de la lèpre, *Bulletin de la Société d'ethnographie*), il y a plusieurs villages presque exclusivement habités par des lépreux.

Le Dr Vaume, Français, né à l'île de Crète où son père a exercé la médecine, étudia la lèpre d'abord dans l'île de Minos, puis en Perse où il a rempli les fonctions de médecin sanitaire. J'ai connu personnellement le Dr Vaume qui avait bien observé la maladie dans les deux localités bien éloignées l'une de l'autre, mais où elle sévit avec égale violence. Il m'a même remis un travail sérieux sur cette maladie. Le 5 juin 1885, le Dr Vaume fit, à la Société d'anthropologie de Lyon, une communication sur la lèpre dans le Kurdistan persan, qui fut imprimée dans les bulletins. Passant avec le Dr Gautier du Muséum d'histoire naturelle de Lyon, près de Silma, capitale de l'Ardilan (haut Kurdistan), ils visitèrent un gourbi, — cabanes couvertes de chaume, — habité par des lépreux. Il décrit avec détails le facies spécial de la lèpre léonine qui déforme tellement les traits que le type ethnique, caractéristique des nations, disparaît, la maladie imprimant le même cachet dans toutes les contrées du monde, lorsqu'elle est arrivée à son apogée. La léproserie, située à mille pas à peu près de la ville, est composée de vingt cabanes, renfermant 45 lépreux provenant des villages voisins. Les deux voyageurs y rencontrèrent des spécimens des formes tubéreuse, anesthésique, mutilante et maculeuse. Le Dr Vaume signale une exception bien rare : il y a vu un lépreux tubéreux ayant de nombreux lépromes de la face et conservant pourtant la barbe et la moustache.

Le Dr Vaume insiste sur la fréquence de la lèpre dans la Perse actuelle, sur le littoral de la Caspienne, dans les provinces Mazenderan, Ghilan, Talich, le Khamsé ou province de Zendjean, et il ajoute à ces foyers celui du Kurdistan non signalé avant lui.

A ce propos j'ajouterai avoir vu à Constantinople nombre de Kurdes provenant des provinces ottomanes. On sait que le Kurdistan appartient en partie à la Perse, en partie à la Turquie. On prétend que ce sont des descendants des Scythes qui ont conservé toute la sauvagerie de leurs ancêtres. Le Kurdistan touche à l'Arménie que ces barbares pillent périodiquement en massacrant les paisibles habitants qui sont eux-mêmes, dans ces parages, infectés de lèpre. Nous en voyons nombre à Constantinople. Ils viennent exprès pour me consulter, ainsi que leurs massacreurs.

Je suis donc en dissidence avec le Dr Vaume qui dit que le reste du Kurdistan n'est pas infecté. Il signale un fait que tous les léprologues ont constaté, savoir qu'à côté de villages lépreux il y en a d'absolument intacts.

Le Dr Vaume profite de l'occasion pour parler du rôle qu'on a fait jouer à l'ichtyophagie dans le développement de la lèpre. En effet ces Kurdes ne mangent point de poissons ; ce qui n'empêche, dit-il, que l'ichtyophagie puisse contribuer à la genèse de la maladie de concert avec d'autres causes, dans les pays où on la pratique. Une étude de 15 ans en Orient dans des localités où sévit la lèpre lui donne le droit de formuler une opinion basée sur l'expérience. Dans le Kurdistan persan le Dr Vaume a rencontré trois individus en même temps lépreux et syphilitiques. Nous avons vu nous-même la symbiose de ces deux entités morbides ; ce qui combat sans réplique l'identité de ces deux maladies ou bien l'opinion que l'une est issue de l'autre, comme on l'a soutenu.

Le Dr Vaume profite de l'occasion pour dire que le *scherviclo* est une manifestation de la syphilis héréditaire sur la côte orientale de l'Adriatique. Le *scherviclo* détruisant le vomer, de même que la lèpre, on en a conclu à l'identité de ces deux maladies (la lèpre et la syphilis). Il donne aussi comme argument contre cette croyance que les lésions des fosses nasales (destruction du vomer et déformation du nez) sont bien fréquentes dans les îles de l'Archipel grec où la syphilis fait absolument défaut, et sont alors consécutives à la lèpre.

Le Dr Lavirotte, médecin des prisons, présent à la séance, qui vit des sujets ayant contracté la lèpre dans les Antilles, dit que la question de la contagion de la lèpre lui paraît encore douteuse, malgré la découverte de son microbe.

Le Dr Oldekopp qui exerça à Astrakan, où les lépreux vivent de la manière la plus intime avec le peuple, n'a jamais vu un cas de contagion.

Selon le Dr Christidès qui a exercé pendant plusieurs années à Rescht, chef-lieu du département de Ghilan dont il a été le médecin sanitaire pendant six ans, c'est du Kurdistan et d'Azerbaïdjan, que provenaient le plus grand nombre des lépreux qu'il a observés. On en voit de nombreux à Rescht sur la mer Caspienne. A Téhéran et à Tauris, il y a des lépreux qui vivent libres et se mêlent continuellement à la population. A Ghilan, ils sont dispersés partout, aux bazars, dans les rues; ils importunent les passants en demandant l'aumône. Les Persans ne craignent pas la contagion, ils mangent avec ces malheureux, en trempant les doigts souvent ulcérés dans le plat, conformément aux habitudes musulmanes. Ils mangent ainsi même le plat national, le pillaf dont ils font des boulettes qu'ils se passent cérémonieusement.

Aux bains publics ou hamams, il y a d'habitude un bassin de cinq mètres carrés environ, où s'ébattent les clients après la sudation et le frottement du corps avec un gant rude, avant de s'habiller; tous les baigneurs s'y plongent, les lépreux les plus avancés, les galeux et autres y savourent les délices de la natation, pêle-mêle avec tout le monde. L'eau de ces bassins n'est renouvelée qu'une fois par mois! En Perse toute notion de prophylaxie, d'isolement, de désinfection est inconnue, tant pour la lèpre que pour toute autre maladie. La lèpre trouve donc en Perse, les meilleures conditions pour se propager. Les médecins indigènes n'admettent pas la contagion, mais l'hérédité. Ils accusent les pèlerins de transporter la maladie de l'Arabie où ils épousent des lépreuses. Ils ignorent que la lèpre ravageait les anciens Perses, d'après les historiens de l'antiquité, d'Hérodote surtout.

Les lépreux épousent souvent, en Perse, des femmes saines; la loi, les autorités n'entravent pas ces unions.

Le Dr Christidès a recueilli plusieurs observations de lépreux à Rescht, capitale de la province de Ghilan ayant 80 000 habitants. Il a rencontré la maladie dans deux familles riches; mais elle sévit surtout chez les miséreux.

On désigne la lèpre, en Perse actuellement, sous le nom

arabe de Djuzam. La forme la plus commune est la tubéreuse qui est souvent prise pour de la syphilis et traitée en conséquence. Certains lépreux à éruptions psoriasiformes sont soumis à des médications internes dépuratives et à des onctions de diverses pommades, comme s'il s'agissait de psoriasis vulgaire. La forme tropho-nerveuse est également fréquente.

Le Dr Christidés a pu découvrir l'hérédité qui le plus souvent est imputable à la femme. Les Persans voyageurs contractent des mariages temporaires partout où ils passent : parfois même ils s'engagent à ces unions, légales du reste, par des contrats à délais convenus et spécifiés d'avance. D'après la loi du *Chéri* tous ces enfants semés à droite et à gauche sur le parcours des voyageurs, comme par les bancs d'harengs, sont légitimes, ils héritent souvent de la syphilis ou de la lèpre paternelle. Nous remercions notre distingué confrère de ces renseignements.

On croit si peu à la contagiosité en Perse, qu'on ne répugne pas à prendre, comme domestiques, des lépreux avérés. Un médecin indigène, Haki Hohma, fit élever son fils par une bonne lépreuse. Celui-ci avait dix-sept ans, lorsque le Dr Christidés l'a examiné. Il était indemne.

La lèpre en Chine. — Le Dr Durand-Fardel publia, dans la *Gazette médicale de Paris*, en 1877, un travail fort intéressant sur la lèpre en Chine. Dans bien des familles, on ne trouve qu'un seul lépreux sans contamination des autres membres. Plusieurs de ces malheureux comptent des lépreux parmi leurs ascendants ou bien parmi leurs collatéraux, à divers degrés de parenté ; ce qui prouve l'hérédité de la maladie. La syphilis se rencontrerait parfois en même temps que la lèpre. Les lépreux circulent partout librement ; et pourtant, en Chine, la lèpre est considérée comme contagieuse. La population achète à des marchands manifestement lépreux toutes espèces de choses, même des comestibles. C'est là un exemple des incohérences populaires. Dans plusieurs localités habitent quelques lépreux sans transmettre, ni propager leur maladie aux environs. Les Chinois croient que la lèpre peut être transmise par les relations sexuelles. Cependant il est certain que dans nombre de ménages un seul conjoint est lépreux et que, malgré une vie matrimoniale de longues années, l'autre reste indemne. D'autre part, il y aurait des faits patents d'apparition de la lèpre chez l'époux ou l'épouse, l'autre conjoint étant lépreux. La même constatation aurait eu lieu chez des personnes ayant partagé la vie commune d'un lépreux. On cite le fait d'un homme qui présenta les signes de la lèpre deux mois après avoir eu des relations sexuelles avec une lépreuse. Je ferai remarquer à propos de ce fait, que jamais la vraie lèpre ne présente une aussi courte incubation. Et que, légitimement, on doit soupçonner, dans ce cas, la syphilis qui bien souvent ressemble de telle manière à la lèpre, qu'elle donne le change. Et ce qui corrobore cette probabilité c'est qu'un autre galant ayant fréquenté la même femme eut le même sort. En Chine, les lépreuses font leur possible pour avoir des relations avec des hommes sains, dans la conviction que cela les guérira.

Le Dr Wong, médecin anglais exerçant à Canton, assure avoir vu un nombre considérable de lépreux qui avaient gagné la lèpre après avoir coïté avec des lépreuses. Le soupçon de syphilis se justifie de plus en plus. Après cette assertion, si généralisée, il ne reste plus de doute pour aucun léprologue que le Dr Wong fit des diagnostics erronés, et qu'il prit la syphilis pour la lèpre. Cependant le Dr Durand-Fardel dit : une chose bien digne de remarque c'est le soin scrupuleux et éclairé avec lequel les observations sont prises en Chine par les médecins anglais. Cette assertion est sujette à caution. Ce qui précède autorise à soutenir que c'est là un éloge outré, dicté par un excès d'amabilité bien préjudiciable en science. Selon le Dr Durand-Fardel, l'hérédité de la lèpre ne fait aucun doute en Chine. Depuis plusieurs générations la lèpre sévit dans certaines familles. A Amoy et à Hankow, sur 73 lépreux, dont notre honorable confrère relate les observations, il trouva six fois la lèpre chez les ascendants : grand-père, oncles, tantes. La plupart de ces malades n'avaient eu aucune relation avec des lépreux. Ce qu'il y a de certain et de remarquable, c'est qu'il y a des agglomérations de lépreux dans certaines régions qui confinent avec des localités où il n'y a point de lèpre. « Bref, la transmission héréditaire ne paraît point douteuse à notre confrère et la contagiosité ne ressort pas suffisamment » dans son bien intéressant travail.

C'est dans les provinces méridionales de la Chine surtout que sévit la lèpre. Elle est rare à Pékin et les lépreux qu'on y rencontre proviennent de dehors. Les livres chinois décrivent 36 variétés de lèpre! Mais un médecin indigène de Canton, censé très expérimenté, n'en admet que 6 ; tandis que pour les médecins européens il n'y a que deux formes, la tuberculeuse et l'anesthésique ». Le Dr Durand-Fardel renchérit encore, car il est porté à admettre qu'il n'y a là que deux périodes d'évolution de la maladie qui pendant de longues périodes ne donne lieu qu'à des troubles nerveux ; tandis que d'autres fois, de bonne heure apparaissent les lésions cutanées.

Le Dr Shearer d'Hankow a rencontré, en 1869 et 1870, 194 cas de lèpre dont 121 anesthésiques et 73 tubéreux ; tandis qu'à Canton on aurait trouvé que ceux-ci constituaient les trois quarts des cas. Selon Shearer, l'anesthésie constitue le premier degré de la maladie, commençant par les pieds et les mains, bien avant l'apparition de taches ou de tubercules. Le Dr Fardel fit la même remarque ; il y a perte complète ou diminution de la sensibilité, dit-il. La lèpre tubéreuse détermine des dépôts morbides, selon Shearer, sur les parties affectées ; la face devient léonine avec regard satirique, et comme coulée en bronze ; sourcils pesants ; les tubercules s'ulcèrent, la peau environnante s'épaissit alors d'une manière extraordinaire ; parfois nécroses des phalanges, des os des membres et détachement des doigts et même des membres tout entiers. L'odorat se perd, la voix s'altère, des ulcérations apparaissent au gosier et l'haleine devient fétide ; il y a aussi amoindrissement de l'énergie vitale. Cette description est classique.

Müller et Masson, d'Amoy, décrivent les formes qu'ils ont rencontrées au nombre de 12. 1° Anesthésie de la peau sans altération. 2° Taches pâles anesthésiques pareilles au prurigo commun. 3° Grandes taches à contours irréguliers, à bords rouges, squameuses s'éclaircissant au centre plus pâle que la peau saine, anesthésiques. 4° Élévations hémisphériques variant d'un pois à une bille, parfois de couleur vineuse, anesthésiques, qui s'ulcèrent. 5° Élévations de la peau très étendues occupant l'épaisseur du derme. 6° Épaississement charnu des téguments de la face, du nez ou du cou avec plissement de la peau qui rend la figure léonine ; odorat, goût, ouïe obtus. 7° Peau bronzée. 8° Atrophie des muscles, anesthésie des doigts, de la main, des avant-bras avec flexion des doigts et perte de l'action musculaire. 9° Perte des phalanges par résorption interstitielle des os. 10° Chute partielle ou complète des doigts. 11° Ulcères des membres, difficiles à guérir, souvent sensibles et douloureux, surtout s'ils sont profonds, bien que situés sur des régions insensibles. 12° Les taches sont dépourvues de poils; les glandes sudoripares cessent de fonctionner, tandis que les glandes sébacées sont très actives. Ces différentes lésions se combinent en plus ou moins grand nombre. L'anesthésie est le seul phénomène constant. Des douleurs rhumatoïdes, parfois très aiguës, précèdent ou accompagnent ces différents phénomènes. Il est facile de voir, en parcourant ces douze formes, désignées par Müller et Mason, qu'il s'agit de symptômes progressivement apparus aux diverses étapes de la lèpre et qu'on n'est pas autorisé à en faire tant de formes de la maladie. Quoi qu'il en soit, nous avons voulu exposer leur opinion. Car nous restons convaincu que c'est en exposant dans leurs détails les travaux émanant de diverses sources que l'on doit par leur comparaison arriver à établir les symptômes constants de la lèpre dans toutes les longitudes et toutes les latitudes, et les différences dépendantes des localités. En effet, c'est après avoir pris connaissance des allures de la maladie dans les diverses contrées que l'on pourra se livrer à une œuvre de synthèse générale.

Le Dr Durand-Fardel insère dans son mémoire plusieurs observations choisies parmi les 73 recueillies à Hankow et à Amoy. Il a fallu vraiment du courage pour interroger longuement, examiner minutieusement et de près ces pauvres lépreux d'une sordidité repoussante ! Dans un village de 100 habitants il n'y eut qu'un seul lépreux; 20 ans auparavant il n'y aurait eu non plus qu'un seul, et un autre 15 ans auparavant. Ces sujets auraient eu en outre la fièvre intermittente. Le pays était *marécageux*. Plusieurs des lépreux observés étaient dans le même cas. Une éruption cutanée de taches rouges avec fièvre, chute des sourcils et des cils, suivie de diminution de sensibilité et d'engourdissement progressifs, envahissants, ouvrit la scène. Puis ont apparu des tubercules discrets à la face et les membres supérieurs, des phénomènes des muqueuses du nez, du gosier, des conjonctives, l'hypertrophie des oreilles, etc. La lèpre n'a donc pas augmenté dans ces villages.

Parfois la lèpre a débuté par une plaque anesthésique; puis d'autres parurent successivement, sur les membres, ainsi que la chute des sourcils, des cils et des *cheveux* en grande partie, diminution des propensions sexuelles, mouvements vermiculaires des muscles triceps, des élévateurs de la lèvre supérieure, des orbiculaires des paupières, des muscles du mollet; atrophie des muscles des régions thénar et hypothénar, griffes des mains; la peau des extrémités devient sèche, avec sillons remplis de squames blanches, que nous avons observés de notre côté et que nous avons dénommés lignes de plâtriers. La réaction électrique des muscles des extrémités est très faible aux muscles atrophiés. Les parties malades sont dépourvues de poils et de sueur, les ongles se déforment. Il y a parfois chute des doigts. Le plus souvent il n'y aurait eu qu'un seul lépreux dans la famille. La chaleur aggrave les phénomènes objectifs et subjectifs. Dans certains districts de 300 habitants, il n'y avait qu'un seul lépreux. Parfois, après l'apparition de placards plus ou moins étendus, survint une éruption de petits tubercules. La marche de la lèpre paraît être lente en Chine. Bien que les malades n'aient pas été suivis jusqu'à leur mort, dont on ne connut pas la date, plusieurs lépreux observés étaient atteints depuis 8, 10, 12 et même 21 ans.

Le Dr Durand-Fardel a relaté dans son mémoire 15 observations qu'il a choisies parmi les plus typiques. Selon lui, la lèpre n'aurait qu'une forme unique, commençant par une lésion primitive des nerfs de la sensibilité. Plus tard surviennent les lésions secondaires de la peau, qui se font plus ou moins attendre. Celle-ci est atteinte dans sa structure profonde et dans sa *nutrition*; d'où altérations des sécrétions pileuse et sudorale, et modifications des téguments; épaississement, bulles, squames, ulcérations. La lésion de nutrition détermine aussi la gangrène, la chute des doigts, du nez, etc. Le système musculaire est aussi atteint : diminution de force prouvée par le dynamomètre, par l'électricité, par l'atrophie, comme dans la paralysie musculaire progressive. Il admet une lésion des éléments de la moelle, qui correspond aux nerfs des membres, de la face, du cou, savoir des cordons postérieurs, puis des cordons antérieurs. C'est là une localisation avec progression inverse de ce que l'on a constaté dans l'atrophie musculaire progressive. L'auteur conclut que la lèpre est une maladie de la moelle épinière. Cette opinion fut exprimée aussi par Alfred Hardy et Edouard Labarraque (Lèpre in *Nouveau Dictionnaire de Médecine*). Nous ne pouvons pas partager l'opinion de Durand-Fardel lorsqu'il dit que la circulation n'est pas atteinte dans la lèpre. Comment donc expliquer ces congestions des membres allant parfois jusqu'à la cyanose, ces stases sanguines si fréquentes ? Mais, dirait-on, est-ce que la circulation, la capillaire surtout, n'est pas soumise au système nerveux ?

On ne sait quel est le nombre total des lépreux en Chine. La statistique n'en est pas faite. Selon le Dr Wong, Canton en posséderait 10 000 approximativement; la province de Kwang-Tung dont Canton est la capitale, a une population de *20* à *30* millions d'habitants.

En Chine on croit que la lèpre est commune dans les localités humides. Le fait est qu'elle tend à disparaître à mesure qu'on s'éloigne des côtes. A Sanghai pourtant, situé à l'embouchure de Yang-Tsckiang, il n'y aurait pas de lépreux.

Le régime alimentaire est défectueux chez les Chinois. Le riz en fait la base ; le poisson vient s'y ajouter ; mais le peuple en consomme peu (Hutchison prouva le contraire). Les pêcheurs l'envoient loin, après l'avoir desséché. Le Chinois mange peu de viande ; celle du porc a ses préférences ; vient ensuite le canard. Les pauvres se privent même de riz et ne mangent que des patates ; comme boisson, tout le monde prend du thé. Les Chinois vivent dans une horrible saleté et couchent la nuit avec leurs sales vêtements. C'est ce que nous avons vu en Bretagne. La syphilis est très commune en Chine et paraît être souvent confondue avec la lèpre, comme partout d'ailleurs.

En résumé, les Chinois croient à la contagion de la lèpre ; mais les réglementations concernant l'isolement des lépreux sont très souvent transgressées. Les lépreux même cantonnés circulent librement partout et la population ne s'en soucie guère. Le gouvernement et les souscriptions volontaires entretiennent ces malheureux qui se promènent partout et mendient aussi. Il est évident que si la contagiosité était tout au moins fréquente, le peuple prendrait bien plus de précautions. Quant à la transmission fréquente de la lèpre par le coït, suivi de bien près des manifestations de la maladie, il est évident qu'il s'agit de syphilis. Selon le Dr Arning, les Chinois considèrent l'urine comme l'agent vecteur par excellence de l'infection lépreuse.

Le Dr Durand Fardel dit en propres termes que *la transmissibilité héréditaire ne saurait faire de doute*. Il y a des familles lépreuses depuis plusieurs générations. Le mariage entre lépreux est autorisé en Chine ; il est interdit entre un lépreux et un individu bien portant ; mais cette interdiction est journellement enfreinte. On croit que les lépreux étant peu prolifiques, la lèpre s'éteindra dans la lignée. Le Dr Wong dit de son côté : la lèpre s'affaiblit à mesure que les générations se succèdent. Tant que les unions ont lieu entre lépreux, la maladie tend à l'extinction.

Sur les 73 lépreux observés par le Dr Durand-Fardel 16 comptaient des lépreux dans leurs familles, trois fois le père était lépreux ; trois fois la mère ; une fois la grand'mère ; quatre fois un oncle paternel ou maternel ; une fois un grand-oncle ; six fois un cousin. La plupart n'ont eu aucune relation avec des lépreux. Il y a eu dans ce nombre, 63 hommes et 9 femmes ; 21 étaient cultivateurs et 3 seuls mariniers. La lèpre se rencontre même parmi les aisés et les riches. Le seul Européen atteint, un Anglais, avait passé 30 ans dans les ports de Chine. Il se nourrissait comme les indigènes et vivait dans la plus atroce saleté chinoise intimement avec un lépreux. La lèpre débuta chez ces 73 lépreux entre 9 et 63 ans. « La lèpre n'a pas de tendance à se propager. De nombreux lépreux vivant dans leurs familles et en relations avec tout le monde n'ont communiqué leur maladie à qui que ce soit (Durand-Fardel). »

La transmission par le coït, dit notre distingué confrère, paraît mieux avérée que celle par simple contact. Nous avons exprimé plus haut notre avis sur cette rapide transmission de la lèpre par les relations sexuelles.

Les médecins indigènes ont les premiers déclaré que la lèpre est au-dessus de toute ressource.

Feu Robert Coch a constaté qu'en Chine la lèpre n'a pas diminué, bien qu'on pratiquât l'isolement des lépreux depuis bien longtemps. Il pensait donc qu'il faut surtout prendre des mesures d'isolement dans la famille, dans la maison même (VIIe conférence internationale contre la tuberculose, tenue à Philadelphie, septembre 1908).

La lèpre est très répandue aux environs de la ville de Canton où, a-t-il dit, un village est réservé aux lépreux ; il compterait 400 hommes et 200 femmes. L'administration provinciale alloue trois *cents* par jour à chaque malade. Un autre village voisin est réservé aux descendants des lépreux qui, en principe, doivent l'habiter pendant deux générations. Il compte 400 habitants environ. Mais tous les lépreux ne sont pas relégués dans ces villages. En outre ceux qui y demeurent ont la liberté de circuler dans les rues, malgré la répulsion qu'ils inspirent aux habitants. Dans certaines provinces ces malheureux sont tellement maltraités qu'ils préfèrent être enterrés ou brûlés vifs. Sur le cours de Minos on les place sur des bateaux avec quelques vivres et on les dirige en pleine mer, ils sont ainsi exposés à être noyés ou à mourir d'inanition.

En Chine on croit tellement à l'hérédité de la lèpre qu'on n'admet pas le mariage d'une personne qui compte des lépreux dans sa famille, que si la maladie n'y a pas apparu depuis quatre générations.

Un missionnaire catholique américain a recueilli de larges souscriptions aux États-Unis et acquit un îlot situé dans la rivière à 60 milles environ de distance de Canton. Il y construisit des baraques et il attira les lépreux qui y sont logés, nourris et vêtus. Les valides se livrent à des travaux de culture. Un certain nombre de malades se sont présentés et furent reçus dans cet asile; mais la plupart en sont repartis peu après, préférant vivre de mendicité qui les fait obtenir jusqu'à un dollar par jour, et conserver leur liberté. Le gouvernement chinois n'a pas encouragé cette œuvre, en obligeant les lépreux à résider dans cet asile. (Dupuy *Annales d'hygiène et de médecine coloniales,* 1911, n° 2, p. 388).

Il y aurait environ 2 000 lépreux dans le Kiang-Si oriental, selon Sauton, où les filles de la charité ont ouvert une léproserie. Il y en aurait 40 000 dans le Kiang-Si méridional ; 12 000 dans le Yun-Nan; 30 000 dans le Fokien et le Kouang-Tong. On y rencontre quelques misérables léproseries. L'empereur leur accorde une ou deux piastres par tête et par jour.

Les missionnaires catholiques ont créé une petite léproserie dans l'île de Waïtchaw près Pahhoï (Sauton).

La lèpre au Japon. — Certaines races offrent des aptitudes particulières à contracter telle ou telle maladie bacillaire ; quelques autres, au contraire, douées d'immunité, sont à l'abri de la contagion pour telle affection, pendant que d'autres sont ravagées par le fléau, bien qu'habitant la même contrée.

Dans une communication faite à la conférence de Berlin, le Dr A. S. Ashmead de New-York, ex-directeur de l'hôpital au Japon, insista sur l'aptitude de la populace à contracter les diverses maladies bacillaires. La classe noble, d'origine indienne, est rarement atteinte par la lèpre ; mais elle paye large tribut à la tuberculose ; chez la seconde classe la lèpre est plus fréquente, tandis qu'elle est ravagée par la syphilis. Enfin la troisième classe, les *Eta,* est la proie de la lèpre. Celle-ci, rebut de la société, est d'origine négroïde (Descent and variation of the Bacillus). Ashmead en conclut que l'amélioration de l'existence et l'isolement contribueront à éteindre le foyer actif de la lèpre. Les *Ainos* n'auraient jamais eu de lépreux. L'auteur fait remarquer que ceux-ci ne mangent jamais de poissons, tandis que le peuple japonais est grand ichtyophage. *Il ne suffit pas de placer le cheval devant l'eau, il doit être persuadé de boire.* Notre confrère se sert de ce proverbe populaire pour signifier que ce n'est pas assez de cueillir le bacille ; il faut que celui-ci rencontre les conditions voulues pour agir. Or, il ne les trouve pas dans la peau blanche des *Ainos*.

Quoi qu'il en soit, le bacille de la lèpre a perdu son ancienne virulence. D'ailleurs il en est de même pour les autres bacilles. Que l'on compare leurs ravages au moyen âge à leurs méfaits actuels. La civilisation, qui améliore les conditions d'existence des populaces, émousse aussi de plus en plus la virulence des bacilles. Le Dr Hansen ayant manifesté quelque méfiance à propos des paroles du Dr Ashmead, celui-ci s'adressa à Kaneviro Takaki, président de la société médicale de Tokio (Japon) *Seil Kwai* pour avoir son avis. Nous ignorons la réponse obtenue.

Cependant on doit noter que la syphilis a toujours existé au Japon et que l'on y doit aussi l'avoir confondue avec la lèpre, dès la plus haute antiquité ; car elle y aurait sévi même à l'âge de pierre, selon Adachi (*Arch. f. Derm. u. Syph.*, 1903, t. LXIV, fasc. 1 et 2). (Au musée de Tokio se trouve un tibia hypertrophié dans sa partie médiane et présentant nombre d'aspérités à sa surface. Il appartient chronologiquement à l'âge de pierre ; ce sont des stigmates de syphilis. Adachi a conclu que Ridken-Gakudzin et Okamura ont tort de dire que la syphilis fut introduite au Japon de l'occident au XVIe siècle (*Presse médicale*, 14 février 1904).

La population du Japon dépasse 40 millions. Les lépreux y sont très nombreux. Le Dr Baelz, médecin très en renom, pense qu'il y en a 50 000, et peut-être plus encore.

La lèpre n'est pas considérée comme contagieuse. Le peuple n'éprouve aucune répugnance pour les lépreux et se trouve en relations continuelles et intimes avec ceux qui se logent avec les individus sains, sans la moindre crainte. Les miséreux vivent de mendicité.

Le Dr Sauton écrit que le père Corre, des missions étrangères, a fondé une léproserie à Kummamoto, province de Nagasaki. Parmi les pensionnaires il y eut plusieurs nobles, un bonze et un procureur impérial. Les Sœurs Franciscaines visitent et pansent les lépreux de cet asile où l'on trouve plusieurs syphilitiques et des galeux aussi.

Depuis une vingtaine d'années, on créa une léproserie dans la province de Tokio, à Gotemba, très bien organisée, paraît-il; mais elle ne contient que 72 lépreux, vu l'insuffisance des ressources. A Tokio, des médecins vivent avec leurs familles au milieux de lépreux, dans les mêmes maisons avec 20 et 30 tels pensionnaires, sans un seul exemple de contamination. Le Dr Baelz, médecin très renommé et distingué, affirme qu'au Japon, partout, les prisonniers dorment moitié nus l'un à côté de l'autre. Il y a bien des lépreux et l'on n'a jamais observé de contamination. Selon Brassac, au Japon le mariage n'est permis qu'entre lépreux, et dans les maisons de prostitution il y a des lépreuses destinées aux visiteurs lépreux, bien qu'on n'y croie pas à la contagion.

Comme traitement, le Dr Baelz dit s'être très bien trouvé de l'emploi de l'huile gynocardique donnée à l'intérieur jusqu'à 3 grammes par jour et à l'extérieur sous forme de pommade.

Enfin, il y a à Tokio une famille qui tient chez elle une léproserie et vit de la vie commune avec les pensionnaires. Depuis trois générations cette maison de santé fonctionne dans ces conditions, sans qu'aucun de ses membres ait gagné la lèpre. Ces renseignements sont donnés par le Dr Baelz.

Les bains de Kousatsu sont très renommés pour les lépreux, les syphilitiques, les goutteux et les rhumatisants; on prend 3 à 5 bains par jour pendant 5 à 6 semaines. Les sexes sont séparés; néanmoins on recontre toujours des femmes de classe inférieure dans les bains des hommes. La température de l'eau est très élevée, de 40° et au-dessus. Les corps sont rouges comme des écrevisses lorsqu'on en sort. On entre et l'on sort du hall, par fournée, à un signal donné, pour faire place au groupe suivant et, avec un gémissement commun retentissant; mais un silence absolu doit régner pendant qu'on s'habille, sans quoi le bain serait inefficace. Les bains appartiennent à la commune et sont gratuits, à part un pourboire discrétionnaire.

Il y a un quartier lépreux à un kilomètre de la station, tous ceux qui y habitent sont lépreux ou *bien l'ont été*. Selon le Dr Papellier (*Münch. med. Woch.*, 1912, 30 juillet), il y a au

Japon 105 585 lépreux d'après les statistiques officielles, mais, dit-il, ce nombre doit être plus élevé. Ce n'est que tout récemment que l'État a créé 5 léproseries, qui sont bien insuffisantes. Les malades aisés cachent leur lèpre et restent chez eux (*Presse médicale*, 7 déc. 1912).

La lèpre aux États-Unis d'Amérique. — On a prétendu que c'est de l'Europe que la lèpre fut transportée en Amérique qui, pour ne pas rester en arrière, en fait de politesse, introduisit, à son tour, la syphilis en Europe. Ces deux assertions sont aussi erronées l'une que l'autre. Ces deux sœurs jumelles, si similaires, ont régné de tout temps dans les deux mondes, l'ancien et le dit nouveau, sans droit d'incrimination réciproque, ainsi qu'on le verra plus loin, dans ce travail. Ce ne sont donc ni les colons portugais qui ont infecté les premiers l'Amérique par le Brésil, ni les Norwégiens qui ont transporté la lèpre dans l'Amérique du Nord indemne jusqu'à leur émigration. Selon les rapports de Christophe Colomb, en 1498, ses compagnons ont vu dans l'île de Buona-Vista, des lépreux du continent qui venaient se laver avec du sang de tortue pour guérir leur maladie.

Quoi qu'il en soit, la lèpre prit une grande extension, dans l'Amérique centrale, comme dans les Antilles, par la traite des nègres (Martinique, Désirade, Guadeloupe, Cuba, Sainte-Lucie, Saint-Vincent, la Barbade, Tabago, Trinitad, Caracas, Guyane — où on l'appelle mal rouge, — le Mexique, la Nouvelle Grenade, Pérou, Brésil, Uruguay. Il est à remarquer que, malgré la présence des noirs, la lèpre ne fut pas propagée aux États-Unis, bien qu'entourés de lépreux par le nord et par le sud.

Le Dr Ashmed, de New-York, a publié, peu avant l'ouverture de la conférence de Berlin (en 1896), un travail sur la suppression et la prévention de la lèpre. Après avoir affirmé, quelque peu témérairement, qu'il n'y a rien à faire contre la lèpre et que tous les moyens pour la combattre sont impuissants, il conseille avec ferveur le rappel des barbaries d'antan : L'isolement absolu forcé, imposé par des lois sévères ; surveillance pendant 7 ans de toute la famille et surtout des enfants des lépreux, création de léproseries dans un climat sec. A sa mort, la famille qui a vécu avec le lépreux sera isolée dans un lieu d'observation pendant 7 ans au bout desquels, s'il n'y a eu aucune manifestation lépreuse, elle pourra être admise dans la société ; création d'un asile d'isolement pour les enfants des lépreux, jusqu'à la puberté ; destruction de tous les objets qui ont servi aux lépreux ; crémation de leurs cadavres ou leur enterrement dans un cimetière spécial dont le sol ne sera jamais remué (*Journal Italien de maladies cutanées,* 1897, page 790). Et dire que dans ces prisons à torture, il se trouve quelquefois des individus non lépreux qu'on y place par mégarde !

Il n'est guère possible de dresser une statistique exacte du nombre des lépreux qui se trouvent aux États-Unis. D'après Hyde, il y en aurait 500, selon Kingoum 300. D'autres disent que rien qu'en Louisiane il y aurait 500. On est très sévère pour les pauvres lépreux, même cruel, sans pitié et principalement depuis la conférence de Berlin dont l'Amérique du nord a accepté aveuglément toutes les exagérations fournies par les hommes de laboratoire. Que la responsabilité retombe sur les auteurs de théories, sans le contrôle de la clinique ; orateurs visant à briller surtout dans les palabres !

Le gouvernement de Washington prescrit l'isolement le plus rigoureux et punit sévèrement tout individu qui donnerait asile à un lépreux. A Sandy-Hoop, à l'entrée du chenal de New-York, on a relégué quelques-uns de ces infortunés lépreux sur un îlot désert. Une fois par semaine un petit bateau leur porte des vivres pour les empêcher de mourir de faim. On a menacé le Dr Sauton *de le mettre en quarantaine s'il allait les voir !* Or, les médecins même n'ont l'autorisation de visiter ces malheureux ! Gloire aux promoteurs du règlement draconien de Berlin que les législateurs, certainement guidés par les médecins de la localités, ont happé sans discernement ! A ce compte les médecins doivent refuser leurs soins à tous les malades atteints d'affections contagieuses, le choléra, la peste, la scarlatine, la fièvre typhoïde, la tuberculose et que sais-je encore ? Logique des membres du conseil sanitaire du nouveau continent ! On conviendra qu'on n'a aucune notion du sacerdoce du médecin dans ce pays de marchands, de tripoteurs, de milliardaires dont les business ont étouffé tout sentiment de charité et d'humanité ! Toutes ces sauvageries riment bien avec les fureurs yankéennes de lynch et de cinération des nègres vifs sur les places publiques, après les avoir enduits de pétrole, par la populace hors la loi.

A San-Francisco, on séquestre les lépreux au Pest-House,

sorte de prison éloignée de la ville, dans un endroit malsain; jamais le médecin n'y pénètre. Le Dr Sauton dit, dans son remarquable mémoire, déjà bien des fois cité, qu'il fut le premier médecin à les visiter. « Les notions les plus élémentaires de l'hygiène et de la propreté n'y sont point connues. Le malheureux qu'on y déporte n'a plus qu'à y mourir le plus tôt. Le Dr Sauton y a trouvé un vieillard paralytique n'offrant aucun symptôme de la lèpre ! L'unique surveillant chargé de garder ces malheureux lépreux, interrogé par le Dr Sauton pour quel motif on l'avait séquestré au Pest-House, répondit sèchement qu'il n'avait plus qu'à y mourir. » Et dans ce pays très religieux, on se nourrit de la lecture des saintes écritures tous les Holidays.

A la Nouvelle-Orléans, la municipalité a créé une léproserie où se trouvent 35 malades. A Bason-Lafourche, il y a une colonie de lépreux. Ils vivent isolés et se sont bien organisés eux-mêmes. Ils ont leurs écoles, leurs boutiques et leur prêtre également lépreux.

Les Norvégiens lépreux en Amérique. — Hansen fit un voyage en Amérique en 1888. Sur 160 émigrés norvégiens lépreux, il n'a trouvé que 17 survivants. Pas un des descendants de ces lépreux n'eût la maladie. Ce qu'il considère comme déposant contre l'hérédité. Il croit d'autre part que la contagion ne s'effectue pas en Amérique, grâce aux bonnes conditions hygiéniques que les lépreux y trouvent (*Arch. de Virchow*, vol. 114). Mais on peut en dire autant de l'hérédité qui n'est pas fatale et n'éclate pas précisément parce qu'elle ne trouve pas les conditions favorables à son éclosion, que ce soit une hérédité de graine ou de réceptivité.

Farquarson a lu au Congrès de Des Moines, dans l'État de Iowa, un mémoire sur la proportion des lépreux dans cet État dont certains districts, tels que celui de Winneshiek, comptent jusqu'à 52 pour 100 d'habitants d'origine scandinave. Or, de 1863 à 1883, il n'y aurait eu que sept lépreux; tous les malades étaient Suédois ou Norvégiens. Un seul cas a été observé sur un enfant né en Amérique, dans le Minnesota, mais de parents suédois. Pour le Minnesota, son enquête a relevé 5 cas de lèpre pour la période 1870-1880. Tous ont été observés chez des Norvégiens. Dans le Wisconsin, on en a relevé 4 cas en 14 ans (1869-1883). Dans l'Illinois, Boeck avait trouvé en 1870, 2 cas; dans le Nouveau-Brunswick, la lèpre aurait été importée en 1820, à Tracadie, près de la baie de la Chaleur ; il n'en existe plus qu'un petit nombre dans la léproserie. Selon ce rapport, on peut considérer insignifiante la lèpre des États-Unis. A la Louisiane, la lèpre ne fut mentionnée qu'en 1776. En 1785 on fonda une léproserie au voisinage de la Nouvelle-Orléans sur un territoire qui garde encore le nom de *terre des lépreux*. La maladie sévissait principalement sur les nègres d'Afrique. D'autre part, d'après Gronvold, il y avait en 1886, 15 lépreux dont 11 issus de parents lépreux ; 8 fois c'était le père. Dans 6 cas la durée moyenne de la vie, après le début de la lèpre, fut de 17 ans ; 4 étaient tubéreux. D'après Gronvold la lèpre n'a pas paru communicable (Board of Health of Minnesota, 1886).

Texas, qui a deux millions et 300 000 habitants environ, contient bien des lépreux ; mais, je ne sache pas qu'on en ait fait la statistique. Il paraît que leur affluence a beaucoup augmenté dans ces dernières années et que les autorités ont pris de sévères mesures pour repousser leur immigration, et pour les isoler.

Le Dr Ashmead a accusé la Norvège d'avoir expédié 175 000 émigrants en Amérique, parmi lesquels nombre de lépreux qui propagent la maladie partout. De cette manière, elle exporte ses lépreux dont le nombre diminue ainsi dans leur patrie. J'ajouterai, en passant, que cette exportation est de nature aussi à améliorer les statistiques norvégiennes concernant ses lépreux, et à présenter une diminution de la lèpre donnant des illusions sur l'efficacité de l'isolement, aux bienfaits duquel on se croit redevable. Le Dr A. Hansen répond que cette récrimination est infondée. Depuis 1856, trois mille quatre cents lépreux furent isolés dans les asiles, et 287 seulement ont émigré. Mais on peut lui objecter, comment sait-il qu'il y a eu un si petit nombre de ses compatriotes lépreux qui se sont expatriés ? Est-ce que le gouvernement inscrit les lépreux qui sortent de la Norvège ? Non. On ne peut donc pas qualifier d'absurde (non sensée) l'opinion du Dr Ashmead. A. Hansen croit que des 287 lépreux norvégiens partis pour l'Amérique, 170 environ se sont rendus à l'Amérique du Nord dont 30 seuls étaient lépreux. Mais sur quoi base-t-il sa supposition ? Il soutient aussi, cette fois avec raison, que l'examen lors du débarquement même par un médecin connaissant la lèpre, ne met pas à l'abri d'une introduction furtile de la maladie qui peut être en incubation et n'éclater qu'après plusieurs années. Il constata lui-même, en 1888, combien cet examen était fait sur le pont des navires d'une manière hâtive et sommaire qui tromperait le plus malin. Il conclut que l'examen des émigrants, soit lors de leur embarquement en Norvège, soit à leur arrivée en Amérique, ne saurait jamais empêcher les lépreux de pénétrer en Amérique.

D'autre part, le Pr Brucken de Minneapolis (Leprosy in Minnesota) qui a étudié 51 lépreux norvégiens émigrés, a constaté que 2 de ceux-ci, mariés, n'ont pas contaminé l'autre conjoint. Il y aurait selon lui 104 de ces lépreux scandinaves aux Etats-Unis.

Un rapport de l'inspecteur général, chirurgien de la marine, Walter Wyman, fut adressé en 1898, après la conférence de Berlin, au Président des États-Unis sur *l'investigation of leprosy*. Ce rapport a été soumis au Sénat qui l'approuva et fut transmis au ministère des Affaires étrangères. C'était après l'adjonction des îles Haway aux États-Unis, — grand foyer de lèpre qui terrorisa le monde entier par crainte de la propagation de la maladie en Amérique. — Une commission médicale fut formée pour rechercher l'origine et l'influence de la lèpre aux Etats-Unis, et pour soumettre à qui de droit une législation pour prévenir la propagation de la maladie. Une somme de cinq mille livres fut affectée à ces recherches.

Le Dr Walter Wyman, chirurgien général surintendant de l'hôpital de la Marine, affirme, un peu hasardeusement, que *personne ne doute plus de la contagiosité de la lèpre*. Si au moins il faisait quelques restrictions pour les localités sûrement privilégiées : Paris, Londres, Vienne et tout le centre de l'Europe. Il soutint, se basant sur la conférence de Berlin, que le lépreux introduit dans une contrée propage invariablement sa maladie en faisant foyer, et que tôt ou tard de nouveaux cas se déclarent. Or, des mesures restritives sont de rigueur pour arrêter la propagation. L'hôpital de la Marine fut informé de tels faits et ne veut pas endosser une telle responsabilité. Il y a donc des lépreux dans les États-Unis, et les nouvelles recherches ont démontré que nombre de malades atteints d'un *état nerveux obscur* ne sont rien moins que lépreux. Or, des mesures rationnelles doivent être prises par le gouvernement pour déterminer jusqu'à quel point notre peuple est menacé. C'est à la suite de ce rapport sensationnel que les États-Unis ont pris des mesures si rigoureuses, si cruelles contre les lépreux, si révoltantes par leur application antihumaine et brutale. On ne sait d'une manière précise quel est le nombre des lépreux aux États-Unis. Mais on sait qu'il y en a à Washington, Texas, Louisiane, Floride, Caroline du Sud, Minnesota, Dakotas, New-York, Pensylvanie et l'Illinois. Il est à croire que les lépreux sont bien plus nombreux qu'on ne le pense. Le Dr Walter Wyman promettait en 1898 que des médecins seraient chargés partout d'établir une telle statistique ; et nous ignorons si celle-ci a pu être établie et avec quelle exactitude.

Le Pr Isadore Dyer de New-Orléans U. S. A. fit paraître, dans *New-York Medico Legal Journal,* un article sous la rubrique de International Legislation for Leprosy, dans lequel il déclare être fortement pour l'isolement. L'horreur populaire n'est d'aucune façon diminuée, ainsi que la croyance que la maladie est incurable et qu'elle continue à présenter les expressions de la lèpre biblique et orientale ; le temps de son incubation est inconnu et sa contagion insidieuse, bien que la maladie soit moins fréquente, ce qui paraît dépendre des conditions sanitaires, de la manière de vivre et de se nourrir. L'auteur est d'avis de la combattre par des mesures efficaces dont la principale est l'isolement. Il se base sur les conclusions de la conférence de Berlin de 1896 et évalue le nombre des lépreux dans le monde à deux millions. Cependant le Dr Dyer reconnaît qu'en France aucune mesure prophylactique tracassière ne fut prise. Néanmoins, il préconise l'établissement d'asiles offrant les soins nécessaires aux pensionnaires avec l'obligation d'y entrer. Une commission qualifiée recherchera les localités infectées, organisera un asile international avec rigide quarantaine et rapatriement des lépreux étrangers ; une visite des étrangers qui débarquent aux États-Unis sera faite par des médecins connaissant la lèpre. Tous les gouvernements devraient refuser des passeports aux lépreux avec défenses et punitions, en cas d'infractions, concernant les navires qui transporteraient des lépreux.

Louisiane. — La Louisiane, située dans les États-Unis de l'Amérique du Nord, a une population de 1 400 000 habitants (en 1900), dont une partie est d'origine française. Elle fut ainsi dénommée en l'honneur de Louis XIV. La Nouvelle-Orléans y fut fondée en 1717. Louis XV en céda une partie à l'Angleterre en 1763, située à l'est de Mississipi, et Bonaparte vendit le reste aux États-Unis, en 1803, contre 80 millions.

Le Dr Isadore Dyer de la Nouvelle-Orléans publia un mémoire sur la lèpre dans cette contrée. C'est Bernard Romans qui parla de la lèpre le premier et attribua son introduction aux Indiens. Xavier Martin relate l'organisation d'une léproserie en 1785, pour y placer les lépreux miséreux qui exhibent leurs ulcères pour exciter la compassion. Cet asile portait le nom de *La terre des lépreux*. Le nombre des pensionnaires ayant diminué de plus en plus jusqu'à leur entière disparition, l'endroit devint un terrain inculte. Vers la fin du XVIIIe siècle on y établit derechef un asile avec séparation des sexes, grâce au Dr L. Giovellina ; mais les malheureux y étaient abandonnés et presque sans soins médicaux. L'établissement ne rencontra qu'une apathique indifférence ! En 1878 les lépreux miséreux furent admis à l'hôpital de la Charité, au nombre de 112. Cependant en 1857, les lépreux ambulants avaient attiré l'attention ; mais la maladie fut considérée comme endémique. A cette date on décida de transporter ces malades dans quelque île du golfe mexicain. En faisant des recherches, on sut qu'il y avait 5 lépreux dans une famille, 2 dans une autre, et que dans quelques autres la maladie existait depuis trois générations. Puis on la constata dans différents districts, principalement à la Nouvelle-Orléans. Plusieurs médecins publièrent successivement les observations de tels malades. Le Dr W. Blanc en recueillit d'abord 42 dans l'espace de 3 ans, et plus tard il en réunit 83. C'est en 1894 que le gouvernement s'est occupé sérieusement de la question et un *Bill* ordonna d'isoler tous les lépreux et de les placer sous la direction de médecins, avec pénalité si l'on s'y refuse ou si on les cache. Voici les conclusions du Dr Dyer : La lèpre existe à Louisiane depuis 1750 ; le premier cas fut observé à la Nouvelle-Orléans. Les lépreux observés étaient natifs du pays ; un seul avait des ancêtres lépreux. Il n'y a pas d'exemple d'importation de la maladie. Dans les familles lépreuses la maladie débute à 5 ou 6 ans et le plus souvent à l'âge adulte. Le plus grand nombre des lépreux naît en dehors des familles lépreuses (ce qui n'est pas en faveur de la contagion, soit dit en passant). Il y a 31 exemples de consanguinité et 45 cas où les parents et les enfants ont été affectés. Il y aurait eu 61 exemples d'exposés à la contagion : époux et épouse, 6 ; frères ou frères et sœurs, 27 ; cousins, 6 ; tantes, nièces et neveux, 4 ; ami, 1 ; parents et enfants, 26 ; rarement par emploi, 1 seul ; par nourrice, 1 ; un prêtre ; maladie syphilitique supposée, 2. *Aucun cas d'inoculation accidentelle*. Bien des cas eurent lieu dans le district voisin de la léproserie. Le type prédominant était l'anesthésique, 58 ; mixte, 57 ; tubéreux, 39 ; trophique, 18 (?). La pauvreté est exceptionnelle chez ces lépreux. Plusieurs d'entre eux peuvent pourvoir à leurs dépenses ou bien en partie. Il n'y aurait pas de paupérisme à la Nouvelle-Orléans. La maladie sévit parmi toutes les races ; mais surtout chez les étrangers : Français et Allemands, indépendamment de leur diète, de leurs occupations, après un séjour varié à la Louisiane. La lèpre y est endémique. L'auteur est contagionniste fervent. Mais ses observations ne prouvent pas suffisamment en faveur de ses opinions. La première statistique faite à Louisiane, sous le contrôle du gouvernement, eut lieu en 1896.

Voici comment on se comporte en Amérique, actuellement, vis-à-vis des lépreux. Le Dr Engstad eut le hasard de soigner huit de ces malheureux dont il relate l'histoire succincte dans *American Journal of Dermatology* de février 1912. Le premier malade le consulta pour un ulcère intarissable du pied droit, indolore, peu sensible à la pression, avec anesthésie de la peau animée par le nerf tibial antérieur. L'interrogatoire l'éclaira sur la nature du mal. Un parent du malade avait succombé à la lèpre. La famille même ignorait depuis 10 ans de quoi il s'agissait. La vie lui était un lourd fardeau ; à la fin ce malheureux perdit la vue et les orteils; les ulcères persistaient toujours. Le Dr Engstad le soigna pendant 15 ans, en gardant le secret. X... continua à vivre dans sa famille, isolé dans sa chambre, sans autre précaution, et à remplir les fonctions de concierge d'une Banque. Sa femme et ses 8 enfants n'ont pas été contaminés et continuent à jouir d'une excellente santé.

Le deuxième malade, âgé d'une quarantaine d'années, était atteint de lèpre tubéreuse. La peau était couverte de lépromes. Il habita longtemps une ferme, et depuis trois ans il se loge dans une chambre construite pour lui dans une grange. Il me pria, dit notre confrère, de le faire admettre dans le grand hôpital d'*Arvilla* où l'on construisit une chambre pour lui. D'abord il y fut reçu cordialement; mais dès que les 70 pensionnaires attablés pour le repas ont su du lépreux même le nom de sa maladie, il y eut une panique générale qui obligea de faire construire un logement isolé pour le récipiendaire que tout le monde fuyait. Il vécut ainsi, évité par tous, pendant 2 ans. Le procureur public ayant su qu'il ne s'agissait pas d'un citoyen des États-Unis, et qu'il n'avait pas les moyens de retourner dans son pays, le fit placer dans un asile de lépreux. La déraisonnable frayeur pour cette affection devrait être combattue, dit l'auteur de ce travail. Le troisième lépreux était Norvégien et fut incarcéré dans une petite habitation construite pour lui. C'était un tubéreux. Lorsqu'il fut visité par le Dr Engstad, il avait perdu tous les doigts d'une main. Il était l'hôte d'un fermier qui fut persuadé par notre confrère que la maladie n'était pas aussi contagieuse que la tuberculose de Koch. Le quatrième malade était aussi d'origine norvégienne. Lorsque la population a su qu'il était lépreux, elle lui procura vite un cheval pour le faire déguerpir et l'on brûla les harnais par précaution. Il était considéré comme un paria. La frayeur qu'il inspirait pour la contagion était vraiment déraisonnable. Finalement le Pr Attorney ayant su qu'il était Norvégien, le fit partir pour son pays. Les malades 6 et 7, mère et fille, étaient norvégiennes aussi. Chez la mère, âgée de 40 ans, la lèpre tubéreuse était très avancée; tandis que la fille, âgée de 20 ans, n'avait que quelques lépromes à la face; celle-ci était née en Amérique, à Chicago. Elles se sont rendues plus tard à Minnesota et vivaient dans une ferme où notre confrère fut invité de les voir. Les voisins ayant su la nature de la maladie leur rendaient la vie impossible, au point qu'elles furent obligées de vendre leur propriété et de retourner à Chicago. On n'a plus su ce qu'il advint d'elles. Le huitième malade, atteint de la forme mixte, était une femme norvégienne, âgée de 52 ans. Elle a eu plusieurs lépreux dans sa famille. Elle n'a pas eu d'enfant; le mari ayant su la nature de la maladie ne s'en soucia guère. Ce couple vivait tranquille; personne, ses amis même ne savaient pas que la femme était lépreuse.

Abordant la question de la contagiosité, le Dr Engstad dit que A. Hansen soutient que la lèpre est la moins infectieuse de toutes les maladies infectieuses. L'auteur s'élève contre la déraisonnable frayeur du public et la persécution des lépreux, lorsqu'on ne soumet à une sévère quarantaine ni les typhiques, ni les tuberculeux; c'est là une terreur non motivée par le sens commun, la santé publique n'étant point compromise, dit-il.

La lèpre aux Philippines. — On sait que cet archipel de la Malaisie dans la mer de Chine, découvert par Mac Gellan en 1521, à l'Espagne depuis 1564, appartient aux États-Unis depuis 1898. Les principales îles sont Luçon et Mindanao et le chef-lieu Mantile. Leur population est de huit millions d'hommes environ. Le directeur du service de santé, Dr V. G. Heisser, dans une publication récente, soutient que la lèpre y est en train de reculer. On croit que la lèpre fut introduite aux Philippines vers 1632, par des chrétiens chassés du Japon (?) Avant l'arrivée des Américains, on ne s'était point occupé des lépreux. On les a internés alors à l'île de *Culion,* pauvres et riches. Cette léproserie fut établie en 1906. On y transféra les 365 lépreux soignés jusqu'alors à l'hôpital Saint-Lazare, à *Cébu,* confiés aux sœurs de charité. Il y a 125 maisonnettes bâties sur un plateau élevé de 150 pieds au-dessus du niveau de la mer vers laquelle il s'incline. Les rues y sont symétriques, l'eau est abondante partout dans cette ville nouvelle. L'ancienne est réservée à l'administration. Il y a une ancienne église espagnole pour ces malheureux. Ils se gouvernent presque eux-mêmes en s'appliquant le règlement officiel. Cette colonie est très heureuse, elle possède même une fanfare de 40 instruments, qui donne de fréquents concerts. Les lépreux y vivent en toute liberté et très heureux sous leur propre self-government démocratique. La population saine réside dans des quartiers situés à un quart de mille de la colonie lépreuse, ainsi que les employés de cette colonie. La lèpre décroîtrait aux Philippines : en 1906 il y avait de *5* à *8000* lépreux. Cette évaluation si oscillatoire n'est pas faite pour inspirer grande confiance à la partie scientifique minime du travail du Dr Heisser, qui nous dit que ce chiffre si vague était descendu en 1912 à 2 800 ! Ce mémoire manque donc de toute précision qui autorise à conclure. Nous ignorons également et absolument comment se comporte la lèpre aux Philippines. Tout est passé sous silence. On se borne à nous apprendre que les dépenses sont évaluées à 500 francs par tête. Et voilà tout. Sur quoi se baser pour affirmer que la lèpre diminue aux Philippines depuis l'isolement, puisqu'on ne s'est même pas donné la peine d'énumérer les lépreux qui y auraient été et dont on évalue le nombre de 5 à 8 000. Est-ce ainsi qu'on procède pour faire de la science (*Presse médicale,* 28 décembre 1912).

La lèpre au Brésil. — Le Dr José Lourenço de Magalhaës,

léprologue distingué de Rio de Janeiro, publia une étude très documentée et très instructive, où il relata ce qu'il a vu et observé lui-même sur de nombreux lépreux qu'il eut à soigner. Ce distingué confrère avait déjà fait paraître plusieurs publications importantes sur la lèpre qui est désignée au Brésil sous la dénomination de *Morphea*. Si tous les léprologues se livraient à de telles enquêtes dans les localités où ils exercent, il serait facile, par la comparaison de tels travaux cliniques, de faire une synthèse sur cette maladie cosmopolite, et d'établir ce qu'il y a de constant, d'immuable dans sa marche et dans ses allures, et de variable ou de contingent selon les localités, les races et les milieux.

A quel date doit-on faire remonter le début de la lèpre au Brésil? On ne saurait rien affirmer à cet égard. Hilario de Gouvêa croit que le fléau a fait ses entrées avec la colonisation portugaise au XVIIe siècle et l'immigration de milliers de noirs d'Afrique où elle a régné de tout temps. Mais il est probable que la lèpre y existait déjà. Il est possible que la traite et la vie misérable à tous égards que l'on faisait mener à ces pauvres esclaves — parmi lesquels il a dû y avoir des lépreux surmenés par un travail épuisant, mal nourris, sordides, habitant des huttes infectes — aient exalté la maladie et augmenté le nombre de ses victimes, de même que l'abolition de l'esclavage et l'amélioration de l'existence des misérables (nègres et populace indigène) ont diminué le nombre des lépreux.

Il y a eu un moment où la population noire était à la population blanche dans la proportion de 30 contre 1. L'immigration portugaise, lorsque la lèpre ravageait l'Ibérie, fut une autre voie d'introduction et d'augmentation de la lèpre au Brésil. Dans une statistique de l'hôpital des lépreux de Rio Janeiro par Azevedo Lima, sur un total de 1937 malades, pendant une période de 93 ans, figurent 480 noirs de la côte d'Afrique, 413 nègres brésiliens, 308 mulâtres brésiliens, 204 Portugais, total 1405. Dans une autre statistique de la léproserie de San Luz, due au Dr A. Saulnier, de 1870 à 1878, sur 98 lépreux il y a eu 8 blancs, 44 nègres et 46 mulâtres. Ces statistiques et d'autres prouvent que les noirs et les mulâtres payent le plus grand tribut à la lèpre. Tout le littoral du Brésil a été éprouvé ; mais principalement les provinces d'agriculture où l'on introduisit le plus grand nombre d'esclaves africains. San Paulo en fut très atteint. On y fonda plusieurs hôpitaux de lépreux ; savoir : celui de San Paulo, celui de Campinas, celui d'Itu, celui de Jundiahy, ceux de Rio de Janeiro, de Bahia, de Pernambuco, de Maranhao, de Para.

Le Dr de Magalhaës se plaint de la mauvaise organisation de tous ces établissements où les lépreux manquent de soins ; aussi les désertent-ils et circulent partout. Néanmoins la lèpre diminue au Brésil, malgré l'absence de toute mesure répressive, principalement dans les localités où le régime alimentaire s'est amélioré. Malgré la circulation libre des lépreux, tous vagabonds et mendiants, qui crachent partout et exhalent dans l'atmosphère des trillions de bacilles (comme cela se passe à San Paulo) ; la lèpre ne persiste que dans quelques familles ; tout cela prouve, selon le Dr Magalhaës, contre la contagion et en faveur de l'hérédité.

Après avoir rendu un très juste hommage à Pasteur qui ouvrit le nouveau champ si fertile en résultats, le Dr Magalhaës se plaint de l'exagération des bactériologues et, en l'espèce, de ceux qui se refusent à diagnostiquer la lèpre, s'ils ne constatent pas la présence du bacille de Hansen. Et pourtant, il n'y a pas de léprologue qui n'ait vu nombre de lépreux avérés, qu'il diagnostiqua aisément en vrai clinicien, malgré l'absence du bacille spécifique. Et sans parler des formes anesthésique et mutilante, — où son absence est la règle, — dans la variété même léonine la plus accusée, que les profanes même reconnaissent à distance, il arrive que le bacille fasse défaut. C'est là un fait rare mais incontestable. Or, les progrès de la science nouvelle ne sauraient démolir la clinique séculaire.

Après cette digression qui reflète aussi l'opinion du Dr J. L. de Magalhaës, puisons à pleines mains dans son remarquable travail.

On doit donc dans l'étude de la lèpre, autant que dans les autres maladies, mettre à contribution la clinique, qualifiée de vieille médecine, sans omettre les nouvelles acquisitions de la science microscopique qui a doté la médecine de tant de découvertes.

Le Dr J. L. de Magalhaës attache une grande importance aux causes secondes (Kelch, Charrin) dans le développement des maladies bacillaires, constituées par les ingesta, les circumfusa, le moral, etc. S'occupant d'une manière assidue de la lèpre, le Dr Magalhaës proteste contre l'application que l'on a voulu faire au Brésil des sentences des savants conférenciers réunis à Berlin en 1896; il critique les publications timorées du Dr Hilario de Gouvêa, ophtalmologue distingué, mais manquant absolument d'autorité pour ce qui concerne la lèpre, qui s'est identifié les doctrines si outrées de la Conférence de Berlin. Ses publications, parues même dans les feuilles politiques, font du tort au Brésil en le mettant au ban des autres contrées voisines où la lèpre sévit moins. Le Dr Magalhaës déplore cette exagération qui dépasse tant les bornes de la réalité. Car il résulte de l'enquête à laquelle il s'est livré que la lèpre, bien qu'abandonnée entièrement à elle-même, sans aucune mesure de répression, a sensiblement diminué dans bien des localités. C'est aussi l'avis du Dr Cosme de Sa Pereira qui exerce à Pernambuco, vaste état du nord du Brésil.

Le Pr Pacifico Pereira a constaté aussi que la lèpre diminue spontanément à Bahia. Il y avait autrefois à l'hôpital des lépreux une centaine de malades ; il n'en restait qu'une vingtaine dernièrement. Les lépreux se font également rares dans l'intérieur de la province. C'est là aussi l'opinion de tous les médecins qui exercent dans ces différents points. Itaparica est une île où l'on dépeçait les baleines, prises dans les environs, pour préparer l'huile. Pendant des mois la population se nourrissait gratuitement de la chair de ce cétacé. Cette île devint un foyer très actif de la lèpre et la meilleure cliente de la léproserie de Bahia. Le Dr Argollo eut la preuve du fait en consultant les registres de l'hôpital. Le Dr Rendu fit la même constatation, et il est porté à croire que la consommation de la chair de baleine est cause de ce grand nombre de lépreux. Le Dr Silva Lima, d'autre part, affirme que depuis une quinzaine d'années la lèpre a diminué progressivement dans l'île d'Itaparica. La pêche de la baleine a également diminué. Les cétacés se font de plus en plus rares, il s'appuie donc sur cette coïncidence démonstrative.

Le com. Manoel de Souza Campos, provéditeur de l'hôpital de Bahia dont la léproserie est une dépendance, affirme que dans l'espace de 10 ans il n'y est entré qu'un seul lépreux provenant d'Itaparica. Le Dr Magalhaës de son côté insiste sur la disparition de la lèpre en même temps que des baleines, et l'attribue à la modification du régime alimentaire. L'île devint florissante, et il n'y a plus de lépreux. Conclusion : sans aucune mesure répressive, la lèpre diminua à Bahia, grâce à l'amélioration de l'alimentation et les progrès de la civilisation ; ce qui veut dire que le peuple est moins sale et que les localités où il réside sont aussi plus propres. D'ailleurs les anciens observateurs ont toujours dit que la nourriture et l'hygiène concouraient au développement de la lèpre. « Un fait digne de remarque, dit Alibert, c'est que la lèpre a disparu de tous les lieux qu'elle infectait à mesure que l'hygiène s'y développait. » C'est là l'avis de Hardy aussi et de Michel Lévy. La nourriture y joue un grand rôle. La diminution de la lèpre dans les localités où le régime s'est amélioré est une précieuse et insinuante remarque. Le Dr Hutchinson a bien raison d'accuser l'ichtyophagie comme favorisant l'acquisition de la lèpre là où elle est endémique. Le Dr Nissa Rodrigues, professeur à la Faculté de Médecine de Bahia, est convaincu aussi de ce qui vient d'être dit.

En 1737, le gouverneur de Rio, comte Robadella, isola les lépreux dans un asile spécial; mais en dehors d'une cinquantaine hospitalisée, il s'en trouvait cent cinquante dans la ville, selon une notice de l'hôpital, datée de 1868. Le Dr de Magalhaës doute que tous les réputés lépreux le fussent réellement. C'est que la syphilis et les dermatoses graves étaient englobées sous la même enseigne, ainsi que cela arriva fréquemment et continue à avoir lieu encore aujourd'hui, un peu partout. Toujours est-il que, malgré la liberté de circulation des lépreux, le nombre en a diminué de plus en plus, bien que la population ne les ait jamais évités; ce qui dépose contre l'excessive contagiosité de la lèpre. « Donc la version soutenue au congrès de Berlin sur la contagiosité de la lèpre est erronée. » La lèpre diminue au Brésil bien qu'abandonnée à elle-même et malgré la licence des lépreux. Les cabanes qui leur étaient destinées aux entrées des villes ont été démolies faute d'habitants.

Le Dr Moncorvo, praticien distingué ayant une grande clientèle, dit que dans sa Policlinique de Rio, il a compté un enfant lépreux sur 3 000. Cependant le Dr Azevedo Lima, contagionniste, dit avoir compté 4 000 lépreux à Bahia; ce qui est en contradiction avec tous les renseignements donnés plus haut. Mais pour être impartial, il importait d'exposer les opinions les plus contradictoires. C'est au lecteur de juger d'après la valeur des documents. On doit signaler que l'on trouve inscrits parmi les pensionnaires de l'asile, la mention de *scorbutiques* à propos d'un général espagnol nommé José Carlos

Conti. Le Dr de Magalhaës rencontra même dans la léproserie de Saint Paulo des individus sains indigents cueillis par charité. Cette constatation eut lieu le 3 mai 1900. Une négresse y vit depuis 18 ans et un nègre depuis 26 ans. Ils mangent et vivent avec les lépreux, se couchent dans leurs lits et ils n'ont pas contracté la lèpre. Le Dr de Magalhaës se livra à des études de longue haleine sur la lèpre dans son pays, le Brésil. Il fit paraître plusieurs publications remarquables sur ce sujet où il consigna non des théories, mais des faits cliniques circonstanciés qui l'autorisent à avoir une opinion fondée. Ses enquêtes répétées à plusieurs reprises et espacées, le confirment dans l'opinion que la lèpre diminue par la seule amélioration des conditions hygiéniques et qu'elle se confine de plus en plus dans quelques familles; ce qui prouve son hérédité. Sa réputation légitime d'éminent léprologue lui facilitait ses recherches. Car tous les lépreux frappaient à sa porte pour être soignés.

Au Brésil tout le monde, médecins et peuple, ne croyait guère à la contagion. Mais la découverte de son bacille produisit immédiatement un revirement; tout le monde admit la théorie nouvelle qui fut enfin imposée par la conférence de Berlin.

Néanmoins le Dr de Magalhaës, témoin de nombreux faits contraires, demeura un anticontagionniste inébranlable. Il insiste d'abord sur la clinique, puis sur l'inconstance du bacille de Hansen qui manque toujours dans les formes nerveuse et mutilante et enfin, sur la non-inoculabilité et l'incultivabilité de ce bacille. « Car, le cas cité et répété partout comme un succès d'inoculation, chez le condamné à mort de Molokaï n'est pas considéré par le Dr Arning lui-même qui la pratiqua, comme décisif, vu, dit-il, que par sa race et par son séjour dans un milieu où la lèpre est endémique et commune, le condamné a pu être prédisposé à devenir lépreux même sans l'inoculation. Mais il y a plus; il fut prouvé plus tard que *plusieurs proches parents de ce condamné Kéanu étaient lépreux.* Or ce cas *est nul.*

Pour en finir, le Dr de Magalhaës se range à l'opinion de Wirchow, président de la conférence de Berlin, qui étudia la lèpre d'une manière spéciale. Ce grand savant y déclara que « tant qu'on n'aura pas inoculé le bacille de la lèpre et qu'on ne parviendra pas à le cultiver, on ne saurait y affirmer absolument qu'il est morbigène de la lèpre. »

Au Brésil l'invasion de la lèpre serait, selon le Dr Magalhaës, lente, insidieuse, sans fièvre, sans frissons, sans l'escorte de phénomènes généraux annonçant la lutte de l'Économie contre une infection générale.

Je dirai à ce propos que, quant à moi, dans les localités où j'ai observé la lèpre c'est le contraire qui a lieu ; presque toujours la courbature, des frissons, la fièvre, des congestions cutanées, localisées le plus souvent à la face, érysipélatoïdes, fugaces, à répétition, — faisant croire à un succession d'érysipèles — ouvrent la scène et à tel point que ces phénomènes apparaissant dans les foyers actifs de la lèpre sont, pour moi, des précurseurs de la maladie ; je suis même porté à admettre que ce sont là les premiers symptômes de la lèpre qui a pris déjà possession de l'individu. Je m'empresse d'ajouter qu'à cette période le bacille est introuvable et que ces préludes existent surtout dans les formes maculeuse et tuberculeuse. Cette divergence entre un léprologue aussi bon observateur et moi prouve tout simplement que la lèpre ne se comporte pas d'une manière identique dans tous les pays. La lèpre débute donc d'une manière insidieuse, silencieuse, sans tambour ni trompettes au Brésil. Tandis qu'en Orient son invasion est plus ou moins bruyante. Cependant les gens du peuple, peu attentifs, peu soucieux de leur santé, n'en sont nullement impressionnés et, à moins d'en être témoin soi-même, le médecin doit insister dans son interrogatoire rétroactif, mnémonique, pour faire rappeler au patient les stades par où il a passé parfois plusieurs années avant de s'adresser à l'homme de l'art, phénomènes auxquels il n'avait attaché aucune importance et qu'il a déjà oubliés. Parfois, après la petite scène fébrile ou en même temps qu'elle, on voit apparaître une poussée de pemphigus, principalement aux genoux. Cette éruption est le premier signal des manifestations, notamment dans la forme tropho-nerveuse, dite anesthésique de Danielsen. Bref, la lèpre ne s'annonce pas au Brésil à son début par des phénomènes préliminaires ; elle est silencieuse te revêt une marche lente chronique, torpide. Une autre particularité de la lèpre au Brésil, que le Dr Magalhaës note, avec faits à l'appui, c'est la prédominance des manifestations à la partie gauche du corps et cela tant dans la forme tuberculeuse que dans la maculeuse et la tropho-nerveuse. De plus, il a observé que chez les nègres la forme prédominante est l'anesthésique et surtout la mutilante ; tandis que cette dernière est rare chez les blancs. La forme maculeuse pure n'existerait pas au Brésil. L'impuissance génitale est aussi précoce que constante dans la forme nerveuse ; elle survient plus lentement dans la tubéreuse qui est parfois annoncée par les désirs les plus ardents. Parfois cette surexcitation précède de quelques années toute autre manifestation lépreuse.

La maladie dite syringomyélie n'existe pas au Brésil ; quelques cas rares ainsi étiquetés ont été reconnus plus tard lépreux indubitables. Il est bien curieux de voir toujours que la syringomyélie ne se rencontre guère dans les localités lépreuses. Le Dr Hansen de Bergen m'a écrit n'avoir jamais vu un seul syringomyélique ; cependant la syringomyélie ressemble parfois tellement à la lèpre que la confusion a eu souvent lieu, avec rectification ultérieure du diagnostic en faveur de la lèpre (Paris, Bordeaux, etc.). Cette absence dans les foyers actifs de la lèpre n'est-elle pas suggestive ? La maladie dite de *Morvan* n'a jamais été observée non plus au Brésil. Un seul cas de panaris analgésique s'est présenté à la longue pratique du Dr Magalhaës. Ce malade n'offrait aucun autre symptôme de la lèpre. Notre confrère ne put suivre cet individu, cependant il a soupçonné la lèpre.

La pellagre n'existe point au Brésil, bien que la colonie italienne compte plus de 6 000 individus qui se nourrissent souvent de *polenta*. Mais on doit remarquer que le maïs n'y est jamais avarié. Autrefois l'Aïnhum a toujours été considéré comme n'étant que la lèpre mutilante, la *quijila* des nègres.

Dans ces derniers temps, les Drs Paterson et Silva Lima en ont fait une entité morbide distincte (1867). Le Dr J. L. de Magalhaës ne se prononce pas là-dessus, mais il insiste sur les rapports similaires qui existent entre l'Aïnhum et la lèpre. La sensibilité à la douleur a toujours persisté et la maladie serait locale dans l'Aïnhum. On sait que le Dr Collas cependant combattit l'opinion du Dr Silva Lima dans les *Archives de la médecine navale* ; il ne voit dans le dit Aïnhum que *la lèpre dactylienne*. Le Dr de Magalhaës, se basant sur l'insensibilité constante, dit-il, dans la lèpre mutilante, et la grande douleur ressentie par les amputés pour l'Aïnhum du Dr Silva Lima, serait porté à admettre les idées de ce dernier, bien que personnellement il n'ait jamais observé un cas d'Aïnhum. Cependant les léprologues ont rencontré des cas de lèpre avérée avec hypersensibilité. Le fait a été signalé en Norvège et par moi-même en Orient, ainsi que par le Pr Gémy d'Alger.

Dans une communication faite à l'Académie de médecine de Paris le 28 juillet 1896, j'ai soutenu et prouvé que le dit Aïnhum toujours dans nos pays, en Europe, et souvent ailleurs aussi, n'est que la lèpre dactylienne, je me range ainsi à l'opinion du Dr Collas. Je n'ai jamais rencontré l'Aïnhum, tel qu'il a été décrit par Peterson et Silva. Les nègres même aux orteils mutilés par l'anneau stricturant, qu'il m'a été donné de voir, étaient des lépreux incontestables. C'est ce que j'ai prouvé pour la petite Syrienne sur l'Aïnhum de laquelle le Dr de Brun, professeur à la Faculté de Beyrouth, fit une leçon et aussi une communication à l'Académie de médecine de Paris, le 25 août 1896. J'y ai répondu qu'il s'agissait de lèpre tout simplement, ce qui fut contesté avec insistance. Pour prouver que j'avais raison, je me suis rendu en personne à Beyrouth; j'ai examiné la malade dont la lèpre progressa depuis que mon savant collègue l'avait vue (il s'était passé plus d'un an). De multiples manifestations établissaient qu'il s'agissait d'un cas de lèpre incontestable. C'est ce que le Dr de Brun reconnut lui-même avec une parfaite probité scientifique (voir pour plus de détails dans *Les lépreux ambulants de Constantinople*). Or, en Europe, il n'y a pas d'Aïnhum, c'est entendu. La lèpre mutilante peut être *mono* ou *polydactylienne*, même chez les nègres. Quant à ce qui se passe au Brésil, je me récuse. Après la polémique des distingués confrères du Brésil, je me borne à défendre mon opinion, sur ce qui s'observe dans l'orbite où je me meus. Je ferai donc une restriction en rectifiant ce que j'ai soutenu, de la manière suivante: *En Europe les cas cités comme appartenant à l'entité morbide Aïnhum du Brésil* relèvent tous de la léprose. Le Dr During, autrefois professeur à l'École de médecine de Constantinople, actuellement professeur à Kiel, a vu tous les malades lépreux Aïnhoïdes que j'ai observés et se rallia à mon opinion.

Le Dr de Magalhaës nous dit n'avoir jamais observé au Brésil la lèpre dactylienne Aïnhoïde. C'est à enregistrer à l'appui de l'opinion qu'à part les symptômes fondamentaux, toujours identiques, certaines manifestations de seconde importance de la lèpre — bien que maladie universelle, typique et à phénomènes essentiels constants — peuvent varier selon les contrées. C'est là la seule concession que ma pratique et mes études personnelles m'autorisent à faire.

Le mot *Morphea* sert, au Brésil et même dans toute l'Amérique latine, pour désigner la lèpre. J'ai soutenu dans d'autres publications que mes regrettés confrères et amis : Besnier, Vidal et Lancereaux ont eu tort de se servir de cette dénomination pour une maladie spéciale pour eux, mais qui pour nous n'est qu'une forme de la léprose. Les éminents confrères qui en ont déposé au Musée de l'hôpital Saint-Louis des spécimens admirablement imités par Beretta, tout en combattant notre fusion avec la léprose, ont conservé cependant à cette nouvelle entité morbide, soi-disant, un nom qui est très souvent employé pour dénommer la lèpre.

Le Dr Magalhaës ne veut pas intervenir dans la discussion qui eut lieu entre mes distingués collègues et moi, au sujet de la *Morphéa*. Il parle aussi d'une décoloration de la peau, sous forme de placards blancs ou de taches chez les nègres, dans plusieurs parties de l'Amérique du Sud et que l'on appelle *Purûpurû*. Nous pensons, en nous rapportant à la description de notre confrère, qu'il s'agit tout simplement de vitiligo. Chez les Indiens de ces contrées la peau, exposée surtout à l'air, de rougeâtre devient grisâtre, comme sale et finalement bleuâtre. Il s'agit d'une altération du pigment commençant à partir de 5 à 6 ans. Parfois ces taches deviennent blanches *Alphoïdes*. C'est un état analogue au *mal de Pinto* des Mexicains. Selon le Dr Barbosa Rodriguez, médecin brésilien. qui voyagea dans la vallée de l'Amazone, ces éphélides appelées vulgairement *Pannos*, se voient tout aussi bien chez les blancs que chez les nègres et les rouges. Les indigènes n'y attachent aucune importance. D'ailleurs ils n'en sont nullement incommodés. Les personnes qui en sont atteintes sont zébrées. Dans la période avancée, ces taches se couvrent de fines écailles quasi-pulvérulentes et démangent. La santé générale n'en est point affectée. On croit que la maladie est contagieuse. D'autres soutiennent qu'elle est héréditaire et qu'on peut la transmettre à ses ennemis en leur faisant boire l'eau dans laquelle ces écailles ont macéré.

Le Dr Magalhaës nous dit que tous les médecins du Brésil admettent l'*hérédité* de la lèpre ; ceux même qui croient à la contagiosité font la part de *la lèpre familiale*, dans ces deux facteurs, également. Notre honorable confrère s'exprime ainsi :

« La Conférence de Berlin, en niant l'hérédité de la lèpre, a dépassé les bornes permises. » En esprit malicieux, il dit à propos de la contagiosité que Sydenham, Hoffman, Boerhave, Van Swieten, Van Helmont citent des exemples de communication de la goutte de maris à leurs femmes — ce qui ne se voit pas dans la lèpre. — Une femme gagne la goutte pour s'être assise sur une chaise qui avait servi à son frère goutteux, et deux autres personnes la contractent en mettant des souliers de goutteux! Quant à l'hérédité, dit-il, Danielssen et Boeck l'ont constatée 189 fois sur 213 lépreux admis à l'hôpital Saint-Georges de Bergen. Brassac en a obtenu la démonstration en compulsant les registres de la léproserie de la Désirade. Yattelin, cité par Brassac, n'a trouvé qu'un seul lépreux ne comptant pas de lépreux dans sa famille, sur *125* malades islandais, en 1834. Les médecins norvégiens ont montré que la lèpre peut sauter deux et trois générations. C'est ce que nous avons vu aussi en Orient.

Le Dr Magalhaës cite un fait bien persuasif qu'il nous communiqua par correspondance, et que je fis figurer en son nom dans ma brochure sur l'*Hérédité de la lèpre,* parue chez Masson, à Paris, en 1908. A Estancia, ville de l'État de Sergipe, il n'y avait point de lépreux. A la suite des relations clandestines d'un lépreux étranger qui s'y est établi, l'enfant qui en fut né devint lépreux, le couple légitime resta indemne. De plus l'enfant illégalement conçu eut des lépreux parmi ses descendants. La lèpre ne se rencontre à Estancia que dans cette lignée seulement. On lira cette observation dans le chapitre *Hérédité.*

Il résulte des études entreprises par plusieurs léprologues brésiliens que la lèpre trouve des auxiliaires pour son développement dans les localités humides, marécageuses et où le poisson et la viande de porc constituent les principaux aliments; par exemple à Rosario, Vianna et Mearim (*A Morphea no Brazil,* par J. L. Magalhaës, Nina Rodrigues). Dans l'Anajatuba, autour du lac, la population est vraiment ichtyophage et éprouvée par la lèpre.

Tous les léprologues brésiliens admettent l'hérédité et dans sa diminution incontestable partout, la lèpre ne persiste que dans la descendance des familles lépreuses.

En général, ils ne sont pas contagionnistes. Ils n'ont rencontré aucun cas de transmission dans l'entourage, ou chez les personnes qui fréquentent les lépreux (Drs Jonathas Pedrosa, Aprigio, Satyro Dias). Ce dernier a étudié la lèpre dans l'État d'Amazonas, où la maladie paraît avoir augmenté dans ces derniers temps, notamment à Manaos. Quant à Parâ, le Dr Silva Castro, qui a exercé pendant plus de 40 ans, à Belem, dit que la lèpre y serait plus fréquente qu'autrefois. Ainsi nous consignons avec impartialité toutes les informations, lors même qu'elles se contredisent. Le Parâ, à l'exception de Minas-Geraes, posséderait le plus grand nombre de lépreux, selon le Dr Corrêa de Freitas qui accuse aussi la mauvaise alimentation comme exerçant un grand rôle contributif : viande de porc, le mauvais poisson dit *Pirahyla,* les coquillages, les boissons alcooliques et en même temps huileuses, préparées surtout avec les fruits mûrs du palmier. Parâ est le plus grand foyer de lèpre en activité dans le Brésil. Néanmoins la maladie y diminue d'année en année. Ainsi en 1886, il y avait à la léproserie de la Misericordia 106 lépreux et en 1892, 87. Malheureusement, les conditions hygiéniques n'ont pu être améliorées au nord du Brésil, comme cela eut lieu au sud. C'est à cela que les léprologues brésiliens attribuent la persistance de la maladie au nord; les mesures de répression sont partout nulles.

« Si la lèpre attaque un conjoint, elle épargne l'autre et va se reproduire chez les descendants ; ce qui affirme l'hérédité et repousse la contagiosité. »

« Cependant Schilling soutient que la communication charnelle la transmet. L'observation clinique donne un démenti formel à cette assertion, acceptée aussi par la classe des contagionnistes de laboratoire » (Dr J. L. de Magalhaës, *Étude sur la lèpre du Brésil,* 1900).

Pour le traitement et la curabilité de la lèpre, le Dr Magalhaës constate que la découverte du bacille n'a pas éclairé la thérapeutique. La sérumthérapie, découlant de la théorie bacillaire, n'a créé que des illusionnaires ; et le traitement local prôné aussi contre une maladie essentiellement constitutionnelle dénote qu'on s'égare dans une fausse voie. Le Dr J. L. de Magalhaës admet, comme tout médecin qui a étudié la lèpre sur nature et non dans les livres et dans les laboratoires, qu'elle peut guérir même spontanément. Et la conclusion logique qu'il en tire, c'est que la lèpre étant curable, doit être traitée.

« Il est évident que si nous ne guérissons pas la lèpre, c'est que nous n'avons pu pénétrer la manière dont la nature agit dans les guérisons qu'elle effectue toute seule et parfois dans les conditions les plus hostiles, à nos yeux, par l'arrêt définitif de l'évolution de la maladie, au milieu des conditions les plus déplorables, à notre sens, dans lesquelles se trouvent, les quelques malades, malheureusement bien rares, qui ont vu, à leur grande surprise, leur amélioration et parfois leur guérison, malgré la profonde misère, la sordidité et la désolation mentale dans lesquelles ces pauvres malheureux gémissaient et pourrissaient. Certes il y a là occasion à miracles; car le surnaturel triomphe toujours dans l'ignorance des causes qui modifient la marche des faits dont il nous est impossible d'approfondir l'essence.

« Puisqu'on a découvert soi-disant la *cause unique déterminante* de la lèpre, le bacille spécifique, il était tout naturel d'attendre une thérapeutique rationnelle efficace qui en découlât. Nous l'attendons toujours. Cependant le spirochète était absolument ignoré, pendant que les cliniciens traitaient avec efficacité et guérissaient la syphilis. » En général, lorsqu'on connaît la cause déterminante d'un phénomène pathologique, il est possible, sinon facile, de l'arrêter dans son évolution, d'en prévenir les funestes effets et de l'éviter. Selon le Dr Roux, malgré les recherches les plus multipliées, le bacillus lépreux n'a pu être décelé ni dans l'air, ni dans l'eau, ni dans les divers milieux se trouvant dans le voisinage immédiat des lépreux ou dans les pays où cette maladie est encore endémique. Et pourtant, un lépreux expulse en quelques minutes 40 000, et un autre 85 000 bacilles ! Que deviennent-ils donc ces innombrables et épouvantables ennemis une fois expulsés du corps du lépreux ? Comment s'attaquent-ils aux corps sains pour les envahir ? »

Le Dr de Magalhaës, mû par ses sentiments d'humanité, se mit à la tête d'un comité organisateur pour établir une léproserie aux environs de Rio, à Campinho; une opposition véhémente fut faite par les habitants de la localité. Mais, grâce à la protection de l'inspecteur de l'hygiène publique, l'autorisation fut accordée et l'*instituto José Lourenço* fut fondé. Les lépreux de deux sexes y ont rencontré des soins dictés par la science et l'humanité. La vie de ces malheureux y était adoucie par la gymnastique, la musique, les jeux, les fleurs; la plus grande propreté y régnait. Ce qu'il y a à noter c'est que les malades sortaient et se promenaient librement; ils fréquentaient même les théâtres. La prévention et la répugnance de la part de la population pour ces parias furent dissipées. Et malgré cette liberté de communiquer avec les habitants de Campinho, pas un des habitants ne contracta la lèpre. Cette expérience renforça les convictions de notre honorable confrère contre la contagiosité. De plus, il ajoute que dans nombre de ménages dont un époux était lépreux, il n'a jamais vu la maladie se transmettre à l'autre, pas plus qu'aux parents ou aux enfants de ceux-ci qui ont cohabité pendant plusieurs années, sans la moindre prophylaxie.

Il admet au contraire l'hérédité directe ou indirecte, similaire ou dissemblable, alternante, et il conclut que la clinique seule peut trancher la question d'une manière définitive. Nous avons donc la satisfaction de nous accorder avec ce distingué léprologue. Notre honorable confrère prêche, comme nous, l'amélioration des conditions hygiéniques comme étant la meilleure arme pour livrer bataille à la lèpre, avec succès. Il prône aussi, comme Danielssen et nous-même, d'occuper les lépreux au lieu de les abandonner à la paresse et à l'inactivité qui les font penser continuellement à leur malheur et les plongent dans le désespoir; ce qui aggrave leur état. On les empêche aussi de se livrer à la mendicité, tant qu'ils sont valides. L'action bienfaisante de l'hygiène fait diminuer la lèpre au Brésil. C'est donc là que gît la solution du problème et non dans les mesures violentes, à la séquestration. A San Paulo la lèpre diminue de plus en plus malgré la liberté absolue dont jouissent les lépreux de circuler partout. Ils ont même accès dans les voitures publiques. Les décisions de l'Aréopage de Berlin, malgré les publications universelles et le désir de terroriser les masses et de les mal disposer vis-à-vis des lépreux, n'ont pas exercé une grande influence sur la population du Brésil. La confrérie de la *Candelaria,* qui a à sa charge la léproserie de Rio, continue à célébrer tous les ans, dans cet établissement, le 28 mai, la fête de la Sainte-Trinité. Il y a grande affluence du public. On y fait une procession et tout le monde visite l'hôpital et les salles infectées par des myriades de bacilles. Parmi les assistants, il y a toujours le ministre de l'Intérieur, des sénateurs, des députés, des conseillers municipaux, des représentants du Préfet, du chef de Police, etc. Il y a aussi un grand nombre de dames; l'affluence est telle qu'on y circule avec difficulté. Le Président de la République y vint aussi. Il reçut un bouquet préparé par les lépreux avec des fleurs provenant de la léproserie. Un banquet réunit un grand nombre de visiteuses et de visiteurs (*Étude sur la lèpre au Brésil,* par le Dr Magalhaës, 1900).

« Or, les décrets de la Conférence ont eu grand échec au Brésil. Ils ont subi un complet *fiasco.* »

J'ai continué ma correspondance scientifique avec le Dr Lourenço de Rio de Janeiro qui poursuit toujours ses études sur un vaste champ d'observation. Voici ce qu'il m'a écrit dans une de ses dernières lettres : « Malgré la distance qui nous sépare, nous sommes arrivés aux mêmes conclusions : la lèpre n'est contagieuse ni chez vous, ni chez moi ; elle se modifie ou disparait devant l'amélioration des conditions hygiéniques des populations chez lesquelles elle règne ou elle a régné.

« Invité à présenter un travail sur la lèpre au Brésil à la Conférence internationale tenue à Berlin, j'y ai envoyé un opuscule. »

« La conférence a rejeté l'hérédité et admis la contagion, rien qu'en vertu de l'adage *Magister dixit.* Mais il y a, heureusement, recours de la décision de ce tribunal devant un tribunal supérieur qui est l'observation clinique. En ce qui regarde l'hérédité de la lèpre, les preuves sont si convaincantes qu'elles ôtent l'autorité à l'arrêt de la conférence. L'hérédité de la lèpre, sanctionnée par l'observation séculaire de médecins éminents, peut être considérée comme un axiome clinique. Quant à la contagion, le bacille est incapable de culture et non transmissible. Quel est donc son vrai rôle ? Le Dr Hilario Gouvêa, un oculiste brésilien distingué, publia dans les journaux d'ici (Brésil) un compte rendu de la conférence de Berlin qui produisit un grand effet dans l'état de Saö Paulo. J'y ai répondu en produisant de nouvelles preuves contraires à la contagion. Pour moi la lèpre étant une maladie constitutionnelle, je ne suis pas de votre avis lorsqu'il s'agit de traiter les lépreux tubéreux par le thermo-cautère.

« ... Je suis porté à ne pas considérer la morphée des médecins de Saint-Louis comme une individualité étrangère à la lèpre ; mais au contraire, suivant votre opinion, comme constituant une même maladie avec la lèpre.

« Quant aux médecins brésiliens qui ont écrit sur la lèpre, autrefois il y a eu des travaux très importants. Ainsi l'Académie de médecine de Rio-de-Janeiro s'est activement occupée de l'étude de la lèpre en 1847. Il y eut une discussion sur le rapport du Dr Simoni, médecin italien qui a exercé longtemps à Rio. Je dois signaler aussi deux mémoires du Dr Faivre (Opinions des médecins de Rio-de-Janeiro sur l'éléphantiasis des Grecs, vulgairement appelée *morphée*). Le mémoire du Dr Paulo Candido, intitulé *Reflexoês sobre a Morphéa* (réflexions sur la lèpre), travail lu à l'Académie le 10 décembre 1847. Ce travail remarquable fut cité par les léprologues norvégiens Danielssen et Baeck. Rien ne parut sur la lèpre depuis et jusqu'à 1882 où je publiai mon ouvrage *Morphea no Bresil* (la lèpre au Brésil) qui fut mon premier travail sur ce sujet.

A la même époque le Dr Azeveb Lima, nommé directeur de l'hôpital des lépreux de Rio-de-Janeiro, commença à publier, chaque année, conformément au règlement de cet établissement, un rapport sur le mouvement de cet hôpital auquel fut attaché, sur sa demande, un laboratoire de bactériologie dirigé par le Dr Havelburg. Tous les deux sont contagionnistes. Tous les deux ont quitté l'hôpital des lépreux.

« Je dois au Dr Lara le plaisir de m'être mis en relations scientifiques avec vous, conformément à votre désir exprimé lorsqu'il vous a rencontré à Paris. Aujourd'hui que l'opinion contagionniste, qui était près de disparaître, a repris une nouvelle force, par suite de la découverte du bacille et qu'elle a reçu la consécration d'un congrès, ce m'est une grande satisfaction d'apprendre que la Société médicale de Constantinople va procéder à une enquête sur le caractère contagieux de la lèpre. Si cette maladie est réellement contagieuse, la contagion doit se traduire, non par des images, mais par des faits tangibles, à la portée de l'observation, seul criterium pour affirmer son existence.

« Bref attendons l'action du temps. Le rôle des anticontagionnistes consiste à observer et à attendre. »

En résumé, la lèpre agit encore activement au Brésil, bien qu'elle y diminue. Elle existe dans toutes les classes de la société. Il y a des léproseries à Rio, Bahia, Pernambuco, Corte, Mimas-Geraes. La léproserie *Irmandala* organisée par des philanthropes, est très bien tenue. Les malades, au nombre de 50 environ, y sont très bien soignés. Il serait à désirer qu'on imitât partout ce bel exemple de solidarité humaine.

La lèpre au Mexique. — Selon le Dr J. Chico, lorsqu'en 1519 les Espagnols firent leur première entrée au Mexique, ils constatèrent que la lèpre sévissait dans la vallée et sur les plateaux y attenants. Hersan Cortés fonda une léproserie sur les rives du lac Texcoco, près de la ville de Mexique. Selon le Dr Juan Miro, à Yucatan, en dehors de l'hérédité, les causes invoquées sont discutables. Ce sont surtout les blancs que la lèpre atteint. La contagion est douteuse, et dans tous les cas, pas démontrée par les recherches entreprises à Yucatan. Les cas rares de contagion recueillis qu'on a publiés ont peu de valeur. On n'a jamais observé la contagion entre époux. Et pourtant c'est là qu'il faudrait la constater, dit-il. La lèpre diminue de plus en plus, malgré l'absence de toute loi sur l'isolement. Au lieu de s'attacher à l'hostilité du bacille, il vaudrait bien mieux s'occuper du terrain, de l'organisme, pour le rendre plus résistant à l'offense du microbe (*El miedo à los microbios*, Mexico, 1901; la peur du bacille, Riquez, professeur de pathologie interne à Vénézuéla, mars 1901). Bref, le Dr Miro reste dans l'incertitude par rapport à la contagiosité qui n'est pas définitivement tranchée, dit-il. De nouvelles études doivent être faites pour éclairer ce sujet (*La cuestion de la lepra,* merida de Yucatan).

Notre distingué et regretté confrère, Poncet de Cluny, médecin militaire, professeur au Val-de-Grâce, qui étudia la lèpre au Mexique pendant la néfaste occupation française, après l'installation du malheureux empereur Maximilien, en 1863, publia plusieurs mémoires très intéressants sur ce sujet. Il décrit quatre formes : La mutilante Antonio ou nerveuse, la léoninos ou tubéreuse, la lazarinos ou ulcéreuse. Cette dernière est bien plus commune au Mexique qu'ailleurs. Ainsi sur 42 lépreux qu'il observa à l'hôpital de Mexico, 9 étaient tubéreux, 11 lazarins et 17 anesthésiques (*Société de biologie,* 14 mars 1881). Il nous a dit aussi, verbalement et par lettre, avoir vu des doigts se détacher chez des lépreux, par le mécanisme de l'Aïnhum. Il nous a assuré avoir rencontré la forme anesthésique ou tropho-nerveuse sans qu'elle fût précédée, ni suivie de macules cutanées, fait contraire à ce que Hansen vit en Norvège. C'est l'avis aussi d'un léprologue clinicien renommé du Mexique, le Dr Lucio, qui publia un travail sur la lèpre, en 1851. Il assure que ces éruptions constantes au début de la maladie, à Bergen, sont très rares au Mexique. Le Dr Lucio est anticontagionniste.

Le Dr Poncet a vu la sensibilité persister chez des lépreux

atteints de la forme systématisée nerveuse ou tropho-nerveuse de Danielssen, lors même que la lèpre était très avancée, qu'il y avait des lésions trophiques profondes, des griffes, des rétractions des doigts, des mutilations, des atrophies musculaires des mains très prononcées. Il a maintes fois observé la résorption des phalanges, comme dans la sclérodactylie, chez des lépreux mexicains atteints de la forme nerveuse, avec l'immobilité des traits, la placidité de la face dont la peau tendue ne se ridait pas et imprimait le masque sclérodermique. Les maux perforants des pieds sont fréquents chez les lépreux mexicains et constituent, parfois, avec l'anesthésie, les seules manifestations lépreuses dans les cas atténués ; tandis que, d'habitude, ils coïncident avec les autres symptômes classiques de la lèpre.

Poncet a rencontré aussi, comme manifestation cutanée unique, un large placard pigmenté s'étendant de la nuque jusqu'à la région sacrée, progressivement pâlissant et de chaque côté, jusqu'à l'abdomen. En bon observateur, il a décrit avec détails bien des lépreux dont l'histoire fait la base de ses intéressants travaux. Nous résumons les symptômes les plus remarquables qui diffèrent de ce que l'on voit ailleurs et notamment dans l'orbite où nous observons. Dans la lèpre mutilante ou antonine, à part la mutilation des doigts, des orteils par suppuration et élimination des os, le calcanéum et l'astragale même ont subi ces lésions précédées par une phlyctène et une ulcération qui creusait en profondeur ; les phalanges se sont parfois résorbées et même les os du métacarpe et du tarse, sans suppuration, sans élimination. Cette forme mutilante est souvent accompagnée des symptômes de la lèpre tropho-nerveuse : paralysie d'un côté de la face, lagophtalmie, atrophie musculaire, griffe ; tandis qu'en Orient la lèpre mutilante est souvent pure, sans ces phénomènes de la forme tropho-nerveuse. La cause déterminante, dit Poncet, est le refroidissement ; il faudra dire la cause occasionnelle. Les prodromes (frissons, fièvre, courbature, douleur dans les membres, fourmillements) sont presque constants avant l'apparition des taches et d'autres symptômes de la lèpre. Cependant les macules peuvent manquer. L'anesthésie manquerait aussi parfois et le sens du tact serait seul aboli. Les crevasses profondes, suppurantes pendant des années, sont très fréquentes, ainsi qu'un durcissement corné des téguments produisant de grands durillons de 4 et 5 centimètres. Ces durillons suppurent à la suite d'une vésicule, forment des cratères, arrivent jusqu'à l'os et aboutissent à la carie ou à la nécrose. Ils se cicatrisent lentement après l'expulsion de l'os. Poncet a constaté souvent l'anidrose, c'est-à-dire la suppression de la sueur, ainsi que la rugosité de l'épiderme et sa mue farineuse aux membres, tandis que le tronc suait abondamment. Les placards pytiriasiques parfois énormes envahissant les membres et le tronc étaient rarement entourés d'une zone rouge d'un ou de deux centimètres ; ils précèdent souvent l'anesthésie. Serait-ce là un spécimen, de la variété blanche de la lèpre ? La sensibilité se conservait parfois sur les placards du tronc. Mais l'anesthésie envahit les membres d'une manière centripète et progressive. Parfois l'épingle enfoncée profondément produit une douleur dans les parties sous-cutanées, surtout dans les muscles. Enfin Poncet parle du masque des antoninos, qui correspond au facies des lépreux tropho-nerveux, des lésions des yeux par lagophtalmie, des griffes des mains par rétraction des tendons. Parfois la résorption des éléments calcaires des os rend ceux-ci mous et flexibles de manière qu'en les étendant dans le sens de l'extension ils touchent le dos de la main. Parfois c'est la phalange moyenne seule qui subit cette altération. Les ongles persistent déformés, après l'élimination des phalanges.

Poncet fit aussi quelques communications à l'Académie de médecine dont une sur *les lésions oculaires de la lèpre tuberculeuse*, le 10 janvier 1888. Il parle des yeux de lépreux énuclés et des aquarelles que Zambaco lui avait fait parvenir. Une commission composée de Cornil, Besnier et Panas rapporteur, fut nommée pour faire un rapport sur ce mémoire intéressant.

Passant au siège du microbe, il admet les parasites hors des cellules et dans les cellules. Les cellules de Virchow en contiennent des quantités énormes. Présentant les aquarelles prises sur des yeux de lépreux de Constantinople, il signale parmi les lésions extérieures, les tubercules palpébraux et conjonctivaux, la transformation de la cornée qui passe par toutes les phases de régression fibreuse, après chémosis et ulcérations ; il y a anesthésie superficielle de l'œil ; tandis que parfois les lépreux éprouvent des douleurs profondes dans les globes oculaires, comme d'ailleurs il y a des douleurs profondes dans les membres anesthésiques. Le point de départ de ces douleurs oculaires sont les nerfs ciliaires qui restent longtemps intacts. Dans les paupières, le bacille détruit les poils et les glandes ; il attaque même les faisceaux musculaires ; le cartilage tarse est respecté. L'envahissement de la muqueuse est complet. Les glandes à acini ne sont pas envahies par les bacilles qui, cependant, occupent la gangue de l'organe et le muscle orbiculaire. La cornée est envahie par d'abondantes colonies de microbes ; c'est une kératite parasitaire. Cette affluence de microbes peut former un abcès. Les parasites pénètrent dans le fond de l'œil par la zone du cercle péricornéen dans l'angle irien, tandis que la sclérotique reste saine. L'iris est aussi envahi par les colonies qui gagnent les procès ciliaires ; celles-ci deviennent de plus en plus rares vers la choroïde et le nerf optique. Poncet a vu des microbes dans le canal de Petit, à l'équateur du cristallin ; mais jamais dans celui-ci, pas plus que dans le corps vitré. Ainsi les lésions marchent de l'extérieur vers la profondeur, de la cornée à l'iris, de celui-ci aux procès, de ceux-ci à la choroïde, le globe restant sain. Or les bacilles se cantonnent dans le tissu conjonctif, les cellules et les urnes lymphatiques, après avoir traversé l'épithélium cutané. Ils respectent les éléments glandulaires.

A ce propos, les recherches des Prs Panas et de Lapersonne sont à signaler, ainsi que celles de Trantas oculiste distingué de Constantinople. En outre, Panas fit à l'Académie le 6 décembre 1887, une communication sur les manifestations oculaires de la lèpre observées par lui-même. Dans la lèpre anesthésique, la lagophthalmie paralytique et le xérosis de la cornée dominant, il y a parfois de graves lésions de l'iris ; enfin, catarrhe inflammatoire et phtisie du globe. Dans la lèpre tuberculeuse, la cornée et la conjonctive sont surtout prises, des lépromes se développent sur le limbe scléro-cornéen, avec participation de l'iris. La tarsoraphie contre le lagophthalmos et le xérosis, et la kératomie à la limite du léprome rendent des services.

La lèpre en Colombie. — La lèpre fut observée, ainsi que la syphilis, en Colombie dès la conquête, dit-on ; mais certes elle existait bien avant. On accuse le conquérant de cette contrée, Don Jimenez de Quesala d'être mort de ces deux maladies en 1570. C'est surtout le Dr Castillan de Colombie, qui calomnie les Espagnols d'avoir importé la lèpre dans le nouveau monde, après sa découverte. Mais selon l'historien Plara, le sacerdoce Diégo de Santibaner Brachero avait déjà cette maladie en 1546. Quoi qu'il en soit, actuellement la lèpre atteindrait la population de la Colombie, de trois millions et demi environ d'habitants, dans la proportion de 3 pour 100. Il y aurait en tout 18 000 lépreux, selon le Dr Miguel Rueda qui soutint à Paris, en 1893, sa thèse inaugurale sur la lèpre nerveuse en Colombie dont il est originaire. Nous allons lui emprunter ce qu'il y a de plus spécial dans l'évolution de la lèpre en Colombie. L'apparition de macules ou taches, n'est pas constante, contrairement à ce que Hansen observa en Norvège. J'ajouterai qu'en Orient non plus ces taches, annonçant le début de la lèpre tropho-nerveuse, ne sont pas toujours visibles. Le Dr Rueda vit parfois les mutilations des doigts précéder toute éruption. Il rencontra souvent les taches achromiques sur les lépreux débutants des Marquises. Ajoutons en passant que Charcot tenait absolument à la présence de macules pour différencier sa syringomyélie de la lèpre qui les présenterait constamment ; tandis que d'autre part Bruhl prétend les avoir observées chez quelques syringomyéliques. Il est évident que tous les deux éminents confrères ont pris la lèpre pour la syringomyélie.

Le Dr Rueda a passé sa thèse un an environ après notre communication à l'Académie où nous battions en brèche le mal de Morvan et la syringomyélie. Aussi s'occupe-t-il de ces nouvelles maladies. Nous transcrivons ce qu'il a observé à cet égard. Charcot basait son diagnostic sur l'absence de macules et sur la dissociation de la sensibilité sans laquelle, disait-il, la clinique de la syringomyélie serait en désarroi. Je ferai remarquer que de fait cette dissociation existant dans la lèpre tropho-nerveuse, l'entité morbide créée par lui se trouva en désarroi. Le Dr Rueda observa comme nous, que dans quelques cas de syringomyélie selon la conception de la Salpêtrière, il y avait des plaques de perte absolue de la sensibilité sans dissociation. D'ailleurs le sujet de la première autopsie faite par Jeoffroy, pendant si longtemps retenu et observé dans le service de Charcot à la Salpêtrière, — soi-disant syringomyélique, — présentait une anesthésie complète, dans tous les modes de la sensibilité (tactile, thermique, algique) ; il en fut de même chez le malade de Monodet Reboul, Hayem et Charcot que nous avons démontré être un vulgaire lépreux, devant une commission composée des plus éminents dermatologues de l'hôpital Saint-Louis réunis en consultation au musée de cet hôpital, savoir Hardy, Fournier, Besnier, Vidal, Lallier, Quinquaud, Tennesson, c'était le fameux *Marès*. Les soit dit syringomyéliques de Rothy, Arnauld, Mawedel étaient dans le même cas ; leur insensibilité était complète ; or tous ces malades étaient lépreux. Mais il y a plus ; chez des lépreux incontestables, on rencontre parfois la dissociation de la sensibilité. Nous l'avons constatée maintes fois. Les lépreux de Thibierge, de Mestang, de Rosembach présentaient également cette dissociation, ainsi que quelques lépreux du Dr Rueda. Mais il y a une autre particularité que nous devons signaler. Dans la lèpre dite systématisée nerveuse, l'anesthésique de Danielssen, la griffe spéciale et même les mutilations des doigts peuvent précéder l'apparition de l'anesthésie. Poncet de Cluny et Rueda ont rencontré également les mêmes anomalies. Or où est la différenciation de la syringomyélie de Charcot — une variété de sa maladie de Morvan — d'avec la lèpre ? Les troubles trophiques sont aussi identiques : atrophie des muscles de la main, pemphigus, glossy-skin (état lisse de la peau), panaris analgésiques, arthropathies. Nous avons même rencontré la scoliose chez quelques-uns de nos lépreux, ainsi que la résorption spontanée des phalanges.

Déjà en 1876, le Dr Evaristo Garcia de la Colombie avait montré de telles altérations osseuses, provenant de lépreux dits Antonins de la Colombie, à la Société anatomique de Paris. Selon les Drs E. Garcia, Rueda et Camacho, cette résorption des phalanges et la déformation consécutive des doigts sans élimination d'os, est bien plus commune à Colombie, que nous ne l'avons vu en Orient. Conclusion : la syringomyélie de la Salpêtrière est tirée sur le même cliché que la lèpre nerveuse de Danielssen. Nous nous sommes peut-être trop étendu sur cette identité de la lèpre nerveuse avec la syringomyélie, entité morbide nouvelle de la Salpêtrière. Mais nous avons reproduit la symptomatologie de la lèpre antonine de la Colombie, observée par les léprologues de cette contrée, et qui concorde absolument avec celle de nos lépreux.

Hansen de Bergen a tort de prétendre que le décharnement, la maigreur squelettique des mains sont constants dans la lèpre nerveuse et que c'est là un signe distinctif de la maladie de Morvan et de la lèpre. C'est par cet argument qu'il a essayé de combattre l'identification que j'avais établie en 1892, dans la *Semaine médicale*. Or il y a d'abord à distinguer : la maladie de Morvan, maladie nouvelle de Charcot, fut partagée en deux par cet illustre maître : La syringomyélie de la Salpêtrière, qui correspond à la lèpre anesthésique de Danielssen absolument avec atrophie de la musculature des mains etc. ; et le mal de Morvan qui n'est que la lèpre mutilante. Or dans la lèpre mutilante, de même que dans la maladie de Morvan, caractérisée par les panaris analgésiques et la chute des doigts, les mains sont toujours succulentes, potelées. Nous en avons vu des exemples même dans le service de feu Danielssen, à Bergen et nos lépreux nous en ont souvent fourni. Nous sommes même porté à attribuer cet état grasselet des mains mutilées à une augmentation du tissu cellulaire graisseux. Cela est en opposition avec les mains squelettiques des lépreux tropho-nerveux, pris pour des syringomyéliques à la Salpêtrière. Le Dr Hallopeau a présenté à la Société de Dermatologie de Paris, un lépreux anesthésique sans atrophie musculaire et nous donna raison.

Enfin Rueda s'accorde avec les contradicteurs de nos idées pour réclamer la constatation du bacille de Hansen pour trancher la question. Je leur demande excuse. Mais ils semblent ignorer que, même dans les cas incontestables de lèpre, le bacille est souvent introuvable, principalement au début de la maladie, lorsque le léprologue clinicien pose déjà son diagnostic inébranlable. Le plus souvent, même à un degré avancé de la lèpre, dans les formes mutilante et tropho-nerveuse, on ne trouve pas le bacille. Nos antagonistes ont fini par admettre cette vérité ; et je répéterai que même à l'hôpital annexé à l'Institut Pasteur, le médecin en chef, le Dr Martin, diagnostique la lèpre cliniquement, lorsque les recherches biopsiques sont négatives. Après cela aucune objection ne saurait rester debout.

Un phénomène signalé par le Dr Camacho de Colombie et Rueda, et que nous n'avons jamais rencontré dans nos climats, est le suivant : La lèpre nerveuse débute parfois en Colombie par de larges placards épidermiques parcheminés qui se détachent et se renouvellent. J'ai vu seulement, sur des taches d'érythèmes, rouges, roses ou pigmentées, l'épiderme s'éliminer en lambeaux, mais jamais sur placards parcheminés et comme manifestation unique débutante. Ce qui prouve que parfois les allures de la lèpre varient selon les contrées. Ces auteurs signalent aussi la persistance de la sensibilité chez des lépreux qui avaient perdu spontanément les doigts, les orteils et la totalité du métatarse, comme par amputation de Chopart. Il est à signaler aussi que les léprologues colombiens ont remarqué comme nous, que les changements brusques de température favorisent le développement de la lèpre dans les localités où elle est endémique, lorsqu'il y a prédisposition, et à plus forte raison hérédité. Ils ont vu aussi dans les familles lépreuses un parent atteint de la forme antonine engendrer des enfants lépreux tubéreux. Le Dr Rueda compare aussi la lèpre à l'atrophie musculaire Aran-Duchêne et à la syringomyélie des auteurs.

Selon Virchow, la lèpre a existé en Colombie avant la conquête espagnole, en un mot elle fut précolombienne. Montaya y Florez (*La lèpre en Colombie,* Medellin, 1910) au contraire la considère comme une importation d'Espagne, et il s'appuie sur ce que les poteries funéraires des populations autochtones ne représentent rien qui traduise des lésions lépreuses. Les deux mondes, l'ancien et le nouveau, dit-il, ont fait entre eux un curieux échange de maladies : l'Espagne a donné à l'Amérique la lèpre et l'Amérique lui a donné la syphilis. Nous sommes de l'avis de Virchow, la syphilis n'est pas plus d'importation américaine en Europe que la lèpre ne fut introduite en Amérique par les Européens ou bien les esclaves africains.

Dans le chapitre intitulé *La lèpre dans l'art,* de cet ouvrage, on trouve une longue discussion à cet égard et la démonstration de notre opinion. La céramique précolombienne avec ses mutilations appartenant tantôt à la syphilose, tantôt à la léprose, dépose contre l'opinion de Montaya y Florez.

Il est possible et même probable que les esclaves noirs importés du Congo soient venus renforcer la virulence des premiers foyers autochtones. Mais ce commerce ne commença qu'à la fin du XVIe siècle et la lèpre existait en Amérique bien avant cette date. On prétend que plus d'un million d'esclaves noirs fut déversé dans l'Amérique méridionale ; cela ne fut certes pas impunément. Car la lèpre ravageait l'Afrique dès la plus haute antiquité ; et qui sait combien parmi ces noirs étaient atteints de lèpre en débarquant au nouveau monde. Toujours est-il que la lèpre prit une telle extension dans le nouveau royaume de Grenade qu'une léproserie a dû être fondée à Carthagène des Indes, sous la rubrique d'hôpital Saint-Lazare par ordre du roi Philippe IV, au XIVe siècle. Ce fut un asile lamentable qu'améliora, en 1615, un jésuite, le père Claver qui catéchisait les pauvres lépreux, en même temps qu'il leur prodiguait les soins les plus dévoués, jusqu'à sa mort qui eut lieu en 1654. Malgré ce long séjour et la vie intime avec les lépreux, Claver ne fut pas contagionné. Léon XIII le canonisa en 1888; ce qu'il mérita beaucoup plus que bien des égoïstes qui ont passé toute leur vie à prier pour leur salut personnel, sans le moindre profit pour l'humanité.

En 1772 on évaluait à 500 le nombre des lépreux à Carthagène. La plupart vivaient en liberté pêle-mêle avec la population. A cette date le curé de Notre-Dame de Bonsecours fit vider les bénitiers de l'église, de crainte que la lèpre ne fût communiquée par les mains des lépreux. On croyait à cette époque que la maladie pouvait se transmettre même par l'air. La maladie augmentant, on fonda plusieurs léproseries, lorsque le nouveau royaume de Grenade devint la République de Colombie. Un arrêté de 1826 institua des droits de douanes au profit exclusif des lazarets.

Selon Montaya y Florez il y avait en 1811, 4300 lépreux pour une population de 4500000 habitants = 1 pour 1000; ces lépreux sont inégalement répartis. Il y a des départements qui n'ont qu'un ou deux lépreux pour 1000 habitants et d'autres un seul pour 10000. Les plus atteints sont les agriculteurs, les domestiques, les blanchisseuses et les sans-profession, les vagabonds.

Chose importante, relativement à l'hérédité familiale: les registres des premiers médecins des léproseries ont conservé les noms des lépreux qu'ils ont eu à soigner; et l'on constate que les mêmes noms de famille reviennent fréquemment dans les statistiques depuis la fondation de ces asiles.

Nous avons trouvé la même répétition de noms de familles à la léproserie de l'île de Chio.

M. y Florez fut chargé officiellement d'une enquête. Il visita toutes les léproseries et vit 3000 lépreux. Mais il n'y a que la moitié des lépreux qui soient isolés. De 1871 à 1908 4000 lépreux ont passé au lazaret d'Agua de Dios dont 1783 y sont morts. On y a enregistré 83 naissances. Selon les études de M. y Florez, la chair de poisson ne pourrait être incriminée comme favorisant le développement de la lèpre en Colombie. Car les populations à peu près indemnes sont celles du littoral de l'Océan ou celles installées le long des fleuves, mais les mauvaises conditions hygiéniques et surtout la malpropreté jouent un grand rôle. La lèpre est surtout fréquente dans les régions élevées où il n'y a pas d'eau et où les changements brusques de température obligent les habitants à se réfugier en groupe dans des abris malsains. Les dermatoses prurigineuses, la gale en particulier qui est fréquente, créent, par le grattage, une voie facile d'inoculation, selon notre honorable confrère. La contagion est admise par les Colombiens, et le peuple cite des exemples à l'appui.

Pour combattre la maladie M. y Florez est d'avis d'isoler les lépreux et d'améliorer les conditions hygiéniques du peuple. Il se plaint de ce que l'isolement laisse à désirer chez lui ; car les gens de la ville viennent assister à l'office dans l'église des lépreux, et des marchands s'y rendent pour leur vendre des comestibles. Il propose de revêtir les visiteurs des lépreux d'une blouse qu'on stériliserait après leur départ, et interdire les mariages entre lépreux et personnes saines.

En fait de traitement par les drogues, le Dr M. y Florez n'y a la moindre confiance, pas plus qu'à la nastine ; mais il dit avoir obtenu des améliorations et même des guérisons par le sérum de J. de Carrasquilla, dans la proportion de 7 à 10 pour 100. C'est bien beau ! Mais aucun autre léprologue n'eut le bonheur de notre confrère colombien. Il admet la fréquente curabilité spontanée et que les infectiens intercurrentes (érysipèle, variole) sont aptes à stériliser le bacille de Hansen. Les formes atténuées tendent naturellement, dit-il, vers la guérison, si le lépreux est vigoureux, résistant, et qu'il se nourrit et vit conformément aux exigences d'une bonne hygiène. Dans ces conditions le traitement médical peut aider l'organisme dans la voie de la guérison (*Presse médicale*, 22 février 1911, Frindel).

Discours de Besnier sur la lèpre prononcé, devant l'Académie de Médecine, en 1887. — La lèpre, considérée comme ayant définitivement disparu d'Europe depuis le XVIe siècle, n'était plus que le sujet d'études des confrères des colonies et un lugubre souvenir du passé, lorsque nos communications au Congrès international de médecine, tenu à Copenhague en 1884 et peu après à l'Académie de Médecine de Paris, attiraient l'attention sur sa persistance et ses ravages en Orient. Puis, le remarquable travail du regretté Léloire et mes études persévérantes l'ont mise à l'ordre du jour.

L'éminent dermatologue Besnier, analysant l'ouvrage de Léloire, prononça devant l'Académie un discours qui résuma d'une manière précise l'état de nos connaissances en 1887 sur cette maladie redevenue une question palpitante d'intérêt, même pour l'Europe centrale.

Nous croyons devoir rendre compte du rapport de Besnier qui représente une vraie étape de la question au point de vue de l'érudition et des discussions académiques. Le Dr Le Roy de Méricourt, ancien médecin de la marine, qui étudia la lèpre sur un grand champ d'observation dans les colonies, combattit vigoureusement les doctrines de Besnier, arguant de sa pratique personnelle et de celle de nombreux léprologues coloniaux. Ce fut vraiment une joute académique mémorable qui prit une place d'honneur saillante dans l'histoire de la lèpre.

La lecture du discours de Besnier impose tout d'abord l'approbation des idées du grand dermatologue sur la contagion de la lèpre, formulées, non sur ses études personnelles — car il a vu peu de lépreux et n'eut l'occasion d'observer la maladie dans aucun de ses foyers actifs — mais sur des témoignages recueillis à droite et à gauche, trop facilement et sans les discuter. Mais la critique des faits sur lesquels s'est basé Besnier, faite par Le Roy de Méricourt qui se livra à une enquête rigoureuse en puisant aux sources mêmes, annule toute l'argumentation de son éminent contradicteur, en prouvant que ses informations légendaires étaient erronées et sans valeur.

En analysant ces deux discours aussi savants qu'éloquents, nous dirons avec Montaigne que nous n'avons fourni que le fil pour attacher ces bouquets de fleurs. Le lecteur, en possession de toutes les pièces du procès, sera à même de se former une opinion justifiée.

Après avoir reconnu l'importance de la découverte du bacille spécial par Hansen et Neisser, Besnier mentionne sa ressemblance avec celui de la tuberculose, à cette différence près qu'on ne put jamais l'inoculer aux animaux, comme cela a lieu pour le bacille de Koch. Néanmoins Besnier force les analogies et applique à la lèpre tout ce qui est acquis pour la tuberculose, principalement au point de vue de la contagion.

Plus loin Besnier a le tort, selon nous, d'affirmer qu'il ne s'agit pas de lèpre toutes les fois qu'on n'arrive pas à constater son bacille. Or les faits qui contredisent cette assertion sont extrêmement nombreux et cette opinion ne saurait être soutenue. Il proclame aussi qu'il n'y a pas de lèpre en dehors de ces foyers et que c'est un diagnostic défectueux que celui qui voulut établir la *lèpre nostras*. Or la lèpre survit en Europe, en France surtout, cela ne saurait être contesté. En dehors des cas atténués, frustres, il y a des lépreux classiques indéniables.

Par contre, en sagace observateur, il admet que la lèpre n'est pas *constamment contagieuse* et que certaines régions sont plus favorables que d'autres à la germination de son agent. Besnier soutint la même opinion à la Conférence de Berlin de 1896. « Certains climats, certaines régions présentent une aptitude particulière à la germination de l'agent lépreux, pendant que d'autres semblent réfractaires. » Après avoir signalé la difficulté de diagnostic et la confusion avec la syphilose, la scrofulose et diverses tropho-névroses, par les non-initiés aux finesses différentielles, et même avec certaines affections cutanées vulgaires, Besnier admet qu'un conjoint lépreux ne contamine pas l'autre; et il explique la lèpre conceptionnelle avec immunité de la femme, comme pour la syphilis, par la loi de Colles. A ce propos j'objecterai que les femmes de certains lépreux qui n'ont jamais conçu sont néanmoins restées indemnes. Or la loi de Colles ne leur est pas applicable, et je n'ai *jamais* vu un conjoint contagionner l'autre. Il avoue ne pas connaître d'exemple de transmission de la lèpre d'un des nombreux lépreux ambulants, circulant de tout temps avec entière liberté, à un habitant de Paris. Ces lépreux étrangers, au nombre de plus de 200, à tous les degrés de la lèpre même ouverte, reçus à l'hôpital Saint-Louis, dans les salles communes, n'ont offert, ni à lui, ni à aucun de ses collègues un seul exemple de transmission. J'ajouterai à cette déclaration faite en 1887 que personne n'a constaté non plus depuis cette date un seul exemple de contagion. Ce fait incontestable avait tant soit peu ébranlé, à la fin, les croyances contagionnistes de notre éminent et regretté collègue et ami.

Besnier ne fait jouer qu'un rôle presque insignifiant à l'hérédité et dit avoir vainement cherché l'exemple d'un enfant de lépreux, né sain qui, enlevé à sa mère et à son pays aussitôt après la naissance, fût devenu lépreux. Or de tels exemples confirmatifs de l'hérédité ont été observés, depuis, par les Drs Zaférino Falcao, à Lisbonne, par Magalhaës, de Rio Janeiro et par nous.

Zappelius, Landouzy, Bassy, Samson, Marfan ont montré que des enfants de phtisiques, éloignés de leurs familles dès leur naissance, ont présenté une aptitude désolante à devenir tuberculeux.

Besnier s'était basé sur les paroles de Danielssen et Boeck savoir « qu'il est rare de voir apparaître la lèpre avant la troisième ou la cinquième année ». Néanmoins ces auteurs ont rapporté que des parents ont affirmé que leurs enfants étaient venus au monde avec des taches et des stigmates de la lèpre. Cet argument a perdu aussi toute sa valeur, puisque nous avons publié de tels faits qui furent reproduits en chromolithographie dans notre livre *Les lépreux ambulants de Constantinople*. Besnier appelle l'hérédité hérédo-contagion. « Ce ne serait qu'une contagion *in utero* comme la variole contractée par le fœtus, lorsque la mère en est atteinte. Ce serait une transmission faite de toutes pièces des générateurs au produit d'un élément spécifique extrinsèque introduit par la voie séminale ou plus certainement par la circulation utéroplacentaire. » C'est dire que le bacille de la lèpre a été transmis par le spermatozoïde ou par l'ovule à l'embryon. Cette explication très ingénieuse pourrait peut-être s'appliquer à la variole, dans l'inoculation rapide par la circulation commune de la mère et du fœtus. Mais elle est inacceptable pour la lèpre qui apparaît 5, 10 ou 20 ans après la naissance. Et, lorsque l'hérédité saute une ou deux générations, les intercalaires demeurant sains? Où donc a pu se réfugier ce germe en épiant le moment favorable pour faire son apparition? Il est bien plus rationnel d'admettre, croyons-nous, pour toutes les maladies héréditaires, en général : 1° la transmission du germe, du bacille, en nature ; 2° celle d'une aptitude, du terrain à contracter la maladie des géniteurs, les circonstances ambiantes aidant (Landouzy). C'est la transmission, selon Virchow, de la prédisposition à contracter la maladie. Enfin Besnier admet, dans son beau discours, que les conditions extrinsèques, principalement les défauts d'hygiène, favorisent la propagation de la lèpre. Nous sommes absolument de son avis sur ce point.

Ce magnifique exposé de Besnier sur l'état de la science

concernant la lèpre, il y a 25 ans, est passible de plusieurs objections à l'heure qu'il est. Ainsi dans son enthousiasme légitime pour les nouvelles découvertes, il affirme que « dans toutes les espèces, formes et variétés de la lèpre, sans exception, on constate le bacille de la lèpre et qu'on n'est pas autorisé à poser le diagnostic de lèpre sans cette constatation ». Or il fut prouvé, depuis, que le bacille de Hansen manque d'une manière constante dans la lèpre mutilante pure, fréquente dans la tropho-nerveuse et la maculeuse, principalement à certaines périodes et quelquefois, bien que rarement, dans la forme tubéreuse même. Enfin on ne le voit jamais dans les formes atténuées ou frustres. C'est que la science a marché depuis 1887. Des observateurs méticuleux ont prouvé le fait en se basant sur les plus minutieuses recherches bactériologiques. Or l'axiome *pas de bacille pas de lèpre* induit en erreur. La clinique pose ce diagnostic, même en l'absence du bacille qui peut paraître plus tard, après des mois ou des années. Le nombre de tels faits est considérable. Est-ce que la même chose n'a pas lieu pour la tuberculose ? Besnier a dit aussi que la lèpre est l'aînée de la syphilis et que les textes l'ont convaincu de l'antiquité de l'une et de la modernité de l'autre. Cependant il est démontré aujourd'hui que toutes les deux sont antiques et contemporaines; mais la syphilis ayant été ignorée, ses victimes étaient considérées comme atteintes de lèpre. Besnier fut un grand défenseur de la contagion, bien qu'avec certaines restrictions, sans en avoir vu, lui-même, un seul cas probant. Dans la défense ardente de son opinion, il admet trop facilement les observations incomplètes, tronquées, douteuses, publiées par les premiers venus, au lieu de les passer au crible d'une critique sévère, lors même qu'elles tiennent du prodige, comme le fait du petit Chinois, *Ahia,* qui infecta les îles de Sandwich, en 1850, si rapidement qu'il mit en émoi tout le monde. Le Roy de Méricourt n'a pas eu de peine à démontrer dans son argumentation, que la lèpre sévissait déjà depuis bien longtemps chez les naturels de ces îles. De même il est regrettable que cet esprit d'élite ait fait fond sur la légende du Dr Gairdner, de Glascow, dont j'ai déjà prouvé l'inanité[1].

1. Je résumerai ce cas dont Besnier a eu tort de se servir pour plaider en faveur de la contagion : un médecin d'une île des tropiques vaccina son enfant avec du vac-

Un autre fait mal interprété et dont s'est servi notre bien regretté ami et collègue, est celui du condamné à mort *Kéanu* qui eut la vie sauve pour avoir consenti à se laisser inoculer par le Dr Arning avec de la matière prise sur un lépreux. Kéanu devint plus tard lépreux et ce fut le triomphe des contagionnistes. Mais ce triomphe fut éphémère, car le médecin qui succéda au Dr Arning, à Sandwich, se livra à une enquête minutieuse qui démontra que plusieurs membres de la famille de *Kéanu* étaient lépreux. Or la lèpre existait dans sa lignée. Elle est très commune et endémique à Sandwich. Cette observation est donc frappée de nullité ; et d'autant plus que plusieurs léprologues, parmi lesquels le Dr Arning lui-même, ont vacciné avec du vaccin pris sur des lépreux, sans transmettre la lèpre. Devons-nous ajouter qu'un léprologue éminent qu'on ne saurait accuser d'erreur, ni de mauvaise foi, le Dr Danielssen, a vainement cherché d'inoculer la lèpre à lui-même et à plus de vingt sujets?

Discours de Le Roy de Méricourt. — Le Dr Le Roy de Méricourt, membre de l'Académie, combattit en mai 1888 plusieurs assertions de son collègue, le Dr Besnier, principalement la contagiosité de la lèpre, et son refus d'admettre l'hérédité, comme cause principale de sa propagation. Ancien médecin en chef de la marine, il eut l'occasion d'étudier la lèpre dans les colonies ; il fut directeur de plusieurs léproseries et publia plusieurs mémoires de grande valeur dans les *Annales de médecine de la Marine.* A part son expérience personnelle, pour mieux défendre ses convictions, il s'adressa à plusieurs léprologues émérites, Français et Anglais, qui ont étudié la lèpre dans les localités où elle sévit dans toute son activité. Pour se munir de tous ces documents corroborants, il n'a pu répondre au Dr Besnier que sept mois plus tard. Il a fallu puiser à toutes les sources pour se mettre en état de discuter avec efficacité l'éloquent et captivant discours de son collègue, qui avait produit une immense impression sur le corps médical.

cin puisé sur un enfant *non lépreux* alors, mais qui le devint plus tard ; puis prenant du vaccin de son enfant à lui, il vaccina l'enfant d'un capitaine écossais. Plus tard l'enfant du docteur et celui du capitaine devinrent lépreux. Ainsi la lèpre larvée chez le tout premier enfant aurait été communiquée chez les deux autres. Notons que ce fait s'est passé dans une île où la lèpre est endémique et ce qui plus est, le Dr Gairdner dit qu'il n'avait pas été prouvé que le premier vaccinifère devint réellement lépreux ! Et voilà que notre judicieux Besnier se base sur ce fait pour soutenir que la lèpre peut se transmettre par la vaccination !

Le Dr de Méricourt, sans se préoccuper des théories et faisant peu de cas de la science naissante, de la bactériologie, se borna à étudier la lèpre en clinicien, conformément au principe de Baglivi *Ars tota in observationibus*. Parmi ses correspondants, on doit citer surtout deux grandes autorités en la matière : Sir J. Fayrer, correspondant de l'Académie de Médecine de Paris, président du Conseil de santé du Ministère des Indes (où l'on évaluait le nombre de lépreux en 1886, à plus de 130 000) et Van Leent, inspecteur général du service de santé de la marine royale néerlandaise, également bien qualifié pour apporter un précieux témoignage, vu les ravages déterminés par la lèpre dans toutes les colonies de la Hollande ! Nous devons faire remarquer tout d'abord que les deux discours, également remarquables, celui de Besnier et de Méricourt, se complètent l'un par l'autre, pour parfaire l'état de la science sur la lèpre en 1888, bien que soutenant des thèses opposées. Celui de Méricourt reflète l'ancienne médecine, basée uniquement sur la clinique, c'est-à-dire sur l'étude des malades. Tandis que celui de Besnier, imbu de la nouvelle, embrasse surtout et fait siennes les belles découvertes pastoriennes, auxquelles il sacrifie par trop la médecine séculaire édifiée par tant de sagaces cliniciens passés. Pour nous, on doit allier dans une sage mesure toutes les deux. Mais toutes les fois qu'il y a discordance entre la théorie et la clinique, c'est à cette dernière à dicter la loi dans l'art de soigner les malades. Néanmoins on doit entendre avec un égal scrupule les deux cloches *Audiater ed altera pars* sans préjuger la question.

La tuberculose et la lèprose offrent bien des points de ressemblance ; mais on ne saurait conclure strictement de l'une à l'autre et appliquer à celle-ci ce qui fut prouvé pour la première. Comparaison n'est pas raison. Malgré la ressemblance des deux bacilles, celui de Koch et celui de Hansen, on ne saurait identifier leur manière d'agir, et, de ce que la tuberculose est très souvent contagieuse, en conclure qu'il doit en être de même de la léprose. Ainsi sans aller plus loin, le bacille de Koch est cultivable et inoculable aux animaux ; tandis que ces deux qualités essentielles manquent absolument au bacille de Hansen. Leroy de Méricourt a produit des documents irréfutables contre l'excessive contagiosité de la lèpre, il se prévaut d'abord de l'opinion d'Alibert et de tous les éminents dermatologues qui lui succédèrent à l'hôpital Saint-

Louis : Bazin, Devergie, Cazenave, Gibert, Hardy... qui ont toujours reçu et gardé fort longtemps des lépreux dans les salles communes, sans avoir jamais vu un seul cas de contagion aux autres malades. J'ajouterai que les successeurs de ces éminents médecins ont continué les mêmes libéralités aux nombreux lépreux reçus à Saint-Louis, sans qu'aucun malade, aucune personne de service fût contaminée. Besnier en fit autant, sans la moindre prophylaxie et il avoua lui-même que pendant les 26 ans qu'il a passés à l'hôpital Saint-Louis, il n'a été témoin d'aucun cas de contagion.

Leroy de Méricourt se base aussi sur l'opinion des deux éminents léprologues scandinaves, Danielssen et Boeck, et sur celle de l'illustre Virchow qui étudia longuement la lèpre. Les léprologues norvégiens ont suivi pendant 30 ans des lépreux qui habitaient avec d'autres malades, sans contamination. Il en fut de même dans les nombreux ménages dont un seul conjoint était lépreux. Enfin ils ont inoculé vingt fois des parcelles de tubercules, du pus, du sang de lépreux à des individus sains, et les résultats ont toujours été négatifs. Toutes ces évidences ne pèsent guère dans la balance des intransigeants contagionnistes qui prétendent faire de la science exclusivement avec leur myopie personnelle.

En 1862, le Royal medical college of Physicians adressa, par le sous-secrétaire d'État pour les colonies anglaises, un questionnaire à tous les médecins ou comités médicaux des possessions anglaises d'outre-mer ; et l'illustre compagnie, se basant sur les rapports qui lui parvinrent de toutes parts, formula les conclusions suivantes : 1° d'un accord presque unanime, la lèpre est considérée souvent comme héréditaire ; 2° la conviction presque unanime des observateurs les plus expérimentés des différentes parties du monde est entièrement opposée à la croyance que la lèpre est contagieuse. Les mêmes conclusions ont été plus tard formulées par le Dr Gavius Milrop, membre du collège royal, envoyé aux Indes Occidentales.

En 1867, une nouvelle enquête sur la lèpre fut organisée dans toutes les colonies britanniques. La commission déclara que tous les documents provenant de diverses sources établissent la non-contagiosité de la lèpre, et qu'il n'y a pas lieu de prendre des mesures d'internement forcé des lépreux.

En 1872, le duc d'Argyle fit faire une enquête dans l'Inde britannique par deux éminents dermatologues : les Drs Tilbury Fox et T. Farquhar qui adressèrent un questionnaire à tous les médecins des localités lépreuses. La conclusions tirée de toutes les réponses, conforme à l'expérience personnelle de ces deux sommités, fut que la lèpre ne se transmet pas par contagion.

En 1876, les Drs T. Fox, Farquhar et van Dick Carter publièrent un mémoire dans lequel ils disent : « Le Dr Hansen de Bergen affirme que la lèpre se propage principalement par la contagion. Dans le rapport que nous avons rédigé, cette opinion est pleinement démentie... il n'y a aucune raison pour que les lépreux ne soient pas admis dans nos hôpitaux généraux. Il n'y a jamais eu en Angleterre de fâcheux résultats de cette manière d'agir. »

En 1876, les Drs Lewis et Cunningham ont imprimé à Calcutta, par ordre du gouvernement, un rapport dans lequel il est dit : « La lèpre existe dans l'Inde au moins depuis trois mille ans. On estime qu'il y a 54 lépreux par 100000 habitants. L'asile d'Almora contenait alors, en 1876, 211 malades ; un seul cas pouvait, à la rigueur, être attribué à la contagion. Il n'y a pas eu d'exemple qu'un infirmier ou employé en relation avec les lépreux gagnât la maladie. L'hérédité, au contraire, est une cause évidente de transmission. La maladie a une tendance à suivre la ligne maternelle descendante. L'internement forcé n'est ni pratique, ni efficace pour arrêter l'extension de la lèpre. »

En 1887, le Dr R. de Méricourt s'adressa directement au Dr Cunningham pour savoir si ses idées s'étaient modifiées depuis la publication de leur rapport dans les annales de la Commission sanitaire du gouvernement de l'Inde, en 1875-1876. Il lui fut répondu que la transmission ne pouvait être déterminée par la contagion ; mais elle dépend de l'hérédité et des conditions locales.

Le Dr Mac Connel, professeur de pathologie et médecin résident au collège médical et à l'hôpital de Calcutta depuis dix ans, a écrit au Dr R. de Méricourt en novembre 1887, « je me suis occupé de la lèpre ; j'ai été chargé par le gouvernement de Bengale en 1875-1876, de son traitement par l'huile de gurjun. J'ai cherché dans les commémoratifs l'origine de la maladie. Je n'ai pas le souvenir d'un seul cas qui puisse démontrer d'une manière évidente qu'elle fût le résultat d'une contagion directe : il m'est impossible d'admettre la contagiosité de la lèpre. Je suis convaincu qu'elle se propage par le mariage et par hérédité.

En septembre 1887, le Dr Beeven Rake, surintendant médical de la léproserie de la Trinité, écrivait dans le *British medical*: « Personne ne sait encore ce que nous donnera la bactériologie dans l'avenir. Mais je pense, pour le présent que peu de personnes admettent dès maintenant, qu'il ne reste plus aucun doute sur la contagiosité de la lèpre. »

Le 1er novembre 1887, le Dr Fayrer écrivit au Dr L. de Méricourt: « Le travail de Bernier lu à l'Académie est magnifique... l'auteur est convaincu de la contagiosité. Mais j'ai vu un grand nombreux de lépreux ; j'ai fait beaucoup de recherches et je n'ai jamais pu parvenir à acquérir la conviction que la lèpre fût contagieuse. Je suis arrivé plutôt à la croyance contraire, et cette opinion est partagée par beaucoup d'autres médecins. Je crains que l'exagération de la théorie de contagion ne soit destinée à faire plus de mal que de bien et ne conduise au retour des idées d'autrefois qui condamnaient les lépreux à des tortures aussi horribles que la maladie elle-même. »

La Japon est très éprouvé par la lèpre ; le peuple est misérable et bien sale. Le Pr Baelz, médecin très estimé, déclare que la lèpre n'est pas contagieuse, pas même au plus faible degré. J'ai toujours eu, dit-il, dans mes salles d'hôpital des lépreux mêlés aux autres malades. Aucun procédé de désinfection ne fut jamais mis en pratique. Il n'y a jamais eu de contamination. Un docteur indigène de Tokio reçoit et traite dans sa famille des lépreux comme pensionnaires. Cette maison de santé spéciale, située au centre de la ville, date de cent ans; trois générations médicales s'y sont succédées. On y a traité des milliers de lépreux. Jamais on n'y vit un cas de contagion.

Arrivons maintenant aux îles de Hawaï ou Sandwich où l'excessive contagiosité aurait occasionné de terribles ravages d'une manière si rapide que l'univers en fut terrorisé. C'est là la plus grande arme entre les mains des contagionnistes excessifs.

En février 1885, Gibson, ministre des Affaires étrangères et président du comité de santé du gouvernement Hawaïen, adressa un questionnaire relatif à la lèpre au secrétaire des Indes anglaises, au secrétaire de Ceylan et à tous les agents diplomatiques et consulaires du gouvernement dans les parties du monde où la lèpre existe. Les résultats de cette enquête furent publiés à Honolulu en 1886, sous le titre de *Leprosy in foreing countries*. Les médecins non contagionnistes sont en grande majorité. Les contagionnistes admettent surtout la transmission sexuelle. Le Dr Besnier soutint l'accusation contre le Chinois qui infecta Sandwich où l'on aurait vu la lèpre se propager d'une manière si rapide qu'inconnue auparavant elle aurait infecté, dans l'espace d'une trentaine d'années, presque le quart de la population! Cependant il n'ose pas rejeter absolument l'idée que la maladie avait préexisté. Seulement il attribue l'épouvantable épidémie à cette nouvelle importation par le Chinois.

Cependant Fernander établit que la race polynésienne était originaire de la Péninsule indienne, premier foyer de la lèpre, d'où elle a envahi tout l'univers. De plus, en 1823, bien avant le débarquement du Chinois accusé d'avoir introduit la lèpre aux îles Hawaï, le R. Charles Stewart écrivit dans ses notes : la majorité des habitants sont défigurés par des éruptions de la peau et des ulcères. Ils *sont aussi hideux que des lépreux*. Le Dr Mouritz, directeur de la léproserie de Molokaï, bien que contagionniste, fit lui-même ces curieux extraits du journal de Stewart et les consigna dans son rapport au gouvernement hawaïen, en février 1886. Et il admet qu'il s'agit bien de l'éléphantiasis des Grecs, c'est-à-dire de la vraie lèpre, dès 1823. En 1819 la lèpre avait déjà été constatée par Auoy. Elle y régnait on ne sait depuis quand ; probablement dès la plus haute antiquité, comme aux Indes, dans toute l'Asie et en Afrique. Or le Dr Hillibrand propagea une erreur en soutenant la légende du petit Chinois. On appelle la lèpre aux îles Sandwich, le mal chinois ; comme on a appelé et l'on appelle encore la syphilis mal français, bien qu'il fût prouvé que la maladie sévissait en Campanie (ancien nom de Naples), bien avant le XVe siècle, c'est-à-dire la guerre de Charles VIII, et le retour en Europe de Christophe Colomb (*Antiquité de la syphilis* par Zambaco, Masson).

Le Ministre résident des États-Unis, général James Comby, demanda officiellement au gouvernement hawaïen à quelle époque la lèpre fit son apparition aux îles Sandwich ; et le gouvernement répondit par l'organe de John Grew, en septembre 1878 : « D'après les informations les plus précises, cette maladie a existé de tout temps parmi les indigènes de ces îles. Les plus anciennes traditions en font mention. *Elle n'a pas été introduite par le Chinois comme le prétendent quelques-uns.* Aucun Chinois, ayant la lèpre, n'aurait débarqué dans ces îles. » Une publication officielle du gouvernement hawaïen, sous le titre de *Leprosy in foreing countries* rapporte textuellement ce qui est plus haut mentionné et coupe court à la discussion. Voilà donc avec quelle légèreté on bâcle l'histoire, même en fait de science.

Le Dr Varigny, né à Honolulu et dont le père y fut ministre des Affaires étrangères, avait publié un intéressant travail sur la question dans la *Revue scientifique*. Interrogé directement par le Dr Le Roy de Méricourt, il lui répondit en novembre 1887 : « Je crois que les premiers cas de lèpre ont été observés sur des *lascars* (travailleurs indiens). Le fléau s'attaque surtout aux indigènes et épargne relativement les blancs et même les Chinois. L'importation des Chinois pour les plantations de la canne à sucre, date du 23 septembre 1855. Mais la lèpre sévissait déjà et l'on ne saurait l'attribuer à leur arrivée. En 1866, on établit une léproserie à Molokaï. Les blancs qui y vivent (médecins, gardiens, sœurs) en sont presque tous exempts. »

Depuis 1866 jusqu'à la fin de 1885, on reçut dans cette léproserie 3 100 lépreux dont trois mille Hawaïens, 70 Métis, 22 Chinois, 4 blancs et 5 de nationalités ayant des lépreux. La syphilis est très commune aux îles de Sandwich, et certes elle y est confondue avec la lèpre, comme partout. De Méricourt réfute aussi le cas de Gaidner de Glascow, sur lequel nous avons suffisamment insisté.

Le Dr Méricourt admet l'hérédité qu'il ne considère pas comme fatale, ainsi que nous. Le Dr Van Heent des Indes néerlandaises lui accorde aussi une part prépondérante dans la transmission de la maladie qui peut sauter une génération.

Nous sommes absolument de l'avis du Dr L. de Méricourt lorsqu'il dit que tout demeure encore obscur dans l'étiologie de la lèpre. Il y a 25 ans passés depuis la mémorable discussion académique et, malgré les immenses progrès de la bactériologie, la question en est toujours au même point. Il y a contraste entre les léprologues ; les uns citent quelques cas de propagation autour des lépreux, les autres n'en ont jamais vu. Il y a des immunités surprenantes, tant pour les individus que pour certaines localités. Ainsi aux îles de Sandwich depuis 1856 jusqu'à 1887, il n'y a eu que 14 lépreux de nationalités diverses, après un long séjour dans le pays; tandis que les indigènes ont une grande aptitude à contracter la maladie. Ce qui paraît dépendre de la nourriture et de l'hygiène. Nous ajouterons qu'il est probable que l'hérédité y joue aussi un grand rôle parmi les indigènes. Le Dr Leroy de Méricourt poursuit : A Ceylan, aucune des personnes qui soignent les lépreux, pas même la lavandière ne contracta la lèpre. Il en est de même de la léproserie d'Almora (Inde). A la léproserie de Tracadie, selon le Dr Bayard, les enfants de lépreuses, allaités même par leurs mères ne deviennent pas lépreux. Au Canada, selon le Dr Taché, on enferma dans la léproserie de Tracadie, par erreur de diagnostic, des individus non lépreux, pendant des années; ils n'ont pas gagné la maladie. Aux Antilles, à l'île de Réunion, à Pondichéry, en Indo-Chine, en Annam, il y a parfois de grands abus dans la séquestration : des paresseux, des infirmes... sont placés dans les léproseries sous la fausse accusation de lèpre; tandis que d'autre part, bien des familles conservent et soignent leurs lépreux. On n'a jamais observé la contamination. Nous aussi nous avons observé des cas absolument pareils dans divers asiles d'Orient.

Le Dr Leroy de Méricourt cita une erreur de diagnostic du Dr Schilling, contagionniste effréné, qui prétendait que la lèpre se communiquait presque fatalement par le coït. Ce qui est une hérésie pour tous ceux qui ont longuement étudié la lèpre dans ses foyers les plus actifs : il accusa un médecin d'être suspect de lèpre. La famille le fit séquestrer. Il mourut dans l'asile sans que la lèpre fut déclarée ! et dire que les paroles de ce médecin sont des axiomes pour quelques auteurs !

A Java, à Sumatra, à Bornéo, Célèbes et Timor, les Arabes seuls sont atteints. Ils se marient entre eux; ils ne se croisent pas avec les autres éléments de la population. Leroy de Méricourt en conclut en faveur de l'hérédité et contre la contagion.

Or ce beau discours si riche en documents cliniques est dirigé surtout contre la contagiosité; il est favorable à l'hérédité.

Tout en applaudissant à cet éloquent plaidoyer, conforme à nos études personnelles, nous ferons remarquer qu'il n'explique pas comment les colons et les militaires européens, ayant vécu pendant quelques années dans les colonies où domine la lèpre, en furent atteints. On est porté à admettre, jusqu'à nouvel ordre, que c'est par contagion, dans des conditions climatériques spéciales, impénétrables. La bactériologie ne nous a pas encore éclairés sur le modus faciendi. Ce beau discours restera dans les archives de la léprologie avec tous les honneurs dus à l'observation de faits cliniques documentaires. On est en droit d'en inférer que le laboratoire ne saurait infirmer les faits cliniques ; bien qu'il soit appelé à fournir son contingent dans la recherche de la vérité scientifique. Il peut éclairer la clinique sans prétendre lui imposer ses théories, et principalement lorsqu'elles sont en contradiction avec les faits bien observés.

Les deux éloquentes plaidoiries de Besnier et de Leroy de Méricourt, l'une en faveur et l'autre contre la contagion de la lèpre ont pris rang dans les archives de la science. En les lisant on est suffisamment éclairé pour se former une opinion motivée.

Rapport sur un lépreux brésilien mort à Paris, par le Pr Proust. — En 1892, le Préfet de police de la ville de Paris chargea le Dr Proust, professeur d'Hygiène à la Faculté de Médecine de Paris, membre du Conseil d'hygiène publique et de salubrité du département de la Seine, de faire un rapport sur un cas de mort par la lèpre, survenu le 24 février à l'hôpital Saint-Louis. C'était à la suite du savant et éloquent mémoire communiqué à l'Académie de Médecine de Paris, le 11 octobre 1887, par l'éminent dermatologue, le Dr Besnier dont la conclusion était *que la lèpre est très contagieuse et qu'il y avait lieu de prendre des mesures pour prévenir l'envahissement par le fléau* qui ravagea si terriblement la France et toute l'Europe, pendant le moyen âge.

Ce rapport du Pr Proust fut adopté par le Conseil d'hygiène et de salubrité, avant d'être présenté au Préfet ; c'était quatre ans avant la conférence sur la lèpre tenue à Berlin. Il est toujours de toute actualité. Le Pr Proust se mit, préalablement, en rapport avec les médecins de l'hôpital Saint-Louis pour être suffisamment renseigné sur le cas dont il s'agissait, en même temps qu'il a recherché si la présence de lépreux dans les salles communes de l'établissement — où il s'en trouve toujours quelques-uns, étrangers ou Français ayant contracté la lèpre dans les colonies pendant leur séjour, comme soldats ou colons — ne constitue pas un danger permanent de transmission de cette affection, et s'il n'y aurait pas lieu de créer un service d'isolement pour les sujets qui en sont atteints.

Le lépreux qui occasionna ce rapport était un Portugais qui avait habité le Brésil où la lèpre règne toujours, comme d'ailleurs dans son pays natal, le Portugal. Ce malade, lépreux depuis 18 ans, vint à Paris en octobre 1891. En janvier, il eut une gangrène du pied droit qui l'obligea d'entrer à l'hôpital Saint-Louis, le 10 février. Il était atteint de lèpre tubéreuse; il avait eu aussi, autrefois, la syphilis; il succomba à la gangrène, le 26 février de la même année, et fut autopsié par le Dr Jeanselme. On désinfecta les couvertures, la capote, le linge et l'on a peint à neuf la chambre que le malade avait habitée. D'ailleurs on procédait toujours de la même façon toutes les fois qu'un lépreux quittait l'une des chambres *payantes* du pavillon Gabriel. Mais pour les lépreux admis dans les salles communes, on se bornait à désinfecter les rideaux de lit, les draps et les couvertures. Les lits étaient lavés avec la solution de sublimé.

Le Dr Proust demande d'abord si ses mesures sont suffisantes pour donner toute sécurité relativement à la transmission possible de la lèpre, soit aux autres malades, soit aux infirmiers et aux religieuses? (Nous pouvons répondre à cette question par un *non* expressif, si la lèpre était réellement contagieuse à Paris).

Le Dr Proust continue: *Il n'y a pas eu jusqu'ici de cas de contagion dans cet hôpital, non plus d'ailleurs qu'en aucun point de la France, sauf les Alpes maritimes; mais ne doit-on pas craindre qu'il en survienne?*

Ici, si l'on me permet, je ferai quelques remarques au savant rapporteur. D'abord, nos connaissances sur l'antisepsie et l'asepsie ne datent que d'hier, et depuis Alibert, les Cazenave, Bazin, Hardy, Devergie, Gibert, c'est-à-dire depuis un siècle, sans remonter plus loin, les lépreux sont hospitalisés dans les salles communes de Saint-Louis, dans la plus grande promiscuité avec les autres malades, et jamais il n'y a eu contamination. Ce ne sont donc pas ces mesures illusoires d'asepsie qui ont empêché la contagion. Puis enfin je ferai remarquer aussi qu'aucun cas certain, prouvé, de transmission de la lèpre n'eut lieu dans les Alpes maritimes. Cela dit, reprenons la suite du rapport du Pr Proust.

« L'agglomération des lépreux à Saint-Louis ne peut être

considérée comme tout à fait négligeable. Il y a actuellement six lépreux dans le service de M. Hallopeau, un dans celui de M. Besnier, un dans celui de M. Tenesson. Ils ont tous, soit en permanence, soit par intervalles des ulcères dont les produits semblent devoir être facilement inoculables. Les mesures de propreté prises à l'hôpital suffisent-elles pour garantir contre toute possibilité de contagion ? Les médecins de l'hôpital Saint-Louis ont émis des opinions diverses. Interrogés sur la nécessité de créer un service d'isolement pour les lépreux, deux ont répondu négativement, deux autres ont reconnu l'utilité de cette création bien qu'ils redoutent peu la *possibilité d'une transmission.* (Que signifie cette réponse de Pithie dépourvue de toute clarté scientifique ?) Deux enfin s'en sont déclarés partisans résolus.

Voici les arguments invoqués de part et d'autre :

« A. Il n'y a pas lieu de créer un service d'isolement pour les lépreux, bien que la transmissibilité de la lèpre est mise en évidence par le résultat positif de l'inoculation pratiquée par le Dr Arning et par le fait d'Hawtrey Benson ; on ne connaît jusqu'ici aucun cas de contamination survenu en France, sauf dans les Alpes maritimes. La maladie ne peut être transmise que par inoculation. (Je dirai, par parenthèse, que le Dr Arning lui-même a plus tard contesté la validité de son observation. Car le condamné à mort (Kénétu) qu'il avait inoculé, appartenait à une famille de lépreux et que Danielssen, Zambaco et d'autres ont fait des inoculations qui toutes ont donné des résultats négatifs. Quant au cas d'Hawtrey Benson, nous avons prouvé ailleurs que sa valeur est nulle.)

« Il est donc facile, poursuit le Pr Proust, d'éviter l'infection. La lèpre est moins transmissible que la syphilis. Faudrait-il créer des services d'isolement pour les syphilitiques ? La transmissibilité de la lèpre est si exceptionnelle que des observateurs tels que Danielssen, Boeck, Virchow, Zambaco, Leroy de Méricourt et bien d'autres ont pu la révoquer en doute. A part la promiscuité, peut-être faut-il invoquer l'influence de la race et du climat. *Quoi qu'il en soit, il semble exister pour la France, comme pour toute l'Europe centrale, une immunité à l'égard de la lèpre. Les mesures d'isolement seraient donc inutilement vexatoires. Il n'y a pas lieu de créer à Saint-Louis un service spécial pour les lépreux.*

« B. Les partisans de l'isolement disent que l'on connaît

imparfaitement les conditions de transmission de la lèpre. Est-il démontré qu'il n'y ait pas d'autres modes d'infection que par inoculation? On invoque les piqûres de moustiques; comment s'expliquer que le personnel de l'hôpital des Sandwich serait infecté et comment nos religieuses seraient revenues contaminées? On ne peut invoquer une immunité créée par nos climats, car on observe la lèpre sous toutes les latitudes, et l'on sait les ravages qu'elle a faits dans nos contrées, lorsqu'elle y a été importée au moyen âge par les Croisés revenant d'Orient. »

Je ferai remarquer que ces éminents confrères commettent ici deux erreurs : La lèpre existait en Europe qu'elle ravageait d'une manière terrible, bien avant la première Croisade. Puis les Croisés étaient bien plus syphilitiques que lépreux.

M. Hallopeau, notre éminent ami, reste toujours le protagoniste léprophobe. Malgré tous ces arguments des contagionnistes, le Pr Proust ne s'est pas laissé convaincre et il conclut de la manière suivante qui est une fin de non recevoir très académique. « Il serait urgent de créer à Saint-Louis un service d'isolement et quand les affections plus susceptibles de se transmettre que la lèpre en seront pourvues, on pourra *songer* à organiser un service d'isolement pour cette affection. »

Vingt ans se sont écoulés depuis la rédaction de ce rapport. Les lépreux ont continué à affluer à Paris, où il y en a, bon an mal an, plus de deux cents, chiffre admis par les contagionnistes. Ces lépreux circulent partout en toute liberté, malgré la désolation et les cris de paon jetés continuellement par Messieurs les contagionnistes, et nous attendons toujours la justification de leurs lamentations par un exemple de contagion qui serait bien plus éloquent et démonstratif que les plus belles théories du monde. Cependant MM. Hallopeau et son élève Jeanselme persévèrent toujours dans les mêmes errements. Voici comment s'est exprimé ce dernier, le 29 janvier 1911, à la Société de Médecine et d'Hygiène tropicales : Le Dr Hostalrich cite le cas d'une indigène de Sadec atteinte de lèpre nerveuse depuis dix ans qui n'a pas contaminé son mari avec lequel elle n'a cessé d'avoir des rapports, ni son fils qui vit avec elle ; il tire argument de ce fait et de plusieurs autres qu'il a rapportés antérieurement, pour soutenir que dans certaines régions de l'Indo-Chine la contagion de la lèpre est assez rare. Le Dr Jeanselme a vu plusieurs faits pareils; mais il leur refuse toute valeur. Est-il nécessaire pour qu'une maladie chronique soit réputée contagieuse qu'elle se propage à coup sûr dans le milieu familial ? De ce que le mari d'une phtisique vit 20 ans à ses côtés, sans le contaminer, peut-on nier la transmission de la tuberculose ? Je répondrai à mon distingué collègue de la Société de médecine tropique, que les cas de transmission de la tuberculose à l'autre conjoint sont fréquents, bien qu'on en ait encore exagéré le nombre, tandis que les léprologues n'ont jamais vu un tel fait dans la lèpre, en commençant par lui-même.

Le Dr Jeanselme admet, « comme dans la tuberculose, la transmission lorsque la lèpre est *ouverte*. Un malade qui émet par sa muqueuse nasale ou par ses tubercules ulcérés des myriades de bacilles de Hansen, doit être, jusqu'à plus ample informé, tenu pour nuisible et isolé, si possible. A l'heure actuelle où la contagion fait d'innombrables victimes dans nos colonies, il paraît inopportun d'émettre une opinion sur laquelle les pouvoirs publics pourraient s'appuyer pour repousser toutes les mesures susceptibles d'enrayer le fléau de la lèpre. »

Quant à Paris, le Dr Jeanselme a dit dans une circonstance récente être toujours pour la déclaration obligatoire et l'isolement des lépreux, bien qu'il ne produisît aucun fait de contagiosité par les nombreux lépreux errant librement dans Paris, pas plus que tous les contagionnistes parisiens excessifs, y compris les médecins de St-Louis qui y soignent bien des lépreux.

The National Leprosy Fund 1893. — En 1893, il s'est formé à Londres, sous la présidence de S. A. R. le prince de Galles, depuis roi d'Angleterre sous le nom d'Édouard VI, un comité the *National Leprosy Fund,* pour étudier la lèpre qui ravage terriblement presque toutes les possessions anglaises, principalement les Indes. Les membres du comité exécutif furent des hommes de science considérables savoir : And. Clark, G. Hunter, James Paget, J. Fayer et et J. Hatchinson. Une commission a été envoyée aux Indes pour y visiter les nombreuses localités lépreuses, et faire son rapport sur les questions les plus importantes de cette maladie, principalement sur la contagion, l'hérédité et l'étiologie. Cette commission examina, personnellement et scrupuleusement, deux mille lépreux, pendant les cinq mois qu'elle a passés sur les lieux, en même temps qu'elle se mit en relations avec les médecins civils du gouvernement indien qui furent interrogés sur leurs opinions personnelles et leurs expériences réciproques, relativement à la propagation de la maladie.

Le rapport publié sous les auspices de la commission est certainement le travail le plus complet qui ait jamais paru sur ce grave sujet. En le lisant on est réellement émerveillé de la manière consciencieuse, patiente, scientifique dont s'est prise la commission pour scruter les faits qu'elle étudia dans tous leurs détails et pour réunir de précieux documents par lesquels elle étaya ses conclusions basées sur la clinique. Il serait à désirer que ce rapport modèle fût étudié et médité par tous ceux qui veulent aborder et approfondir l'étude de la lèpre. C'est un exemple à imiter. Au lieu de pérorer *ex cathedra,* en montant sur un tabouret de laboratoire, il vaudrait bien mieux se livrer à l'étude des malades, feuilleter le grand livre de la nature et y puiser les preuves palpables, autant que possible, sur les questions si délicates et si graves de la propagation de la lèpre. Cela vaut incomparablement mieux que de bâtir sur du sable des théories que démentit la vraie clinique, le seul guide imperturbable en médecine. Il est vrai qu'il est bien plus commode et moins pénible de bâcler des théories que d'observer des malades. Que l'on compare ce rapport, si bien documenté, aux observations incomplètes, écourtées, mal prises par les théoriciens exaltés, pressés de conclure, acceptant avec une facilité déconcertante tous les racontars cueillis à droite et à gauche, pendant de rapides excursions, sans prendre ni le temps nécessaire, ni les précautions rigoureuses exigées par la science, mais enregistrant à la hâte tout renseignement favorable à des idées préconçues, et l'on verra si l'on doit faire fond sur des informations sans garantie, sans valeur scientifique prises par des touristes. munis de Kodaks.

Les conclusions de ce rapport de la commission anglaise sont, néanmoins, si prudentes, si modérées qu'elles contrastent avec les décrets impériaux, intransigeants, incisifs de la conférence de Berlin qui émit des oracles impériaux.

Pour mettre le lecteur en état de juger la haute importance, la concision, la valeur de ce rapport, nous en présentons un extrait dont la lecture édifiera tout homme impartial cherchant à se faire une idée exacte sur la propagation de la lèpre, par la clinique, seul flambeau qui puisse éclairer lumineusement cette grave question. Je ferai remarquer que cette enquête de la commission anglaise eut lieu *cinq ans* après la savante et retentissante discussion qui eut lieu à l'Académie de médecine de Paris par la communication du rapport de Besnier (1887) et sa réfutation par le Dr Leroy de Méricourt.

« La commission espère que l'amélioration des conditions économiques et hygiéniques fera cesser l'endémicité de la lèpre aux Indes. L'opinion que la lèpre se propage par la vaccination doit être regardée à l'heure qu'il est, comme privée de valeur scientifique (p. 135). La lèpre diminue dans l'Inde anglaise. On estimait qu'il y avait en 1893 250 000 lépreux. (*British medical Journal,* 13 septembre 1890).

Les auteurs de ce rapport et Hansen — qui se rendit en Amérique pour voir ce que deviennent les enfants des émigrés norvégiens lépreux — rejettent l'hérédité en se basant sur le fait que la plupart de ces émigrés ne sont pas lépreux. »

J'ajouterai de mon côté qu'on doit tenir compte aussi de ce fait que la lèpre en état d'incubation ne se trahit pas, et qu'à son début elle passe souvent inaperçue et que l'hérédité la plus fatale se modifie par le milieu dans lequel vit la descendance des lépreux. Or certes les conditions de la vie en Amérique sont mille fois meilleures que celles en Norvège, qui sont détestables pour le bas peuple et pour les malheureux lépreux qui vivaient chez eux, principalement du temps où feu Danielssen a fait des recherches qui prouvent l'hérédité de la maladie (Zambaco).

Selon la commission, la lèpre ne peut être considérée comme une maladie *héréditaire* dans l'Inde et il n'y a aucune prédisposition spéciale familiale appréciable. « De grandes ressemblances existent entre la lèpre et la tuberculose qui est une maladie de la vie extra-utérine. L'hérédité ne peut être considérée que comme une prédisposition. (C'est donc avouer qu'elle joue un certain rôle...) D'ailleurs une distinction doit être faite entre les maladies congénitales et héréditaires et une infection du parent par la circulation placentaire du fœtus (p. 206 et 207 du mémoire). La question est à l'étude pour savoir à quel degré et comment la lèpre de l'enfant est due à la lèpre de ses ancêtres et quelle est la part que l'on doit attribuer aux autres conditions morbides des parents qui ont pu transmettre à l'enfant une prédisposition congénitale. On ne doit pas oublier que dans la léprose, comme dans la tuberculose une prédisposition et un certain temps sont nécessaires ;

cette prédisposition peut dépendre de nombreux facteurs ; et il est possible *que parmi ces facteurs figure aussi la prédisposition de la parenté, la prédisposition congénitale* transmise par les parents. Ainsi il y a une question pratique à résoudre : quelles mesures devrait-on prendre pour séparer le mari de l'épouse, et relativement à l'interdiction des mariages des lépreux. Le sujet mérite d'être étudié.

« La commission prétend qu'on n'a jamais vu un enfant naître avec la lèpre ; ce qui serait considéré comme un cas congénital. » Le mémoire de la commission a été publié en 1893. Depuis, j'ai publié dans les *Lépreux ambulants de Constantinople* de tels cas, qui furent communiqués également par Besnier à la conférence sur la lèpre de Berlin, en mon nom, en 1896. « Si le cas se présentait, dit la commission, il faudrait faire des investigations pour savoir si le bacille envahit l'ovule ou l'embryon.

« La commission n'admet pas l'atavisme en pathologie. Dans une liste consignée dans ce rapport, on constate que plusieurs enfants devenus plus tard lépreux étaient nés avant la constatation de la lèpre chez les parents. Or on ne saurait accuser l'hérédité dans ces cas. » Cependant il aurait fallu savoir ce qui s'était passé dans l'ascendance, et si la lèpre étant à son début chez les parents, ne fut pas ignorée. Nous savons que lorsque la tuberculose — qu'on prend trop souvent comme terme de comparaison avec la lèpre — existe dans un famille, il peut arriver que les enfants soient atteints et succombent avant les père et mère. On ne doit pas oublier non plus que, règle générale, les lépreux innocentent leur ascendance ; ils ne veulent pas avouer ou admettre que la lèpre existe dans leurs familles. C'est là une remarque qui a été faite par maints léprologues. Il m'est souvent arrivé, après le déni formel du lépreux, de me livrer à des recherches assidues, et de découvrir un ou plusieurs lépreux plus ou moins proches parents du lépreux que j'étudiais ; une fois le fait prouvé, celui-ci était obligé de reconnaître qu'il avait menti pour sauvegarder la réputation de sa famille. Car dans les pays lépreux *on montre* du doigt, les familles qui comptent des lépreux dans leur ascendance ; on les stigmatise et on évite les liens matrimoniaux avec elles. Or on cache sa lèpre.

Les éminents membres de la commission ont constaté que le pouvoir procréateur des lépreux est diminué. Les glandes séminales sont lésées et il y a une ovarite lépreuse ; d'où les mariages entre lépreux sont souvent stériles ; ce qui selon moi amène une diminution du nombre des candidats à la lèpre. « 5 pour 100 des enfants de lépreux sont devenus lépreux. C'est là une raison pour que le nombre des lépreux aille en diminuant. La commission conclut néanmoins « que les mariages entre lépreux augmentent les risques de diffuser la maladie par l'hérédité que la commission n'admet que d'une manière restreinte (La commission s'est mise ainsi en contradiction avec elle-même). Elle estime qu'on doit séparer même les enfants nés avant le développement de la lèpre chez un des géniteurs ». Je ferai remarquer qu'il est très fréquent, pour ne pas dire constant, qu'un des époux soit atteint de la lèpre bien avant que la maladie ait été dûment constatée. Car elle passe toujours inaperçue pendant les premières années, lorsque, silencieuse et discrète elle n'attire les regards de personne, même de la victime ; puis, celle-ci même reconnaissant sa lèpre la cache tant qu'elle peut.

« Les lépreuses devenant stériles, dit la commission, la procréation diminue et consécutivement la chance de propager la maladie par les mariages des lépreux. » Selon nous on doit ajouter que, même après conception, la grossesse est souvent interrompue par les avortements dont la fréquence est en raison directe du degré plus ou moins avancé de la lèpre. De plus, bien des enfants naissent non viables à cause de leur état cachectique lors de la naissance. Ils sont vieillots, ridés, maigres, chétifs, malingres et succombent peu après ou dans la première année. Mais dans ces cas, en dehors de l'influence de la maladie sur les produits de la conception, il faut tenir compte aussi de la misère dans laquelle vivent les pauvres lépreux qui ont faim ou sont bien mal nourris ; et les mères nourrices, quel lait peuvent-elles fournir dans les affreuses conditions dans lesquelles elles vivent ? Ainsi les enfants, outre la tare matrimoniale, souffrent des conséquences de la mauvaise alimentation de la mère pendant la grossesse, et des déplorables conditions dans lesquelles se trouvent leurs mères pendant l'allaitement. Il est donc difficile à ces enfants de survivre dans un tel affreux concours de circonstances homicides.

Quoi qu'il en soit la conclusion de la commission est que « le mariage entre lépreux ou bien avec des lépreux n'augmente pas le risque de propager la lèpre et que la stérilité des femmes et des hommes lépreux est le principal empêchement de la diffusion de la maladie.

« On ne peut savoir l'histoire vraie des familles que 5 ou 6 fois pour 100; et dans bien des cas les enfants sont atteints lorsque les parents sont sains. Le pourcentage des enfants issus de mariages lépreux, qui deviennent lépreux est trop petit pour faire admettre l'hérédité de la maladie. Les faits obtenus à l'*Almora asylum des orphelins* combattent l'existence d'une prédisposition héréditaire ; car 6 seulement sur 100 des enfants nés après manifestation de la lèpre chez les parents, sont devenus eux-mêmes lépreux. Les histoires des frères et sœurs des lépreux montrent le peu d'importance qu'on doit attacher à l'hérédité comme agent de la perpétuation de la lèpre. *Finalement, la commission en infère que le mariage des lépreux aux Indes ne saurait être considéré comme un danger pour la société* et elle l'autorise.

La commission poursuit: « les autorités modernes admettent que la lèpre est une maladie infectieuse causée par un microbe qui pénètre dans le corps de dehors, et pullule dans l'organisme. Mais toute maladie infectieuse n'est pas fatalement contagieuse. La propagation de la lèpre par la contagion est excessivement rare et ne peut avoir lieu que dans des conditions spécialement favorables et lorsqu'il y a *prédisposition*. D'un autre côté, Hansen, bien que très contagionniste, reconnaît que la manière dont la lèpre est communiquée d'un lépreux à une personne saine nous échappe, et il incline à penser que la transmission a lieu par une sorte d'inoculation. D'après les recherches concernant l'hérédité que le léprologue scandinave fit en Amérique sur les émigrés norvégiens, il conclut à la non-hérédité de la maladie. Cependant ces mêmes Norvégiens n'ont pas transmis la maladie en Amérique. » (Or de ses propres recherches on peut conclure contre les croyances de l'auteur, c'est-à-dire contre la contagiosité de la lèpre. C'est qu'en Amérique, ni les émigrés, ni le peuple, ne vivent dans les affreuses conditions hygiéniques de saleté et de misère qui règnent chez les miséreux en Norvège et par conséquent la lèpre ne trouve pas un terrain favorable à sa propagation.)

« Selon Leloir la lèpre doit figurer sur la liste des maladies contagieuses ainsi que la diphtérie, la tuberculose, le lupus et l'érysipèle » (Mais d'abord c'est une hérésie que de placer sur la même liste la diphtérie, le lupus et la lèpre, lors même que l'on se déclare contagionniste. Et ce qui est absolument inadmissible, c'est de frapper des mêmes mesures prophylactiques, indistinctement, toutes ces maladies que Leloir place à la queue leu leu). Selon la commission *on doit séparer le terme scientifique abstrait, de l'application pratique* (On ne peut mieux dire).

« Il ne suffit pas de déterminer par les expériences ou bien par *un* ou *deux* cas cliniques authentiques qu'une maladie est infectieuse et contagieuse. Des recherches et une enquête soignée doivent être faites quant à l'activité de la contagion au point de vue pratique et des conditions habituelles, courantes qui la favorisent. Bien que la bactériologie ait beaucoup contribué à l'étude de l'étiologie de bien des maladies, la question actuelle de la contagion ne saurait être établie par cette voie. L'évidence clinique et épidémiologique est ici de la plus haute importance. En science pure une maladie peut être groupée parmi les affections contagieuses et infectieuses, lorsque cliniquement et pratiquement, elle ne mérite pas cette désignation. *Il est regrettable que la bactériologie tende à détourner le public et les écrivains scientifiques de l'évidence qui dérive de la clinique et de l'épidémiologie seules.* D'autre part il est impossible de supposer que les défauts d'hygiène générale ou individuelle produisent la lèpre. D'ailleurs des contrées se trouvant dans des conditions hygiéniques pareilles, l'une est, comme par caprice, atteinte, et l'autre épargnée. Aux Indes on trouve la maladie tant dans les provinces riches que dans les pauvres. Ni la mauvaise habitation, ni la mauvaise nourriture, ni le défaut de propreté, ni les rudes travaux ne déterminent la lèpre. » Mais elles favorisent son acquisition lorsqu'elle est endémique. « Ces conditions aggravent et accélèrent sa marche, une fois la maladie déclarée. La nourriture pouvait être accusée tant que la lèpre était considérée comme maladie infectieuse ; mais considérée comme parasitaire, cette cause est mise de côté ». Cependant les expériences de Léo ont prouvé que les ingesta modifient la constitution des animaux auxquels on inocule des maladies infectieuses ; et Roger et Charrin ont inoculé plus facilement le charbon aux rats préalablement fatigués. Les aptitudes à contracter les maladies augmentent donc par la mauvaise nourriture et le surmenage, même pour les maladies microbiennes ;

la résistance diminue et le bacille s'introduirait directement dans ces cas, par la nourriture ; les tissus ainsi modifiés augmentent l'activité des bacilles qui trouvent alors un terrain propice. « On a accusé le poisson, le sel, l'eau. Relativement à l'Inde, la plupart des habitants sont végétariens et la majorité ne mange pas de poisson une fois par an. La commission a trouvé que 162 lépreux sur 464 n'avaient jamais mangé du poisson. *Le défaut de sel de cuisine ne peut être responsable, selon la commission, de l'origine ou de la maintenance de la lèpre.* L'eau a été considérée comme un véhicule du bacille. C'est une opinion accréditée selon Boinet (*Revue de médecine*, X, n° 8), dans certaines parties de la Chine.

La commission n'a jamais trouvé le bacille de la lèpre dans l'eau.

Contrairement à la tuberculose, la lèpre n'attaque aucun animal domestique. Sur 464 lépreux 88 ont eu la syphilis, à des époques variées. Trois malades étaient incontestablement lépreux et syphilitiques et, en pleines doubles manifestations dans l'Asile de Madras.

Conclusions finales. — La lèpre ne se propage pas par l'hérédité à cause de la stérilité qu'elle confère. La lèpre a de la tendance à disparaître.

Dans une classification scientifique des maladies, la lèpre doit être regardée comme contagieuse et incurable ; mais elle ne se propage que d'une manière excessivement limitée. La lèpre peut atteindre toutes les races : *La nourriture n'y est pour rien directement.* La lèpre est influencée par les défauts d'hygiène (pauvreté, nourriture, ventilation...) qui augmentent l'aptitude de la gagner. Dans la grande majorité des cas, elle est de nouvelle origine (*originates de novo*) à la suite de conditions et de concours de causes imparfaitement connues.

« Suggestions pratiques. — L'isolement peut être volontaire ou coercitif, partiel ou complet. Complet il n'a jamais été possible, il a échoué, tant aux îles Sandwich qu'en Norvège. Sous la présidence de Gibson, le conseil de santé ayant douté de son efficacité, l'isolement avait pris fin pratiquement. A présent on essaie l'isolement rigoureux. Dans les asiles de Norvège l'isolement n'est pas absolu ; les portes ne sont pas fermées au public et l'on rencontre les pensionnaires se promener dans les rues. Les lépreux sans ulcérations ont la permission de sortir et les docteurs des asiles déclarent qu'ils n'ont jamais vu un cas de contagion ; cependant les lépreux de Trondjem sont retenus les jours de marché. Dernièrement il fut défendu aux lépreux d'entrer dans les maisons et les églises et de se mettre en contact avec le peuple. *Il est tout à fait erroné d'attribuer la diminution de la lèpre en Norvège à l'isolement.* Les lépreux se promènent partout à Bergen. » Ce n'est pas l'isolement, mais l'augmentation de la prospérité du peuple par le développement du commerce et des transactions, qui font diminuer la lèpre. Hansen admet que la propagation de la lèpre s'est arrêtée en Norvège ; témoin la diminution des entrées des lépreux dans les asiles. Et il propose de voter une loi qui confère le droit au lépreux de vivre chez lui pourvu qu'il ait sa chambre, son lit personnels, que son linge soit blanchi à part et que son service de table (cuiller, fourchette, etc.) soit séparé. Dans le cas contraire les lépreux doivent entrer à l'asile. Mais jamais ces conditions n'ont été tenues.

« L'isolement est impraticable à l'Inde. D'ailleurs la présence d'un lépreux dans un milieu sain n'offre pas un danger plus grand que celui du tuberculeux. Toutes les deux maladies sont *contagieuses au même minime degré.* Les ulcérations dans toutes les deux augmentent le danger de la contagion ; il faut laisser l'isolement ad libitum. La commission est d'avis d'empêcher les lépreux d'exercer la prostitution, d'être coiffeurs, barbiers, blanchisseurs et de vendre des aliments, des boissons, des vêtements au peuple. Les vagabonds et les indigents vivant dans les villages et dispersés dans la contrée sont des sources peu probables de danger qui est même nul. La commission propose d'empêcher les lépreux, par des lois, de fréquenter les endroits publics, de les obliger de rester chez eux ou d'entrer dans les asiles que l'on doit établir. Dans aucun cas la commission ne voudrait suggérer au gouvernement une loi dirigée spécialement contre les lépreux ; car ils sont bien moins dangereux pour le public que les syphilitiques. Il serait bon d'établir des fermes de lépreux comme à Chypre (Heindestam, *Report on Leprosyn Cyprus,* 1890). Peu d'enfants naissent des lépreux ; on devrait les placer dans des orphelinats spéciaux. *Dans les conditions actuelles même de la vie des lépreux, la lèpre diminue d'une manière remarquable dans l'Inde.* Selon la commission le déclin de la lèpre en Europe est dû principalement à l'amélioration des conditions hygiéniques du peuple et à l'accroissement de sa prospérité matérielle. Membres anglais de la commission : Beaven Rake, G. Buckmaster, A. Kantchack. Membres indiens : A. Barcley, Samuel, Thomson.

« La commission n'a jamais trouvé le bacille dans le sang. Le liquide des vésicatoires n'a jamais présenté de bacille dans la lèpre anesthésique ; pas même chez les tubéreux, lorsqu'on les a appliqués à la partie saine de la peau ; tandis qu'il en contenait si on les appliquait sur les tubercules. On doit bien presser le léprome, après sa section, pour obtenir des bacilles. On n'a jamais trouvé le bacille dans le liquide des ulcères lépreux anesthésiques. Un lépreux lava ses membres inférieurs couverts de lépromes ulcérés. L'eau contenait des bacilles et de nombreux autres microbes. Mais la culture de cette eau n'a pas produit de colonies de bacilles. On trouva le bacille dans la salive lorsqu'il y avait dans la bouche, à l'arrière-gorge ou au larynx des lépromes ulcérés. Le mucus vaginal pris sur une fille de 16 ans, atteinte de la forme mixte, contenait un grand nombre de bacilles de Hansen mêlés à d'autres bacilles. Le mucus vaginal puisé sur une autre fille de 15 ans, atteinte de lèpre tubéreuse présenta des staphylocoques, des micrococci et des bacilles lépreux. Il est évident que la porteuse de ces bacilles peut inoculer la lèpre, dit la commission ; et puis le coït ne transmet pas la lèpre. L'urine n'a jamais présenté le bacille de la lèpre. Les fèces contenaient le bacille spécifique dans les formes mixtes chez un malade qui en avait aussi dans sa salive ; on ne l'a pas trouvé dans les fèces de 5 autres lépreux. Le bacille fut trouvé dans les crachats de quelques lépreux tubéreux.

« Arning prétend avoir trouvé le bacille de Hansen dans la terre des tombeaux des lépreux à Hawaï ; mais pas dans les cousins qui avaient sucé le sang des lépreux. Kaurin n'a trouvé les bacilles lépreux, ni dans la terre, ni dans la poussière, ni dans l'air des chambres des lépreux. A Trinidad, on ne le trouva non plus dans la terre du cimetière de l'asile. La commission a trouvé très peu de bacilles dans la terre des léproseries ; quant à l'eau où les lépreux se sont baignés, c'est douteux qu'ils y existent. On ne les a jamais trouvés dans les poissons et les crustacés qui y ont vécu.

« Kéanu, condamné à mort, consentit, en retour de sa grâce, à se laisser inoculer un tubercule lépreux sous la peau de l'avant-bras gauche, le 30 septembre. D'abord, on ne put obtenir d'informations sur sa famille : quatre semaines après, il eut des douleurs rhumatismales à l'épaule gauche et plus tard au coude, puis une névrite du nerf médian. Au bout de 6 mois la névrite diminua et un petit tubercule lépreux apparut sur le kéloïde situé sur la piqûre de l'inoculation ; 16 mois après l'inoculation, on découvrit des bacilles lépreux dans les tissus de la cicatrice. En septembre 1887 parurent des signes certains de la lèpre. « Mais pour apprécier la valeur de cette expérience, on doit savoir que le fils de Kéanu, son neveu et son cousin germain maternel étaient lépreux. » Report on leprosy in Molakai, by Dr Swift, qui a suivi l'observation de Kéanu, après le départ des îles Sandwich du Dr Arning qui pratiqua l'inoculation et se pressa beaucoup trop de conclure, sans avoir fait une enquête sur la famille de Kéanu ; ce dont se chargea d'une manière bien méticuleuse le Dr Swift, son successeur. Or, l'inoculation du condamné Kéanu ne prouve rien ; sa valeur est nulle. »

Conférence sur la lèpre tenue à Berlin, 1896. — Voici les conclusions finales rédigées par le Pr Neïsser. « 1° Le bacille lépreux existe dans tous les cas de lèpre, n'importe la race, le pays, le climat... (Ce qui n'est pas absolument exact ; car il y a nombre de lépreux, principalement dans les formes tropho-nerveuse et mutilante, dont les biopsies faites par les plus compétents n'ont jamais montré le bacille, surtout au début de la maladie. Zambaco) ; 2° La propagation de la lèpre a lieu par l'homme à l'homme. Personne ne peut devenir lépreux que par le contact avec les lépreux. L'homme seul est la source de la lèpre et de ses nouveaux foyers. La lèpre doit être classée sur la liste des maladies contagieuses et infectieuses. Pour la combattre on doit en empêcher la transmission du germe de l'individu lépreux à l'individu sain. » (Cependant nous avons vu comment l'illustre Virchow, président de cette conférence, avait protesté contre cet entraînement précipité, injustifiable que la science rigoureuse révoquait d'avance. Car tout au moins dans l'Europe centrale, la contagion n'existe pas. Et, ainsi que l'a dit le président de la conférence, aucun membre du congrès n'a produit un fait personnel de contagion. Z.).

Kaposi, l'éminent professeur de dermatologie à Vienne, a pris la parole et s'exprima ainsi : « Jusqu'à quel point est-on en droit de regarder le bacille comme la cause de la lèpre ?

Dans deux cas de lèpre tubéro-maculo-anesthésique, l'examen histo-bactériologique des tubercules et du sang n'a relevé aucun bacille. D'après cela, la diagnose absolue même de lèpre tubéreuse ne doit pas dépendre de la présence du bacille, mais de l'état clinique (conférence de Berlin, p. 182, vol. 1). D'ailleurs les faits de ce genre pullulent pour les formes mutilante et nerveuse. En voici encore un : Le Dr Rouget a présenté à la Société médicale des hôpitaux de Paris, le 17 juillet 1903, un individu dûment lépreux chez lequel toutes les recherches du bacille de Hansen restèrent infructueuses. Nous avons vu dans le chapitre consacré à la bactériologie de la lèpre, que bien des dermatologues ne parvinrent pas à découvrir le bacille chez des lépreux incontestables et que Hansen lui-même observa un cas de ce genre. Zambaco).

Cependant l'entraînement fut général vu l'éloquence, l'opiniâtreté et je dirai même, la manière imposante des contagionnistes allemands, si téméraires, qui ont légiféré des décrets intangibles ! On fulmina contre ceux qui étaient d'un avis contraire, avec la plus grande intolérance. Ceux qui n'avaient pas assez vu de lépreux et n'ont pas suffisamment étudié cliniquement la lèpre se sont laissé imposer.

Ainsi le Dr Rossolimos d'Athènes, assez bien placé pourtant pour se faire une opinion nette sur la question, a dit timidement : Les médecins des pays où la lèpre existe encore acceptent, d'après des faits qu'ils citent, l'hérédité incontestable de la maladie. Au contraire ils ne m'ont cité aucun cas qui pourrait démontrer la contagiosité, et de mon côté je n'ai vu aucun cas personnel, favorable. Cependant vu les quelques cas authentiques de contagiosité cités (?) je suis persuadé que l'on finira par découvrir les conditions de réceptivité et les portes de sortie du microbe léprogène (p. 158). Ainsi c'est un être de raison de scolastique, une vue de l'esprit et non de fait.

Le bacille a dominé et maté tout raisonnement. Cependant nous vivons au milieu des bacilles et peut-être la vie ne serait pas possible sans eux. Une selle d'adulte élimine 8 800 milliards de microbes vivants ou morts (Alex. Klein, *Gaz. hebd. des sciences médicales de Bordeaux*) et le regretté Kelsch a dit : « Les moteurs pathogènes de la plupart des maladies contagieuses vivent normalement avec les saprophytes dans nos cavités naturelles ou dans les milieux ambulants. Les maladies contagieuses peuvent se développer sans contagion, par genèse autochtone ; ce qui nous porte à attribuer à la contagion quand même les faits auxquels l'enquête la plus minutieuse dénie cette origine. » Nous ne sommes que des narrateurs laissant à chacun sa responsabilité personnelle.

Le Pr Cornil a dit à l'Académie de médecine de Paris (vol. XIII, p. 313) ; le parasitisme n'implique nullement l'idée de contagion nécessaire. Quant à nous aucun de nos travaux n'a la prétention de généraliser, ni de solutionner définitivement la question de la contagiosité universelle. Nous apportons une contribution au grand effort collectif, quelques éléments de vérité recueillis pendant des années consciencieusement dans les localités où j'ai observé, des contingents pour élucider la question. Mais nous ne sommes pas emballé ni lors de la découverte de la tuberculine de Koch, dont le monopole devait tarir le fléau, ni pour les sanatoria qui avaient la prétention de guérir tous les phtisiques. Ce qui fait mousser tous ces succès imaginaires c'est la bonne presse qui sert de porte-voix sonore qui entonne et enfle d'une manière abracadabrante toute espérance naissante, et induit en erreur le public ignorant, souvent à son préjudice. N'a-t-elle pas entonné la frayeur en publiant que « l'Europe est campée sur le volcan demi éteint de la lèpre du moyen âge avec une superbe insouciance ! »

Tous les membres anticontagionnistes de ce Congrès ont été pour leurs frais ; malgré les faits cliniques en leur possession, ils n'étaient pas écoutés ; on ne tenait aucun compte de leurs travaux, si sérieux qu'ils fussent.

Le Dr Sach, médecin sanitaire à Beyrouth, qui avait passé plusieurs années à l'île de Crète où il a soigneusement étudié la lèpre, fit une communication contre la contagion, où il relatait ce qu'il avait observé. On n'y a même pas prêté l'oreille. C'était d'ailleurs le sort de tous ceux qui ont osé élever la voix pour argumenter les ultracontagionnistes. Impatienté, il a dit bien haut : Si un seul des honorables membres de cette assemblée est à même de nous citer un seul cas personnel de lèpre produit par la contagion, d'une manière incontestable, nous le prions de venir le déclarer. Mais, jusqu'à présent nous n'avons pas entendu un seul confrère ou maître nous affirmer avoir vu un tel exemple. Et si les bacilles transmettent la lèpre de nez à nez par l'air expiré du lépreux charriant tant de milliers de bacilles et inspiré par ceux qui l'entourent, je demande comment se fait-il que dans les couples vivant maritalement pendant 10 et 20 ans, le conjoint lépreux n'ait pas contaminé l'autre ? Dans la plupart des cas que j'ai eu à observer, j'ai pu découvrir l'hérédité familiale. Enfin Virchow, président de la Conférence, s'est exprimé, à propos de la contagion et de l'hérédité de la lèpre, dans les termes mémorables que voici : « Nous commençons à tomber dans le dogmatisme et nous élevons ce dogmatisme au rang de véritable tyrannie, de façon que les autres gens, qui ne sont pas du même avis, sont regardés comme inhabiles (maladroits) ou comme gens de mauvaise volonté. Je veux bien vous en fournir un exemple. M. During qui s'est déclaré avec acharnement contre l'hérédité, s'est prononcé pour la contagion congénitale. Mais, pour plusieurs médecins, l'hérédité comme la contagion congénitale est dogmatique, toutes les deux théories sont sur le même pied. Nous ne pouvons pas démontrer l'hérédité directe, et bien moins, à ma connaissance du moins, *avons-nous quelque part un cas qui prouve la contagion congénitale.* Ne cherchez donc pas à élever ces interprétations — dont quelques-unes sont vraisemblables, d'autres plus près encore de la vérité — au rang d'articles de foi. Il faut conserver une certaine liberté pour déclarer *pendante* cette question, tant que ces preuves n'en seront pas apportées. *Je penche bien à accepter la contagion, comme un pilier de soutien, et cependant, nous tous n'avons pas entendu, qu'un seul confrère dans cette assemblée ait observé un cas concluant qui prouve clairement la contagion. Nous élevons donc une interprétation au rang de dogme. Le dogme peut nous sembler être aussi vrai que possible, il n'en reste pas moins un dogme; et nous ne voulons pas que nos gouvernements acceptent notre dogme comme le seul heureux* (valable). Il est possible qu'à côté de ce dogme quelque autre chose encore existe. Du moment que nous nous félicitons d'être un corps savant, nous devons d'abord tenir fermement ce principe de toute société scientifique : n'accepter pour vérité reconnue que celle où les preuves matérielles sont partout fournies. »

Ces paroles d'or n'ont produit aucun frein au fougueux et irréfléchi torrent des théoriciens tapageurs, impératifs !

Congrès international de Dermatologie tenu à Berlin en 1904. — Depuis la conférence de Berlin l'éveil a été donné partout sur l'existence de la lèpre dans l'Europe centrale. On s'attendait donc naturellement, à la dénonciation de faits de contamination de la part des promoteurs de la contagiosité excessive et de tous les médecins qui, par leur situation spéciale, sont en état d'étudier des lépreux. Or, aucun fait évident ne fut signalé. On jugera la valeur des deux cas cités comme tels. Néanmoins on persista dans les mêmes errements de 1896, et les grands et petits quotidiens ont derechef répété des bourdes de cette force : *Ni l'observation, ni l'expérimentation ne permettent* de douter qu'on peut prendre la lèpre en fréquentant les lépreux et que la lèpre est *inoculable et contagieuse* (*Temps, Journal, Débats, Petit Journal*...) Messieurs les rédacteurs des feuilles politiques sont excusables après tout d'ignorer que jamais on ne parvint à inoculer la lèpre, ni à l'homme ni aux animaux. Mais ce qui est impardonnable, c'est que les journaux scientifiques aient fait aussi chorus avec ces derniers pour propager de telles erreurs dans le corps médical même. Comment lutter contre de telles propagandes? Comment après ces fausses idées inculquées dans l'esprit du public, soutenir la cause stricte de la vérité sans dépasser la mesure. Est-ce que Zola a eu raison contre les miracles de N.-D. de Lourdes dont le grand succès est dû à la Presse d'une certaine nuance et au mutisme de celle qui n'admet pas le surnaturel que les peuples se plaisent toujours à gober? Il n'est pas bien difficile de semer de mauvaises herbes, notamment sur des terrains incultes. Mais lorsqu'il s'agit plus tard de les arracher, on rencontre d'inouïes difficultés. Les efforts des plus puissantes charrues détruisent bien lentement les racines des chiendents, dits *arrête bœufs !*

Dans un rapport présenté à ce Congrès international, le Dr Jeanselme, professeur agrégé à la Faculté de Médecine de Paris, s'est occupé de la lèpre en France et dans les colonies. Voici un court résumé de son important travail. En France il y a peu de lépreux, relativement à sa population. Ce sont des Français qui ont contracté la maladie dans les colonies ou bien des étrangers qui y viennent pour se faire traiter. Le Dr Jeanselme en a vu près de 80 à l'hôpital Saint-Louis, en moins de 10 ans. Des cas importés aussi s'observent dans les villes maritimes. Le Dr Pitres en a observé 55 à Bordeaux, en vingt ans ; et ce n'était ni des cas ambigus ni des frustes. A Marseille, le Dr Perrin en compta onze colons ou Italiens. *Tous ces lépreux n'ont pas propagé la lèpre en France,* à part quelques exceptions selon le Dr Jeanselme, au nombre de deux : une

Française jamais sortie de France fut contaminée par un enfant lépreux. Ce fait a été vu par le Dr Lande (?). Une autre prit la lèpre, selon le Dr Perrin, de son mari qui l'avait contractée en Indo-Chine où, notez bien, *elle l'avait accompagné.* Voilà tout le bilan de contagiosité de la lèpre en France où circulent librement de nombreux lépreux; car le Dr Jeanselme, très contagionniste, admet aussi que rien qu'à Paris, il en circule toujours environ 200 qui n'ont contaminé personne. « Quant à la *survivance de la lèpre autochtone,* le Dr Jeanselme admet qu'elle végète encore obscurément en Bretagne et dans quelques départements de la Méditerranée. *Ce sont des cas solitaires qui ne font pas foyer.* Or, la lèpre dont on proclame l'excessive contagiosité, ne s'est point transmise. Elle ne se propage pas. Nous sommes heureux d'entendre dire cela à M. Jeanselme, fervent contagionniste et partisan de mesures prophylactiques à prendre en France même, pour prévenir la dissémination de la lèpre.

Le Dr Jeanselme parle aussi de la survivance de la lèpre en Ligurie, dans les environs de Nice, où elle décroît de plus en plus, et des anciens foyers du Var et des Bouches-du-Rhône, qui ont presque disparu. Il ne croit pas que ces anciens foyers (je pense qu'il admet avec nous que ce sont là de vieux reliquats datant du moyen âge), nécessitent des mesures défensives. Mais il craint la propagation de la maladie par les nouvelles introductions exotiques, et semble regretter que *la lèpre ne figure pas sur la liste des maladies dont la déclaration est obligatoire en France.* Il présente un tableau vivant des pérégrinations en France des lépreux exotiques riches, menant à Paris l'hiver la vie mondaine la plus large, et passant l'été en villégiature dans les stations thermales les plus à la mode, toujours mêlés à la société d'élite et en contact aussi avec le peuple par leurs domestiques et la fréquentation des lieux publics, les voyages en chemin de fer, en voiture... Il a même connu deux jeunes lépreux internes dans un lycée voisin de Paris. (Notre regretté maître, le Pr Hardy, dermatologue émérite, ancien médecin de l'hôpital Saint-Louis, anticontagionniste, cita devant l'Académie de tels exemples de lépreux lycéens créoles qu'il maintint comme internes au lycée de Saint-Louis dont il fut médecin pendant plus de 30 ans, sans aucun préjudice pour leurs 600 condisciples). Bien que malgré ses recherches, le Dr Jeanselme n'ait jamais été témoin d'un exemple de contagion, soit en ville, soit à l'hôpital Saint-Louis, il répète que *la prudence conseille de ne pas s'endormir dans une quiétude parfaite, il craint les retours offensifs.* Néanmoins il ne préconise pas la visite des voyageurs en France, comme le voudrait le Dr Thibierge (Conférence de Berlin, 1896), si ce n'est pour les militaires, les marins et les fonctionnaires rentrant en France après un séjour en pays lépreux, qui devraient être surveillés, désinfectés et au besoin hospitalisés. Le Dr Jeanselme n'admet pas non plus l'opinion du Dr Hallopeau qui veut interdire l'entrée des lépreux par les ports maritimes, après déclaration obligatoire par le médecin du bord et vérification lors du débarquement. D'ailleurs « ce triage pour les lépreux étrangers, continue notre savant confrère, ne saurait être appliqué en France qu'après convention avec les pays étrangers, pareille à celle contractée par l'Allemagne, la Perse, la Roumanie, la Russie, la Turquie. Toutes ces puissances se sont engagées à ne pas délivrer de passeports aux lépreux. » J'ignore ce qui se passe ailleurs ; mais en Turquie, les lépreux étrangers pénètrent sans obstacles ; je vois des Grecs, des Russes, des Monténégrins, des Italiens circuler librement à Constantinople. Il est à supposer que les mêmes fuites s'opèrent également partout, excepté dans la vigilante Allemagne, unique pour ces vexations inopportunes. Reste la création d'un sanatorium destiné à cueillir les lépreux. Nous savons que, malgré les rapports favorables du Conseil d'hygiène publique et de l'Académie (*Bull.,* mai 1901), les Conseils municipaux de Rouen et de Neufchâteau se sont formellement opposés à l'installation d'un sanatorium pour lépreux sur leur territoire. On serait très justement étonné qu'il en fût autrement, après la proclamation urbi et orbi que la lèpre est excessivement contagieuse même à distance, faite si bruyamment et si solennellement par la Conférence de Berlin, et paraphée même par les congressistes français. Le retentissement de ce dogme si sonore par la Presse quotidienne mit tout le monde en émoi. Le Dr Jeanselme, très conciliant, verrait ses inquiétudes de contagionniste calmées par l'adoption de ces trois solutions ; mais il reconnaît que leur application n'est guère praticable parce qu'elles choquent des intérêts respectables. Donc il y renonce bien qu'à regret. Quant à moi je ne m'en chagrine guère parce que toutes ces tracasseries sont sans but, la lèpre n'étant pas contagieuse, tout au moins en Europe.

Pour ce qui concerne les colonies de la France, dont plusieurs ont été visitées par l'auteur, les mesures prises contre la lèpre seraient insuffisantes, appliquées par saccades et défaillances alternatives, vu les apathies coutumières. Enfin il se plaint de l'incohérence vis-à-vis du fléau grandissant. La lèpre s'infiltre dans les familles blanches faute de précautions : des lépreux avérés exercent, au vu et au su de tous, les professions de boucher, de boulanger, de blanchisseuse... des nouveau-nés européens sont même confiés à des nourrices indigènes sans examen médical préalable. « De là des malheurs irréparables : un Lyonnais établi en Guyane épouse une blanche indemne, comme lui. Leur fils s'unit à une Française originaire du département du Loir-et-Cher. Ils sont aussi sains; mais trois de leurs cinq enfants sont lépreux. La lèpre a été évidemment introduite dans cette famille par une négresse qui a élevé l'aîné des enfants, et qui est morte plus tard de la lèpre. Cependant Jeanselme ne l'a pas vue. » Et le Dr Jeanselme regrette qu'on n'interne pas les lépreux de gré ou de force. D'ailleurs toute la population indigène et blanche se soulèverait, dit-il, contre une telle mesure qui commencerait par faire rechercher les lépreux dans les familles. D'où les léproseries de la Guyane, des Antilles et de la Réunion sont presque vides. Car elles sont volontairement habitées par les lépreux indigents sans famille. Et notre savant confrère plaide pour l'instruction de la population par les médecins sur les dangers qu'elle court au contact des lépreux. De ce qui précède on voit que le Dr Jeanselme attribue exclusivement au contact, c'est-à-dire à l'assaut du bacille, la transmission de la lèpre. S'il en était ainsi, pourquoi ce même bacille débarqué en France n'attaque guère les enfants qui y sont nés, comme cela a lieu pour ceux des émigrés aux colonies? Il y a donc, outre le bacille, d'autres facteurs dont la coopération est indispensable, et en dehors desquels on ne saurait devenir lépreux, malgré la présence du bacille.

Selon le Dr Jeanselme, à la *Nouvelle Calédonie*, la lèpre se propage chez les Canaques; sur une population de 25 000 aborigènes, il y avait 4000 ou 5000 lépreux. Nous sommes toujours dans les à peu près avec une oscillation trop ample, lorsqu'il s'agit de prouver la *rapidité effrayante* du fléau qui, avec ses copains, la syphilis, la tuberculose et l'alcoolisme, menace de faire disparaître la race. En 1888, on a reconnu officiellement le premier Européen lépreux; et en 1898, on en comptait 132. Notre distingué confrère trouve que les mesures prises par l'Administration sont insuffisantes. Le Dr Primet (*Annales d'hygiène et de médecine coloniale*, 1904) est aussi d'avis que celle-ci agit avec peu de rigueur.

La léproserie de Bélep, visitée trois fois en cinq ans par des médecins de passage, n'a reçu qu'une partie des lépreux délaissés et en détresse; aussi fut-elle supprimée, pour avoir manqué son but. Le Dr Jeanselme conseille, avec raison, l'organisation de colonies de lépreux. Nous avons toujours été de cet avis.

En *Cochinchine et au Tonkin,* d'après une enquête personnelle, le Dr Jeanselme estime qu'il y a de 12 à 15000 lépreux et signale l'envahissement des blancs. Cette approximation paraît bien élastique. Pour soutenir que la lèpre fait des progrès il faudra des enquêtes officielles et répétées à intervalles, qui dénombrent les lépreux, ainsi que l'a fait le Gouvernement anglais à plusieurs reprises aux Indes. En dehors de cette manière de procéder, il est impossible de prouver scientifiquement que la lèpre augmente ou bien qu'elle diminue dans une contrée. Dans les villages lépreux, tels que *Ninh Binh la population saine égale au moins celle des lépreux*. C'est absolument ce qui se passe dans les léprochoris de l'île de Crète, que nous avons visités. Or une enquête rigoureuse faite par nous, aidé des médecins de la localité, qui ont continué à observer et à surveiller pendant 20 ans ces villages où de nombreuses familles lépreuses confondent leur vie avec des familles saines dans la plus grande promiscuité, aucun de ces indigents sains, *intrus*, ne devint lépreux. Nous pensons que les mêmes investigations prolongées sont nécessaires pour prouver qu'en Cochinchine la lèpre se conduit autrement qu'en Crète vis-à-vis des personnes saines qui cohabitent avec les lépreux; car l'induction ne doit être tirée que de l'observation.

Le Dr Jeanselme trace un plan pour organiser dans les colonies des léproseries où les malades pourront être soignés, loin de la population saine; tandis qu'aujourd'hui les lépreux se livrent à toutes les professions: ils sont vendeurs de comestibles, d'objets d'habillements, domestiques... ils fréquentent les bains, les hôtels et voyagent dans les véhicules publics. Cependant des mesures sont prises pour créer bientôt une léproserie sur le Mékong, en Cochinchine, et une autre au Tonkin dans une île de la baie d'Along.

Bien que nous ayons consacré des chapitres spéciaux à toutes ces colonies françaises, nous avons pensé que les recherches personnelles faites par un léprologue aussi distingué que le Dr Jeanselme devaient être consignées dans cette Anthologie, et d'autant plus qu'elles sont récentes.

Plus loin le Dr Jeanselme étudie la lèpre à Madagascar ravagé aussi par le fléau. Il décerne de grands éloges au gouverneur général Gallieni qui prit des mesures sévères sur 8 000 lépreux, officiellement reconnus, dont 3 300 sont internés dans les léproseries. Pour les cas douteux, la peau, le mucus naval et le vaginal sont bactériologiquement interrogés. Le service des léproseries se fait par des sœurs et des infirmiers lépreux encore valides, sous la surveillance d'un médecin résidant indigène. Les sexes sont séparés, mais on ne désunit pas les mariages contractés ; les enfants sont transportés, dès leur naissance, dans un orphelinat annexé, et alimentés artificiellement ; la séquestration est absolue. Ces léproseries sont des colonies agricoles ; mais elles sont insuffisantes. Aux colonies la déclaration de la lèpre est obligatoire. Le Dr Jeanselme prône la généralisation des mesures prises tant pour arrêter les progrès de la lèpre dans les colonies, que pour pourvoir à la sécurité de la France, car le retour dans la mère patrie des citoyens contaminés constituerait pour elle-même un réel danger, toujours la même hantise.

Dans un autre mémoire, communiqué au même congrès de Berlin (en septembre 1904), le Dr Jeanselme a exposé ses persévérantes et remarquables recherches sur les *Altérations médullaires dans la lèpre anesthésique*. Il a jeté une vive lumière sur les lésions du système nerveux dans la lèpre. Nous nous bornerons à reproduire ce qui suit : « La syringomyélie est-elle une manifestation de la lèpre ? L'anatomie pathologique ne fournit aucun argument à la thèse soutenue par Zambaco. Le cas de Souza Martins est le seul dans lequel on a trouvé le bacille de la lèpre dans la moelle.... Pourtant, la lèpre prend souvent le masque de la syringomyélie et la ressemblance de ces deux états morbides est si grande que le diagnostic est parfois impossible pour le clinicien le plus consommé. »

D'après les études du Dr Jeanselme, les manifestations de la lèpre nerveuse (anesthésies à type rubané ou segmentaire), l'exagération des réflexes parfois observée, les arthropathies rappelant celles du tabes, la résorption si remarquable des doigts et des orteils, indiquent la participation de la moelle ; mais l'hégémonie de la névrite lépreuse reste incontestée. Cependant les altérations du système radico-spinal, bien que de second plan, sont fréquentes ; on est sollicité à réserver à ces lésions centrales une certaine part dans l'expression symptomatique de la névrite lépreuse. Enfin, selon le Dr Jeanselme, ce qu'on voit en Nouvelle Calédonie rend peu probable le rôle des moustiques dans la propagation de la lèpre. Dans cette colonie il y a deux catégories distinctes de prisonniers internés au pénitencier : les relégués, qui n'ont aucune communication avec la population indigène, et les condamnés aux travaux forcés qui ont des rapports constants avec les Canaques. Or, seuls ces derniers sont atteints de la lèpre ; tandis que les premiers, exposés également aux piqûres des moustiques, restent entièrement indemnes.

Au même congrès, le Dr Von Nonne d'Hambourg fit une communication sur le *diagnostic des manifestations nerveuses de la lèpre anesthésique*. Les léprides ne seraient pas seulement un trouble trophique de la peau, dû à l'altération des nerfs correspondants, mais le bacille spécifique joue aussi un rôle dans leur production. Il y a névrite parenchymateuse et interstitielle des nerfs périphériques, avec maxima aux lieux de leur distribution, et des foyers centraux sur les troncs. On n'a pas trouvé de lésions importantes dans les ganglions spinaux ; mais il y a des lésions médullaires, bien que peu accentuées, dans les substances blanche et grise, surtout aux cornes antérieures. Ces lésions doivent intervenir dans la génèse des symptômes tropho-névrotiques. On ne peut pas affirmer que dans la lèpre il ne se forme pas de cavités médullaires. « Pour trancher la question de l'identité de la lèpre et de la syringomyélie, de nouveaux examens du système nerveux central et périphérique sont d'autant plus nécessaires que l'on voit de plus en plus apparaître le tableau de la syringomyélie dans le pays où sévit la lèpre. »

Le Dr Berich von Wellesley Bailey fit une communication très intéressante sous ce titre : *Augmentation ou diminution de la lèpre depuis le premier congrès international sur la lèpre, tenu à Berlin en 1896*.

La conclusion anticipée que formule l'auteur, avant d'entrer dans les détails, c'est que la lèpre se trouve en rapide diminution dans l'Inde pendant la décade étendue de 1891 à 1901. Cependant on doit tenir compte de deux causes essentielles qui ont emporté beaucoup de lépreux et en firent ainsi diminuer considérablement le nombre, savoir la famine et la pellagre bien mortelles toutes les deux qui, dans certaines provinces, ont fauché la population dans la proportion de 40 pour 100 et, l'on doit tenir compte du peu de résistance des malheureux lépreux ; ainsi en Penjab, la statistique signale 9 734 lépreux en 1881, 6 271 pour l'année 1891 et 5 036 pour celle de 1901. Dans bien des localités il y a une diminution de 36 pour 100 ou de 20 et une proportion de 18 lépreux pour cent mille habitants ; tandis que, en 1881, il y en avait 43 pour cent mille. Seulement au Plateau de Nagpur le nombre de lépreux s'est accru depuis 1891. On doit tenir compte de l'amélioration des conditions de vie, survenue aussi aux Indes, qui eut pour effet, comme en Europe, de diminuer le nombre des lépreux. A Barma, qui fournissait la plus grande proportion de lépreux, relativement, la maladie a diminué. Ainsi en 1891 la statistique signala 6 464 lépreux, et en 1901 seulement 4 154, ce qui fait une diminution du tiers. On doit remarquer qu'on y a créé deux léproseries. Même diminution approximative pour les provinces du centre de l'Inde. Nous ne pouvons rapporter ici toutes les nombreuses statistiques si concluantes de l'auteur qui aboutissent presque toutes à la démonstration que la lèpre diminue. A signaler aussi que les Bhois ou porteurs de palanquins sont ichthyophages et ne sont pas atteints de lèpre. Enfin voici un dernier document : à Hyderabad il y aurait eu en 1881 un total de 2 989 lépreux, et en 1901 seulement 330. Une chose à remarquer aussi c'est que les chrétiens sont plus aptes à gagner la lèpre et fournissent un contingent plus élevé que les sujets ayant d'autres croyances religieuses (?)

On doit aussi savoir que souvent on qualifie de lépreux, même dans les asiles, des malades tout autres. Et d'autre part, on classe comme non lépreux des *leucodermiques* lorsqu'il est notoire, dit C. Bailey, que bien des lépreux ont des placards blancs sur diverses parties de leurs corps. Mais, toutes ces statistiques ne sauraient être infaillibles parce que les femmes de plusieurs castes ne se montrent pas, et parce que les familles cachent souvent leurs lépreux. Les enfants aussi sont dissimulés et échappent à la numération. Le peuple est réticent pour montrer ses infirmités, les mendiants excepté. On doit aussi tenir compte des erreurs de diagnostic, dans les deux sens, par ignorance de la lèpre. Bien des infirmités sont considérées à tort comme lépreuses, le lupus surtout. En un mot les erreurs de diagnostic sont nombreuses. Le Dr C. Bailey fournit maintes preuves de tout cela.

Depuis 1897, le gouvernement anglais, les philanthropes et les missionnaires font des efforts simultanés et combinés les plus louables pour combattre la lèpre. Tous contribuent à organiser des léproseries. Pendant les sept dernières années la mission des lépreux a établi 16 établissements. Il y en a 48 qui abritent 2 000 hommes, 1 200 femmes et 200 enfants de lépreux. Les sexes sont séparés ; mais il y a des *accidents*. Les dépenses totales ont été de plus de 18 000 livres en 1903. Le Dr C. Bailey est pour l'isolement des lépreux et la séparation de leursenfants. Il trouve très emphatique l'assertion de la conférence de Berlin de 1896 : la lèpre ne se transmet pas par hérédité. Cependant le plus grand nombre d'enfants, séparés de leurs parents lépreux, ont échappé à la maladie.

Selon le Dr Ernest Neve de Kashmir (article publié dans le *British Medical Journal*), l'hérédité prend une petite part dans la lèpre. On doit donc séparer les enfants de leurs parents lépreux. Enfin il est contre la circulation libre des lépreux et leurs voyages par les moyens ordinaires de transport publics. Il préconise aussi de donner une occupation d'après l'état de chaque malade, pour rompre leur vie monotone absorbée par leurs malheurs.

Le Dr Pernet fit la communication suivante : *Aden* est une ville commerçante d'Arabie située au sud de l'Yémen, ayant une population de 50 000 habitants environ, et appartenant aux Anglais. La lèpre y est assez commune, comme du reste dans tout le Yémen ottoman ; elle ravage toutes ces contrées. Le gouvernement ottoman est absorbé par bien d'autres soucis, concernant le Yémen toujours en révolte ou en agitation, que par celui de la lèpre et de ses misérables victimes. Mais les Anglais, maîtres aujourd'hui d'Aden, sont informés par leurs offices médicaux fonctionnant dans toutes leurs possessions, de la présence des lépreux. Le Dr G. Pernet put avoir quelques informations bien que très incomplètes, en s'adressant à J.-S. Wilkins principal medical officer.

On a reçu plusieurs lépreux à l'hôpital civil depuis 1894 ;

c'étaient des tubéreux et des maculeux. On en trouve dans presque tous les villages environnant Aden. Il y en a parmi les montagnards qui viennent à Aden à cause des troubles des provinces ottomanes. Dans ses voyages dans la contrée, Wilkins a rencontré partout des lépreux, principalement au village de Misamur, où il en a vu une douzaine sur une population de 200 000 habitants. Et chose digne de remarque — sur laquelle nous avons nous-même attiré bien des fois l'attention, — à côté de villages infectés, il y en a d'absolument indemnes. M. Wilkins n'a pas rencontré un seul lépreux à El-Daregan, grand village très voisin de celui de Misamur. Sur le territoire du sultan d'Abyan, bien des lépreux viennent de l'intérieur; il en a rencontré provenant de la tribu de Fadhli.

L'île Maurice, située dans l'océan Indien à l'est de Madagascar, a une population de 400 000 habitants, il y a un asile de Saint-Lazare subventionné par le gouvernement anglais et desservi par les sœurs de Notre-Dame de Bonsecours. La forme tubéreuse y serait la plus fréquente. Le nombre des malades serait de 146 dont 32 femmes. L'isolement n'y est pas obligatoire, il leur est néanmoins défendu d'entrer dans les bazars de comestibles et dans les magasins. Les condamnés par les tribunaux sont seuls transférés dans l'asile.

Aux Seychelles, à Ceylan, il y a fort peu de lépreux, bien que près de l'Indoustan, il y aurait dans l'asile une centaine de cas pour une population de 4 millions ; mais les lépreux se cachent. Dans Colombo la capital du Dominion, il y en aurait 560 environ.

Dans l'archipel Malais ce sont surtout les Chinois qui en sont atteints; nombreux sont les mutilés lépreux. Il y a une léproserie à Selangor qui renfermait, en 1903, 240 lépreux, il y a 110000 immigrés chinois. Les lépreux sont Chinois et Malais ; ils peuvent sortir de l'asile et rentrer à volonté. Néanmoins on ne croit pas que la lèpre soit en augmentation.

Au Borneo anglais, à l'île Hong-Kong, il y a partout des lépreux. Mais il n'y a aucun renseignement scientifique que l'on puisse cueillir dans ces nombreux rapports bien laconiques, au point de vue de la science, adressés par les médecins officiels au Dr G. Pernet; tout au plus on dénombre les lépreux et encore d'une manière incomplète, ainsi qu'il est avoué par les correspondants eux-mêmes. On s'occupe fort peu de l'étude de la maladie ; tous les médecins la regardent comme contagieuse, sans que personne justifie son opinion.

Dans l'Afrique anglaise la lèpre se rencontre partout plus ou moins ; par exemple dans la Côte d'or, à Lagos (Guinée anglaise) ; la population indigène fuit les lépreux et les isole. Néanmoins il entre peu de lépreux à l'asile ; mais ils s'isolent volontiers hors des villes, souvent dans les brousses.

A *Nigéria* les indigènes mahométans n'ont jamais pris une mesure contre les lépreux, bien qu'ils soient nombreux et la plupart mendiants. Le Dr Tonkin dit avoir rencontré 220 lépreux dont il a pu examiner 125 hommes et 95 femmes.

Dans la Nigéria méridionale, il y en aurait 200.

Dans toute l'Afrique britannique, les lépreux pullulent. Le Dr Moffat a exercé pendant de longues années dans les contrées voisines du lac Victoria, le pays de Somalis excepté. Il a rencontré la lèpre à Uganda, à Gondokors principalement, et parmi les troupiers provenant de la vallée du Nil. Aucune mesure ne fut encore prise contre la maladie.

Il n'y aurait que deux lépreux à Sainte-Hélène. La lèpre existe aussi dans les îles Bermudes, où elle est confondue avec la syphilis. A la *Jamaïque,* la lèpre aurait beaucoup diminué ces dernières années ; de 40 qu'ils étaient en 1896 il n'en restait que 9 en 1903. Les blancs, les noirs et les mulâtres comptent des lépreux dans leurs rangs. On les oblige d'entrer dans l'asile où il y en avait 40 en 1903. La forme anesthésique est prépondérante. Il y aurait en tout 300 lépreux à la Jamaïque, sur une population de 800 000 habitants. Aux îles Leeward (Antigua, Saint-Kittis, Nevis, Dominica, Montserrat, Anguilla et Virgin) qui ont une population totale de 130 000 habitants environ, il y a deux léproseries et 130 lépreux. A *Barbados* il y a 116 lépreux dans l'asile. On ne les force d'y entrer que lorsque la maladie est très avancée. La population est de 200 habitants environ. *Saint-Vincent* : Les lépreux entrent dans l'asile avec leur consentement. Il y en aurait en tout une trentaine dans le pays.

Dominique (Petite île parmi les Antilles anglaises), 30 000 habitants ; quelques lépreux.

Sainte-Lucie. Une des petites îles anglaises, 40 000 habitants. La lèpre y diminue selon G. Melville. Il y a 32 ans il y avait 20 lépreux ; actuellement il n'y en a que 2 ou 4 ; tandis que selon le Dr Galgas elle augmente ; il a découvert 12 lépreux vivant chez eux et 5 à l'hôpital. *Ile Vingin* : 5000 habitants avec 4 lépreux.

La lèpre au Congrès de Madrid. — A cause de l'état de ma santé, je n'ai pu prendre part au Congrès de Madrid comme je l'avais promis. Il y a été peu question de la lèpre.

Le Dr Toutain, qui eut la bonté de me communiquer ses recherches sur la lèpre, que j'ai déjà utilisées, eut l'occasion de se rencontrer avec plusieurs distingués dermatologues français. Le Dr Leredde lui a dit : Je n'ai aucune opinion absolue sur la contagiosité de la lèpre. La question se pose dans les pays où il y a beaucoup de lépreux, à peu près comme celle de la tuberculose ; dans la majorité de cette dernière on ne peut saisir le point d'entrée, et l'hérédité est fréquente. Cependant, puisqu'il y a un germe auquel on attribue les lésions de la maladie, il faut bien admettre que ce germe est entré à un moment donné dans l'organisme ; et comme ce germe, du moins pour la lèpre, n'est connu que chez l'homme, on peut admettre la contagiosité comme un postulat nécessaire. Tout ce que fait Zambaco a un grand intérêt et une grande valeur, parce qu'il a beaucoup et bien observé. Mais comment prouver que la lèpre n'est pas contagieuse ? C'est bien difficile. Au point de vue pratique, il me semble qu'il faut agir comme si elle l'était. Quant au Dr Brock, il a accusé le Dr Toutain d'avoir souvent pris la syphilis pour la lèpre. Je trouve que c'est là une accusation injuste. Le Dr Toutain á eu avec moi une longue correspondance scientifique sur la lèpre qu'il a scrupuleusement étudiée et qu'il connaît à fond. Pendant des années, il a bien voulu m'envoyer de nombreuses observations très bien prises, très détaillées, accompagnées de très bonnes photographies, et j'ai eu ainsi l'occasion d'apprécier ses connaissances profondes sur la lèpre. Le Dr Brock m'accuse, à mon tour, de ne pas avoir vu la lèpre en dermatologue. J'avoue que je ne comprends pas cette assertion de M. Brock. Ce distingué confrère a ajouté : Lorsqu'en 1885, Vidal fit une leçon à l'hôpital Saint-Louis, préparée par Brock, la lèpre était considérée partout comme héréditaire et non contagieuse. Il affirma sa contagiosité. En 1886, un de ses adversaires, le Dr Leloir, se convertit, puis Besnier, Darier, Jeanselme.

Cependant le Dr Toutain a vu tant de lépreux à Lisbonne, sans avoir jamais pu remonter à la contagiosité. Dans tous les cas, le Congrès de Madrid admit la contagiosité par la bouche du secrétaire de la Section de Dermatologie, le Dr Pardo Regidor.

Au Congrès international de Médecine, tenu à Paris en 1900, dans la Section de thérapeutique, le Dr Sauton s'exprima ainsi : Tant que la contagiosité de la lèpre, qu'on admet en général, ne sera pas démontrée par l'inoculation aux animaux et à l'homme, il faut diminuer la réceptivité des individus sains par l'hygiène, traiter les malades par l'asepsie et l'antisepsie des plaies dans la forme tubéreuse, faciliter leur guérison par leur séjour à l'air salubre de la montagne, éviter la mer, assurer l'antisepsie gastrique, faire désinfecter les vêtements, hospitaliser les lépreux indigents, en un mot les traiter en malades et non en lépreux : non les isoler ; car la contagiosité de la lèpre, bien que vraisemblable et admise, *n'est pas démontrée.*

Le Dr Rualta (Italien) pense qu'on doit se garder de proposer aux gouvernements des mesures coercitives, tant que les conditions de la contagiosité ne sont pas démontrées et que la nature de la maladie ne sera pas connue.

Zambaco : Je n'ai pas vu un seul fait démonstratif de contagion. Le bacille de Hansen ne se trouve pas toujours au début de la lèpre tuberculeuse, il peut même, exceptionnellement, n'être pas décelé lorsque la maladie est à son apogée, comme l'a vu Kaposi et d'autres ; dans la lèpre maculeuse Unna n'a pu le trouver. Il manque presque toujours dans la lèpre tropho-nerveuse, et constamment dans la lèpre mutilante et les variétés de lèpre atténuée. Il se range donc à l'avis des précédents orateurs qu'on ne doit pas appliquer les mesures rigoureuses d'isolement vexatoires que le public et les gouvernements transforment souvent en actes inhumains de persécution, dignes du moyen âge. Il croit de plus à la curabilité de la lèpre, même spontanée, qu'il a vue chez des lépreux abandonnés à eux-mêmes et vivant dans d'affreuses conditions de privations, de misère, de saleté sordide, et à plus forte raison si l'on place les malades dans de bonnes conditions hygiéniques et qu'on les soumet à des traitements non spécifiques, car il n'y en a point, mais appropriés à leur état général et local : toniques, aseptiques, l'arsenic, l'ergotine contre les congestions, et la destruction, dans lèpre tubéreuse, des lépromes pour empêcher les colonies des bacilles, et détruire, autant que possible, leurs toxines sur place.

Congrès dermatologique de New-York. — *Nous rendons compte avec impartialité des diverses opinions exprimées dans le Congrès* qui eut lieu à New-York en 1907.

Le Pr Campana, de Rome propose pour diminuer la diffusion de la lèpre : Les efforts mutuels entre les nations civilisées, concernant le traitement de la maladie, dans l'intérêt de l'individu et de la société. Dans les périodes initiales des formes tubéreuse et maculeuse, un traitement local. La cautérisation et l'antisepsie rigoureuse. La lèpre tubéreuse est une affection purement *locale* et sa contagion, prouvée expérimentalement (?), s'opère surtout à la fin de la maladie. Les mutilations et la fièvre sont consécutives à l'ulcération, à ses conditions septiques et aux échanges trophiques. On doit donc combattre les sources de la *sepsie* ; les bacilles vivants ou morts restent pendant longtemps dans les tissus. Leur présence est plus facile à démontrer à la période initiale de la lèpre tubéreuse qu'à la période avancée ou de résolution. Souvent les bacilles sont absents, lorsque les évidences macroscopiques persistent.

Le Dr Douglas Montgoméry, de San-Francisco, ne comprend pas le point de vue du Pr Campana, savoir que le lépreux dès la constatation de la maladie, n'est pas une menace pour la société. Le fait est qu'il est difficile d'établir la source de l'infection ; il n'a pu l'établir personnellement qu'une seule fois. Il s'agissait d'une femme, née en Irlande, ayant demeuré d'abord à New-York, puis rendue à San-Francisco ; mari et enfants indemnes. Elle avait donné l'hospitalité à un lépreux d'Haïti qui la contamina. Les signes initiaux de la maladie échappèrent au médecin et même à la malade. Une longue période s'écoule souvent entre les symptômes initiaux et la manifestation évidente.

Dr Ménage, de la Nouvelle-Orléans : Dans la majorité *des cas le bacille n'est pas démontrable* ou bien il a perdu sa virulence. Il se rappelle avoir vu des cas de lèpre dont l'origine apparente était les lésions avancées de la lèpre tubéreuse pendant son activité.

Dr Walter Brinckerhoff de Honolulu : Depuis 40 ans la lèpre est à Haïti, sous le contrôle d'hommes compétents. Il est très difficile de persuader les lépreux de s'isoler. Aussi faut-il les convaincre que le traitement donne l'espoir de la guérison ou bien d'une grande amélioration, et qu'il doit être fait dans les colonies isolées. L'opinion publique est que lorsqu'un lépreux entre dans une léproserie il y succombera sans traitement. On doit convaincre le public que les patients y sont confortablement soignés. C'est le seul moyen d'attirer les lépreux, dès le début de la maladie.

Selon Campana : Les bacilles se trouvent dans les lésions au début, mais non plus tard. Le caractère infectieux de la maladie diminue graduellement et disparaît tout à fait à la fin. Dr Dyer pense que tout médecin qui vit en pays lépreux constate que le bacille s'atténue avec l'atténuation des types de la maladie. Nombre de cas observés au lazaret de la Havane paraissent démontrer cette assertion. Un fait suggestif est que depuis plusieurs décades d'années, que la léproserie existe à Havane, il n'y a pas eu un seul cas de contagion.

Le Dr Thomson, de South New Wales, argue que seulement les cas montrant des difformités lépreuses ne sont pas très actifs. Ceux qui vivent dans les foyers lépreux ont l'expérience que la maladie s'étend graduellement et qu'il n'est pas possible d'établir sa transmission d'individu à individu. Il pense qu'en combattant la lèpre, elle disparaîtra. A la Louisiane, il y avait jusqu'à 1894, 240 lépreux environ, dont *50* ou *60* dans la léproserie. L'isolement n'a pas réduit le nombre d'année en année; mais la maladie a diminué d'un quart environ depuis la séparation. Tout cas nouveau à marche aiguë est surveillé. Les cas trophiques sont anciens ; les récents sont maculeux. Il obtint la guérison de la lèpre quelquefois, grâce aux bonnes conditions hygiéniques, aux bains, le chaulmoogra, la strychnine; lorsque le chaulmoogra n'est pas toléré, il lui substitue l'huile de morue ou bien une autre huile quelconque. Une telle cure de 3 ans lui a fourni de bons résultats dans une soixantaine de cas.

Le Dr Prince Morrow, de New-York : Pratiquement, il est impossible d'isoler les lépreux au début de la maladie, celle-ci étant méconnue alors. Ainsi la forme nerveuse reste ignorée pendant 5 et même 15 ans. Pour la forme tuberculeuse, les symptômes initiaux échappent à l'observation. Leur nature ne saurait être reconnue sans examen microscopique. Il est donc difficile de savoir à quelle date les bacilles perdent leur virulence. (Toutes ces assertions sont des hérésies.) Pour ce qui concerne la forme tropho-nerveuse, il reste incrédule quant au danger de sa contagiosité. Il soutint cette opinion dans un rapport présenté par lui à l'Académie de Médecine de New-

York; et ses vues furent adoptées par le Conseil de santé. Consécutivement, nombre de ces lépreux isolés ont été délivrés. Dans la lèpre anesthésique, le bacille étant profondément situé dans les nerfs et les autres tissus, cette forme ne saurait être regardée comme source dangereuse d'infection. L'orateur désire changer l'opinion généralement accréditée que la lèpre est incurable. Il fut témoin de guérisons persistantes pendant 10 ans. Les malades ont été traités par l'huile de chaulmoogra, la strychnine et l'électricité. Un climat convenable favorise cette guérison. Les mêmes résultats favorables furent obtenus à la colonie de Molokaï. Les lépreux apprenant ces bons résultats se feront admettre facilement et de bonne heure dans les léproseries.

Le Dr W. Corlett, de Cleveland, eut l'occasion, l'hiver dernier, de visiter avec deux de ses collègues, la léproserie du Port-of-Spain, à Trinidad. Il y avait 260 patients. Depuis 35 ans que la sœur supérieure actuelle s'y trouve, il n'y a pas eu un seul exemple de contamination des employés de l'établissement. Le Dr Corlett soutient qu'une telle contamination parmi les employés est bien rare dans les léproseries.

Dr Prince Morrow a vu le directeur de la section des hommes lépreux de Kalawao devenir lépreux au bout de 3 ans. Il connaît 3 médecins qui ont contracté la lèpre à l'île de Sandwich. D'autre part, un père vécut 30 ans avec sa fille lépreuse sans contracter la maladie, tandis que plus tard sa femme et sa seconde fille devinrent lépreuses ; il s'agissait de lèpre tuberculeuse. (On ne doit pas oublier que la lèpre est endémique à Sandwich.) Le fait que les employés et les sœurs des léproseries ne sont pas contaminés ne prouve pas que la maladie n'est pas contagieuse. C'est comme si l'on disait que la syphilis n'est pas contagieuse de ce que les employés des hôpitaux syphilitiques ne contractent pas la vérole. (Je trouve que la comparaison n'est pas heureuse.)

Dr Radcliffe-Crocker, de Londres : Il y a une distinction à faire. 1° Il y a des cas où la maladie dure pendant un nombre interminable d'années, tandis que d'autres patients s'améliorent très vite. Il a suivi pendant 9 ans une femme lépreuse depuis 40 ans et de forme légère; dernièrement elle n'avait plus que des taches, des placards cutanés; et ce fut là le seul signe de lèpre qu'elle présenta pendant toute la durée de la maladie. Il mentionne un lépreux complètement guéri. Ce malade a pris jusqu'à 500 gouttes d'huile de chaulmoogra par jour. Une lépreuse qui passa bien des années dans un asile des Indes fut guérie et vint aux Etats-Unis sans risquer d'être isolée dans une colonie lépreuse. Le traitement mercuriel produit, selon le Dr Dyer, une réduction des infiltrations et une grande amélioration pendant un long espace de temps. Il montre à l'appui de cela des photographies prises avant et après le traitement.

Selon le Dr Crocher, la prognose de la lèpre ne doit pas être toujours mauvaise. Dans la forme nerveuse surtout la durée de la maladie peut être très longue et les symptômes si légers qu'ils n'incommodent presque pas le patient.

Dr Burnside Foster : ses études sur les lépreux scandinaves, la plupart norvégiens, lui montrèrent la transmissibilité de la maladie ; mais cette transmission est très difficile et réclame un terrain propice. Nombreuses sont les personnes qui ne sont pas contagionnées. De même que le Dr Morrow, il admet la disparition spontanée de la lèpre ; il vit de telles guérisons après 15 ans de durée. Dans un cas les bacilles constatés antérieurement disparurent plus tard. Il s'agissait d'une lèpre tuberculeuse qui laissa des déformations à sa suite.

Le *Dr Campana* ne s'oppose pas à l'isolement des lépreux ; mais il est difficile d'établir à quelle période de la maladie, le caractère contagieux disparaît. Pour prévenir la propagation il est nécessaire de détruire les sources de l'infection chez le malade.

Jonathan Hutchinson de Londres : « Depuis ma publication — *Alimentation par les poissons et lèpre,* — il y a 2 ans, je reçus de nombreuses communications de plusieurs parties du monde. Tous ces médecins, sans exception, admettent que mon hypothèse est très applicable dans la contrée où ils observent. Je vais maintenant exposer l'opinion de ceux qui contestent mes conclusions. *A Basuto-Land,* on mange très peu de poissons et la lèpre y est commune. Basuto-Land est une île montagneuse. On n'y pêche pas les poissons et ceux que l'on y mange sont importés ; mais il y a des poissons salés dont les Basutos sont très friands, par exemple les sardines sont mangées avec excès et leur bas prix fait, selon moi, que le danger existe dans les colonies du Cap et au Transvaal. Quant aux Basutos, comme les autres tribus cafres, ils voyagent beaucoup et ceux que j'ai eu l'occasion de voir m'ont dit avoir mangé beaucoup de poissons. Je regrette de ne pouvoir examiner personnellement les faits dans ces contrées. En automne 1896, la *Presse* publia des articles sensationnels sur la constatation récente de la lèpre. Au moyen âge, il y avait en Suisse de nombreuses léproseries. La dernière a survécu à Sion, canton du Valais. Mais elle fut fermée aussi depuis 2 ou 3 siècles. Et nul soupçon ne restait sur l'existence de la lèpre en Suisse. Le Dr J. Hutchinson fait remarquer que la moitié de la population suisse embrassa de bonne heure le protestantisme. Mais Sion et tout le district du Valais demeura catholique. Je me suis rendu sur les lieux pour faire des investigations. Tout le monde me disait qu'on n'y use de poissons ni frais, ni conservés. « A *Leuche* où l'on a découvert quelques cas de lèpre, je me suis adressé au médecin du district. Nous nous rendîmes au village de Sittet où vivaient 2 lépreux, et j'ai su que leur principale nourriture était le poisson salé et les pommes de terre. Il y en a trois dépôts dans ce petit village; les paysans s'en nourrissent pendant les carêmes. A Berne, j'ai eu, grâce au Dr Gamgée, la statistique de l'importation du poisson salé dans le Valais, elle est très considérable. Or les villageois catholiques consomment beaucoup de poissons salés. Voici ce qui combat la suggestion de la contagion: il y a actuellement 4 cas de lèpre à Berne. Il est probable que pendant ces 50 dernières années, il y eut quelques lépreux et, bien qu'aucune précaution ne fut prise, la lèpre ne s'est pas propagée. Deux de ces lépreux vivent au milieu des leurs ; les deux autres furent dernièrement isolés d'une manière incomplète. Or la lèpre sévit chez les catholiques qui mangent à cause des jeûnes beaucoup de poissons salés. On suppose que pendant le dernier siècle, des lépreux exotiques vinrent vivre en Suisse, que la lèpre y continua à exister, mais elle passa inaperçue ; pourtant il n'y a pas eu de propagation. Les deux confrères que j'ai vus sont contagionnistes, bien que la maladie ne se soit point propagée dans le pays. Un des lépreux est aveugle. Je l'ai trouvé entouré d'un groupe d'enfants. L'autre est placé dans un hôpital. Je désapprouve le courage des confrères qui les soignent et les touchent librement; c'est une imprudence pour eux et pour les autres personnes.

« Mon honorable ami le Dr Hansen admit récemment que par la contagion on ne saurait expliquer les faits qui ont lieu en Norvège. Néanmoins, il refuse toute causalité à la nourriture. Dans une récente communication sur la lèpre, il refusa toute influence même aux poissons décomposés, putrides. Les habitants de *Fimmarken* sont de grands mangeurs de poissons; ils souffrent beaucoup moins de la lèpre que leurs compatriotes et voisins de la côte ouest de Norvège, m'a-t-il dit. Je répondis que Fimmarken est près du pôle arctique et une région très froide. Le poisson est gelé pendant les deux tiers de l'année. Grâce au Gulf-Stream et à ses eaux tièdes le poisson pris se décompose vite, si on le garde tant soit peu.

« L'idée de la contagion reçut un démenti dans le sud africain, grâce à l'expérience. Dans la colonie du Cap un isolement rigide des lépreux fut appliqué pendant plusieurs années avec une vigueur cruelle; tandis que le trafic du poisson fut laissé sans contrôle. Le résultat fut une considérable augmentation de la maladie, et les cas nouveaux ont eu lieu, non pas près des léproseries; mais dans des districts éloignés qui ne furent jamais exposés au risque de la contagion. »

Dr *Summary*: Ce qui s'y est passé est de nature à consolider l'opinion de l'origine ichthyologique et donne un appui à la théorie; en même temps il discrédite les idées des contagionnistes. Depuis mes travaux on fit attention à la bonne qualité du sel dont le prix fut bas et le danger de la consommation du poisson diminua. Mes idées furent connues par les médecins et le public; ce que je ne regrette point. Ma conviction est que la lèpre est une espèce de tuberculose, et que le bacille pénètre par la bouche. La lèpre peut guérir spontanément, et l'envahissement par le parasite peut être empêché par des mesures analogues à celles employées pour les autres affections tuberculeuses, savoir, le *traitement du lépromе par la perforation et la cautérisation ignée*.

Dr J. Vinetu Bellaserra de Barcelone: Après frissons et mouvement fébrile, il y a de nouvelles poussées d'infiltration et suppuration. Il cautérise alors avec la pointe du thermo ou du galvanocautère. (Je crois avoir été le premier à employer et à prôner la cautérisation ignée, depuis 40 ans, qui détruit les lépromes et par conséquent les bacilles et, comme antiseptique modifie heureusement les suppurations. Les symptômes généraux aussi s'améliorent. Les toniques, surtout le sulfate de quinine, l'huile chaulmoogra, la désinfection du tube digestif par le benzo-naphtol donnent des succès brillants tant au point de vue local que général. Z.)

L'hérédité de la lèpre. — Les trois points culminants, les plus essentiels, les plus importants de l'étude de la lèpre, tant au point de vue scientifique que sociologique, sont, sans contredit, l'hérédité, la contagion et le traitement. Bien que nous nous soyons incidemment occupé de ces trois questions capitales, dans le cours de cet ouvrage et souvent avec détails, à propos de l'évolution et de la marche de cette maladie cosmopolite, dans chacune des contrées où nous l'avons abordée, il nous semble qu'il importe de concentrer les connaissances que cette revue universelle nous a fournies, dans des chapitres spéciaux, comme inductions définitives.

Au congrès dermatologique de Vienne nous avons fait une communication sur l'hérédité de la lèpre.

Depuis un certain nombre d'années, les théories bactériologiques poussées à l'extrême, et leurs conquêtes, d'ailleurs si importantes, mal interprétées, tiendraient à rien moins qu'à détruire ce que l'observation a entassé de faits acquis, depuis des siècles, et cela au détriment de la vraie clinique.

L'hérédité, cette cause si puissante de reproduction des états morbides familiaux, ne serait qu'un non-sens, d'après les exagérateurs. La transmission de la tuberculose, la scrofulose, la léprose ne doit être attribuée qu'à la contagion, aux microbes ou à leurs spores.

Et pourtant où sont les microbes de l'arsenal des maladies nerveuses? où est le microbe qui transmet dans les familles l'épilepsie, l'aliénation mentale, l'hystérie et tous les dérivés du protée neuropathique ? où est le microbe de l'arthritisme, de l'herpétisme, de la goutte, de la lithiase.., qui tous transmettent la tendance à se perpétuer dans les familles ? Et l'hérédité que lègue l'ivrognerie, aussi variable dans ses manifestations que constante dans ses déplorables effets sur la progéniture ?

Sans préjudicier la transmissibilité de la lèpre par ses autres modes, je soutiens qu'il est impossible de contester l'hérédité de cette maladie. Les faits cliniques la démontrent. Tous les médecins qui ont longuement observé la lèpre ont constaté bien des fois que la maladie saute parfois une, deux et même un plus grand nombre de générations, pour reparaître dans la descendance.

Des enfants issus de parents lépreux et séparés d'eux dès leur naissance, d'arrière-petits-enfants qui n'ont jamais été en contact avec leurs ancêtres lépreux, sont souvent atteints de cette lèpre ancestrale, lors même que ces enfants soient venus au monde dans des localités non lépreuses. Que chaque léprologue expose ce qu'il a observé, et la démonstration clinique en sera bientôt faite. Mais pour cela il ne suffit pas de voir deux ou trois lépreux que le hasard a jetés dans un service nosocomial. Il faut longuement étudier la maladie, faire des enquêtes dans les pays que la lèpre ravage endémiquement et suivre ses pérégrinations vagabondes dans la filiation des générations.

C'est ainsi que dans les localités où règne la lèpre, telle ou telle famille est réputée lépreuse et évitée pour le mariage, à cause de cette tare héréditaire. C'est que l'observation a démontré que, de temps à autre, la lèpre héréditaire apparaît chez les descendants de ces familles mises à l'index.

A Constantinople, où j'observe la lèpre depuis 40 ans, j'assiste à un exemple frappant d'hérédité ancestrale. Les lépreux de Constantinople, au nombre de plusieurs centaines, sont: 1° Des étrangers à la ville; il proviennent des îles de l'Archipel, de l'île de Crète, de Chypre et d'Anatolie, etc. 2° Des Israélites venus d'Espagne, lors de l'inquisition, et établis en Turquie depuis quatre siècles Or, ces Israélites sont les seuls Constantinopolitains atteints de lèpre. En méditant ce fait très remarquable, cette persistance de la lèpre chez ces Israélites Espagnols, à l'exclusion des autres indigènes de Byzance, on est conduit forcément à l'attribuer à l'hérédité ancestale. En effet, ces Israélites sont des descendants des Hébreux de l'Exode. Ils sont allés en Espagne directement de la Palestine, notamment sous Titus et sous Adrien, après la prise de Jérusalem par les Romains. Réfugiés à Constantinople, pour échapper aux griffes de l'inquisition, ils ont toujours évité toute liaison matrimoniale, tout croisement avec les autres éléments de l'Empire. En se mariant entre eux ils ont conservé et même renforcé, par la consanguinité, leur hérédité morbide. Je le répète, ces Israélites Espagnols de la Turquie sont des descendants directs des Hébreux. Et tout le monde sait que les Hébreux de Moïse avaient la lèpre. N'est-ce pas là une preuve indéniable de l'atavisme pathologique? Et ce qui vient encore à l'appui de cette manière de voir, c'est que les autres Israélites que nous avons à Constantinople : Allemands, Hongrois, Roumains, Russes, Caraïtes n'ont pas la lèpre. L'explication de ce fait, surprenant à première vue, se trouve dans l'histoire du Judaïsme en Occident. Tous ces Israélites ci-dessus mentionnés ne sont pas des descendants des Hébreux, comme nos Juifs Espagnols. Ce ne sont que des Tartares judaïsés vers le VIIIe siècle après le Christ. Ils ne sont pas d'origine sémitique. Ce sont des néo-Juifs. Ce fait est clairement prouvé dans ce livre (chapitre : La lèpre chez les Hébreux).

Les recherches que j'ai faites en Bretagne, en 1892, prouvent encore l'atavisme de la lèpre, d'une manière péremptoire. A part les sujets atteints de la maladie de Morvan, de panaris analgésique qui n'est que la lèpre mutilante, j'ai trouvé en Bretagne des reliquats de la lèpre tubéreuse et maculeuse chez les indigènes, dus à la survivance de la lèpre qui avait autrefois cruellement ravagé l'Armorique, et sans nouvelle importation.

La lèpre, maladie héréditaire par excellence, a laissé ses traces partout où elle a passé. Des enquêtes entreprises par des médecins compétents, depuis la publication de nos premiers travaux, ont consacré la survivance de la lèpre conformément à nos recherches. Cette persistance de la lèpre est devenue rare et souvent atténuée, grâce aux améliorations hygiéniques et au mélange des races, par suite des communications actuellement si faciles entre les peuples. Ces croisements agissent à l'inverse de la consanguinité, en diluant en quelque sorte le virus morbide. J'ai la satisfaction de voir mon opinion se consolider de plus en plus, de jour en jour. Des médecins français continuent à publier de nombreux cas de lèpre *autochtone*. En Allemagne aussi les lépreux indigènes dans le village de Memel sont un reliquat et non une nouvelle importation. En outre, plusieurs cas de syringomyélie publiés de partout ne sont que des cas de lèpre classique ou atténuée, en survivance.

Au commencement de mes études sur la lèpre je ne remontais pas suffisamment dans l'arbre généalogique des lépreux qui aussi cachaient leur tare héréditaire par tous les subterfuges pour épargner la réputation de leurs familles ; mes enquêtes n'allaient pas alors plus loin que les parents et les grands-parents. Mais l'expérience m'a appris bientôt qu'il fallait chercher parfois bien loin dans l'ascendance, jusqu'à trois, quatre et parfois cinq générations ; ce qui n'est guère facile et devient même impossible dans la plupart des cas. C'est donc par de longues études, par des enquêtes minutieuses et par l'observation de la persistance de la lèpre dans les vieilles nations, autrefois très éprouvées par ce fléau, qu'on parvient à démontrer l'hérédité ancestrale de la lèpre.

En 1908, nous avons publié une brochure sur l'hérédité de la lèpre (Masson, Paris) où nous démontrons, preuves en main, l'hérédité pathologique en général et celle de la lèpre en particulier. Il nous paraît insoutenable, contraire à l'observation scientifique, et partant illogique, de nier l'hérédité morbide tout autant que l'hérédité physiologique, dans toute la série animale. La zootechnie avec ses expériences de sélection, si nombreuses, si décisives, suffirait à la rigueur pour couper court à toute controverse. Mais la pathologie, la clinique nous fournit, chaque jour la démonstration que l'on hérite des qualités, des vices, des aptitudes, des tares, des stigmates morbides des parents, des arrière-parents et même des ancêtres, d'une manière bien plus sûre et effective que de la fortune acquise. Les maladies humorales diverses, les vices de formations, même les affections bacillaires peuvent se transmettre, bien que non fatalement, à la progéniture, en nature ou bien sous forme d'aptitude, de prédisposition tacite, de puissance, qui fera éclosion dans un moment donné, les causes secondes aidant. A part les maladies nerveuses dont l'hérédité n'est guère discutable, souvent avec saltation, la tuberculose et la léprose même peuvent se transmettre en graine ou en aptitude d'une manière continue ou par sauts. Et pour ne pas trop nous éloigner de notre sujet, nous dirons que des géniteurs tuberculeux ou lépreux peuvent procréer des enfants tuberculeux et lépreux en dehors de toute hypothèse de contagion, ou bien des enfants tuberculisables et léprosables, par le concours de l'ambiance et de circonstances fortuites. C'est là l'hérédité en énergétique qui ne fera explosion dans la descendance que dans le cas où les conditions extérieures la favoriseront.

La plus active de ces conditions est la misère avec toutes ses conséquences. De même les conditions heureuses de milieu et d'hygiène modifient l'organisme d'une manière favorable et imposent silence à toute hérédité silencieuse, à l'aptitude, à la réceptivité morbide innée. C'est ainsi que les enfants issus de parents tuberculeux ou lépreux sont mis à l'abri de leur hérédité morbide occulte, lorsque des soins voulus et un milieu convenable entravent la germination de la graine ou l'incarnation de la puissance morbide, en modifiant la constitution mise en état de défense efficace. C'est ce que l'on parvient à obtenir pour les enfants des tuberculeux et des lépreux même. Ainsi les lépreux norvégiens émigrés en Amérique, outre que leur maladie s'améliore, et s'arrête, grâce à leur meilleure hygiène, ont le bonheur de voir leurs enfants demeurer intègres, bien que vivant à côté d'eux, sans la moindre précaution contre la contagion familiale quotidienne. Ces lépreux ne contaminent pas non plus aucun de leurs nouveaux compatriotes américains. Hansen l'a constaté lui-même sur place.

Il est vraiment inconcevable que des gens sérieux, des savants même aient eu l'aberration de nier absolument l'hérédité. On pourrait leur opposer d'abord l'argument puéril que si en semant du blé on ne récolte pas des lentilles, c'est grâce à l'hérédité ; de même que par le rapprochement des chiens on n'obtient pas des chats. On est toujours le fils de son père et de sa mère. Heureusement qu'en pathologie cette hérédité n'est pas plus fatale qu'elle n'est constante en physiologie. La naissance d'un mulet des relations d'un âne et d'une jument est aussi une démonstration élémentaire de la part prise par le père et la mère dans cette conception hybride ; et l'influence différente sur le produit de conception, selon que la mère est une jument ou une bourrique, démontre aussi la quote-part qui y prend chacun des géniteurs. L'âge et la robustesse aussi du mâle ou de la femelle influent sur l'état des produits.

Les lois générales de l'hérédité régissent tout le monde vivant, tant végétal qu'animal ; et les expériences entreprises, les sélections naturelles et artificielles opérées dans un de ces règnes sont applicables à l'autre. On ne pourrait négliger de profiter pour l'homme des études faites sur les autres êtres vivants, principalement sur ses frères inférieurs. Car l'homme est régi par les mêmes lois en ce qui concerne son animalité, bien qu'il en diffère par l'intelligence et par la pensée qui ont droit aussi aux considérations qui préoccupent actuellement l'*Eugénique* de l'humanité.

Dans la sélection de la race humaine, il ne s'agit pas, en effet, de pousser au développement du système musculaire ou du système adipeux aux dépens du système corné, par exemple, en détournant les lois de l'assimilation que l'on canalise dans une direction favorable à l'industrie et à l'alimentation. Les efforts pour la modification de l'espèce doivent viser l'*Eugénie* corporelle, c'est-à-dire la création d'une race saine physiquement, exempte de toute tare pathologique, sans négliger les qualités mentales et psychiques dont ne sauraient se soucier les zootechnes.

Que la transmission des caractères ait lieu par les cellules sexuelles, lors de la fécondation, par les particules matérielles qui distribuent l'hérédité (gommules, micelles, pangènes ou déterminants), que l'on admette en un mot, la doctrine de Darwin ou bien les idées de Lamarck, c'est à l'expérience qu'incombe l'étude des lois qui régissent l'hérédité. On doit étudier la transmission des caractères normaux ou pathologiques à travers plusieurs générations successives. Ce qui devient d'une impossibilité absolue pour l'homme qu'on ne saurait ni accoupler, ni isoler pour imprimer à l'expérimentation les préceptes rigoureux qu'on applique aux animaux dont la surveillance répond de l'effectivité.

Au congrès international d'*Eugénique* tenu à Londres, dernièrement, on admit généralement la théorie de Weismann savoir que les diverses cellules du corps renferment pour chaque caractère une particule spéciale, déterminante de l'hérédité.

Dans notre brochure sur l'hérédité (Masson, 1908) nous exposâmes dans les détails voulus, les idées de cet éminent observateur. Il serait superflu d'y revenir. Nous nous bornerons à répéter que les particules combinées du spermatozoïde et de l'ovule, qui donnent naissance au nouvel être, emportent avec elles dans cette association les caractères émanant du père et de la mère. Des deux géniteurs le plus puissant dominera, dans la première géneration. La particule héréditaire la plus faible pourra se manifester chez les descendants des générations ultérieures. C'est là la loi du moine Mendel. Voici l'expérience qui démontre ostensiblement l'exactitude de la théorie. On accouple une souris grise et une souris albinos. La première portée sera composée de souris grises, mais hybrides, portant à l'état latent l'hérédité du géniteur blanc; et la preuve c'est que si l'on croise entre elles ces souris grises, on obtient des souris grises, des souris blanches et des hybrides; et si l'on croise une de ces souris hybrides avec une souris blanche, on aura encore des souris hybrides et des souris blanches.

Apert (Des lois de l'hérédité morbide chez l'homme et en particulier de l'hérédité matriarcale, *Le Monde médical*, 15 août 1912) soutint devant le congrès de Londres, l'application à l'homme de l'hérédité des caractères mendeliens, tant pour les formes morphologiques que pour les aptitudes intellectuelles et morales, les tendances physiologiques et *les tares pathologiques.* Il fixa les lois de l'hérédité dans les maladies comme il suit : 1° *Maladies à hérédité parentale ou continue.* Elles se transmettent en ligne directe des parents aux enfants, sans discontinuité (chorée, kératodermie des extrémités, et extrémités en pince de homard). Les sujets malades s'unissant avec les sujets sains donnent une proportion presque égale de descendants malades et sains. 2° *Maladies à hérédité fraternelle.* L'hérédité est discontinue et à retours ataviques possibles. Elles surviennent chez un certain nombre de frères et de sœurs dont les parents peuvent être indemnes, et dans la proportion d'un quart environ (albunisme, surdimutité). 3° *Hérédité matriarcale.* Elle disparaît dans les lignées masculines (daltonisme, paralysie périodique familiale). Dans ce groupe il y a des maladies qui ne se transmettent que par les femmes elles-mêmes épargnées : hémophilie, exostoses ostéogoniques, névrite optique héréditaire. Or la médecine doit profiter de toutes les expériences faites sur le monde vivant voire même en botanique.

Pechoutre (Les principes de l'hérédité *mendelienne* et leurs fondements étiologiques, in *Revue générale des sciences,* 1912), nous dit que douze ans viennent de s'écouler depuis la découverte des lois de *Mendel,* restées ignorées. Mendel commença ses expériences par le croisement de diverses races de pois. Les générations issues de leurs hybrides restent fécondes. Il croisa une variété de pois à fleurs rouges avec une variété à fleurs blanches. Ces deux races représentent la *génération parentale originelle.* Puis en semant les graines obtenues par ce croisement, il obtint les hybrides de première génération ou première génération filiale dont tous les individus ressemblent étroitement à l'un des parents, au parent à fleurs rouges, dans l'espèce. Or le caractère fleurs rouges est *dominant* par rapport au caractère *fleurs blanches*, qui ne se développe pas et que l'on appelle *récessif.* Si l'on féconde par autogamie les hybrides de première génération, les issus représentent la seconde génération d'hybrides la seconde *génération filiale* qui laisse réapparaître dans toute sa force le caractère récessif dans une partie des individus (à un quart). Les trois autres quarts possèdent le caractère *dominant* ; ils ont des fleurs rouges. Si l'on suit les générations ultérieures, on constate que les *descendants des formes devenues constantes se sont montrés constants et les descendants des formes hybrides continuent à chaque génération à se dissocier suivant la même loi.*

Mendel, pour expliquer ce mode de dissociation, supposait que les cellules sexuelles formées par l'hybride ne possédaient côte à côte les deux caractères, mais un seul soit le *dominant,* soit le *récessif,* et que les gamètes de chaque sexe étaient par moitié de caractère *dominant* pur, et par moitié de caractère *récessif* pur. Le point capital de la découverte de Mendel est la *disjonction* qui détermine les différences dans les individus d'une même lignée. Il y a donc *dégénération* ou *indépendance* des caractères dans la descendance.

Péchoutre présente trois exemples pour donner une idée nette de ces complications : dans le 1er cas c'est une propriété masquée par une propriété plus forte qu'on appelle *épistatique,* l'autre, la faible, étant *hypostatique.* 2° dans le deuxième exemple, c'est un caractère en apparence simple qui est conditionné par deux facteurs. Dans le troisième enfin, c'est l'apparition chez les *descendants hybrides d'un caractère invisible chez les parents.* Or une race peut contenir des *caractères invisibles,* c'est ce qui constitue la cryptomérie de Tschermak, et démontre, pour nous, la saltation de l'hérédité. La disjonction des caractères dans les gamètes se réalise par l'évolution des chromosomes, pendant la division de maturation des cellules sexuelles. Il y a donc concordance entre le Mendélisme et les phénomènes fondamentaux de la cytologie. Le Mendélisme explique les variations continues et les discontinues, par sélection naturelle qui permet le perfectionnement des organismes par adaptations progressives héréditaires. La théorie et les expériences de Mendel permettent de concevoir la dissociation des propriétés qui par leur ensemble forment l'être vivant et dirigent son évolution. Voilà donc l'hérédité physiologique prouvée et expliquée. On peut appliquer ces données à l'hérédité humaine normale et morbide. Quelle est la réponse que feraient en Allemagne à ces vérités palpables prouvées par l'expérience, les savants qui s'efforcent de *nier l'hérédité* ? On en pense tout autrement en France ; et la preuve c'est qu'une réunion de hautes compétences a décidé récemment de créer une société française d'Eugénique qui aura pour objet l'étude des questions relatives à l'amélioration des générations à venir. La première réunion de cette assemblée eut lieu, le 29 janvier dernier, à la Faculté de médecine de Paris, sous la présidence de Ed. Perrier, membre de l'Institut ; Landouzy, Pinard et Fred. Houssaye en sont les vice-présidents ; Léon Bourgeois, Doumer et Yves Delage les présidents d'honneur. Il s'agira d'améliorer la race en combattant les hérédités néfastes, de veiller au développement physique, intellectuel et moral et de proclamer la nécessité de l'éclectisme, de la sélection dans les unions matrimoniales, pour éviter à la descendance les tares héréditaires familiales pathologiques.

L'insémination propice est faite lorsque les deux cellules germinatives, l'élément mâle et l'élément femelle (l'ovule et le spermatoïde, dont la conjonction forme la graine humaine d'où dérivera l'embryon humain) émanent de sujets sains. Si l'un de ces deux éléments provient d'une souche tarée par hérédité et, à fortiori, si tous les deux émanent de sources morbides, le produit de la reproduction sera marqué comme déchet dès le principe. Ce sera une dysgénie. Il y a la tare constitutionnelle et la tare accidentelle (ébriété, surmenage, convalescence d'une maladie générale qui influence momentanément la cellule génératrice : ὁ πατήρ σου μεθύων σέ ἔσπειρε (ton père t'a semé étant ivre). Si, comme pour la zootechnie, on opérait la sélection avant l'union des sexes, en défendant aux tarés de se marier (tuberculeux, névropathes, syphilitiques, lépreux...) on aurait une oligogénie, mais saine, au lieu d'une polygénie vicieuse (De l'Eugennetique, Pr Pinard, *Bulletin médical,* 1912, p. 1123). L'avenir de la race est sous la dépendance de la *puériculture avant la procréation.* La civilisation a perverti la sélection naturelle et la sélection sexuelle. Le mariage est devenu fonction sociale, au lieu d'être fonction naturelle, apte à la conservation d'une race forte. Dans la société actuelle, les malvenus, les chétifs, les impotents survivent, se marient et produisent une génération inférieure de corps et d'esprit. Th. Richet, pour parer à la dégénérescence de la race, propose une sélection humaine imposée par les lois. La puériculture appliquée avant la procréation et continuée pendant la gestation peut éviter les désastres de la mortinatalité, de la débilité et des difformités, c'est-à-dire la naissance de malheureux tarés, dégénérés ou difformes. La puériculture avant la procréation comprend l'étude de l'*hérédité* et l'*Eugennetique*. L'intoxication alcoolique et la syphilis sont les types les plus fréquents des détériorations du germe, l'Eugennetique doit en faire disparaître les lamentables conséquences. Elle étudie les effets nocifs des convalescences, suite d'intoxications et d'infections, et recherche, en vue de l'amélioration de la race, les moments physiologiques les plus favorables à la reproduction, aussi bien chez l'homme que chez la femme.

L'eugénie de Galton comprend l'étude des *facteurs* soumis au contrôle social, qui peuvent augmenter ou diminuer les qualités sociales physiques ou mentales des futures générations et aura une grande place dans la puériculture avant la procréation. L'eugennetique en sera l'application dans la fonction de reproduction. Il faut éviter les mauvaises réussites dans la conception. Les naissances doivent être voulues dans des conditions normales pour que la natalité soit forte, saine par la qualité, si elle est faible par le nombre, pour éviter la naissances des tarés, des dégénérés et des difformes.

La mère fournit par moitié au genre humain : mais elle fait plus dans l'acte de procréation : elle incube et nourrit le produit de conception pendant toute la durée de la vie intra-utérine ; et, si elle allaite son enfant pendant ces deux premières années de la vie extra-utérine ; elle fournit un bien plus fort contingent que le père à l'hérédité morbide.

Dans un remarquable article du Dr Milian, médecin des hôpitaux, paru dans la *Revue des hôpitaux* en mai 1907, sur l'hérédité de la tuberculose, l'auteur débute ainsi : « Lorsqu'on parle aujourd'hui de tuberculose héréditaire, on est regardé comme réactionnaire. On n'a plus le droit de croire à l'hérédité de la phtisie... il n'y a plus que la divinité nouvelle : la contagion. » J'ajouterai qu'il en est de même de la lèpre.

L'héritage est tout ce que l'on tient de ses ascendants par le fait de la conception, dans la voie normale ou pathologique. L'hérédité familiale, ethnique et même atavique se voit dans la lèpre.

L'illustre Virchow a développé ses idées sur l'hérédité morbide au Congrès de Moscou, en août 1896. « De même, a-t-il dit, que pour qu'un être prenne naissance, il faut qu'un autre précédent lui donne la vie, de même les cellules sont soumises à cette loi de succession héréditaire. Il ne peut y avoir de maladie, il ne peut y avoir de néoformation que si, d'abord il n'y a une cellule vivante. Le microscope nous fait connaître cette succession héréditaire de la vie.

L'embryon n'est donc que la fusion de deux cellules, de l'ovule et du spermatozoïde, apportant chacune sa quote-part de propriétés et de vices du générateur dont elle émane. Dans la succession des générations, les protoplasmas — substratums matériels de l'hérédité — transmettent les qualités des générateurs et des ancêtres de la lignée. Ainsi, dans la reproduction sexuelle, il y a conjonction du plasma germinatif mâle et du plasma germinatif femelle. L'être issu de cette fusion peut avoir en puissance des caractères qui ne seront pas exprimés en lui, et que néanmoins il pourra transmettre à ses descendants. Or toute cellule organique reçoit de l'œuf fécondé toutes les tendances héréditaires qu'elle contient puisqu'elle renferme une parcelle de nucléine du noyau embryonnaire. Mais les déterminants du plasma génératif peuvent être modifiés par les circonstances externes ou bien sommeiller; d'où hérédité arrêtée ou atavique, reparaissant plus ou moins tard dans la suite des générations. Le plasma germinatif — partie de la substance des parents — est immortel et se perpétue dans les enfants, de génération en génération. Les microsomes du bâtonnet chromatique de l'œuf fécondé transmettent les caractères anatomo-physiologiques de l'espèce et de la famille, et en même temps la qualité chimique du terrain organique, c'est-à-dire l'aptitude morbide et même l'état réfractaire à la maladie (Debierre).

Le Pr Raymond s'exprima comme il suit dans un discours prononcé à l'Académie de médecine de Paris, le 21 février 1905: « L'hérédité est un mot difficile à préciser; mais il répond à une réalité. C'est l'aptitude à faire éclore des affections nerveuses, conférée à un organisme vicié par les générateurs placés dans les mêmes conditions d'hérédité ou soumis à certaines influences pouvant agir sur le système nerveux. Plus je vois des maladies nerveuses, plus je les étudie, plus je m'aperçois que la loi de l'hérédité domine leur étiologie. » Et plus loin le savant professeur ajoute : le traitement réellement prophylactique consisterait dans le contrôle médical des mariages, en vue d'empêcher les unions des sujets tarés dans leur système nerveux (pages 102, 110 de la brochure du tirage à part et *Encé-*

phale, n° 1, janvier 1907). Dans l'observation d'une hystérique, relatée page 150, il est dit : une lourde hérédité pesait sur elle.

Les malheureux atteints de maladies nerveuses sont des victimes de l'hérédité morbide, dit le Pr Déjerine.

La lèpre, bien que maladie bacillaire, offre, notamment dans ses formes nerveuses — où le bacille fait souvent défaut, — tant de manifestations neuropathiques qu'elle s'approche considérablement des névroses.

Selon le Pr Chantemesse, la transmission des caractères acquis dans l'ordre physiologique et surtout dans l'ordre pathologique n'est pas contestable. Par quel mécanisme s'exerce l'action de l'organisme sur les cellules germinatives ? La substance de l'ovule et du spermatozoïde subit une imprégnation qui aboutit à la perte ou à la diminution de vitalité. L'hérédité est la transmission des propriétés des ascendants aux descendants par le mélange et la fusion des filaments chromatiques des cellules germinatives, maternelle et paternelle. Cependant cette transmission familiale et atavique n'est pas fatale. La réduction de la substance chromatique, dans les actes des cellules germinatives, peut réduire et écarter les qualités des parents, qui sommeillent pendant une ou deux générations, puis se réveillent dans la descendance. » Toutes ces vérités sont mises à jour par l'observation clinique des lépreux. On voit bien par ce qui précède que dans l'esprit de cet éminent bactériologue, le bacille ne joue un rôle, ni exclusif, ni constant dans la transmission des maladies héréditaires. D'autre part, l'hérédité morbide détermine, même dans les maladies nerveuses, des stigmates tels que l'infantilisme, la microcéphalie, la prognathisme, le bégaiement, des tics, etc., selon Lombroso.

L'étude des cagots, descendants incontestables des lépreux, offre aussi des stigmates patents de leur hérédité ancestrale. Il y a donc dans le fait incontestable de l'hérédité physiologique et pathologique une réunion de puissances occultes qui déterminent la transmission des qualités — quelles qu'elles soient, anthropologiques, physiologiques, psychiques, pathologiques — des générateurs et des ancêtres à la descendance avec modifications essentielles par des circonstances fortuites, sous l'influence des forces ou des circonstances ambiantes. Ce retour vers les ancêtres se voit parfois chez les arrière-petits-enfants des lépreux.

L'hérédité pathologique est l'interruption de l'hérédité normale, selon Moret. L'hérédité pathologique découle donc de l'hérédité physiologique et s'explique par un vice dans le germe. Il y a transmission des tempéraments et des prédispositions morbides. Néanmoins l'hérédité de la lèpre ne constitue pas une loi mathématique, loin de là, fort heureusement, le lépreux ne transmet pas toujours sa maladie à ses descendants, pas plus qu'un individu quelconque ne lègue infailliblement ses attributs physiques, moraux ou morbides à sa lignée. Nous insistons derechef sur ce point, car l'hérédité n'est pas fatale. Nous avons vu des enfants privilégiés demeurer indemnes et cela lors même que les deux générateurs étaient lépreux avancés. L'arthritisme, la scrofulose, la tuberculose, la syphilose, la léprose, les névroses appartiennent donc à la grande classe des maladies héréditaires.

L'hérédité pathologique est homologue ou hétérologue, similaire ou dissemblable. L'arthritisme est presque toujours, selon Bouchard, une maladie héréditaire transmissible à la descendance. Un père herpétique engendre des enfants également herpétiques ou bien goutteux, asthmatiques, lithiasiques, rénaux et hépatiques. Dans ces cas, on peut toujours suivre le lien héréditaire, la filiation permettant de rattacher à la souche les ramifications les plus éloignées et les plus divergentes. C'est là une hérédité polymorphe. Cette mutabilité pathologique héréditaire se rencontre souvent dans la lèpre qui est tubéreuse chez le père et nerveuse chez le fils. Il y a transmutation, l'essence de l'état morbide restant identique. Parfois il y a alternance dans les manifestations des tares héréditaires et même réversion vers la toute première expression morbide de l'ancêtre lépreux, comme dans l'atavisme zoologique et botanique. Ainsi un lépreux de la forme tubéreuse peut transmettre à ses enfants ou à ses petits-enfants sa lèpre identique, ou bien, la maladie changeant d'expression, se reproduira dans la descendance avec des manifestations différentes, celle de la lèpre tropho-nerveuse, de la maculeuse ou de la mutilante. Plus tard dans la lignée, la lèpre peut récupérer, derechef, sa forme primitive et revenir, par exemple, à la forme tubéreuse léonine. Parfois la maladie atténuée ou fruste ne consistera qu'en quelques légers symptômes mal définis dont la nature échappera aux non experts en la matière, bien qu'il ne s'agisse que d'un reliquat de la lèpre bien accusée des ascendants

C'est ainsi que nous avons rencontré, parmi les descendants de lépreux, des sujets n'ayant comme expression de leur lèpre héréditaire qu'une légère atrophie des muscles de l'éminence hypothénar, avec un doigt auriculaire incurvé et de l'anesthésie ou bien de l'hypoesthésie de la peau correspondante. Enfin la maladie originaire, plus atténuée encore, s'écartera davantage du cadre pathologique primitif et apparaîtra sous forme de troubles nutritifs, bien éloignés de la souche; ce sera de la paraléprose, comme de la paratuberculose, de la parasyphilose, ou bien ce seront des dystrophies diverses, consécutives à la lèpre des ascendants.

Les modifications de nutrition du côté des téguments et de leurs annexes, présentés par les cagots, descendants certains des lépreux fournissent un remarquable exemple de l'hérédité atavique déchue de sa puissance primitive et se bornant à des troubles nutritifs, ainsi que l'a prouvé une mémorable discussion devant l'Académie de médecine de Paris, à laquelle nous avons pris part en exposant nos recherches documentaires puisées sur les lieux mêmes, dans le Béarn (*Bulletin de l'Académie de médecine de Paris,* 31 octobre 1892).

La congénitalité, c'est-à-dire la présence chez les enfants de la maladie des générateurs au moment de la naissance, est la meilleure preuve de l'hérédité. Or, bien que rares, de tels exemples ont été observés tant dans la léprose que dans la tuberculose.

On doit inférer de tout ce qui précède que l'hérédité de la lèpre comporte des gradations. Ainsi, il y a hérédité directe ou indirecte, celle en retour, celle par influence, et même innéité, et d'autre part indemnité malgré l'état morbide des générateurs; ce qui représenterait une combinaison analogue à la combinaison chimique de deux corps d'où résulte un troisième totalement différent de ceux dont il est le produit. Nous avons vu des enfants d'un et même de deux géniteurs lépreux, n'hériter d'aucun d'eux et rester indemnes jusqu'à un âge très avancé.

Charrin prouva par des expériences multiples et variées, continuées pendant des années, l'immense influence de l'état de santé des géniteurs sur les descendants. Les cellules du fœtus sont modifiées, quant à leur structure, leur fonctionnement, leurs sécrétions; le terrain organique est modifié, d'où la prédisposition (mères tuberculeuses dont les enfants ne parviennent pas à terme ou bien naissent chétifs et meurent sans granulations). Nous avons constaté les mêmes effets de l'hérédité lépreuse chez les produits de mères lépreuses ou de père lépreux, celles-là étant indemnes.

L'hérédité de la lèpre peut être effectuée ab ovo ou bien par infection in utero. C'est le spermatozoïde du lépreux qui transmet la lèpre au produit de conception d'une femme indemne; ou bien le père étant sain, l'enfant puise son hérédité dans l'ovule ou bien dans le sein de sa mère lépreuse.

Le Dr Orth s'est exprimé devant la Société de médecine de Berlin (4 janvier 1904) de la manière suivante : Ne parlons plus désormais de maladies héréditaires mais toujours de maladies congénitales. Il exprima ainsi l'opinion générale de la savante Allemagne sur l'hérédité qu'elle rejette.

Le Dr Jankelevitch (*Sem. médicale,* 2 septembre 1903) critiqua savamment les idées de Weismann. Les caractères pathologiques sont aussi inhérents à l'espèce humaine que les caractères normaux, à cette différence près que les derniers sont généraux, tandis que les premiers restent limités à quelques individus seulement, et demeurent souvent latents jusqu'au moment de trouver les circonstances nécessaires à leur éclosion. D'ailleurs, ainsi que cela a été dit, l'hérédité subit le transformisme par le milieu, les conditions extérieures et l'adaptation (Lamarck, Darwin).

Le Dr Martius a combattu l'hérédité dans un remarquable rapport. Néanmoins on y lit la phrase suivante : La clinique nous force de compter avec un facteur constitutionnel individuel héréditaire. Cette élocution suffit pour annuler toute la luxurieuse polémique de l'auteur (*Sem. médicale,* 19 avril 1905). Néanmoins le Dr Martius rejette le mot hérédité qu'il remplace par l'expression *déterminantes morbides.*

Et bien qu'il ne veuille sous aucun prétexte du mot hérédité, il conseille pourtant que dans les mariages on recherche une bonne constitution générale et qu'on évite les familles dont la généalogie possède une *déterminante morbide spéciale* se répétant par trop souvent. En bon français, cela veut dire, tout simplement, que dans les mariages on doit éviter les tares héréditaires. C'est là ce que font, en Orient, dans les localités lépreuses, les parents des jeunes gens à marier. Ils refusent toute liaison matrimoniale avec des descendants de lépreux, lors même que la lèpre n'a pas paru dans les familles depuis deux et trois générations; car la maladie est considérée comme héréditaire à longue échéance d'une manière discontinue.

Il est évident que, lorsqu'une hérédité pathologique règne dans une famille, on peut souvent la combattre en agissant sur les rejetons dès leur naissance. Et, dans l'espèce, si les enfants des lépreux continuent à vivre dans les mêmes conditions que leurs générateurs — misère physiologique, absence d'hygiène, abus d'aliments putrides, séjour dans les foyers lépreux, — ils seront enclins, vu leur souche, à devenir lépreux. Cependant — et c'est là ce qui met l'hérédité de la lèpre hors de toute contestation — des enfants de lépreux, enlevés à leurs familles dès leur naissance, transportés bien loin dans des endroits indemnes, et élevés dans les meilleures conditions, ont vu leur maladie familiale germer chez eux, bien que vivant dans des milieux où il n'y a point de lèpre; Falcao de Lisbonne, Lourenço Magalhaës du Brésil, et Zambaco ont été témoins de tels faits, ainsi que plusieurs de nos collaborateurs exerçant en Orient dans des localités lépreuses. Or, Wilesby eut tort d'affirmer, à la Conférence de Berlin en 1896, que jamais un enfant, séparé de ses parents lépreux dès sa naissance, ne devient lépreux dans la suite; car l'hérédité peut faire éclater la lèpre quand même.

Maintenant quel est le rôle qui incombe à chacun des progéniteurs dans la procréation des lépreux? Y a-t-il prépondérance ou égalité dans la répartition, en général, des attributs de la santé ou de la maladie de la part du père et de la mère aux rejetons issus de ces deux facteurs collaborateurs dans l'acte de la genèse? Et de quelle manière s'effectue la transmission de cette hérédité matrimoniale aux descendants? Et pour commencer, quel est le modus faciendi, lors de la fécondation et dans la suite, de cette transmission des maladies, en nature, en puissance ou en aptitude; quelle est la part dévolue réciproquement à l'ovule et au spermatozoïde dans leur embrassement fécondant? Nous croyons utile, avant de restreindre la question à l'hérédité de la lèpre, de faire quelques emprunts aux connaissances en cours sur l'hérédité en général. Cela facilitera notre tâche.

D'après ceux qui réduisent toujours l'hérédité à un acte de contagion, l'enfant d'un générateur lépreux pourrait le devenir par le sperme du père. Les microorganismes se fixeraient sur les spermatozoïdes, sans en altérer la vitalité, tout en communiquant un pouvoir pathogène, comme la pébrine des vers à soie, fait démontré par Pasteur. Hallopeau admet, en général, l'hérédité paternelle et se demande si le pouvoir infectant réside dans les spermatozoïdes ou bien dans le sérum de la semence (*Journ. des mal. cutanées et syphilitiques,* décembre 1904). Selon G. Kurs, qui s'occupa de l'hérédité de la tuberculose, le sperme des phtisiques sans tuberculose miliaire génitale ou pelvienne n'est pas virulent. Le bacille ne séjourne pas dans le sang avant la cachexie chez le cobaye, ainsi que dans la granulie de l'homme. Cet auteur admet que les bacilles de Koch peuvent arriver au placenta par la voie hématogène, mais en quantité minime, excepté dans la granulie de la mère. Il soutient que, dans la plupart des cas, la tuberculose se produit par inhalation du bacille par l'air inspiré et détermine une lésion pulmonaire, l'influence directe de l'hérédité étant secondaire. D'où il conclut que l'on doit séparer, dès leur naissance, les enfants de leurs parents tuberculeux pour les soustraire à la tuberculose (*Thèse,* Paris, 1890).

Nous citons toutes ces opinions parce que la léprose et la tuberculose ont certaines analogies entre elles dans leur mode de propagation, analogies que certains auteurs ont même forcées, au point d'appliquer à la première absolument tout ce que l'on voit dans la seconde et de conclure d'une manière identique, ce qui est de trop.

Nous n'avons jamais pu constater le bacille spécifique dans le sperme des lépreux de la forme tropho-nerveuse, ni dans celui des sujets atteints de la forme mutilante, pas plus que chez les lépreux tubéreux, même léonins excepté — ce qui a lieu rarement — lorsque la glande séminale est elle-même envahie par des tubercules lépreux ulcérés mettant à nu les conduits séminifères en partie détruits et béants. D'autre part, il ne nous a pas été donné non plus de trouver le bacille de Hansen dans les ovaires ou dans les ovules des lépreuses, lors même qu'il s'agissait de lèpre tubéreuse très avancée avec nombreuses ulcérations cutanées et buccales, grouillantes de bacilles. Nous sommes donc en droit d'en conclure que, dans la lèpre, l'hérédité ne s'opère pas directement par le bacille. Aurait-elle lieu par ses toxines ? Nous serions disposés plutôt à admettre une transmission héréditaire potentielle, énergétique, échappant à nos sens. Encore une fois, l'hérédité directe, le passage de la graine, disons du bacille morbigène, est chose rare dans la tuberculose et dans la léprose, si tant est qu'il ait lieu dans cette dernière dont nous nous occupons exclusivement en ce moment. En général, l'hérédité, matériellement parlant, est insaisissable ; peut-être consiste-t-elle en une modification du terrain, des humeurs, si l'on veut bien, par les vices transmis dans la procréation ; ce qui constitue, le plus souvent, la prédisposition à la réceptivité. De nombreuses expériences donnent un appui solide à cette manière de voir. Charrin parvint à modifier, par l'alimentation, les humeurs des animaux, et à créer ainsi des terrains favorables au développement des germes pathogènes. Avant tout, nous devons avouer que, bien souvent, le savant est impuissant à percer le profond mystère qui cache l'essence des phénomènes ; ce qui doit le conduire à la modestie (Lurette). Quant à moi, j'avoue en toute sincérité, mon ignorance, en répétant les paroles de Pascal : Humiliez-vous, raison impuissante.

Une autre question se présente ici : Les enfants issus d'un mariage mixte, c'est-à-dire d'un couple dont un seul conjoint est lépreux, deviennent-ils plus souvent lépreux, lorsque c'est le père qui est lépreux, ou bien lorsque la mère seule est atteinte ? En d'autres termes est-ce l'hérédité paternelle qui est la plus fatale, ou bien la maternelle ? Dans la combinaison des deux cellules, mâle et femelle, lors de la conception (amphimixis), lorsqu'on croise deux animaux d'espèce ou de variété différente, les produits présentent un mélange des propriétés des parents, et parfois une réversion vers un aïeul ou vers un ancêtre éloigné (atavisme).

Selon Ziegler (Congrès de Wiesbaden, avril 1905) la cellule femelle contient le même nombre de chromosomes que la cellule mâle, d'où égalité d'influence des deux progéniteurs dans le fruit de l'acte génésique par l'hérédité, par le mélange des qualités propres du père et de la mère. Mais il y a des variétés de combinaisons. De sorte que, si dans une cellule germinative les chromosomes du père ou de la mère ont prévalu, le nouvel individu se rapprochera plus de l'un ou de l'autre ; ce qui remontera jusqu'aux grands-parents. Ainsi le physique et la prédisposition morbide sont hérités des ancêtres qui à leur tour ont hérité de leurs ascendants, sauf modification postérieure, souvent limitée, par l'hygiène et l'éducation. L'atavisme est la manifestation la plus puissante de l'hérédité (Chantemesse) et la puissance atavique est telle qu'au milieu d'une race (animaux ou homme), la plus pure en apparence, surgit tout à coup un sujet porteur du type des grands-parents ou des ancêtres très éloignés. L'atavisme est tenace dans la lèpre chez les descendants des Hébreux de la Bible. En zootechnie on constate souvent la prépondérance du père dans l'hérédité. Le mulet, issu de l'accouplement d'un âne avec une jument, brait; tandis que celui qui provient d'un cheval et d'une ânesse hennit. En outre, on doit tenir compte de l'énergie physiologique relative des procréateurs. C'est ainsi qu'un vieux baudet fait invariablement des mules aux juments qu'il saillit; la femelle, étant d'une meilleure constitution et santé, l'emporte (Sanson). C'est la sélection naturelle.

Nous avons vu de notre côté que dans les couples mixtes — lorsqu'un seul conjoint est lépreux — l'enfant est doté le plus souvent par le géniteur le plus vigoureux; l'hérédité pathologique, lépreuse, s'efface sous l'action bienfaisante du pur, du jeune et fort conjoint. En général les métis humains joignent les qualités des deux géniteurs; cependant l'un ou l'autre peut prédominer. On a vu, dans l'union d'individus de race caucasique et nègre, des jumeaux dont l'un avait des attributs de la race blanche et l'autre ceux de la noire.

J'ai publié un cas fort curieux d'hérédité de la lèpre. Le père seul étant lépreux, un des enfants jumeaux hérita de sa maladie, l'autre restant indemne jusqu'à sa mort qui eut lieu à un âge avancé. On sait que dans la grossesse gémellaire, chaque ovaire peut fournir un ovule ou bien le même ovaire a fourni tous les deux (grossesse biovarienne ou monoovarienne), et chaque ovule peut être fécondé par un coït différent ou bien tous les deux par le même coït. Ainsi on a vu une femme, ayant eu des rapports successivement à bref délai avec un blanc et un nègre, mettre au monde un enfant blanc et un mulâtre; on peut donc penser, à la rigueur, que cette femme de lépreux, ci-dessus mentionnée, a eu des relations à bref intervalle avec deux hommes dont l'un indemne et l'autre lépreux, et que chaque enfant gémellaire a hérité de son propre père.

Au Congrès de la tuberculose, tenu à Paris en janvier 1888, le Dr Latorre a dit avoir observé que lorsque le père est sain vigoureux, il exerce la plus favorable influence sur la santé du fœtus, quel que soit l'état de santé de la mère. Par contre s'il est malade, le fœtus ne s'accroît pas, quelles que soient la santé et la taille de la mère. Les choses ne se passent pas ainsi dans la lèpre. D'après nos observations, le conjoint sain et jeune influence le plus souvent, la progéniture. Hutinel et Landouzy ont vu des enfants nés d'une mère saine et d'un amant phtisique devenir tuberculeux, alors que restaient indemnes les autres enfants nés de la même mère et du père légitime non tuberculeux. Peut-on mettre en doute l'hérédité dans ces cas?

Cependant le rôle de la mère paraît à priori être prédominant dans l'hérédité, en général. Car, outre la part prise dans la conception par l'ovule, l'embryon reste en communauté de circulation avec la mère, pendant toute la durée de la grossesse; il y a en outre l'allaitement, parfois. Or la mère, continuant après la conception à influencer le fœtus, outre sa contribution à l'héritage par son facteur ovule, devrait prendre une plus large part que le père dans la transmission de ses états personnels, celui-ci n'ayant fourni que son spermatozoïde.

G. Loisel fit plusieurs communications à l'Institut de France (Académie des Sciences) sur la toxicité du liquide séminal, et des produits génitaux des ovaires et des testicules. Nos recherches, dit ce savant, doivent attirer l'attention du biologiste au moment où la théorie de la mutation vient montrer l'importance des éléments sexuels dans la transmission des caractères héréditaires. Lorsque le sperme est toxique, il est probable que le spermatozoïde est porteur d'une certaine quantité de toxalbumine qui vient exciter la matière vivante. De leur côté les substances toxiques solubles contenues dans l'œuf viendraient à leur tour réagir sur la tête du spermatozoïde et ainsi seraient déterminés les phénomènes de cinèses successives qui suivent la fécondation (séance du 27 novembre 1905).

Lorsque le père est lépreux seul, la mère restant indemne, comment expliquer la transmission de la lèpre, si ce n'est par le spermatozoïde? D'autre part le sperme d'un syphilitique ou d'un lépreux, ne présentant même rien d'appréciable à nos sens aidés des meilleurs instruments en notre possession, peut néanmoins recéler le germe de la maladie constitutionnelle héréditaire et le transmettre à sa progéniture, lors même que le corps du géniteur est pur de toute manifestation depuis longtemps ou bien qu'il tient l'infection de son grand-père, lèpre familiale et ancestrale. Et chose curieuse, ce germe en puissance ne se transmet pas fatalement à tous les enfants. De vieux syphilitiques, ne portant plus depuis bien des années aucun stigmate morbide et qui ont déjà procréé des enfants sains, peuvent en voir venir d'autres absolument syphilitiques. De même, parmi les enfants de lépreux il y en a qui échappent à l'hérédité morbide, lorsque leurs sœurs ou frères intercalés sont lépreux. Est-ce que le germe occulte, constant chez tous les descendants, épargnerait les enfants qui ne présentent pas les conditions nécessaires à son évolution par le fait de leur bonne constitution? ou bien les circonstances ambiantes, causes secondes, selon qu'elles sont propices ou défavorables à son développement, favorisent-elles ou bien entravent-elles le réveil de l'hérédité?

La lèpre muette et absente pendant une et même deux et trois générations, peut apparaître plus tard et émerger d'une manière inattendue, dans les localités même indemnes de lèpre, où les descendants de lépreux se sont réfugiés, et sans avoir eu de relations avec des lépreux. Peut-on nier l'hérédité dans ces cas? Il y en a qui sont nés bien après la mort des grands-parents lépreux.

On s'est demandé si l'enfant d'un lépreux, naissant et demeurant sain, jouit d'une immunité congénitale? Si l'enfant d'une lépreux porte une prédisposition spéciale ou bien s'il a en lui à l'état d'incubation l'hérédo-lèpre tardive? Ou bien enfin si, naissant de par son origine héréditairement avec une aptitude, il contracte plus facilement la lèpre par contagion, qu'un individu né dans des conditions opposées, c'est-à-dire, issu de parents indemnes? L'observation clinique démontre que la lèpre peut être léguée par le père ou par la mère — lèpre spermatique, lèpre ovulaire — ou bien par les deux à la fois. Le germe, constatable ou occulte, a infecté le produit par la conjugaison de la cellule mâle ou femelle, dans la fécondation. Les descendants d'un seul procréateur lépreux et, à plus forte raison, de deux géniteurs à la fois lépreux, peuvent être frappés par l'hérédité manifestant dans sa vie fœtable ou dans sa vie extra-utérine depuis l'enfance jusqu'à la puberté, l'âge adulte, et, exceptionnellement, même à un âge avancé. Les descendants directs des lépreux peuvent être respectés, l'hérédité surgissant à la seconde, à la troisième génération, et même au delà.

Selon Bazin la lèpre est très héréditaire. Danielssen et Boeck ont rencontré 127 fois l'hérédité sur 145 cas de lèpre tubéreuse. Ils ont remarqué que la maladie se propage surtout en ligne collatérale et jusqu'à la quatrième génération. Le Dr Guérault dit aussi qu'en Norwège et en Islande, il est commun que l'hérédité franchisse deux et trois générations. Il croit aussi que l'hérédité est plus fréquente du côté maternel que du côté paternel, indifféremment quant au sexe de l'enfant. D'après ce que j'ai vu, l'hérédité est presque fatale, lorsque le père et la mère sont tous deux à la fois lépreux. L'action nocive héréditaire se trouve doublée alors et devient bien plus redoutable. En effet il est évident que les couples lépreux offrent plus de raisons, plus de tendance, plus de probabilités pour produire des enfants lépreux, que lorsqu'un seul géniteur est lépreux, l'autre jouissant d'une parfaite santé et robustesse. Je répète que je suis autorisé à dire, de par l'observation, que la transmission héréditaire de la lèpre est presque fatale lorsqu'il y a estoc, c'est-à-dire double hérédité, lorsque le père et la mère sont lépreux. Les expériences zootechniques nous faisaient prévoir la chose. En effet celles-ci nous enseignent que lorsqu'on unit des sujets possédant les mêmes qualités, on obtient chez les produits une plus grande accentuation de ces qualités. Si, dans les accouplements éclectiques, il y a accentuation plus grande des qualités, ou exaltation en bien, une eugénie, — comme l'appelle Galton dans sa remarquable thèse, — l'addition de qualités morbides identiques doit avoir également pour effet de les mieux répercuter chez les enfants issus de ces combinaisons doublement pathologiques. En d'autres termes, deux facteurs lépreux, tuberculeux, arthritiques ou névrosés, additionnent et doublent leur action; et ils augmentent certes les chances des rejetons à éprouver cette double fâcheuse hérédité morbide familiale.

Nous avons déjà dit que dans la léprose, de même que dans la tuberculose, le germe héréditaire peut atteindre activement et visiblement l'œuf et l'embryon. Dans ce cas le fœtus vient au monde porteur déjà de la maladie héréditaire avec son escorte symptomatique indéniable (bien que le fait soit rare) ou bien les manifestations surviennent plus ou moins longtemps après la naissance; parfois même il y a tare ancestrale tardive, ou bien la puissance du germe morbide — les circonstances ambiantes aidant, la misère — détermine l'avortement. Nous avons vu aussi que l'hérédité paternelle, sous quelle forme que ce soit, se transmet directement du père à l'enfant, la mère restant indemne. Landouzy a rapporté aussi de tels faits dans la tuberculose; et de notre côté aussi nous avons dit que cette immunité de l'épouse, de la mère des lépreux était constante. D'autre fois le descendant n'hérite que d'un terrain favorable, d'une aptitude ou d'une réceptivité propice à l'implantation du germe, du bacille morbigène, et à son éclosion. On ne naît pas alors lépreux ou tuberculeux, mais léprosable et tuberculisable.

Dans la tuberculose, qui offre de nombreux points de ressemblance avec la léprose, ainsi qu'on l'a vu, Landouzy envisage l'hérédité sous deux chefs : la typique, par transmission directe du bacille, du générateur à l'engendré (ce qui est rare) et l'atypique (commune) qui a lieu sans infection bacillaire, par transmission d'un état diathésique que j'appellerai énergétique, potentiel. La même chose se voit aussi dans la lèpre. Le fait est que l'hérédité, généralement admise avant la découverte du bacille de Koch, a beaucoup perdu de terrain, de son importance, dans ces derniers temps ; et qu'on alla jusqu'à la nier. Mais après l'emballement, il survint, comme toujours, un revirement. D'ailleurs, Koch lui-même n'a jamais nié totalement l'hérédité. Au Congrès de Londres en 1901, il s'exprima de la manière suivante : La tuberculose héréditaire existe réellement; mais elle est très rare eu égard à la contagion. Péter disait, on ne naît pas tuberculeux, mais tuberculisable. Selon Bouchard la tuberculose, dans l'hérédité, se transmet en expectative et non en nature. Landouzy démontra que la toxine tuberculeuse peut passer à travers le placenta. Les vétérinaires belges ont vu des veaux entachés de tuberculose dès leur naissance, bien que Nocard ait contesté le fait.

La lèpre apparaît en général à la puberté ; mais les exceptions sont fréquentes, soit bien avant cet âge, soit à une époque avancée de l'existence, à 60 ou 65 ans, bien que ces faits soient rarissimes.

Enfin, l'influence de l'hérédité est démontrée d'une manière indiscutable par le fait que des enfants de lépreux ou de tuberculeux, séparés de leurs parents dès leur naissance et mis dans les meilleures conditions, devinrent néanmoins plus tard lépreux ou tuberculeux. Dans ces cas la léprose et la tuberculose se comportent absolument d'une manière identique. Souvent, dans ces circonstances, on a recueilli les faits bien à la légère, sans enquête sévère: et imbu que l'on était d'idées préconçues, on attribua à la contagion ce qui revenait de droit à l'hérédité.

Certes lorsque les enfants des lépreux naissent et sont élevés dans de bonnes conditions ambiantes, il y a transformisme. Alors l'hérédité manque l'occasion de faire explosion et s'annule à la longue. Cela se voit chez les lépreux transportés dans des pays où il n'y a pas de lèpre, où ils sont convenablement alimentés et observent, incomparablement mieux que dans leur pays, les préceptes de l'hygiène. En effet, il n'y a pas d'hérédité physiologique ou pathologique qui ne se modifie par l'ambiance. Les Norvégiens lépreux, vivant dans la plus profonde misère et dans la plus sordide saleté chez eux, voient même leur propre état s'améliorer en Amérique, grâce au bien être obtenu dans ce pays. Consécutivement leur lèpre s'améliore, se ralentit, s'arrête, recule même, et les enfants qu'ils engendrent, dans ces conditions satisfaisantes, gardent leur hérédité muette, et d'autant plus qu'ils sont soustraits eux-mêmes aux funestes circonstances où vécurent leurs parents dans la mère patrie, foyer de lèpre. Je ne saurais assez répéter que, parfois, les parents immédiats, père et mère, sont sains, lorsque la lèpre apparaît d'une manière surprenante et inconcevable parmi leurs enfants. En cherchant bien dans ces cas, on parvient à découvrir une hérédité éloignée ascendante ou collatérale. C'est qu'il y a, en effet, en pathologie, une hérédité collatérale. La maladie, la lèpre dans l'occurrence, se rencontre chez des neveux ou des cousins des lépreux, les parents directs restant indemnes. En ces cas, dans la lignée ascendante primitive, dans la souche familiale, il y a eu des lépreux. L'observation démontre péremptoirement le fait.

Or la négation de l'hérédité en pathologie, dans la léprose surtout, ne saurait être partagée par les léprologues qui observent les lépreux, les suivent et enquêtent scrupuleusement dans les secrets des familles en remontant à plusieurs générations. La doctrine contraire, émanant d'une présomption spéculative et non de l'étude des malades, égare ceux qui n'ont pas eu l'occasion et le temps de voir par eux-mêmes et de bien voir. Les savants léprologues norvégiens, auteurs du traité de la spedalskhad, Danielssen et Boeck, ont trouvé l'hérédité 189 fois sur 213 cas. Elle peut exister laissant plusieurs générations indemnes. Rayer (*Traité des maladies de la peau*), Cazenave et Schedel, Erasmus Wilson, Bazin, Lamblin (*Thèse*, Paris, 1871), De Kigalla (*Bulletin de l'Académie de Médecine de Paris*, par Littré, 1859-1860), Schilling, admettent l'hérédité, ainsi que Cavasse (*La lèpre aux Antilles, Thèse*, Paris, 1881), Hardy, Dujardin-Beaumetz, Léloir, Le Roy de Méricourt et bien d'autres.

La lèpre est donc une maladie héréditaire. La clinique prouve qu'elle l'est plus ou moins selon les pays. Le Dr Besnier ne nia pas l'hérédité de la lèpre ; mais il la considéra comme un facteur presque négligeable dans la propagation de la maladie, certes, d'après ce qu'il a observé à Paris, dans un petit cercle. Mais les léprologues très experts ont autrement vu. Néanmoins, il mentionne, en parlant du consentement de l'organisme, à recevoir la lèpre — ce qui est applicable à toutes les maladies — les conditions protoplasmiques constitutionnelles, héréditaires ou non. Notre illustre et regretté collègue de l'Académie soutint ailleurs, que, dans l'hérédité de la lèpre, il ne s'agirait que d'une hérédo-contagion et non d'hérédité vraie dans le sens ancien, d'une tare formative de la cellule initiale. C'est tout comme pour la variole contractée dans l'utérus et pour toutes les maladies virulentes qui résultent de la transmission des générateurs au produit d'un élément spécifique extrinsèque introduit par la voie séminale ou plus certainement par la circulation utéro-placentaire ; si cela est ainsi dans l'esprit de notre cher confrère, comment se rend-il compte de l'atavisme de la lèpre, dans les cas de paraléprose qu'il admet chez les cagots, descendants éloignés des lépreux, qui sans présenter des manifestations lépreuses typiques, offrent des modifications nombreuses de leur corps qu'on attribue à leurs ancêtres indéniablement lépreux, fait que le Dr Besnier accepte lui-même ? Voici la conclusion finale du Dr Besnier : « Il est certain qu'on peut la contracter (la lèpre) par hérédité ; mais le péril de cette hérédité est moins grand qu'on ne le croit, et celle-ci n'est pas fatale. » Le Dr Besnier accepte l'atavisme paralépreux, c'est-à-dire la transmission aux arrière-petits-enfants des lépreux, des tares diverses constituant les paraléproses dues aux toxinoses pathogénétiques. Il admet donc l'atavisme paralépreux, chez les cagots, comme reliquat héréditaire de la lèpre ; tandis qu'il rejette ou bien il restreint l'action de l'hérédité dans sa transmission en nature chez les descendants directs. Ainsi l'hérédité s'opérerait à grande distance dans la lignée, tandis qu'elle serait presque nulle à proximité ! Cependant, l'apparition de la léprose par bonds avec discontinuité, sans transfiguration, se voit très souvent dans la descendance des lépreux, sans qu'on puisse invoquer la contagion. On est surpris de voir que l'hérédité affaiblie, atténuée, diluée sous forme de dystrophies paralépreuses n'est pas niée par notre éminent ami ; tandis que l'hérédité plus concentrée, plus proche de la source, telle quelle, plus expressive du patrimoine, est récusée. C'est que le point de départ induit en erreur les plus grands esprits, et conduit à contester les faits réels. Comme la lèpre ne saurait être transmise — de par la théorie — que par l'agent pathogène vivant (le bacille) et qu'on ne le rencontre dans l'organite primaire au moment de sa constitution, soit au fœtus après son organisation effectuée, il n'y aurait pas possibilité de devenir lépreux par le fait qu'on a un géniteur atteint de léprose. Voilà ce que dicte la théorie bacillaire. Mais l'observation des familles lépreuses réduit à néant toutes ces belles conceptions spéculatives. Car, positivement, dans la lignée des descendants de lépreux en d'autres termes dans les familles lépreuses, la maladie apparaît par-ci, par-là, en dehors de toute autre causalité. Pour expliquer le fait courant, de notoriété universelle, de la non-contagion des femmes de lépreux, le Dr Besnier admet la loi de Baumès-Colles. Cette interprétation, possible lorsque les femmes ont conçu du fait de lépreux, ne saurait s'appliquer à celles restées indemnes, sans grossesses, bien qu'en relations sexuelles continues avec leurs maris lépreux, porteurs parfois d'ulcères foisonnant de bacilles, même sur les organes génitaux. Or la lèpre ne se comporte pas comme la syphilis.

Les bacilles lépreux et leurs toxines peuvent-ils passer à travers le placenta et transmettre ainsi en nature, la lèpre aux produits de la conception ? Les travaux de Strauss et de Chamberlent, de Grancher, de Malvoz, de Chantemesse et Widal, de Netter, de Birch-Hirschfeld et Luborsch, de Lannois et Brian, Charrin, prouvent une telle perméabilité placentaire dans les maladies infectieuses. Dans des placentas de lépreuses ou de femmes saines engrossées par des lépreux, que nous avons envoyés à Strauss et à Nocard, ces éminents bactériologues n'ont pu trouver le bacille de Hansen.

Dans un remarquable travail, couronné par l'Académie de médecine de Paris, Chamberlent, professeur agrégé à la Faculté de Bordeaux (sur l'influence des maladies de la mère sur l'état de santé du fœtus) arrive, par ses observations et expériences aux considérations suivantes : « Les principes toxiques du sang maternel ne sont pas arrêtés par le placenta. Par conséquent, toute maladie de la mère aura un retentissement sur l'organisme fœtal. Il faut tenir compte de l'agent infectieux et aussi des toxines qui imprègnent le sang maternel. Lorsque l'infection de la mère est généralisée, le placenta n'oppose pas de barrière infranchissable, et l'infection envahit le fœtus. » Mais si cela est ainsi, comment expliquer dans la léprose l'indemnité de l'enfant conçu et mené au monde par une mère lépreuse, ainsi que nous en avons vu des exemples ? Chamberlent fait remarquer avec raison, comme les auteurs plus haut cités, que si le fœtus ne prend pas la maladie (tuberculose) dans l'utérus de la mère, il y prend une prédisposition spéciale à contracter la maladie. Ce serait, dans ces cas, non une hérédité effective, mais une hérédité prédisposante. Cependant l'agent pathogène peut se transmettre de la mère au fœtus à travers le placenta (fièvre typhoïde, variole, charbon et même tuberculose). Nous ajouterons la lèpre à cette liste, selon nos observations, bien que le fait soit exceptionnel, comme dans la tuberculose. La syphilis maternelle tient une place prépondérante dans l'hérédo-syphilis. Mais le fœtus peut-il tenir de ses parents lépreux une immunité contre la lèpre, comme cela se voit dans la syphilis conformément à la loi Profeta ? *Toujours est-il que la mère qui accouche d'un enfant lépreux, par le fait de son mari lépreux, reste constamment saine.* Il n'y a pas de choc en retour, comme on dit, à l'encontre de la syphilis qui, en général, passe du père à la mère par le message de l'enfant syphilitique, le contraire constituant une exception.

Selon Gaertner, l'infection de l'ovule humain par des bacilles maternels serait plus fréquente que celle par le spermatozoïde, ce qui expliquait l'hérédité latente de la tuberculose ; tandis que d'autres auteurs expliquent cette hérédité maternelle par le filtrage, à travers le placenta. Nous devons faire remarquer que les expériences entreprises par de nombreux savants sur les animaux, pour étudier le mode de transmission de la tuberculose, ne peuvent pas être faites pour la léprose, non transmissible aux animaux. Or les résultats des expériences faites pour la tuberculose ne peuvent être absolument applicables à la léprose, sans restriction et par seule analogie. L'hérédité de la lèpre ne saurait être approfondie que par l'étude attentive des familles lépreuses dans leur filiation successive. C'est à la clinique seule qu'il incombe de résoudre cet important et difficile problème de l'hérédité de la lèpre. On doit suivre longuement la progéniture des lépreux en prenant son temps contre l'adage : *fa presto.*

Dans une communication faite à l'Institut, le 15 novembre 1906, Levaditi et Sauvage déclarent avoir vu le tréponéma pallidum dans l'ovule, même dans l'ovaire d'un enfant hérédo-syphilitique du service du Pr Pinard. Le Dr Sereni se livra à d'intéressantes recherches sur la transmissibilité des parasites de la malaria, de la mère au fœtus, chez les femmes gravides de la campagne romaine désolée par la maladie. Les nouveau-nés n'ont pas présenté le parasite, pas plus que des signes de la malaria. Or le parasite a été arrêté par le placenta, tandis que dans les territoires sanguins maternels des placentas, presque toutes les hématies renfermaient des parasites. Conclusion : la transmission de la malaria de la mère au fœtus, à travers un placenta normal, doit être extrêmement rare, si tant est qu'elle existe.

Le lait des lépreuses ne nous montra jamais le bacille de Hansen, de même que Tornu n'a pu constater la bactéridie de Laveran chez les nourrices atteintes de malaria. Il n'y a donc pas, *a priori,* de probabilité pour qu'un enfant gagne la lèpre en suçant le sein de sa mère lépreuse. Dans une discussion qui eut lieu à la Société de Dermatologie de Paris, sous la présidence du Dr Besnier, plusieurs membres de ce corps savant, se fondant sur cette absence des bacilles spécifiques dans le lait, ont opiné qu'on pouvait laisser la mère lépreuse nourrir son enfant, sans rien risquer. J'ajouterai, pour appuyer cliniquement cette innocuité, que j'ai vu deux fois des nourrices mercenaires lépreuses, provenant des îles de l'Archipel, nourrir jusqu'au sevrage — 15 à 16 mois — des enfants de familles constantinopolitaines, et cela sans que je fusse consulté, et à l'insu des familles du danger encouru. Ayant été appelé plus tard à donner mes soins à des membres de ces familles, j'ai été à même d'observer tant les nourrices que les nourrissons que je suis attentivement depuis, à part moi. Ces enfants, âgés aujourd'hui de 24 et de 22 ans, restent jusqu'à présent parfaitement indemnes.

Chose curieuse : il en est de la lèpre comme de la syphilis ; un ou deux enfants de lépreux peuvent n'être pas touchés par la maladie, tandis que d'autres intercalés héritent de la lèpre paternelle ou maternelle ou doublement familiale. De plus, autre point de ressemblance dans l'hérédité avec la vérole : la lèpre peut se manifester à la naissance bien que rarement, ce qui est fréquent dans la syphilis ; ou bien à un âge plus ou moins avancé, très avancé même. Selon le Pr Landouzy, le père tuberculeux peut transmettre sa maladie à son enfant en infectant l'ovule sans que la mère soit contaminée. Cela est constant pour la lèpre. Enfin l'observation nous a démontré que les enfants issus de mariages mixtes — dans lesquels un seul conjoint est lépreux — sont bien plus souvent lépreux lorsque la mère est lépreuse, le père étant indemne, que vice-versa.

Quelques exemples péremptoires de l'hérédité de la lèpre : Des enfants de lépreux, isolés dès leur naissance, sont devenus lépreux malgré cette précaution.

Le Dr Zeferino Falcao, le savant président de la section de dermatologie du congrès international tenu à Lisbonne en 1906, partisan de l'hérédité, a publié le fait probant suivant : Un enfant de lépreux, séparé de ses parents et transporté dans un endroit où il n'y avait point de lèpre, n'échappa pas, néanmoins, à son hérédité morbide, et fut atteint de lèpre à son adolescence. Le Dr José Lourenço de Malgalhaës, directeur de la léproserie de Sao Paulo au Brésil, qui s'étonne de voir nier l'hérédité de la léprose, nous transmit la narration suivante : A Eslancia, ville de l'état de Sgripe, pays natal de ce distingué léprologue, qu'il connaît à fond, il n'y a pas de lèpre, si ce n'est dans une seule famille : Un étranger au pays, Portugais d'origine, célibataire et lépreux, vint s'y établir. Il eut des relations clandestines, au su de tout le monde, avec une dame mariée, d'où naquirent des enfants adultérins qui n'ont jamais vécu avec leur père réel, lépreux, qu'ils n'ont même pas connu. Ils ont été élevés sous le toit du père putatif. La lèpre se déclara d'abord chez la fille adultérine du lépreux intrus dans cette famille indemne, et plus tard chez les enfants de cette fille extra-légale : c'est-à-dire les petits-enfants du lépreux portugais en furent également atteints. En dehors de cette famille, dans la lignée de laquelle la lèpre continue à se montrer par hérédité clandestine, il n'y a aucun autre lépreux à Eslancia.

Le Dr Jeanselme cite dans son travail sur la lèpre à Madagascar deux faits certains d'hérédité : A la léproserie de Ambohidratimo, deux enfants furent enlevés à leur mère le jour même de leur naissance et élevés au biberon dans la norsely éloignée de l'asile. Néanmoins ces enfants devinrent lépreux et furent rendus à leurs parents lépreux en 1902. Malgré cette démonstration fournie par lui-même, le Dr Jeanselme accuse la contagion familiale et n'admet pas l'hérédité.

Cependant, dans ce même mémoire, communiqué au congrès de Berlin en 1904, il dit aussi que le Dr Clarac de la Guyane française a publié plusieurs arbres généalogiques qui démontrent que la lèpre s'acharne sur certaines familles douées d'une hérédité de prédisposition. Nous avons constaté, de notre côté, sur les registres de quelques léproseries les mêmes noms revenir maintes fois dans le cours des années ; ce qui prouve l'hérédité familiale. L'hérédité a besoin d'une continuation dans les mêmes conditions, pour être durable, pour pouvoir se transmettre des géniteurs ou des ancêtres aux descendants. C'est là le secret de l'hérédité naturelle, spontanée ou artificielle. Cette dernière est démontrée en zootechnie par la sélection, en botanique aussi. Mais on doit également tenir compte des milieux. Dans l'hérédité, il y a réunion de puissances occultes qui déterminent la transmission incompréhensible des qualités, quelles qu'elles soient, des géniteurs et des ancêtres, à la progéniture, à la descendance (Gustave le Bon, *Lois psychologiques des peuples*, 1895).

Le Dr Lourenço du Brésil, un léprologue des plus expérimentés et des grands cliniciens en la matière, m'écrit : pour nier l'hérédité de la lèpre il faut avoir l'esprit imbu des doctrines ultra-contagionnistes (La lèpre au Brésil : Morphéa no Brazil). Selon Bouchard la diathèse est un trouble permanent des mutations nutritives qui prépare, provoque et entretient certaines maladies.

Tous les anciens auteurs admettent l'hérédité que les bien jeunes rejettent. Ce dédain des antérieurs est inadmissible. Négliger le passé d'une science c'est tout bonnement la recommencer tous les jours (Dezeimiris).

Le Dr Roux, de Barcelone, a démontré par ses recherches, palpablement, l'hérédité de la lèpre : En fouillant dans les registres de la léproserie de San Lazzaro, il constata que les mêmes familles fournissent une suite généalogique de lépreux. Après dénégation opiniâtre des détenus actuels, devant l'évidence des faits ils finirent par avouer leur héritage (Mém. publié in *Revue des scien. méd. de Barcelone*). En compulsant les registres de la léproserie de l'île de Chio, le Dr Constantinidi, médecin de la municipalité, fit les mêmes constatations: ainsi qu'on le verra plus loin.

Le Dr Kaiser Haïk, chargé par le gouverneur du Liban, Naoum pacha, de rechercher comment la lèpre s'est introduite à Koura, petite ville du Liban, isolée dans les montagnes, où tout le monde se connaît et se surveille, s'occupa scrupuleusement de la question et fit un rapport officiel consciencieux dont nous extrayons les parties culminantes. La lèpre reste circonscrite dans une seule famille d'où elle ne sortit que par les alliances matrimoniales. L'examen généalogique méticuleux prouva que d'abord seule la famille Bouliés comptait quelques lépreux. La maladie continua à la seconde génération et dans les descendances subséquentes. Plus tard la famille Sabouh fit alliance avec la famille Bouliés. Il y eut alors des lépreux parmi les descendants de cette union. Il n'y a jamais eu aucun cas de lèpre parmi les membres et les ascendants de la famille Sabouh non liés à la famille Bouliés. Un jeune homme d'une autre famille, Karam-el-Kouri, indemne, épousa une demoiselle Bouliés épargnée elle-même par la lèpre. Néanmoins une des filles de cette dernière fut lépreuse. M. Yaoucha et Hym Hama, tous deux lépreux, descendent également de mariages d'individus appartenant à des familles indemnes avec des membres de la famille Bouliés. Le Dr Haik affirme que la lèpre s'est propagée à Koura par les croisements avec la famille B. qui transmit la lèpre héréditairement par ses membres même non lépreux personnellement. Il n'y a aucun cas de lèpre en dehors de ces liaisons. Il conseille, donc, pour arrêter la propagation de la maladie à Koura, d'empêcher tout mariage avec les descendants de la famille B. Or la lèpre a montré une filiation familiale héréditaire incontestable dans le district de Koura, dans le Liban, et point de contagion.

Voici un autre fait cueilli dans les meilleures conditions et absolument démonstratif de l'hérédité de la lèpre. Le Dr Pascaliadi, un confrère distingué exerçant à l'île de Mycono, de l'archipel hellénique, entreprit des études sur la manière dont se comporte la lèpre dans cette localité éloignée des grands centres et où l'on peut suivre pas à pas la propagation de la maladie parmi les habitants. Il nous transmit l'observation suivante : K., meunier, d'origine juive, vint s'installer à Mycono avec son père. Son grand-père paternel était lépreux ; mais celui-ci ne vint jamais à Mycono. Le père de K. mourut à Mycono, indemne et très âgé. Le petit-fils du juif lépreux qu'il n'a pas connu, eut neuf enfants dont l'aîné, une fille, est âgée de 18 ans.

Tous ces enfants sont indemnes jusqu'à présent. K., leur pére, était bien pourtant jusqu'il y a 8 ans, lorsqu'il présenta à la face les premiers signes de la lèpre : chute des sourcils, de la moustache, gonflement spécial de la figure et des oreilles, etc. La maladie progressa et le rendit léonin, hideux. Néanmoins il continua à vivre au milieu de tout le monde, et à exercer sa profession de meunier. Une de ses deux sœurs succomba aussi à la lèpre. M., fille du frère de K., fut également atteinte de la lèpre léonine. Aucun autre habitant de l'île, bien que tout le monde continuât ses relations avec cette famille juive, sans la moindre précaution, ne fut contaminé.

J'ai cité dans mon livre *Voyages chez les lépreux,* un cas d'hérédité indiscutable : une lépreuse de Chypre, vivant dans la léproserie, devint enceinte, accidentellement. Elle fait ses couches mystérieusement, échappant de l'établissement, et dépose son enfant dans un village de l'île dans lequel il n'y a pas de lépreux. Nous avons dit que dans les contrées où règne la lèpre, certaines localités sont toujours restées indemnes, je le répète, avec bien des léprologues et en parfait accord avec tous mes honorables collaborateurs d'Orient exerçant dans diverses localités lépreuses : à côté de villages où la lèpre sévit il y en a d'autres, constamment épargnés, sans qu'on puisse se rendre compte de ce privilège. Or cette enfant abandonnée par sa mère lépreuse dans un village où il n'y a pas de lèpre, fut adoptée par une famille aisée, stérile, et élevée par une nourrice, puis par une bonne, entourée de soins et très affectionnée par sa famille d'adoption. A l'âge de 10 ans cette enfant abandonnée devint lépreuse et, la maladie progressant, on fut obligé de la placer, à 14 ans, à la léproserie où la mère reconnut sa fille, narrant son histoire d'enfant abandonnée avec tous les épisodes. Voilà donc un autre exemple de l'hérédité de la lèpre qui combat l'opinion émise par plusieurs médecins, savoir que les enfants des lépreux enlevés à leurs parents, dès leur naissance, et mis à l'abri de la contagion — cause unique de la transmission de la lèpre selon eux — n'ont jamais la lèpre.

Voici encore d'autres faits, à nous personnels, qui prouvent l'hérédité de la léprose. Bien que de nombreux lépreux ambulants, de 400 à 500, exerçant des métiers divers, vivent mêlés à la population de Constantinople, il n'y a pas de Contantinopolitains qui aient gagné la lèpre. Nous avons suffisamment fait ressortir dans nos travaux cette absence de contagion à Byzance. Tous nos lépreux sont des étrangers à la ville. Ils proviennent des îles de l'Archipel et d'autres localités lépreuses de l'empire ottoman. Les Juifs seuls, domiciliés à Constantinople depuis plus de quatre siècles, continuent à présenter des lépreux dans leurs rangs. Ce fait ne saurait être expliqué que par l'hérédité ethnique.

J'ai été surpris, et d'autres confrères de Byzance avec moi, de voir, exceptionnellement, quelques Grecs, nés à Constantinople même, de parents sains et n'ayant pas eu des relations conscientes avec des lépreux, être atteints de lèpre, ce qu'on serait tenté de prime abord d'attribuer à la contagion occulte, s'opérant à distance, ignorée, occasionnée par des lépreux libres, ambulants, ou par des objets touchés par ces derniers et ensuite par ces Constantinopolitains contaminés ainsi par hasard et à leur insu. Nous possédons quelques cas qui entrent dans cette catégorie de faits que nous avons montrés à plusieurs confrères de Constantinople. Or, en scrutant bien l'origine et les commémoratifs des familles de ces lépreux grecs constantinopolitains, nous avons toujours pu remonter jusqu'à leur hérédité. La plupart de ces lépreux, issus de parents immédiats sains, comptaient dans leur patrie des ancêtres, à divers degrés, lépreux. Tous, bien que natifs de Constantinople, que la plupart n'ont jamais quittée pour voyager, étaient originaires de par les deux générateurs ou bien par un seul, de pays où la lèpre sévit endémiquement : des îles de Chio, de Mételin, de Marmara, etc. Tous ces lépreux constantinopolitains observés par nous n'ont pas vécu et n'ont pas eu de relations directes avec des lépreux. Seule l'hérédité peut expliquer comment et pourquoi ils devinrent lépreux, lorsqu'aucun autre habitant de Constantinople, privé d'une telle hérédité familiale, ne fut lépreux. La ville de Constantinople ne saurait être considérée comme une localité lépreuse. Car aucun Constantinopolitain n'a jamais gagné la lèpre des nombreux lépreux étrangers ou juifs qui sillonnent nos rues, mendiants ou vendeurs, et même placés impunément dans les familles comme domestiques, employés, même comme nourrices. Nous avons développé avec force détails ce sujet dans une publication récente: *La contagion de la lèpre en l'état de la science*, 1907, Masson.

Tous mes nombreux correspondants, exerçant dans les localités lépreuses d'Orient, affirment l'hérédité de la lèpre, le plus souvent discontinue et remontant à plusieurs générations. Le peuple y croit tellement qu'on refuse, en général, tout mariage avec des descendants de familles qui comptent des lépreux, même éloignés, dans leur ascendance.

L'action héréditaire des lépreux sur leurs enfants comprend trois termes, savoir: la création d'une prédisposition, les tares de nutrition (dystrophies, dégénérescences, l'immunisation) et la transmission de la lèpre en nature. Le Dr Besnier admet aussi la prédisposition héréditaire constitutionnelle, mais elle consisterait en une résistance affaiblie à la contagion. De sorte que la contagion serait de rigueur et exclusivement nécessaire pour les descendants de lépreux, qui pourront devenir plus tard lépreux. Ce qui veut dire que, hors de contagion postérieure à la naissance, aucun enfant de lépreux ne saurait devenir lépreux. Il y a donc tergiversation. Pourtant les faits parlent bien haut. D'abord, nous l'avons vu, des enfants de lépreux, transportés de suite après leur naissance dans des localités indemnes, sont devenus lépreux plus tard, sans aucune contamination. Puis, autre fait démonstratif, des petits-enfants de lépreux dont les enfants étaient indemnes, nés dans des localités où il n'y a pas de lèpre, sont devenus lépreux bien qu'ils n'eussent même pas connu leurs grands-parents lépreux demeurant dans des contrées éloignées.

Selon le Dr Gonzalez de Las Palmas (anti-contagionniste), si les deux facteurs, femme et homme, sont lépreux, les enfants le sont communément. Si un seul conjoint est lépreux, les enfants peuvent rester indemnes; mais leurs descendants pourront avoir la lèpre, et ils l'ont, en général, malgré leur union avec des personnes saines. Le Dr Gluck (*Deutsche medizinische Wochenschrift*, 1904, n° 38) examina la descendance de plusieurs lépreux. Sur 34 fils ou petit-fils de lépreux, 9 ont été indemnes, 4 lépreux incontestables, et 21 présentaient des symptômes qu'il considère comme consécutifs à la lèpre ancestrale, et qu'il désigne sous le nom de para-léprose : épaississement des nerfs cubitaux et péroniers, atrophie des petits muscles de la main, déformation de l'auriculaire, dystrophie des ongles, sans anesthésies... Je dois faire remarquer que bien des fois, j'ai constaté ces signes chez les descendants de lépreux que je considère eux-mêmes comme lépreux atténués.

Or pour combattre la propagation de la lèpre, ce n'est pas la contagion qu'il faut empêcher, mais le mariage soit des lépreux entre eux, soit d'un lépreux et d'une personne saine. Et, comme il arrive très souvent qu'au début de la lèpre les signes qui annoncent la maladie soient légers et peu appréciables — congestions fugaces et à répétition, surtout de la face souvent à forme érysipélateuse, macules temporaires de la peau à peine appréciables, hypoesthésie, rétraction légère de l'auriculaire avec diminution du volume musculaire de la région hypothénar dans la forme tropho-nerveuse, succession de panaris dans la forme mutilante... — il faudrait ne permettre le mariage que sur certificat émanant d'un médecin expert.

A la conférence de Berlin de 1896, on a soutenu que les lépreux n'engendrent pas et que, par conséquent, la lèpre ne saurait se transmettre par hérédité (Avarez de Hawaï, Kübler, Dyer, Hansen); il y aura donc extinction de la lèpre par la non-reproduction des lépreux. La Commission anglaise de la Leprosy Fund a soutenu que la lèpre confère la stérilité, que les femmes lépreuses ne conçoivent pas (il y aurait même une ovarite lépreuse) et que les glandes séminales sont lésées. De sorte que la procréation est rare chez les lépreux ; d'où extinction spontanée de la lèpre. Vu cette stérilité, dit-elle, il serait inutile d'empêcher le mariage des lépreux. Cependant selon sa statistique même les couples lépreux produisent 64,7 pour 100 : Lorsque le mari est lépreux, 59,4 pour 100 et lorsque la femme seule est lépreuse 70,4 pour 100. Selon nous, la fertilité des lépreux est limitée, principalement si les deux conjoints sont atteints. Le pouvoir procréateur est surtout restreint chez la femme lépreuse bien plus que chez l'homme, l'autre conjoint étant indemne. D'ailleurs plusieurs grossesses n'arrivent pas à terme ou bien les enfants meurent peu après la naissance. Selon la commission anglaise 5 ou 6 pour 100 des enfants des lépreux sont atteints par la maladie. J. Adams croit aussi que les unions entre lépreux sont une cause d'extinction de la maladie, la faculté génératrice diminuant de plus en plus chez les enfants (Obs. ou morbid poisons acude and chronic). Nous répétons que ces assertions sont en contradiction avec ce que nous avons vu: les lépreux produisent et se reproduisent malgré la théorie qui veut qu'ils n'engendrent pas, et que la nature bienfaisante, sélectrice, finira par éteindre les hérédités morbides, par la stérilisation progressive. Nous avons observé des enfants naître très fréquemment, presque toujours des mariages mixtes (lorsqu'un seul époux est lépreux, mari ou femme) — et même lorsque tous les deux étaient atteints. Et ce qui plus est, nous avons vu des conceptions avoir lieu lors même que la maladie était très avancée et tout le corps couvert de tubercules lépreux ulcérés. Nous avons déjà signalé le fait dans des publications antérieures. Il est vrai que, lorsque la lèpre est très avancée, il y a le plus souvent avortement chez les miséreux des léproseries d'Orient qui vivent dans les privations et dans des conditions affreusement antihygiéniques, ou bien les enfants naissent dystrophiques, malingres, cachectiques, non viables, et succombent bientôt à l'athrepsie.

Au contraire, lorsqu'il n'y a qu'un lépreux dans le ménage, lorsque la lèpre est à son début, et que l'autre conjoint est sain, plein de jeunesse et de vigueur, les enfants naissent dans de bien meilleures conditions et prospèrent. Ils peuvent alors, par le fait de leur héritage, devenir lépreux à leur puberté; mais il est bien plus fréquent de les voir définitivement épargnés, notamment s'ils sont élevés dans de bonnes conditions hygiéniques. Exceptionnellement, des enfants de lépreux peuvent présenter les signes indubitables de la lèpre peu de temps après la naissance et même venir au monde avec des manifestations de la maladie. Nous avons fait reproduire de tels exemples, par la chromolithographie, dans notre livre *Les lépreux ambulants de Constantinople*. De tels faits n'avaient pas été observés avant nous. La commission anglaise de 1893 dit dans son rapport: « On n'a jamais vu un enfant naître avec la lèpre, ce qui serait considéré comme un cas congénital. » Mais la science a marché depuis 1893.

Lorsque la lèpre est familiale, les enfants peuvent présenter les signes de la lèpre lors même que les parents directs (père et mère) sont indemnes. Le Dr Besnier communiqua, en notre nom, à la conférence de Berlin de 1896, une note sur la progéniture des lépreux que nous croyons oiseux de reproduire ici. Nous l'avons insérée dans les lépreux ambulants.

Le Dr Besnier a dit à la Société de Dermatologie de Paris, le 8 février 1894, à propos d'un lépreux italien qui demandait s'il pouvait se marier : Quant au mariage, la contagion étant bien rarement observée dans nos climats (il devrait dire : n'ayant jamais été constatée), il me semble que l'on pourrait autoriser le mariage. Et Barthélémy ajouta : comme on ne peut déconseiller le mariage, ni les relations sociales dans la tuberculose, on doit en faire autant pour la lèpre, même lorsque la maladie est arrivée à une période avancée. Ces messieurs paraissent ne tenir aucun compte de l'hérédité. D'après ce que j'ai vu, lorsque le mari seul est lépreux, il y a plus de natalités que dans le cas contraire. Mes observations concordent avec celles de plusieurs de mes confrères exerçant dans les localités lépreuses d'Orient. Il se peut que la lèpre se comporte différemment ailleurs. Ainsi selon la Commission of the Leprosy Fund, la contagion et l'hérédité sont insuffisantes à expliquer la propagation de la lèpre. Pourtant, il est difficile de concevoir comment, en dehors de ces deux causes, on pourrait se rendre compte de la continuation de la maladie dans les localités où elle sévit endémiquement.

Il ressort de tout le contenu de ce travail que l'hérédité, qui n'échappa point à la sagacité de nos devanciers, se trouve confirmée de nos jours par les cliniciens et indubitablement démontrée. L'entraînement enthousiaste par les nouvelles conquêtes la combattit et la fit nier, bien à tort. Or, il faut en revenir à la tradition et réintégrer l'hérédité dans la causalité morbide. Cependant toute hérédité est subordonnée à des causes secondes qui souvent peuvent plus que les causes premières, dans le développement de toutes les maladies. Nous avons fourni des preuves incontestables de l'hérédité de la lèpre. Les affirmations, sans faits à l'appui, ne suffisent pas pour convaincre. La vérité est dans les choses et non dans les hommes qui les jugent. (Kelsch, *Hérédité de la tuberculose*).

Conclusions. — 1° L'hérédité pathologique est indéniable. La pathologie du produit commence parfois le jour de la fécondation. Les anciens grecs disaient : ton père t'a semé étant ivre (ὁ πατήρ σου μεθύων σε' ἔσπειρε). La lèpre est une maladie héréditaire. La démonstration en a été faite dans le cours de ce travail. 2° La lèpre héréditaire peut exister, exceptionnellement, au moment de la naissance ou bien paraître peu après. C'est la lèpre congénitale. Mais d'habitude elle se déclare vers la puberté. Elle peut débuter à l'âge adulte et même à un âge avancé, bien que le fait soit exceptionnel. 3° La lèpre héréditaire peut sauter une génération et plus. Elle se montre chez les petits-enfants et même chez les arrière-petits-enfants, lorsque les parents immédiats sont indemnes. Ces rejetons présentent la lèpre, lors même qu'ils sont nés dans des localités non lépreuses, qu'ils n'ont jamais été en contact avec des lépreux, et qu'ils n'ont même pas connu leurs ascendants lépreux, parfois morts déjà bien avant leur naissance. L'hérédité se manifeste dans ces circonstances, comme dans les maladies souverainement héréditaires, non bacillaires, dans les névroses (épilepsie, aliénation mentale), dans l'herpétisme, etc. 4° L'hérédité de la lèpre est familiale, parfois ethnique, comme chez nos Juifs d'Orient descendants directs des Hébreux de la Bible. La lèpre apparaît, parfois, comme reliquat des époques d'antan. Cette survivance de la lèpre est incontestable en Bretagne, dans le Finistère et dans d'autres départements (Milian). Elle existe aussi dans toute l'Europe où elle se manifeste de temps en temps d'une manière sporadique, sans nouvelle introduction, sans autre interprétation possible. 5° L'hérédité de la lèpre est homologue ou hétérologue. Les enfants ou les petits-enfants d'un lépreux tubéreux peuvent présenter la même forme de la maladie, ou bien une autre variété : la tropho-nerveuse, la maculeuse, la mutilante. La forme originaire, tubéreuse, peut réapparaître plus tard dans la lignée. 6° La lèpre peut se transmettre sous forme de paraléprose, comme la parasyphilose, la paratuberculose. Les cagots du Béarn fournissent une démonstration péremptoire de ces déviations, de ces troubles de la nutrition, qui ne sont qu'une sequelle de l'hérédité lépreuse. 7° La mère qui transmet la lèpre héréditaire à son enfant conçu par l'œuvre d'un lépreux, reste constamment indemne, selon nos observations. 8° Dans ces cas les placentas des ces femmes, ceux même des mères lépreuses n'ont pas présenté le microbe spécial qui également fait défaut dans le sang et dans les macules lépreuses des enfants nés lépreux (Strauss, Nocard). 9° La prétendue stérilité des lépreux est un leurre. Les lépreux produisent, mais peu. La conception peut avoir lieu lors même que le père et la mère sont tous deux lépreux, et, bien que rarement, lorsque la maladie est arrivée à son apogée. 10° Les avortements sont plus fréquents que les naissances chez les lépreux avancés et miséreux des léproseries d'Orient. 11° L'hérédité de la lèpre s'observe plus souvent lorsque les deux générateurs à la fois sont lépreux. Dans les mariages mixtes — où un seul conjoint est lépreux — le rôle de la mère paraît être prépondérant. Lorsqu'un des conjoints est sain et plein de jeunesse et de robustesse, il domine dans la procréation, en général, et les enfants sont épargnés. 12° L'hérédité lépreuse n'est pas fatale. Au contraire, fort heureusement, elle est relativement rare, surtout dans certaines contrées, même endémiquement lépreuses. 13° L'hérédité de la lèpre reste muette, lorsque les descendants des lépreux naissent et vivent dans les localités non lépreuses et dans de bonnes conditions hygiéniques; ce qui influe même sur leurs parents lépreux dont la lèpre se ralentit et s'améliore dans ces milieux bienfaisants; exemple les Norvégiens émigrés aux États-Unis d'Amérique et les lépreux du Brésil de la Havane, etc. vivant à Paris. De même que dans la syphilose, le générateur lépreux peut engendrer des enfants sains, intercalés entre les enfants lépreux. 15° Les causes secondes — nourriture, propreté, vie aisée — jouent un grand rôle dans le développement de la lèpre héréditaire, et cela même dans les localités lépreuses. 16° Néanmoins, la lèpre héréditaire peut se déclarer chez les rejetons des lépreux placés dans les meilleures conditions, éloignés des foyers lépreux, en dehors de toute contagion possible, et enlevés aux parents lépreux dès leur naissance. 17° Des parents immédiats indemnes peuvent procréer des enfants lépreux, par le seul fait d'avoir eu des lépreux dans leur ascendance; c'est là une preuve indiscutable de la lèpre héréditaire familiale. 18° Grâce aux progrès de l'hygiène publique et privée et à l'amélioration des conditions du prolétariat, la lèpre diminue de plus en plus, là où le paupérisme recule. C'est ce qui est arrivé dans l'Europe centrale, autrefois ravagée par la lèpre. C'est ce qui se voit, d'une manière progressive, dans les foyers lépreux actuels en décroissance. La léprose est, comme la tuberculose, une maladie de misère. Les pauvres, vivant dans de mauvaises conditions hygiéniques, sont bien autrement exposés, dans les localités lépreuses, à contracter la maladie, que les riches. Je suis même porté à croire que les lépreux riches ont la lèpre par hérédité; que ce sont des parvenus ou bien issus de parvenus dont l'ascendant comptait quelque lépreux. 19° On doit reconnaître aussi que, en général, la virulence de toutes les maladies infectieuses s'amoindrit de plus en plus à travers les siècles (lèpre, choléra, peste), principalement dans l'Europe centrale. En Orient la lèpre diminue là même où la misère est profonde et l'hygiène déplorable. 20° L'asexualisation serait un moyen efficace contre la propagation de la lèpre, en tarissant toute source d'hérédité. En Amérique (Indiana, Connecticut, Californie, Iowa Newada, New-York, New-Yersey, Washington), on asexue les êtres défectueux qui lèguent à leurs descendants une hérédité morbide, et pour priver du droit de de paternité les citoyens indignes, comme mesure *Eugénique*. On évite ainsi la procréation d'êtres *indésirables*. (Fous, épileptiques, criminels, etc.). Plus de 220 asexualisations furent réalisées en pratiquant la vasectomie chez les hommes et chez les femmes la salpingectomie ou l'oophorectomie. Dans certains États, il est interdit aux tuberculeux de se marier. Il serait convenable de mettre à contribution les progrès de la science et de détruire par les rayons X, en agissant sur les testicules et les ovaires, les facultés prolifiques des lépreux. Cette opération faite d'après les règles de l'art n'offre aucun danger pour la vie des patients. 21° La lèpre survit encore presque partout, comme reliquat de ses anciens ravages, d'une manière sporadique, même dans l'Europe centrale. Elle se montre souvent modifiée, atténuée; mais parfois aussi classique (même tubéreuse, léonine), comme en Bretagne (France), le Cantal (Milian) et dans les autres contrées européennes. 22° Le plus souvent elle survit fruste, de manière à échapper aux médecins inexpérimentés qui donnent alors d'autres dénominations à ces états morbides mal dessinés: maladie de Morvan, morphéa, sclérodactylie, aïnhum... On la qualifie aussi, parfois, de syringomyélie. De telles erreurs furent commises même par les princes de la science. Bien des fois elles furent dûment constatées et reconnues dans la suite, même par leurs auteurs. D'ailleurs on brouille sous le nom de syringomyélie des états morbides des plus disparates. Car la syringomyélie ne constitue qu'un syndrome et non pas une entité morbide. Toutes ces modifications et ces atténuations de la lèpre, qui donnent le change, se rencontrent dans les localités même où la lèpre sévit avec activité et violence, dans ses foyers actifs les plus ardents. 23° Une des mesures les plus efficaces pour endiguer la propagation de la lèpre, serait la prohibition des mariages entre lépreux, entre lépreux et individus sains et même — chose impraticable — la défense aux descendants des lépreux de contracter des liens matrimoniaux, tout au moins pendant trois générations consécutives. 24° L'organisation de colonies lépreuses, comme celle du Brésil et de Barcelone, constitue le meilleur moyen, au point de vue humanitaire et scientifique, pour améliorer l'état des malheureux, et pour éteindre ce terrible fléau. Par la séparation des sexes dans ces colonies, on prévient l'hérédité qui constitue dans tous les cas, un des facteurs indéniables de la propagation de la lèpre.

Dans un article paru dans la *Presse Médicale* du 21 juin 1913, le Dr G. Barbezieux, médecin de 1re classe de l'Assistance de l'Indochine, directeur des léproseries du Tonkin, intitulé *De la fécondité chez les lépreux,* fournit des statistiques sur leur reproduction. Après avoir combattu l'opinion émise par Hansen à la Conférence de Berlin, que la plupart des mariages entre lépreux sont voués à la stérilité, il transcrit ce qu'a avancé la commission anglaise *Leprosy Fund,* que sur 100 mariages 64 seuls ont été féconds. Quelle qu'en soit la cause, l'ovarite soupçonnée ou l'orchi-épididymite avec infiltrats, que l'auteur est porté à considérer parfois comme la première manifestation lépreuse, l'impuissance est rarement complète, ainsi que la stérilité. Cependant celle-ci existe, lors même que l'orgasme vénérien persiste et qu'on ne peut constater aucune modification du côté des glandes génitales. Le Dr Barbezieux attribue l'infécondité aux troubles du système nerveux consécutifs à l'intoxication lépreuse, au poison nervin, à la *muscarine lépreuse,* dont nous avons déjà parlé (Lara, A. Gautier), sans lésions apparentes de la cellule nerveuse. En omettant les explications théoriques, bornons-nous à l'examen du fait palpable, sans préjudicier la perturbation nerveuse incontestable dans la lèpre. La capacité de reproduction serait moindre aussi chez les issus de lépreux que chez leurs ascendants directs. Adams pensait que les mariages entre lépreux seraient une cause d'extinction de la lèpre, à condition que ces descendants ne pussent contracter mariage qu'entre eux. C'est ce qui serait arrivé pour les cagots issus de lépreux, qui ne pouvaient s'unir qu'entre eux de par la loi et les rigueurs populaires. Nous ferons remarquer que les familles cagotes, que nous avons étudiées en nombre dans le Béarn, sont très prolifères et transmettent successivement à leurs progénitures, depuis le moyen âge, les stigmates du cagotisme. Revenons donc à l'étude de la question *terre à terre,* à la statistique. Sur 172 lépreux qui ont contracté mariage au Tonkin, qu'un seul ou que les deux générateurs fussent lépreux, voici le taux de la natalité : mari seul lépreux, sur 102 ménages 77 étaient fertiles et 45 stériles. La femme seule était lépreuse dans 30 unions dont 19 fertiles, 11 stériles. Dans 40 ménages dont les 2 conjoints étaient lépreux, 21 furent fertiles et 19 stériles. Somme toute, en chiffres ronds 68 pour 100 de ces ménages se sont montrés féconds; la *Leprosy Fund* avait donné la proportion de 65 pour 100. Or, quand le mari seul est lépreux 75 pour 100 des unions ont été fertiles; quand la femme seule était lépreuse, 63 pour 100; et si les deux conjoints furent lépreux 52 pour 100 seulement sont restés fertiles. Notre confrère a observé comme nous, que les enfants des lépreux naissent mal développés, chétifs, peu résistants et qu'ils succombent dans la première année, dans la proportion de 80 pour 100. Les conditions d'allaitement aux léproseries avec le biberon seraient si difficiles que le Dr Barbezieux préfère que ces enfants soient nourris par leurs mères même lépreuses, lorsque la lèpre n'est pas ouverte. Il ajoute que la *contamination lui semble problématique pendant la période de l'allaitement.*

La contagiosité de la lèpre. — La contagiosité de la lèpre est la pomme de discorde entre les dermatologistes et même les léprologues. En effet, ceux même qui n'ont eu l'occasion de voir que quelques lépreux de passage dans leurs services nosocomiaux ou dans leurs cabinets de consultation, et ce qui plus est, des bactériologues non cliniciens, fort distingués d'ailleurs, se sont mis à plaider avec ferveur pour la contagion excessive de la maladie, et à jeter de véritables cris de paon pour appeler l'attention des gouvernements sur le danger imminent qui menace l'Europe d'être, à court délai, ravagée par le fléau du moyen âge, si l'on ne prenait pas des précautions sévères contre les lépreux venant de l'étranger ou des colonies, qu'une insouciance coupable laisse librement partout circuler.

La Conférence de Berlin sur la lèpre, tenue en 1896, imposa, par une autorité qu'elle s'est décernée, sans l'appui de la clinique, des ukases votés par la majorité constituée non par des léprologues, mais par des théoriciens qui ont puisé leurs arguments dans la microbiologie et dans les comparaisons et les analogies forcées avec les autres maladies infectieuses. De ce que la lèpre a son bacille spécial, a-t-on déclamé, elle doit irrévocablement être très contagieuse, comme la diphtérie, la peste... c'est là une induction *a priori* à laquelle la clinique donne le plus formel démenti. Cette grave question de la contagiosité de la lèpre, en Europe surtout, ne saurait être jugée, ni à pied levé, ni par des théories spéculatives ; mais uniquement et exclusivement par l'étude minutieuse et prolongée des lépreux, de leurs familles, de leurs entourages. Et pour nous en tenir, pour le moment, à l'Europe centrale, où de nombreux lépreux exotiques et quelques autochtones circulent dans toutes les capitales, mêlés à la population de toutes les catégories et sont soignés dans les hôpitaux, aux salles communes, on peut affirmer que, de mémoire d'homme, depuis un siècle, sans remonter jusqu'aux ténèbres des dates antérieures, depuis Alibert, depuis que la dermatologie est entrée dans la voie scientifique rigoureuse, pas un cas de transmission de la maladie ne fut jamais signalé à Paris. Le fait est certain, indiscutable. D'ailleurs aucun des éloquents orateurs de la Conférence de Berlin n'a cité un fait de contagion observé par lui-même. Aussi le Président de cette conférence, l'illustre Virchow, a-t-il dit, en s'adressant à l'assemblée, « qu'elle imposait tyranniquement un dogme sans démonstration ; car aucun membre ici présent n'a produit un fait démonstratif de la contagiosité qui reste à l'état de dogme. »

Il est concevable que, raisonnant théoriquement de ce qui se passe dans les maladies bacillaires, infectieuses en général, on soit porté à conclure à la contagiosité de la lèpre. Mais lorsqu'on étudie la question au point de vue pratique, on est étonné de constater qu'il n'en est rien, et que les nombreux lépreux ambulants de Paris et des autres capitales n'ont jamais transmis leur maladie à personne. Des colons ou des soldats rentrés en France lépreux, après un long séjour dans des localités lépreuses (Martinique, Guadeloupe, Madagascar, Ile de Réunion...), vivant dans leurs familles sans aucune précaution, n'ont jamais infecté personne. C'est ce que j'ai vu aussi, sans une seule exception, pendant quarante années d'études sérieuses, en Orient, où j'ai pu suivre durant de longues séries d'années de nombreuses familles qui n'ont toujours compté qu'un seul lépreux. Pendant des décades d'années, je n'ai pas perdu de vue un grand nombre de ces ménages mixtes, et je n'ai jamais vu que la lèpre passât d'un époux à l'autre. D'ailleurs, je ne suis pas le seul à proclamer cette vérité. Tous mes collaborateurs d'Orient, qui ont étudié la lèpre dans les localités où ils exercent, sont unanimes à cet égard, ainsi que la plupart des léprologues cliniciens de l'Europe, de l'Asie, de l'Afrique, de l'Amérique. On a dû voir les nombreux rapports insérés dans cette *Anthologie,* provenant de divers foyers lépreux. Tous les léprologues qui se sont attachés à faire de la clinique sont unanimes à cet égard.

Lorsqu'il s'agit de graves questions scientifiques qui concernent autant la science que la société, on doit se garder du romantisme. Or la légende chinoise des îles de Sandwich est un roman que le Dr de Méricourt, membre de l'Académie, réduisit à néant, preuves en main, devant la docte compagnie. Cependant les profanes, les publics, sont très disposés à se laisser fasciner par les exaltations imaginatives. Il m'est arrivé bien des fois de combattre les exagérations et les idées fantasques qui ont cours dans le meilleur monde. Sachant que je m'occupe de la lèpre depuis des années, des personnes distinguées des deux sexes m'ont souvent interrogé même à Monte-Carlo sur la véracité des faits contenus dans le roman de Xavier Le Maître : *Le Lépreux d'Aoste.* « Est-ce vrai, docteur, qu'une fleur touchée par un lépreux peut transmettre la maladie ou qu'un chien peut en servir de colporteur ? Mais c'est affreux que d'y penser ! vous dites qu'il y a des lépreux autour de nous ; comment donc faire pour se mettre à l'abri de leurs microbes voltigeants ? Et les fleurs qu'on nous offre, si elles étaient cueillies par des lépreux ? Il paraît aussi que les microbes grouillent sur les pièces de monnaie et sur les journaux lus par les phtisiques et les lépreux ! Oh mon Dieu ! » C'est que Xavier Le Maître, dans son troublant et si émouvant roman, prête au pauvre lépreux cette phrase : « Je ne touche jamais les fleurs que je cultive ; je craindrais les souiller et n'oserais plus les offrir ». Et le commandant fit abattre le chien du lépreux, de crainte qu'il ne portât, dans ses vagabondages, aux habitants de la ville où il se rendait souvent, le germe de la maladie !.

Un révérend Père a mis en circulation aussi des bourdes par des œuvres extra-ecclésiastiques qui, à cause de la qualité de l'auteur, ont trouvé accès et crédit dans l'aristocratie féminine. Dans son livre : *La lèpre est contagieuse,* Paris, 1887, il soutint que toutes les bêtes, les dindons, les cochons, l'âne même de la léproserie dont il dirigeait le psychisme, avaient contracté la lèpre ! Et pourtant jamais aucun expérimentateur n'a pu inoculer la lèpre à un animal quelconque. C'est une maladie exclusive à l'homme. Et pour en finir avec ces absurdes élucubrations, nous rapporterons le bouquet historique suivant : Au xve siècle, religieux par excellence et d'inspirations surnaturelles, on croyait officiellement aux billevesées comme celle-ci : « Il y a des exemples de Lamies qui, en regardant une personne en face, à qui elles voulaient nuire, lui ont fait subitement gonfler toute la figure et *lui ont donné la lèpre.* Ce n'est pas une consolation suffisante que de pouvoir brûler cet infâme suppôt de Satan » (F. Jacobi Sprengeri et F. Henrici, institoris inquisitorum Hereticæ malleus maleficorum, 1580, Bibliothèque nationale).

La métaphysique et le spiritisme prennent parfois possession des meilleurs esprits, et des savants y croient, ainsi qu'au diable et à l'enfer ! L'obsession du microbe actif ou latent hante les imaginations ! Autre erreur : Lorsque nous demandions à nos honorables contradicteurs où donc va sommeiller le microbe, le bacille de Hansen, pendant les 20 et 30 années d'incubation, et quand la lèpre saute une et deux générations, on nous répondait : « Les graines de l'époque des Pharaons et des Incas, datant même de 5000 ans, mises dans les conditions voulues, germent. » Cependant Maspero a envoyé à Brocq-Rousseu et Gain des graines de céréales trouvées à côté des momies, et ces graines n'ont point germé. Il en fut de même du blé de Pompéi (Institut de France, 9 mars 1908). Des graines préincasiques de la mission Berthon, déposées au musée etnographique du Trocadéro, celles même provenant de l'Herbier de Tournefort du muséum d'Histoire naturelle, placées dans les meilleures conditions de germination sont toujours restées silencieuses. Bref il y a grande différence entre les conceptions théoriques, imaginatives, idéales et la réalité.

L'observation en répudie les plus séduisantes d'entre elles et c'est elle qui est pourtant la vraie pierre de touche. Dans l'espèce, l'étude méticuleuse des lépreux, la clinique, démolit tous ces fatras théoriques. Les anciens dermatologues avaient vu clair. Ils avaient restreint la contagiosité aux colonies et la rejetaient pour l'Europe centrale. De même que pour les beaux-arts, on ne doit pas en médecine détruire ce qui a été fait avant nous; et, sans rester confiné dans les écrits d'Hippocrate et de Galien en refusant tout progrès, comme le pratiquait jadis l'antique École de Paris, on ne doit pas non plus brûler les bibliothèques; mais puiser dans l'ancien et le nouveau et chercher à concilier le tout par l'étude sur nature et par la vérification.

Les documents des contagionnistes sont toujours puisés dans des narrations apocryphes d'auteurs qui ont exercé dans les pays d'outre-mer et principalement dans quelques faits toujours les mêmes: celui du Père Damien, celui de Kéanu des îles de Sandwich, du petit Chinois, du Dr Gairdner d'Irlande. Pas une seule observation détaillée, récente, prise au centre de l'Europe, avec signature compétente, ne vint prouver la contagiosité de la lèpre, malgré les recherches assidues des ultracontagionnistes contemporains qui n'ont pu, depuis plus d'un demi-siècle, en découvrir un seul fait à l'appui de leurs théories spéculatives. Les quelques faits vagues, incertains d'antan sont toujours partout cités et copiés. Toutes ces légendes effrayantes survivent malgré les démentis infligés par des compétences à la suite de recherches méticuleuses et consciencieuses. C'est comme les autruches décapitées de l'Empereur Commode qui continuaient à marcher! On dirait qu'il en est comme des miracles de jadis qu'on ne voit plus s'accomplir de nos jours comme dans les temps heureux de l'ancien et du nouveau testament. La source en est tarie. Il est vrai qu'on pourra nous répondre par Lourdes, Saint Janvier et la Vierge de Rimini qui ne manquent pas de croyants convaincus. Si du moins on voyait pousser par miracles des bras et des jambes amputés! Dans tous les cas, puisque pendant 40 ans d'études assidues et de recherches méticuleuses, nous n'avons pu découvrir un seul fait de contagion chez les malades que je n'ai pas perdus de vue durant de longues périodes d'années, ainsi que leurs familles au milieu desquelles ils ont vécu sans la moindre précaution, on me concédera tout au moins que la contagion de la lèpre en Orient et dans l'Europe centrale constitue un fait rarissime. C'est comme le numéro gagnant le lingot d'or parmi des millions de numéros, je n'ai pas eu la main assez heureuse pour le tirer. Et nous nous trouvons en très bonne compagnie.

Alibert — le médecin qui créa la Dermatologie par ses études et son enseignement célèbre — ne croyait pas à la contagion. Il combattit, en 1815, Schilling et Ritcher qui soutenaient que la lèpre se propageait surtout par le coït. Après cet illustre observateur, ses successeurs éminents, parmi lesquels je citerai Biett, Lugol, Eméry, Gibert, Devergie, Cazenave, Bazin, Hardy, Hillairet, Lailler, Guibout, Vidal, Besnier, Quinquaud, Tenneson, Ducastel, tous ont bien cherché, et les survivants Fournier, Hallopeau, Balzer, Gaucher, Brocq, Darier, Thibierge, cherchent toujours avec le zèle d'Ichneumon un cas de contagion, sans avoir jamais eu l'aubaine de le découvrir. Ainsi il n'y a point eu d'exemple de contagion depuis plus d'un siècle que l'hôpital Saint-Louis existe ; et Dieu sait avec quelle pompe, gloire et jubilation, nos chers collègues auraient publié un tel fait qui justifierait leur doctrine intransigeante de contagion, restée jusqu'à présent, tout au moins pour Paris où ils observent avec leur science scrupuleuse, une théorie vaporeuse. Les théories passent ; tandis que les faits survivent. Faut-il ajouter que l'hôpital Saint-Louis est un réceptacle permanent de 10 à 15 lépreux qui vivent dans les salles communes et que dans le même établissement se trouvent également adjointes des divisions de chirurgie et de médecine de 272 lits, plus un service de 40 teigneux, et que tous ces malades ont toujours été en communication permanente avec les lépreux ? Selon Cazenave et Dezeimiris, l'hérédité de la lèpre paraît assez constante ; mais la contagion à laquelle avaient cru les anciens, les médecins grecs et les Arabes est mise en doute par le plus grand nombre des auteurs modernes (*Dict. de Méd.* ou *Répertoire général des sciences méd.*, t. XII, p. 250). Bazin répétait toujours : le vrai nosologiste part du malade et l'observation est son seul flambeau.

A propos de la pelade, maladie également bacillaire, et des beaux travaux qui démolissent son extrême contagiosité, le Dr Jacquet a lancé cette phrase troublante « *La Dermatologie vient de traverser une crise peu féconde de panmicrobisme.* Or tout en reconnaissant les grands services rendus par la microbiologie pasteurienne, on a tort de lui attribuer le privilège exclusif de décider de la contagiosité d'une maladie par le seul fait qu'il y a bacille. »

Jusqu'à l'arrivée de Danielssen et Boeck et de Virchow, le public tremblait à l'approche d'un lépreux qui par le contact, par ses effets, par son haleine pouvait, *ipso facto*, communiquer la maladie. Ces auteurs éminents démolirent, par l'observation clinique, cette frayeur datant de Moïse. Ils n'ont pas vu un seul cas de contagiosité parmi les nombreux spedalsques qu'ils ont étudiés avec la plus grande rigueur scientifique; pas un conjoint lépreux n'a contaminé l'autrè. Beaucoup d'individus sains ont vécu en compagnie des lépreux à l'hôpital Saint-Georges, à Bergen, pendant plus de trente ans sans qu'aucun fût contaminé. Ainsi l'illustre Danielssen, auteur de magnifiques travaux sur la lèpre, n'a pas vu un seul exemple de contagion depuis 1842 jusqu'à 1888, époque à laquelle je l'ai vu à Bergen, tant avant qu'après la découverte du bacille spécifique. Le Dr Kaurin, directeur de la léproserie de Moldé (Norvège), nous a dit aussi, à la même date, ne pas posséder un seul exemple de contagion, bien qu'il l'admette, ainsi que l'hérédité. Cependant plus tard, il me communiqua le fait suivant : Un des enfants d'un lépreux devint lépreux en couchant dans le lit du frère de son grand-père, lépreux lui-même; mais cet enfant appartenait à une famille lépreuse et il a pu avoir la maladie par hérédité. Ce cas n'est donc pas concluant. C'est le seul cité par le Dr Kaurin qui se trouve à la tête de la léproserie de Moldé depuis plus de 40 ans. Il ne paraît pas non plus avoir recherché chez les autres parents de cet enfant si la lèpre n'était pas familiale. Le Dr Danielssen a fait vingt inoculations sur des sujets sains, en *commençant par lui-même*, sans déterminer la lèpre. Un autre léprologue osa répéter ces expériences et n'a eu non plus que des résultats négatifs. Les médecins de la léproserie d'Honolulu, blessés bien des fois en autopsiant des lépreux, n'ont eu que des lymphangites vulgaires.

Toutes les fois que l'on a accusé un voyageur de transporter la lèpre et infecter un pays avec une rapidité qui tenait du prodige (le Chinois de Hawai, Madagascar, etc.) une enquête sérieuse prouva que la lèpre y préexistait depuis longtemps. Nous nous sommes longuement occupé des légendes du petit Chinois et de Kéanu de Molokai, et démontré l'inanité de l'accusation et l'erreur de la prétendue inoculation de ce dernier assassin condamné à mort qui appartenait à une famille lépreuse (Voir le discours de Leroy de Méricourt inséré dans cette Anthologie).

En 1862, le gouvernement anglais envoya à tous les comités médicaux de ses possessions un questionnaire rédigé par le Royal Medical college of Physicians. Voici les conclusions basées sur les rapports reçus : 1° il existe un accord presque unanime pour considérer la lèpre souvent comme héréditaire; 2° la conviction presque unanime des observateurs les plus expérimentés des différentes parties du monde est entièrement opposée à la contagiosité et à la transmissibilité de la maladie par *proximité ou par contact* avec les lépreux. En 1867, derechef, le gouvernement anglais envoya un questionnaire à tous les médecins des colonies. La conclusion tirée par le comité chargé de dépouiller cette volumineuse correspondance fut que « le poids et la valeur des documents fournis sont hautement de nature à *établir la non-contagiosité de la lèpre* ». Le Dr Milrop, membre du Collège royal, envoyé en mission aux Indes occidentales, arriva aux mêmes conclusions. En 1872, les Drs Fors et Farquhar firent aussi une enquête aux Indes qui les conduisit à admettre la non-contagiosité. Ces mêmes auteurs ont écrit en 1876 : Nous n'avons jamais observé, ni entendu qu'il y eut en Angleterre de fâcheux résultats de l'admission des lépreux dans nos hôpitaux généraux (Endémic Skin diseases of India and hot climates generaly). C'est comme en France et dans toutes les capitales des états européens.

En 1876, les Drs Lewis et Cunninghan se livrèrent, de leur côté, à de nombreuses et minutieuses recherches aux Indes: « un seul cas, disent-ils, pouvait, à la rigueur, être attribué à la contagion », ils n'ont pas trouvé d'exemple dans l'histoire des asiles de transmission aux employés et aux infirmiers. Ils admettent l'hérédité. Leurs recherches ont duré dix ans. « La propagation de la maladie n'est pas due à la contagion. La découverte du bacille ne peut détruire l'évidence fournie par le fait de la distribution géographique et la frappante absence de faits irréfutables de contagiosité. » Ils ont rencontré comme nous, un village lépreux entouré d'autres absolument indemnes. En 1887 une nouvelle commission anglaise fit une sérieuse enquête et s'exprima ainsi : « S'il y a quelques éléments de contage ; ils ne sont pas redoutables. La lèpre n'est pas contagieuse dans le vrai sens du mot. Si elle l'était, c'est à un bien faible degré et dans des circonstances exceptionnelles. » La dernière commission envoyée aux Indes par le Comité National Leprosy Fund, organisé à Londres sous la présidence du prince de Galles, depuis Édouard VI roi d'Angleterre, a formulé la conclusion suivante : « tout en reconnaissant que la lèpre est une maladie infectieuse engendrée par un microbe spécifique, la commission ne la croit pas nécessairement contagieuse, *au point de vue pratique cette éventualité doit être négligée.* » Sir Fayrer, correspondant de l'Académie de médecine de Paris, président du Conseil de santé du ministère des Indes, après dix ans de séjour dans cette contrée, et le Dr Connell, professeur de pathologie au Collège médical et à l'hôpital de Calcutta, n'ont pas souvenir d'un seul cas qui démontrât d'une manière évidente que la lèpre ait été le résultat d'une contagion directe. Le Dr Connell ajoute : « *il m'est impossible d'admettre la contagiosité de la lèpre ; mais je suis convaincu qu'elle se propage par hérédité.* »

Le Dr Beeven Rake, surintendant médical de l'asile des lépreux de la Trinité, a écrit : « je suis tout prêt à modifier mes opinions sous l'influence de la bactériologie, mais je pense que peu de personnes admettent qu'il ne reste plus aucun doute sur la contagiosité de la lèpre » (*British Med. Journal,* sept. 1889). Cependant bien qu'anticontagionniste, il signale, avec une parfaite probité scientifique, le fait suivant : (Report on Leprosy and the Trinidad Leper asylum) « La contagiosité de la lèpre est encore très discutée et le dernier mot n'a pas encore été dit sur cette question. Il y a, probablement, peu de bactériologistes qui n'admettent pas que la lèpre peut être communiquée ; mais la chose paraît sous un jour différent lorsqu'on l'examine au point de vue pratique. Comme observateur impartial, il est de mon devoir de rapporter le cas suivant vu par moi, l'an dernier, qui paraît suggérer une contagion possible de la maladie. Bien entendu qu'on peut aussi admettre une concomitance. R. âgé de 49 ans me consulta le 5 juillet 1892, pour un mal perforant du pied ; j'ai découvert l'anesthésie lépreuse des membres supérieurs. Il me raconta que cinq ans auparavant, il vécut pendant cinq mois avec une femme de mauvaise vie, renvoyée de l'asile des lépreux pour inconduite (Le Dr B. Rake ne nous dit pas si cette femme était elle-même lépreuse). Avant, il était bien sain. Deux ans après avoir abandonné cette femme, des ulcères ont paru sur son pied et il perdit la sensibilité de ses mains. Ce cas ne peut être considéré comme évident dans un pays où la lèpre est endémique. Néanmoins je le mentionne. La preuve scientifique ne peut être obtenue jusqu'à ce que des criminels soient inoculés avec la lèpre dans une contrée où la maladie n'est pas endémique. »

Tous ces témoignages sont qualifiés de vieille médecine, vieux jeu, et rejetés. Ils ont cependant comme base l'étude clinique sérieuse et longue des malades. Il faut donc faire table rase de tous les travaux des hommes les plus compétents et recommencer la médecine ?

Le Dr Sauton, qui s'est beaucoup occupé de la lèpre et visita soigneusement bien des pays lépreux d'outre-mer, n'est guère favorable à l'excessive contagiosité. Il m'a écrit : je continuerai à accentuer de plus en plus la rareté de la contagion.

Le Dr Laurenço de Magalhäes, directeur d'une importante léproserie à Rio-Janeiro, depuis bien des années, déclare dans ses nombreuses et importantes publications qu'il admet l'hérédité et repousse la contagion. Le Dr Ajcardi n'a pas vu d'exemple de contagiosité pendant plus de 40 ans qu'il dirige la léproserie de San Remo. Le Dr Fowler commissaire sanitaire à New-York n'est pas favorable à la contagion. Le Dr Boinet m'a écrit : « *franchement je n'ai jamais vu en France un lépreux colonial communiquer la lèpre à sa famille* ». Les léprologues de Jérusalem sont anticontagionnistes aussi. Kaposi n'admettait pas la contagion de la lèpre. Les lépreux étaient toujours couchés dans ses salles communes. C'est ce que font aussi les médecins à Londres et en Italie. Welperg de Dorpat (Russie) dit positivement, dans son remarquable travail sur la lèpre, ne pas avoir observé d'exemple décisif de contagion, bien qu'il soit enclin à l'admettre, vu son bacille. Nos nombreux correspondants d'Orient, qui ont observé pendant de longues années la lèpre dans ses foyers actifs, sont tous anticontagionnistes et admettent l'hérédité. A Paris, à Londres, à Vienne, au Caire, à Alexandrie, à Constantinople, à Athènes, à Smyrne..., de nombreux lépreux ont de tout temps circulé partout librement mêlés aux populations, sans occasionner un seul cas de contagion ; et il n'y a toujours qu'un seul lépreux par famille. A Bourg des Salones la lèpre n'existe depuis des années que dans deux seules familles. En France, en Bretagne et aux Alpes maritimes, il y a toujours eu des lépreux et toujours un seul par famille. Dans quelques petites îles de l'archipel de la mer Égée, éloignées des grands centres de communication, on peut mieux suivre les lépreux. Ainsi à Mycono, la lèpre continue à sévir dans une seule famille juive, qui vint s'y fixer depuis trois générations. De tels faits me furent signalés pour d'autres îles grecques. Dans un village perdu du Liban, la lèpre continue à se montrer dans une seule famille. On lira plus loin cette observation si concluante. A côté de villages très éprouvés par la lèpre, il y en a d'autres absolument indemnes depuis mémoire d'homme, bien qu'en communications continuelles. Cela a lieu tant en Orient qu'au Brésil (Dr de Malgahes). Des indigents, pouvant se loger à frais minimes et même gratis, vont habiter pendant des années avec leurs familles (femmes et enfants) dans les léproseries sans qu'il y ait jamais eu d'exemple de contamination (Scutari, Crète, etc.). Par erreur de diagnostic, des lupiques, des syphilitiques, des scrofuleux furent enfermés dans des léproseries, pendant des années sans gagner la lèpre. Des médecins convaincus de la non-contagiosité ont gardé des domestiques lépreux pendant des années et leur ont confié leurs enfants, sans que personne fût contaminé par ces contacts incessants. Des femmes de lépreux ont accompagné leurs maris aux léproseries et y ont vécu maritalement pendant des années, sans qu'aucune fût contagionnée ; il y en a qui, après la mort de leur mari ont épousé un autre lépreux et même un troisième de l'asile où elles ont vécu pendant 20 et 30 ans, sans qu'aucune gagnât la lèpre. Sur plus de 1 600 lépreux que j'ai observés, étudiés et suivis pendant quarante années, je n'ai pas à citer un seul fait de contagion démontrée. Parfois j'ai cru en trouver ; mais une enquête minutieuse me prouva que la lèpre était familiale et dissimulée ; parfois elle avait sauté une, deux et même trois générations. Nous en avons cité de nombreux exemples dans nos livres : *Voyages chez les lépreux, Les lépreux ambulants de Constantinople, La contagion de la lèpre en l'état de la science* (chez Masson, Paris). Les Juifs de Constantinople, descendants directs des Hébreux de l'Exode, sont les seuls lépreux indigènes de Constantinople ; ils exercent toutes sortes de métiers (marchands ambulants de fruits, de poissons, de soie, rameurs, ferblantiers) et se mêlent continuellement à la population. Hé bien, seuls ces Juifs Spaniotes ont la lèpre parmi les indigènes de Constantinople. Tous les médecins italiens sont anticontagionnistes et contre la séquestration des lépreux. Les Drs Olavide et Roca n'ont pas vu non plus un seul exemple de contagion pendant leurs longues études sur la lèpre en Espagne. Ce dernier confrère a dit au XIIe congrès international : « La découverte du bacille de Hansen a suffi pour affirmer que la lèpre est contagieuse, ce que la clinique n'a pas confirmé. Le cas unique d'inoculation du condamné Kéanu par le Dr Arning de Molokaï ne prouve rien. Le Dr Swift, médecin de la colonie lépreuse de l'endroit, a établi que plusieurs lépreux existaient dans sa famille ». A Roben-Islande, colonie du cap de Bonne-Espérance, un et même établissement contient les condamnés aux travaux forcés, les fous, les mendiants impotents et les lépreux ; la vie y est commune, il n'y a jamais eu la contamination. Le Dr José Roca m'écrivit : « on proclame la contagion d'une maladie du haut d'une chaire de clinique et non monté sur un tabouret de laboratoire ! »

Le Dr Lourenço de Magalhaës, directeur de la léproserie de Sao Paulo, proteste dans son livre *La lèpre au Brésil,* 1900, contre l'application qu'on a voulu faire au Brésil des décisions de la conférence de Berlin. Il m'a écrit le 20 septembre 1904 : « Notre léproserie datait de 1803 ; la ville par son extension toucha aux limites de l'hôpital dont l'hygiène laissait beaucoup à désirer. Il n'y eut cependant d'exemple de contagion, ni à l'hôpital, ni dans le voisinage, malgré tout défaut de prophylaxie. Dernièrement on organisa une colonie de lépreux à Guapira, situé à 4 kilomètres de l'ancien asile, et dans d'excellentes conditions (grâce aux efforts et aux sentiments humanitaires de notre distingué confrère), il y a 51 malades ; les sexes sont séparés rigoureusement. » Pendant sa longue expérience il n'a jamais vu un cas de contagion. La conférence de Berlin, m'a-t-il écrit, « partit d'une idée préconçue, *la lèpre est contagieuse.* Elle proclama l'oracle se fondant sur la présence du bacille. Cette conférence ne fit faire aucun pas à nos connaissances sur la lèpre. » Le Dr Lourenço a constaté que la lèpre diminue au Brésil, malgré l'absence de toute mesure de répression. Elle a même disparu dans quelques foyers très actifs autrefois. Le Dr Moncorvo, directeur de la policlinique de Rio, est du même avis, ainsi que le Dr M. Vallanduo, président de la société de médecine de Sao Paulo. Autrefois le peuple ne craignait pas les lépreux ; mais il en est autrement depuis la découverte du bacille. Enfin, de même que Danielssen et nous-même, le Dr Lourenço n'a vu la lèpre atteindre l'autre conjoint. N'est-ce pas là, dit-il, l'argument le plus plausible contre la contagion ? Enfin il nous signala le fait dont il fut témoin à Eslancia, ville de l'état de Sergipe, son lieu de naissance. La lèpre n'y existe que dans une seule famille. Elle fut introduite par un galant Portugais, lépreux, dont l'enfant illégal et sa descendance ont été les seuls atteints de lèpre. On a lu cette remarquable observation (chap. du Brésil).

Chaque année, le 28 mai, *la confrérie Candelaria* qui a à sa charge l'asile des lépreux, y célèbre la fête de la Trinité. Le public s'y rend en masse ; il y a procession et fête, malgré les décisions de la conférence de Berlin. Le Président de la République y assiste. On lui offre un bouquet de fleurs cultivées et cueillies par des lépreux (qu'en aurait dit Xavier Le Maistre, auteur du lépreux de la cité d'Aoste ?). Les nombreux invités y déjeunent et visitent minutieusement les salles et l'infirmerie, malgré la saturation de l'atmosphère par des myriades de bacilles.

Le Dr Pacifico Pereira, professeur à la Faculté de Bahia, a constaté que la lèpre a diminué progressivement à l'île Itaparica, grand foyer autrefois. Il n'y reste qu'un seul lépreux. Cette disparition fut spontanée, sans isolement, sans restriction de la liberté des lépreux, uniquement par l'amélioration du régime et de l'hygiène. Autrefois on ne s'y nourrissait que de viande de baleine et l'on était très sale. Maintenant tout y est changé. Le Dr Nina Rodrigues affirme la disparition de la maladie à Bahia ; ce qu'il attribue aussi à l'amélioration de l'état social du peuple. En Russie le Dr Welberg et le Dr Sperck nous disent que bien souvent la lèpre est prise pour de la syphilis et qu'il n'a jamais vu qu'un lépreux ait transmis la maladie à sa femme et réciproquement (Cependant le Dr Lacht accuse une jeune domestique, d'avoir contagionné 28 personnes ! Ce fait n'a pas besoin de commentaire). La découverte du bacille, dit-il, a fait renaître la croyance de la contagion. Quant à lui il n'a pas d'opinion arrêtée sur ce point. Jusqu'à 1883, on ne s'occupa point de la lèpre en Russie et l'on ignora son existence. C'est à cette date que le Dr Sokolowski a présenté le *premier lépreux* à la Société médicale de Moscou !

Cependant la maladie y a toujours existé et passa inaperçue. Cette ignorance a pu faire croire à la grande propagation de la maladie, à mesure que l'on en découvrait de nombreux cas.

Le Dr Thiroux, médecin major des troupes coloniales, publia dans les *Annales de la Société d'hygiène et de médecine coloniales* (t. VI, p. 562, 1903) un remarquable travail sur la lèpre: Deux Malgaches ayant des ulcérations en activité à la partie inférieure du scrotum et sur le prépuce, fourmillant de bacilles de Hansen et continuant toujours leurs rapports sexuels, n'ont pas contaminé leurs femmes (D'autres léprologues signalèrent aussi de tels faits. Z.). En finissant il dit: au *point de vue de la contagion nous n'avons pas eu la chance de rencontrer des faits positifs*. Nous espérons être plus heureux dans la suite de nos recherches. Dans une lettre que j'ai reçue de lui il s'exprime de la manière suivante: « Je crois comme vous que la lèpre n'est pas contagieuse à Paris, d'après ce que j'ai vu à l'hôpital Saint-Louis où les lépreux vivent dans les salles communes. Cela me donne à penser que la contagion directe par les excreta est à peu près nulle ; il faut faire crédit aux bactériologistes. Car on devra abandonner la spécificité du bacille ou être contagionniste. L'opinion que les insectes serviraient de vecteurs au bacille n'a pas été vérifiée et, par conséquent, ne peut servir d'argument aux contagionnistes. »

Continuons à exposer les opinions des médecins qui ont étudié la lèpre sur les lépreux et non dans les livres ou aux laboratoires. Le Dr Vintras, médecin de l'hôpital français de Londres, a écrit des lignes bien intéressantes sur la contagiosité de la tuberculose et de la léprose. Nous lui empruntons ce qui concerne cette dernière: « Pour la lèpre, nous trouvons la même obstination à croire à la contagion quand même, contre toute l'évidence du contraire. La fameuse décision à cet égard du collège royal des médecins de Londres, décision prise après une enquête dans toutes les possessions anglaises où la lèpre existait, ne s'affermit pas moins chaque jour du témoignage de beaucoup de ceux qui ont vécu au milieu des populations lépreuses. A la Guyane, comme aux Antilles, — où la séquestration est en vigueur, mais où naturellement tous les lépreux ne sont pas séquestrés, — au Brésil, au Vénézuéla, en Colombie, et dans l'Amérique centrale, où les lépreux sont laissés plus ou moins en liberté, ceux-ci vivent au milieu de la population ordinaire, se marient, et la lèpre n'augmente pas; et ceux qui ont voulu chercher des cas prouvant la contagion, n'en ont pas trouvé ou n'ont trouvé que des exemples problématiques. Au village de Mahaïca, dans la Guyane anglaise les jeunes négresses accueillent volontiers pour la nuit les lépreux mâles en rupture de Lazaret. Le Dr Neil m'a affirmé qu'il n'avait pas rencontré un seul cas de contagion. La même chose se passe au village de Cocorite, situé à côté de l'asile de la Trinidad ». Le Dr Rake écrit au *Journal of the Leprosy investigation committée* : « Dans cette colonie je n'ai pas rencontré de cas de contagion en examinant les lépreux et l'évidence que j'ai recueillie est en faveur du contraire. Le Dr Dixon, directeur du Lazaret de Robben-Island au cap de Bonne-Espérance, écrit au même journal : l'évidence recueillie parmi les employés et les malades de Robben-Island montre qu'il n'y a pas de preuve authentique, à une exception possible près, d'une personne non lépreuse ayant contracté la maladie en séjournant dans l'île. Hutchinson rappelle, fort à propos, que des lépreux qui débarquent en Angleterre et en France, et vivent parmi nous, sont admis dans nos hôpitaux, sans qu'aucune précaution soit prise contre eux; et nous ne voyons aucun cas de contagion. Tous les faits mis en avant sont les mêmes. Une personne va vivre dans un pays où la lèpre est endémique et la contracte, mais le fait seul de vivre dans ces pays, nous le répétons, peut produire chez certaines personnes une débilité cutanée propice à la réceptivité et au développement des bacilles de la lèpre, il y a l'influence du milieu. Le Dr Vintras conclut : que la lèpre n'offre pas le moindre danger de contagion à une personne en parfait état de santé. En un mot la clinique finit toujours par triompher et par avoir raison quand elle base ses conclusions sur l'observation exacte et minutieuse des malades. »

Nous ajouterons ce que nous avons souvent répété : les Européens qui ont séjourné pendant de longues années dans les colonies où la lèpre est endémique, peuvent la contracter; mais les conditions de l'ambiance favorisent cette réceptivité. Car ces lépreux européens rentrés dans leurs pays, porteurs d'innombrables bacilles de Hansen qu'ils sèment partout, n'ont jamais transmis la lèpre aux personnes en relations intimes avec eux, à leurs familles, pas même à leurs femmes. Ce qui prouve que les conditions de milieu, le climat et quelque chose qui nous échappe, déterminent la contamination.

Le cas du Père Damien qui contracta la lèpre à Hawaï, est partout cité. Mais ce cas est loin d'être unique, beaucoup de soldats et de colons européens devinrent lépreux à la suite d'un séjour prolongé dans les localités lépreuses. Poncet de Cluny, qui fit la campagne du Mexique, et Boinet qui étudia la lèpre au Tonkin, pour ne citer que ces deux léprologues, ont publié de tels faits. Et il n'est pas rare de voir dans les hôpitaux de Paris des malades lépreux qui ont contracté la maladie aux colonies. Mais encore une fois la contagiosité n'a jamais été constatée en France, ni ailleurs dans l'Europe centrale où ces lépreux sont retirés.

Nous avons demandé par lettre à M. le Dr A. Thompson, directeur du Department of Public Healt N. S. W., s'il avait constaté personnellement quelques cas de contagion de la lèpre; voici sa réponse datée du 14 juillet 1902. « M. et très h. confrère. New-South Wales Australie. Vous me faites l'honneur de me demander si j'ai rencontré des cas de lèpre par contagion. Je réponds n'en avoir jamais vu. Et, bien que toute analogie semble indiquer la contagiosité de la lèpre, toutes les expériences jusqu'ici citées à l'appui de cette thèse, ont peu de valeur. Je ne dirai pas que la contagion est impossible ; mais si elle a lieu, le mode par lequel la lèpre se répand est encore à chercher. Agréez, etc. ».

Maintenant, voici l'opinion d'un léprologue distingué et habile bactériologue en même temps, de feu le Dr Leloir. Il commence par affirmer que la présence de nombreux bacilles n'est pas une preuve absolue de la nature contagieuse de la lèpre. Sur 180 lépreux étudiés par lui, 29 fois la contamination pourrait être invoquée. Mais pas un seul cas, s'empresse t-il d'ajouter, n'est démonstratif. Sur 109 cas de cohabitation prolongée pendant 8, 10 et même 20 ans, un conjoint n'a pas contaminé l'autre. » Et pourtant Ehlers a écrit cette phrase que je ne veux pas qualifier : « Les anticontagionnistes font remarquer cette observation négative de *stupidité éternelle* qu'on n'a jamais vu le mari contaminé par sa femme, ni une femme infectée par son mari » (*Un vieux foyer italien de lèpre dans les Alpes Maritimes,* 1902). Mais il trouve logique au contraire que le seul contact temporaire, de simples relations mondaines, l'air expiré, les effets, les murs, puissent transmettre le contagium, lorsque les relations sexuelles, les organes présentant même des lépromes ulcérés grouillant de bacilles de Hansen, n'ont jamais transmis la maladie. Ehlers paraît ignorer les arguments de bon sens. Selon lui le contagium n'agit pas à grande proximité, entre mari et femme, mais de loin en raison directe du carré des distances! Dans son enquête il relate sur 36 lépreux 32 exemples de contagion! Cela tient du prodige! Plusieurs de ces malades étaient morts depuis longtemps! Les vieilles voisines ont narré tous ces potins inscrits avec une ponctualité qui fait rêver. Pour que le lecteur puisse juger de leur valeur, je relève les faits suivants : deux jeunes gens seraient devenus lépreux, selon *la rumeur publique,* pour avoir été vaccinés avec du vaccin provenant d'un enfant lépreux. Un autre individu devint lépreux pour avoir séjourné dans une cabane qui aurait été occupée auparavant par un lépreux. C'est sur de tels racontars qu'on s'est basé pour faire de la science, sans avoir vu ni le sujet infectant, ni l'infecté. Cependant le Dr Boinet interrogé par moi, après cette enquête d'Ehlers, m'écrivit : *je répondrai franchement n'avoir jamais vu en France un lépreux colonial communiquer la maladie* à sa famille, cette loyale et simple déclaration suffit pour réduire à néant le fatras du Dr Elhers. Voici d'ailleurs la conclusion de ce travail. Elle annule toutes les assertions précédentes : Les cas isolés n'exposent guère à un danger d'explosion. C'est vraiment de l'incohérence. Le Dr Ehlers, qui voit partout la contagion sans passer les faits au crible d'une enquête rigoureuse, en cite aussi de nombreux faits observés en Islande. Mais dans un petit centre que la lèpre ravage, tout le monde est plus ou moins parent et il est difficile de faire la part de l'hérédité et celle de la contagion. D'ailleurs, il a été constaté en 1837, que sur 125 lépreux de l'île d'Islande un seul malade n'appartenait pas à une famille de lépreux, et que la maladie a parfois sauté une, deux et même trois générations (Simpson, Antiquariam notices on leprosy and leper hospital in Scottand and England, Edimburgh, *Med. and Surgical Journal,* 1842).

Puis la syphilis est si facilement confondue avec elle, je transcris ce qui suit que j'emprunte au Dr Ehlers lui-même : « une épidémie effrayante de lèpre éclata à l'île Shounoe, une des Feroë ; une commission médicale y fut envoyée par le gouvernement danois. Elle établit qu'il s'agissait de syphilis et non de lèpre. »

Selon Schaffer, des lépreux qui ont parlé à haute voix pendant dix minutes ont projeté, à un mètre et demi d'eux et au delà, de 40 à 185 000 bacilles. Selon Stiker la transmission s'opère de nez à nez par le bacille, et l'accident initial siège sur la muqueuse nasale. Le lépreux mitraille donc ses proches continuellement de millions de bacilles infectants! Voilà ce que nous enseigne la bactériologie; et pourtant ceux qui vivent dans l'intimité continuelle de lépreux restent invulnérables. D'autre part, Tyndall a trouvé l'air expiré absolument pur à l'examen optique; ce que Grancher, Charrin et Strauss ont démontré par les cultures. En outre ce dernier trouva le bacille de Koch dans le mucus nasal d'individus absolument sains qui avaient fréquenté des tuberculeux. Il y serait en embuscade. Or la présence de bacilles spécifiques dans le mucus nasal ne signifie pas toujours que le porteur est infecté. J'ajouterai que si le bacille pénétrait par l'air expiré des lépreux, la lèpre pulmonaire devait être fréquente et marquer le début de la maladie. Or il n'en est rien. La lèpre pulmonaire est rare et ne se déclare qu'à une période très avancée de la forme tubéreuse, tandis que l'envahissement du poumon par le bacille de Koch est très commun chez les lépreux. Il nous a été donné de rencontrer parfois la symbiose des deux bacilles, celui de Koch et celui de Hansen, sur le même individu. D'autre part, Lermoyez et Wurtz disent que le mucus nasal englue les microbes et diminue leur vitalité et leur virulence; et Roger a prouvé que le poumon est capable d'arrêter et de détruire les microbes, tout comme le foie. Cependant plusieurs léprologues soutiennent que l'infection ou la contagion s'opère par la pituitaire qui charrie, dès le début, le bacille spécifique. Effectivement nous avons souvent trouvé le bacille dans le mucus nasal ; mais dans bien des lépreux il manquait aussi.

Un homme dont l'autorité doit peser dans la balance, Sir Fayer, qui a longuement et consciencieusement étudié la lèpre, s'exprime de la manière suivante: « j'ai vu un grand nombre de lépreux; j'ai fait beaucoup de recherches sur ce sujet et je n'ai jamais pu parvenir à acquérir la conviction que la lèpre fût contagieuse. Je suis plutôt arrivé à la croyance contraire. »

Nous avons exposé longuement l'éloquent discours prononcé à l'Académie par Besnier en 1888, où il admet la contagiosité dans ses foyers actifs; mais déjà il faisait ses réserves pour l'Europe, pour la France, pour Paris. Il a déclaré la même opinion soit à la conférence de Berlin en 1896, soit plus tard à la Société de Dermatologie de Paris. Pendant plus de 30 ans qu'il fut médecin de l'hôpital Saint-Louis, où il soigna un grand nombre de lépreux placés dans ses salles communes, sans la moindre prophylaxie, il n'a pas vu d'exemple de contagion, pas plus que dans sa clientèle civile si grande, où les lépreux venaient le consulter de toutes les parties du monde, à cause de sa haute situation scientifique.

Le Dr Kermorgant, bien que contagionniste, dit à propos du Tonkin : « Les lépreux cultivent les légumes, creusent des mares pour cultiver du poisson, élèvent des lapins qu'ils vendent aux marchés. L'indifférence vis-à-vis du fléau tient sans aucun doute à ce qu'on n'a jamais signalé aucun cas de contamination parmi les Européens... »

Dans la *County Medical Society*, A. Morrow a critiqué l'idée très exagérée qui a cours sur la contagiosité de la lèpre. Au cours des dix dernières années, parmi les 60 000 décès par affections tuberculeuses; il n'y eut que *deux décès* par lèpre. La lèpre est contagieuse dans certaines régions de l'Amérique du Sud ; « mais, pratiquement, elle peut être considérée comme non contagieuse à New-York, ainsi que dans la majeure partie des États-Unis ; et les lépreux peuvent être traités sans inconvénient dans les hôpitaux et les asiles, dans des lits séparés ». A la suite de cette communication, Fowler, commissaire sanitaire, affirma que son enquête lui avait démontré qu'on n'avait encore observé aucun cas de transmission dans les grands centres. Aussi assuma-t-il la responsabilité de libérer les 5 lépreux qui se trouvaient séquestrés à New-York par ordre du conseil sanitaire (*Semaine médicale* du 25 nov. 1896). Mais, après la conférence de Berlin, un bill fut présenté au Congrès fédéral pour l'organisation d'un refuge pour les lépreux, une sorte de colonie, et pour le refus des immigrants lépreux, et les familles des lépreux sont mises sous une surveillance médicale stricte pendant sept ans ! En 1898, le chirurgien général de la marine fut chargé de faire des investigations. Sa conclusion est que *personne ne saurait douter que la lèpre est contagieuse, ce que prouva la conférence de Berlin*; bien que celle-ci n'a rien prouvé du tout. Car elle décréta sans discussion, sans enquêtes préalables. Le Dr Gronwald lut au Congrès d'Amérique de 1892, un rapport sur la lèpre en Minnesota pendant les 40 dernières années. « Au Nord-Ouest de l'Amérique, l'émigration norvégienne comptait en moyenne 160 lépreux. Il n'y eut que séparation des lits, et des services, sans strict isolement. Or la lèpre resta limitée aux émigrés, sans paraître chez leurs descendants, pas plus qu'à tout autre individu, né dans les États-Unis (*Wichow Arch.*, Band XIV; *The Lancet*, March 26, 1892). Il en conclut que l'immigration des lépreux norvégiens n'a aucun résultat préjudiciable pour la population. La lèpre n'a pas cultivé, pas plus qu'à Wienne Schich (États-Unis), où l'on compte 52 pour 100 d'habitants d'origine scandinave, selon Farquharson. Le Dr Durand-Fardel dit dans son mémoire sur la lèpre de la Province de Canton (Chine) qu'il y a des localités où habitent un ou deux lépreux sans que la maladie s'y propage. Le Dr Bernardino Gomes, léprologue portugais, constata la disparition de la lèpre dans plusieurs localités du Portugal. Il n'a jamais vu un cas de contagiosité. Le Dr Toutain Cottard, médecin français très distingué, qui exerce à Lisbonne, a bien voulu me tenir au courant de ses recherches, et m'envoyer de nombreuses photographies de ses lépreux. Il me déclare avoir vu très souvent la lèpre être prise pour la syphilis et des malheureux lépreux soumis pendant 2 et 3 ans à un traitement mercuriel, et vice versa. D'autres lépreux furent considérés comme des rhumatisants. Le Dr Zeferino Falcao, léprologue portugais, m'a écrit aussi que bien des malades censés être atteints de mal de Morvan ou de syringomyélie ne sont que lépreux. Il admet la contagion sans exagération, ainsi que l'hérédité. Notons qu'en Portugal la lèpre est appelée *Morphea*, comme dans toute l'Amérique latine. Ce fait ne manque pas d'importance. Les lépreux circulent en toute liberté au Portugal. Une grande dame lépreuse vit maritalement avec son mari qui le sait et reste indemne depuis plus de 20 ans. Une demoiselle de la haute société, lépreuse également, a ses entrées partout, et bien d'autres. Une femme de chambre à figure léonine sert dans un hôtel bien achalandé. Les lépreux brésiliens, dandys, sont partout reçus. Des jeunes filles lépreuses se marient, grâce à leurs dots. Cependant on répète partout que la lèpre a son bacille, donc elle est contagieuse.

Le Pr Hardy, qui fut médecin de l'hôpital Saint-Louis pendant 30 ans, n'admettait pas la contagiosité pour Paris, et le Pr Cornil répétait : Ce serait une erreur que de croire que toute maladie bactérienne est contagieuse. Selon le Pr Lassar, de Berlin, la forme ulcéreuse est seule contagieuse, et encore rarement.

Dans une discussion qui eut lieu à la Société de Dermatologie de Paris, le 6 mars 1902, le Dr Brocq s'est exprimé en ces termes : On a soutenu, lorsqu'on a trouvé le bacille de la pelade, qu'elle est contagieuse; d'où intolérance absolue envers les malheureux peladiques. Je proteste contre ces mesures. Le bacille est-il vraiment pathogène ? A quoi le Dr Sabouraud répondit : « Le degré de contagion d'une maladie n'est nullement déterminé par le degré de connaissance que l'on a de son bacille causal. Nous discutons sur la contagiosité de la lèpre en nos pays, alors que son bacille est l'un des plus abondants qui se puissent voir. La connaissance du microbe de la pelade ne dira rien du tout, quant au degré de contagiosité de la maladie... Le Dr Brocq demande à la bactériologie ce qu'il faut considérer comme contagieux, pendant que je demande à la clinique de prononcer jusqu'à meilleur avis. Depuis 4 ans je donne librement des certificats de non-contagiosité aux peladiques. » J'ajouterai que depuis 20 ans je donne aussi de tels certificats aux lépreux d'Orient, sans l'avoir jamais regretté dans la suite.

Or, les dermatologues des plus compétents n'admettent pas que la présence du bacille impose absolument l'idée de la contagiosité. Tout ce qui a été dit sur la pelade est applicable à la lèpre.

Le Pr Richet, délégué du Gouvernement français à la 65e réunion du British medical association tenue à Montréal, y prononça un discours remarquable sur l'œuvre de Pasteur, dans lequel nous lisons : « Ce serait une ineptie que de vouloir remplacer la clinique par les laboratoires... si j'étais malade, je ne m'adresserais assurément ni à un chimiste, ni à un physiologiste, ni à un bactériologue. La médecine ne s'enseigne pas dans les livres. Il faut l'observation longue et patiente de la vieille école d'Hippocrate. »

Or, outre le microbe, les causes météorologiques et telluriques, inconnues, mais présumées, et les conditions sanitaires jouent un grand rôle même vis-à-vis des maladies bacillaires les plus infectieuses, voire même dans des conditions géographiques et climatériques peu dissemblables. Le Dr B. Nunn affirme que le typhus, la fièvre typhoïde, la fièvre puerpérale, la diphtérie, le choléra sont très bénins à Savannah, en Géorgie; et le Dr Borel que la zone équatoriale n'a jamais été atteinte par la peste (Congrès intern. de Washington, 1887, *Revue d'hygiène,* p. 791). Donc, outre le microbe, il y a le terrain, la cellule vivante, les influences extérieures, la constitution médicale, qu'on ne saurait définir, mais qui n'en existent pas moins. Ce sont là les secrets impénétrables des épidémies et des sporadicités, la graine morbide restant toujours la même en apparence. D'où le même microbe est rendu très *virulent* ou *avirulent.* Et la lèpre incontestable sans bacilles ? Kaposi a cité de tels faits ainsi que C. Brutzer de Riga, Unna, Darier, Zambaco, etc. ; Hansen lui-même publia des observations de lépreux sans bacilles (Bibliotheca internationalis : A rare case of Leprosy). Rouget a présenté aussi à la Société médicale des hôpitaux de Paris, le 17 juillet 1903, un lépreux incontestable chez lequel de nombreuses recherches ne parvinrent pas à montrer le bacille. Czerny communiqua au *Munchener med. Wochenschrift,* l'observation d'un malade qui s'était présenté à lui cinq ans auparavant avec des panaris successifs sans bacilles; il avait diagnostiqué la maladie de Morvan. Plus tard on constata les bacilles de Hansen, et l'on rectifia le diagnostic. C'était un cas de lèpre indigène.

Le Dr Prus publia un fait en tout pareil (*Arch. für Dermat. und Syphilis,* 1896, XXXV, p. 298); Pétrini, de Bukarest, signala, de son côté, de tels cas : Un fait pareil fut présenté par Du Castel à la Société de Dermatologie de Paris. On nia la lèpre de ce que le bacille manquait (8 février 1904). La lèpre évolua, la figure devint léonine et le bacille apparut aussi. La même chose nous arriva bien des fois : des lépreux diagnostiqués par nous ont été adressés au Dr Remlinger, le distingué directeur de l'Institut Pasteur de Constantinople, qui n'admit pas notre diagnostic de ce que le bacille manquait. Plusieurs années après, la lèpre évoluant classiquement, notre honorable confrère constata aussi la présence du bacille de Hansen. Enfin les médecins de l'hôpital Saint-Louis et le Dr Martin, directeur de l'hôpital de l'Institut Pasteur, ne cherchent plus le bacille pour diagnostiquer la lèpre. Ils se bornent à l'examen clinique. Que devint donc l'axiome admis par la Conférence de Berlin. « Le bacille lépreux existe dans tous les cas de lèpre, n'importe la race, l'âge, le sexe, le pays ou le climat ? »

Chez quelques lépreux on peut constater la présence de bacilles dès le début de la maladie; mais le plus souvent ils n'y figurent qu'à une période avancée de la lèpre tubéreuse et rarement dans la lèpre maculeuse et la tropho-nerveuse. Le Dr Remlinger, de l'Institut Pasteur, directeur de l'établissement de Constantinople, l'a vainement cherché, quelquefois pendant des années, chez quelques lépreux cliniquement évidents que je l'ai prié d'examiner à plusieurs reprises. L'iodure de potassium conseillé par Darier et Pautrier, pour provoquer cette apparition, n'avait pas réussi non plus. Mais 3 ou 4 ans plus tard, après que la lèpre avait bien évolué, le bacille de Hansen fut constaté dans le mucas nasal de ces lépreux. Or, on ne peut soutenir que la membrane olfactive est la première atteinte, ni que la seule présence du bacille autorise à diagnostiquer la lèpre, dès son début.

Raulin, de l'Institut Pasteur et Vincent ont constaté que toutes sortes de bacilles pullulent sur les monnaies d'or et sur le billon (3 000 et 11 000; celles en argent n'en porteraient que 1 000 tout au plus). Et les billets infects des banques? Or les porteurs, c'est-à-dire tout le monde, peut être infecté par ces véhicules. Et pourtant, il n'en est rien.

Un fait certain, indubitable qui ne doit pas échapper aux contagionnistes outrés, c'est que les bacilles morbigènes, spécifiques ont bien perdu de leur virulence, ils sont en décadence. La peste et le choléra de nos jours n'ont certes, ni la violence, ni l'extrême contagiosité des épidémies antérieures, si mortelles, si terribles. Nous sommes portés à croire qu'il en est de même de la lèpre actuelle comparée à l'effrayant fléau qui a ravagé l'Europe au moyen âge, bien qu'elle fût confondue alors avec la syphilis dont on lui attribuait, certes, bien des cas de transmission par contagiosité.

La Conférence de Berlin, sans tenir compte de toutes ces particularités et de la clinique universelle séculaire, décréta l'ukase suivant : « Le bacille est pathogène ; l'homme est son seul colporteur ; la lèpre est contagieuse et en plus, s'accordant elle-même un encensoir, elle ajouta : la conférence a bien mérité de l'humanité. » L'Aréopage fut simultanément juge et partie, et s'offrit lui-même une couronne de gloire !

En vain Virchow protesta-t-il contre cette autorité usurpée des bactériologues qui imposa ses dogmes intangibles. « La lèpre n'est pas toujours facile à reconnaître en dehors de la forme tubéreuse. Il est probable qu'on décore du nom de lèpre des maladies qui lui sont étrangères. La lèpre ne présente plus de nos jours les mêmes dangers que dans l'antiquité. En réalité *je ne connais pas un seul cas de contagion de cette maladie en Europe, par l'intermédiaire d'un lépreux venu de l'étranger*; et le Dr Blaschko ajouta : La transmission de la lèpre est chose fort problématique. »

Plusieurs confrères qui sont arrivés, par leurs études personnelles et persévérantes sur les malades à affirmer n'avoir jamais vu un exemple de contagion, finissent les mémoires qu'ils ont bien voulu m'adresser par la phrase craintive suivante : Cependant il y a *bacille et la Conférence de Berlin composée de sommités scientifiques a proclamé la contagiosité excessive de la lèpre* et voté de sévères mesures pour la combattre.

Le Dr Engel Bey, directeur de la statistique médicale de l'Égypte, étudie la lèpre dans cette contrée depuis 40 ans. Il a déclaré soit dans ses mémoires, soit aux divers congrès, n'avoir jamais vu un exemple de contagion parmi les indigènes, ni parmi les nombreux étrangers domiciliés en Égypte qui compte plus de 12000 lépreux libres ambulants. Néanmoins, impressionné par la Conférence de Berlin et par la bactériologie, il soutient la contagiosité de la lèpre ! Et la pauvre logique est ainsi frustrée de tous ses droits.

Les membres de la Conférence furent émus par le fait que l'on a découvert dernièrement à Memel, dans la Prusse orientale, près de la frontière russe, une vingtaine de lépreux dus à une immigration russe récente. Mais aucune enquête ne le prouva. De plus la lèpre autochtone fut constatée en Allemagne par Czessy sur un natif du grand Duché de Bade, qui ne sortit de chez lui que pour se battre en 1870 contre la France (*Munchenen med. Wochenschrift*) et le Dr During a signalé un autre cas de lèpre autochtone à Heidelberg. Il est donc probable que la lèpre existait déjà depuis de longues années à Memel, à l'insu de tout le monde, tout comme en France, dans l'Armorique. Le Dr Kirchner déclara à la Société de Médecine de Berlin, le 20 décembre 1899, qu'il existait des cas de lèpre endémique en Prusse depuis 1840.

Depuis la Conférence de Berlin si bruyante, si autoritaire, si incisive, il s'est passé seize ans et, malgré tout le zèle des intransigeants, on n'a pu produire un seul fait de contagion occasionné en Europe. Les confrères fraîchement émoulus qui ont tant soit peu mis l'œil sur un microscope sont tous contagionnistes et adoptent les théories de leurs maîtres. Bien que placés dans les meilleures conditions pour étudier les lépreux qui abondent dans les localités où ils exercent, ils ne se donnent point cette peine et jurent par la parole du maître. C'est là une direction déplorable imprimée à la jeune génération qui ne veut plus voir par ses yeux et se balance dans les théories au lieu d'observer pour son propre compte. Le maître l'a dit. Cependant des travaux postérieurs, récents continuent à combattre la contagion, cliniquement. Le Dr Miro étudia la lèpre à Yucatan. Voici ses conclusions : en dehors de l'hérédité, la contagiosité est douteuse, non démontrée. Les cas de contagion recueillis à Yucatan sont rares et ont peu de valeur. On n'a jamais observé la contagion entre époux ; et pourtant c'est là qu'il faudrait la constater. La lèpre diminue de plus en plus, malgré l'absence de toute loi pour l'isolement. Au lieu de s'attacher à l'hostilité du bacille, il vaudrait bien mieux s'occuper du terrain pour le rendre résistant à l'offense du bacille (El medio los microbios, Mexico, 1901, la peur du bacille et Risquez, professeur de pathologie interne à Venezuela, mars 1901; Consid. sobre el varladero patogenico de los micro-organismos).

La contagiosité de la lèpre devant la Société de Dermatologie de Paris. — Le 5 décembre 1901, le Dr Darier présenta à la Société de Dermatologie une femme atteinte de lèpre maculo-tuberculeuse, incontestable, née à Condé-sur-Noireau (Calvados), de parents normands, qui, à six ans, partit avec sa famille pour la Nouvelle-Calédonie, d'où elle revint il y a deux ans. Parents, mari, indemnes ; ainsi que deux autres filles âgées de 10 et de 8 ans. Le 14 août 1901, elle accoucha à Saint-Malo d'une fille âgée, lors de la présentation, de 4 mois. Cette femme nourrit son enfant qui ne présentait aucun signe de lèpre. Et le Dr Darier demande à ses collègues quelle est la conduite à tenir vis-à-vis d'une femme lépreuse, venant d'un pays infecté, avec son mari et ses enfants sains, et désirant y retourner avec eux. Pour lui, la malade devra être sous surveillance médicale régulière, soumise à des ablutions, désinfections des muqueuses et à la médication par le chaulmoogra. Elle ne devra pas retourner à la Nouvelle-Calédonie, condition *sine qua non* pour obtenir un arrêt, une atténuation et parfois une quasi-guérison de la lèpre. Il faudrait qu'elle résidât dans un pays indemne de *lèpre endémique*. Pour protéger l'entourage de la contagion, doit-on la soumettre à un isolement absolu ? Si elle retournait à Nouméa, elle serait rigoureusement internée dans une léproserie. Mais en France, à Paris, que doit-on faire? Et notre distingué collègue continue ainsi : « A Paris, depuis un siècle peut-être et surtout depuis 30 ans (42 actuellement, en 1913) un nombre considérable de lépreux sont venus pour s'y faire soigner et jamais on n'a constaté, ni à l'hôpital Saint-Louis, ni ailleurs, un seul cas de contagion. Tablant sur cette notion curieuse, mais indiscutable, peut-on laisser cette femme vivre dans sa famille? J'estime qu'il y aurait un danger réel; et je proposerais, sans être armé par des règlements ou lois, pour le salut des siens, les mesures suivantes: de se faire traiter dans un service hospitalier jusqu'à constatation d'une évolution favorable, de l'absence de lésions ouvertes et de toute émission de bacilles par les muqueuses; de consentir à un isolement relatif dans la famille (chambre et lit spéciaux, aucun contact intime avec le mari et ses enfants), désinfections fréquentes du linge et des vêtements. Mais vis-à-vis du nourrisson, qui paraît sain, jouit-il d'une immunité congénitale? Si au contraire, il a, de par son hérédité, une prédisposition spéciale, il me paraît imposé de séparer l'enfant de sa mère et de l'alimenter par le lait stérilisé, sans le confier à une nourrice. Le Dr Barthelémy a vu à Bergen des lépreux tubéreux ulcérés vivant depuis 15 ans avec leurs femmes et leurs enfants tous indemnes. Malgré ces faits et l'observation si prolongée et si attentive de notre collègue Zambaco Pacha, je ne puis pas croire à la non-contagiosité. Pour l'enfant, si on ne le sépare pas de sa mère complètement, on le laisse exposé à tous les dangers. Ce n'est pas le lait, ce sont les baisers de la mère qui sont le plus redoutables. Thibierge : à l'hôpital Saint-Louis, il y a depuis longtemps en permanence un nombre souvent élevé de lépreux; on n'y a jamais pris de mesure d'isolement et jamais on n'a observé de cas de contagion. Il se demande si les descendants de lépreux ne sont pas plus exposés à prendre la lèpre par contagion et il conclut que l'enfant ne doit pas être nourri par sa mère. Sabouraud : on n'a pas trouvé le bacille de Koch, dans le lait des tuberculeuses, mais on ne sait pas si le bacille de Hansen n'existe pas dans le lait des lépreuses. Veyrières : je connais un confrère lépreux dont la femme et l'enfant sont restés indemnes. Besnier conseille une surveillance et une direction médicales : médication interne intensive, désinfection permanente des muqueuses, traitement externe méthodique ; il y a danger à retourner au pays lépreux ; utilité de séparation pour la famille jusqu'à ce que les muqueuses n'éliminent plus de bacilles, et jusqu'à la fermeture des lésions ouvertes. Bien que *nous ne connaissions pas d'exemple de contamination lépreuse à Paris,* soit dans la ville, soit à l'hôpital Saint-Louis, nous n'en restons pas moins *hantés* par la pensée que cette transmission pourrait se réaliser, malgré le poids des faits négatifs. (Pendant combien de siècles doit-on reculer devant cette hantise ?) Pour l'allaitement, réserve faite de la contamination du lait, c'est surtout de la bacillose des muqueuses de rapport et des lésions ouvertes que dériverait la contre-indication, en raison des contacts incessants de la mère et du nourrisson. Le Dr Darier a averti le mari que sa femme est lépreuse. On ne doit agir ainsi, dit Fournier, s'il s'agit de syphilis. Selon Besnier, si le mari ne demande pas, on ne doit pas dire que sa femme est lépreuse. En Allemagne la déclaration de la lèpre est obligatoire, depuis 1900. En France on n'a ni le devoir, ni le droit de dénoncer la lèpre ». Il fut donc décidé que la mère lépreuse peut nourrir son enfant.

Ainsi Besnier avoue que plus de 200 lépreux circulent librement à Paris depuis des années et des années, souvent très avancés, sans qu'ils aient contaminé qui que ce soit, et pourtant il s'inquiète de cette licence pour l'avenir. Cependant le sagace dermatologue formula ainsi son opinion à la conférence de Berlin : « La contagiosité de la lèpre varie selon l'état des lieux, des choses et des hommes. Les mesures prophylactiques doivent varier selon les localités et selon que la contagiosité y est *ou non* démontrée (*Annales de dermatologie et de syphiligraphie,* 1897, Thibierge et Darier).

Kaposi, professeur de dermatologie à la Faculté de Vienne, fit, peu après la conférence de Berlin, une très belle leçon sur la lèpre, « la nature microbienne bacillaire d'une maladie, a-t-il dit, n'implique pas nécessairement sa contagiosité. Des plaques placées à une certaine distance des lépreux par Schiffer, assistant de Neisser, et le Dr Kreibich, mon assistant, furent trouvées couvertes de milliers de bacilles de Hansen ; et pourtant ces bacilles expulsés par la toux, l'éternuement, etc. n'ont jamais contaminé. Neïsser m'a même avoué ne connaître *personnellement,* aucun cas de contagion. Hansen, le *contagionniste théoricien absolutiste,* qui rejette l'hérédité et ne reconnaît, comme source unique de la propagation de la lèpre, que la transmission d'un individu à un autre, affaiblit son opinion parce qu'il ne reconnaît pour toute cause dans la contagiosité que le partage du lit et la saleté des paysans ; de sorte que tout lépreux possédant un lit à part est dans l'impossibilité de contaminer, a-t-il dit, à la conférence de Berlin. Cependant ce raisonnement est superficiel et vulnérable ; car nous connaissons bien des Européens devenus lépreux dans les colonies sans avoir partagé le lit, ni la table des lépreux ; il y a donc des conditions que nous ignorons, qui favorisent la contagion et l'infection, climatériques et telluriques et la réception du virus lépreux. Le Dr Lokh a rapporté que la lèpre a sévi pendant 60 ans à l'Est et au Midi de l'île d'Oesel, dans la Baltique russe, la partie occidentale restant indemne, malgré la libre communication entre ces parties. On ne parvint pas à produire la lèpre expérimentalement, ni à cultiver son bacille. Or nous autres médecins nous devons répondre à la question : *La lèpre est-elle contagieuse oui ou non*, par les faits connus et les observations cliniques qui prouvent que la lèpre ne se transmet pas dans les conditions ordinaires et, qu'elle est rarement transmissible. Je voudrais même dire qu'elle se comporte comme une maladie non contagieuse dans le sens pratique et clinique. *Et tout cela s'opère bien* qu'aucun cas de contagion directe de la lèpre ne soit *connu, et que chez nous, en Europe, jamais un tel fait ne soit arrivé dans aucune condition*. Arrivant à la conférence de Berlin de 1896, Kaposi s'exprime en ces termes : « Ces faits toujours négatifs auraient dû dicter les mesures de prophylaxie et non les discussions et des communications théoriques de plus ou moins de valeur sur la contagiosité de la lèpre. Une prophylaxie n'aurait sa raison d'être que si elle était basée sur des faits accumulés et en prenant en considération les conditions d'habitation et de nourriture. Dans tous les cas, il ne faudrait employer la force pour l'isolement. Les léproseries de Bergen et de Tronjem sont organisées sur ce principe. Les lépreux vagabonds sont obligés d'entrer dans les asiles. Ces mesures expliquent la diminution annuelle du nombre des lépreux. Cela *pourrait être interprété d'une autre manière*. » Pour nous cette diminution ne doit pas être attribuée à l'isolement, aux mesures fictives prises, soi-disant, contre la contagion. Car les lépreux censés isolés ont le droit de sortir, de se promener en ville et même d'y séjourner plusieurs jours ; mais placés dans les asiles où ils trouvent tout leur confortable, ils restent célibataires et ne font pas souche de lépreux. Puis, on doit tenir compte de la grande émigration en Amérique. Le nombre de ces émigrés scandinaves fut selon le Dr Ashmead, de 175 000. « En Autriche, dit Kaposi, nous avons continuellement des lépreux qui viennent de nos provinces du sud, et de l'étranger, des riches et des pauvres qui entrent à l'hôpital ; *il n'y a pas lieu de s'en inquiéter, vu qu'aucun cas d'infection n'est connu.* Le Dr Hansen a découvert 70 lépreux norvégiens dans l'Amérique du Nord. Leurs enfants étaient sains, et ils n'avaient contagionné personne. Le Professeur de Vienne se résume ainsi : La lèpre est une maladie infectieuse reconnue incurable (Ici Kaposi fait erreur ; la lèpre peut guérir, même spontanément). La lèpre peut être acquise dans des conditions encore inconnues. Tranquillisons les populations alarmées en affirmant que des milliers d'observations attestent la non-contagiosité de la lèpre dans les relations pratiques. Nous dirons même que la lèpre ne s'est pas montrée contagieuse et que, par l'observation de certaines mesures de prudence, le danger d'infection par un lépreux se réduit à tout ce qu'il y a de plus insignifiant. »

Cette leçon si claire, si scientifique, si didactique, résume 40 années d'observation de la part de l'éminent professeur de dermatologie de Vienne qui eut toujours à soigner dans les salles communes de sa clinique de nombreux lépreux, sans un seul fait de contamination ; ils provenaient des provinces méridionales de l'Autriche, de la Bosnie, de l'Italie, de la Roumanie, de la Bulgarie, de la Turquie, de la Grèce, de la Russie. Hébra, son prédécesseur, était aussi anticontagionniste. Kaposi a combattu, de même que Virchow, les idées de la majorité de la conférence qui, néanmoins, malheureusement ont prévalu. Mais les majorités ne sont pas toujours dans le vrai.

Charcot disait à propos de l'isolement et de la séquestration des lépreux : « Je n'y ai pas une foi très robuste ; je crois que la disparition de la lèpre et de la peste dépend de la grandeur et de la décadence des microbes. Leur violence s'épuise devant le bien-être. » Bouchard, Charrin et Hugounencq expriment aussi la même opinion dans leur pathologie générale. Il en fut ainsi de la rougeole aux îles Féroé, de la variole au Mexique au XVIe siècle, de la coqueluche en France en 1414.

Tout ce qui précède étant donné, on est en droit de se demander comment des médecins distingués continuent encore à réclamer la déclaration obligatoire et la séquestration des lépreux en France. Ainsi le Dr Netter, chargé par le comité consultatif d'hygiène publique, au sujet de la création de la léproserie de Dom Sauton près de Neufchâteau, dit : « L'existence de lépreux d'origines diverses sur le sol français constitue un danger qu'il serait imprudent de se dissimuler. » Néanmoins il avoue que pendant son internat à l'hôpital Saint-Louis, en 1868, il a vu des lépreux dans les salles communes, qui n'ont contagionné personne ; il cite aussi l'opinion de Hansen, le contagionniste irréductible, qui a proclamé qu'aucun des nombreux Norvégiens lépreux émigrés aux États-Unis n'a contaminé qui que ce soit, le Dr Netter conclut que l'établissement d'une léproserie ne constitue aucun danger pour le voisinage. Consécutivement, le conseil d'hygiène publique, et l'Académie de médecine ont décidé que le gouvernement devait autoriser le Dr Sauton à établir sa léproserie[1]. Mais la population de Neufchâteau, imbue des décisions de la conférence de Berlin, s'opposa absolument à la création de l'asile, tout comme la population du Bosphore m'empêcha d'organiser une léproserie sur la montagne d'Émirgaian, à une demi-heure de distance du village, bien que le parc eût été entouré de hauts murs et que les lépreux n'auraient pu en sortir. Dans la pétition que la populace remit au Gouvernement turc, couverte de plus de 20 000 signatures il était dit que selon les grands savants de la conférence de Berlin le vent pouvait transporter les microbes et propager la lèpre dans tout le Bosphore ! Voilà les bienfaits palpables, des décrets de l'Aréopage qui perpétra un crime de lèse-humanité. Cependant les plus fervents contagionnistes, Hansen et Neisser en tête, ont dit que les nombreux lépreux qu'ils ont traités et suivis, pendant 10, 15 et même 25 ans, n'ont occasionné aucune contamination autour d'eux, malgré leur libre circu-

1. Cependant, aucun texte de loi ne subordonne en France l'ouverture d'une léproserie, d'une clinique à des conditions spéciales. Mais l'autorité municipale, en vertu de ses pouvoirs en matière d'hygiène, jouit d'un droit de contrôle, pour préserver la santé des voisins. Le maire ne peut interdire à un médecin de recevoir et de soigner chez lui des lépreux. Par conséquent, en France, aucune autorisation ne pourrait être exigée pour l'ouverture d'une léproserie sous certaines conditions d'hygiène, et au médecin pour donner ses soins à des lépreux, mais y venant librement et sans coercition, comme pour les aliénés (Montal, *Presse médicale*, 2 avril 1913).

lation et la vie en commun avec des individus sains (Sauton, *Presse médicale,* 15 juin 1901). Drôle de logique dans tout cela !

Il est à remarquer que quelques années avant Netter, le Pr Proust, chargé par le même conseil de salubrité de faire un rapport sur un lépreux brésilien venu à Paris, a dit dans ce rapport officiel, adressé au Préfet de la ville de Paris : « il semble exister pour la France, comme pour l'Europe centrale une immunité. Les partisans de l'isolement ont produit de bien faibles arguments. Il y a d'autres maladies à isoler avant la lèpre. » Et depuis ce rapport du professeur d'hygiène il n'y a pas eu non plus un cas de contagiosité. Messieurs les contagionnistes le cherchent toujours, sans pouvoir le découvrir ; mais ils sont toujours hantés par la pensée qu'il pourrait en avoir un jour !

Le mariage des lépreux. — Malgré ma profonde conviction que la lèpre n'est pas contagieuse là où je l'ai observée et dans toute l'Europe, tout au moins, je soutiens que la société doit s'opposer absolument au mariage des lépreux entre eux et à plus forte raison entre un lépreux et une personne saine, et prononcer même le divorce, si un des conjoints devenait lépreux. Car les enfants nés de ces unions peuvent hériter de l'aptitude, tout au moins, à devenir lépreux. Dans les localités lépreuses d'Orient, la haute société refuse son approbation au mariage d'une jeune personne appartenant à une famille qui compte des lépreux. Mais le peuple passe outre, surtout si le ou la future a quelque fortune. Les mêmes unions périlleuses continuent à avoir lieu en Espagne, au Portugal, au Brésil. Cependant le célibat des lépreux contribuerait à l'extinction de la maladie. Si la lèpre a diminué en Norvège depuis qu'on ramasse les lépreux et qu'on les place dans les léproseries, ce n'est pas à cause de la non-contagiosité par l'isolement ; mais parce qn'on empêche les lépreux de se marier et de procréer des candidats à la lèpre. D'ailleurs nous avons vu que cet isolement est fictif en Norvège, puisque les lépreux ont la liberté de sortir des asiles, de se promener partout en ville et même de découcher. Il serait donc utile que, dans les localités où la lèpre est endémique les mariages ne fussent contractés que sur certificat du médecin municipal attestant que les futurs sont indemnes.

En Orient il y a un abus difficile à déraciner. Les léproseries sont des couvents musulmans dont le règlement exige que les pensionnaires soient mariés. Si la femme devient lépreuse, le mari la divorce de suite. Mais la femme, en général, accompagne son mari lépreux au miskinhané (léproserie). Le couple s'y installe avec ses enfants. D'aucuns viennent à l'asile lorsque la lèpre est très avancée ; il y a alors naissance d'enfants cachectiques, malingres, non viables, rarement lépreux au moment de leur venue au monde. Dans ces conditions, les avortements sont fréquents ; cependant bien de ces enfants, malgré leur hérédité et leur séjour dans la léproserie pendant de longues années, demeurent intègres. Si un lépreux ou une lépreuse de ces *couvents* n'a pas de conjoint lors de sa réception, l'aumônier (Imam) l'oblige de se marier avec le lépreux ou la lépreuse disponible de l'établissement ; et en cas de nécessité, il se charge de trouver une pauvre malheureuse de la ville qui consent à convoler en noces pour avoir un toit et une bouchée de pain, à charge de partager le lit d'un lépreux! Cependant la loi musulmane concède, exceptionnellement, à la femme de se séparer du mari devenu lépreux. Mais en général les femmes ignorent cette loi et la possibilité de répudier leur mari, ou bien par abnégation elles entrent dans l'asile et partagent le sort de leurs maris lépreux. Ceux-ci sont séquestrés et ne peuvent quitter la léproserie ; mais leurs femmes saines sortent à volonté. D'ailleurs, tandis que 25 ou 30 lépreux restent enfermés à la léproserie, de 400 à 500 lépreux circulent librement partout en ville et dans le Bosphore, exerçant divers métiers. C'est que la logique perd tous ses droits en Orient.

La commission de The National Leprosy Fund, qui étudia la lèpre très minutieusement et scientifiquement aux Indes, a dit dans son rapport au gouvernement anglais « *qu'il n'y avait pas lieu de faire une législation pour l'isolement ou pour interdire les mariages avec les lépreux.* Parmi les faits qu'on lui présenta, comme exemple de contagion, pas un seul n'a pu être démontré libre de toute objection, pas un cas *Bona fide de contamination d'un époux à l'autre.* Et elle s'empresse d'ajouter, « il n'est pas douteux qu'une enquête parmi les personnes mariées à des lépreux constitue le meilleur moyen pour établir le degré de la part que prend la contagion dans la propagation de la lèpre. » Et enfin elle conclut que la séparation et l'isolement des lépreux doivent être absolument exclus. Pour juger le contage dans une famille, on doit considérer le mari, la femme, les enfants et les autres personnes qui vivent ensemble.

Le Dr Ferrari, professeur et directeur de la léproserie de Catana (Sicile) pendant 30 ans, insiste dans ses travaux et dans ses lettres à moi sur le fait qu'il n'a jamais vu la lèpre être communiquée par le coït ou par un conjoint à l'autre. La femme fécondée même par un lépreux reste indemne, dit-il. Notre observation concorde avec celle de ce distingué confrère.

Besnier n'isolait pas les lépreux de Paris, mais il conseillait « la désinfection permanente des muqueuses de rapport, une hygiène spéciale, une médication interne intensive, un traitement externe méthodique *et ne pas retourner au pays lépreux qui présente les conditions inconnues de développement de la lèpre.* Il y aurait utilité de séparation jusqu'à ce que les muqueuses n'éliminent plus de bacilles. » Cependant pendant les 25 ans qu'il fut médecin de l'hôpital Saint-Louis, les nombreux lépreux couchés toujours dans ses salles communes à côté de malades ulcéreux, eczémateux et autres dermatiques ayant la peau grande ouverte à l'inoculation, n'ont contaminé personne, bien qu'aucune des précautions ci-dessus conseillées ne fut jamais prise.

On doit inférer de la discussion à laquelle nous venons de nous livrer qu'il y a divergence entre les médecins à propos de la contagiosité de la lèpre. Les uns, théoriciens, soutiennent qu'elle est excessive et partout active, constante, menaçante pour l'avenir, même dans l'Europe centrale qui pourrait encore s'exposer aux horreurs du fléau du moyen âge ; les autres, cliniciens, guidés par une longue observation des lépreux sur place nient toute contagiosité possible en Europe et dans les localités où ils l'ont observée ; mais ils admettent la contagiosité dans les foyers actifs des colonies où les Européens peuvent contracter la lèpre par un séjour plus ou moins prolongé dans des conditions inconnues. Or la lèpre ne se comporte pas partout de la même manière.

Le fait est que la lèpre abandonnée même à elle-même peut guérir, même dans ses foyers et dans des conditions hygiéniques les plus déplorables, et qu'elle diminue partout. Elle a donc perdu son ancienne violence. On doit espérer qu'elle diminuera de plus en plus et qu'elle disparaîtra définitivement et prochainement, si l'on s'occupe surtout des lépreux, si on les empêche d'engendrer, et que l'on améliore l'état social des miséreux là où la lèpre règne encore endémiquement. En définitive les bacilles des lépreux vivants en Europe sont *avirulents*. Or, le tocsin alarmant sonné par les ultra-contagionnistes est une mise en scène tragi-comique dont les conséquences ont déjà été fatales. Atténuée, la lèpre survit en Europe, méconnue et tout autrement qualifiée. D'ailleurs on voit des cas de lèpre fruste même dans les foyers les plus actifs de la maladie.

Léprose et tuberculose. — On a toujours eu le tort, selon nous, de comparer à l'excès la léprose à la tuberculose. Malgré quelques ressemblances dans leur évolution réciproque, et celle de leurs bacilles respectifs, les différences entre ces deux maladies sont si grandes qu'on ne peut appliquer intégralement à la première ce qui appartient en propre à la seconde. Ainsi le bacille de la lèpre n'a jamais été cultivé; de plus on n'a jamais pu l'inoculer aux animaux de manière à produire une infection générale. Dans les cas rares où l'on a cru avoir réussi, la culture fut locale sans généralisation, et à la longue les bacilles ont disparu. On en est donc bien loin de ce qu'on obtient avec les bacilles de Koch. Or, la parfaite similitude de ces deux maladies n'existe pas. Loin de là. Landouzy a calculé que les gardes-malades des hôpitaux mouraient tuberculeux dans la proportion de 36 pour 100; et selon Letulle, les religieuses de l'Hôtel-Dieu de Paris succombent à la tuberculose dans la proportion de 80 pour 140; tandis que depuis cent ans, pas une religieuse, pas un infirmier de l'hôpital Saint-Louis, qui prodiguent leurs soins d'une manière continue aux nombreux lépreux soignés dans les salles, ne contracta la lèpre. Dans ces derniers temps, on a innocenté les lépreux tropho-nerveux et l'on n'a maintenu comme dangereux et capables de contagionner que les ulcérés, comme on l'a également soutenu pour la tuberculose ouverte. Le fait est que les sujets atteints de la lèpre mutilante et de la nerveuse n'émettent de bacilles, ni par la respiration, ni par les émonctoires. Cependant les lépreux tubéreux à lépromes ulcérés, ceux dont le mucus nasal en charrie des millions, qui en projettent des nombres infinis par la respiration, la toux, l'éternuement, ne contagionnent pas plus que les lépreux dits fermés.

Lorsqu'il y a symbiose des deux morbidités, les poumons

peuvent être farcis de bacilles de Koch uniquement ou bien des deux bacilles à la fois. La phtisie lépreuse seule est relativement rare et ne survient que lorsque la lèpre atteint le dernier degré de cachexie. Nous n'avons jamais vu la lèpre envahir les poumons au début de la maladie, lors même que la membrane pituitaire fut ulcérée et que le mucus nasal charriait d'innombrables bacilles de Hansen, depuis des années.

D'autres ont cru trouver un antagonisme poussé jusqu'à l'exclusion des deux bacilles, celui de la tuberculose et celui de la léprose. Selon le Dr Kole, dans l'Afrique du Sud la tuberculose est presque inconnue, tandis que la lèpre y est très commune. Il y aurait 10000 lépreux.

Le Dr Arning ne put trouver le bacille lépreux, à Hawaï, dans l'air, l'eau, les aliments. Le Dr Roux signale la même absence, dans le traité de Pathologie générale de Bouchard (Les microbes pathogènes). Mais, depuis, on les a rencontrés sur les effets et dans la poussière des milieux lépreux (Report of Leprosy Fund) et même accumulés, au nombre de 185000 en 10 minutes sur un journal lu par un lépreux, projetés qu'ils étaient par l'expiration. Il est donc curieux que les bacilles de Hansen, si nombreux dans l'air expiré et dans le mucus nasal, ne se donnent pas la curiosité de visiter les poumons et d'y fixer leur domicile. Et les personnes vivant dans l'atmosphère de lépreux si riches en bacilles, et qui les inspirent continuellement ne les colonisent pas dans leurs poumons ! Selon Mendes de Léon, pendant la conversation chaque minime gouttelette de salive, jaillissant de la bouche, contient 4375 microbes.

Sir Morel Mackenzie, le renommé laryngologiste de Londres, publia un mémoire sur la lèpre des voies respiratoires basé sur les observations prises par lui-même dans les léproseries de Séville, Funchal (Madère), Molde, Bergen et San Remo. Il n'a jamais rencontré des lésions des voies respiratoires dans le cours de la lèpre maculeuse, et exceptionnellement dans la lèpre anesthésique. Elles se montrent, au contraire, presque toujours, tôt ou tard, dans la tubéreuse, quelquefois même dès le début. La voix devient rauque ; puis elle se perd graduellement. Les cavités nasales et l'orifice du larynx se rétrécissent. La lésion progresse lentement et atteint un haut degré avant que la dyspnée devienne pénible. Il est rare qu'on soit obligé de pratiquer la trachéotomie. Parfois cependant, il survient un œdème aigu de la glotte qui nécessite une intervention chirurgicale immédiate. Il se forme de bonne heure des ulcérations sur la muqueuse épaissie. Les tubercules (lépromes) apparaissent d'abord à la base de la langue et dans le pharynx. La luette et le voile du palais en sont atteints en même temps. Nous avons observé et signalé toutes ces lésions en Orient (*Les lépreux ambulants de Constantinople*, Masson, 1897).

L'aspect des lésions diffère un peu selon les pays ; en Espagne on observe fréquemment une hypertrophie considérable de la luette ; tandis qu'en Norvège celle-ci est rapidement détruite et l'on voit à sa place un petit lambeau de chair. Les lépromes, rouges d'abord, deviennent plus tard jaunâtres et peu à peu se transforment en ulcères arrondis, grisâtres dont la cicatrisation est suivie d'adhérences avec les parties voisines. Les amygdales sont rarement atteintes. L'épiglotte est tuméfiée, œdématiée, ulcérée ou couverte de lépromes. Il en est de même des replis aryépiglottiques et de la muqueuse qui recouvre les cartilages aryténoïdes. Les cordes vocales sont épaissies, ulcérées, peu mobiles; quelquefois on y voit des lépromes, ainsi que dans la trachée, dans les bronches et même dans les poumons. Un rétrécissement progressif, cicatriciel survient au larynx et peut-être une anesthésie de la muqueuse laryngée, car les malades n'y accusent pas de douleurs très vives. L'humidité, le froid, la mauvaise nourriture jouent, selon Morel Mackenzie, le rôle de causes prédominantes ou occasionnelles.

Or les si nombreux bacilles lépreux voisins n'envahissent que rarement le tissu pulmonaire; et, malgré leur projection de tous les instants sur les personnes de l'entourage des lépreux, ils ne les contaminent guère.

Besnier disait, dans son discours à l'Académie, en 1887 : sauf violation mécanique, l'épiderme indemne et la couche basale interépidermodermique sont une barrière pour le bacille de dedans en dehors et vice versa. *Le contact lépreux proprement dit devra être peu suspecté.* Mais à l'hôpital Saint-Louis dans toutes les salles communes, dans celle du Dr Besnier aussi il y a eu toujours des sujets à lèpre *ouverte* (lépromes ulcérés, suppurés) à côté de malades atteints d'eczéma, d'ulcères vulgaires, et de toutes maladies cutanées à solution de continuité, et jamais la lèpre ne fut inoculée. Besnier signala lui-même ce fait. Des individus, atteints d'affections cutanées invétérées ont été bien des fois, placés par erreur de diagnostic dans des léproseries où ils ont séjourné pendant de longues années, sans devenir lépreux. De tels faits ont été mentionnés en nombre par tous les léprologues. Nous en avons vu aussi plusieurs (Léproseries des Indes, de Madras).

Actuellement on soutient que c'est par le nez qu'on attrape la lèpre et que chez les nouveaux récipiendaires, le bacille se voit d'abord dans le mucus nasal. Nous avons dit que bien souvent le bacille n'existe dans le mucus olfactif et qu'il ne s'y montre pas même après l'administration de l'iodure de potassium. Quant au vaccin Jennerien comme propagateur de la lèpre, nous avons longuement insisté dans un chapitre spécial dans cette Anthologie (Voir aussi *La contagion de la lèpre en l'état de la science,* 1907, Masson, p. 291).

D'autre part le seul fait d'avoir passé plusieurs années dans quelque colonie où la lèpre est endémique, suffit pour contracter la lèpre (Madagascar, Martinique, etc.); tandis que des miséreux séjournent volontiers pendant des années 10, 15 et 30 et partagent la vie des lépreux sans devenir lépreux eux-mêmes. Parfois, dit Besnier, *la contagion n'est pas directe du lépreux au sain.*

On a accusé les parasites, les insectes, de transmettre la lèpre, comme la Malaria, la Peste, la fièvre jaune. Le Pr Blanchard et d'autres sommités médicales admettent ce mode d'inoculation. Mais dans les léproseries immondes, les femmes saines qui vivent avec leurs maris lépreux ne sont-elles pas dévorées par la vermine? et pourtant elles restent indemnes, ainsi que ceux qui, sur un diagnostic erroné, ont été enfermés dans les léproseries. En outre, j'ai souvent vu à Constantinople des ouvriers habiter par économie, en nombre, une et même chambre avec un lépreux ulcéré, sans être contaminés. Les anophèles abondent au Caire où les lépreux circulent en toute liberté; il y en a d'éparpillés dans les familles, et il n'y a jamais eu de contagion. Nous n'avons vu et nos honorables confrères de la localité, qu'un seul lépreux par famille. Il en est de même à Calcutta, selon la commission de la Leprosy Fund. L'innocuité du voisinage des léproseries est signalée par tous les léprologues. Et les lépreux français autochtones? On ne voit pendant des années et des années qu'un seul lépreux dans une ville ou dans un village. Besnier a aussi dit: « les chances de contagion de la lèpre sont loin d'être aussi grandes qu'on semble le craindre. »

D'aucuns ont soutenu que le bacille pénètre dans la peau par les pieds nus. Les anciens croyaient à cette pénétration et défendaient aux lépreux de marcher sans chaussure, pour préserver le peuple, habituellement déchaussé d'alors, de gagner la lèpre par les pieds posés sur les pas des lépreux. Cependant les premières manifestations de la lèpre se voient rarement sur les pieds, sur les membres inférieurs, même, dans la lèpre tubéreuse qui débute habituellement par le gonflement érysipéloïde de la face; et ce n'est que plus tard qu'apparaît le semis de lépromes sur les membres inférieurs. Dans la lèpre maculeuse, les premières taches se montrent souvent sur les fesses. Or la porte d'entrée du bacille malfaiteur reste mystérieuse.

En fait de science, les arguments du pur verbe ne suffisent pas; tandis que les faits en constituent d'intangibles. On a prétendu que la lèpre se transmet surtout par le coït. Schilling a même soutenu que les relations sexuelles d'un sujet lépreux avec une personne saine déterminent toujours, tôt ou tard, la contagion. Déjà plusieurs anciens léprologues avaient combattu cette opinion: Alibert, Foresto, Fabricio, Platero.... Aujourd'hui encore, sans croire que de telles relations transmettent fatalement la maladie, certains confrères croient à la possibilité de ce mode de propagation.

Le Dr Perrin, professeur de dermatologie et de syphilidologie à l'École de Marseille, où il a observé bien des lépreux étrangers ou colons, interrogé par nous, nous écrivit: « La lèpre est contagieuse dans les pays à lèpre. En Europe il est évident que la contagion n'est pas à craindre. Pourtant je crois qu'aucun de nous ne voudrait avoir à son service un domestique lépreux, ni ne désirerait partager la couche d'une lépreuse. » Cette répugnance est toute naturelle, de bon goût et d'esthétique. Cependant nous avons vu que des médecins, convaincus de la non-contagiosité, ont gardé des bonnes lépreuses pendant de longues années et leurs confièrent même leurs enfants sans qu'une contagion s'en fût suivie. D'autre part la lèpre ne se transmet pas du conjoint lépreux à l'autre. Nous avons marqué dans nos notes 752 ménages mixtes. Un grand nombre d'entre eux furent suivis par nous pendant 10, 15, 30 ans et au delà, sans qu'il nous fût jamais donné de constater la transmission de la maladie. Et ce qui plus est, lorsque la femme a conçu par le fait d'un lépreux et que l'enfant devint lépreux à l'âge de 12 à 20 ans, celle-ci est restée indemne. Et ce qui est plus surprenant encore, la femme n'était pas lépreuse lorsqu'elle avait accouché d'un enfant portant les stigmates de la lèpre au moment de la naissance. Nous en avons publié quelques exemples et nous en avons reproduit par la chromolithographie dans *Les lépreux ambulants de Constantinople*. Enfin nous avons vu que les lépreux portant même aux organes génitaux des lépromes ulcérés farcis de bacilles n'avaient jamais contaminé leurs femmes. D'autres dermatologues ont fait les mêmes constatations. La commission anglaise des Indes, Fund of Leprosy, a signalé aussi de pareils faits. Le Pr Bracken de Minneapolis (États-Unis, *Leprosy in Menesota*) y a compté 51 lépreux, colons de Norvège et 5 de Suède, parmi lesquels il y avait 21 couples. Il n'a jamais vu que le conjoint lépreux ait contagionné l'autre. Il estime qu'il y a 104 scandinaves lépreux qui n'ont jamais contaminé personne. Le Dr de Serajevo (Bosnie-Herzégovine) a publié dans la Bibliotheca internationalis, en 1900, un article sur les manifestations lépreuses des organes génitaux, de la verge surtout, où pullulaient les bacilles. Il ne dit pas que les femmes de ces lépreux aient gagné la lèpre. Ce silence de la part d'un contagionniste autorise à conclure qu'il n'y a pas eu contagion.

Le Pr Pitres, de Bordeaux, estime qu'il y a en France 500 lépreux environ. On en a constaté 20 à Bordeaux dans ces derniers 20 ans; mais, dit-il, bien d'autres ont dû échapper à l'attention des médecins. Ces lépreux libres, ambulants, n'ont contagionné personne (Société de Méd. et de Chirurgie, décembre 1903). « Mais la lèpre ne peut provenir que d'un lépreux lors même qu'on ne parvient pas à remonter à la source. » Cette phrase est lapidaire. Mais cela ne prouve pas la contagiosité. L'hérédité, l'atavisme peuvent être incriminés. Le contact immédiat, direct n'est pas de rigueur. Le Dr Pitres admet la lèpre autochtone en France. Il en a observé plusieurs cas, ainsi que quelques dermatologues de Saint-Louis. Le Dr Brocq a présenté un tel fait récemment à la Société de Dermatologie, le 6 février 1913. Et Milian, qui en avait découvert plusieurs dans le département du Cantal, il y a peu de temps, vient d'en trouver dix dans la Riviera, en trois jours; et un médecin du pays estime à 5 ou 600 le nombre de lépreux dans les Alpes Maritimes. Nous en avons tant vu en Bretagne nous-même, ainsi que dans le midi de la France! On doit aussi noter que dans cette énumération ne figurent pas les lépreux atténués, ni les frustes, bien entendu.

Le Dr Jeanselme étudia 80 lépreux tant en ville qu'à l'hôpital, et recueillit personnellement *61* observations. Ce sont les États de l'Amérique latine (la Guyane, le Brésil et les Antilles) qui fournissent, dit-il, le plus gros contingent. Sur ces 61 lépreux circulant à Paris, 38 avaient des manifestations de *lèpre ouverte* (rhinite purulente, localisations bucco-pharyngées, laryngite, orchite lépreuse). De ces 38 grands disséminateurs de bacilles de Hansen, 26 étaient hospitalisés; les autres vivaient en ville. Du reste, pour ce qui concerne les malades hospitalisés, ils le sont d'une manière intermittente. Or il ne peut être question d'un isolement effectif. Les lépreux qui convergent à Paris appartiennent à toutes les classes sociales. Ceux de la classe aisée descendent dans les hôtels, les maisons meublées, les pensions de famille, prennent des domestiques, vont en été aux eaux et aux bains de mer (notre confrère aurait pu ajouter qu'ils ont continuellement des relations intimes avec les demi-mondaines). Ils sèment partout, sur leur passage, poursuit le Dr Jeanselme, le germe de l'infection. Certains de ces malades, tout en étant de conditions plus humbles, ne sont pas moins dangereux. Il cite l'exemple d'un Israélite de Constantinople qui colporte ses marchandises et ses bacilles de village en village en France. Parmi ces 80 lépreux, il y eut trois collégiens, un instituteur, des institutrices, un valet de chambre et même une bonne d'enfants. Celle-ci, atteinte d'une lèpre compliquée de rhinite, soignait dans une maison bourgeoise un enfant de 5 ans; une recrudescence l'obligea à passer deux ans à Saint-Louis; la poussée terminée, elle rentra chez ses anciens maîtres qui lui confièrent un nouveau-né. » Et pourtant notre distingué confrère ne signale pas un seul fait de contamination qu'il a certes cherché, en excellent observateur qu'il est, avec les yeux les plus scrutateurs de contagionniste intransigeant. Or si je ne m'abuse, le consciencieux travail du Dr Jeanselme est une éloquente plaidoirie contre la contagion. Et, cet état de choses, cette promiscuité continue toujours à Paris. Les hommes de science les plus compétents, les médecins de l'hôpital Saint-Louis, l'ont signalée depuis Alibert, sans qu'aucun, fût-il contagionniste militant ait pu constater un seul cas de transmission de la lèpre. Logiquement donc, qu'on me passe le mot, je m'attendais à ce qu'un éminent observateur, comme le Dr Jeanselme, fît son *mea culpa* et qu'il déclarât que, tout au moins à Paris, la lèpre n'est pas contagieuse; puisque les millions de bacilles de Hansen bombardés à bout portant continuellement n'ont inoculé personne. C'est là, certes, la conclusion à tirer de l'observation si minutieuse, si consciencieuse de notre collègue. Tout lecteur impartial ne saurait en conclure autrement. Pas du tout. On lit à la fin de ce travail si documentaire : « La lèpre ne figure pas sur la liste des maladies dont la déclaration est obligatoire. Or, grâce à cette déclaration, une surveillance sanitaire pourrait être organisée. Il est, en effet, urgent d'écarter de l'école les enfants contaminés et interdire aux lépreux l'exercice de certaines professions. » (Société de Pathologie Exotique, 14 décembre 1910). Tellement l'esprit de parti exercé une influence irrésistible même sur les hommes de science de la plus haute valeur! Feu le Pr Hardy a déclaré à l'Académie, en 1880, à propos d'une discussion sur la lèpre, qu'étant médecin du Lycée Saint-Louis, il fut consulté par le proviseur s'il devait renvoyer les élèves atteints de lèpre, de provenance coloniale. Ayant répondu négativement, ces élèves firent leurs classes et ont vécu avec plus de 600 jeunes gens pendant plusieurs années. Notre maître ne regretta pas cette tolérance. Aucun de leurs condisciples ne contracta la lèpre. D'autre part, médecin de l'hôpital Saint-Louis pendant de longues années, le Pr Hardy eut à soigner nombre de lépreux dans ses salles communes, où ils étaient couchés à côté d'individus atteints de diverses maladies cutanées, avec solution de continuité, durant des mois et même des années, sans que personne fût contaminé. Se basant sur ses arguments tangibles, il fit sa profession de foi qu'à *Paris la lèpre n'est pas contagieuse*. D'ailleurs tous les spécialistes de Paris ont déclaré que leurs observations concordaient absolument avec celles du Pr Hardy.

La lèpre règne en Grèce depuis la plus haute antiquité. Il y a, à part les nombreux lépreux ambulants, d'autres séquestrés dans une léproserie de l'État bien organisée et fonctionnant sous la surveillance du Gouvernement et la direction de médecins compétents. La séquestration des lépreux n'est donc pas obligatoire de par la loi. Le Dr Photinos occupe à la Faculté de médecine d'Athènes la chaire des maladies contagieuses. Il maintient ses élèves au courant de la science et leur enseigne les théories proclamées par la Conférence de Berlin. Cependant sa droiture scientifique l'obligea de publier le cas suivant dont il fut témoin personnel, et que presque tous les journaux scientifiques et politiques de la Grèce imprimèrent à son instigation, pour rendre service à la vérité et rassurer le public. Ce professeur se rendit dernièrement en Crète, grand foyer actif de la lèpre, pour étudier la maladie sur une vaste échelle. On sait, poursuit le rédacteur du journal *Estia* du 2 juin 1911, que les avis sont partagés sur la contagiosité de la lèpre, contestée surtout par le Dr Zambaco, concernant l'Europe et l'Orient. Sa thèse fut soutenue dans une récente publication, *la contagiosité de la lèpre en l'état de la science* (Masson, 1908), qu'il dédia à la mémoire de l'illustre léprologue norvégien, Danielssen qui, pour soutenir son opinion anticontagionniste, fit d'abord des inoculations de la lèpre sur lui-même, et plus tard à plusieurs individus sains. *Or les résultats de ces expériences furent absolument négatifs.* Néanmoins, poursuit l'auteur de l'article, la grande majorité des médecins et le public continuent toujours à admettre la transmission de la lèpre par contagion, et à isoler les lépreux capables de transmettre leur maladie par le seul contact. D'où la frayeur et l'horreur qu'inspirent les lépreux. Or, une Crétoise bien belle, très attachée à son mari devenu lépreux, fut condamnée à se séparer de lui que la loi imposait d'isoler dans la léproserie récemment établie sur un îlot voisin de l'île de Crète et régie sévèrement par les derniers décrets de la Conférence de Berlin. La dévouée épouse voulut à tout prix suivre son mari à la léproserie et partager son sort. Ce qui lui fut absolument défendu par les autorités. Or, au dernier moment, pour forcer la main à qui de droit, la belle Crétoise saisit un couteau tranchant, se fit elle-même une incision profonde, puisa dans les ulcères suppurants de son mari du pus infecté et s'en inocula elle-même largement. *Me voici moi-même lépreuse s'est-elle exclamée : personne n'a plus le pouvoir de me séparer de mon mari.* Après cet acte héroïque, elle accompagna son époux à la léproserie. Elle y vécut maritalement avec lui, lui prodigua tous les soins, pansait ses plaies, lavait son linge, partageait son lit. Le mari succomba quinze ans après l'admission du couple à la léproserie. Sa veuve continua à vivre avec les lépreux qu'elle soignait en mémoire et pour le salut de l'âme de son bien-aimé mari. Le Pr Photinos vit cette femme modèle du dévouement conjugal, lors de sa visite à la léproserie, et avoua que c'était là un nouveau fait plausible à enregistrer en faveur de la non-contagiosité de la lèpre. Néanmoins, il serait encore bien téméraire de se prononcer définitivement, ajouta le professeur des maladies contagieuses à la Faculté de médecine d'Athènes.

Conclusions. — La lèpre n'est pas contagieuse, tout au moins dans certaines contrées, et principalement dans le centre de l'Europe. La bactériologie seule ne saurait trancher la question de la contagiosité qui relève surtout de la clinique. La lèpre classique existe cliniquement lors même qu'on ne peut découvrir le bacille spécial, et à plus forte raison dans les paraléproses, comme dans la tuberculose. Le bacille ne suffit pas à lui seul pour déterminer la lèpre. En dehors de la graine, il y a l'ambiance avec ses conditions propices que nous ignorons. La léprophobie n'a pas sa raison d'être. Elle jette l'alarme et cause de grands préjudices aux pauvres lépreux. En France, fort heureusement, les décrets de la Conférence de Berlin ne furent jamais appliqués par le Gouvernement (déclaration obligatoire, séquestration). Il en est de même de l'Angleterre, l'Autriche, l'Italie, etc. Seule, l'Allemagne a prêté crédit à la Conférence. L'Académie de médecine de Paris, entraînée, vota, une première fois, la déclaration obligatoire par le médecin et, peu après, se ravisant, la déclaration *facultative*. Et les lépreux continuent toujours à circuler librement en France, sans avoir fourni un seul cas de contamination, depuis un siècle. Il est donc temps de réagir et de déclarer cette vérité indubitable que la lèpre n'est pas contagieuse en France, pour rassurer la population et défendre les pauvres lépreux que l'on est porté à traquer et à maltraiter, *s'ils ne sont pas riches.*

La situation du médecin est fort délicate vis-à-vis de la loi, s'il admet la première ou la seconde décision de l'Académie ; car le secret médical n'étant pas aboli, il s'exposerait à des condamnations pénales s'il venait à divulguer que son client est lépreux. L'Académie doit donc revenir même sur sa seconde décision ou bien il faut réformer la loi sur le secret professionnel, pour tracer clairement la conduite du médecin.

M. Mirman, directeur de l'Assistance et de l'Hygiène publique au Ministère de l'Intérieur, dans un remarquable discours prononcé à la Société de médecine publique et de génie sanitaire (séance de la quatrième réunion sanitaire provinciale de 1912), s'exprime de la manière suivante : « S'agissant d'un mal dont l'origine et le mode de propagation sont inconnus (le cancer), les pouvoirs publics ne peuvent qu'encourager la recherche scientifique. *Quand la science aura fait la lumière, alors et alors seulement, l'hygiène publique pourra agir. Il en est de même de la lèpre.* En n'inscrivant pas la lèpre parmi les maladies à déclaration obligatoire, l'Académie de médecine a signifié nettement que dans l'état actuel de ses connaissances, elle estimait qu'aucune mesure spéciale ne devait être prise à l'égard des lépreux. A-t-elle changé d'avis ? Qu'elle le dise et qu'elle explique pourquoi ? Mais en laissant affirmer à sa propre tribune que, pour ne pas enfermer dans une île les Français revenant lépreux des colonies, les pouvoirs publics, les services publics d'hygiène sont « *coupables d'incurie,* et paraissant consacrer de son autorité une telle agression, l'Académie a incontestablement manqué aux règles d'une bonne méthode » (*Revue d'hygiène et de police sanitaire,* nov. 1912, p. 1199). Ainsi, en France, aujourd'hui, on n'a ni le devoir ni le droit de dénoncer la lèpre. Et en matière d'internement des lépreux, il n'y a pas de textes positifs dans la législation française. Tandis qu'en Allemagne la déclaration de la lèpre est obligatoire depuis 1900.

Les conséquences désastreuses de la conférence de Berlin. — Le Dr Sir Fayrer écrivait au Dr Leroy de Méricourt : « Je crains que l'exagération de la théorie de la contagion ne soit destinée à faire plus de mal que de bien, et ne conduise au retour des idées d'autrefois qui condamnaient les lépreux à des tortures aussi horribles que la maladie elle-même. J'ai vu un grand nombre de lépreux ; j'ai fait beaucoup de recherches, et je n'ai jamais pu parvenir à acquérir la conviction que la lèpre fût contagieuse. »

Le Dr Sir Fayrer, si compétent en la matière, a prophétisé bien juste.

Kaposi s'est exprimé ainsi dans une de ses brillantes leçons : « En admettant la contagiosité de la lèpre on se trouve en opposition avec les faits cliniques et les autorités sanitaires : et le public se chargerait de livrer les lépreux aux lamentations du moyen âge, ainsi que les membres sains de leurs familles que l'on considérait comme suspects et stigmatisés de transmettre la lèpre latente. Et qu'on ne m'accuse pas de voir trop noir. Il y a déjà des signes précurseurs de cet état de chose. » L'éminent professeur cita plusieurs faits de persécution de lépreux, indignes de notre siècle.

En effet depuis la très retentissante conférence, les sévérités les plus injustifiables, dignes des siècles archaïques, furent édictées contre les malheureux lépreux ! Le Gouvernement allemand en a donné, le premier, l'exemple. Le parlement vota une loi conforme aux conclusions de l'aréopage. Il décréta la déclaration obligatoire par les médecins aux autorités de tout lépreux à leur connaissance, sous peine d'amende et de prison, ainsi que la séquestration de tout éléphantiasique.

Nous voilà reculés au XVe siècle. Les médecins prêtaient alors serment entre les mains du maître échevin de Metz de lui déclarer tous les cas de lèpre. Ce qui était plus anodin que le règlement allemand actuel. Cependant on était plus cruel en 1321. On brûla à cette date à Metz un grand nombre de lépreux, pour empêcher la propagation de la maladie.

La défense absolue faite aux lépreux de franchir les frontières germaines, principalement du côté de la Russie, fut motivée par la découverte récente à Memel (Prusse orientale), de 22 lépreux indigènes. On accusa le pays limitrophe de contamination. Mais aucune enquête scientifique ne prouva le bien fondé de cette accusation. Et d'autre part des médecins allemands eux-mêmes avaient signalé plusieurs cas de lèpre autochtone éparpillés par-ci par-là dans l'empire bien avant 1840 déjà. Nous avons cité ces faits ainsi que les noms des confrères qui les ont découverts. Des cas sporadiques de lèpre autochtone existent, d'ailleurs, dans toutes les contrées de l'Europe centrale. Or, jusqu'à preuve du contraire, on doit admettre que le petit foyer de Mémel existait, on ne sait depuis quand, bien qu'ignoré des médecins et des autorités. Et cela paraît être d'autant plus probable qu'au congrès même tenu à Berlin, des confrères germains éminents, le professeur des maladies nerveuses à la Faculté, le Dr Joly même, présentèrent comme syringomyéliques des lépreux trophonerveux classiques reconnus comme tels, séance tenante, par les léprologues les plus compétents présents.

Voici une application du règlement récent régissant les

lépreux, en Germanie. Un commerçant, originaire du Duché de Meklembourg, de retour de l'Amérique du Sud, où il gagna la lèpre, fut dénoncé à la police et au service sanitaire. Ordre impératif immédiat lui fut intimé d'acheter dans un village une maison isolée et de s'y enfermer. On désigna même les pièces que devait occuper son entourage. Et si ce malheureux lépreux n'avait pas les moyens d'acheter une maison? Cependant le Dr Hansen, le contagionniste protagoniste, permettait aux lépreux matriculés de sa léproserie à Bergen de sortir de l'asile et de se promener dans la ville de Bergen, et même de découcher.

Autre méfait : peu de temps après la conférence de Berlin, le gouvernement du Cap a ouvert une enquête sur les actes sauvages allégués par les correspondants de Kimberley Adversiter et du Cap Times; les soldats des troupes britanniques de Béchouana Land avaient fusillé les lépreux dans leurs huttes pour couper court à toute contagiosité (*Le Temps,* 1er oct. 1897).

Cependant le Dr Dixon, directeur du Lazaret de Robben Islande, au Cap de Bonne Espérance a écrit dans le *Journal of the Leprosy Comite,* n'avoir eu de preuve authentique de contagion, à une *exception possible près.*

De telles aménités ne manquent pas de se produire partout. Le Dr Noel (*Thèse de Paris,* déc. 1903) nous apprend que lorsqu'on créa une colonie agricole à Desiderade, on fixa un délai pour que tous les lépreux s'y rendissent, à l'expiration duquel il était permis de courir sus aux réfractaires et de les fusiller. Ils étaient *tuables* pour qui les rencontrait. Pourtant le Dr Janière, qui dirigea pendant des années la léproserie de Desiderada, déclara aussi de son côté avoir vu des lépreux en communication permanente avec des gens bien portants et de nombreux Anglais ayant des domestiques lépreux, sans rencontrer un seul cas de contagion (Société académique de Nantes, 3e volume).

Des mesures cruelles, indignes, ont été prises aux États-Unis d'Amérique contre les lépreux, depuis la conférence de Berlin, bien que tous les témoignages des confrères qui ont étudié et surveillé les immigrés Scandinaves lépreux déposent contre la contagion. Nous nous sommes longuement étendu sur ce sujet dans le chapitre *consacré à la lèpre aux États-Unis.* Le Dr Rake prouva, chiffres en main, que la séquestration des lépreux à Trinidad n'a servi à rien et qu'il n'y a rencontré aucun cas de contagion (*Journal of the Leprosy Comite*). Le Dr Sauton ne put visiter la léproserie établie sur un îlot du chenal de New-York, sous menace d'y être retenu s'il forçait la consigne qui interdit aux médecins d'y pénétrer, d'après le strict règlement nouveau contre la contagion!

Un lépreux Syrien, G. Rossat, après avoir été expulsé de quatre États de l'Union, s'était réfugié dans un vieux wagon hors de service, à une petite gare près de Baltimore. Il y est resté environ 15 jours. La compagnie l'en chassa et le malheureux est allé chercher une retraite dans la forêt vierge au milieu des montagnes de la Virginie. Quelques personnes charitables lui ont donné une tente et un réchaud à pétrole (*Petit Journal*, 8 août 1906).

Dernièrement un lépreux à peine débarqué fut arrêté pour être rapatrié; mais aucun capitaine n'a voulu le recevoir à son bord. Que devint-il? on l'ignore. Il s'est peut-être suicidé.

Le baron Hulot fit la communication suivante à la Société de Géographie de Paris, le 8 février 1913: « Mgr Ducœur, vicaire apostolique du Kouang-Si, signala dans une lettre très circonstanciée le fait monstrueux suivant : il y avait aux environs de la ville une trentaine de lépreux que la mission soignait et qu'elle allait installer dans une léproserie qu'elle venait de construire. Les mandarins de la ville avaient refusé l'autorisation nécessaire pour l'ouverture de l'établissement. Les autorités firent traîner ces malheureux dans un fossé bourré de bois résineux et, après avoir fait tirer sur eux par une centaine de miliciens rangés autour pour les empêcher de se sauver, on y mit le feu et on les brûla vifs ou à moitié morts! Une nombreuse foule assistait à ce macabre spectacle! » On ne dira pas que les jeunes Chinois sont en retard des progrès même scientifiques qui leur arrivent de l'Occident. Ils sont au courant des sentences de la conférence de Berlin et préviennent l'*excessive contagiosité* de la lèpre de la manière la plus sommaire.

Le Pr Kaposi rapporte dans une de ses leçons que le Dr Grunfid vit arrêter deux lépreux qu'il conduisait de Rostow à Moscow pour les montrer à ses collègues. Il n'y a pas eu moyen de les faire entrer en ville. La police s'en est emparée pour les....? Et les médecins ont opiné, à mon grand étonnement, dit le professeur de Vienne, et avec gaieté de cœur sur cette mesure inqualifiable. Ce sont les médecins qui sont les plus coupables. Car ils informent les autorités que le contact, les effets, le souffle des lépreux dispersent continuellement d'innombrables bacilles et propagent la maladie. »

Nous sommes continuellement informé de nombreux actes de brutalité, de sauvagerie, perpétrés contre les malheureux lépreux, à l'instigation des médecins imbus des théories de la conférence de Berlin. On vient d'en brûler après les avoir enduits de pétrole.

En France, l'Académie de médecine, endoctrinée par ses membres qui avaient participé à la conférence de Berlin, vota, le 5 avril 1898, sur le rapport du Dr Vallon, *la déclaration obligatoire* de la lèpre, et transmit ce vœu au ministre compétent qui fit la sourde oreille, très heureusement. Car, en février 1903, la même Académie, revenant spontanément sur son premier vote, modifia sa première décision et demanda au ministre compétent *que la déclaration fût seulement facultative.* Ce second vœu, plus anodin, n'obtint pas meilleur accueil que le premier auprès du gouvernement français. Cependant le ministre Barthou décréta que la déclaration de la lèpre soit obligatoire en Algérie, influencé qu'il fut par un rapport du Dr Gémy, professeur de dermatologie à l'École de médecine d'Alger. Pourtant, feu le Dr Gémy disait en 1889 n'avoir jamais eu à s'occuper de lèpre qui n'existait point en Algérie. Plus tard, sur mon insistance transmise par le Dr Sabadini, médecin de l'hôpital d'Alger, qu'il faisait erreur, il reconnut qu'il avait pris les lépreux pour des syphilitiques et en fit amende honorable au congrès de Lyon. Frappé alors du grand nombre de lépreux qu'il découvrait chaque jour, il adressa un rapport émouvant au ministre pour empêcher l'immigration des Espagnols lépreux; il avait cru à une invasion récente de la maladie bien que la lèpre fût l'objet d'études spéciales de la part de médecins militaires en service en Algérie, déjà en 1862. C'était là peut-être un moyen de se disculper. (Voir le chapitre spécial de la lèpre en Algérie, dans cette Anthologie.) Je ferai remarquer que l'Académie et le ministre de l'Intérieur paraissent avoir oublié la loi toujours en vigueur en France sur le secret professionnel, loi qui condamne indubitablement le médecin indiscret à l'amende et même à la prison, le cas échéant. Dans tous les cas il y a incohérence et illégalité en ce qui concerne le département d'Alger vis-à-vis des autres départements privilégiés de France.

où les lépreux circulent en toute liberté sans être molestés le moins du monde.

Autre incohérence! Dernièrement on décida d'isoler à l'hôpital Saint-Louis, au pavillon Gabriel, cinq ou six lépreux, par précaution contre la contagion, conformément aux résolutions de la conférence de Berlin, lorsque deux cents éléphantiasiques se promènent librement dans tout Paris, fréquentant les hôtels, les théâtres, les cafés, le grand et le demi-monde! Et ce qui rend ridicule cet isolement, c'est qu'il est fictif; car ces lépreux ont la faculté de sortir de l'hôpital à leur gré et de se promener dans tout Paris; puis de rentrer à l'hôpital à la nuit tombante. Cependant un rapport officiel adressé au préfet de la Seine par le Comité du conseil d'hygiène publique et de la Salubrité, après une enquête méticuleuse du Pr Proust, établit de la manière la plus certaine et la plus claire qu'il n'y a jamais eu d'exemple de contagion, soit en ville soit dans les hôpitaux de Paris, bien que les lépreux y aient vécu en toute promiscuité de tout temps. (Voir le rapport du Pr Proust, inséré dans cette Anthologie.)

Enfin voici le bouquet de l'incohérence des médecins et des autorités. *Le Petit Journal* de Paris, feuille quotidienne très répandue, dont la lecture éclaire le public même sur les questions scientifiques, publia dans son numéro du 30 avril 1911, l'anecdote suivante : « *Le lépreux Augustin Goroftiago.* Nous avons raconté combien le Ministère de l'Intérieur et la Préfecture de police étaient embarrassés, depuis plusieurs mois, au sujet d'un Américain, Augustin Goroftiago, atteint de la lèpre, que l'on refusait dans tous les hôpitaux. Par mesure de salubrité publique et croyant se débarrasser de cet étranger, le ministre de l'Intérieur avait pris un arrêté d'expulsion contre lui, mais aucun capitaine de navire ne consentait à l'embarquer. Et, comme il était impossible de le renvoyer dans son pays, de l'hospitaliser en France, ni de le conduire à la frontière, on n'avait eu que la ressource de l'isoler momentanément à l'infirmerie de la prison de Fresnes, en attendant de trouver une solution pratique. Goroftiago, né le 26 juin 1888 à Asuncion, dans le Paraguay, avait débarqué à Bordeaux, le 22 septembre 1910, et il s'était dirigé sur Paris. Il était possesseur d'une petite fortune provenant de l'héritage de ses parents. A Paris, il vécut si largement qu'il épuisa vite ses ressources et qu'un jour, n'ayant pu payer un chauffeur qui lui réclamait une course, l'Américain fut conduit chez M. Ducrocq, commissaire de police de la Chaussée-d'Antin, qui l'envoya au Dépôt sous l'inculpation de vagabondage et d'infraction à la loi du 10 octobre 1893 sur le séjour des étrangers en France. Traduit en police correctionnelle, il prouva à ses juges qu'il était étudiant en médecine et qu'il avait un domicile régulier dans un hôtel de la place de la République. Il fut acquitté le 4 février 1911; mais, contrairement à son attente, il ne fut pas remis en liberté. Pendant sa détention préventive les médecins du dépôt avaient constaté qu'il était *atteint de lèpre, maladie contagieuse exigeant un isolement absolu*. La Préfecture de police le fit alors transférer à l'hôpital Saint-Louis où on refusa de le garder. (Cependant depuis Alibert, depuis un siècle, on a toujours reçu à cet hôpital tous les lépreux, les payants au pavillon Gabriel et les indigents dans les salles communes où on les soignait pendant des mois et des années sans aucune précaution et sans qu'on ait jamais constaté un exemple de contagion. Cela continuait ainsi jusqu'à la Conférence de Berlin.) Comme on ne voulait nulle part l'hospitaliser, G... fut réintégré à l'infirmerie de la prison de Fresnes, en attendant son transfèrement dans un port d'embarquement. Car, pour *sauvegarder la santé publique*, le ministre de l'Intérieur avait prononcé son expulsion qui ne put être mise à exécution. A Fresnes, G... ne tarda pas à donner des signes de dérangement cérébral, on l'interna alors à l'asile Sainte-Anne où il vient de mourir. Ce dénoûment imprévu a enlevé un gros souci aux administrations qui ne trouvaient plus le moyen de se débarrasser de ce malheureux lépreux. »

Nous ne craignons pas de déclarer hautement que, tant les médecins que les autorités ont ici méconnu leurs devoirs et la loi (article 378 du code pénal sur le secret professionnel); car à l'heure qu'il est la législation française n'autorise ni à interner, ni à expulser un lépreux. Il y a donc eu, à propos de Gorostiago, excès de pouvoir. Si G... était un richard, il aurait pu s'installer impunément dans un des plus splendides hôtels de Paris. Il ne reste donc plus qu'à imiter pour les lépreux indigents la conduite du prévôt de Lutèce qui leur intima jadis l'ordre de vider les lieux sous peine d'être précipités dans la Seine!

A propos de cette phobie concernant les lépreux et le grand embarras de les caser, je ne puis m'empêcher de relater l'anecdote suivante qui pourrait bien faire pendant au cas de Gorostiago : Un lépreux léonin commet un flagrant délit à Constantinople, dans le quartier de Scutari où la police l'arrête et le conduit au gouvernorat qui ordonne son emprisonnement. Mais l'illustre gouverneur s'aperçoit que le délinquant est un hideux lépreux. Il pourrait donc contagionner les autres détenus; où l'enfermer alors? Après mûre réflexion, il ordonna de le séquestrer dans les lieux... d'aisance. Voilà l'application intelligente par les autorités d'Orient des articles instructifs de la presse européenne sur la Conférence de Berlin et la contagiosité de la lèpre ! Voici un autre fait plaisant. Après la publication de mon livre *Les lépreux ambulants de Constantinople,* avec nombreuses chromolithographies horribles par leur réalisme, l'éditeur Masson m'envoya quelques exemplaires à Constantinople, qui devaient passer sous les yeux de l'Argus de la censure, si rigoureuse du temps du sultan Abdul Hamid. Le directeur Ahmed Bey, après avoir feuilleté personnellement ce livre, profondément impressionné par les figures et les ulcères hideux et sous la frayeur des lectures des journaux ultracontagionnistes de Paris, donna l'ordre immédiat qu'on lui apportât de l'eau et du savon d'acide phénique pour se désinfecter les mains; sa terreur fut telle que le raisonnement, toujours tardif en Orient, n'eût pas eu le temps d'exercer ses droits. Ainsi en Orient même la peur de la contagion de la lèpre fut bien terrifiante. De Cheimisse avait raison de dire : Les progrès de la bactériologie, souvent mal interprétés par le public, ont eu pour effet de transformer la crainte de la contagiosité en une véritable *phobie.*

Epictète, ce grand philosophe stoïcien, proclamait un principe qui résume la sagesse scientifique : Ne préjuger de rien, mais s'attacher à constater les faits. Les médecins qui ont ouvert les grandes voies ont toujours étudié les faits et leur ont subordonné la théorie, ce fut la gloire de l'École française (Debove).

Les protathlètes de la conférence, Neisser et Ehlers, n'ont pas daigné mettre en discussion la contagiosité de la lèpre. Ils ont imposé leur opinion formée d'avance dans leurs laboratoires et les bibliothèques. Ils ont prononcé cette phrase inqualifiable qui trahit leur pensée intime si erronée : *La lèpre a diminué en Europe grâce aux mesures barbares du moyen âge.* Il faudra donc en imiter les sauvageries. Le Dr Ashmead a surenchéri encore et mieux accentué de revenir aux procédés d'antan. Il ajouta qu'il fallait enterrer les lépreux dans un cimetière spécial, séquestrer leurs enfants jusqu'à la puberté et n'admettre leurs familles dans la société que sept ans après la mort du lépreux avec lequel elle aurait cohabité ! Et le Dr Ehlers ajouta : c'est la contagiosité qui a occasionné les grandes épidémies modernes (?) tant dans les vieux foyers européens qu'on croyait éteints, que dans les autres parties du monde. *Nous nous sommes réunis ici à Berlin, pleinement conscients du danger qui menace des deux côtés.* (Or les instigateurs de la conférence n'ont pas voulu mettre la question de la contagion de la lèpre en discussion et à l'étude ; mais ils l'ont imposée comme un fait acquis ; ils l'avouent eux-mêmes. Cette manière dogmatique de faire n'est pas acceptable en science.) « Des foyers européens que l'on croyait éteints, et des foyers exotiques dont les étincelles pleuvent sur la vieille Europe. « Voilà des doctrines insoutenables dont l'inanité ressort partout dans ce livre. Ce sont ces hérésies qui ont terrorisé les masses et incité à la persécution des pauvres lépreux.

Et d'abord, la lèpre du moyen âge, terrible par sa gravité et sa contagiosité censée excessive, était surtout redevable de ces exagérations à sa confusion avec la syphilis. Car aucun léprologue clinicien n'a jamais vu qu'un baiser, un ustensile de table et même le coït aient transmis la lèpre. Ce fait fut amplement démontré dans ce livre. Puis toutes les maladies infectieuses ont perdu leur ancienne gravité et leur transmissibilité depuis les temps antiques. C'est là un fait incontestable, tant pour la peste, le choléra, le typhus, que pour la lèpre. Toutes ces maladies ne possèdent plus leur ancienne virulence et violence, dans la succession des siècles. Ce que ces Messieurs paraissent ignorer.

Au lieu de pérorer et de palabrer ainsi, il aurait mieux valu faire de la vraie science et présenter des arguments persuasifs, c'est-à-dire des faits personnels de la contagion de la lèpre, dont aucun orateur, si éloquent qu'il fût, ne s'est soucié guère. On s'est toujours basé sur des légendes : sur celle de Kéanu, surtout le condamné à mort de Sandwich, qui eut la vie sauve pour se laisser inoculer la lèpre, et devint lépreux, etc. Or, ce cas, autour duquel on a fait tant de bruit, est nul. Hansen le déclare lui-même (IIe volume, p. 2), parce que Kéanu était déjà lépreux, ainsi que deux de ses proches parents.

En déclarant à cors et à cris que la lèpre est excessivement contagieuse, qu'il y a un réveil de son antique violence et menace pour l'Europe, on a exalté l'opinion publique qui, de toutes parts, fut entraînée à des exagérations engendrant la persécution des lépreux. Ainsi on se livra de tous côtés à des actes navrants contre ces malheureux qui furent mis au ban de la société, expulsés, refusés par les navires qui devaient les rapatrier et, chose incroyable et pourtant absolument vraie, dans certaines contrées on les enferma dans des cages grillées comme des bêtes féroces qu'on empêche ainsi de nuire. Ailleurs, poursuivis et traqués par la plèbe en furie, ils ont dû se réfugier dans les bois, sans abri, sans secours; en proie au plus profond désespoir, ils succombèrent aux affres les plus atroces et aux plus cruelles privations.

Mais il y a plus : on a entravé les efforts des philanthropes. Le Dr Sauton acquit une propriété éloignée du centre, à Neufchâteau, pour établir une léproserie. Il obtint l'approbation de l'Académie de médecine et celle du Comité de la salubrité publique. Mais toute la plèbe des alentours, le maire en tête, s'y opposèrent absolument et abusivement. J'ai subi la même aventure. Le gouvernement ottoman, après de longues démarches, me céda un hôpital inutilisé, placé sur une montagne, à une demi-heure du village d'Emirguian, dans le Bosphore. La populace ignorante et sauvage, terrorisée par le microbisme et la *léprophobie,* se révolta et empêcha la réalisation du projet. Ces méfaits sont dus à la Conférence de Berlin qui, selon un proverbe oriental, fit *d'une puce un éléphant.*

Voilà à quels désastres ont abouti les lubies de la majorité des membres du Congrès de Berlin! J'ai tant de fois entendu les lépreux geindre et maudire ces instigateurs! Le fait incontestable c'est que les droits de la collectivité priment ceux des individus isolés, lorsqu'il s'agit de la nécessité de la préserver contre tout danger imminent, même avec sacrifice de la liberté personnelle. Mais toujours est-il qu'avant de prendre des mesures vexatoires, tyranniques, antihumaines, on doit être certain du besoin absolu d'avoir recours à des moyens illégaux et inhumains. Or rien n'a autorisé les promoteurs, les ultra-contagionnistes incitateurs à sonner le tocsin, à mettre en branle des tams-tams assourdissants qui ont épouvanté l'univers! Ils sont partis d'un dogme sans fournir la démonstration de sa réalité, sans l'appui de la clinique, c'est-à-dire de l'observation des faits exacts, précis, indiscutables que l'on devait, avant tout, verser au procès pour avoir gain de cause.

Depuis le 15 décembre 1912, une convention conclue entre la France et l'Allemagne pour réglementer les échanges d'informations immédiates en cas d'apparition de maladies contagieuses frappant l'homme et les animaux, est entrée en vigueur. Les maladies contagieuses humaines soumises à la déclaration réciproque sont divisées en deux classes : 1° maladie dont l'avis doit être donné dès l'apparition des premiers cas : lèpre (sous réserve pour la France du caractère facultatif de la déclaration des cas aux autorités), choléra asiatique, typhus exanthématique, fièvre jaune, peste, variole; 2° maladie dont l'avis doit être donné lorsqu'il se produit de nombreux cas dans une localité : fièvre typhoïde, dysenterie, scarlatine, méningite cérébro-spinale, fièvre recurrente (sous réserve pour la France du caractère facultatif de la déclaration des cas aux autorités), ophtalmie granuleuse, toujours sous réserve pour la France du caractère facultatif de la déclaration des cas aux autorités. L'échange des informations aura lieu par l'envoi rapide et franco de port d'une feuille d'avis hebdomadaire des cas constatés portant indication des localités atteintes. Viennent ensuite les maladies contagieuses affectant les animaux, qui sont passibles d'une information réciproque : peste bovine, rage, farcin et morve, fièvre aphteuse, clavelée, dourine, gale du mouton, pneumo-entérite infectieuse (*Presse méd.*, 4 janvier 1913). On voit donc que le gouvernement français persiste toujours dans ses anciens errements, c'est à dire qu'il n'impose pas la déclaration obligatoire des lépreux, fait qu'il a déclaré officiellement à l'Allemagne qui agit tout autrement chez elle.

Pourtant cette manière d'agir du gouvernement français ne concorde pas avec la conduite du ministre de l'Intérieur et du Préfet de police de Paris vis-à-vis du lépreux Goroftiago.

Traitement et curabilité de la lèpre. — La toute première question que l'on doit se poser en commençant ce chapitre, c'est celle de la curabilité de la lèpre. Nous dirons, par anticipation, et avant de nous occuper des nombreux et divers moyens que l'on a employés et prônés comme spécifiques pour la combattre, que la lèpre est une *maladie curable*, et qu'elle guérit même spontanément chez des misérables lépreux vivant dans les plus affreuses conditions hygiéniques, dans la plus sordide saleté et dans les transes de la faim. Nous avons constaté le fait même dans les foyers les plus actifs où la lèpre endémique fait des ravages.

Nous nous proposons de situer brièvement l'orientation actuelle de la thérapeutique de la lèpre.

Dans l'antiquité la lèpre fut considérée, tantôt comme une affection bénigne facilement curable, même livrée à elle-même, et tantôt comme d'une gravité excessive et irrémédiablement mortelle. La confusion de la maladie avec des éruptions cutanées diverses à aspect hideux mais sans gravité, nous donne l'explication de la première version. On pensait que la guérison en pouvait être obtenue à très court délai. Ainsi la Bible enseigne que la loi mosaïque écartait du peuple hébreu tout individu soupçonné d'être atteint de Zaraath. Après éloignement du camp des lépreux, pendant une ou quelques semaines, le lévite examinait derechef le malade et déclarait souvent officiellement sa guérison et l'autorisation de rentrer dans le camp. D'autre part, des éruptions cutanées invétérées, émouvantes, persistantes tenaient le patient éloigné des siens et lui interdisaient tout rapport avec le camp des Hébreux. Que d'eczémateux, de lupiques, d'ulcéreux vulgaires, d'ecthymatiques... ne devaient-ils pas être condamnés à passer leur vie entière à l'écart, avec des habits déchirés et criant *impur* à tout individu qu'ils rencontraient, pour le préserver de leur contact.

Les imprécations gravées sur les plinthes assyriennes témoignent de la frayeur et du terrorisme qu'inspirait au peuple cette horrible et inexorable maladie qui, selon les légendes, se perpétuait même au delà de la tombe !

D'Hippocrate jusqu'à Aétius, la Leucé et le morbus Phénicicus, c'est-à-dire la lèpre, sont déclarés extrêmement graves et fatalement mortels. Cette dernière pensée a prévalu depuis ces époques éloignées et reste encore inculquée dans l'esprit des peuples et des médecins. Certes bien des cancers, des esthiomènes, des lupus vorax et des syphilis malignes, aboutissant fatalement à des mutilations horribles et à la mort, étaient attribués à la lèpre !

Postérieurement et progressivement, la science marchant, on a pu faire le triage véritable de la lèpre dans cet imbroglio autrefois inextricable, et les études prolongées des léprologues dans les asiles exclusifs aux lépreux réels, dégagèrent la lèpre du dédale antique et fournirent la preuve indubitable de sa curabilité, malheureusement restreinte et rare. C'est donc un fait aujourd'hui acquis que la lèpre peut guérir. Ce fait réel, mais généralement ignoré induit, souvent en erreur et remplit d'illusions les promoteurs de nombreux traitements qui, expérimentés et contrôlés par les léprologues les plus compétents, sont continuellement réduits à leur réelle nullité; c'est que la lèpre peut guérir spontanément, même dans les milieux les moins favorables, en coïncidence avec l'emploi de ces fameux spécifiques.

Or, l'idée générale que tout lépreux, indistinctement, est fatalement voué à la mort, que son mal est au-dessus de toute ressource, qu'on doit l'abandonner à son malheureux sort en souhaitant son trépas dans le plus bref délai pour abréger ses affreuses tortures, est absolument erronée. Nous verrons plus loin qu'en plaçant les malheureux lépreux dans de bonnes conditions hygiéniques, en leur prodiguant des soins appropriés, en les traitant méthodiquement, on parvient non seulement à alléger leurs souffrances et à leur rendre la vie tolérable, mais à prolonger leur existence. En les plaçant dans les conditions voulues un certain nombre d'entre eux guérissent définitivement. Or, Attila et ses consorts ne sauraient trouver aucune justification pour exterminer ces *non valeurs*, ces tableaux hideux, ces bouches inutiles! Et d'autant moins que l'organisation de colonies lépreuses, en les écartant des centres, sauvegarde l'esthétique publique et décharge aussi la société de tous frais. Car les valides mettent par leur travail la communauté agricole au-dessus de l'indigence et suppriment tout recours à la charité publique. Si l'éminent Kaposi, professeur de dermatologie à la Faculté de Vienne, enseignait (bien à tort) que la lèpre est incurable; c'est qu'il n'a pas eu l'occasion d'observer beaucoup de lépreux et surtout de les suivre suffisamment.

Le Dr Lie de Bergen, placé dans les meilleures conditions pour étudier longuement les lépreux si admirablement soignés dans les excellents asiles de la Norvège, fournit une statistique très réconfortante : sur 97 lépreux sortis guéris de l'hôpital Lungen Garden, du service de l'illustre léprologue norvégien Danielssen, la guérison s'est maintenue sur 30. Parmi les nombreux lépreux que nous avons longuement observés, quelques-uns ont définitivement guéri. Et je ne parle pas de ces arrêts temporaires parfois prolongés pendant des mois et même quelques années avec réviviscence tardive de la maladie après des entr'actes illusoires ; mais des arrêts définitifs pendant 5, 10 et 20 ans, avec recul de l'affection, disparition des symptômes, sauf les stigmates, et retour d'un état général parfait.

Les lépreux tubéreux sont ceux qui nous ont fourni les plus rares exemples de guérison. Néanmoins nous avons été témoin de telles guérisons spontanées même dans cette forme, la plus grave de la lèpre. Nous avons rencontré dans les plus ignobles léproseries d'Orient des individus couverts de cicatrices stellées du tronc, des membres et de la face, avec des placards d'atrophie cutanée consécutive à la régression de petits et de grands lépromes, mais le plus souvent à leur abcédation. Cette évolution mit parfois une et deux années à s'accomplir. La sensibilité restait abolie partout où elle avait été atteinte pendant l'activité de la maladie. Cependant nous l'avons parfois vue revenir, bien que très obtuse. D'autres léprologues ont également cité de pareils faits. Parfois la maladie avait atteint son apogée : les cornées couvertes de lépromes, devenues opaques, interceptaient définitivement les rayons lumineux, le nez déformé, écrasé par la perte des os, la face sans sourcils, sans poils, plus ou moins balafrée, le tégument atrophié ou bien bouffi, tous les traits altérés imprimaient une physionomie étrange, bizarre, spéciale, caractéristique à ces lépreux guéris, mais estropiés. Parfois des doigts et des orteils mutilés, des mains et des pieds détachés, de vastes ulcères des membres cicatrisés et blanchâtres ou pigmentés, des perforations du vomer, du palais, du voile avec adhérences au pharynx, tous reliquats de l'évolution rétrospective intense de la maladie, demeuraient, bien entendu, indélébiles ; mais la santé générale était excellente. Il y avait un certain degré d'embonpoint acquis qui faisait mieux ressortir l'atrophie partielle des téguments. Ces malades ainsi déformés n'avaient aucune souffrance ; tous les organes fonctionnaient d'une manière satisfaisante ; et ces ressuscités paraissaient bien heureux de ce retour à la vie, que j'ai vue prolongée pendant 5, 10 et 12 ans et terminée par une maladie accidentelle, intercurrente. D'autres léprologues ont été également témoins de faits similaires. Nous avons rencontré des lépreux tubéreux guéris dans le service de Danielssen à Bergen, dans l'asile de Tronjem, à San Remo, dans la division du Dr Aicardi. Une de ses malades âgée de 54 ans avait perdu tous les doigts et tous les orteils, ses mains n'étaient que des palettes, des nageoires de phoque; néanmoins son aspect général était florissant.

Dans nos *Voyages chez les lépreux en Orient*, nous avons rencontré aussi, par-ci par-là, dans les plus sordides et infects bouges quelques exemples de ces guérisons spontanées (Jérusalem, Damas, île de Chio, Mételin, Chypre, Crète).

Le Pr Gaucher admet aussi la curabilité de la lèpre ; Guillier, Jeanselme et Mauclaire en ont rapporté 3 cas dans le bulletin de la Société de Médecine exotique et tropicale.

J'ai fait figurer dans mon livre, *Les lépreux ambulants de Constantinople*, une telle guérison de lèpre tubéreuse. Malheureusement ces cas sont rarissimes, relativement, au si grand nombre d'éléphantisiaques. Les guérisons sont bien plus fréquentes dans les formes maculeuse, mutilante et trophonerveuse. Dans la première sans laisser aucune trace ; dans la seconde la chute de l'extrémité de quelques doigts trahit seule le passage de la lèpre; et dans la troisième il ne reste comme souvenir que des atrophies musculaires. Nous avons vu un grand nombre de lépreux trophoneurotiques atteindre un âge très avancé, jusqu'à 80 ans, la lèpre restant définitivement silencieuse dans ses retranchements Les doigts crochus, l'atrophie des muscles de la main, parfois l'atrophie d'un ou des deux orbiculaires des paupières, étaient les seuls stigmates persistants. Mais ce qui est bien plus fréquent ce sont les cas atténués restant stationnaires, à peine marqués par la flexion des auriculaires, l'insensibilité limitée des mains et l'amaigrissement de la région hypothénar. Et chose à marquer, l'expérience des lépreux est telle qu'à ces signes si légers ils reconnaissent la lèpre et l'indiquent. C'est à l'île de Crète surtout que j'ai constaté de tels faits. Peut-être, nous objectera-t-on, qu'il s'agit, dans tous ces cas, de trêve et non de guérison radicale définitive. Mais lorsque cet état dure pendant une longue série d'années, après un recul si manifeste de l'affection si accentuée et en présence d'un excellent état général pendant 15, 20 et 30 ans, n'est-on pas en droit d'admettre une vraie guérison ? L'arrêt définitif de la lèpre chez les atténués est bien plus fréquent. Car, quoi qu'on en dise, ces lépreux frustes sont nombreux, tant dans les foyers éteints que dans les foyers actifs de la lèpre. Tous les léprologues qui se sont donné la peine de les rechercher les ont toujours trouvés. Le Dr Lebeuf insiste aussi sur ce fait incontestable dans un article paru dans *l'Argus médical* (n° 12, décembre 1912. *La lèpre en Nouvelle-Calédonie*). Dans les pays à lèpre, dit-il, il y a beaucoup plus de sujets atteints qu'on ne le croit généralement; outre les formes évidentes, explosives, qui seules sont enregistrées, il y en a de gravité réduite qui traînent pendant des années avant de se révéler à grand fracas. Beaucoup d'entre ces lépreux guériront, ainsi que cela se passe pendant les premiers stades de la tuberculose. De la sorte s'expliqueraient ces fuites qui se produisent souvent quand on cherche à établir la filiation des cas de lèpre en un point limité. Il y a ainsi des vrais lépreux passés inaperçus, parce qu'atténués. »

Il est incontestable que si les lépreux étaient mis dans de bonnes conditions d'hygiène ambiante et individuelle, s'ils étaient proprement tenus, bien nourris et traités conformément aux exigences de l'antisepsie, les guérisons seraient bien plus fréquentes. Ces résultats ont été obtenus tant en Norvège dans ces léproseries modèles, qu'à San Remo, à Catane, au Brésil et dans les colonies agricoles bien organisées.

Notre éminent et regretté ami, le Dr Besnier, nous a assuré avoir vu guérir plusieurs lépreux. Sa grande réputation universelle attirait à Paris un grand nombre de riches lépreux de diverses provenances (Cuba, Mexique, Brésil, toute l'Amérique Latine, Espagne...). Tous ces lépreux, dont quelques-uns très avancés, s'installaient à Paris et passaient sous la direction de ce maître des années, tout en profitant de la vie agréable et joyeuse du milieu. Leur lèpre s'arrêtait, reculait et paraissait définitivement guérie chez quelques-uns d'entre eux. Mais avant tout, Besnier attribuait ces excellents résultats ainsi obtenus, à l'éloignement de ses malades des foyers actifs de la lèpre. Aussi défendait-il à ses clients et de la manière la plus absolue de rentrer chez eux. Voici comment l'éminent dermatologue français s'est exprimé à la conférence de Berlin, en 1896 : « Je crois à la curabilité de la lèpre. On doit commencer par l'hygiène générale, les bains et les pansements antiseptiques quotidiens ; puis on doit détruire les lépromes avec le galvano-cautère. A l'intérieur l'huile de chaulmoogra doit être employée à haute dose, c'est-à-dire supérieure à 200 gouttes par jour, qui seront prises en quatre ou six fois, après les repas, en capsules, cachets, en émulsion, ou bien mélangées à l'huile de foie de morue. On tolère mieux ce médicament si on l'ingurgite avec un peu de champagne, de grog, de thé ou de vin liquoreux. Cependant il y a des malades qui ne la tolèrent pas. Enfin on doit savoir qu'elle détermine parfois la néphrite albumineuse et surveiller les reins pendant son administration. »

Les traitements prônés à cette conférence ont été nombreux ; ce qui prouve qu'il n'y en a pas un seul absolument efficace et spécifique.

Abraham de Londres prépara un sérum avec du suc des lépromes, qu'il injecta au cheval. Il expérimenta le sérum de cet animal chez trois lépreux avec succès. On eut aussi à s'en louer à la léproserie de Robben-Islande au Cap. Hallopeau expérimenta sans succès le sérum de Carasquilla ainsi que l'huile de chaulmoogra en injections sous-cutanées incorporée au lait ou bien en lavements, à la dose de 5 grammes par jour. Le Pr Dubreuilh de Bordeaux publia un article intéressant sur la curabilité de la lèpre qu'il admet aussi. Il cite le cas d'un Brésilien arrivé à Bordeaux en pleine efflorescence lépreuse. Notre distingué confrère le soumit aux pilules d'ichthyol, à l'arséniate de soude, à l'usage de la pommade pyrogallique (5 pour 100), l'oxyde de zinc. L'amélioration arriva bientôt : les tubercules se sont résorbés et la sensibilité revint. Il eut aussi à soigner quelques lépreux atteints de la forme maculeuse et de la tropho-nerveuse. Tous ces lépreux se sont vite améliorés bien qu'ils n'eussent obtenu aucun effet bienfaisant de ces mêmes moyens thérapeutiques employés chez eux : Brésil, Mexique, Havane. Il devient donc évident que l'amélioration remarquable et relativement rapide obtenue à Bordeaux doit être attribuée, avant tout, au changement de milieu.

Les léprologues Norvégiens n'ont pas foi à la thérapeutique de la lèpre. Ils ne reconnaissent la moindre efficacité aux diverses drogues employées ; aussi n'a-t-on recours à aucun médicament dans les léproseries de ce pays. Ils admettent que la lèpre peut guérir spontanément par la seule amélioration des conditions hygiéniques. Toujours est-il que leurs asiles sont admirablement tenus ; la propreté des salles est remarquable et les pensionnaires parfaitement soignés, j'allais dire gâtés. La sollicitude pour ces malades est portée si loin en

Norvège qu'un comité de dames les visite, les console, leur porte des douceurs deux fois par semaine et leur offre même de petits bouquets de fleurs — chose bien précieuse dans cette atmosphère si froide, si inhospitalière — qui ornent toujours les tables de nuit de ces malheureux. La propreté des cuisines est vraiment éblouissante ! Il n'est donc point surprenant que les lépreux si bien soignés, si dorlotés et moralement soutenus guérissent même sans intervention de la moindre thérapeutique, et bien qu'ils continuent à résider dans une contrée où la lèpre est endémique. La vie dans les asiles diffère tellement de l'existence misérable que les lépreux traînaient dans leurs infects taudis et dans les plus grandes privations, que leur séjour seul dans ces luxueux asiles suffit pour améliorer leur état et par guérir un certain nombre.

Au XVe congrès international tenu à Lisbonne en 1906, le Dr Unna fit une communication sur le thème suivant : *La Pathologie et la thérapeutique de la lèpre*. Ce distingué dermatologue affirme aussi la curabilité de la lèpre, autant que celle de la tuberculose, affections considérées toutes les deux, autrefois, comme incurables. A part les haltes passagères, spontanées de la lèpre, il croit fermement avoir guéri des lépreux, grâce au traitement institué par lui. Il semble refuser toute guérison de la maladie lorsque les lépreux sont abandonnés à eux-mêmes, sans intervention thérapeutique. Tous les léprologues qui ont longuement suivi de nombreux lépreux s'inscrivent en faux contre cette assertion. La lèpre peut s'arrêter, reculer et lâcher définitivement sa victime, lors même que le lépreux, privé de toute mesure hygiénique, croupit dans la plus sordide saleté et gémit dans la plus profonde misère. Malheureusement, ces exemples sont rares ; mais ils existent ; c'est un fait indéniable ; on n'a qu'à parcourir les léproseries pour le constater ; ce que notre distingué confrère n'a pas eu l'occasion de voir, parce qu'il n'a étudié la lèpre que dans sa clinique à Hambourg. Si les lépreux observent les règles hygiéniques, à la tête desquelles on doit placer la propreté et une nourriture appropriée avec changement d'ambiance, en se réfugiant dans un pays où la lèpre ne sévit pas endémiquement, ils se mettent dans les meilleures conditions pour guérir ou tout au moins pour voir leur maladie ralentir sa marche et arrêter ses progrès. Tout cela est indiscutable. Et lorsqu'on prône une drogue quelconque, on doit avoir présentes à l'esprit toutes ces vérités scientifiques, pour ne pas être la proie de ses illusions.

Selon le Dr Unna les drogues qui guérissent la lèpre sont nombreuses. L'huile gynocardique, le baume Gurjun, l'arsenic, la strychnine, le mercure, les préparations salicyliques, l'ichthyol, intus et extra font merveille ainsi que les cautérisations avec l'acide phénique, l'acide acétique, le nitrique, la potasse ; puis la créosote, l'hydrogène peroxydé, l'oxychloride de bismuth, l'aspirine... tous, tuent les bacilles et les rendent inoffensifs, ainsi que le pyrogallol et la résorcine. Le Dr Unna a soigné 60 lépreux. Il s'agissait chez tous *de la lèpre de la peau,* commençant par les plus légères neuroléprides *sans bacilles,* ne se trahissant qu'au connaisseur ; chez d'autres, au contraire, il y avait des lépromes parsemés du derme et de l'hypoderme. Plusieurs avaient une affection nasale ; mais pas tous. Quelques-uns présentaient des manifestations oculaires. Il n'a *jamais* vu les formes pures de la lèpre des nerfs, ni de la lèpre mutilante. Or, dit-il, *mon matériel était restreint et en général dermatologique.* Il n'a fait aussi qu'un traitement dermatologique ; qu'il recommande seulement pour la lèpre à manifestations cutanées. Il croit fermement à l'efficacité des traitements qu'il emploie dans ces formes de la maladie, sans posséder cependant un *spécifique* comme le mercure dans la syphilis. Le Dr Unna parvint, par des procédés personnels, à distinguer chez des lépreux guéris ou en train de guérir, que les bacilles sont morts, inactifs. Ils sont alors négligeables et le sujet ne présente plus aucun symptôme de la maladie active. Les bacilles sont, dans ce cas, enveloppés dans une graisse ou dans une matière glaireuse. Le meilleur traitement serait celui par les bains très chauds sulfureux et les bains ferrugineux, les bains d'encre composés de fer sulfurique et de tanin, à 30° centigrades, dont on en élève la température progressivement ; ou bien les douches chaudes avec savonnages de savon mou ou phénique ; il emploie aussi les remèdes irritants, caustiques : moutarde, acide chlorhydrique et le savon de soude, en cas d'hyperkératose ; puis aussi la pression par le fer à repasser très chaud sur une flanelle. Sur les parties consécutivement excoriées il applique le gutta-plaste au camphre et à l'huile gynocardique avec résultats satisfaisants. Il enlève aussi les lépromes par le rasoir et couvre la plaie avec le gutta-plaste. Le massage aussi est recommandé par lui. Enfin il se sert des pâtes caustiques et du gutta-plaste à la thiosinamine ; parfois cette dernière est employée en injection. Elle ramollirait la sclérose. Ainsi le Dr Unna possède un carquois plein de flèches à l'adresse des lépreux, qu'il lance avec grand succès. Il préconise le pelage par la résorcine qui ramollit et fait suppurer les lépromes et, subséquemment, l'application de la gélatine au zinc.

Le Dr Lie, directeur de la léproserie de Bergen, objecta que la disparition des lépromes de la peau n'a pas d'effet sur les lépromes profonds des viscères, et qu'on ne peut prétendre à la guérison de la lèpre par le fait de la disparition des lépromes externes ; il craint l'effet de la destruction locale des lépromes sur les reins, car sur 100 lépreux 40 sont plus ou moins albuminuriques (on doit faire remarquer que la lèpre étant une maladie générale, il faut toujours combiner les moyens topiques avec le traitement interne, modificateur de l'économie ; on ne peut guérir la partie sans le tout, Platon Charmide. Z.).

Une phrase d'Unna est à retenir : une panique la moins fondée et la moins raisonnable a éclaté en Europe par les nombreuses publications sur la lèpre, et *il circule sur son infectiosité des idées tout à fait fausses et outrées.*

M. Montel a traité deux lépreux avec l'huile iodoformée, à 10 pour 100, et obtint une amélioration nette des troubles morbides. L'iodure de potassium s'est montré aussi efficace entre ses mains. Les lépromes s'affaissèrent et l'état général devint satisfaisant. Il y a lieu aussi, dit-il, d'essayer le nucléinate de soude (*Société de pathologie exotique,* 14 décembre 1910).

Plusieurs médecins ont employé le mercure dans le traitement de la lèpre et s'en félicitent. Nous restons absolument incrédules à ce sujet ; je dirai même plus ; voulant expérimenter chez quelques-uns de nos lépreux pour savoir à quoi nous en tenir, nous avons dû nous arrêter bien vite, à cause de ses effets déplorables. Chez deux malades qui cumulaient la syphilose et la léprose, et dont les manifestations cutanées simultanées nous présentaient un contrôle facile, nous avons vu un contraste frappant : les éruptions syphilitiques reculaient assez promptement lorsque, au contraire, celles de la lèpre (macules et lépromes) s'aggravaient, se multipliaient et évoluaient d'une manière inquiétante et rapide. L'état général empirait aussi de plus en plus. Nous sommes donc porté à croire que le succès de certains confrères est dû à une erreur de diagnostic qu'il n'est pas toujours bien aisé d'éviter : telle est parfois la similitude de ces deux maladies (syphilis et lèpre) que la confusion en est facile. Nous en avons été bien des fois témoin. Des médecins fort instruits d'ailleurs, mais ne s'étant spécialement occupés ni de syphilis, ni de lèpre, sont bien excusables. Mais aussi c'est avec réserve et méfiance que l'on doit admettre les assertions concernant la lèpre, de la part de ceux qui ne se sont pas spécialement occupés de ces deux maladies.

Danielssen a essayé la syphilisation contre la lèpre. Consécutivement, la syphilis a évolué pour son compte, sans aucun avantage pour la lèpre. Au contraire, l'usage du mercure, nécessité par la maladie gratuitement conférée, aggrava la marche de la lèpre, ou bien il ne l'impressionna point, tandis que la syphilis en guérit, dit-il.

Le *Catholic Missions* (une publication mensuelle allemande) avait publié une lettre du père Damien, le prêtre missionnaire de la léproserie de Molokaï, qui contient le passage suivant : « Pendant 20 ans, notre distingué médecin employa sans succès bien des moyens proposés contre la lèpre, lorsqu'il y a 3 ans un homme blanc devenu lépreux préféra se rendre au Japon au lieu de rester à Molokaï. Le Dr Goto le soumit pendant 2 ans au traitement hydrothérapique. Il revint ici en bon état de santé, accompagné du fils du Dr Goto qui introduisit à la léproserie ce traitement hydrothérapique consistant en l'administration chaque jour de deux bains chauds, dans lesquels on faisait dissoudre une drogue japonaise. Ces bains réussiraient au Japon. Ce traitement produisit des améliorations aussi chez quelques pensionnaires de la léproserie de Molokaï. » Mais quelle était cette drogue japonaise merveilleuse ? L'éminent clinicien Japonais Baelz même l'ignore.

Le Dr Magalhaës, du Brésil, a remarqué que les lépreux tubéreux sont très sensibles à l'iodure de potassium. Il l'employa surtout au début de la maladie, depuis la dose de 5 centigrammes jusqu'à un gramme, comme résolutif. Il occasionnerait une inflammation locale quelquefois violente, accompagnée de fièvre ; aussi prescrit-il ce médicament à dose minime qui influe toujours sur la circulation du tubercule ; il provoquerait parfois la disparition de ceux-ci, des infiltrations de la peau, de l'épaississement des oreilles et ferait croire à une amélioration de la maladie ; mais l'illusion est éphémère. Ajoutons que ce léprologue distingué observa la diminution et même la disparition des lépromes dans les maladies intercurrentes. Un lépreux devenu tuberculeux par suite de l'envahissement des bacilles de Koch succomba à la phtisie pulmonaire, *presque* guéri de sa lèpre. Les bains de chaux répétés et prolongés produiraient aussi des améliorations locales : affaissement, diminution et même disparition des lépromes cutanés, mais toujours d'une manière temporaire et passagère. Le Dr Magalhaës m'a écrit qu'il est profondément convaincu que la lèpre peut guérir, même spontanément.

Tous les léprologues expérimentés, qui ont observé dans les foyers même les plus actifs de la maladie, ont vu la lèpre s'arrêter après une marche plus ou moins rapide, parfois extrêmement lente et plus ou moins destructive, et cela même sans l'intervention d'aucune médication. Quelques médecins, témoins de tels arrêts, temporaires ou définitifs de la maladie, n'ayant pas vu assez de lépreux, se sont mis à proclamer l'efficacité de telle ou telle drogue mise en usage. Ils ont ainsi bien vite entonné la fanfare en l'honneur de leur prétendue découverte. Erreur prouvée par la rareté de tels succès, par le réveil de la maladie au bout d'un laps plus ou moins long de temps et par l'échec des léprologues les plus compétents qui ont voulu contrôler l'effet de ces médicaments merveilleux.

Le Dr Jeanselme fit traiter par Darbois, dans son laboratoire d'électrothérapie, plusieurs lépreux présentant des manifestations variées. Il a vu la radiothérapie faire régresser et même disparaître les lépromes récents. Les rayons ont été filtrés sur aluminium. Une pigmentation succéda aux lépromes. L'état général ne se modifia pas ; la photothérapie n'eut pas de succès. Les douleurs ne sont pas toujours modifiées par elle ; parfois même elles sont exaltées, bien qu'au premier moment amoindries. Ces améliorations sont donc éphémères ; leur durée n'excède pas quelques semaines. L'irridation doit être appliquée sur le trajet des gros nerfs. Les rayons ne doivent pas dépasser *5 H*. La haute fréquence, selon le Dr Jeanselme, exerce une influence heureuse contre les douleurs spontanées et les démangeaisons. Au bout de 10 séances elle serait bienfaisante contre les atrophies musculaires, en même temps que les courants galvaniques continus, la rééducation motrice et les courants faradiques ; mais ces moyens doivent être employés d'une manière discrète. Les maux perforants peuvent être traités par l'*étincelle* de haute fréquence employée de huit en huit jours, de 4 à 5 centimètres de longueur et de trois minutes de durée (séance du 7 décembre 1911 de la Société de dermatologie de Paris).

Boinet fit à un malheureux lépreux, couché dans son service à l'hôpital, 3935 (!) piqûres d'abeilles, du 30 novembre au 23 janvier 1913. Il commença par 8 piqûres par jour et arriva progressivement jusqu'à 200 ! Les ulcérations lépreuses se sont cicatrisées. Les lépromes de la face se sont considérablement améliorés. Le Pr Gaucher ajouta que le venin du serpent cobra aurait fait disparaître les papules lépreuses. Il rapproche le fait précédent des essais pratiqués par le venin des serpents et le chlorate de potasse, qui sont des méthémoglobinisants. En effet le Dr Carot, de la Guadeloupe, a essayé le chlorate de potasse comme méthémoglobinisant jusqu'à 12 grammes par jour. Les lépromes se seraient affaissés consécutivement.

Brocq et Pomaret vantent les injections avec le mélange suivant : 70 parties de chaulmoogra et 30 d'huile d'eucalyptol. Ce mélange reste fluide et transparent à toutes les températures ; on doit l'enfermer dans des ampoules de deux centimètres cubes. Ce mélange est bien moins douloureux que l'huile pure de chaulmoogra.

Les Verteuil, de la Trinité, ont employé le Salvarsan chez 9 lépreux dont 8 étaient tubéreux et 1 anesthésique, en émulsion huileuse injectée dans les fesses. Tous ces malades ont présenté une amélioration de leur état général, et deux mois après, les lépromes ont diminué de volume et se sont ramollis. Chez un lépreux anesthésique, une tache jaune qui couvrait presque tout l'abdomen a disparu. Le nombre des bacilles aurait diminué aussi ; ils devenaient granuleux et s'assemblaient en masses cornées, principalement chez le lépreux anesthésique. Ces auteurs conseillent de faire une injection toutes les trois ou quatre semaines et surtout au début de la lèpre ; il n'y aurait aucun danger, si les yeux et les reins sont sains (*British Med. Journ.*, 23 septembre 1911).

Dans la séance du 7 décembre 1911 de la Société de dermatologie de Paris, le Dr Jeanselme fit part des expériences qu'il entreprit sur quelques lépreux avec le Salvarsan. Il n'en a obtenu aucun effet utile chez une femme atteinte de lèpre maculeuse avec anesthésie et amyotrophie; il fit quatre injections intraveineuses de 40 à 50 centigrammes de 606, sans la moindre amélioration : réaction modérée et légère turgescence temporaires. Chez un autre lépreux, tourmenté par des douleurs névritiques des cubitaux, deux injections intraveineuses de 40 et de 50 centigrammes n'ont procuré le moindre soulagement, comme chez la malade précédente; l'exanthème devint plus floride pendant quelques heures et voilà tout. Enfin dans un cas de lèpre nodulaire, trois injections intraveineuses faites à une dizaine de jours d'intervalle n'ont produit aucune modification des lépromes. Le Pr Gaucher n'eut non plus aucun résultat heureux dans ses expériences, tandis que Peyri Rocomora aurait obtenu 17 fois de bons résultats (*Bulletin de l'Institut Pasteur*, 15 janvier 1913). Ehlers, de Copenhague, n'eût pas de meilleurs effets, ainsi que Gioseffi, Isaac, Senator et Benda; Monte-Santo dit au contraire avoir eu un succès chez une lépreuse ulcéreuse. Ne s'agirait-il pas de syphilis ?

Brock n'eut, après de telles injections, qu'une amélioration de l'état général. Aussi renonça-t-il à ce traitement. A ce propos Balzer a dit avoir employé les injections d'hectine chez quelques lépreux et remarqua un relèvement de l'état général et parfois la cicatrisation d'ulcérations lépreuses torpides.

Le Pr Photinos et le Dr Michaelidis d'Athènes ont expérimenté la séro-réaction de Wassermann et la cuti-réaction de Pirquet sur 240 lépreux. Le W. fut positif 115 fois : 76 dans la tubéreuse et moins dans les autres formes. L'antigène employé fut l'extrait alcoolique du foie hérédo-syphilitique et l'extrait alcoolique de lépromes. La cuto-réaction fut positive chez 118 malades (Lepra, vol. XII, 1912).

Le 13 mars 1913, le Dr Jeanselme déclara à la Société de Dermatologie avoir traité des lépreux avec succès par les injections intramusculaires du mélange suivant : huile de chaulmoogra, lavée à l'alcool et filtrée sur coton, 20 grammes, gaïacol 1 gramme, camphre 0,50, huile de vaseline 20 grammes. Stériliser à 110° et répartir en ampoules de 5 centimètres. Balzer remplace la vaseline, non absorbable, par l'huile végétale. Boinet, de Marseille, présent à la séance, préfère les piqûres d'abeilles.

Le Dr Jeanselme publia, dans la *Presse médicale* du 2 décembre 1911, un article *sur les nouvelles médications* antilépreuses. Il commence par cette conclusion générale anticipée qui résume en une phrase tout le travail : *Il n'y a pas de remède spécifique de la lèpre.*

En commençant par l'huile de chaulmoogra, si prônée et partout employée, il énumère toutes les drogues qui ont donné des illusions à tour de rôle à tant de médecins, et qui n'ont produit que des déceptions lorsque d'autres que leurs promoteurs ont voulu contrôler leur efficacité surfaite. C'est que ceux qui n'ont pas suffisamment étudié la lèpre et qui n'ont pu suivre longuement ses péripéties, ignorent la marche intermittente de l'affection, avec arrêts et reculs fréquents ; je dirai même ses améliorations spontanées et même ses guérisons, bien que rares, sans aucune intervention, ainsi que nous l'avons maintes fois constaté, chez des misérables lépreux vivant, comme en Orient, dans les privations les plus cruelles, dans la saleté la plus immonde; ces allures s'observent principalement lorsqu'on a amélioré les conditions générales de leur existence, surtout au point de vue de l'hygiène. On est porté à attribuer à la drogue, fortuitement employée, toute amélioration survenue chez ces malheureux. Quoi qu'il en soit, l'huile de chaulmoogra n'est pas toujours tolérée. Le Dr Jeanselme l'a employée en la faisant enrober dans des capsules kératinisées qui résistent au suc gastrique et ne se dissolvent que dans l'intestin. Mais même ainsi, il y a peu de lépreux qui puissent la continuer pendant des mois et des mois et à cent gouttes par jour, dose qui paraît parfois modifier la marche de la maladie, notamment dans les formes tubéreuse et maculeuse. Les injections sous-cutanées n'ont réussi qu'*une seule fois* entre les mains de leur promoteur, le Dr Tourtoulis du Caire. D'ailleurs me rendant tous les ans au Caire pour y passer l'hiver, nous avons suivi ce malade, un Copte très riche, que nous avons vu encore il y a peu de temps dans un état piteux à cause des progrès de la maladie. Ce cas de lèpre tubéreuse débuta il y a 12 ans et suivit sa fatale évolution ; la face devenue léonine, épouvantablement déformée, rendait ce malheureux méconnaissable, les lépromes se sont partout ulcérés, les yeux furent atteints et la vue très compromise ; tout le corps presque en suppuration exhalait une terrible infection..., la cachexie profonde terrassa ce malheureux.

Nous aimons à croire que le Dr Tourtoulis, de la probité

scientifique duquel on n'a pas le droit de douter, a perdu de vue son unique lépreux soi-disant guéri (car il n'a expérimenté les injections de chaulmoogra que chez ce lépreux); sans quoi il aurait complété son observation et avoué sa déception. Plusieurs confrères du Caire savent à quoi s'en tenir. Ce malade fut soumis à des centaines d'injections sous-cutanées de chaulmoogra pendant près de cinq ans. D'ailleurs bien des léprologues ont vraiment employé l'huile en injections (Hallopeau, Raynaud d'Alger, Amaral...) sans le moindre succès.

Le Dr Jeanselme emploie en dernier lieu la formule suivante: huile de chaulmoogra lavée à l'alcool, filtrée sur coton et stérilisée à 100°, et huile composée comme suit: gaïacol, 0,50, camphre, 0,25, huile de vaseline et vaseline stérilisées et filtrées, 5 grammes; une injection de 6 centimètres de ce mélange est renouvelée trois fois par semaine; ce qui équivaut à 140 gouttes du principe actif; mais le Dr Jeanselme ne dit pas en avoir tiré grand profit.

Engel bey, directeur général de la statistique médicale du gouvernement égyptien, propose d'employer l'antiléprol ou huile purifiée, en capsules, à la dose de 2 à 5 grammes et pendant un ou deux ans (Policlinique Munich, 1910). Le Dr Engel, avec qui j'ai eu bien des conversations scientifiques sur la lèpre, n'a dit nulle part avoir guéri des lépreux. Nous restons donc toujours dans les théories et les illusions.

Piccardi de Turin a employé aussi l'antiléprol (l'éther éthylique de l'acide de l'huile de chaulmoogra), en capsules à la dose de 50 centigrammes à 1 gramme par jour. Ce produit serait facilement toléré. On pourrait l'employer aussi en injections intramusculaires de 1 à 2 grammes par jour. Résultats: amélioration de l'état général, cicatrisation des ulcérations, résorption des nodosités, réapparition de la sensibilité douloureuse, diminution et disparition progressive des bacilles.

Le Dr Rost des Indes prétend avoir cultivé le bacille de la lèpre, et de ces cultures il retire la *léproline*, un spécifique! Cependant, tout d'abord, personne n'a réussi jusqu'à présent à cultiver le bacille de Hansen (*Gaz. med. of India*, 1904).

Beurmann et Gougerot ont employé la léproline à l'hôpital Saint-Louis et parurent très satisfaits d'abord; mais l'amélioration fut toujours temporaire. Aussi y ont-ils renoncé.

Voici encore un merveilleux spécifique du Dr Deyck de Hambourg, la nastine. Ce serait une graisse bactérienne retirée des cultures du streptothrix léproïde. En la combinant avec le chlorure de benzoyle on fabrique la *Nastine B* dont il y aurait trois préparations plus ou moins concentrées, employées en injections cutanées. Le Dr Deycke aurait eu de magnifiques succès, 94 fois sur 100 ! A la deuxième conférence sur la lèpre, tenue à Bergen en 1909, Kuppfer de la léproserie de Kuda (Esthonie en Finlande, Russie d'Europe), Williams de Bushire, Biehler de Riga ont déclaré avoir obtenu des effets très concluants par la nastine. D'autre part de nombreux léprologues ont déposé, séance tenante, contre ces témoignages élogieux, pour n'avoir eu que des échecs : Brincherhoff et Wayson ont employé ces injections sans profit pendant 5 et même 15 mois, et l'accusent de déterminer, parfois, des douleurs musculaires violentes. Macleod s'est inscrit aussi en faux, car l'état de ses patients en fut aggravé. Kitasato du Japon n'a pas eu à s'en louer non plus. La conclusion du léprologue distingué, Ashburton Thompson de la Nouvelle-Galles, fut que la nastine est une substance inerte. Lenz, de Begamoio, est du même avis, ainsi que Gordon Messum. Le Dr Jeanselme n'a pas eu à se louer non plus de la nastine qu'il employa pendant six mois chez quelques lépreux. J'ajouterai que les expériences du Dr Deycke ont été instituées d'abord à Constantinople, où il dirigeait un service à l'hôpital dépendant de l'école de médecine. Ses élèves mêmes qui l'assistaient n'ont pas partagé l'enthousiasme du maître. J'ai vu plusieurs de ces malades censés améliorés ou guéris, la lèpre a continué bel et bien à évoluer chez eux et à suivre son cycle, parfois lentement, ou par étapes d'arrêt et d'amélioration apparente, comme cela a lieu très souvent, pour ne pas dire presque toujours ; mais je n'ai pu constater un seul cas de guérison. Aussi les successeurs du Dr Deycke ont-ils renoncé à l'emploi de la nastine à Stamboul. Tant il est vrai que les meilleurs esprits s'emballent souvent dans leurs découvertes personnelles !

Beurmann et Degrais ont employé la radiothérapie. Les douleurs des névrites furent combattues, la sensibilité revint, les lépromes des oreilles et de la face se sont affaissés et disparurent à la suite de ce traitement indolent. On a employé aussi les rayons X, la haute fréquence, les courants galvaniques et faradiques. Sequeira, Scholtz, Oudin, Wilkinson de Manille, G. Pernet, Mattheus, ont obtenu de bons effets des rayons X ;

ils favoriseraient la cicatrisation des ulcères et la régression des lépromes. Selon Heiser, la radiothérapie fait disparaître les bacilles même dans le mucus nasal. Brault d'Alger ne partage pas cet enthousiasme. Kalindéro employait extérieurement le pétrole avec succès aussi.

Les médecins de l'hôpital Saint-Louis du siècle dernier, Biett, Cazenave et leurs contemporains, employaient les vésicatoires, les bains sulfureux, ceux de vapeur, les pommades irritantes, les préparations arsenicales. Ils avaient aussi remarqué que les mercuriaux aggravent la situation ; puis, après les caustiques, ils avaient recours aux émollients ; ils insistaient sur la nécessité de quitter les pays où les malades avaient contracté la lèpre.

Je ne dirai rien de quelques autres sérums inventés dernièrement et que des entrepreneurs d'affaires ont tant fait mousser, en inondant l'univers de leurs prospectus pompeux où figurent les guérisons les plus merveilleuses ! Aucun léprologue n'a eu à s'en louer, bien que par devoir de conscience ils en aient entrepris l'expérimentation sur une vaste échelle (sérum de Bombay, etc.) Le Dr Cottard, de Lisbonne, expérimente en ce moment l'acide phénique en injections, selon les indications du Pr Bertorelli.

En Orient, en Anatolie, des médicastres traitent la lèpre tubéreuse ulcérée par la succion répétée tous les 2 jours, en se gargarisant souvent la bouche avec de l'eau vinaigrée. Un de mes lépreux fut ainsi traité même à Stamboul. Il paraîtrait que cette pratique est une survivance des temps antiques, en Troie. En effet, il est dit dans l'Iliade, chapitre IV : « Lorsque le perfide Pandarus blessa par sa flèche Ménélas, Machaon, fils d'Esculape, a sucé la plaie » conformément à l'habitude d'alors, empruntée à l'instinct des chiens.

En Égypte, Godard a vu frotter la peau d'un lépreux avec un gros serpent cuit. Les fellahs soignent les lépreux en les phlébotomisant ou bien par des scarifications ; ils les purgent et emploient aussi les cautérisations au fer rouge, en traçant des lignes autour du cou, des poignets et des malléoles pour arrêter l'envahissement par les néoplasmes.

Après une longue série d'expériences variées, voici en dernier lieu le traitement que nous avons adopté. Il y a d'abord ce fait unanimement reconnu et que l'on ne doit pas oublier. Le changement du milieu ; le transport des lépreux du foyer où ils ont contracté la lèpre dans une localité non lépreuse suffit souvent pour améliorer l'état du patient, pour arrêter la marche de la lèpre et pour rendre bien plus efficaces toutes les autres mesures et même les médicaments déjà employés sans succès dans la patrie des lépreux. Parfois rien que le changement de séjour entrave définitivement l'évolution de la lèpre. C'est ce qui arrive aux lépreux scandinaves émigrés en Amérique et aux lépreux exotiques venus à Paris. Vient après, l'heureuse influence de l'amélioration des conditions hygiéniques ambiantes et personnelles. Nous avons vu en Norvège même l'état des lépreux s'améliorer et la maladie s'arrêter par le seul fait que les lépreux, vivant misérablement dans leur taudis, ont été transportés dans les asiles de Bergen, de Molde et de Tronjem où ils rencontrent la propreté et le bien-être. Ainsi sans changer de climat, sans quitter les foyers actifs où ils ont été atteints, sans traitement pharmaceutique le moindre, ces malades voient leur état s'amender d'une manière surprenante. C'est ce que j'ai obtenu aussi maintes fois chez mes lépreux, lorsque je pouvais changer les conditions générales déplorables dans lesquelles ils se trouvaient. Après la propreté de l'habitat et de l'individu, c'est l'alimentation qui constitue le point essentiel du traitement. Le Dr Hutchinson est donc dans le vrai ; on doit le reconnaître, sans exagération. En Orient, partout où la lèpre existe, le peuple, outre sa saleté sordide, se nourrit d'aliments putrides : poissons salés altérés, huile d'olives rance, charcuterie en décomposition, saumures ; en outre il fait de grands abus alcooliques ; toutes ces substances agissent sur les humeurs par leurs toxines et prédisposent à toutes les maladies cutanées, par le botulisme et l'élimination de ses poisons par les téguments. La lèpre est une maladie humorale, malgré son bacille qui trouve alors son bouillon de culture. L'alimentation par les poissons putrides modifie le terrain et favorise ainsi, dans les localités lépreuses, l'acquisition de la maladie ; elle aggrave aussi de plus en plus l'état des lépreux. L'immunité, en général, des Européens, vivant dans les endroits où la lèpre est endémique, est due à leur propreté et à leur régime alimentaire. Lorsque l'état de leur profonde misère ne rend pas la chose impraticable, nous appliquons le régime lacto-végétarien. Nous supprimons les alcooliques, les épices, les condiments, les aliments putrides (caviar, sardines, thons, l'huile d'olives rance).

Chose curieuse: dans toutes les îles de la mer Égée et en général partout en Orient où la lèpre est endémique les populations abusent des poissons conservés putrides, principalement de la morue infecte et d'un caviar rouge très puant. Ce dernier consiste en œufs de poissons salés tassés dans de grands barils, produit nauséabond que tous les épiciers vendent à très vil prix. Le peuple en est très friand. Il consomme aussi de grandes quantités de mauvais alcool pour combattre l'inextinguible soif que ces putridités très salées déterminent, et cela pendant les longs jeûnes de l'orthodoxie (pendant plus de 200 jours par an!). La propreté du corps et de l'habitat joue un grand rôle, et d'autant plus que la grande majorité des lépreux miséreux d'Orient présentent simultanément des affections cutanées vulgaires; un bain savonneux (savon noir, savon de Marseille ou de Crète, savon d'acide phénique ou d'ichthyol) est prescrit par semaine. Mais bien des lépreux ne consentent pas à se baigner; ils ont horreur de ce moyen de propreté, sous prétexte qu'il ravive les ulcérations.

L'huile de chaulmoogra nous a paru influencer souvent très heureusement la lèpre tubéreuse; mais la plupart de nos lépreux n'ont pu la tolérer à haute dose, et pourtant elle n'est efficace que longuement continuée tout au moins à 2 et 3 grammes par jour; mêlée à l'huile d'amandes ou d'olives et en injections, elle parut contribuer parfois à la régression des lépromes; mais on ne doit oublier que ces améliorations et ces arrêts ont souvent lieu spontanément et surtout lorsque les malades sont placés dans de meilleures conditions hygiéniques et, qu'après des rémissions plus ou moins prolongées, la maladie se réveille et reprend son évolution. Encore une fois, c'est pour avoir ignoré ces allures capricieuses fréquentes de la lèpre, principalement de la tubéreuse, que des médecins se sont hâtés de proclamer l'efficacité de leurs découvertes et la guérison de quelques lépreux qu'ils ont eu à soigner.

Nous combattons les poussées aiguës des formes tubéreuse et maculeuse avec congestions érysipéloïdes, bouffissure, fièvre, courbature.., par l'ergotine à haute dose à l'intérieur, ou l'ergotinine en injections. Nous déclarons que l'ergotine employée par nous, chez de nombreux lépreux, pendant des mois et à forte dose, jusqu'à 2 et 3 grammes quotidiennement, n'a jamais *déterminé l'ergotisme*. Nous avons presque toujours eu à nous féliciter de l'action anticongestive de ce précieux vaso-constricteur. Ces congestions intenses de la face portent des lépreux à enfoncer leur tête plusieurs fois par jour dans un seau plein d'eau froide.

Les préparations arsenicales produisent des effets salutaires indistinctement sur toutes les formes de la lèpre, en agissant sur l'état général. Pendant nombre d'années nous employions la solution de Fowler, avec interruption de 8 jours par mois; mais depuis quelque temps nous avons recours à l'hectine par la bouche ou en injections sous-cutanées. Aux malades épuisés nous administrons les toniques et principalement les préparations de quinquina. Enfin, les ulcères et les lépromes en suppuration sont aseptisés par les lotions au lysol et pansés avec une pommade ichthyolée.

Léopold II, le grand duc philosophe, disait à Lamartine, à propos de l'assainissement des Marennes Toscanes : *je travaille dans le sens de la nature.* Lorsque la lèpre tubéreuse marche vers la guérison spontanée, les exsudats plastiques, les lépromes, tubercules ou placards, suppurent, et leur destruction spontanée est suivie d'une cicatrisation stellée ou en nappe, parfois très lente, qui épuise le sujet et expose à la septicémie par la résorption des produits putrides de ces suppurations interminables. J'ai donc pensé qu'en imitant la nature *médicatrix,* en détruisant par le thermo-cautère ou par le galvano-cautère, successivement tous les lépromes, par lots, par régions, et prévenant ainsi leur suppuration, je mettais le malade à l'abri des accidents de celle-ci et que je prévenais la grande débilité qui survient chez les lépreux tubéreux, par suite de la longue durée de ces abcédations spontanées bienfaisantes, si le malade y a pu résister. En outre, la cautérisation par le couteau ou la pointe du platine chauffé à blanc détruit les microbes et arrête leurs colonisations en les entourant d'un tissu cicatriciel infranchissable qui rend impossible leur migration. Ainsi les bacilles sont en partie détruits sur place, en partie emprisonnés par les tissus cicatriciels, et l'économie est mise à l'abri de leurs toxines. La cachexie est ainsi prévenue. Vu leur insensibilité absolue les lépreux voient avec stoïcisme leurs chairs fumer pendant l'ignition ; constatant leur amélioration, ils viennent réclamer une ou deux fois par semaine leur séance, et nous lotissons ainsi la surface cutanée en départements que nous attaquons par le feu les uns après les autres. Pour rendre les cautérisations plus faciles et détruire les plus petits lépromes, nous avons fait fabriquer des pointes fines, en platine, que nous enfonçons dans l'épaisseur des exsudats, en les maintenant chaque fois pendant une ou plusieurs secondes dans l'épaisseur même des lépromes. En prenant les précautions voulues nous cautérisons rapidement même les lépromes des conjonctives et de la cornée pour prévenir les panus, et ceux du palais, du voile et les accessibles des fosses nasales : nous en faisons autant des ulcérations de ces régions. Les applications sur les parties cautérisées, de compresses trempées dans l'eau phéniquée ou lysolée sont faites pendant quelques heures ; puis, l'on continue les pansements avec la pommade ichthyolée. La théorie et la pratique plaident à la fois en faveur de la destruction des lépromes, par la cautérisation que j'ai été le premier à employer (Déclaration au Congrès international de Copenhague 1882). Bien que le galvano-cautère agisse comme le thermo-cautère, nous le préférons parce qu'il épargne aux patients la vue du métal rougi d'avance, comme pour les torturer.

Lorsqu'il n'y a ni lépromes, ni ulcères, comme dans les formes tropho-nerveuse et mutilante pures, les cautérisations ignées n'ont pas leur raison d'être. Dans la forme lazarine ou ulcéreuse, les cautérisations rapides pratiquées une ou deux fois par semaine et les pansements antiseptiques nous ont donné de bons résultats, conjointement avec le traitement interne et l'observance sévère des mesures hygiéniques ci-dessus mentionnées.

Lors de notre visite à la léproserie de Moldé, en Norvège, le distingué léprologue Kaurin, directeur de l'établissement, nous montra plusieurs lépreux tropho-neurotiques dont il préserva les yeux par la suture des paupières. En effet la lagophtalmie, qui résulte de la paralysie des paupières, expose la cornée à des altérations profondes par suite de la non-lubréfaction par le clignotement, altérations qui vont jusqu'à l'ulcération et la fonte de l'œil. Or le Dr Kaurin suture les deux paupières après en avoir ravivé les bords et ne laisse libre que la petite partie correspondante à la pupille. Le patient peut ainsi conserver la vue, et la cornée est mise à l'abri de toutes les funestes conséquences de son exposition permanente à l'air. Nous avons fait chez quelques malades cette petite opération, si simple dans son exécution, et toujours avec succès.

Dans la forme mutilante, nous amputons les doigts atteints de ces panaris indolores interminables et nous pratiquons aussi les pansements antiseptiques.

Enfin dans la forme tropho-nerveuse simple, le traitement interne, le massage des muscles atrophiés, leur faradisation, leur rééducation trouvent leurs indications. Cette dernière forme revêt alors une allure très lente ; la vie est rendue supportable et se prolonge pendant 20, 30 et même 40 ans. L'électricité des téguments est aussi utile contre les stases sanguines sous forme de taches violacées qui aboutissent souvent à la formation d'escarres. Si des lépromes ou des ulcères venaient à compliquer la situation, nous avons recours encore aux cautérisations et aux pansements antiseptiques. J'ai ainsi vu guérir bien des lépreux. *Je les pansay, Dieu les guaryt* ; cependant on ne doit pas oublier que la lèpre étant une maladie générale, un traitement local seul, quel qu'il soit, est absolument insuffisant pour la combattre avec efficacité.

Le bien regretté Straus, professeur à la Faculté de Paris, essaya les injections de tuberculine chez quelques lépreux ; entre autres sur un lépreux de la forme mixte, avec lépromes. Il s'agissait de ce Belge qui servit au Tonkin à la légion étrangère pendant 8 ans, hospitalisé dans son service à la Charité. Ce malade présentait de l'atrophie musculaire des régions thénar, hypothénar et des interosseux, avec sclérodactylie, mutilations de plusieurs doigts et orteils, maux perforants, perte de la sensibilité thermique et de celle à la douleur, avec persistance du tact. Le jury pour la nomination d'un médecin des hôpitaux diagnostiqua une syringomyélie lorsqu'il s'agissait d'un lépreux classique, et le candidat aussi, qui fut nommé à l'unanimité. Quoi qu'il en soit, c'est à ce malade que le Dr Straus fit une injection de 2 milligrammes de tuberculine qui provoqua une réaction violente. Au bout de 24 heures la température atteignit 40° et dura 48 heures ; cette fièvre fut précédée de frissons et de céphalée avec courbature.

Le Dr Straus m'a remis un petit flacon de tuberculine pour faire des expériences sur mes lépreux à Constantinople. Bien que je ne l'aie injectée d'abord qu'à la dose d'un milligramme, pour tâter la susceptibilité individuelle de mes malades, j'ai eu chez quelques-uns d'entre eux les mêmes accidents que le Dr Straus. Chez d'autres, à la seconde injection de 2 milligrammes, la fièvre a persisté pendant plusieurs jours. Néanmoins, tout en agissant avec prudence, j'ai répété les injections une ou bien deux fois par semaine, selon que la réaction était modérée ou intense. J'ai dû bien vite renoncer chez quelques lépreux tubéreux par suite de leur intolérance ; chez d'autres ce traitement fut continué d'une manière exclusive pendant un ou deux mois, sans résultats favorables. Aussi y avions-nous définitivement renoncé !

Nous mentionnerons à peine les moyens originaux et absurdes employés par les peuples, principalement par les anciens pour combattre la lèpre. Au moyen âge on a souvent pratiqué la castration. On avait soutenu que cette mutilation arrêtait les progrès de la maladie. Ne serait-il pas plutôt pour empêcher les progrès de la maladie par hérédité ? Toujours est-il que des membres du clergé ont été ainsi asexués. Le pape Innocent III permit, par lettre adressée à l'évêque de Paris, au prêtre Michel, castré pour raison de lèpre, de conserver sa dignité et de continuer à dire la messe, bien que les eunuques fussent exclus de l'église latine. Par contre dans la vieille Byzance, les prêtres pouvaient être castrés. Il y a eu des Archevêques et même un Patriarche ennuque. Nous trouvons que c'est plus logique ; puisque l'église catholique défend le mariage au clergé et que les organes sont du superflu, autant les supprimer et éviter ainsi bien des scandales.

Pour empêcher la procréation des lépreux hommes et femmes on pourrait mettre à contribution les progrès de la radiothérapie, et détruire par les rayons X leurs facultés prolifiques en agissant sur les testicules et les ovaires. *Empêchez les vices de naître et vous aurez fait assez pour la vertu,* a dit J.-J. Rousseau. Empêchez les léprosables de naître et vous aurez beaucoup fait contre la lèpre, en la prévenant. Cette opération faite conformément aux derniers progrès de l'art n'offre aucun danger pour les patients. On sait que certains gouvernements de l'Amérique asexuent ainsi les êtres défectueux qui lèguent à leurs descendants une hérédité morbide. On prive ainsi du droit de paternité les citoyens *indignes*. C'est là une mesure Eugénique pour éviter la procréation d'êtres *indésirables* (fous, épileptiques, criminels, etc.). A Indiana, à Connecticut, Californie, Newada, New-Jersey, Washington et même à New-York, plus de 220 asexualités furent réalisées, en pratiquant la vasectomie chez les hommes et la salpingectomie ou l'oophorectomie chez les femmes. Dans certains états d'Amérique, il est interdit au tuberculeux de se marier. Cette mesure est frappée au coin de la logique et devrait être appliquée rigoureusement aux lépreux.

Conclusions. — La lèpre est une maladie curable. Les lépreux peuvent guérir spontanément et lors même qu'ils se trouvent dans les plus ignobles léproseries d'Orient, croupissant dans la plus sordide saleté, dévorés par la vermine, affamés, non pansés, non lavés même.

L'organisation des colonies agricoles met les lépreux dans les meilleures conditions pour obtenir leur guérison ou tout au moins pour arrêter les progrès de la maladie et leur rendre la vie tolérable. C'est un devoir impérieux que d'établir de telles colonies partout où règne la lèpre. La solidarité et l'assistance honorent l'humanité. *Les déshérités doivent avoir la première place dans la sollicitude des gouvernants,* selon la noble formule inscrite par la convention dans la déclaration des droits de l'homme. Les secours sont une dette sacrée, surtout vis-à-vis de la partie de l'espèce humaine le plus à plaindre, les malades privés de ressources (Diderot).

Les avantages des colonies agricoles sont incontestables. Les lépreux y sont installés dans les meilleures conditions hygiéniques. Par leur travail, selon la capacité et l'état de validité de chacun, ils peuvent pourvoir eux-mêmes en leurs dépenses en totalité ou en partie et ne pas être à la charge des gouvernements et de la charité publique. Ces colonies ont partout prospéré. En plus, les malheureux lépreux, abandonnés à l'oisiveté, souffrent moralement. Ils concentrent toute leur pensée sur leur malheureux sort et plusieurs d'entre eux tombent dans la plus profonde mélancolie. Ils deviennent Lypémaniaques et perdent même la raison. Ceux qui sont atteints dès leur enfance subissent un arrêt dans leur développement physique et en même temps dans l'évolution de leurs facultés intellectuelles. Tous, tristes et moroses, peu communicatifs et même plongés dans le mutisme, ils ne s'intéressent guère à rien et concentrent toute leur attention sur leur affreuse situation ! L'oisiveté atteint leur psychisme. Le travail et l'occupation, selon leurs aptitudes, relèvent leur moral, les distraient et leur procurent, en dehors du nécessaire, quelques douceurs qui les réconfortent.

En outre ces colonies opèrent les restrictions réclamées par les collectivités saines, auxquelles on doit épargner la vue de tableaux hideux, ambulants. En plus on doit imposer le célibat aux lépreux, pour empêcher la procréation de candidats à la lèpre. En vue de cette urgente nécessité et vu leurs tendances libidineuses à certaines périodes de leur affection, il serait d'un intérêt suprême d'asexuer les lépreux par les rayons X, comme nous l'avons déjà dit.

APPENDICE

Travaux parus après l'impression du livre. — Au 18e Congrès international des sciences médicales, tenu à Londres au mois d'août 1913, M. Ros de l'*Indian medical service,* a dit « avoir cultivé le bacille de Hansen, qu'il range parmi les streptothrix. Il pense que la lèpre est contractée par les vêtements infectés. Il aurait obtenu des résultats satisfaisants de l'emploi du léprolin : quatre guérisons définitives sur douze cas et quatre améliorations » c'est superbe ! M. Fraser (de Ruala Lampur) et Fletcher pensent qu'on n'arrive pas réellement à cultiver le bacille ; mais qu'on parvient à le garder vivant pendant longtemps, plus de 9 mois en petite quantité, relativement à leur nombre immense existant dans le fragment du tissu lépreux excisé. M. Bayon de Roblen d'Islande montre, dans de nombreuses projections, les cultures qu'il a obtenues. Il a préparé un vaccin d'après les principes de Koch pour la tuberculine, et se loue des résultats obtenus dans le Sud-Afrique, par ce vaccin. M. Sims Wodhead de Cambridge fait remarquer que le bacille de la tuberculose ne produit pas toujours des lésions expérimentales après inoculation. Selon Bayon, on peut obtenir des lésions sur les rats, une fois sur vingt, lorsque par le bacille de la tuberculose on obtient des lésions typiques presque toujours.

Charles Martin de Londres ne partage pas l'avis de Duval sur la constance du bacille de la lèpre. Les cultures du bacille présentent de grandes variations ; ce qui n'indique pas qu'il ne s'agisse pas du vrai bacille de Hansen. C'est à ces diverses déclarations que se sont bornées les communications concernant la lèpre, faites à ce Congrès. On voit qu'il n'y a pas grande moisson à y faire.

Nous avons déjà mentionné les travaux du Dr Marchoux ; cet auteur vient de publier dans la *Revue d'hygiène et de police sanitaire* (août 1913) un excellent mémoire sur la lèpre. C'est un travail de laboratoire et d'érudition bactériologique. Ses nouvelles expériences concernant la lèpre murine, découverte en 1903 par le Dr Stefansky, sont du plus haut intérêt. Mais est-on autorisé à appliquer à la lèpre humaine, qu'on n'a jamais pu inoculer aux animaux pas même aux rats, les résultats obtenus par inoculation de cette maladie murine sur les rats d'égout ? Certes non. La tuberculose a de nombreux points de ressemblance, même au point de vue clinique, avec la léprose, leurs bacilles ne diffèrent pas beaucoup, ils furent souvent confondus ; et pourtant il est inadmissible de conclure de l'une à l'autre, cliniquement parlant. A plus forte raison les expériences sur les rats et leur maladie, ressemblant quelque peu à la lèpre, ne saurait conduire à leur identité, pas même à leur similitude.

Quoi qu'il en soit, une éruption de tubercules, des places alopéciques et des ulcérations de la peau constituent la symptomatologie de cette maladie murine qu'on a appelée *lèpre des rats*. Un bacille acido-résistant, comme celui de Hansen, également incultivable, fut constaté par Stefansky ; il en diffère morphologiquement. Selon le Dr Marchoux, il est au bacille de Hansen comme le bacille tuberculeux aviaire est au bacille tuberculeux humain ; il est inoculable au rat sain. Cette maladie infectieuse fut constatée par l'autopsie dans certains lots de rats, dans la proportion de 40 pour 100. Dans les inoculations, les premiers foyers se montrent dans le ganglion lymphatique correspondant à la piqûre, d'où les germes envahissent le tissu conjonctif des muscles et des nerfs dont ils déterminent l'atrophie. La maladie reste insidieuse pendant longtemps. Les rats se communiquent cette maladie par morsure (ce qui n'est pas le cas dans la lèpre humaine). Elle ne se transmet pas par les voies génitales, ni par les insectes. Elle ne serait cliniquement diagnosticable que 0,60 pour 100 des rats parisiens. L'inoculation simultanée du bacille de Stefansky et du staphylocoque favorise la multiplication et la dissémination. Cette association est parfois spontanée chez les animaux. Cette affection ne tue pas les rats ; elle guérit spontanément, surtout à la suite d'une bonne alimentation.

Nous insistons sur le fait que la lèpre humaine ne put jamais être inoculée aux rats. Or ces deux maladies ne sauraient être identifiées ; car elles ne sont pas de même nature

N'a-t-on pas voulu aussi, par analogie, identifier vainement la Dourine, maladie propre à la race équine, à la syphilis humaine ? Le Dr Marchoux s'occupe longuement, dans son intéressant mémoire, de la lèpre humaine, sans y apporter cependant des observations personnelles. Le lecteur est même en droit de se demander si l'auteur a étudié la lèpre sur nature car il ressort de la lecture de son travail qu'il n'en a vu que huit cas, et son remarquable travail n'est qu'une savante compilation. Toujours est-il que ce bactériologue distingué dit *qu'en présence d'un cas difficile à diagnostiquer, le microscope est impuissant à renseigner le médecin.* Aussi l'article d'Eitner annonçant la présence, dans le sérum des lépreux, d'anticorps spécifiques a-t-il été bien accueilli. La réaction d'Eitner serait la réplique de celle de Wassermann pour la syphilis. A ce propos le Dr Marchoux expose longuement les si intéressants travaux de Bordet et de Bordet-Gengou. Mais on sait que toutes les deux réactions, celle de Wassermann et celle d'Eitner, ne sont pas spécifiques. Pour ne parler que de la dernière, Eitner s'est d'abord servi, comme antigène, d'un extrait aqueux de léprome, comme le Pr Gaucher et Abrami, Pasini, Akerberg, etc. Puis on s'est servi des antigènes les plus divers : produits hérédo-syphilitiques, cœur de cobaye, foie normal, tuberculine, peau normale, extrait de carcinome, lépromes du rat... « La multiplicité des antigènes utilisés indique suffisamment l'indigence spécifique de la méthode. Aussi ne faut-il pas s'étonner qu'on l'ait accusée d'avoir fait quelque peu faillite. » Les résultats expérimentaux ne sont pas aussi beaux que les premières recherches permettaient de l'espérer ; tous les lépreux ne réagissent pas ; mais 80 sur 100, et surtout les lépreux tubéreux chez lesquels on n'a pas besoin de chercher midi à 14 heures, le diagnostic étant très aisé. D'ailleurs les syphilitiques réagissent aussi aux antigènes lépreux (Jeanselme et Vernes). Il y a même des sérums de certains malades qui fixent l'alexine ou complément des Allemands, sans antigène. « En somme, la réaction d'Eitner ne diffère pas de celle de Wassermann, et le séro-diagnostic ne permet pas de se prononcer entre la syphilis et la lèpre, sans le secours de la clinique. » Cet aveu, fait par un bactériologue si distingué, est de la plus haute importance. Cependant, ajoute le Dr Marchoux, le séro-diagnostic est important dans les cas de lèpre fruste qui donnent *fréquemment* une séro-réaction positive.

Quant à la culture du bacille de la lèpre, le Dr Marchoux

apprécie par une seule phrase, à leur juste valeur les prétentions de nombreux expérimentateurs qui ont pensé l'obtenir. Le nombre des savants qui ont cru avoir isolé le bacille de Hansen est bien grand ; il est même trop grand, dit-il.

Dans le riche répertoire de divers bacilles acido-résistants, nous ne retiendrons que les expériences instructives du Dr Marchoux lui-même. « En inoculant sous la peau du rat du mucus nasal de lépreux, il a vu se développer, au milieu d'une infinité de germes étrangers, un bacille acido-résistant qui paraissait provenir de *globies*. Ce bacille a été cultivé *in vitro* sur des fragments d'organes stérilisés à 115°, je n'ai jamais pu l'obtenir pur. Il n'est pas alcoolo-résistant ; on n'a pas encore réussi à inoculer la lèpre aux animaux et les résultats obtenus par les auteurs avec leurs germes de culture plaideraient plutôt contre la valeur de leur découverte. »

L'inoculation à l'homme ne réussit pas non plus. Le Dr Marchoux parle des résultats négatifs d'inoculation obtenus par Danielssen. Il réduit à sa nullité le cas de Kéanu, grâce à la constatation du Dr Swift qui trouva des lépreux dans sa famille. Il répète qu'au Japon, selon Ashmead, on s'est servi sans précautions d'enfants lépreux comme porte-vaccin, et l'inoculation avec leur vaccin de sujets sains n'aurait jamais servi à la propagation de la lèpre.

Voici la conclusion finale du Dr Marchoux : le bacille de la lèpre n'est ni cultivable, ni inoculable. Le Dr Marchoux est contagionniste et dit très laconiquement avoir observé 8 cas de contagion. Quant à l'hérédité on n'hérite de ses parents, comme pour la tuberculose, qu'une plus grande aptitude à contracter la lèpre.

Pour lui les bacilles acido-résistants trouvés sur des pièces de monnaie d'une lépreuse ne sont pas significatifs, cette catégorie de germes étant très répandue dans la nature. Quant à la transmission de la lèpre par les insectes : moustiques, punaises, poux, « les bacilles acido-résistants sont légion et se rencontrent fréquemment chez les anthropodes ; s'ils ont la forme et les réactions colorantes du bacille de Hansen, ils n'en possèdent pas le pouvoir pathogène pour l'homme. Cependant les mouches nourries sur des ulcères lépreux auraient présenté, selon Lebeuf, des bacilles dans leurs intestins et leurs excréments. Si cela était vraiment démontré ce serait là une cause de contamination, comme pour la tuberculose.

Les Acariens de la gale ont été incriminés aussi, comme les Démodex (Borrel). »

Le Dr Marchoux dit dans un paragraphe intitulé *lèpre ganglionnaire* « qu'il doit y avoir chez l'homme, comme chez le rat des foyers ganglionnaires qui peuvent rester ignorés pendant longtemps, quelquefois pendant toute la vie du porteur de germes. Les bonnes conditions hygiéniques restreignant l'infection. Sugai (*Cent. f. Bakt. orig.*, 11 décembre 1912) a constaté le bacille de Hansen dans les ganglions ». Lebeuf, ainsi que nous l'avons déjà dit, a fait la même constatation ; mais ces malades portaient des signes indubitables de la lèpre. Sorel fit les mêmes constatations chez quelques individus vivant dans des foyers lépreux. Mais ces sujets étaient certes lépreux ; car ainsi que nous l'avons déjà signalé plusieurs fois, un des premiers symptômes de la lèpre débutante est l'engorgement ganglionnaire et le plus souvent aux aines, sans solution de continuité, sans *chancre lépreux,* dans leur orbite d'action. Ces personnes étaient donc infectées tout bonnement, et il n'y a pas de raison pour créer une lèpre ganglionnaire.

Le Dr Marchoux mentionne aussi que des individus vivant parmi les lépreux, bien que sains, ont présenté des bacilles de Hansen dans leur mucus nasal (Falcao, Kitasao). Mais n'est-il pas de même pour ceux qui partagent la vie des tuberculeux et des typhiques. Enfin il admet, comme nous l'avons établi le premier, la lèpre fruste sans explosion pendant une vie de 30 ans, le germe, le bacille, restant cantonné, en un point quelconque de l'économie sans qu'il fût constaté (??) Ces cas erratiques de lèpre latente seraient la cause de la survivance de la lèpre dans certaines contrées (Bretagne, Cantal, etc.). Enfin, en sa qualité de contagionniste, il fait chorus avec ses coreligionnaires ; il craint l'explosion de la lèpre active en France et prêche la déclaration obligatoire et l'isolement déjà et quand même. Néanmoins il qualifie de draconiennes les mesures prises en Allemagne. Poursuivant la comparaison de la lèpre murine avec la lèpre humaine il conclut que les hommes comme les rats guérissent spontanément par une hygiène rationnelle. Enfin il prêche l'organisation de sanatoria dans l'intérêt des malades et de la société.

Bref, la maladie murine constitue une curiosité de la médecine vétérinaire et ne saurait être identifiée à la lèpre humaine.

ÉPILOGUE

Nous répéterons en terminant que nous n'ignorons pas combien cette *anthologie* offre de lacunes et qu'elle laisse beaucoup à désirer ; mais nous redirons aussi qu'il est pratiquement impossible à un seul homme de traiter à fond une question aussi vaste que celle de la lèpre, maladie mondiale universelle, revêtant tant de formes, variant selon les latitudes, les climats et les conditions ethniques à moins de se rendre partout soi-même, non en touriste le kodak à la main, mais en observateur sédentaire, à loisir, consacrant tout le temps voulu à l'étude clinique de la maladie ; ce qui exigerait une vie entière.

Ceux qui nous suivront et qui entreprendront après nous le même travail trouveront que nous avons, tout au moins, situé l'étude de la lèpre en l'état actuel de la science c'est-à-dire que cette chrestomathie est une brève mise au point des principales notions acquises sur la lèpre depuis l'époque la plus reculée jusqu'à l'année 1914. J'ajouterai que *cecy est un livre de bonne foy,* comme disait le vieux Montaigne, et que nous avons toujours laissé la parole, en dernier lieu, aux faits quels qu'ils fussent avec la conviction profonde que rien ne vaut autant que leur langage, pourvu qu'on sache les interpréter judicieusement et sagement, en évitant les conclusions hâtives.

Ainsi nos idées ont toujours évolué à la lumière des faits observés de longue haleine. Car la vérité, qui est impersonnelle, apparaît sous la poussée des faits et de leur stricte logique. Quand on a raison, le succès est affaire de temps. Cette idée est bien consolante. Dans ce travail bien modeste et dénué de toute présomption, nous avons toujours évité l'adage adopté ailleurs : trompettes tout haut d'or palmés sur les vélins, comme dit Stéfane Mallarmé.

La répartition géographique de la lèpre, sa violence, sa propagation dépendent, dans une certaine mesure, des facteurs météoriques et climatologiques, d'où la tendance de s'implanter et de s'étendre dans tel pays plutôt que dans tel autre, dans tel village en épargnant tel autre, bien que tous deux voisins et semblables en apparence. Mais cette contingence dépend aussi des conditions hygiéniques qui favorisent la culture du bacille spécifique. Cette contingence une fois admise, et il est impossible de la nier, l'application des mesures prophylactiques en découle naturellement. Celles-ci deviennent absolument inutiles là où la contagiosité est absolument nulle, comme dans le centre de l'Europe. Et dans tous les cas, l'exagération des précautions, inspirée par la croyance de l'excessive contagiosité de la maladie, n'a pas sa raison d'être aujourd'hui et ne saurait trouver sa justification dans la violence qu'elle a présentée au moyen âge, et dans la crainte imaginaire de son retour en Europe, que d'aucuns attendent comme le Messie depuis plus d'un demi-siècle avec impatience et, peut-être avec déception.

La contagiosité de la lèpre, si profondément enracinée chez les anciens, n'avait presque plus d'adhérents au XIXe siècle. Elle fut exaltée dans les temps récents grâce à la découverte de son bacille, à tel point que les médecins qui n'ont pas un seul exemple de contagion dans leur actif, basé sur l'observation personnelle de centaines de lépreux, répètent : « *Cependant la lèpre a son bacille, donc elle doit être contagieuse.* » La politique, la religion et la science ont leurs fluctuations et subissent les oscillations du pendule humain. Le sceptique Montaigne a dit quelque part : « Les jugements et les opinions des hommes ont leur saison, leur naissance, leur mort, comme les choux. » La science n'échappe guère à cette critique mordante. Car en progressant toujours, elle fait souvent périmer ce qui, hier encore, paraissait incontestablement établi. Voilà en effet que l'on commence à virer de bord à propos du rôle exclusif que l'on a voulu faire jouer au bacille de Hansen dans la lèpre et à celui de Koch dans la tuberculose. Besnier accepte, et presque tout le monde avec lui, que le lupus érythémateux est une expression de la tuberculose, bien que toutes les recherches savantes et multiples n'y aient jamais démontré le bacille de Koch. Et selon cet éminent dermatologue « l'absence du bacille de Koch et même les résultats négatifs des inoculations aux animaux ne sont pas des arguments aussi péremptoires qu'ils le paraissent ; il serait imprudent de baser exclusivement sur des recherches de laboratoire l'opposition d'une doctrine dont la clinique donne la démonstration quotidienne. Si l'on n'y rencontre pas le bacille de Koch, c'est qu'il s'agit d'une tuberculose atténuée » (Congrès international de Dermatologie tenu à Vienne en septembre 1892). Ce parfait raisonnement s'applique à la léprose, lorsque la clinique affirme sa présence en dépit de l'absence de son bacille spécifique. On nous avait recusé ce raisonnement si logique, pour la léprose, lorsqu'on l'appliquait au lupus érythémateux et en général à la tuberculose dite fermée. Il a fallu quelques lustres d'années pour reconnaître qu'il en est de même de la léprose et que nous avions raison. Enfin la vérité éclatante a pu jaillir de l'observation clinique, à tel point qu'à l'heure qu'il est tous les éminents confrères qui me combattaient posent leur diagnostic sur les signes cliniques uniquement sans rechercher le bacille souvent absent ; Hallopeau, Jeanselme, le Dr Martin, médecin de l'hôpital annexé à l'Institut Pasteur, etc. Le diagnostic est un acte intellectuel, l'œuvre d'un jugement complexe issu de la combinaisen des connaissances multiples d'anatomie, de physiologie, de pathologie, et aidé par tous les moyens d'investigation que la science met au pouvoir du médecin. L'absence d'un seul signe n'autorise donc pas à rejeter la conclusion tirée de l'accord des nombreux autres indices.

Le Pr Poncet, de Lyon, diagnostique également, aujourd'hui, l'actinomycose cliniquement, en l'absence du parasite, du mycélium, qui n'apparaît parfois que plusieurs mois après le début de la maladie. J'avais donc bien raison de dire que la science progressant toujours modifie ce qu'elle avait proclamé hier encore avec toute son autorité, comme fait inexorable.

Malheureusement il n'en est pas de même quant aux croyances du *Populus* si difficiles à extirper une fois profondément inculquées. Il en est ainsi de la contagiosité de la lèpre et de la terreur qu'on lui a inspirée du lépreux, même en Europe !

Et comment pourrait-il en être autrement, du moment qu'une élite de savants promulgua des hauteurs retentissantes du Congrès de Berlin que tout lépreux constitue partout, même au centre de l'Europe, un foyer de bacilles, un réceptacle d'allumettes très inflammables, prêtes à flamber et à communiquer le feu destructeur, lorsque les quotidiens les plus imposants tels que le *Temps*, les *Débats*, le *Petit Journal* et *tutti quanti*, ont crié aux quatre points cardinaux « que ni l'observation, ni l'expérimentation ne permettent plus de douter qu'on peut prendre la lèpre en fréquentant les lépreux et que la lèpre est inoculable, excessivement contagieuse et transmissible par le simple contact ». Or ces assertions fantasques sont absolument erronées. On doit les combattre et les déraciner. Il ne faut pas s'étonner qu'après avoir sonné cet alarmant tocsin, la population de Chateauneuf et celle de Byzance se soient opposées brutalement à l'établissement de léproseries projetées par le Dr Sauton et par moi, bien qu'à grande distance des centres ! On a tellement terrorisé le public qu'il a de la tendance à faire revivre les scènes sauvages de Tamerlan et consorts qui exterminaient les lépreux, êtres nuisibles et de nulle valeur. Les mêmes actes féroces viennent d'être réédités dans la Chine républicaine en train d'accepter la civilisation européenne, et même dans quelques possessions anglaises d'outre-mer ! En effet en Chine on vient d'appliquer un mode d'extermination sommaire très expéditif. On enduit les lépreux de pétrole et on les fait flamber !

Imbue des mêmes principes moins que tendres, l'Amérique, pays des progrès anticipés, vient de voir se fonder une secte d'*Euthanasie* (belle mort) qui a pour dogme de faire mourir les incurables et les impotents, les inutiles et les défectueux, pour leur épargner les souffrances et en débarrasser la société ! Ne fait-elle pas griller les nègres enduits de pétrole, devant les autorités impuissantes et placides ?

Fort heureusement la lèpre diminue partout, même spontanément, abandonnée à elle-même dans les plus déplorables conditions hygiéniques et la plus affreuse misère. Il n'y a donc pas lieu de crier *Alea jacta est.* L'Europe n'est point menacée de l'invasion d'une épouvantable épidémie, comme au moyen âge ; et l'isolement fictif de 5 ou 6 lépreux dans un pavillon de Saint-Louis, qui peuvent sortir et se promener chaque jour, comme leurs 200 congénères ambulants de Paris, est tout bonnement une mesure fantasque et dérisoire.

Bref, la nouvelle science absorbante du bacille ne saurait se substituer à l'ancienne science d'observation clinique ; toutes les deux doivent se donner un mutuel appui et marcher ensemble dans la recherche de la vérité. Dans tous les cas le microbe ne doit pas faire oublier la clinique, c'est-à-dire l'étude du malade.

On accordera tout au moins à ce travail qu'à la clarté du flambeau de la clinique « il fournit tantôt la démonstration et tantôt la *certitude de l'incertitude prudente* à laquelle doivent se borner ceux qui n'ont pas l'occasion de voir par eux-mêmes. En outre, il suscite de nouvelles recherches de la part de ceux qui sont bien placés pour vérifier, par *demonstratio ad oculos*, les opinions opposées qui partagent aujourd'hui les dermatologues. En un mot il démontre le fait acquis que la constatation du bacille ne constitue pas un *sine qua non* du diagnostic de la lèpre, et que la contagiosité de la maladie en Europe est une fiction ; puisque à l'hôpital de Pasteur même on la diagnostique rien que par ses signes cliniques, sans se soucier de son microbe ; et, ce qui plus est, on place les lépreux dans les salles communes, sans aucune mesure de prophylaxie ; or le procès est gagné. « Théoriquement une maladie peut être groupée parmi les affections contagieuses, lorsque cliniquement et pratiquement, elle ne mérite pas cette désignation. De ce qu'il y a bacille il ne s'ensuit pas que la lèpre soit nécessairement contagieuse » a dit aussi *The National leprosy Fund.*

De l'étude comparative de la lèpre dans toutes les contrées de l'univers, il ressort que cette maladie mondiale n'épargne aucun coin de la terre, et qu'elle ne se comporte pas partout d'une manière absolument identique. Par exemple l'Européen rapatrié, après avoir gagné la lèpre dans les colonies, tout en foisonnant de bacilles qu'il disperse de tous côtés autour de lui, ne contamine personne. Donc le bacille est insuffisant à lui seul pour propager la lèpre. Il faut à la graine d'autres conditions de milieu et de réceptivité pour qu'elle germe. Or les décrets de la conférence de Berlin, si outrés, ne sont pas admissibles et leur proclamation a fait du tort à la science, comme elle fut néfaste pour les malheureux lépreux. La vie intime prolongée en toute promiscuité avec les lépreux, même la vie connubiale, ne transmet pas la lèpre en Europe. Le bacille lépreux y est inoffensif ; on ne saurait répéter assez haut ces grandes vérités. La médecine n'est pas une science fictive et exclusivement livresque : mais issue de l'étude des malades, elle a pour base la clinique ; et lorsqu'il s'agit de son exercice, qui est son but essentiel, c'est-à-dire de soigner les malades, c'est la clinique qui doit constituer son unique flambeau. Le laboratoire peut bien éclairer souvent la clinique ; mais il ne saurait jamais diminuer l'importance de son rôle, ni usurper sa place. L'observation est la méthode précise et féconde des sciences ; la théorie ne vaut qu'autant que la pratique la confirme.

Annexe. — *Les monuments mégalithiques de l'Armorique et leurs sculptures lapidaires sont dus aux Phéniciens qui y ont colporté aussi la lèpre, le morbus Phénicicus.*

Lors de mon enquête scientifique en Bretagne sur la survivance de la lèpre, mon attention fut particulièrement attirée par les gravures des monuments mégalithiques des environs de Vannes, que je visitai en compagnie du Dr de Closmadeuc, président de la Société polymathique du Morbihan. J'exprimai, de prime abord, à ce savant confrère, ma surprise de leur ressemblance avec quelques signes tracés sur les monuments de l'antique Égypte et avec certaines lettres des premiers alphabets phéniciens.

Bien que, depuis cette date, des travaux de médecine aient absorbé tout mon temps, dans mes loisirs et pendant les nombreux voyages entrepris pour étudier la lèpre, la question des monuments mégalithiques armoricains a toujours hanté mes méditations, principalement pendant mon séjour en Palestine, à Chypre et en Égypte.

Et plus j'avançais dans mes recherches, plus j'acquérais la conviction que ces monuments funéraires étaient l'œuvre des sémites de Tyr et de Sidon.

Bien que, le domaine de la science générale devenant de plus en plus vaste, il faille se cantonner dans un de ses petits coins, il est permis, pensons-nous, de s'élever parfois au-dessus de son sujet restreint, de prédilection, et de jeter un coup d'œil sur les questions plus ou moins connexes, afin de saisir les rapports de ses diverses parties constituantes.

La propagation de la lèpre dans l'univers est due, avant tout, aux excursions des Phéniciens qui ont laissé partout des traces profondes de leur passage.

On ne saurait contester que ces premiers navigateurs, trafiquants d'instinct, si intrépides devant l'appât du gain, transportaient, par voie de mer, aux nombreuses contrées où ils abordaient, en Afrique, en Asie, en Europe, en même temps que les produits des divers pays, qu'ils échangeaient, les fondements de la première civilisation, et aussi le germe de la lèpre dont ils étaient affectés ; fait constaté par les médecins de l'antiquité, qui désignaient souvent cette maladie sous le vocable de *morbus phœnicicus* ou *de mal de Tyr*.

Il convient, avant de s'occuper de leurs sculptures lapidaires, d'établir d'abord quelle est l'origine des monuments préhistoriques de la Bretagne, dont la construction remonte, il n'y a point de doute, à une époque de beaucoup antérieure à la conquête de l'Armorique par les Romains.

Les divers archéologues, les membres même de la Société polymathique, qui ont écrit sur les dolmens armoricains, les attribuent aux Celtes et qualifient les sculptures des mégalithes de griffonnages baroques ou bien d'ornements primitifs.

Pour nous, ce sont les Phéniciens qui sont les auteurs de ces monuments. En effet, ces coureurs de mer, ces marchands hardis confiaient leurs frêles esquifs à la fureur des flots, sans redouter ni le vent impétueux d'Afrique, ni la rage des vagues, sillonnant l'onde avec une audace inouïe. Lorsque l'Europe était encore dans les langes de la barbarie et de l'ignorance, ils ont été les premiers à nouer les relations internationales, cherchant l'imprévu, les aventures, et introduisant dans les pays où ils établissaient leurs comptoirs et leurs colonies, en même temps que leurs marchandises, les idées, les croyances et les divinités de la Chaldée, de l'Assyrie et de l'Égypte d'où ils rayonnaient dans l'univers entier.

A cette époque préhistorique, qui remonte si haut, l'Asie et l'Afrique, progressant dans la voie de la civilisation, construisaient déjà des monuments gigantesques, de plus en plus soignés, pour servir de tombeaux ou pour fixer des souvenirs capitaux.

Le mégalithisme était dans les goûts des anciens peuples d'Orient fréquentés par les Phéniciens, et il fut adopté par ces derniers.

Les livres saints mentionnent l'érection d'énormes blocs de pierre, comme trophées, par les Chaldéens, les Hébreux, les Syriens.

Il en fut élevé après l'entrée dans la Terre promise, ainsi qu'après la défaite des Philistins par Samuel.

On lit dans le Deutéronome (ch. 27, v. 5) : « lorsque vous aurez passé le Jourdain, vous élèverez de grandes pierres sur le mont Hébal, des pierres brutes et non polies ». Jacob en érigea aussi sur la tombe de Rachel. Plus tard, plusieurs de ces pierres ont servi aux sacrifices chez les Hébreux, les Égyptiens et même les Grecs.

Nous avons été émerveillé à la vue de ces blocs colossaux de pierre qui font la base du mur extérieur de la mosquée d'Omar, à Jérusalem, mur dit des Lamentations (des Juifs) et que l'on considère comme ayant fait partie du temple de Salomon.

Nous avons retrouvé des monolithes analogues et aussi gigantesques, superposés le long du mur extérieur du temple du Soleil (Bâal) à Baal-Beck, entre Beyrouth et Damas.

Quels efforts inouïs a-t-il fallu déployer pour le déplacement et la juxtaposition de ces pierres dont chacune mesure 20 mètres de longueur, sur 6 de hauteur et 7 de largeur ! Un ingénieur a évalué à la coopération de 40000 hommes la force nécessaire pour déplacer les blocs de Bâal. A l'aide de quels appareils, par quels moyens de transport a-t-on pu faire mouvoir de telles masses, à des époques aussi reculées ? C'est là un secret qui demeure impénétrable, malgré les hypothèses émises !

Les Égyptiens archaïques n'érigeaient-ils pas aussi des monuments colossaux que la mécanique de notre temps, avec tous les engins qu'elle a inventés dans ses immenses progrès, ne parvint à déplacer qu'à grand'peine ? Témoins les appareils inventés pour transporter et ériger l'obélisque de Louqsor sur la place de la Concorde, à Paris, qui sont gravés sur le socle, et l'aiguille de Cléopâtre à Londres. On n'a qu'à lire la revue *Le Prometheus* pour se faire une idée des efforts déployés et des machines imaginées par les ingénieurs Cheney et Spiller, pour déplacer et tailler les trente-deux colonnes en granit de la cathédrale de New-York récemment construite. Et ces monolithes n'ont que 16 mètres de hauteur et ne pèsent chacun que 160 tonnes. Les menhirs, les dolmens, les cromlechs de l'Armorique et les monuments analogues de l'Angleterre, de l'Écosse et de l'Irlande reconnaissent probablement des auteurs qui, inspirés par les habitudes qui dominaient alors en Asie et en Égypte, ont reproduit ce qu'ils voyaient dans ces dernières contrées.

Avant d'aller plus loin, nous ferons remarquer que plusieurs monuments mégalithiques de l'Armorique présentent des dimensions surprenantes. Est-il admissible que les aborigènes, sauvages au moment de leur érection, aient été en état de remuer de telles masses dont le déplacement exigeait des connaissances et des moyens qu'ils ne pouvaient posséder ?

Certes, ce sont des gens d'une intelligence supérieure et cultivée, qui furent capables de concevoir et d'exécuter de tels travaux. Et il n'y a que les Phéniciens qui, à cette époque reculée, profitant de l'expérience acquise des peuples qu'ils fréquentaient, aient pu entreprendre l'érection de tels monuments, à l'instar des Asiatiques et des Égyptiens. La table principale du dolmen de *Loc-maria-quer* (Morbihan), qui se trouve au confluent des rivières de Vannes et d'Auray, daterait de plus de 40 siècles ! Elle a 12 mètres de longueur sur 4.30 de largeur. Dans le voisinage, nous avons vu, gisant, les débris d'un obélisque qui a eu 65 mètres de hauteur ! Le grand menhir ou *menhir bras,* mesure 21 mètres de longueur sur 4 d'épaisseur ; son poids dépasserait, selon le Dr de Closmadeuc, 300 000 kilogrammes.

Il y a plus. Tandis que les pierres de Carnac et de Saint-Michel sont purement bretonnes, d'autres, comme la table de Gavrinis, sont d'un grain différent de celui du sol de l'île. Donc, ces énormes blocs de granit y ont été transportés d'ailleurs.

Nous verrons plus loin que dans ces tombes préhistoriques de l'Armorique, on a trouvé des produits provenant de contrées très éloignées, de la Baltique, du golfe Persique et même de la Chine, que des navigateurs avaient transportés et inhumés avec leurs morts.

Sauvagère, officier de Louis XV, commandant des côtes, reconnut déjà dans les blocs de Carnac des pierres monumentales, semblables à celles citées dans les livres saints. Peut-être, dit-il, étaient-elles des trophées militaires, comme chez les Chaldéens, les Hébreux, les Syriens.

Les tumuli bretons ressemblent aussi à ceux de l'Asie et de la Troade qui ont contenu des cendres de héros ou de chefs. Quelques-unes des pierres mégalithiques de la Bretagne paraissent avoir servi à des sacrifices, comme le monolithe de l'île aux Moines (Morbihan) qui ressemble aux killing stones des Écossais. Sur ces pierres on aurait immolé des hommes en l'honneur de Bel ou d'Osiris. On voit, sur plusieurs d'entre elles, un trou et un canal incliné. On y égorgeait et l'on regardait couler le sang, pour tirer des augures. D'autres fois, on brûlait aussi les victimes ; après quoi les cendres recueillies étaient placées sous l'autel.

La plupart des monuments mégalithiques bretons étaient

des chambres sépulcrales. A première vue, j'avais dit au Dr de Closmadeuc, qui avait la complaisance de m'accompagner et de me guider dans ces excursions, que je les trouvais ressemblants à certains monuments que j'avais vus à Chypre et en Égypte. En les examinant attentivement et en songeant à leur haute antiquité, j'avais exprimé à mon savant confrère, et cela avant toute recherche, qu'ils ne pouvaient être attribués qu'aux Phéniciens.

Maintenant, voyons quelles ont été les opinions des divers auteurs qui se sont occupés des monuments mégalithiques de l'Armorique. G. de Mortillet a dit, aux congrès de Stockholm, de Lille et de Paris, que des races différentes ont pu élever et employer ces monuments pour y enfouir des sépultures ; et que les dolmens ne sont ni l'œuvre ni la caractéristique d'un seul peuple. L'archéologue danois Worsæ est du même avis ; J. Miln, le fouilleur de Carnac, pense qu'on a construit des monuments mégalithiques pendant l'âge du bronze et même l'âge du fer. M. Bertrand, membre de l'Institut, conservateur en chef du Musée de Saint-Germain, ne réprouve pas l'opinion qu'on construisait encore des dolmens du temps de César. Gaillard soutient, au contraire, que pour ce qui concerne l'Armorique, tous les cirts, tous les coffres, comme tous les dolmens ont été édifiés antérieurement à la connaissance des métaux. Cependant, on a rencontré dans quelques-uns de ces tombeaux du bronze, du fer et même de l'or (Danemark, cirts de Murgers), tandis que dans d'autres, les plus anciens, on n'a trouvé que du silex. La conclusion qui découle de toutes ces constatations, c'est que tous ces monuments ne sont pas contemporains ; qu'il y en a qui datent de l'âge de pierre, tandis que d'autres sont, sans conteste, d'époques postérieures.

Dans un savant mémoire, le Dr de Closmadeuc se demande quels sont les peuples qui ont élevé les dolmens pour faire des tombeaux. Il cite, à ce propos, les auteurs qui les ont considérés comme romains, gaulois, kimriques, celtiques, préceltiques, primitifs, etc. Mais ce savant n'a pas pensé aux Phéniciens, pas plus que ses collègues de la Société polymathique du Morbihan, qui ont écrit sur le même sujet.

Nos recherches ultérieures nous réservaient un plaisir inénarrable. En fouillant dans la littérature armoricaine, sur les lieux mêmes, nous avons mis la main sur deux mémoires remarquables dont l'auteur eut la même pensée et arriva aux mêmes conclusions que nous.

Penhouët voit, dans ces monuments mégalithiques bretons, des vestiges des mœurs asiatiques transmises par les Phéniciens ; mais son opinion n'a point prévalu. Elle tomba même dans le plus profond oubli.

Nous allons exposer brièvement les raisons qui militent en faveur de l'attribution aux Phéniciens des monuments mégalithiques de l'Armorique, et nous espérons que bientôt le lecteur lui-même partagera notre profonde conviction à cet égard. L'architecture de quelques-uns de ces monuments, et surtout les objets qu'ils renfermaient, établissent péremptoirement le fait. De plus, des antiquités égyptiennes, des statues préhistoriques découvertes dans l'Armorique, en tout pareilles à celles de l'Égypte pharaonienne, constituent des arguments éloquents et puissants dans la discussion qui va suivre.

Et d'abord, les monuments mégalithiques de l'Armorique sont tous situés à grande proximité de la mer qui, toujours envahissante, en a submergé quelques-uns.

Gérard et Desjardins, membres de l'Institut, admettent le fait (*Géographie de la Gaule romaine*, 1876). Nous avons nous-même constaté la chose, en compagnie du savant Dr de Closmadeuc, en 1893. Pendant le jusant, la mer étant très calme, nous avons vu le cromlech d'Er Lassic, composé de 60 menhirs de granit, dont l'un a 5 mètres et demi de hauteur, et formant un cercle de 180 mètres de circonférence; il se submerge de plus en plus.

Selon Desjardins, la vaste nécropole des âges mégalithiques a été entièrement engloutie par les eaux, et le golfe du Morbihan n'existait pas à l'époque romaine.

D'après Penhouët, les empiétements séculaires et incessants de l'Océan ont submergé et fait disparaître les cités vénètes et les emplacements des comptoirs phéniciens.

A cet envahissement par la mer on doit ajouter aussi l'affaissement progressif du sol.

Dans les Archives de Quiberon, il est fait mention d'une île *Bivito* qui a été complètement engloutie par les flots. Au commencement du XVIIIe siècle, on voyait encore à la pointe Saint-Jacques de la presqu'île de Rhuys, un clocher en pierre émergeant de la mer. César, vainqueur des Vénètes, les punit sauvagement en faisant passer au fil de l'épée les principaux habitants et vendant le reste à l'encan. A la suite de sa conquête, les digues ont été détruites, et la mer, de plus en plus envahissante, engloutit l'ouvrage des siècles. Cette submersion a toujours continué. Le Dr de Closmadeuc est porté à croire aussi que, dans une antiquité reculée, le golfe du Morbihan n'existait pas et que trois rivières parcouraient la surface de la terre pour se décharger dans l'Océan[1].

Les monuments mégalithiques de l'Armorique, construits par des étrangers au bord de la mer, dans les temps antiques, n'ont pu l'être que par les Phéniciens, les premiers navigateurs qui, partant de Tyr et de Sidon, se dirigeaient sur les côtes de la Méditerranée et de l'Océan pour échanger leurs marchandises. A cette époque préhistorique si reculée, il n'y avait pas d'autres navigateurs que ces habiles sémites qui, vivant en paix avec les divers peuples, animés du seul désir du gain, se prostituant, selon Isaïe, devant tous les peuples pour de l'argent, avides de s'enrichir, selon Homère, les Phéniciens constituaient un peuple fameux dans la marine, mais subtil et fourbe (Odyssée, chant XV). Cependant ils étaient les propagateurs aussi de la civilisation éclose en Asie et en Égypte. « Une reconnaissance universelle et éternelle leur est due pourtant de ce qu'ils ont beaucoup fondé, sans rien détruire » (A. Lefèvre, Discours d'ouverture du cours d'ethnologie et de linguistique, 1891).

Ils ont joué un immense rôle, même dans la fusion des idées artistiques, grâce à leurs relations commerciales avec l'Égypte (marquis de Vogüé, Académie des inscriptions et belles-lettres, juin 1895. A la même séance, M. Dieulafoy a ajouté, en se basant sur l'ornementation, que l'art mycénien a beaucoup emprunté à la Phénicie, à l'Égypte et indirectement à la Chaldée). Tous ces faits déposent en faveur de notre thèse.

Les fouilles opérées dans les tombeaux préhistoriques de l'Armorique ont fait découvrir des vases contenant des cendres, résultat de l'incinération des corps, et des ornements

1. On sait que l'Armorique était composée de Nanettes (Nantes d'aujourd'hui), des Rhédoniens (Rouen), des Vénètes (Vannes), de Curiosolites et d'Ossimiens. Vannes vient de wenet, mot breton qui signifie blanc. Car les îles situées à l'entrée des rivières de Vannes et d'Auray, battues par les flots, sont souvent blanches. De même l'Angleterre était appelée wen, insula alba, d'où Albion.

dont la nature démontre aussi que ces monuments ont été l'œuvre des Phéniciens.

En effet, ces parures, déposées au musée de Vannes, consistent en colliers de turquoises, grosses comme des œufs de pigeon, et en perles d'ambre jaune et de jaspe. On y voit figurer, en outre, des haches de jadéide et de chloromélanite. Ces dernières, ainsi que les turquoises, ont été trouvées dans le dolmen de Tumiac, en Argon, dans la presqu'île de Rhuys, située dans le golfe du Morbihan. Le collier en jaspe provient du monument funéraire du mont Saint-Michel de Carnac, qui était rempli d'ossements humains incinérés et mêlés à du charbon.

Or, toutes ces matières n'existent pas en Armorique. Elles sont originaires de contrées fort éloignées, savoir : les turquoises du golfe Persique[1], l'ambre jaune de la Baltique, la jadéide et la chloromélanite de la Chine.

M. Damour, de l'Institut, a indiqué la composition minéralogique des *Celtæ* du musée de Vannes, trouvés dans les monuments funéraires. Il a été établi que la jadéide provient de l'Asie centrale, de la province chinoise de Tché-Kiang. Quant à la chloromélanite, son gisement lui est inconnu. Mais d'autres savants, parmi lesquels S. Reinach, la croient originaire de la Mongolie (Académie des sciences, 21 août 1865). Sur un total de 186 *Celtæ* de ce Musée, 171 ont été fabriqués avec des substances étrangères au territoire Morbihanais et à la Bretagne. Celles de provenance indigène, grossièrement travaillées, sont de diorite, de grès, ou de dilomie. Les haches de minéraux exotiques, trouvées dans les dolmens de Tumiac, de Saint-Michel, du Massé-Er-Hrock, sont élégantes, admirablement travaillées, parfaitement polies, avec des arêtes d'un fini qu'on ne saurait dépasser même aujourd'hui. Certai-

1. Clermont-Ganneau a trouvé l'origine de la tradition qui, depuis Hérodote, fait venir les Phéniciens du golfe Persique. Les textes assyriens montrent Asarhaddon prenant Sidon, transportant ses habitants en Assyrie et les remplaçant par des colons transplantés des pays avoisinant le golfe Persique. Le commerce des turquoises a toujours appartenu, dans l'antiquité, aux Phéniciens. Babelon confirma, par la numismatique, les inductions de Clermont-Ganneau (Rev. his., 1891 ; Rev. Lamison, 1891 ; Rapp. ann. à la Soc. Asiatique, par J. Darmesteter, 1862). Derrière les Pasteurs ou Hyksôs (rois brigands) des confins de la Chaldée, des îles basses du golfe Persique, une émigration cananéenne s'est glissée dans la Syrie : c'étaient les tribus phéniciennes. Émergeant de leur étroite lisière, demi-pirates, demi-trafiquants, ils firent l'éducation de l'Occident (A. Lefèvre, cours d'ethnologie et de linguistique à l'École d'anthropologie de Paris).

nement elles ont été transportées toutes faites. On n'a nulle part trouvé, en Armorique, des débris de leur fabrication, ni des instruments qui auraient servi à les travailler. Donc, elles ont été fabriquées à l'étranger, par un peuple déjà très avancé en civilisation, possédant des métaux indispensables à des fabrications si artistiques. L'admirable celta bleu-vert, trouvé à Massé-Er-Hrock, étonne par sa beauté tous ceux qui visitent le musée de Vannes. Du reste, on n'a trouvé ni bronze, ni fer dans les principaux dolmens tumulaires du Morbihan.

La différence entre les menhirs grossiers de la Bretagne et ces celtae si élégants est telle, dit M. Damour, qu'il est impossible d'admettre que ce soient les mêmes peuples et les mêmes mains qui aient fabriqué les uns et les autres.

On sait que c'est Cambry qui donna le premier, le nom de *celtæ* aux haches en pierre. Ce sont les *stone-eelt* des Anglais. On en a trouvé d'innombrables dans le Morbihan, principalement sous les dolmens. La collection du musée de Vannes est riche et belle. D'ailleurs, les haches retrouvées dans tous les pays se ressemblent, ce qui fait dire que cette forme était l'expression d'une loi naturelle découlant de l'unité de l'esprit humain. Parmi les haches provenant des dolmens bretons, il y en a d'une longueur de 48 centimètres, tandis que d'autres n'ont pas plus de 30 millimètres. Pendant les cérémonies funéraires de leurs propriétaires, on brisait souvent ces celtæ et l'on mettait tous leurs morceaux, jusqu'aux plus infimes, dans le tombeau, comme objets aimés, à côté du cadavre du possesseur.

Nous ferons ici un rapprochement. M. de Morgan dit, dans ses recherches sur les origines de l'Égypte (1897) : « tout le contenu a été incendié dans le tombeau de Négadah. La calcination a dû être produite après la construction du tombeau. Parfois, on trouve dans cette nécropole des vases semblant avoir été brisés lors de l'ensevelissement, afin d'être détruits avec leur maître, et les débris jetés dans les chambres fnnéraires, au hasard. La légende égyptienne voulait, pour faire parvenir l'objet aimé au défunt à l'autre monde, qu'on le brisât pour forcer son double, son *Ka,* à quitter la terre avec le double du propriétaire ». Le mort, placé à même la terre, était entouré de ses objets familiers brisés, de ses ornements ou bijoux affectionnés. Chose curieuse! Nous avons vu à

Constantinople, des moribonds, prévoyant leur fin prochaine, faire briser devant eux les objets aimés dont ils se servaient chaque jour, principalement les instruments de musique, les luths, afin qu'aucun autre ne pût jouer après eux, avec recommandation de les placer dans leurs tombeaux.

Les haches de pierres précieuses du Musée de Vannes, si remarquablement belles, n'ont jamais été emmanchées. Quelques-unes, percées d'un petit trou, ont dû être des ex-voto, des amulettes, des pierres sacrées comme les bétiles des Phéniciens, ou céraunies, descendant du mont Liban dans un globe de feu (Pierres de foudre, de Κεραυνός, propres à préserver de la foudre et des maléfices, comme Isidore, Asclépiade et Eusèbe en ont vu[1]). De nos jours encore, les haches sont appelées, en langue bretonne, *men-gurun,* pierres de foudre, et on leur attribue les mêmes vertus. De Closmadeuc et Boucher de Perthes admettent aussi que ces celtæ mignons étaient des talismans que l'on portait; Pline les a signalés aussi. Cependant, Fréminville a considéré les longs celtæ comme des instruments de sacrifice, opinion partagée par H. Martin (Fréminville, *Antiquités de la Bretagne,* 1835. H. Martin, *Origine des monuments mégalithiques,* Congrès de Saint-Brieuc, 1868). Néanmoins, le Dr de Closmadeuc ne parvint jamais à pratiquer des incisions, sur des cadavres, avec les celtæ du Musée de Vannes. Pourtant, dans les anciens temps, le tranchant aiguisé des silex découpait finement. Les Hébreux s'en servaient même pour opérer la circoncision. Il est dit dans le livre de Josué (qui ordonna au soleil de s'arrêter pour qu'il achevât sa victoire contre Adonisedech, roi de Jérusalem), que c'est avec des couteaux de pierre que furent circoncis tous les juifs qui avaient passé le Jourdain, bien que les métaux fussent connus à cette époque. L'habitude de se servir de couteaux en silex, pour les usages domestiques, s'est prolongé pendant bien longtemps chez quelques peuples retardataires. M. Maspero, le savant directeur général du service des Antiquités du Caire, nous a affirmé avoir vu de ses yeux, dans un village d'Égypte, un Fellah se raser avec un instrument en silex.

1. On sait que le silex était, chez les anciens, l'emblème de la foudre. Aussi le mettait-on dans la main du premier dieu. Peut-être a-t-on eu cette pensée en observant que le choc en fait jaillir des étincelles, tout comme le choc des nuages occasionne des éclairs et la chute de la foudre.

On vient de le voir, les divers objets conservés actuellement au musée de Vannes, en ambre jaune, turquoises, jadéides, chromomélanite, trouvés dans les monuments mégalithiques de l'Armorique, originaires de contrées très éloignées, n'ont pu être transportés que par mer. Dans ces temps reculés il n'existait aucune communication par terre. Ce n'est que plus tard, vers le XIe siècle, que les Phéniciens ont eu des colonies dans l'intérieur de la Gaule et qu'ils établirent des routes pour transporter leurs marchandises. Ils faisaient alors le commerce avec les indigènes possesseurs des mines des Cévennes et des Alpes. Selon Garat (*Histoire universelle*, Amsterdam et Leipzig, 1752), les Phéniciens avaient comme rameurs des pasteurs de la Bactriane et de la Logdiane, toujours pauvres, lorsque les patrons s'enrichissaient (Ézéchiel a dit : « tous les matelots étaient engagés dans votre commerce, les habitants d'Arad furent vos rameurs). Ils dirigeaient leurs marchandises provenant de tous pays, de l'Inde et de la Chine même, à Babylone par le golfe Persique, et de là par l'Euphrate, au port Thapsacus; chargées sur des chameaux et des chariots elles arrivaient à Tyr, d'où on les expédiait par mer sur les entrepôts de la Méditerranée et de l'Atlantique; par les divers fleuves, ils les transportaient plus tard partout en France. En effet, les monuments mégalithiques armoricains préhistoriques ont eu une date bien antérieure à l'établissement de la grandiose route, dite voie herculéenne, qui, selon Polybe, existait à l'époque de la grande guerre punique. Nîmes n'a été fondé qu'au XIe siècle; vers le XIVe, les Phéniciens ont été à Marseille, car malgré l'opinion accréditée, les Phocéens n'y sont venus que bien après. Or, les Phéniciens n'ont pu arriver à établir leurs colonies en Armorique que par mer. L'ambre jaune n'a été transporté par terre qu'au temps des Césars. Tous les objets en matières précieuses trouvés dans les monuments mégalithiques de l'Armorique ont donc été transportés par mer. Quel est le peuple qui a été les chercher en Orient et même en Extrême-Orient? Le Dr de Closmadeuc répond : « Sur ce point, l'obscurité est complète ». Quant à nous, nous avons déjà dit que ce sont les Phéniciens. Mais continuons! Nous allons rendre incontestable l'établissement de colonies phéniciennes sur le littoral armoricain.

Au musée de Vannes, si riche en reliques préhistoriques, j'ai vu, en outre, des verres irisés, absolument Phéniciens, plusieurs petits vases en terre, très gracieux, pareils, par leurs formes, à ceux qui figurent aux musées de Boulak, de Borelli à Marseille, et dans maints autres, sous la désignation de verres Phéniciens; ce sont des cupules ou bien des lacrymatoires, à une ou deux anses, pareils à ceux découverts à Chypre, — une des plus anciennes et des plus importantes colonies Phéniciennes, — à Arles, à Nîmes, villes fondées par les mêmes sémites, et dans plusieurs autres endroits.

En plus, j'ai trouvé, au musée de Vannes, des têtes de statuettes dont l'une à coiffure tyrienne, pareille à celle de Didon, fille de Bétus, roi de Tyr, fondatrice de Carthage; — la physionomie de cette tête à lèvres épaisses est africaine, — une autre petite tête, en marbre, couronnée de feuilles de lotus, et une autre rappelant le type de la fameuse statue en bois du Chéik-El-Belède, du musée de Boulaq. Tous ces objets proviennent des fouilles des tombes mégalithiques, creusées dans les rochers, au bord de la mer, ou bien des chambres sépulcrales des dolmens.

Dans une de ces tombes, on a trouvé un vase en cuivre, cerclé de fer, une lampe à tête de sphinx, un vase Samien, très gracieux, et des os calcinés. Ces diverses trouvailles prouvent les importations des Phéniciens en Armorique, depuis la plus haute antiquité jusqu'aux époques historiques.

Jetons, maintenant, un coup d'œil rapide sur la construction des monuments funéraires préhistoriques de la Bretagne. Ils ressemblent, parfois, aux tombeaux des antiques Égyptiens. Quelquefois la tombe est au fond d'un puits perpendiculaire, au-dessous d'un tumulus constitué par une première couche extérieure de pierres sèches et d'une couche de vase; vient ensuite une seconde couche de pierres amoncelées (grotte tumulaire du mont Saint-Michel, à Carnac). Au fond d'une galerie de dix mètres, il y a une étroite ouverture, entre deux énormes blocs de granit; c'est l'entrée de la chambre à quatre parois en pierres brutes superposées, avec une large et épaisse table de recouvrement.

Au fond de la crypte, se voit une cavité dont la paroi inférieure est constituée par le roc. La table de recouvrement est creusée de cupules hémisphériques de 3 à 4 centimètres de diamètre et d'un centimètre de profondeur, disposées d'après une figure géométrique angulaire dont le sommet est tourné vers l'endroit où gisaient les ossements.

La plupart de ces grottes sépulcrales de la Bretagne sont orientées de l'Est à l'Ouest ; et leur entrée est tournée vers le levant. N'est-ce pas là l'expression d'un sentiment religieux, en l'honneur du Dieu Baal ?

Devant cette orientation, le Dr de Closmadeuc s'exclame : « C'est là, peut-être, une réminiscence en faveur des pays d'Orient que les Celtes saluaient comme des contrées bénies, où leur religion était éclose et qu'ils avaient habités avant de refluer vers l'Europe ».

Et pourtant, ce savant archéologue n'a jamais songé, que je sache, aux Phéniciens. N'est-il pas rationnel de conclure, de ce fait, une fois de plus, que les constructeurs de ces tombes étaient les Phéniciens, adorateurs de Baal, qui y déposaient leurs morts avec leurs divers signes et ornements pris aux quatre coins du monde qu'ils visitaient pour leur trafic ? Il est vrai, cependant, que la plupart des tombeaux Phéniciens n'affectent pas la forme ci-dessus décrite. En général, ce sont des voûtes hémisphériques construites avec de la terre mêlée de paille. Mais ils avaient aussi des tombes carrées à trois ou quatre compartiments, quadrilatères inégaux, communiquant entre eux, comme nous en avons vu à Chypre et comme le Dr Rouvier, de Beyrouth, en a découvert une aux environs de cette ville. La tombe rectangulaire vient de la Chaldée [1].

On sait que l'inhumation des corps a été le premier mode de sépulture ! et que celle-ci a précédé, de plusieurs siècles, l'incinération qui, par ses complications, marque un état plus avancé de l'homme primitif.

Worsaï et Mérimée admettent que les sépultures par incinération n'appartiennent pas à l'âge de pierre, mais à la période séculaire qui lui est postérieure.

Dans les tombes les plus anciennes de la vallée du Nil, dit de Morgan, quelques squelettes préhistoriques ont les membres repliés, les genoux à la hauteur de la poitrine et les mains placées devant la face, dans la position d'un fœtus dans le sein maternel. Il a constaté la même attitude dans les cistes de l'Arménie russe et dans les dolmens des pays Caspiens. Sjoeborg a vu la même position dans les dolmens Danois.

1. Lorsque l'Egypte a été envahie par les Sémites, apparut la chambre souterraine analogue aux dolmens ou allées couvertes. Les anciens pratiquaient, parfois, l'incinération et l'enterrement en même temps.

Dans les fouilles du pied de la montagne Gébel-el-Tarif, localité préhistorique, de Morgan a trouvé des sujets ayant les membres repliés, et parmi les objets, une hache en pierre polie et des perles en cornaline. Cette nécropole remonterait au début de l'époque égyptienne. En effet, l'usage des métaux, et tout d'abord du bronze, n'a été introduit que bien plus tard dans la vallée du Nil. Cet amalgame d'étain et de cuivre, que l'Asie a connu la première, pénétra en Égypte dix mille ans avant d'arriver en Europe, ce qui démontre l'ancienneté des relations entre l'Asie et l'Égypte.

Dans les nécropoles de l'Égypte antique, les fosses étaient creusées dans des bancs de galets roulés ; le mort était placé à même la terre. Ces dispositions se rapprochent de celles constatées dans quelques petites tombes préhistoriques de la Bretagne. Les squelettes étaient aussi pliés, ramassés, les genoux fléchis sur le tronc et les jambes sur les cuisses. Ces squelettes étaient orientés de l'Est à l'Ouest, ce qui, encore une fois, confirme l'expression de respect et d'adoration de Baal. De telles tombes ont été trouvées à la base des monolithes dits Menhirs [1].

Quant aux objets placés dans les anciennes tombes égyptiennes, la nécropole de Négadah, — le monument funéraire le plus ancien connu, dit de Morgan — ne renfermait que des instruments en pierre : couteaux, racloirs, poinçons... Ce n'est qu'après la IIIe dynastie que l'usage du silex fut abandonné et remplacé par les métaux, sauf dans quelques cérémonies religieuses. L'usage des métaux apparaît en Égypte, en même temps que celui des signes hiéroglyphiques, au moment où débute l'histoire.

Mettant à contribution toutes ces connaissances, on doit admettre que le tumulus de Tumiac, où les corps n'étaient pas incinérés, est antérieur, comme chronologie, aux monuments funéraires bretons préhistoriques qui contenaient des os brûlés.

Un autre mode d'ensevelissement, chez les antiques Égyp-

1. Nom qui résulte de la réunion des deux mots celtiques : *men* (pierre) et *hir* (longue). Les monolithes du Béarn — bien plus petits que les Bretons, puisqu'ils n'ont que deux mètres de hauteur — s'appelaient Peyrefittes (pierre debout). On les vénérait dans les premiers siècles. En 452, le Concile d'Arles menaça d'excommunier les évêques qui permettraient de rendre un culte à ces emblèmes des divinités païennes. A Vannes, les Menhirs sont toujours l'objet de pratiques religieuses, disait le chanoine de Vannes, en 1825.

tiens, était la dissémination des parties du cadavre. C'est ce qui eut lieu pour le corps d'Osiris. Les serapeums contenaient, chacun, une relique. C'était un vrai démembrement qui dispersa le Phallus divin. Cela n'a pas empêché Osiris, lors de sa résurrection, de féconder Isis qui conçut Horus. En Egypte, on a trouvé, parfois dans la même sépulture, soit plusieurs squelettes repliés, soit des fragments de plusieurs corps. En Bretagne, il est arrivé aussi de ne trouver, dans certaines tombes, que quelques parties du squelette.

Un des sarcophages de Gavrinis affecte la forme d'une croix. De Caumont et l'abbé Cochet y ont vu des tombes chrétiennes. Mais le signe de la croix est antérieur au christianisme. M. de Morgan a rencontré cette figure dans la nécropole de Négadah qu'il fait remonter à plus de huit mille ans. Or, revendiquer pour le *christianisme* toutes les fois qu'il y a croix, c'est commettre une erreur basée sur l'ignorance. D'ailleurs, le monument préhistorique de Toulvern, à Baden, est aussi en croix. De ce que dans une tombe de Gavrinis on a rencontré un crucifix en cuivre, on ne peut en inférer que le monument ne remonte pas plus loin que le Christ ; car il est prouvé que les chrétiens accaparaient et transformaient les monuments préhistoriques de la Bretagne. C'est ainsi qu'on a christianisé, comme on le verra plus loin, une statue d'Isis, sûrement égyptienne, dont on a fait une vierge Marie.

L'incinération des morts n'a donc commencé qu'à une époque ultérieure. Ce genre de sépulture se trouve à Abydos et à Négadah, ce qui serait une preuve, selon G. Jequier, de l'origine asiatique des premiers Égyptiens. En effet, l'incinération aurait pris naissance en Assyrie dont les rois se faisaient brûler dans leurs palais avec leurs richesses et les objets aimés. Peut-être est-ce pour la même raison égoïste que les Indiens brûlaient, sur le même bûcher, vivante, la femme du défunt, afin que personne ne pût posséder cet objet, après la mort de son maître et seigneur. Ainsi la pensée primordiale de brûler les morts a été empruntée par les Égyptiens aux Asiatiques.

Selon Brugsch (Histoire d'Egypte), grâce aux relations des Phéniciens avec l'Égypte, un certain nombre de Dieux et d'habitudes asiatiques s'introduisirent dans ce pays. L'offrande par combustion était destinée aussi au dieu Soleil. Les autels affectés à cet usage étaient dédiés à Hélios. Plus tard, on croyait obtenir, par la combustion, la renaissance du mort ;

d'où le mythe du Phénix. Il est donc probable que la combustion des cadavres a été introduite dans l'Armorique par les Phéniciens. ainsi que leur culte et leurs autres us et coutumes. L'inhumation des cadavres avait lieu ailleurs, ou bien sur place. Après quoi on y élevait des monuments ; cela se passait de la même manière en Égypte et en Armorique.

Chez plusieurs peuples de l'antiquité les deux modes d'ensevelissement — l'inhumation et l'incinération — étaient en même temps usités. Du reste, ce n'est qu au IVe siècle que le christianisme parvint à introduire l'inhumation d'une manière complète et définitive, ce qui certes, n'est pas un progrès au point de vue de l'hygiène, si souvent négligée et outragée par la religion chrétienne qui sacrifie la propreté du corps à la pureté de l'âme, comme si toutes deux étaient incompatibles et inconciliables. Nous pensons qu'on peut parfaitement être propre et pur à la fois.

Témoignages anthropologiques en faveur de l'immigration préhistorique des Phéniciens en Armorique. — Les recherches anthropologiques de Broca, de Closmadeuc et de Guibert ont prouvé que les crânes trouvés dans les plus anciens monuments mégalithiques de la Grande-Bretagne et de la France, — spécialement dans le monument de Masse-Beckernos (Quiberon) — sont hyperdolicocéphales. Van Duben et Retzius ont fait la même constatation dans les monuments mégalithiques du midi de la Suède. Les indices des crânes des long-barrow ou allées couvertes de Norton, trouvées par Turnam étaient en moyenne, de 66,4. Selon Berzélius, ce sont les premiers hommes à tête étroite et longue (dolicocéphales) qui ont pénétré en Europe, au milieu des populations brachycéphales autochtones. D'après cet auteur. les Celtes sont des brachycéphales. Ils seraient venus se mêler à une population dolicocéphale plus ancienne ; toutes ces opinions peuvent se concilier si l'on admet que dès la plus haute antiquité, lés Phéniciens, sémites, dolicocéphales par excellence, vinrent s'établir sur le littoral de la Bretagne dont l'intérieur était occupé par les aborigènes, brachycéphales. Les caractères de ces derniers ont prévalu de plus en plus, en absorbant l'élément hétérochtone, au point que les Bretons de nos jours sont brachycéphales. Cette manière de voir donne raison à Quatrefages et à Pruner bey, qui soutiennent que la plus ancienne race était de petite taille, à face prognathe ; que c'est cette race qui habitait la Gaule au temps des mammouths ; et c'est à cette race qu'il faut rattacher l'homme de Boucher de Perthes, dont la mâchoire inférieure a été trouvée dans le diluvium d'Abbeville. Cet homme antéhistorique appartenait à la race touranienne. Nous avons vu que dans plusieurs tombeaux armoricains préhistoriques, les crânes étaient dolicocéphales. Qu'on nous permette de répéter que dans la nécropole de Négadah, considérée par de Morgan comme préhistorique, la dolicocéphalie prédominait.

Dans un mémoire fort intéressant, fruit de laborieuses recherches, le Dr Guibert (*Ethnologie armoricaine,* congrès celtique, 1867) a établi que, dès l'âge de la pierre taillée, par conséquent bien avant l'apparition des dolmens — qui ne se montrent qu'à la fin de l'âge de la pierre polie et avant l'âge de bronze — il existait, en Gaule, une race petite, brachycéphale. Mais il avait existé, en même temps, une race dolicocéphale qui a élevé les plus anciens tombeaux mégalithiques pour ses chefs. Dans les tombeaux mégalithiques postérieurs, appartenant à l'âge de bronze, on trouve des crânes dolicocéphales et des brachycéphales ; ce qui prouve que ces monuments ont été construits par le mélange de ces deux races. Il est à remarquer, dit-il, que sur le littoral breton, les dolicocéphales sont bien plus nombreux que dans toute autre région de l'Armorique ; ce que cet auteur attribue à l'envahissement d'étrangers arrivés par mer.

Dans la Nécropole de Négadah, les crânes dolicocéphales prédominent ; c'est ce qu'ont prouvé les mensurations de notre distingué confrère et ami, le Dr Fouquet, correspondant du Ministère de l'Instruction Publique. Cela indiquerait l'envahissement de l'Égypte par une race asiatique venant de la Mésopotamie ou bien de l'Arabie-Heureuse, selon Wiedemann et Schweinfurth. La tradition biblique, qui attribue aux Égyptiens une provenance asiatique, serait ainsi confirmée (Maspero, Hist. anc. des peuples d'Orient, p. 14, 1886).

Par ses profondes études, Broca arrive à la conclusion, relativement à l'ethnologie de la Basse-Bretagne, que deux races ont été juxtaposées : l'une petite refoulée vers le centre, l'autre grande, venue par mer et installée sur les côtes de la Manche et de l'Atlantique. Nous disons que cette dernière est constituée par les Phéniciens qui ont établi de nombreuses colonies sur le littoral armoricain.

Henri Martin admet également que les Phéniciens ont fondé une colonie dans la Basse-Bretagne. La cité vénète était le port principal commerçant avec la Méditerranée. D'ailleurs, Diodore de Sicile, P. Mela, Sextus Avienus relatent que les Phéniciens naviguaient sur les côtes de l'Océan pour se procurer des métaux. On admet généralement qu'ils se rendaient à une mine d'étain, sur la côte de la Guérande, actuellement arrondissement de Savery, dans la Loire-Inférieure (Recherches historiques de la Bretagne, Nantes, 1814), et même à l'île de Thulé considérée successivement comme étant l'île de Shetland, la Scandinavie ou l'Islande. Rappelons en passant, que dans tous ces endroits, comme partout où ils ont mis le pied, ces navigateurs trafiquants ont propagé le *morbus Phénicicus,* c'est-à-dire la lèpre, ce qui confirme encore leur colonisation.

L'abbé Barthélemy soutient aussi que les Phéniciens se sont établis sur les côtes bretonnes.

Enfin, j'ai été on ne peut plus heureux de trouver, dans mes recherches biographiques, la confirmation de mes idées dans deux mémoires de M. de Penhouët, datés de 1812 et de 1814. L'auteur soutient, avec conviction et chaleur, que les dolmens de la Bretagne ont une origine Phénicienne et qu'ils furent dressés par d'habiles mécaniciens, comme les monuments d'Égypte et de toutes les colonies Phéniciennes, que l'on consacrait à Onga.

Statues égyptiennes antiques trouvées dans l'Armorique. — Outre les divers objets provenant des fouilles des monuments mégalithiques Armoricains, attestant leur transport par des navigateurs étrangers, tels que turquoises, ambre jaune, jadéide, chloromélanites, des statues représentant des prêtres égyptiens et même la déesse Isis, témoignent de l'immigration phénicienne. Ces statues, objets de profonde vénération de la part des populations locales et dont plusieurs sont encore conservées, trahissent leur origine et prouvent la communauté des croyances religieuses des Armoricains antiques avec les peuples d'Orient. L'abbé de Fontanu a écrit que les Gaulois ont emprunté aux Phéniciens et aux Égyptiens leurs dieux. Selon Mézerai, le culte d'Isis existait chez les Suèves qui le devaient aux Phéniciens. A Rennes existent encore les traces d'un temple dédié à cette divinité égyptienne. A la petite ville de Locminé, située à 4 heures de Baud, il y a deux statues colossales représentant deux prêtres égyptiens ornés de leur symbole, un lotus ou nymphéa. Ils sont identiques à ceux trouvés à Abydos et à Saïs. On sait que les prêtres égyptiens portaient toujours cette fleur à la tête. Plutarque même le mentionne. L'archéologue Richard de Nantes, et Pouyard, conservateur du musée du cardinal Fesch, ont constaté aussi le style égyptien de ces statues.

Au château de Quinipily, arrondissement de Pontivy, à 8 lieues de Vannes, paroisse de Bieuzy, existe une statue égyptienne antique placée au-dessus d'une pierre de grandes dimensions. C'est Isis pleurant sur le tombeau d'Osiris. Elle a les bras croisés sur la poitrine, signe de douleur chez les Égyptiens. Il est inutile de rappeler le fait de connaissance courante, que, chez les Égyptiens, Osiris représentait le dieu Soleil, et Isis, sa sœur et femme, la Lune. D'ailleurs, celle-ci avait reçu mille noms ; ce qui la fit désigner sous le vocable de Myrionyme. Et, chose qui mérite de fixer l'attention, et bien significative, Bieuzy est l'ancien *Bée — isy,* nom composé de Bée, tombe, et d'Isy, Isis. Dès la plus haute antiquité, cette idole était adorée par les Bretons qui y tenaient toujours, même après leur conversion au christianisme ; à tel point que les autorités ecclésiastiques n'osaient y toucher, et toléraient ce témoignage du paganisme persistant au milieu de la dévotion, toujours exagérée, des Bretons devenus, néanmoins, de fervents chrétiens. D'ailleurs, l'amalgame permanent du christianisme et de l'idolâtrie se constate toujours. Au dix-septième siècle, les évêques prièrent le comte de Lannion, gouverneur des villes de Vannes et d'Auray, de faire disparaître cette statue d'Isis, scandale des âmes catholiques. Mais les paysans s'y opposèrent de vive force. On fut obligé de renoncer à la suppression et de transiger par un biais fort ingénieux. On christianisa, on sanctifia tout bonnement la statue païenne ; c'est le poulet baptisé carpe. On la baptisa Sainte-Vierge de la Couarde, à la satisfaction de tous. L'idole continue toujours son rôle d'objet adoré par la population. Il atteste l'instabilité des doctrines religieuses et l'avidité des légendes chez l'homme, son amour constant pour le surnaturel, quelles que soient ses croyances du jour ! Alphonse Karr aurait dit : plus ça change et plus c'est la même chose. Selon l'abbé Fontanu, « les Bretons ont toujours confondu le paganisme avec le christianisme. Ils ont appelé la statue de Quinipily, la Vierge de la Couarde. » Autre point de ressemblance entre les deux divinités ; toutes les deux portent leur enfant sur les bras : Isis son fils Horus, et Marie Jésus. Et le bœuf Apis, n'était-il pas conçu par une génisse immaculée et grâce à l'intervention d'un rayon fécondant du soleil ? Les Portugais abordant au Paraguay ont trouvé, à leur grand ébahissement, dans un temple chinois, une statue représentant la Vierge et l'enfant Jésus ; c'était encore tout bonnement Isis portant son fils Horus. Toujours les dieux d'un pays se sont identifiés avec ceux introduits postérieurement. Ainsi, le culte de Saturne fut substitué à celui de Bâal, et les attributs des deux divinités se sont amalgamés, comme ceux du christianisme et du druidisme dans l'Armorique (A. Lefèvre, cours d'ethnographie et d'anthropologie). L'obélisque de la place du Vatican, — provenant d'Héliopolis, Métérieh d'aujourd'hui, — a été consacré d'abord à Osiris, puis à César et enfin au Christ. Les pierres consacrées à Onga par le Phénicien Cadmus, en 1519, avant le Christ, devinrent plus tard des autels à Minerve. Le christianisme survenant les transforma en Églises.

Le christianisme ne pénétra que tardivement et difficilement en Bretagne, toujours conservatrice. Ce n'est qu'au ve siècle que saint Brieuc débarqua à la ville qui porte son nom, et commença à prêcher dans une petite chapelle, qui est soigneusement conservée et que nous avons visitée avec notre bien regretté confrère et ami, le Dr P. Aubry, de Saint-Brieuc.

Les Bretons, malgré leur extrême piété catholique, gardent toujours leurs divinités païennes antérieures au christianisme. Ils n'ont jamais voulu renier Isidore et Cornély, que l'Église a dû admettre dans son sein, pour sauver son prestige, en les proclamant saints par un acte rétroactif ; ils ont été sanctifiés après coup, bien qu'ils aient vécu avant la venue du Christ. Isidore était la divinité païenne tutélaire de l'Agriculture. Sa statue figure parmi les saints dans les églises de la Bretagne, tenant une faucille à la main droite et une gerbe d'épis à la gauche. Cornély, autre divinité païenne, a été aussi christianisé. Il reste toujours le protecteur tutélaire du bétail. Nous avons vu, lors des *Pardons,* le curé frotter des licols sur la statue et les vendre aux paysans, à beaux deniers, comme préservatifs contre toute maladie *pendant un an.* L'immunité disparaît, si l'on ne renouvelle pas le licol au pardon suivant.

Le christianisme, dit Bulliot, président de la société Eduenne, ne parvint pas à détruire les croyances païennes, mais les transforma. Souvent le culte d'un génie païen fut remplacé par celui d'un saint, les facultés thaumaturges étant toujours conservées.

Les mystères d'Isis ont longtemps survécu dans les contrées qui constituent la France actuelle. Les prêtres Gaulois y étaient initiés (Marcel, Histoire des Gaules).

Il y avait en Bretagne, dit Penhouët, une divinité appelée *Morgan*, mot qui signifie : née de la mer. Morgan était une jolie femme qui cultivait la magie. « On lui donnait l'habillement des femmes égyptiennes, qui est encore celui des femmes de la côte de la Bretagne ». Je ferai remarquer, à ce propos, l'analogie qui existe entre Morgan et Vénus de Paphos, sortie aussi de l'onde écumante et adorée à Chypre, ancienne et importante colonie phénicienne.

Les Phéniciens adoraient Bâal. Les Carthaginois, leurs compatriotes, adoraient de leur côté, *Bâalsamen* et Bélisama : le Soleil et la Lune. Or, Bélisama était aussi une divinité adorée en Armorique.

Parmi les souvenirs asiatiques syriens, qui persistent encore en Bretagne, on doit citer le groupe équestre de Guélen, de la commune de Biée, à neuf kilomètres de Quimper, découvert par Trévedy, vice-président de la Société archéologique du Finistère (séance du 25 mars 1886). Nous avons vu cette statue, extrêmement intéressante, dans la cour du musée archéologique de Quimper. Elle pèse près de 2 000 kilogrammes et représente un cavalier dont le cheval se cabre sur le corps d'un serpent enroulé qui se termine en avant par le corps d'un homme placé entre les deux pieds antérieurs du cheval. M. Trévedy a eu l'amabilité de nous donner lui-même tous les détails voulus sur sa trouvaille. Une autre statue, pareille à la précédente, existe à Kerlot, commune de Plomerin. Feu Luzel, savant archéologue armoricain, nous a donné, à Quimper, des renseignements sur un autre groupe équestre, analogue aux précédents, qu'il a découvert au village Saint-Mathieu, commune de Plouaret, Côtes-du-Nord. Veulot, conservateur du musée d'Épinal, a vu des groupes équestres pareils, dans le nord-est de la France[1]. D'après ce savant, ce

1. *Revue Archéologique*, août et novembre 1880 et février 1881.

sont des groupes solaires. Le cavalier serait le dieu Soleil, l'amphibie représenterait la Terre et l'Eau. C'est une déïfication du Soleil, traversant la Terre et l'Onde. Veulot assigne comme date à ces monuments l'époque d'Héliogabale (commencement du IIIe siècle). Héliogabale, prêtre du Soleil à Émèse, ville de Syrie, où il naquit, fut proclamé empereur à 14 ans. Il introduisit le culte du Soleil à Rome et amena en Europe la résurrection des Mythes de l'Asie.

Tous ces monuments ont une origine Asiatique. Leur présence dans l'Armorique prouve l'introduction de tous temps, dans cette contrée, des produits de l'Asie par les sémites de Tyr et de Sidon.

D'autres antiquités Égyptiennes et Asiatiques ont été découvertes en Bretagne : à Missiriac, le Taureau Zodiacal, à Landevan le Serpent, emblème de la nature. Penhouët y a rencontré le Sphinx, en mosaïque. Nous avons dit que cet observateur sagace a constaté que l'habillement des paysannes Armoricaines est celui des femmes Égyptiennes de l'antiquité. De notre côté, nous avons vu que les habitants de Plougastel, — ces grands cultivateurs de fraises, — n'ont point le type Breton, mais l'Ionien le plus pur. Ils ont conservé leur ancien costume qui rappelle absolument celui des anciens Ioniens, — tel qu'on le rencontre encore dans plusieurs îles Sporades arriérées, écartées du mouvement international, conservateurs obligés par conséquent des us et coutumes des vieux temps.

Les coiffes des femmes Armoricaines ressemblent à celles d'Isis, comme leurs vêtements à plis à ceux des statues Egyptiennes.

Nous savons que les Phéniciens cachaient leur commerce et les mines où ils puisaient les métaux dont ils avaient l'exclusif trafic, et qu'ils allaient souvent chercher à de grandes distances. Diodore de Sicile rapporte que les Grecs achetaient d'abord l'étain et le plomb des Phéniciens, et plus tard des Vénètes et des Narboniens. Mais plus tard, les Ioniens se sont mêlés aux Phéniciens, qui les avaient initiés aux secrets de leurs voyages et de leur négoce. Dans plusieurs îles de l'Archipel, colonies Phéniciennes, le type sémite des Phéniciens a persisté pur, criard, indéniable, jusque dans ces derniers temps, ainsi que l'instinct du trafic et l'habileté sémitique dans le *brassage* des affaires. Celle qui témoigne le plus du mélange des deux races, au physique et au moral, est sans contredit Chio, dont les enfants pur-sang ont la tête dolichocéphale la plus accusée qu'on puisse rencontrer, la figure allongée et l'expression absolument judaïque. Jusque dans ces derniers temps, les Chiotes se mariaient entre eux. On était honni si l'on dérogeait à ce principe. C'est ce qui conservait la pureté de leur race sémitique. Mais, depuis une quarantaine d'années, ce fanatisme national s'est émoussé, grâce à l'appât de grosses dots ; il y a donc eu croisement. Aussi les derniers rejetons chiotes ont dégénéré, comme type.

Un autre témoignage persistant de la colonisation du Morbihan par les Phéniciens serait la conservation de la couleur rouge, encore aujourd'hui, des voiles des bateaux pêcheurs. On sait que les Phéniciens, qui avaient découvert la pourpre, teignaient toujours en rouge les voiles, en peau ou en tissu, de leurs navires. Ce souvenir est encore conservé sur les côtes italiennes, où les colonies phéniciennes ont été si nombreuses.

Enfin, le type sémitique se rencontre encore dans la Polynésie Armoricaine. C'est ce que nous avons constaté, avec le Dr de Closmadeuc, notamment à l'île aux Moines.

Témoignages de la colonisation des Phéniciens dans l'Armorique, fournis par la Linguistique et par leurs visites aux mines d'étain. — La langue de la Basse-Bretagne contient plusieurs mots Phéniciens, selon Bochard (Geogr. sacra). L'idiome armoricain, dit-il, se rapproche tellement du Phénicien, qu'il est impossible que ce soit là l'effet du pur hasard. Plaute avait déjà émis le même avis. Susmich a trouvé dans l'ancien celtique, des traits de ressemblance avec la langue Phénicienne (Dict. celtique, Dom Pelletier). Sames a exprimé la même pensée. Selon Penhouët, une colonie asiatique vint s'établir sur le territoire des anciens Vénètes, et la langue de la Basse-Bretagne contient des mots des langues phénicienne et carthaginoise. Le mot breton *Britannia* vient du phénicien *Bratanna,* qui signifie terre abondante en étain. Penesten veut dire, en breton, lieu où se trouve l'étain. Or, le mot *Pen* est phénicien et se traduit par cap ; *sten* signifie, en armoricain, étain. *Penesten* est donc un mot phénico-breton. Le cap Penesten, situé à l'embouchure de la Vilaine, dans le Morbihan, était, dans les anciens temps, le débarcadère de l'étain. Dans l'antiquité, l'Irlande s'appelait Scotia ; c'était une colonie carthaginoise des Scots venus d'Espagne. D'après Ammien Marcellin, l'Irlande et l'Écosse ont emprunté beaucoup de mots aux navigateurs Phéniciens qui les visitaient au temps de Cadmus.

Selon le savant suédois Nilson, après avoir colonisé le littoral de la Méditerranée, les Phéniciens ont doublé Gibraltar et sont allés en Irlande et en Suède. Cela a été établi à propos du monument de Kivik, près de la ville de Cimbrishamm. Ils ont été les ancêtres des Basques, dit-il, qui ont hérité de leur aptitude nautique.

Il est incontestable que les Phéniciens allaient chercher l'étain aux îles Cassitérides ou îles Britanniques, dès la plus haute antiquité. Ils gardaient le secret sur les mines qui le fournissaient, et fabriquaient, par l'alliage de ce métal avec le cuivre, le bronze qu'ils importaient dans tous les pays qu'ils fréquentaient[1]. Il en a été trouvé dans les tombeaux antiques de l'Égypte et de l'Armorique, ainsi que de l'ambre jaune. Hérodote signale déjà la connexité de ces deux commerces : de l'étain et de l'ambre. M. Maspero mentionne, dans la Revue critique du 4 avril 1892, la trouvaille d'une bague, en étain pur, contemporaine de la XIIIe Dynastie ; c'était un métal précieux à cette époque. L'ambre jaune, de la mer du Nord, a été trouvé dans les tombes égyptiennes de la Ve Dynastie.

Selon Strabon, les Phéniciens se rendaient dans la Baltique pour y chercher l'ambre. Ils s'arrêtaient, en passant, sur les côtes de l'Armorique, pour prendre de l'étain, à une mine située sur la côte de la Guérande, aujourd'hui arrondissement de Savény, dans la Loire-Inférieure (Rech. historiques de la Bretagne, Nantes, 1814). Diodore de Sicile, P. Mela, Sextus Avienus, disent aussi que les Phéniciens naviguaient sur les côtes de l'Océan pour se procurer des métaux. Ils se rendaient à l'île de Thulé, où l'on a trouvé une inscription qui rappelle le premier des Hercules que l'on fait vivre du temps de Moïse. On ne sait d'une manière précise si les anciens donnaient le

1. Cependant dans la plus haute antiquité, il y avait des amalgames sans étain. Ainsi, M. Berthelot n'a trouvé qu'une partie de plomb avec quatre de cuivre et un peu de soufre dans la poudre provenant d'une statuette datée de Bour-Sin (roi chaldéen de la ville d'Our, vers le XXIVe siècle avant Jésus-Christ), que lui a remise M. Heuzey ; un échantillon provenant du centre de la statuette, par conséquent sans patine, ne renfermait que du cuivre et du fer. Or, l'étain n'était pas de rigueur, comme on l'a soutenu, dans les alliages, il y avait même des statuettes constituées par du cuivre presque pur comme celles de Goudéan et de Our-Nina.

nom de Thulé, aux îles de Shetland, à la Scandinavie, ou à l'Irlande. En géographie ancienne, Thulé serait une île septentrionale au nord de la Calédonie, qui comprenait toute la partie septentrionale de l'ancienne Bretagne, c'est-à-dire l'Écosse actuelle.

M. S. Reinach a démontré, en traçant l'histoire de l'étain celtique, les excursions des Phéniciens jusque dans les mers du Nord (Comm. à l'Acad. des inscriptions, mai 1892). Tyr faisait venir l'étain, Κασσίτερος des Grecs, avant la domination romaine dans la Méditerranée, de Tarshis, c'est-à-dire du sud de l'Espagne, selon Ezéchiel. captif de Babylone (VIe siècle avant le Christ). D'après Hérodote, les navigateurs allaient chercher ce métal aux îles Cassitérides, situées quelque part à l'occident de l'Europe, dit-il, sans plus préciser. Strabon confirme que le commerce des Phéniciens avait pour point de départ Gadès. Des îles Cassitérides, l'étain arrivait en Espagne, d'où il était dirigé en Phénicie. Or selon S. Reinach, les îles Cassitérides étaient les îles Britanniques et non les îles Scilly ou Sorlingues qui ne pouvaient être, tout au plus, qu'un dépôt ; car il n'y a jamais eu de mines d'étain. Donc l'étain était transporté, voie maritime, par les navigateurs Phéniciens. Ce n'est que bien plus tard, — après l'an 500 de l'ère chrétienne —, lorsque Marseille devint une ville importante, que l'étain traversait la Gaule par une route mi-terrestre, mi-fluviale. On a prétendu que le mot Κασσίτερος (Kassiteros) était d'origine Sumérienne ou Assyrienne. M. Oppert, de l'Institut, a prouvé avec sa haute compétence, que l'on avait accrédité une erreur (Acad. des Inscriptions... 1886). Selon S. Reinach, ce mot serait composé de *cassi,* expression celtique, qui signifie extrême, lointain, et de *téros,* comparatif grec.

Les îles Cassitérides seraient les îles reculées, *insulae, extimae,* ἔσχαται, les Hespérides, les îles Britanniques. Le mot *Cassitéros* existe dans Homère. Les Phéniciens, dès le VIIIe ou IXe siècle avant le Christ, auraient trouvé, dans la Gaule occidentale, des hommes parlant une langue celtique. Les Celtes ont pu connaître les dieux grands *Kabirim* des Phéniciens (S. Reinach). Polybe affirme qu'une partie de la milice gauloise parlait phénicien. Avant les Carthaginois, compatriotes des Phéniciens, on les appelait Bilingues de ce que, outre le phénicien, ils parlaient aussi la langue des habitants des contrées où ils s'établissaient. Le savant S. Reinach soutient que tout l'étain méditerranéen provenait, à l'époque de la grande navigation Phénicienne, dès pays celtiques. Les Grecs n'ont connu les îles Cassitérides que par l'entremise des Phéniciens. Selon le Dr Apostolidès, le mot *Cassitéros* vient des premiers habitants de l'Égypte, de *Ha-sbers,* les Ibériens occidentaux, les Hespérides. Ce nom transmis par les Phéniciens aux Égyptiens devint Kas-ber, Kasder, Kaster, d'où Kassiteros. C'est le produit des pays Ka-sber.

D'après l'Abbé Barthélemy. les Phéniciens se sont établis sur les côtes de la Méditerranée, aux îles Britanniques, sur les côtes Bretonnes, et rapprochaient, par leur commerce, les extrémités du monde qu'ils remplissaient de leurs colonies. Ils ont laissé partout des traces de leur établissement: pierres gravées, médailles, etc. Q. Curtius est du même avis. Une inscription Phénicienne, trouvée en Afrique, est ainsi interprétée : Nous fuyons la face de Josué. Elle remonterait à l'émigration des Cananéens, ancêtres des Phéniciens. Selon Garat, ils auraient abordé trois fois l'Amérique (Hist. Universelle, Amsterdam et Leipsick, 1752). Ils connaissaient déjà la boussole, selon Wallencey, qui a été découverte à nouveau en Europe, en 1302. Les anciens Bretons l'auraient aussi connue, selon Strutt (Mœurs et usages des anciens Bretons, 1789). Les Phéniciens appelaient *l'aimant, pierre Herculéenne.* C'est l'héritage des Phéniciens, dit A. Lefèvre (Loc. cit.), qui a poussé les anciens Bretons à faire de longs voyages. Car ils allaient autrefois jusqu'aux Indes. Ils luttaient contre les orages et les tempêtes avec audace et témérité.

M. Bouquet de la Grye, de l'Institut — section de géographie — n'a pas le moindre doute sur la visite des Phéniciens à Belle-Isle-en-Mer.

Dans une conversation scientifique, il nous a dit qu'il y avait un endroit appelé Bordj-sos. Ce mot est composé de Bordj qui signifie village, en phénicien, et de sos, terme breton. Ajoutons, en passant, que la lèpre léonine, ou mal phénicien, existe sur cette île. Nous en avons montré des photographies à l'Académie de Médecine, en 1892 ; ce que nous regardons comme un reliquat de la maladie importée, dès la plus haute antiquité, par les Phéniciens.

Le village de Crubelz, dans l'arrondissement de Lorient, tirerait son étymologie de Bélus, le Dieu Bel, dont l'oracle se trouve par là, selon le Dr Drase. Ces toponymies, et celles relatées plus haut, sont significatives.

On a découvert, à Crubelz, un dolmen tumulaire de l'âge primitif. Ce tombeau a été fouillé par le Dr de Closmadeuc, mon distingué collègue, qui y a trouvé trois belles tables, dirigées de l'ouest à l'est. L'entrée du monument est tournée vers le soleil levant. La crypte a trois mètres et demi de hauteur ; son plancher est formé par le roc, à l'instar de plusieurs tombeaux égyptiens antiques ; il n'y avait pas de métaux, mais des silex taillés et une tête de flèche à ailerons. Le tout était entouré d'un mur de pierres sèches. Or, ce monument appartient à l'âge de pierre ; il contenait des fragments de charbon et une terre riche en phosphate de chaux, ce qui indique que le corps avait subi l'incinération. A cette occasion, le Dr de Closmadeuc se demande quelle est la nation qui a élevé ce tumulus et ses analogues ?[1]

Plusieurs auteurs soutiennent que des mines qui ont existé en Armorique, du temps des Phéniciens, ont pu être englouties par les flots. Un fait qui doit être remarqué, c'est qu'on trouve encore, de temps en temps, de l'étain sur le rivage, près Piriac, d'après Penhouët. L'auteur des *Mirabiles auscultationes* appelle l'étain celtique τόν Κασσίτερον τὸν Κελτικὸν. Nous avons dit qu'en Bretagne la mer envahit la terre de plus en plus, et que d'anciennes villes ont été entièrement submergées. C'est ce qu'on peut facilement constater par une mer calme qui permet aux regards d'en scruter les fonds. Robien a écrit, en 1727, que la mer a englouti plusieurs îles du golfe du Morbihan, entre autres celle de Birvito, qui n'est plus qu'un écueil. Nous avons vu à Loc-Mariaquer, des constructions romaines enfouies dans la vase, dont plusieurs à 120 mètres du quai. Penhouët rapporte que des Oppida et des villes maritimes entières ont été complètement engloutis.

Or, il devient de plus en plus évident que les Phéniciens ont visité l'Armorique et y ont établi des colonies ; ils y ont érigé des monuments mégalitiques, des tombes préhistoriques dans lesquels on a trouvé des turquoises provenant du golfe Persique, de l'ambre jaune transporté de la Baltique, des haches en jadéide et en chloromélanite originaires de la Chine. Ces audacieux navigateurs sillonnaient les mers dans tous les

1. *Rev. Archéol.* Le dolmen de Crubelz, tirage à part sans date.

sens et opéraient des échanges des produits des diverses contrées qu'ils visitaient. Il n'est plus à établir qu'ils se rendaient à Ophir [1], sur tout le littoral de la Méditerranée, à ses diverses îles, aux îles Britanniques, en Scandinavie, aux Indes, en Chine, et, selon quelques auteurs, à l'autre hémisphère, découvert derechef et désigné par le nom de Nouveau-Monde.

Il est unanimement reconnu, d'autre part, que les Phéniciens ont visité la Gaule, mais bien longtemps après l'Armorique, et qu'ils y ont fondé de nombreuses colonies. Les armes de la ville de Nîmes sont encore, à l'heure présente, un crocodile et un palmier ; une inscription trouvée dans le Jura prouve qu'une ville Phénicienne y a existé.

Il y a un village dans le canton d'Accous (Basses-Pyrénées) appelé *Borce* ; le mot phénicien Borce, Borza, signifié *retrouvé* [2]. Borce était le chef-lieu du vic d'en haut de la ville d'Aspe. Les Phéniciens remontaient les rivières et se livraient partout à leur commerce. Polybe affirme qu'une partie de la milice Gauloise parlait Phénicien. Un tableau dû au pinceau d'un artiste émérite, Paul Baudouin, consacre la visite des Phéniciens à l'ancienne Lutèce, fait que nous a légué l'histoire. Cet intéressant tableau, que nous avons vu au salon de Paris en 1893, porte le titre suivant : *Les Phéniciens apportent aux populations primitives des bords de la Seine l'alphabet et le papyrus.*

Des sculptures des monuments mégalithiques de la Bretagne. — Les gravures des dolmens Armoricains ont été considérées, par la plupart des auteurs qui s'en sont occupés, comme des ornements fantastiques de l'art primitif, sans la moindre valeur, tracés par des inconnus.

L'Abbé Mahé et l'abbé Masset n'ont attaché aucune importance « aux griffonnages baroques gravés à la pointe du marteau sur les pierres, dus, selon toute apparence, aux bergers qui cherchent dans les dolmens un abri dans les mauvais temps ».

Selon Simpson (Proceedings of the Society of Antiquaries of Scotland), toutes ces sculptures sont des énigmes qu'on ne saura jamais résoudre.

1. Sur la côte de l'Ethiopie, aujourd'hui Akaba, à l'extrémité N.-O. de la mer Rouge, où ils ont été aussi avec la flotte de Salomon qui avait conclu un traité de commerce avec Hiram, roi Phénicien.

2. Dictionnaire des localités, Hist. de Béarn, carte de Sauvelade, d'après Morra, et fort d'Aspe.

Cependant un savant archéologue breton, le Dr de Closmadeuc, — qui fit plusieurs communications sur ce sujet à la Société Polymathique Armoricaine — semble parfois hésitant, quant à leur signification et émet un soupçon sagace à leur égard. Les sculptures lapidaires, dit-il, restent des énigmes et attendent leur Champollion. Ils se pourrait qu'elles fussent des caractères figuratifs ou symboliques ou bien des signes phonétiques, en un mot, de l'écriture ; et plus loin : « puisque les inscriptions des dolmens d'Armorique sont indéchiffrables, il faut laisser en blanc l'âge des monuments et les noms des peuples qui les ont élevés » (Sculpture lapid. des Dolmens, Closmadeuc, président de la Soc. Polymath. du Morbihan, 1873). Nulle part ce savant n'a dit, que nous sachions, que ces gravures pouvaient bien être l'œuvre des Phéniciens immigrés en Bretagne, les seuls capables, à cette époque reculée des âges, d'exprimer, dans cette contrée, leur pensée par des signes conventionnels, ce qui constitue le début de l'écriture que les Hittites, les Chaldéens, les Touraniens et les Égyptiens ont été les premiers à posséder. Vu les analogies présentées par les gravures des mégalithes avec l'écriture hiéroglyphique et la cypriote, on aurait dû y reconnaître, à priori, des signes graphiques, linéaires, idéographiques plutôt que des ornements insignifiants et fantasques.

Avant d'aborder l'étude des sculptures des monuments mégalithiques de l'Armorique, nous avons cru nécessaire de démontrer, par la situation de ceux-ci au bord de la mer, et par les objets qu'ils renfermaient, que leur érection est due à un peuple étranger, venant de loin, navigateur, émergeant des contrées où existaient des monuments analogues, et que ces navigateurs coloniaux ne pouvaient être que des Phéniciens.

Nous nous flattons de croire que la discussion, à laquelle nous nous sommes livré, a déjà préparé le lecteur en faveur de notre opinion qui atteindra, un peu plus loin, la lucidité d'un fait évident. Puisque les Phéniciens fréquentaient les côtes Armoricaines, qu'ils y avaient fondé des colonies, qu'ils y ont construit des tombes qui contenaient, à côté des sujets inhumés de leur race, des produits qu'ils transportaient des trois, sinon des cinq parties du monde qu'ils étaient les seuls à visiter dans ces temps préhistoriques, il est logique d'attribuer, à priori, les sculptures de leurs monuments funéraires à eux-mêmes. Cette conclusion découle naturellement de la convergence de tous les arguments longuement exposés dans les chapitres précédents. Elle revêt la force d'une démonstration inéluctable par le fait que des signes similaires ont été constatés en Égypte et remontent, probablement, aux mêmes âges de l'humanité. Dans nos notes prises sur les lieux mêmes, en 1893, dans nos conversations avec les savants archéologues de l'Armorique dans les villes par nous visitées — le Dr Closmadeuc en témoigne, — nous avons toujours soutenu l'origine Phénicienne des monuments mégalithiques de la Bretagne, et, par conséquent, de leurs sculptures lapidaires. Et depuis, plus nous creusions cette question intéressante, et plus notre conviction s'affermissait quant à cette origine.

Bien que Renan ait soutenu avec toute son autorité que les Phéniciens et les Chananéens formaient un peuple à part, absolument différent des Sémites (Mission en Phénicie), on continue à admettre, avec Movers, qu'ils appartenaient à la même famille que ces derniers. Des récentes études sont venues confirmer l'opinion de l'illustre savant. En effet, bien avant l'invasion de la Syrie par les Hébreux — qui eut lieu 1500 ans environ avant Jésus-Christ — des peuples allophyles, avancés en civilisation, occupaient déjà cette contrée. C'étaient les Sidoniens, les Héthéens, les Tourlens, les Kads que les Amorrhéens désignaient sous le nom d'*Askenas* ou *Aknas*, et les Egyptiens sous celui de *Fenchu*. Les Grecs leur donnaient le nom de Phéniciens.

Dans un travail récent, plein d'érudition, basé sur les anciens textes grecs et les documents égyptiens, un archéologue distingué, le Dr Apostolidès, mit en relief l'indépendance complète des Phéniciens de la race des Hébreux. Il entreprit la même tâche en faveur des peuples pré-helléniques qui avaient précédé les Grecs dans la voie de la civilisation (Essai sur l'Hellénisme classique. Paris, 1898[1]).

Les Phéniciens étaient des Couchites qui, partis des bords du golfe Persique, du Couchistan, — et, si l'on voulait remonter

1. D'après le même auteur, les Hellènes, sous le nom de *Iouni* (Ioniens) étaient établis très anciennement en Égypte. Ce nom daterait de la 18e Dynastie ; après l'invasion des Hyskos, une colonie hellénique, établie à Naucratis, commerçait avec la Lybie et les îles de la mer Égée ; il y aurait donc eu, à cette époque, des navigateurs grecs. Selon Brugsch, Naucratis était une ancienne ville égyptienne dont les Grecs ont hellénisé le nom. D'après Eusèbe, Naucratis a été fondée par les Milésiens, lorsqu'ils étaient maîtres de la mer, à la VIe Olympiade, 4753 ans environ avant le Christ.

plus loin, de Caboul — vinrent s'établir à l'Ouest du Jourdain, vers le xxe siècle avant notre ère. Ces Couchites envahirent aussi l'Égypte — où ils importèrent la civilisation babylonienne, 60 siècles avant J.-C., et, vers la fin de la seconde dynastie, tout le littoral de l'Asie occidentale et la Grèce. Ce n'est que bien plus tard que ces Phéniciens antiques, mêlés aux Sémites, et ainsi *sémitisés,* ont occupé la partie sud-ouest du Couchistan (Billerbeck, Susa). Ce sont les Phéniciens des temps postérieurs. La Phénicie antique, appelée Askan, était occupée par les Tyriens et les Sidoniens. Quoi qu'il en soit, tout le monde reconnaît que les Phéniciens, navigateurs et commerçants, mettaient en relations, dès la plus haute antiquité, l'Asie, l'Égypte et l'Europe. Cette constatation nous suffit pour l'objet de ce travail.

Dans un de mes voyages en Égypte, j'ai eu la bonne fortune de rencontrer M. de Morgan, et je causais avec ce savant, ainsi qu'avec mon confrère le Dr Fouquet, médecin et archéologue distingué, des dolmens Armoricains, précisément lorsqu'il venait de pratiquer les fouilles de Négadah. Cette conversation, et plus tard, la lecture de son remarquable travail, sur les origines de l'Égypte, m'ont fourni de nouvelles armes en faveur de la thèse que je soutiens. L'examen des dessins insérés dans ce livre, dont plusieurs sont pareils à ceux gravés sur les mégalithes de la Bretagne, finit par dissiper tout doute dans mon esprit, et par me donner, définitivement, gain de cause, ainsi qu'on le verra plus loin en comparant ces diverses gravures.

Les sculptures lapidaires des pierres funéraires préhistoriques de la Bretagne sont de plusieurs sortes. Les unes constituent des décorations primitives, souvent maladroitement exécutées ; tandis que les autres peuvent être considérées comme figuratives ou symboliques. La plupart sont grossières et incohérentes ; il y en a pourtant de bien délicates et gracieuses comme celles de Gavrinis. Néanmoins, elles sont, en général, mieux exécutées que celles des mégalithes de l'Irlande, de l'Écosse et du pays de Galles, bien qu'au fond elles soient identiques. M. Letourneau a constaté aussi cette identité, en examinant un album, offert à la Société d'Anthropologie de Paris par l'amiral Tremblett ; tous les archéologues sont d'accord pour considérer ces divers monuments mégalithiques comme contemporains de ceux de la Bretagne. Le savant suédois Nilson admet l'origine Phénicienne du monument mégalithique de Cairn de Kivik.

Nous ne devons pas perdre de vue que, pour ce qui concerne l'Armorique, les sculptures lapidaires ne se rencontrent que sur les monuments de la bande maritime, sur les rivages d'Arzon, de Locmariaquer et de Carnac, c'est-à-dire sur la zone du littoral qui s'étend de la presqu'île de Rhuys à celle de Quiberon, en comprenant le golfe Morbihanais, ou bien sur les îles. En dehors de ces limites, les dolmens bretons sont dépourvus de toute gravure. Ce fait n'est-il pas déjà très suggestif? ne donne-t-il pas à penser qu'ils ont été érigés par des navigateurs, accostant le littoral ?

Les monuments mégalithiques Bretons marquent des étapes chronologiques successives. Les blocs de pierre bruts, sans traces d'inscriptions, doivent avoir été érigés les premiers ; viennent après, les blocs couverts de dessins grossiers et maladroits, puis les monuments funéraires dont les sculptures sont de plus en plus soignées. Les gravures les plus finies même ne sauraient être déchiffrées ou lues. N'en est-il pas de même des dessins découverts par M. de Morgan, dans la plus ancienne Nécropole égyptienne connue, à Négadah ? On verra plus loin, en comparant ces diverses gravures, combien celles de l'Armorique ressemblent à celles de l'Égypte archaïque qu'on n'a guère pu déchiffrer. Pour ce qui concerne les gravures Armoricaines, nous dirons que les navigateurs Phéniciens, s'aventurant au hasard des flots, n'amenaient certes pas avec eux des artistes de la Syrie et de l'Égypte. Improvisés artistes eux-mêmes, à la mort de l'un d'entre eux en pays étranger, ils tâchaient da tracer de leur mieux, sur leurs pierres tombales, quelques signes idéologiques de leur culte, ou commémoratifs de leur pays d'origine. En outre, la plupart de ces gravures ont dû être exécutées avec des instruments en silex, tout comme plusieurs de celles de Négadah ; car en Égypte ce n'est que sous la troisième dynastie que les instruments de pierre ont été remplacés par ceux en métaux dont l'usage apparaît en même temps que les signes hiéroglyphiques. Les monuments mégalithiques de l'Armorique, étant de diverses dates, il est logique d'admettre que les gravures grossières ont été exécutées avec des outils en silex, et celles plus fines avec des instruments en métal. Et de fait, la présence de métaux dans quelques-unes de ces tombes préhistoriques démontre leur date, relativement plus récente ; et, ce qui vient à l'appui de cette différence chronologique, c'est ce que l'on a trouvé dans quelques monuments mégalithiques du Morbihan même, des statuettes représentant Vénus Anadyomène, la Vénus sortant des eaux, que nous comparerons à la Vénus de Paphos de l'île de Chypre — colonie Phénicienne des plus importantes — émergeant aussi des vagues.

Parmi les gravures les plus simples des mégalithes Armoricains, on remarque une suite de lignes concentriques en cercles ou en demi-cercles, emboîtées autour d'un rond central. Ces gravures laissent, en général, beaucoup à désirer quant à leur régularité. A ce propos M. Maspéro, le savant directeur des Musées Égyptiens, nous a dit que les anciens étaient aussi maladroits que nos enfants ; ils ne parvenaient pas à tracer un cercle non anguleux, pas plus qu'un carré régulier. On a voulu voir, dans ces lignes concentriques, des vagues ou bien les ondulations de l'eau, produites par la chute d'un caillou. Selon HenriMartin, c'était l'emblème des cycles sans fin de l'existence et de la transmigration des âmes. Nous pensons que le rond du centre représente le Soleil adoré par les Égyptiens et les Phéniciens (Osiris et Bâal), autour duquel tout gravite. De tels cercles existent également sur les monuments préhistoriques de Suède et de Danemark, ainsi que les signes cupuliformes dont nous parlerons plus loin. On a trouvé, souvent, dans les tombes Phéniciennes, des vases ornés de cercles concentriques, de figures géométriques, avec ou non indications de lotus, de palmiers ou d'animaux. De pareils dessins se voient aussi dans l'ouvrage de M. de Morgan (Recherches sur les origines de l'Égypte, 1897, p. 91). Et, chose curieuse, ils figurent sur des embarcations, sur les pirogues de l'ancienne Égypte. A la page 93 de ce travail, on remarque un cercle avec un point central, pareil au dessin plus bas tracé.

En étudiant les sculptures de tous les monuments mégalithiques de l'Europe, qui se ressemblent, on peut suivre le perfectionnement progressif, du simple au plus compliqué. Les plus simples gravures linéaires des dolmens paraissent être les premiers essais de l'homme qui trace des ornementations enfantines, comme le font encore de nos jours les sauvages dépourvus de toute intuition artistique. Il en est de même des signes tracés par les antiques Égyptiens, et reproduits dans l'ouvrage de M. de Morgan qui leur assigne une date préhistorique remontant, approximativement, à huit mille ans. En effet, les signes gravés par les Égyptiens archaïques sont aussi naïfs que ceux des monuments mégalithiques. Ils n'ont pas la perfection des inscriptions des monuments d'Abydos, par exemple, qui leur sont de beaucoup postérieurs.

Les signes cupuliformes abondent sur les monuments mégalithiques de l'Armorique. Le graveur y figura, idéologiquement, l'objet de son adoration, le Soleil. Souvent aussi il mettait, à côté, l'emblème d'Isis qui était le croissant. Il s'agit donc d'une épigraphie hiératique. Est-ce que les Chrétiens ne gravent pas, sur leurs pierres tombales, la croix, pour indiquer la religion de l'inhumé! Ce n'est donc pas trop se hasarder que de reconnaître dans la cupule, dans le rond, le symbole d'Osiris, le Soleil, dans le croissant, celui d'Isis (la Lune), sa sœur et femme. Les Phéniciens n'adoraient-ils pas également le Soleil Bâal, qu'on appelait Belen en Mésopotamie, et chez leurs descendants, les Carthaginois, *Baalsamen* et *Belisama* (le Soleil et la Lune)? Bélisama était aussi une divinité adorée en Armorique qui, certes, l'a empruntée aux Phéniciens qui avaient fondé des colonies, et se trouvait en relations suivies et intimes avec eux, depuis la plus haute antiquité jusqu'aux temps historiques. On ne doit pas oublier que les flottes phénicienne et carthaginoise, composées de 220 grands vaisseaux, ont aidé les villes de la Vénétie à repousser la flotte romaine.

Du centre de quelques ronds ou cupules, partent des lignes sous forme de rayons, ce qui vient encore à l'appui que ces cupules symbolisent le Soleil. En Angleterre, en Irlande, en Suède, en Norvège, il existe aussi des cupules sculptées sur les rochers naturels et sur les monuments mégalithiques que nous avons vu ressembler, absolument, aux pierres funéraires de l'Armorique. De nombreuses cupules, profondément creusées, se voient à Locmariaquer, au dolmen des marchands, aux îles des Moines, ainsi que sur la table de recouvrement du monument de Carnac, tumulus du Mont Saint-Michel, où il existe un groupe de dix cercles inégaux, disposés d'après une figure géométrique angulaire dont le sommet est tourné vers le point où étaient les ossements. Cette disposition ressemble à la constellation de Pégase. Peut-on y voir une réminiscence des connaissances astronomiques des peuples Asiatiques, des Chaldéens? La table du dolmen de Kverès est criblée de cupules. Dans la grotte tumulaire de Gavrinis, on voit aussi des cercles et des demi-cercles emboîtés, au milieu de spirales en forme de serpents dressés sur leurs queues et de lignes en zigzags. Enfin on y remarque un cartouche surmonté de trois rangs de celtae en relief. M. Mérimée a reconnu en ces disques soléaires le signe d'*Amon Râ, le dieu de la lumière et de la vie,* bien que ce grand savant ait interprété les gravures des monuments mégalithiques dans le sens des doctrines druidiques.

Les ronds tout simples ou ombrés ont été rencontrés aussi par de Morgan parmi les inscriptions, indéchiffrables, des plus anciens Égyptiens, ainsi que le Pélum dont nous allons parler tout à l'heure, Sur un vase, ce savant a trouvé le rond avec un point central, mêlé à des hiéroglyphes.

Dès la plus haute antiquité, le cercle, avec ou sans point central, était, chez les Égyptiens, le signe du dieu Râ, du Soleil, d'Osiris. Les Égyptiens antiques considéraient le Soleil comme un fétiche représentant l'esprit bon qui, chaque matin, chassait de l'horizon les esprits des ténèbres. Puis, devenus Nilolâtres et géolâtres, ils ont adoré le *Na.* Mais plus tard, sous le roi Typhon, on redevint héliolâtre. C'est surtout à la fin de la IIe dynastie que l'adoration de l'Hélios prit profonde racine et que les rois faisaient précéder leur signature du signe ⊙, symbole du Râ-Soleil, tout comme les prélats chrétiens inscrivent le signe de la croix avant leur signature ou leur paraphe. Selon Brugsch pacha, c'est le dernier roi de la IIIe dynastie, Neb-Ka-ra, qui inaugura cette habitude et prit le nom d'Hélios. *Il a été le premier Roi-Soleil.* Le rond devint un élément essentiel dans la composition des noms pharaoniques : toutes les statues, tous les ustensiles du palais du roi Kafra, — intitulé fils aîné de Râ, comme qui dirait fils aîné de l'Église — tous les monuments qu'il érigea sont marqués de son nom précédé du signe ⊙, le dieu Hélios.

Les anciennes barques égyptiennes avaient comme enseigne, un cercle cintré, un croissant ou une croix. La branche du palmier figurait souvent à la proue. Remarquons, à ce propos, que les barques des anciennes gravures rupestres de la Suède et de la Norvège portent aussi comme enseignes, des cercles cintrés. Il est à noter aussi que les grands arbres n'ont jamais existé dans la vallée du Nil, et que les premières embarcations égyptiennes étaient en roseaux. Or, les pirogues monoxyles égyptiennes ont dû être construites par des étrangers, par les Phéniciens, navigateurs et grands voyageurs, qui prenaient le bois dans les forêts du Liban.

Enfin, un objet en ivoire, trouvé par de Morgan à Négadah, a la forme d'un croissant à ouverture supérieure, et de nombreux ronds sont gravés sur son socle; ce sont encore les symboles du couple divin réuni : Osiris et Isis, le Soleil et la Lune. Dans les vieux textes égyptiens, postérieurs à la VIe dynastie, le mort est toujours assimilé à Osiris et désigné sous le nom de *reposé en Râ* (Gesch. des Alterthums, Apostolides, loc. cit.) ; c'est, comme on dit pour les chrétiens, *reposé en Christ*. Tous les faits qui précèdent et les réflexions qu'ils suggèrent, conduisent à la conclusion que les ronds qu'on rencontre sur les mégalithes des tombeaux préhistoriques d'Europe symbolisent le Soleil, le dieu Râ, Osiris, et les croissants, la Lune, sa femme Isis.

Les dessins pédiformes ꓶΓ tournés à droite ou à gauche, à courbures ronde ou légèrement brisée, se rencontrent fréquemment sur les monuments du Morbihan. On sait que ce signe a été souvent figuré par les antiques Égyptiens. Il se voit fréquemment dans l'écriture hiéroglyphique. C'est le Pedum ou le bâton augural qu'Osiris, lui-même, tient à la main. Il est reproduit dans l'ouvrage de Griffith (Archeological survey of Egypt, fifth memoir, London, 1896) ainsi que dans le travail de Morgan (Loc. cit., p. 8 et 9). Sur la stèle du roi Kâ, déposée au Musée du Caire, on voit un Pedum Γ et une main sculptée. Il se trouve aussi, plusieurs fois répété, sur l'empreinte d'un cylindre du tombeau du roi Den (Morgan, p. 235). Sur la pierre de tête du dolmen des Marchands, en Bretagne, on remarque quatre séries de crochets en relief, ou signes pédiformes. Selon Leray, de Nantes, leur nombre (onze) rappelait la race de Chanaan dont le premier des onze fils était l'ancêtre des Phéniciens (Bull. Archéol. de Nantes, 1865).

Les spirales irrégulières et les lignes brisées, que nous avons vues sur les monuments Armoricains préhistoriques, ont leurs analogues sur les plus vieilles antiquités Égyptiennes. Il en est de même des serpents, à cette différence près, qu'ils sont décapités sur les pierres de la Bretagne. Cependant, dans les sépultures du roi Horra-Fouad, et de la princesse Noup-Hotep, de la XIIe dynastie, les oiseaux et les serpents sont aussi privés de leurs têtes (Morgan), comme sur les gravures Armoricaines.

Selon H. Martin, les lignes brisées des monuments mégalithiques Armoricains représenteraient les vies inférieures de transmigration, les séries d'existences violemment interrompues par la mort, et les cercles du serpent infini, le déroulement régulier de la vie dans l'immortalité. A ce propos, l'illustre historien se livre à des interprétations qui séduisent l'imagination.

Des perles en rang, figurant des colliers, se rencontrent tant sur les monuments Armoricains que sur des statuettes trouvées à Négadah, par de Morgan.

Sur plusieurs monuments mégalithiques de l'Armorique, on voit des images de haches et de hachettes. Elles rappellent les talismans placés à l'intérieur des tombeaux qui, probablement, avaient servi d'amulettes. M. Oppert, de l'Institut, a combattu l'opinion de ceux qui ont voulu rapprocher ces signes celtiformes des lettre cunéiformes. Les haches sculptées sur les monuments armoricains ont le tranchant tourné en haut ou en bas. Elles sont rangées en ligne ou bien alternent avec des signes serpentiformes.

Fergusson, qui a constaté de pareilles haches sur les mégalithes de Dublin, se demandent si elles ont un sens hiéroglyphique.

Selon Nobbac, l'ascia serait le symbole de la grande divinité du Nord, protectrice des tombeaux ; d'où *sub ascia dedicavit*. Les Romains avaient trouvé l'*Ascia* en arrivant en Gaule. Les dieux mânes de provenance étrangère avaient pour emblème sacramentel l'*Ascia*.

Il nous semble que la hache gravée sur les monuments mégalithiques est aussi un signe idéologique transmis par les Phéniciens. En effet, le roi Snefrou, qui fut le premier à se servir du titre de Pharaon (3800 ans environ avant le Christ, IVe dynastie), persécuteur acharné des prêtres héliopolitains, faisait précéder son nom du signe de *neter, dieu* qui est représenté par une hache dans l'écriture hiéroglyphique. Peut-être les Phéniciens de cette époque avaient-ils renié le Dieu-Soleil. La hache, le marteau de Thor, étaient aussi le signe de la puissance divine. En Scandinavie et en Germanie, la croix chrétienne se voit parfois rapprochée du marteau à deux têtes. Aussi aimait-on faire figurer la hache, comme les Égyptiens leur *neter*, en tête de leurs inscriptions ou de leurs cartouches (Alviera, Migration des symboles, Paris, 1891 ; Apostolidès, loc. cit. ; Lambert, la Numismatique gauloise du nord-est de la France).

Sur quelques monuments mégalithiques de l'Armorique, on rencontre des écussons, des cartouches et des empreintes de pieds, — pareillles à celles qui figurent dans le livre de M. de Morgan déjà cité, — et des feuilles de palmiers.

Nous avons déjà dit et répété que, les ronds et les croissants étaient les emblêmes d'Osiris, le Soleil, et d'Isis, la Lune. La feuille du palmier, Φοίνιξ, Phénix n'était-elle pas l'emblème des Phéniciens qui en tiraient leur nom ? Ne la

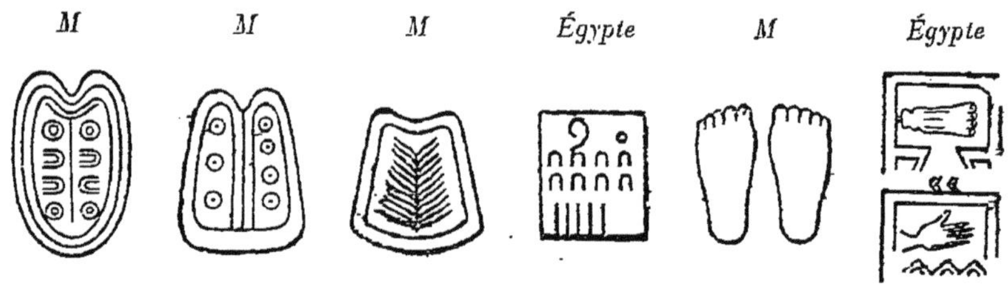

Morbihan et Égypte antique.

reproduisaient-ils pas sur leurs monnaies ? Les Grecs désignaient sous le nom de Phénicie les villes de Tyr et de Sidon, le pays des Chananéens, qui avaient beaucoup de palmiers. Nous savons aussi que la feuille du palmier était le symbole de l'honneur chez les Égyptiens. et plus tard chez les Grecs, auxquels tous les peuples l'empruntèrent. Ne continue-t-on pas à s'en servir, depuis, comme signe de victoire, d'honneur et de récompense ?

Isis était représentée avec des branches de palmier aux pieds. Le Christ, à son entrée à Jérusalem, fut reçu par le peuple portant des feuilles de palmier : les Romains s'en servaient pour récompenser les champions victorieux des concours. Cette habitude se perpétue jusqu'à nos jours (Palmes académiques, Palmarès). Enfin la légende du Phénix inciné et renaissant de ses cendres se rapportait à l'immortalité. Cela rappelait le cours du Soleil, adoré par les Phéniciens, qui, embrasé dans les flammes à son coucher, renaissait à l'aurore pour monter à l'horizon. Le feu se lève aussi comme le soleil. On brûlait les rois ; on enterrait la populace. L'offrande par combustion était destinée au Dieu Soleil. Mais plus tard, être brûlé, c'était tomber dans le feu des démons. Les ennemis du Dieu Soleil et du roi étaient punis par la combustion. N'est-ce pas là la légende de l'Enfer des religions actuelles?

Penhouët a constaté, en 1813, les feuilles de palmier sur cinq supports de Locmariaquer, ainsi que sur un bloc de Gavrinis. Malheureusement, lorsque nous avons examiné cet admirable monument avec son savant propriétaire, le Dr de Closmadeuc, cette gravure était détériorée et confuse. Penhouët affirme aussi avoir vu sur une des pierres de Locmariaquer, le scarabée. Le temps a opéré son œuvre destructive depuis ces constatations. Mais l'affirmation de ce véridique auteur suffit. Nous voyons dans l'image de cet insecte un nouvel argument, et des plus décisifs, en faveur de notre opinion que ces gravures préhistoriques de l'Armorique ont été exécutées par les Phéniciens qui empruntaient souvent aux Égyptiens leurs idées et leurs conceptions. En effet, l'on sait que le scarabée, qu'on trouve si souvent dans les tombeaux égyptiens, sorti du nez d'Osiris, était considéré comme le symbole de la résurrection du Soleil levant, et de celle de l'homme après la mort. Si nous n'avons pu voir le scarabée signalé par Penhouët, nous avons eu, au moins, la satisfaction d'arriver à temps pour constater, sur la table de Locmariaquer, du côté interne, une gravure reproduisant le corps d'un cheval, autre attribut des Phéniciens dont les monnaies en étaient empreintes ainsi que, plus tard, celles des Carthaginois et des Ibères. Cette gravure, déjà effacée, est condamnée aussi à disparaître.

En étudiant les premiers essais de l'homme pour fixer sa pensée, et le développement successif de l'art graphique, on remarque que la pictographie, l'idéographie ou l'expression des objets par les images, a précédé les signes linéaires ou phonétiques. Ainsi pour écrire le Soleil, on figurait un disque cintré ; pour désigner la Lune, un croissant, l'animal même pour désigner un taureau... Quant aux idées abstraites, elles étaient exprimées par des symboles ; c'est ainsi que fut créée l'écriture hiéroglyphique à laquelle les Couchites ou antiques Phéniciens empruntèrent les premières lettres de l'alphabet. Or, avant de former des phrases complètes, les premiers écrivains d'idéogrammes représentaient la chose même et n'exprimaient, de même que par les signes linéaires à leur début, qu'une simple pensée, sans liaison, sans suite. C'est ce qu'on a constaté sur les bouchons des jarres de la nécropole de Négadah, contenant des offrandes ou des parties incinérées du corps. Il en est de même des signes figurés sur les stèles tirées des tombeaux et des plus antiques monuments égyptiens. Sur tout cela, il n'y avait que des symboles ou des objets figurés. Aussi, ces inscriptions demeurent-elles illisibles, comme les gravures des mégalithes européens, qui leur ressemblent tant. Ce n'est qu'au temps du roi Djezer — IIIe dynastie — que l'écriture hiéroglyphique devint susceptible d'exprimer la langue parlée. Il est aussi à remarquer que les tout premiers idéogrammes, tant égyptiens que mégalithiques, sont tout simplement des symboles religieux. Ce n'est que plus tard qu'on figurait divers objets, des outils, des plantes, des parties du corps humain, des animaux et enfin des scènes domestiques (Ewans, Primitive pictographis and a prae Phœnician script. from Crete : Journ. of Hellenic studies, 1894).

Les mêmes signes ont été découverts dans les ruines d'une ville de la XIIe dynastie (2500 ans avant J.-Ch.). Plusieurs de ces signes sont identiques aux lettres de l'alphabet cypriote ; ce qui, selon Flinders Pétrie, prouve leur origine commune. Or, les mêmes signes se retrouvant sur les mégalithes européens, j'arriverai, de mon côté, pour ces derniers, à la même induction que ce savant archéologue. Les décorations linéaires des vases de l'antique Égypte, dit de Morgan, sont tout à fait semblables à celles qui figurent sur la poterie européenne de l'âge néolithique et sur ceux de la Troade et des îles de la mer Égée. Nous ferons remarquer aussi que ce savant a trouvé, dans l'antique nécropole de Négadah, des vases d'obsidienne, pierre volcanique inconnue en Égypte et qui se trouve en Asie-Mineure, dans la Chaldée et dans les îles de l'Archipel, principalement à Milo, nouvelle preuve des relations préhistoriques de tous ces pays avec l'Égypte antique.

Vers l'extrémité de la presqu'île de Rhuys, derrière le clocher d'Arzon, se trouve le galgal du petit Mont, enveloppant un dolmen qui porte sur un de ses Menhirs deux plantes de pieds en relief, ornées de leurs orteils (voir les dessins ci-dessus). Les mêmes empreintes se voient sur les monuments préhistoriques de Suède et de Danemark ; un pied est aussi figuré sur une pierre provenant d'un Cist du Northumberland. Cette pierre est déposée au British Museum dans la collection Greenwell. Romilly Allen voit dans cette empreinte le symbole funéraire du passage de cette vie dans l'autre (*Journal of British Assoc.*, vol. XXIX, 1883, et *Mém. de Closmadeuc*, 1887).

Chose curieuse! M. de Morgan a également reproduit dans son livre, tant de fois déjà cité, des bras et un pied à plat qui a été copié sur un vase en albâtre trouvé dans le tombeau du roi Dja. Sur le loin trouvé à Marache, — dans la haute Silicie, près de Cappadoce, — par Hamdy bey, directeur du Musée de Constantinople, on voit, outre les caractères en Boustrophédon — écriture dirigée alternativement, de droite à gauche et de gauche à droite, comme les sillons de la charrue traînée par les bœufs — des pieds, des jambes, des bras, des ustensiles... ce sont des hiéroglyphes Hittiques[1].

De tout ce qui précède, nous tirerons la conclusion suivante : les mains et les pieds figurant sur les monuments mégalithiques, pareils à ceux des monuments des Khétas, ont dû être l'œuvre des Phéniciens, en imitation de leurs devanciers dans l'art de fixer la pensée par des signes idéologiques.

En plus, sur quelques monuments mégalithiques, figurent des marteaux emmanchés, des charrues, des vases et des signes qui correspondent aux premières lettres des alphabets primitifs. L'abbé Mahé a vu sur une pierre de dolmen l'image du Phallus. Selon M. de Morgan, dans les plus anciennes nécropoles de Babylonie, très analogues à celle de Négadan, on déposait, auprès des restes du mort, une image du Phallus, probablement en réminiscence du Phallus d'Osiris que n'a pu retrouver Isis, après la mort de son cher époux et frère.

1. Les Hittites ou Khétas occupaient, avant l'invasion des Hébreux, la côte de la Syrie. Ce peuple ancien possédait déjà une écriture. Berger (Histoire de l'écriture dans l'antiquité) est porté à y voir l'origine de l'écriture cypriote, et soupçonne quelque parenté entre les Khétas et les aborigènes de l'île de Chypre où les Phéniciens avaient établi une des plus anciennes de leurs Colonies. Ce serait là le point de départ de l'alphabet. Selon Pline aussi, l'alphabet phénicien est né de l'écriture des Khétas. Or, soit dit en passant, l'hébreu ne fut ni la première langue, ni la première écriture. Ce n'est pas dans cette langue que Dieu chassa du paradis Adam et Eve. Saint Jérôme est dans l'erreur en disant que l'hébreu fut le commencement de tout langage humain, et Origène avec lui. L'écriture hébraïque primitive a été confectionnée avec l'alphabet samaritain, presque identique au phénicien. Selon Renan, l'hébreu et le phénicien étaient deux idiomes de la même langue. L'inscription phénicienne trouvée à Marseille, en 1845, contient sur 89 mots 59 hébreux. Aalévy vit à Berlin, en 1892, deux inscriptions sémitiques découvertes dans la Syrie du Nord, en dialecte phénicien, proche de l'hébreu, et influencé par l'Araméen, langue parlée par les Hittites.

M. de Penhouët affirme avoir vu, en Armorique, sur la plinthe d'une statue égyptienne, des dessins pareils à ceux gravés sur les monuments mégalithiques bretons, et Renaud a découvert, en juillet 1813, à l'intérieur d'un tombeau mégalithique, des caractères hiérolgyphiques.

Sur plusieurs blocs mégalithiques, on voit des séries de V ascendants ou descendants, emboîtés; des houlettes, des caducées, des grecques, — ornements qui consistent en une suite de lignes revenant toujours sur elles-mêmes, dont l'une verticale et l'autre horizontale, et se coupant à angles droits, ainsi que d'autres signes qui se trouvent dans l'écriture cypriote, comme on le verra plus loin.

Le premier signe, reproduisant le joug et la lettre ypsilon des Grecs, a été interprété d'une manière curieuse. Ce serait l'emblème de la vie humaine partagée en deux chemins : le droit, dur, raboteux, escarpé, conduisant à la vertu et à la sagesse; et le gauche, uni, doux, semé de fleurs, aboutissant au vice. Tous les hommes marchent d'abord dans le chemin droit qui est la monade, le sceau même de Dieu. Plus tard, il y a des hommes qui deviennent mauvais, d'où la dyade ou mauvais principe. Enfin, vient la triade ou *trinité,* qui serait l'harmonie parfaite qui renferme de sublimes mystères. Ce sont là les doctrines de Phythagore qui était de culture Phénicienne et qui vécut six siècles avant l'ère chrétienne.

Les gravures jugiformes (en joug) et les Pédiformes existent au Massé Lud, à Kergaval-Er-Hroek et à Tumiac, en Armorique. Des dessins en forme de peigne à plusieurs dents se voient aussi sur quelques monuments mégalithiques de la Bretagne et des autres pays déjà mentionnés. Nous en avons vu un tout pareil dans une inscription phénicienne gravée sur le Nécrophage de Tabnit, déposé au Musée Impérial à Constantinople, et provenant de Sidon. Sur ce même bloc de granit figure aussi une barque maladroitement gravée.

Sur une statuette en terre cuite, découverte par F. Pétrie, on remarque aussi des tatouages en V emboîtés et le signe du peigne.

Nous avons dit que nombre de symboles idéographiques ont servi plus tard à la composition des Alphabets.

Les Kémi-hyperboréens, après avoir longtemps assimilé leurs divinités à des pierres, se mirent à les représenter sur des blocs de pierre et sur leurs tombes mégalithiques par de petits cônes, par des lignes perpendiculaires, ou par un croissant et des cercles concentriques imitant le disque solaire (Apostolidès; F. Lenormand; Cartaillac, l'âge de pierre dans les souvenirs et les superstitions populaires; Sacaze, Le culte des pierres; Desort, Pierres à cupules; Nadaillac, Les premiers hommes). « Plus tard, en combinant les symboles, on désigna différentes idées, sur la nature et la divinité. Ces divers signes figurent sur les plus anciennes tombes mégalithiques de la Scandinavie, du Danemark et de la Gaule ».

André Lefèvre a soutenu, dans son cours d'ethnographie et de linguistique, que la plupart des signes mégalithiques sont empruntés à l'écriture figurative.

Poursuivons la démonstration de l'identité de plusieurs signes gravés sur les mégalithes bretons avec ceux figurés dans le livre de Morgan, datant de l'Égypte archaïque, et avec certaines lettres des premiers alphabets.

Voici quelques gravures mégalithiques armoricaines :

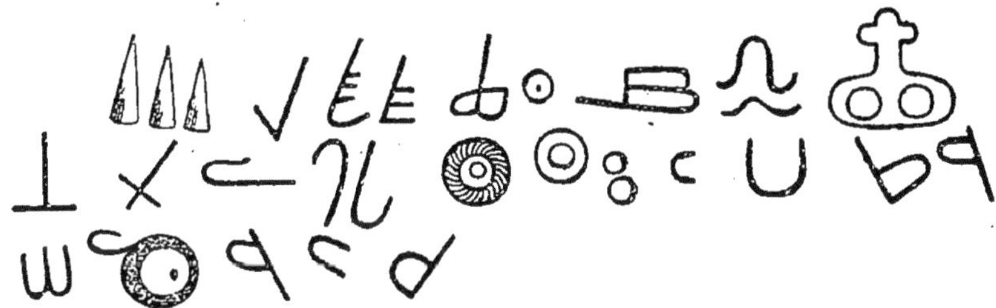

Des croix variées de forme, à branches recourbées, se voient sur le monument de Manescoul, dolmen de Manékérion, et sur la pierre dite de Sainte-Avoye, dans le Morbihan. Nous ferons observer que si l'on ajoute une anse au-dessus du signe T, on obtient le signe du symbole de la vie que tiennent à la main plusieurs divinités égyptiennes (le roi Ptah).

Voici quelques marques relevées sur les jarres du tombeau royal de Négadah par de Morgan :

ı, oo, ʔ, ♀, ⊤, +, ✱, ∩∩∩, ⊙, ◡.

Dans l'essai de Don Luis Velasquez (sobre los Alphabetos de Las Letras Desconocidas, 1752), je relève la troisième lettre de l'Alphabet Phénicien ou Ghimel, et les signes suivants :

1, 0, ℓ, ϒ, 9, ɨ, ℓ,

Dans l'Alphabet Cypriote, on retrouve la plupart des signes gravés sur les Mégalithes, savoir :

*, T, v 0, ϑ, Y, P, ℓ, 𝔍, ⊧, +.

Les clous ʄʄʄ étaient des signes de numération. On les rencontre sur quelques monnaies phéniciennes au-dessus ou au dessous du cheval ou du palmier traditionnel.

Quelques lettres de l'Alphabet Grec archaïque :

/, Ɛ, Θ, Λ, P, Φ, Ш, ⩊⩊⩊, Ⲣ.

Dans l'Alphabet Bastulo-Phénicien, on rencontre aussi plusieurs lettres ressemblant soit aux signes gravés sur les monuments mégalithiques, soit à ceux rencontrés par M. de Morgan sur des objets de la Nécropole de Négadah. On n'a qu'à jeter un coup d'œil sur la reproduction de toutes ces gravures (La Bastulie est une province de l'Andalousie, l'ancienne Bétique). La langue des anciens Espagnols était, en grande partie, empruntée au Phénicien et au grec. Les noms de plusieurs régions, villes, montagnes, de héros et princes guerriers en témoignent. Les danses Astronomiques des Basques, descendants des Phéniciens, attestent aussi leur origine asiatique : pendant qu'une jeune fille danse vis-à-vis d'un jeune homme, un vieillard vient s'interposer et les empêche de se voir. C'est le symbole de l'éclipse ; peu après le vieillard se courbe et les jeunes gens se voient radieux de bonheur. Les Cantabres étaient les colons des Pyrénées occidentales, après la ruine de Tyr. On n'a jamais pu déchiffrer les inscriptions des monnaies antiques espagnoles, d'où leur nom *desconocidas,* inconnues. Cependant il n'y a pas de doute que ce sont là des lettres Phéniciennes et grecques. Sur plusieurs de ces médailles, on voit le sphinx ou le cheval que les Phéniciens aimaient à reproduire — et au-dessous d'eux des signes que voici : ∩, ∩, O, O, Λ.

Sur un petit bronze phénicien du Musée numismatique de Marseille, nous avons vu, au-dessous d'un crabe, les signes ci-contre 𝟋, ⋀, Y, avec grènetis. Dans le remarquable travail de Numismatique de l'ancienne Afrique, par Falb et Rindeberg (Copenhague 1861), on voit sur plusieurs monnaies Phéniciennes les signes ci-contre : ⋀, ⫯, ⊗, Ψ, Λ, Φ, 9, au revers; et un Palmier, un disque radié ou une tête de Didon, — fille de

Bélus, roi de Tyr, et fondatrice de Carthage, — à l'endroit ou avers. Enfin, sur quelques monnaie Phéniciennes on remarque des dessins de clous qui, comme les signes précédents, rappellent quelques gravures des monuments mégalithiques. M. Laugier, l'érudit directeur du Musée numismatique de Marseille, a exprimé l'avis, dans une conversation scientifique que j'ai eue avec lui, que ces clous, figurés sur les monnaies Phéniciennes, sont une réminiscence de l'écriture cunéiforme qui régna en Asie, avant l'invention de l'alphabet.

Sur une coupe en bronze, trouvée à Chypre, se voit le nom d'Hiram, roi des Sidoniens, et les signes suivants : 7, w, t, o, t. Il y en a de pareils dans l'écriture primitive de Théra, ainsi que sur la tête de Mésa, où figure la plus ancienne inscription connue.

Dans les Alphabets de l'Inde, on trouva également des lettres comparables aux gravures mégalithiques (Regelsperger, Histoire de l'évolution de l'écriture dans l'antiquité, et Berger, l'Encyclopédie. 15 mars 1894).

Dans l'écriture chinoise primitive et dans l'antique japonais (kata-kassa), on rencontre aussi plusieurs des signes gravés sur les monuments mégalithiques.

Cette reproduction des mêmes signes dans les divers Alphabets de l'univers se conçoit facilement. L'Alphabet, sorti du groupe des populations cananéennes, qui étaient en relations suivies avec l'Égypte, a été transporté par les Phéniciens et les Araméens — situés entre les Phéniciens et les Assyriens, — en Europe, en Asie, partout, jusqu'aux Indes et la Chine (Regelsperger). Les Alphabets sémitiques sont dérivés du Phénicien, ainsi que l'écriture grecque et l'Ibérique.

Selon Berger, les Phéniciens ont créé leur Alphabet, en empruntant à l'écriture égyptienne 22 signes correspondant à des articulations simples ou consonnes. Une fois la fixation de la pensée, par des signes, conçue et son utilité reconnue, l'écriture serait née sur plusieurs points successivement ou simultanément, en conséquence de l'impulsion transmise aux divers peuples, par les Phéniciens propagateurs de l'idée première, de l'idée mère ; d'où modification des premiers signes et perfectionnements spéciaux d'après le génie de chaque peuple. On a commencé par la pictographie, en peignant les objet concrets. Plus tard, les idées abstraites ont été exprimées par des symboles (idéographisme). La représentation phonétique n'arrivera que plus tard, avec ses signes linéaires.

Letournau a publié, dans la Revue scientifique du 15 avril 1893, un article extrêmement intéressant sur les inscriptions mégalithiques, qu'il appelle des signes alphabétiformes, à cause de la ressemblance qu'il leur a trouvée en les comparant, de son côté, aux premiers alphabets. Par ses patientes investigations, ce savant a été conduit à admettre que ces signes, grossièrement exécutés, mélangés et employés comme ornements, ont été gravés par les constructeurs des monuments, venus du Midi et apparentés aux races du Nord de l'Afrique. Nos recherches, remontant à 1892, nous ont mené à la même conclusion, à cette différence près que nous attribuons la construction de ces monuments funéraires aux Phéniciens venus par mer, et que leurs gravures sont, pour la plupart, des signes alphabétiques.

Letournau fait remarquer que le signe T, tau ou taf des Grecs est aussi la 22e lettre de l'Alphabet Hébraïque ; le signe) serait notre u, après avoir cheminé par plusieurs Alphabets : Phénicien, Néopunique, Etrusque, Numidique, Celtibérien... ; le rond serait l'S, etc.

Dans la Revue scientifique de juillet 1897, le même auteur publia un autre article intitulé : *La Paléographie mégalithique de certaines lettres latines*. Il y rend compte du mémoire de M. Le Blant, paru dans la Revue Archéologique, et fait ressortir la ressemblance qu'il a constatée entre plusieurs signes gravés sur les mégalithes et les plus anciennes lettres latines. Ainsi, selon M. Le Blant, le signe o/ serait la lettre A.) = D ; le cercle ocellé ʘ (du latin ocellaria, de oculus, œil) = G. le T renversé ⊥ = L ; le Pedum ou cione ſ = P et le signe cruciforme + = I. Letournau repousse donc l'opinion que les gravures des mégalithes sont des dessins tracés au hasard du caprice. Après avoir vu les mêmes signes figurés dans les inscriptions Lybiques du Musée du Bardo, en Tunisie, il s'est livré de son côté, à une comparaison extrêmement intéressante et instructive qui jette un grand jour sur l'origine de plusieurs lettres des Alphabets antiques et du latin archaïque. Ce savant termine son article en ajoutant « jusqu'à plus ample information, nous devons regarder comme symboliques les signes mégalithiques que j'ai appelés Alphabétiformes. Il reste à déterminer le sens et l'origine première de ces symboles ».

Nous croyons avoir démontré amplement leur origine Phénicienne, et déterminé, tout au moins pour quelques-uns d'entre eux, leur idéologie graphique hiératique.

En résumé, les signes tracés sur les monuments mégalithiques de tous les pays du Nord de l'Europe se ressemblent. Ils existent partout où ont abordé les Phéniciens. Presque tous se retrouvent sur les monuments antiques ou sur des objets découverts dans les fouilles des plus anciennes villes de l'Asie et de l'Égypte. Nous avons constaté plusieurs de ces signes sur divers objets provenant de la plus ancienne des Nécropoles connues, celle de Négadah, dont la découverte est due à M. de Morgan. Ces signes ont précédé, dans l'histoire de l'humanité, l'Hiéroglyphie. Ces gravures sont tout aussi naïves et illisibles que les sculptures des Mégalithes.

En étudiant attentivement les gravures des Mégalithes, on reste convaincu que les unes, bien plus anciennes, maladroitement et grossièrement exécutées, simples dans leur conceptions, consistant en ronds, en dessins naïfs et en ébauches des lettres des alphabets primitifs, doivent être aussi les plus anciennes et qu'elles sont idéologiques des divinités orientales antiques, le Soleil et la Lune, Osiris et Isis, tout comme les plus archaïques dessins trouvés en Égypte, dans la Nécropole de Négadah ; tandis que d'autres, plus délicates, plus perfectionnées, sont de dates postérieures ; elles sont aussi plus compliquées ; car elles représentent des attelages, des ustensiles, des scènes même domestiques, des animaux et des figures humaines (Armorique et Cairn de Kivik, en Suède). Ces dernières doivent correspondre à l'époque Pharaonienne ; car en Égypte aussi, du temps des aborigènes, les gravures étaient enfantines et restent indéchiffrables (Négadah) ; tandis qu'après la conquête de l'Égypte par les Asiatiques, probablement par les Chaldéens, la civilisation pénétrant, tout se perfectionna à mesure, et l'on parvint enfin à l'Hiéroglyphie.

Les plus anciennes gravures mégalithiques ont été faites avec des instruments en silex[1] et datent de l'âge de pierre ; tandis que celles appartenant à des dolmens postérieurs sont

1. En général, les pierres sur lesquelles sont tracées les gravures des monuments mégalithiques ne sont pas dures, mais assez tendres pour se laisser attaquer par le silex. Le conservateur du Musée d'Edimbourg a imité, avec du silex, sur un granit d'Abedreen, les sculptures des monuments mégalithiques.

artistiquement exécutées (ex. Gavrinis), après la découverte de métaux dont on a trouvé des spécimens d'ailleurs dans quelques-uns de ces monuments funéraires (Bronze et Fer).

Fait remarquable : dans les cavernes ossifères de l'Europe, considérées comme les plus antiques, on a rencontré, à côté des instruments en silex, des représentations plus ou moins grossières de certains animaux contemporains. Rien de pareil n'a été trouvé dans les monuments funéraires de l'Armorique. Cela prouve, encore une fois, que ce ne sont pas les mêmes peuples qui ont habité les cavernes et qui ont construit les monuments mégalithiques bretons. Les constructeurs des dolmens, les Phéniciens, contemporains des antiques égyptiens, concevaient comme ces derniers et traçaient des dessins identiques. Les vieux Égyptiens, les autochtones de M. de Morgan, aux temps les plus reculés, ne reproduisaient pas non plus des animaux, — témoins les gravures égyptiennes archaïques du livre de M. de Morgan, — mais des dessins linéaires, dont plusieurs analogues à ceux des monuments de l'Armorique. Ce n'est que plus tard, après que l'Égypte a été conquise par les Asiatiques, que l'on y a exécuté des sculptures pareilles à celles des Assyriens : pieds de bœuf, de lion, de chiens... reproduites dans livre de M. de Morgan. Les archéologues soutiennent que les sculptures sur os, représentant le renne ou le mammouth, rencontrées dans les cavernes, remontent à plus de vingt mille ans. Les gravures de l'antique Égypte doivent être, quoi qu'il en soit, bién plus anciennes ? L'humanité est bien plus vieille que ne le prétendent les traditions bibliques. Lord Kelvin est arrivé, par ses patientes études, à conclure que la vie sur la terre date de 24 millions d'années ! Nous avons entendu soutenir, par un archéologue érudit, qu'elle remonte à plus d'un million d'années ! Et qu'en sait-on encore ? Il y a loin, comme on le voit, des 5662 années de la création, de l'Ancien Testament !

Conclusions :

1° Les Phéniciens avaient établi, dans les temps préhistoriques, des colonies en Armorique.

2° Ce sont eux qui ont construit les monuments mégalithiques du littoral breton. Cela est prouvé par les objets contenus dans ces tombes, d'origines diverses et lointaines que les navigateurs Phéniciens ont transportés en Armorique à une époque où nulle communication n'existait encore par terre.

Les crânes dolichocéphales constituent aussi un argument persuasif de notre thèse. En outre, on a découvert, en Armorique, des antiquités égyptiennes qui n'ont pu y être transportées, dans les temps préhistoriques, que par des Phéniciens.

3° Les gravures qui figurent sur ces monuments mégalithiques, c'est-à-dire sur les tombes, ont été tracées par eux, en imitation de celles qu'ils avaient vues dans les pays Asiatiques et Africains qu'ils fréquentaient. Certains de ces signes sont idéologiques et désignent leurs divinités : les ronds, le Soleil Osiris ; les autres sont la reproduction des premières lettres alphabétiques qu'ils y traçaient comme ornements ou bien avec une signification qui nous échappe.

4° Plus tard, à mesure que la fixation de la pensée pour des signes conventionnels se perfectionna, ces mêmes navigateurs ont propagé, dans leurs nombreuses excursions, l'alphabet phénicien, si méprisé des Égyptiens, qui l'appelaient *langue des vils commerçants Hétas*. En effet, cet alphabet n'était qu'une abréviation, une tachygraphie, une sténographie utile à leur comptabilité.

5° Les Phéniciens, introducteurs de la civilisation dans l'univers entier, par leurs voyages, par leur commerce et par leurs colonies, ont propagé aussi la lèpre, le Morbus Phénicicus, qui a sévi partout où ils ont mis les pieds, et où elle sévit encore de nos jours.

6° Ce sont nos recherches sur l'origine, la propagation et la survivance de la lèpre — désignée aussi par les médecins de l'antiquité sous le nom de *mal de Tyr et de Sidon*, — qui nous ont suggéré la pensée de nous occuper des monuments mégalithiques et de leurs gravures que nous considérons comme l'œuvre incontestable des Phéniciens.

TABLE DES MATIÈRES

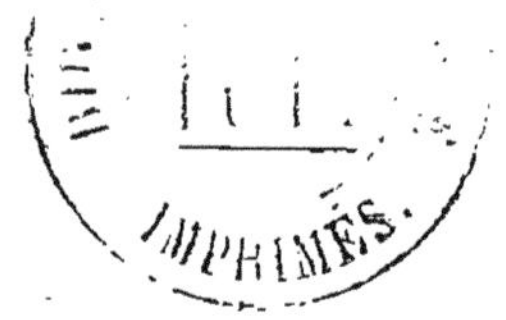

	Pages.
Prolégomènes..	VII
Antiquité de la lèpre, synonymie, statistique..	1
Ancienneté de la léprose et de la syphilose.	12
La lèpre dans l'Égypte des Pharaons.	17
La lèpre chez les Hébreux.	23
La lèpre chez les Phéniciens.	29
Propagation de la lèpre par les Hébreux et les Phéniciens.	37
La lèpre biblique.	39
Les Karaïtes ou Karaïms n'ont pas la lèpre.	51
La lèpre dans la Perse antique.	56
Les Phéniciens et la lèpre dans la Grèce antique.	57
Propagation de la lèpre par les Argonautes.	67
La lèpre et le christianisme.	69
La lèpre dans l'ancienne Byzance.	77
La lèpre chez les Sarrasins.	83
La léprose et la syphilose dans les beaux arts.	98
Ancienneté et propagation de la lèpre en Europe, principalement en France..	114
La lèpre dans le vieux Paris..	121
Examen, certificat et enterrement du lépreux de son vivant, en France, au moyen âge.	123
Quelques autres législations des lépreux.	130
Faits scandaleux de violation de sépulture.	131
Bactériologie de la lèpre..	133
Hématologie de la lèpre.	149
Absence du bacille de Hansen chez des lépreux incontestables.	156
Toxicité des urines des lépreux..	161
Par quelle voie le bacille pénètre dans l'économie ?	162
Séro-agglutination du Pr Gaucher et d'Abrami, Jeanselme et Joltrain.	165
Propagation de la lèpre par la vaccination.	168
La lèpre est une affection bacillaire, dyscrasique et nerveuse.	173
La survivance de la lèpre en France, Bretagne.	180
Maladie de Morvan, syringomyélie, morphée, sclérodermie, Aïnhum. etc. La lèpre atténuée.	203 et 232
Nouveaux faits confirmatifs de la survivance de la lèpre en France.	213
La lèpre au moyen âge en Bretagne et en Vendée.	256
Les léproseries ou maladreries de la Normandie.	259
Une maladredrie dans l'arrondissement de Dieppe.	264

Une léproserie à Bourbourg, près de Dunkerque. 266
La lèpre dans l'ancienne Belgique. 267
La lèpre en Lorraine. 270
La lèpre au centre et dans le midi de la France : Lyon, Bagnères-de-Bigorre, Montpellier, Toulouse, les Alpes-Maritimes, Marseille et ses environs. . . 275
Cagots, Agotacs. Capots, etc. 276
La lèpre en Algérie. 317
La lèpre dans les autres colonies françaises d'outre-mer : la Guyane, Martinique, Guadeloupe, Sénégal, Guinée, Madagascar, îles Comores, la Réunion, Indochine, Cochinchine, Cambodge, Desirade, Sénégal, etc. 324
La lèpre dans les colonies du Pacifique ; Nouvelle Calédonie, Tonkin, Annam. . . . .
Concours sur la contagiosité de la lèpre dans les colonies, institué par la Société de médecine et d'hygiène tropicales de Paris. 355
La lèpre dans la Grande-Bretagne. 359
La lèpre aux Indes anglaises. 363
La lèpre dans l'Afrique anglaise. La lèpre dans l'Égypte actuelle. 367
La lèpre en Chypre. 381
La lèpre à Malte. 387
La lèpre aux Congos. 388
La lèpre à Tunis, le Maroc, la Tripolitaine. 389
La lèpre en Abyssinie. 392
La lèpre dans les autres possessions anglaises. . . . .
La lèpre au Canada, etc. 393
La lèpre à Trinidad. 395
La lèpre à Bahamas, British Guiana, New Zealand et Cook Island, à Fidji, Ceylan, Nouvelles-Galles du Sud. 402
La lèpre à Jamaïque. 412
La lèpre au Cap. 415
La lèpre à Quito. 417
La lèpre en Scandinavie. 420
La lèpre à l'île d'Islande. 427
La lèpre en Allemagne. 435
La lèpre en Hollande et ses colonies. 438
La lèpre en Italie. 440
La lèpre en Espagne. 449
La lèpre en Portugal. 461
La lèpre à Madère. 470
La lèpre dans la Grèce moderne : Athènes, Volo. 473
Les îles de la mer Égée, Sporades et Cyclades : Rhodes, Léros, Samos, Crète, Mitylène, Chio. 487
La lèpre au mont Athos. 526
La lèpre dans les Balkans. 530
En Bosnie, Herzégovine. 531
La lèpre en Roumanie. 534
La lèpre en Turquie. 542
Constantinople, Jérusalem. 548
La lèpre en Russie. 561
La lèpre dans la Perse actuelle. 567
La lèpre en Chine. 570
La lèpre au Japon. 577
La lèpre aux États-Unis d'Amérique. 580
La lèpre aux Philippines. 589
La lèpre au Brésil. 589
La lèpre au Mexique. 604

La lèpre en Colombie. 608
Analyse du discours de Besnier à l'Académie sur la lèpre, en 1887. 614
Analyse du discours de Leroy de Méricourt à l'Académie sur la lèpre, en 1888. 619
Rapport sur un lépreux mort à Paris, par le Dr Proust, professeur d'hygiène à la Faculté de Paris, 1892. 627
The national Leprosery Fund, 1893. 631
La conférence sur la lèpre tenue à Berlin en 1896. 641
Congrès international de dermatologie tenu à Berlin en 1904. 644
La lèpre au Congrès de Paris, de Madrid. 656
Congrès dermatologique de New-York, en 1907. 658
L'hérédité de la lèpre. 664
La contagiosité de la lèpre. 704
Effets néfastes de la conférence de Berlin. 747
Le traitement de la lèpre. 757
APPENDICE. 784
ÉPILOGUE. 789
ANNEXE. Les monuments mégalithiques de l'Armorique. 794

CHARTRES. — IMPRIMERIE DURAND, RUE FULBERT.

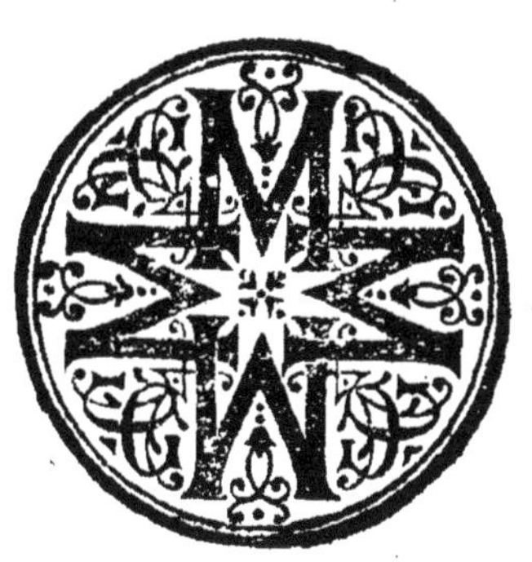

www.ingramcontent.com/pod-product-compliance
Ingram Content Group UK Ltd.
Pitfield, Milton Keynes, MK11 3LW, UK
UKHW012137240726
13966UKWH00001B/25

9 782012 944213